International Agency for Research on Cancer
Zentralinstitut für Krebsforschung
Institut für Sozialmedizin und Epidemiologie des Bundesgesundheitsamtes

Atlas der Krebsinzidenz in der ehemaligen Deutschen Demokratischen Republik 1978–1982

Atlas of Cancer Incidence in the Former German Democratic Republic 1978–1982

Wolf Heiger Mehnert, Michel Smans, Calum S. Muir,
Matthias Möhner, Dieter Schön

in Zusammenarbeit mit/in collaboration with
Peter Bernstein, Wolfhard Staneczek, Lutz Beckmann

IARC Scientific Publications No. 106
BGA Schrift 4/1992

International Agency for Research on Cancer, Lyon
Zentralinstitut für Krebsforschung, Berlin
Institut für Sozialmedizin und Epidemiologie des Bundesgesundheitsamtes, Berlin

Authors affiliations:
Wolf Heiger Mehnert   Clinical Diagnostic Section of the Federal Health Office, Berlin,
                      formerly Central Institute for Cancer Research, National Cancer Registry, Berlin
Michel Smans   Unit of Biostatistics Research and Informatics,
                      International Agency for Research on Cancer, Lyon
Calum S. Muir   Director of Cancer Registration for Scotland, Edinburgh
Matthias Möhner   Central Institute for Cancer Research
                      Department Cancer Registry and Epidemiology, Berlin
Dieter Schön   Unit of Cancer Registration and Malignant Neoplasms,
                      Institute for Social Medicine and Epidemiology of the Federal Health Office, Berlin

Die Deutsche Bibliothek – CIP-Einheitsaufnahme

Atlas der Krebsinzidenz in der ehemaligen Deutschen Demokratischen Republik 1978–1982
= Atlas of cancer incidence in the former German Democratic Republic 1978–1982 /
International Agency for Research on Cancer ... Wolf Heiger Mehnert ...
In Zusammenarbeit mit Peter Bernstein ... – München:
MMV, Medizin-Verl.; Oxford; New York, NY: Oxford Univ. Press, 1992
(IARC scientific publications; No. 106) (Bga-Schriften; 92,4)
ISBN 3-8208-1191-5
NE: Mehnert, Wolf Heiger; PT; Centre International de Recherche sur le Cancer < Lyon >:
IARC scientific publications; Deutschland/Bundesgesundheitsamt: Bga-Schriften

Published by the International Agency for Research on Cancer,
150 cours Albert Thomas, 69372 Lyon Cedex 08, France
and MMV Medizin Verlag GmbH, Neumarkter Str. 18, 8000 München 80, Germany

© MMV Medizin Verlag GmbH München, 1992
© Maps: International Agency for Research on Cancer,

Distributed in Germany, Switzerland and Austria
by MMV Medizin Verlag, Neumarkter Str. 18, 8000 München 80, Germany

Distributed except in Germany, Switzerland and Austria
by Oxford University Press, Walton Street, Oxford OX2 6DP, UK

and in the USA by Oxford University Press, 200 Madison Avenue, New York, NY 10016

ISBN 92-832-2106-0
Printed in Germany

Vorwort

Der Wert eines Krebsatlasses als Mittel zur Darstellung von Gebieten mit hoher respektive niedriger Krebshäufigkeit wurde in den letzten zehn Jahren wiederentdeckt, obgleich der erste derartige Atlas bereits vor rund 120 Jahren erschien. Mit wenigen Ausnahmen, wie z.B. für Schottland, wurden in Krebsatlanten Mortalitätsdaten dargestellt. Das Erscheinen eines anderen Inzidenzatlasses ist deshalb begrüßenswert. Dies um so mehr, als das Krebsregister der ehemaligen Deutschen Demokratischen Republik, das eine Bevölkerung von nahezu 17 Millionen erfaßt, eines der größten der Welt ist und damit gesicherte Inzidenzschätzungen auch für seltenere Tumorlokalisationen zuläßt. Dr. W. H. Mehnert und seinen Kollegen, mit denen die IARC dankenswerterweise zusammenarbeiten konnte, kann zum erfolgreichen Ergebnis gratuliert werden. Die zusätzlich vermittelten Informationen sind ungewöhnlich vollständig und werden dem Leser bei der Bildung ätiologischer Hypothesen behilflich sein, um Differenzen im beobachteten Risiko zu erklären. Diesbezüglich sehen wir einer Serie analytischer epidemiologischer Studien entgegen.

Dr. L. Tomatis,
Direktor, IARC

Foreword

The value of the cancer atlas as a means of highlighting areas of high and low cancer frequency has been rediscovered in the past ten years, although the first such atlas dates from over 120 years ago. With few exceptions, such as that for Scotland, cancer atlases have depicted mortality. The appearance of another incidence atlas is thus to be welcomed. All the more so as the cancer registry of the former German Democratic Republic, covering a population of nearly 17 million people, is the world's largest, thus permitting stable estimates of incidence even for uncommon sites of cancer. Dr. W. H. Mehnert and his colleagues, with whom the IARC was glad to collaborate, should be congratulated on this successful endeavour. The supporting information provided is unusually complete and should help the reader form etiological hypotheses to explain the differences in risk observed; we look forward to a series of related analytical epidemiological studies.

L. Tomatis, M. D.
Director, IARC

Vorwort

Auf der Suche nach den Ursachen von Krebskrankheiten stützt sich die Epidemiologie auf Angaben über Vorkommen und Verteilung dieser Krankheiten. Die Darstellung von regionalen Unterschieden im Auftreten von Krebskrankheiten in Form eines Atlas gibt oft erste Hinweise auf Krebsrisiken und ermöglicht die Formulierung zu prüfender Hypothesen. Bisher war es in Deutschland nicht möglich, einen Atlas über regionale Inzidenzen von Krebskrankheiten zu erstellen. Für die alten Bundesländer der Bundesrepublik Deutschland fehlt dafür die ausreichende Datenbasis; für die ehemalige DDR standen der Publikation eines Atlas trotz vorhandener zuverlässiger Daten über die Krebsinzidenz anfangs politische, später technische Gründe entgegen. Es ist deshalb sehr zu begrüßen, daß nun dank des besonderen Engagements der beteiligten Wissenschaftler und der Unterstützung der International Agency for Research on Cancer (IARC) dieser erste „Atlas der Krebsinzidenz in der ehemaligen DDR" erscheinen kann.

Die Darstellung der geografischen Unterschiede der Krebsinzidenz stellt eine Aufforderung an die Epidemiologen dar, Erklärungen für diese Unterschiede zu finden. Der Atlas wird darüber hinaus Impulse geben für die weitere Entwicklung und den Neuaufbau von Krebsregistern in den alten Bundesländern, für die Sicherung des Weiterbestehens des Krebsregisters in den neuen Bundesländern und für eine intensive und kreative Auswertung der Daten von Krebsregistern. Es ist zu hoffen, daß diesem ersten Atlas der Krebsinzidenz weitere folgen werden.

Prof. Dr. H. Hoffmeister
Leiter des Instituts für Sozialmedizin
und Epidemiologie des Bundesgesundheitsamtes

Foreword

In the search for causes of cancer, epidemiology depends upon data on the occurence and distribution of the disease. The representation of regional differences in the incidence of cancers in the form of an atlas often gives the first indications of elevated risks and makes possible the formulation of testable hypotheses. It was formerly impossible to prepare an atlas showing the distribution of cancer incidences in Germany, because in the old Federal Republic, the Länder did not have the necessary data, while the former German Democratic Republic, despite the existence of reliable data on cancer incidence, there were first political and then technical impediments to the publication of the atlas. It is therefore to be particularly welcomed that thanks to the special dedication of the scientists involved and the support of the International Agency for Research on Cancer (IARC), this first "Atlas of Cancer Incidence in the former German Democratic Republic" can now appear.

The graphic illustration of geographical variations in cancer incidence presents a challenge to epidemiologists to find explanations for these variations. The atlas will in addition provide an impetus for the future development of cancer registries and the establishment of new ones in the old Länder of the Federal Republic, for ensuring the continuation of registration in the new Länder and for intensive and creative analysis of the data in the cancer registries. It is to be hoped that this first German atlas of cancer incidence will be followed by others.

Professor H. Hoffmeister
Head, Institute for Social Medicine and
Epidemiology of the Federal Health Office

Inhaltsverzeichnis

Einführung 9

1. **Allgemeine Informationen** 13

2. **Bevölkerung** 16

3. **Gesundheitswesen der ehemaligen DDR** 24

4. **Das Nationale Krebsregister der ehemaligen DDR** 26

5. **Material und Methoden** 29

5.1 Datenquelle, Klassifikation, Validität . 29
5.2 Art der Ergebnisdarstellung 29
5.3 Statistische Berechnungen 35

6. **Karten für Krebserkrankungen: ausgewählte Tumorlokalisationen in farbiger Darstellung** 38

6.1 Bösartige Neubildungen insgesamt . . . 38
6.2 Speiseröhre 48
6.3 Magen 60
6.4 Dickdarm 70
6.5 Mastdarm 80
6.6 Leber 90
6.7 Gallenblase 100
6.8 Bauchspeicheldrüse 110
6.9 Kehlkopf 120
6.10 Lunge 130
6.11 Malignes Melanom der Haut 142
6.12 Brustdrüse 152
6.13 Gebärmutterhals 162
6.14 Gebärmutterkörper 170
6.15 Eierstock 178
6.16 Scheide 186
6.17 Prostata 194
6.18 Hoden 202
6.19 Harnblase 210
6.20 Niere 220
6.21 Gehirn 230
6.22 Schilddrüse 240
6.23 Non-Hodgkin Lymphome 250

Contents

Introduction 9

1. **General Information** 13

2. **Population** 16

3. **Health Care in the Former GDR** 24

4. **The National Cancer Registry of the Former GDR** 26

5. **Material and Methods** 29

5.1 Data source, classification, validity . . . 29
5.2 Presentation of the results 29
5.3 Statistical calculations 35

6. **Tumour Localizations: the Coloured Cancer Maps of the Former GDR** 38

6.1 All malignant tumours 38
6.2 Oesophagus 48
6.3 Stomach 60
6.4 Colon 70
6.5 Rectum 80
6.6 Liver 90
6.7 Gallbladder 100
6.8 Pancreas 110
6.9 Larynx 120
6.10 Lung 130
6.11 Skin melanoma 142
6.12 Breast 152
6.13 Cervix uteri 162
6.14 Corpus uteri 170
6.15 Ovary 178
6.16 Vagina 186
6.17 Prostate 194
6.18 Testis 202
6.19 Urinary bladder 210
6.20 Kidney 220
6.21 Brain 230
6.22 Thyroid gland 240
6.23 Non-Hodgkin lymphoma 250

6.24   Morbus Hodgkin 260
6.25   Multiples Myelom   270
6.26   Leukämien 280

7.   Karten für Krebserkrankungen:
         weitere Tumorlokalisationen in
         Schwarz-Weiß-Darstellung 293

7.1   Lippe 294
7.2   Zunge 300
7.3   Speicheldrüse 306
7.4   Zahnfleisch 312
7.5   Mundboden 318
7.6   Rachenring 324
7.7   Nasenrachenraum 330
7.8   Hypopharynx 336
7.9   Nasenhöhlen, Mittelohr und
       Nebenhöhlen 342
7.10   Knochen 348
7.11   Bindegewebe und sonstige
       Weichteilgewebe 354
7.12   Plazenta 360
7.13   Penis und sonstige männliche
       Genitalorgane 364
7.14   Auge 368
7.15   Ungenau bezeichnete Lokalisationen . 374

Literaturverzeichnis 380

Anhang 384

6.24   Hodgkin's disease 260
6.25   Multiple myeloma 270
6.26   The leukaemias 280

7.   Other Tumour Sites
         (Cancer Maps in Black and White) . . . 293

7.1   Lip 294
7.2   Tongue 300
7.3   Salivary gland 306
7.4   Gums 312
7.5   Mouth 318
7.6   Oropharynx 324
7.7   Nasopharynx 330
7.8   Hypopharynx 336
7.9   Nose, sinuses, etc. 342
7.10   Bone 348
7.11   Connective tissue 354
7.12   Placenta 360
7.13   Penis and other male genital organs   . . 364
7.14   Eye 368
7.15   Uncertain site 374

References 380

Annex 384

Einführung

Die Krebsepidemiologie trägt wesentlich zur Erkennung von Risiken für Krebskrankheiten bei. Erste Hinweise auf erhöhte Risiken ergeben sich oft aus unterschiedlichem geografischen Vorkommen von Krebskrankheiten. Die Darstellung der Krebshäufigkeiten in unterschiedlichen Regionen ist deshalb eine wesentliche Grundlage für die Suche nach Krebsursachen. Das bedeutet jedoch nicht, daß die Häufung einer bestimmten Krebskrankheit in einer Region mit anderen zufällig bekannten Faktoren unbedacht in Verbindung gebracht werden darf. Als Ursachen für solche Häufungen kommen sehr viele Gründe in Frage. Zunächst muß hier an systematische Fehler, etwa bei der Erfassung der Krebshäufigkeit in den einzelnen Regionen gedacht werden. Sind solche systematischen Fehler als Ursachen für regionale Unterschiede ausgeschlossen, bleibt ein kaum durchschaubares Bündel von möglichen äußeren Ursachen, die häufig vereinfachend als Umweltfaktoren bezeichnet werden. Hierzu gehören in erster Linie sozioökonomische Bedingungen, die vom Bildungsstand, Einkommen bis zum Familienstand reichen, aber auch berufliche Expositionen mit kanzerogenen Substanzen. Weitere relevante Faktoren beziehen sich auf unterschiedliche Lebensweisen, wozu z. B. persönliche Gewohnheiten, Ernährungsweise, Rauchgewohnheiten, das Alter bei der ersten ausgetragenen Schwangerschaft, Alkohol- oder Drogenkonsum zu zählen sind. Umweltfaktoren im engeren Sinne, wie die Beschaffenheit des Trinkwassers, des Bodens, und damit zum Teil auch der Nahrungsmittel und der Atemluft, sind ein Teil der zu betrachtenden äußeren Faktoren. Oft liegen Ursachen für jetzt auftretende Krebserkrankungen Jahrzehnte zurück, so daß die Suche danach zusätzlich erschwert wird. Eine Reihe von Krebsrisiken, oder mindestens mit ihnen gemeinsam auftretende Faktoren, sind bekannt. Als gesichert kann z. B. Lungenkrebs als Folge von Zigarettenrauchen angesehen werden. Andere Faktoren stehen im Verdacht, das Risiko für eine Krebskrankheit zu erhöhen. Es gibt darüber hinaus sicher auch relevante Faktoren, die uns bisher unbekannt geblieben sind. Mehr und mehr werden die Bemühungen intensiviert, weitere Ursachen für

Introduction

Cancer epidemiology makes an essential contribution to the recognition of risks for the different types of cancer. Often the first indications of an elevated risk are variations detected in the geographical distribution of cancer incidence. Thus, the mapping of cancer incidence in different regions provides an essential basis for investigations into the causes of cancer. This does not mean that clusters of cases of a defined type of cancer in a region can be immediately associated with other factors that have become known by chance. There are various reasons why such clusters occur. First of all, one should consider systematic errors which may have occurred, e. g., when recording cancer incidence in individual regions. Once such systematic errors have been ruled out as causes of regional differences, a number of possible external causes will remain which are very difficult to separate and explain. Often, these are referred to as environmental factors, in a simplifying way. These include socioeconomic conditions, ranging from education to income and marital status, as well as occupational exposure to carcinogens. Other relevant factors, such as personal habits, food habits, smoking, age at first full-term pregnancy, alcohol and drug abuse fall under the heading of life-style. Environmental factors in a strict sense, such as components of drinking water, soil, air and food, are some of the external factors to be considered. The cancer cases now being recorded are, however, often related to environmental exposures that occured decades ago, so that a search for these is complicated. A number of cancer risk factors and co-factors have been identified, for example cigarette smoking as a cause of lung cancer. Other agents are suspected of increasing cancer risks but proof is still lacking, and there are doubtless further risk factors that remain entirely unknown to us. Increasingly efforts are being made to uncover further causes of cancers, which ultimately depend upon in-depth, well-designed epidemiological studies. Suggestions for possible approaches may be taken from sets of maps like those contained in the present Atlas of Cancer Incidence for the territory of the former GDR. These maps present a picture of the cancer incidence in the

Krebskrankheiten aufzudecken. Dies kann jedoch nur in tiefergehenden epidemiologischen Studien geschehen. Erste Hinweise auf Ansatzpunkte für solche Studien können aus Kartensammlungen, wie dem hier vorgestellten Krebsatlas der ehemaligen DDR, entnommen werden. Die Karten in diesem Atlas zeigen ein Bild der Krebshäufigkeit in den Kreisen der ehemaligen DDR. Die weiterführende Aufgabe der Epidemiologen besteht nun darin, dieses Bild zu erklären.

In der ehemaligen DDR werden schon seit 1953 in einem der größten Krebsregister der Welt sehr sorgfältig alle auftretenden Krebserkrankungen nach Wohnort gegliedert registriert. Trotzdem war es lange nicht möglich, einen solchen Atlas zu veröffentlichen. Der Grund mag anfänglich u.a. in der Furcht der Führung der ehemaligen DDR gelegen haben, daß sich der oft sehr rücksichtslose Umgang mit gefährlichen Stoffen auch auf die Krebshäufigkeit auswirken könnte und in einem solchen Atlas offenbar werden würde. Das veränderte öffentliche Bewußtsein und das Engagement von Wissenschaftlern führten jedoch dazu, daß dieser Atlas gemeinsam mit der International Agency for Research on Cancer (IARC) erarbeitet wurde. Das Kartenmaterial für diesen Atlas lag in den wichtigsten Teilen bereits 1987 vor. Zum Druck des Atlas kam es, insbesondere wegen technischer Probleme in der Zeit des Bestehens der DDR, jedoch nicht mehr.

Dies ist der erste Krebsatlas für die ehemalige DDR auf der Basis der Inzidenz. Die Inzidenz hat gegenüber der Mortalität den wesentlichen Vorteil, daß sie auch Aussagen über das Risiko von Krebspatienten erlaubt, die nicht an ihrer Krebskrankheit sterben, und daß sie unabhängig von Überlebensraten ist, die sich dank verbesserter Therapie und früherer Erkennung für die meisten Krebskrankheiten ständig verbessern. In den alten Bundesländern ist die Erstellung eines solchen Krebsatlasses für Krebskrankheiten im Erwachsenenalter zur Zeit nicht möglich. Von den wenigen existierenden bevölkerungsbezogenen Krebsregistern kann derzeit hier nur das des Saarlandes aktuelle und aussagekräftige Daten zur Inzidenz liefern (13), (24). Wegen des ungünstigen Zustandes der Krebsregistrierung in den alten Bundesländern der Bundesrepublik Deutschland hat das Deutsche Krebsforschungszentrum zuletzt 1984 einen Krebsatlas (1) auf der Basis der Morta-

rural and urban areas covered, and it is now up to epidemiologists to continue this work by explaining this picture.

All cancer cases which occurred in the former GDR have been carefully recorded and entered into one of the largest cancer registries of the world, classified by place of residence. Entries in this registry date back to 1953, but it has only been possible relatively recently to consider publishing such an atlas. Initially, this was at least partly due to political concern that hazardous practices in the handling of dangerous materials that could have a bearing on cancer incidence would be revealed by these maps. Enhanced public awareness and personal involvement of scientists, however, have led to development of this atlas jointly with the International Agency for Research on Cancer (IARC). Most of the maps for this atlas has been prepared already by 1987, but because of various technical problems, it was not possible to reach the stage of printing during the days of the GDR.

This is the first cancer atlas for the territory of the former GDR on the basis of incidence. It is the essential advantage of incidence over mortality that it can provide statements on the risk of cancer patients who did not die from their cancer disease and that incidence data are independent of survival rates which have constantly improved for most cancers as a consequence of better therapy and earlier detection. In the 11 Länder forming the Federal Republic of Germany before unification (hereafter termed old Länder), it is not possible at present to develop such an atlas. Of the small number of population-based cancer registries, only that for the Saarland could provide at present current evidence of cancer incidence (13), (24). As a consequence of the unfortunate situation of cancer registration in the 11 Länder, the last mortality-based cancer atlas by rural and urban areas was published by Deutsches Krebsforschungszentrum in 1984 (1). Despite all reservations with regard to the evidence of mortality data, this atlas constitutes the only possibility to recognize variations in geographical distribution of cancer.

Although the data of the cancer atlas for the former GDR date back for some years, i.e., to the 1978 - 1982 period, they nevertheless form an important starting point to follow the development of cancer

lität in den Kreisen herausgegeben, der trotz aller Vorbehalte gegenüber der Aussagekraft von Mortalitätsdaten derzeit die einzige Möglichkeit darstellt, Unterschiede in der Krebshäufigkeit zu erkennen. Auch wenn die Daten aus den Jahren 1978 bis 1982, auf die sich der Krebsatlas der ehemaligen DDR bezieht, schon einige Zeit zurückliegen, so ist er dennoch ein wichtiger Anfang, um in Deutschland Anschluß zu finden an den Stand der Krebsepidemiologie in anderen westeuropäischen Ländern und den USA. Sein Wert wird auch als Basis für eventuell später entstehende Krebsatlanten in Deutschland zu sehen sein. Auf dem Gebiet der Krebsregistrierung stehen in den alten Bundesländern die wichtigsten Aufgaben noch vor uns. Der Atlas der Krebsinzidenz für die ehemalige DDR sollte hier ein Impuls sein für das weitere Entstehen und die Weiterentwicklung bestehender Krebsregister in den alten Bundesländern, die Sicherung des Fortbestehens der Krebsregistrierung in den neuen Bundesländern und vor allem für die sinnvolle Auswertung der Krebsregisterdaten.

epidemiology in Germany and many other countries of Western Europe and the United States. The most important task is to establish population-based cancer registration throughout the 11 "old" Länder of the Federal Republic of Germany. The Atlas of Cancer Incidence in the former German Democratic Republic should provide an impetus for the creation of new cancer registries and further development of existing ones in the "old" Länder, a safeguarding of the continuation of cancer registration in the "new" Länder and above all, a meaningful evaluation of the registered data.

Bezirke und Kreise der ehemaligen DDR
Districts and counties of the former GDR

Bezirke / Districts

East Berlin
Cottbus
Dresden
Erfurt
Frankfurt
Gera
Halle
Karl-Marx-Stadt (Chemnitz)
Leipzig
Magdeburg
Neubrandenburg
Potsdam
Rostock
Schwerin
Suhl

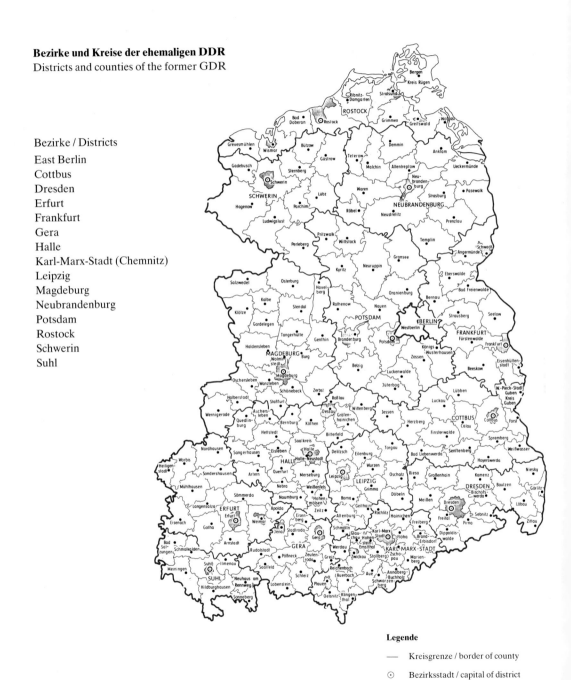

Legende

— Kreisgrenze / border of county

⊙ Bezirksstadt / capital of district

— Bezirksgrenze / border of district

Stadtkreis / urban county

• Kreisstadt / capital of the county

1. Allgemeine Informationen

Die ehemalige Deutsche Demokratische Republik (fortfolgend als ehemalige DDR bezeichnet) liegt in Mitteleuropa (nördlichster Punkt 54° 41'N, südlichster Punkt 50° 10'N; westlichster Punkt 9° 54'E; östlichster Punkt 15° 2'E); grenzt im Osten an Polen, im Süden an die CSFR, im Westen und Südwesten an die alten Länder der Bundesrepublik Deutschland (Bayern, Hessen, Niedersachsen und Schleswig-Holstein) und im Norden an die Ostsee. Sie war administrativ unterteilt in 15 Bezirke und mehr als 200 Kreise. Im folgenden werden die inzwischen aufgegebene Bezeichnung „Bezirk" und deren Namen weiter verwendet, da das der kartographischen Auswertung zugrunde liegende Datenmaterial des Krebsregisters der Jahre 1978 - 1982 entsprechend zusammengestellt vorlag.

Das Gebiet der ehemaligen DDR umfaßt 108 333 km². Es können drei natürliche Großlandschaften unterschieden werden:

(a) das glazial überformte *Tiefland*
nimmt mehr als die Hälfte des Gebietes der ehemaligen DDR ein, umfaßt im wesentlichen die Agrargebiete der Nordbezirke, gilt bezüglich seiner Wasserresourcen als Überschußgebiet (Mecklenburger Seenplatte mit der Müritz, dem größten Binnensee (115,3 km²) der ehemaligen DDR im Bezirk Neubrandenburg) und ist abgesehen von lockeren Baumaterialien und einigen Torfvorkommen ausgesprochen rohstoffarm.

(b) das „löß" bestimmte *Tief- und Hügelland*
mit ungefähr einem Viertel des Gebietes der ehemaligen DDR besitzt landwirtschaftlich gut geeignete Braun- und Schwarzerdeböden, verfügt über eine Reihe abbauwürdiger Rohstoffvorkommen (Braunkohle, Salze und Buntmetalle), ist auf Grund des hohen Konzentrationsgrades von Industrie und Landwirtschaft ein Wassermangelgebiet, der Bedarf muß durch Zufuhr über Fernwasserleitungen gedeckt werden.

(c) das *Bergland und Mittelgebirge,*
überwiegend im Süden der ehemaligen DDR gelegen, umfaßt im wesentlichen die Gebiete oberhalb 500 m Höhenlage. Auf Grund der steinigen Böden und der Hanglage sind diese Gebiete landwirtschaftlich schwer zu bearbeiten. Früher war es trotz reichlicher Niederschläge ein ausgesprochenes

1. General Information

The former German Democratic Republic (hereafter termed former GDR) is situated in Central Europe (northernmost point 54° 41'N, southernmost point 50° 10'N, westernmost point 9° 54'E, easternmost point 15° 2'E); its boundary on the East is Poland; on the South, Czechoslovakia; on the West and South West, the old Länder of the Federal Republic of Germany (Bayern, Hessen, Niedersachsen, and Schleswig-Holstein); and on the North the Baltic Sea. The administrative subdivision of the territory comprised 15 districts (Bezirke) and more than 200 rural or urban areas. Although the districts do not exist any more as administrative units, the term "district" (Bezirk) and the representative names have been used in the following, because the data in the cancer registry for the years 1978 - 1982 on which mapping has been based was compiled accordingly.

The surface area is 108 333 km², within which there are three main geographical regions:

(a) The glacial *lowlands*
make up more than half of the surface of the former GDR; they include mainly the agricultural territories of the Northern districts and, because of their natural water resources, provide a surplus reservoir for the country (Mecklenburg Lake District with the Müritz, the largest lake (115.3 km²) of the former GDR, in the district of Neubrandenburg). Except for porous building material and some peat fields, this region is poor in raw materials.

(b) The loess *lowlands and hills,*
covering about a quarter of the surface of the former GDR, have soils well suited to agriculture, as well as a variety of raw materials (brown coal, salt and various metal ores). This region has inadequate water supplies for the high concentration of industry and agriculture; supply through long-distance water pipes is necessary to cover its requirements.

(c) The *medium and high altitude area*
is situated mostly in the south of the former GDR and comprises mainly the regions above 500 m altitude. Because of the rocky ground and slopes, it is hard to use as an agricultural area. In spite of heavy precipitation, it had been characterized by a shortage of water, but it has been possible to ensure a generally regular water supply for the population

Wassermangelgebiet, erst nach Bau von umfangreichen Wasserspeicheranlagen in diesen Gegenden konnte im Verlauf der letzten Jahrzehnte die kontinuierliche Wasserversorgung von Bevölkerung und Industrie weitgehend sichergestellt werden. Die höchste Erhebung der ehemaligen DDR mit 1214 m ist der Fichtelberg im Erzgebirge.

Die ehemalige DDR verfügt neben einigen größeren abbauwürdigen Vorkommen an Braunkohle (wichtigste Energiebasis) in den Bezirken Halle, Leipzig und Cottbus sowie ausgedehnten Salzlagerstätten in den Bezirken Suhl, Erfurt, Halle und Magdeburg über keine nennenswerten Rohstoffvorkommen. Ein kleineres Steinkohlenrevier in der Gegend von Zwickau im Bezirk Chemnitz (früher Karl-Marx-Stadt) wurde Ende der 70er Jahre stillgelegt. In den Südbezirken Dresden, Chemnitz (insbesondere in der Region um Aue) und Gera der ehemaligen DDR wurden beginnend ab 1946 umfangreiche Uranvorkommen abgebaut.

Das Klima ist auf Grund des Einflusses des Golfstromes gemäßigt, ganzjährig fallen ausreichend Niederschläge, die Lufttemperaturen liegen im Jahresmittel bei 9,3 °C. 1980 war der kälteste Monat in Berlin der Januar (Temperaturmittel −2,6 °C), der wärmste der Juli mit 17,7 °C.

Die Tageslängen (definiert als Lichtstärke von mehr als 6000 Lux) wechseln jahreszeitlich bedingt erheblich, die Dauer beträgt Ende Juni bei wolkenlosem Wetter über 14 Stunden, Ende Dezember wenig mehr als 4 Stunden.

and industry during the recent decades by the construction of extensive water storage installations. The highest elevation in the former GDR is the Fichtelberg in the Erzgebirge with an altitude of 1214 m.

Other than some large brown coal fields (the most important energy source in the former GDR) in Halle, Leipzig and Cottbus districts as well as salt strata in Suhl, Erfurt, Halle and Magdeburg districts, the former GDR has no major raw material resources. A small colliery in the region of Zwickau in the district of Chemnitz, the former Karl-Marx-Stadt district, was closed in the late 1970s. In the southern districts of the former GDR Dresden, Chemnitz (especially in the region around Aue), and Gera extensive uranium mining has been carried out since 1946.

The climate is temperate due to the influence of the Gulf Stream; significant rainfall occurs throughout the year, and the mean annual air temperature is 9,3 °C. In 1980 in Berlin, the coldest month was January (mean temperature −2.6 °C), and the warmest was July (17.7 °C).

The amount of daylight changes considerably during the year; the light intensity is above 6000 Lux for about 14 hours at the end of June, but in midwinter the average is only about 4 hours.

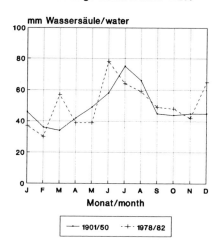

Niederschlagshöhe in Potsdam
Rainfall in Potsdam
ehemalige DDR/former GDR

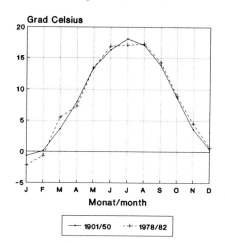

Lufttemperatur in Potsdam
Air temperature in Potsdam
ehemalige DDR/former GDR

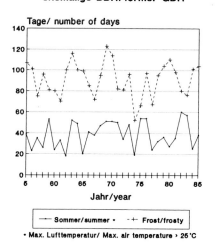

Sommer- und Frosttage in Potsdam
Summer- and frosty days in Potsdam
ehemalige DDR/former GDR

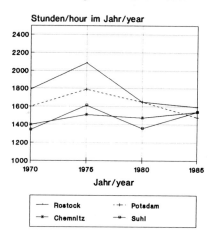

Sonnenscheindauer in Bezirken
Duration of sunshine in districts
ehemalige DDR/former GDR

2. Bevölkerung

Ethnische Zusammensetzung

Die Bevölkerung der ehemaligen DDR ist ethnisch nahezu einheitlich zusammengesetzt. Einzige nationale Minderheit sind die Sorben (Bevölkerungszahl 1980 etwa 100 000), deren Siedlungsgebiete südliche Teile des Bezirkes Cottbus und nördliche des Bezirkes Dresden umfassen. Die Sorben als Nachkommen eines in diesem Gebiet seit alten Zeiten ansässigen slawischen Volksstammes haben ihre nationale Eigenständigkeit, ihre Sprache und Kultur bis heute erhalten.

Demographische Entwicklung

1939 lebten auf dem Gebiet der ehemaligen DDR 16,7 Millionen Menschen. Durch Zuwanderung stieg die Bevölkerungszahl nach dem 2. Weltkrieg trotz nachkriegsbedingter erheblicher Sterbeverluste und der niedrigen Lebendgeburtenrate zwischen 1946 und 1948 auf über 19 Millionen an. Bedingt durch Emigration, hohe Sterbeverluste und eine sich deutlich vermindernde Geburtenrate sank die Bevölkerungszahl kontinuierlich ab und unterschritt 1980 die Bevölkerungsstärke von 1939, dies trotz ständig sinkender Säuglingssterblichkeit und steigender Lebenserwartung. Die Populationsstruktur, die aus dieser Entwicklung resultierte, ist charakterisiert durch einen hohen Bevölkerungsanteil im höheren Alter, besonders beim weiblichen Geschlecht (26). Die Mortalitätsstruktur der Bevölkerung der ehemaligen DDR entspricht im wesentlichen der anderer europäischer Industrienationen. Bei beiden Geschlechtern stehen in der Todesursachenstatistik an erster Stelle Krankheiten des Kreislaufsystems (Männer > 50%, Frauen > 60%), gefolgt von den bösartigen Neubildungen (Männer und Frauen > 15%) und den Krankheiten des Atmungssystems (4).

Der Trend zur Urbanisation, der im letzten Jahrhundert begann, setzt sich kontinuierlich fort. Die Zahl der Landgemeinden mit weniger als 2000 Einwohnern, die 1939 noch 90,8% am Gesamtanteil aller Gemeinden stellten, sank bis 1980 auf 86,2% ab, wobei der Anteil der Stadtgemeinden im gleichen

2. Population

Ethnic composition

The population of the former GDR is ethnically fairly uniform. The Sorbes are the only minority group (about 100 000 people in 1980); they live in the southern part of the Cottbus district and the north of the Dresden district. The Sorbes, as descendants of a Slavonic population which settled in this area a long time ago, have kept their identity, language and culture.

Demographic development

In 1939, 16.7 million people lived in the area of the former GDR. Migration after the Second World War increased the population to about 19 million between 1946 and 1948, in spite of considerable post-war mortality and a low rate of live births. Due to the marked fall in birth rates, high mortality and migration, the population progressively decreased until, by 1980, the population level was below that of 1939, despite a continuously decreasing infant mortality and an increasing life expectancy. The population structure that will result from this trend will be characterized by a high proportion of old people, with large numbers of old women (26).

The mortality structure in the population of the former GDR is similar to that of other industrialized European nations. For both sexes, the predominant cause of death is cardiovascular disease (males > 50%, females > 60%), followed by malignant neoplasms (males and females > 15%) and diseases of the respiratory system (4).

The trend towards urbanization which began in the last century continues. The number of rural communities with less than 2000 inhabitants, which represented more than 90.8% of the total number of all communities in 1939, dropped to 86.2% in 1980, while the proportion of urban communities rose from 9.2% to 13.8%. The total number of communities also decreased from more than 12 000 to about 7500. This decrease mainly involved rural communities, which numbered approximately 6500 in

Zeitraum von 9,2 % auf 13,8 % anstieg; zugleich verringerte sich die Gesamtzahl an Gemeinden von mehr als 12 000 auf rund 7500, diese Verminderung ging im wesentlichen zu Lasten der Landgemeinden, deren Zahl von mehr als 10 000 im Jahre 1939 auf rund 6500 im Jahre 1980 zurückging. 1980 lebten mehr als 75 % der Bevölkerung in Stadtgemeinden (26).

Die mittlere Einwohnerdichte hat sich im Lauf der zurückliegenden Jahrzehnte in der ehemaligen DDR wenig verändert und lag 1980 bei 155 Einwohnern/km² (26).

Weitere Charakteristika der ehemaligen DDR-Bevölkerung sind neben der hohen Bevölkerungsdichte sowie dem ständig wachsenden Anteil der Stadtbevölkerung der sehr deutliche Rückgang der Binnenwanderung.

1980, against 10 000 in 1939. In 1980, more than 75 % of the population lived in urban communities (26).

The mean population density has not changed much in the course of the past decade: it was 155 inhabitants per km² in 1980 (26).

As well as high population density and an ever-increasing urban population, another characteristic of the population of the former GDR is the major slowing down of internal immigration.

Beschäftigungsstruktur

Die Beschäftigungsstruktur der Bevölkerung hat sich zwischen 1950 und 1980 erheblich verändert. So stieg insbesondere der Anteil der in der Industrie Beschäftigten von rund 2 Millionen auf über 3 Millionen an, während demgegenüber der Anteil der in Land- und Forstwirtschaft Tätigen drastisch von über 2 Millionen auf weniger als 1 Million zurückging (26). Im Vergleich zu anderen europäischen Staaten wies die ehemalige DDR einen überproportional hohen Anteil an weiblichen Beschäftigten auf.

Die Nutzungsstruktur der zur Verfügung stehenden Bodenfläche hat sich in den letzten drei Jahrzehnten nicht wesentlich verändert. 1980 wurden von den 10 832 699 Hektar (ha) Wirtschaftsfläche für Belange der Landwirtschaft 57,9 % und für Forsten und Holzungen 27,3 % genutzt (26).

Occupational structure

The occupational structure of the population has undergone considerable change since 1950. In particular, the number of people employed in industry increased from about 2 million to over 3 million by 1980, while those working in agriculture and forestry fell from over 2 million to less than 1 million (26). The proportion of employed females in the former GDR is much higher than in other European countries.

The pattern of land cultivation has not fundamentally changed during the last three decades. In 1980, of the 10 832 699 hectare (ha) of the overall economical usable surface, 57.9 % was used for agriculture and 27.3 % for forest (26).

Altersstruktur - Männer
Age structure - males
ehemalige DDR/former GDR

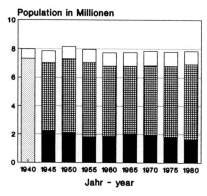

Altersstruktur - Frauen
Age structure - females
ehemalige DDR/former GDR

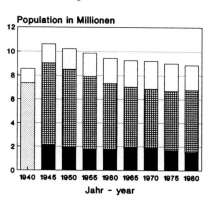

Lebendgeborene, Gestorbene
Live births, deaths
ehemalige DDR/former GDR

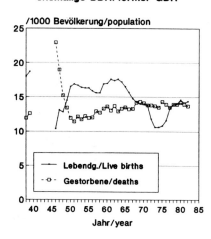

Säuglingssterblichkeit
Infant mortality rate
ehemalige DDR/former GDR

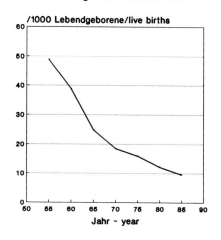

Lebenserwartung bei Geburt
Life expectancies at birth
ehemalige DDR/former GDR

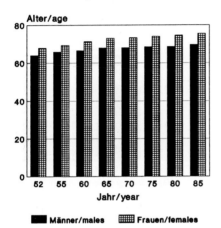

Alter/age

Jahr/year

■ Männer/males   ▦ Frauen/females

Häufigste Todesursachen 1978-1982
Leading causes of death 1978-1982
IKK9/ ICD9

Durchschnittliche jährliche Anzahl
annual average number

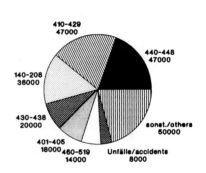

410-429
47000

440-448
47000

140-208
36000

430-438
20000

401-405
18000   460-519
14000

Unfälle/accidents
8000

sonst./others
50000

Altersverteilung der Bevölkerung
Age distribution of the population
ehemalige DDR/former GDR

Altersgruppen / age groups   1978-1982

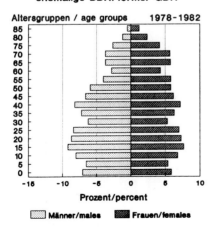

Prozent/percent

▦ Männer/males   ▨ Frauen/females

Altersverteilung der Weltbevölkerung
Age distribution of world-population

Altersgruppen / age groups

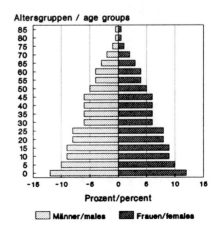

Prozent/percent

▦ Männer/males   ▨ Frauen/females

Urbanisierung
Urbanization
ehemalige DDR/former GDR

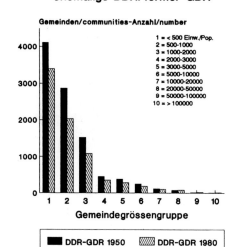

Gemeinden/communities-Anzahl/number

1 = < 500 Einw./Pop.
2 = 500-1000
3 = 1000-2000
4 = 2000-3000
5 = 3000-5000
6 = 5000-10000
7 = 10000-20000
8 = 20000-50000
9 = 50000-100000
10 = > 100000

Gemeindegrössengruppe

■ DDR-GDR 1950   ▨ DDR-GDR 1980

Urbanisierung
Urbanization
ehemalige DDR/former GDR

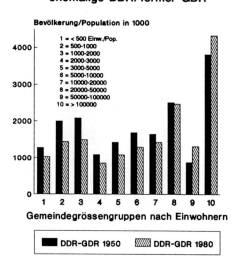

Bevölkerung/Population in 1000

1 = < 500 Einw./Pop.
2 = 500-1000
3 = 1000-2000
4 = 2000-3000
5 = 3000-5000
6 = 5000-10000
7 = 10000-20000
8 = 20000-50000
9 = 50000-100000
10 = > 100000

Gemeindegrössengruppen nach Einwohnern

■ DDR-GDR 1950   ▨ DDR-GDR 1980

Bevölkerungsdichte
Density of population
ehemalige DDR/former GDR 1980

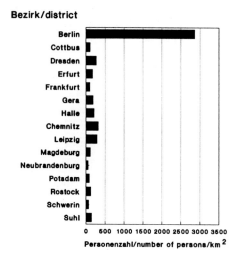

Bezirk/district

Berlin
Cottbus
Dresden
Erfurt
Frankfurt
Gera
Halle
Chemnitz
Leipzig
Magdeburg
Neubrandenburg
Potsdam
Rostock
Schwerin
Suhl

0   500 1000 1500 2000 2500 3000 3500
Personenzahl/number of persons/km^2

Binnenwanderung über Kreisgrenzen
Migration between counties
ehemalige DDR/former GDR

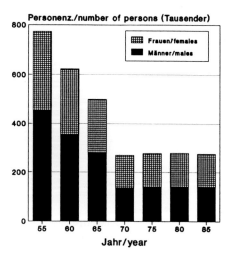

Personenz./number of persons (Tausender)

▨ Frauen/females
■ Männer/males

Jahr/year

Binnenwanderung zwischen Bezirken 1955
Migration between districts 1955
ehemalige DDR/former GDR

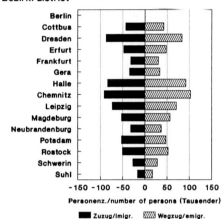

Berlin keine Daten/no data available

Binnenwanderung zwischen Bezirken 1980
Migration between districts 1980
ehemalige DDR/former GDR

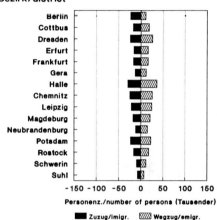

Beschäftigungsstruktur DDR
Structure of employment in GDR
ehemalige DDR/former GDR

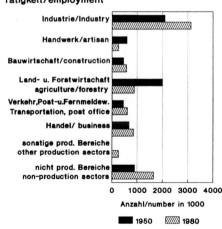

Nutzung der Fläche 1950 und 1980
Land usage in 1950 and 1980

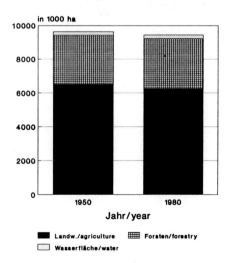

Ernährung

Ausgehend von der nachkriegsbedingten schlechten Ernährungssituation der ausgehenden 40er Jahre hat die Ernährungsweise der Bevölkerung der ehemaligen DDR seit Beginn der 50er Jahre deutliche Veränderungen erfahren. Der Trend ging in Richtung einer energie- und eiweißreichen sowie ballaststoffarmen Ernährungsform. Der Pro-Kopf-Verbrauch an tierischen Eiweißen (Fleisch, Eier, Milch, Käse) ist im Beobachtungszeitraum (1955 - 1980) teilweise um das Doppelte bis Dreifache angestiegen. Einen entsprechenden deutlichen Anstieg beobachten wir auch bei den Nahrungsfetten, insbesondere bei Butter. Kartoffeln und Getreideprodukte (Nährmittel) als klassische Grundnahrungsmittel pflanzlicher Herkunft haben deutlich an Bedeutung eingebüßt, während Obst und Gemüse in den Verzehrgewohnheiten gegenüber den 50er Jahren heute eine deutlich wichtigere Rolle spielen (26).

Genußmittel

Eine starke Zunahme hat der Tabakverbrauch in der ehemaligen DDR genommen, insbesondere der von Zigaretten, der jährliche Pro-Kopf-Verbrauch ist zwischen 1955 und 1980 um das 1,6fache angestiegen. Ebenso ist während dieses Zeitraumes ein deutlicher Anstieg im Verbrauch an alkoholischen Getränken zu beobachten. Der Verbrauch stieg bei Wein und Sekt um das 5,6fache, bei Bier um das 2fache und bei Spirituosen um das 2,8fache an. Der Pro-Kopf-Verbrauch von Kaffee stieg um das Neunfache, der von Kakaopulver/Kakaoprodukten um das Dreifache, während er bei Tee etwa gleich geblieben ist (etwa 100 g pro Kopf und Jahr) (26). Besorgniserregend ist der ständig weiter steigende Pro-Kopf-Verbrauch von Tabak, eines der wichtigsten Krebsrisikofaktoren.

Diet

Following the war, the nutritional situation was poor. Since 1950, the nutritional pattern of the population has undergone considerable evolution towards a dietary intake rich in energy and protein and poor in fibre. The per capita consumption of animal protein (meat, eggs, milk, cheese) almost tripled between 1955 and 1980. A similar increase occurred for fats, in particular butter. Potatoes and cereals, as the staple items of vegetable origin, have lost much of their importance, while fruit and vegetables play a more important role (26).

Non-essential products

Tobacco consumption has greatly increased in the former GDR, particularly through cigarette smoking; the annual consumption of cigarettes per head increased 1.6-fold between 1955 and 1980. Over the same period, a large increase in the consumption of alcohol also occurred; for wine and sparkling wines, consumption increased 5.6-fold, for beer twice, and for spirits there was a 2.8-fold increase. Coffee consumption per head increased nine times, that of cocoa/cocoa products three; tea consumption has however stayed fairly constant, around 100 g per person per year (26).
The continuing growth in the consumption of tobacco, the most important cancer risk factor, is a cause for alarm.

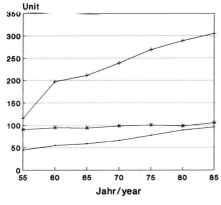

Nahrungsmittel-Pro-Kopf-Verbrauch
Per capita food consumption
ehemalige DDR/former GDR

Legend:
- Fleisch/meat -kg
- Milch/milk -Liter
- Eier/eggs-Stück/numb

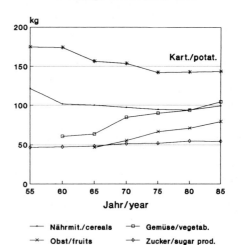

Nahrungsmittel-Pro-Kopf-Verbrauch
Per capita food consumption
ehemalige DDR/former GDR

Kart./potat.

Legend:
- Nährmit./cereals
- Obst/fruits
- Gemüse/vegetab.
- Zucker/sugar prod.

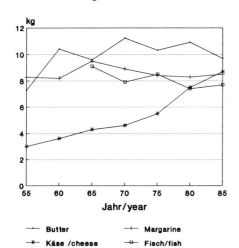

Nahrungsmittel-Pro-Kopf-Verbrauch
Per capita food consumption
ehemalige DDR/former GRD

Legend:
- Butter
- Käse /cheese
- Margarine
- Fisch/fish

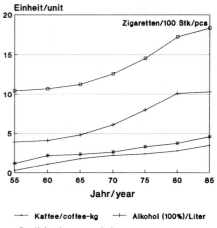

Genussmittel-Verbrauch/Pro-Kopf
Per capita food consumption
ehemalige DDR/former GDR

Zigaretten/100 Stk/pcs

Legend:
- Kaffee/coffee-kg
- Kakao/cocoa prods-kg
- Alkohol (100%)/Liter

3. Gesundheitswesen der ehemaligen DDR

3. Health Care in the Former GDR

Für die Belange des Gesundheits- und Sozialwesens wurden jedes Jahr beträchtliche finanzielle Mittel aus dem Staatshaushalt eingesetzt (1980 rund 6% der Gesamtausgaben des Staatshaushaltes). Die Bereitstellung von Finanzmitteln aus dem Staatshaushalt für das staatliche Gesundheits- und Sozialwesen hat sich seit 1950 laufend erhöht und überschritt zwischen 1980 und 1981 die Summe von 10 Milliarden Mark. Krankenhausaufenthalt und Arztbehandlung waren in der ehemaligen DDR, ebenso wie ärztlich verschriebene Medikamente, kostenlos.

Der Anteil der Beschäftigten im Gesundheits- und Sozialwesen an der Gesamtzahl aller Beschäftigten der ehemaligen DDR hat sich im Laufe der Jahre deutlich erhöht. Der Prozentsatz lag 1960 bei 3,3% und 1980 bei 5,8% (481 700 Personen). Die Zahl der Ärzte stieg von 7,2 je 10 000 der Bevölkerung im Jahre 1950 auf 20,3 im Jahre 1980.

Der Bevölkerung standen im Jahre 1980 171 895 Krankenhausbetten in 549 Krankenhäusern zur Verfügung. Die Veränderungen im Erkrankungsmuster der Bevölkerung in den zurückliegenden 30 Jahren spiegeln sich deutlich in der Krankenbettenstruktur wider. Während die Bettenzahlen für Innere Medizin, Chirurgie, Gynäkologie sowie Geburtshilfe im Laufe der Jahre im wesentlichen konstant blieben, sind die früher erforderlich hohen Bettenzahlen bei Infektionskrankheiten, insbesondere bei Tuberkulose deutlich zurückgegangen. Für die Betreuung älterer Bürger im Rentenalter wurden im Jahre 1980 rund 120 000 Feierabendheimplätze zur Verfügung gestellt (26).

Considerable financial resources from the national budget are devoted to health care and social welfare (about 6% of the total expenditure in 1980). The annual sum granted from the state budget for this purpose has been regularly increasing since 1950 to exceed 10 thousand million marks between 1980 and 1981. Hospitalization and medical treatment were free of charge, as were medically prescribed medicines.

The number of persons employed in health and social welfare work, as a proportion of the total labour force in the former GDR, consistently increased from 3.3% in 1960 to 5.8% in 1980 (481 700 persons). The number of doctors rose from 7.2 per 10 000 of the population in 1950 to 20.3 per 10 000 in 1980.

In 1980, 171 895 beds in 549 hospitals were available. The changes in the disease pattern of the population over the last 30 years are clearly reflected in the allocation of hospital beds. While the number of beds for internal medicine, surgery, gynaecology and obstetrics has remained stable, it has been possible to reduce the large number of beds previously necessary for infectious diseases, particularly tuberculosis. There were about 120 000 nursing homes for the care of retired people in 1980 (26).

Gesundheitswesen - laufende Kosten
Health care system - running costs
ehemalige DDR/former GDR

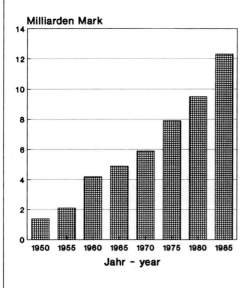

Ärzte (je 10 000 Bevölkerung)
Physicians per 10 000 population
ehemalige DDR/former GDR

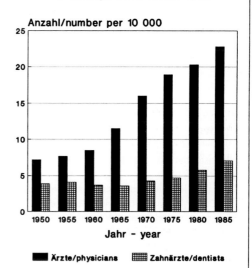

Krankenhausbetten
Hospital beds

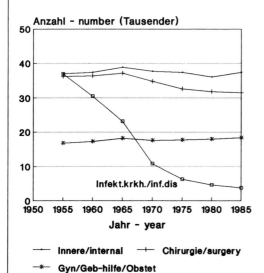

Feierabendheimplätze
Places in pension houses

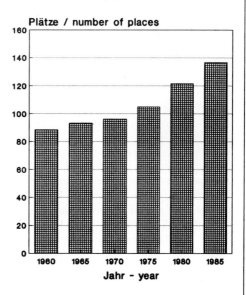

4. Das Nationale Krebsregister der ehemaligen DDR

4. The National Cancer Registry of the Former GDR

Das Nationale Krebsregister der ehemaligen DDR wurde 1953 gegründet, es ist populationsbezogen und erfaßt auf gesetzlich geregelter Grundlage alle gemeldeten bösartigen Neubildungen bei rund 17 Millionen Bürgern der ehemaligen DDR (6), (23), (28), (29).

The National Cancer Registry of the former GDR is a population-based registry which was created in 1953; it includes, as a legal requirement, all newly reported malignant neoplasms among the approximately 17 million citizens of the former GDR (6), (23), (28), (29).

Aufgaben

Aims

Das Register hat zwei grundsätzliche Aufgabenstellungen:
1. Datenbereitstellung zur Medizinalstatistik über die Erkrankungssituation der Bevölkerung an bösartigen Neubildungen als Grundlage von Leitungsentscheidungen für die staatlichen Gesundheitsorgane, und
2. epidemiologische Ursachenforschung auf dem Gebiet der bösartigen Geschwülste.

Folgende Fakten begründen den Wert des Nationalen Krebsregisters als Basis epidemiologischer Forschung:
- die seit dem 24. Juli 1952 bestehende gesetzliche Meldepflicht von bösartigen Neuerkrankungen durch jeden Arzt und Zahnarzt sichert eine weitgehende und nahezu vollständige Erfassung aller bösartigen Neubildungen in der Gesamtbevölkerung,
- das gut ausgebaute und territorial gegliederte Krebsmeldesystem, das dem in nahezu jedem der 227 Kreise der ehemaligen DDR existierenden Betreuungsstellen für Geschwulstkranke eingegliedert ist,
- die erfaßte Gesamtpopulation von nahezu 17 Millionen Einwohnern, die das Nationale Krebsregister von der Größe der erfaßten Population mit an den ersten Platz in der Welt stellt,
- die seit 1953 nach einem nahezu unverändert einheitlichen Fragespiegel erfaßten Informationen für etwa 2 Millionen Krebspatienten.

Auf der Grundlage dieser seit 1953 kontinuierlich nach einem gleichbleibenden Erfassungssystem gespeicherten Datenbasis zu circa 2 Millionen Krebskranken sind die unterschiedlichsten deskriptiven und analytischen epidemiologischen Studien mög-

The Registry has two fundamental roles:
1. The preparation of national medical statistics relating to malignant neoplasms, to provide a basis for decision-making by the State health authorities and,
2. Research in the field of epidemiology of malignant tumours.

The value of the National Cancer Registry as a base for epidemiological research is dependent on several unique features:
- Since 24 July 1952 every doctor and dentist has been under a legal obligation to declare all malignant neoplasms; this ensures an almost complete coverage of malignant neoplasms throughout the population,
- the cancer notification system is organized into areas, with existing cancer control agencies for cancer patients in almost all of the 227 counties,
- the total population of nearly 17 million inhabitants covered by the National Cancer Registry makes it among the largest in the world in terms of population covered,
- the detailed information for 2 million cancer patients has been collected using an uniform questionnaire which has remained nearly unchanged since 1953.

A wide variety of descriptive and analytical epidemiological studies can be carried out using this data-base which is constantly updated according to the established registration system that has already accounted for 2 million cancer patients. During the course of such investigations, the cancer risk of various exposed population groups is compared in

lich. Bei derartigen Untersuchungen wird das Krebserkrankungsrisiko verschieden exponierter Bevölkerungsgruppen in Zeit und Raum verglichen. Die Beobachtungsergebnisse erlauben die Formulierung begründeter Hypothesen zur Krebsätiologie und bilden die Grundlage für weiterführende Forschungsstrategien.

Anzeigepflichtige Geschwulsterkrankungen

Meldepflichtige Geschwulsterkrankungen sind:
1. Alle als bösartig bezeichneten oder so zu klassifizierenden Neubildungen entsprechend der jeweils gültigen Revision der Internationalen Klassifikation der Krankheiten, wie
   - maligne Neubildungen (Geschwülste, Tumore) aller Art ohne nähere Angaben
   - Karzinome aller Art
   - Sarkome aller Art und Sarkomatosen sowie Lymphome
   - Leukosen (Leukämien) aller Art
2. Alle Geschwülste (auch die gutartigen) des Gehirns und Rückenmarks einschließlich deren Häute, der Hypophyse und der Hirnnerven (wie zum Beispiel Akustikusneurinom).
3. Nachstehend aufgeführte Erkrankungen:
   - Xeroderma pigmentosum
   - Lentigo maligna (Melanosis circumscripta praeblastomatosa/Dubreuilh)
   - Extramamillärer Morbus Paget der Haut
   - Bowen'sche Krankheit
   - Erythroplasie (Queyrat)
   - gutartiger, sogenannter Mischtumor der Speicheldrüse (Parotis)
   - Polyposis intestini, familiäre
   - Papilläres Ovarialkystom
   - Carcinoma in situ der Cervix uteri
   - Osteomyelosklerose
   - Polycythaemia vera (Osler – Vaquez)
   - Neurofibromatose von Recklinghausen
   - Plasmozytom (solitär)
   - Karzinoid

Diseases covered by the Registry

Cancers for which notification is compulsory include:
1. All neoplasms denoted as malignant or so classified according to the currently valid revision of the International Classification of Diseases:
   - Malignant neoplasms (cancers, tumours) of all types without further specification;
   - Carcinomas of all types
   - Sarcomas of all types and malignant lymphomas
   - Leukaemias of all types
2. All neoplasms (including benign) of the brain and spinal cord, including meninges, the pituitary gland and cranial nerves (such as acoustic neurinoma).
3. The diseases listed below:
   - Xeroderma pigmentosum,
   - Lentigo maligna (melanosis circumscripta praecancerosa) Dubreuilh
   - Extramammary Paget's disease
   - Bowen's disease
   - Erythroplasia of Queyrat
   - Benign mixed tumours of the salivary gland (parotid)
   - Familial intestinal polyposis
   - Papillary ovarian cyst
   - In-situ carcinoma of the cervix uteri
   - Osteomyelosclerosis
   - Polycythaemia vera (Osler – Vaquez)
   - Neurofibromatosis (Von Recklinghausen)
   - Solitary plasmacytoma
   - Carcinoid

time and space. Such comparisons allow hypotheses for cancer etiology to be formulated and provide a basis for further research strategies.

4. Von der Meldepflicht ausgenommen sind Basaliome (Basalzellkarzinome) der Haut (23).
1981 stellte das Nationale Krebsregister die routinemäßige Sammlung und Bearbeitung der Basaliome der Haut ein (20).

Meldeweg

Wird eine meldepflichtige Geschwulsterkrankung einem Arzt oder Zahnarzt bei seiner ärztlichen Tätigkeit bekannt, ist er gesetzlich verpflichtet einen Meldebogen auszufüllen mit Angaben über Tumordiagnose, Abschluß der Erstbehandlung, Abschluß der Zusatzbehandlung, Verlaufskontrolle, bei Tod Sektionsergebnis und diesen über die Betreuungsstelle für Geschwulstkranke an das Nationale Krebsregister zur zentralen Auswertung weiterzuleiten (18).

Gespeicherte Informationen

Folgende Informationen werden für jeden Krebserkrankungsfall gespeichert:
Personenidentifikation des Geschwulstkranken
Tumor   – Lokalisation
        – Histologie
        – Stadium
        – Diagnostik
        – Therapie
Nachbehandlung
„Verlaufskontrolle"
Individual-Anamnese
Familien-Anamnese
Tod/(mit Obduktionsergebnis).

4. Excluded from notification are basaliomas (basal cell carcinoma) of the skin. (23)
The National Cancer Registry stopped routinely reporting incidence rates for basal cell carcinomas as of 1981 (20).

Notification procedure

When a doctor or a dentist becomes aware of a "reportable" tumour, he is obliged by law to fill in a notification form indicating the tumour diagnosis, result of first treatment, of additional treatment, of follow-up and of autopsy in case of death. This must be transmitted for evaluation to the National Cancer Registry through the local cancer control agencies (18).

Recorded information

The following details are recorded for each cancer case:
Personal identification of cancer patient
Tumour   – site
        – histology
        – stage
        – diagnosis
        – therapy
Further treatment
Follow-up
Individual anamnesis
Family anamnesis
Death, with autopsy results, if any.

5. Material und Methoden

5.1 Datenquelle, Klassifikation, Validität

Alle im Atlas gegebenen Informationen bezüglich Krebserkrankungen in der ehemaligen DDR beruhen auf Materialien aus dem Datenfundus des Nationalen Krebsregisters. Quelle der entsprechenden Mortalitätsangaben ist die Staatliche Zentralverwaltung für Statistik der ehemaligen DDR.

Die Angaben wurden entsprechend der gültigen Regeln der 9. Revision der Internationalen Klassifikation der Krankheiten, fortfolgend ICD9, klassifiziert (14).

Der Erfassungsgrad an bösartigen Neubildungen durch das Nationale Krebsregister in der ehemaligen DDR ist nahezu vollständig, nur ein sehr geringer Anteil (< 1%) (Anteil in Prozent aller gemeldeten Fälle) wird ausschließlich durch Totenschein bekannt (DCO), der Verifikationsgrad der Diagnosestellung durch histologische Sicherung (HV) liegt bei beiden Geschlechtern deutlich über 75% und das Verhältnis Anzahl Krebstodesfälle als Prozentsatz registrierter Krebserkrankungen (deaths in period – DIP) bewegt sich international im Bereich guter Vergleichsregister (4), (5), (20), (30), (31).

5.2 Art der Ergebnisdarstellung

5.2.1 Text

Jeder im Atlas kartographisch farbig dargestellten Tumorlokalisation ist ein kurzer Begleittext vorangestellt mit Angaben zu möglichen oder bekannten Risikofaktoren sowie Daten zur Inzidenz, zur Histologie, zu relativen 5-Jahre-Überlebensraten sowie zur Mortalität (4). Zu Vergleichszwecken sind diesen Angaben Daten anderer Register gegenübergestellt. Am Ende des Buches findet sich eine Auflistung relevanter Publikationen.

5. Material and Methods

5.1 Data source, classification, validity

All the information contained in the atlas in relation to cancer in the former GDR is from the data-base of the National Cancer Registry. The corresponding mortality data come from the State Statistical Office of the former GDR.

The cancers are defined by the 9th Revision of the International Classification of Diseases (14) hereafter referred to as ICD9.

The coverage of malignant neoplasms is nearly complete in the former GDR; only a very small proportion (< 1%) of all reported cases are recorded only through death certificates (DCO). The level of verification of the diagnosis through histological confirmation (HV) is well above 75% for both sexes and the proportion of cancer deaths in period (DIP) as a percentage of cases registered lies within the usual international range (4), (5), (20), (30), (31).

5.2 Presentation of the results

5.2.1 Text

Every cancer site in the atlas, represented on the maps in colour, is preceded by a short text indicating possible or known risk factors as well as data on incidence, histology, five-year survival rates and mortality (4). Data from other registries can be compared to these data. A list of relevant publications is provided at the end of this volume.

Jährlich registrierte Krebsfälle
Annually registered cancer cases

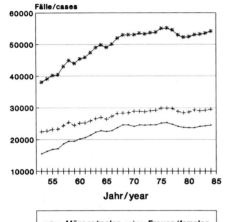

Rohe Rate registrierter Krebsfälle
Crude rate of registered cancer case

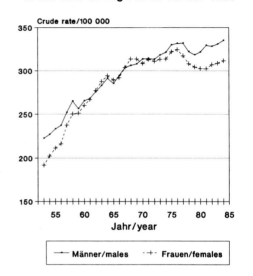

Histologisch gesicherte Fälle
Histologically verified cases
Alle Lokalisationen/all sites

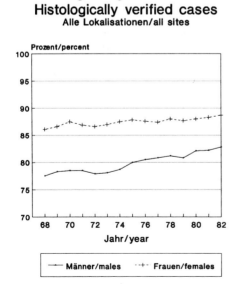

Anzahl Krebstodesfälle als Prozentsatz
registrierter Krebserkrankungen
Deaths in period as a percentage
of cases registered

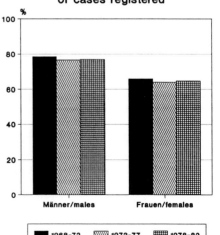

Risikofaktoren

Der jeweils behandelten Tumorlokalisation wird stichpunktartig eine summarische Auflistung von bekannten oder möglichen Krebsrisikofaktoren vorangestellt. Die Zusammenstellung der Angaben erfolgte in Auswertung der Referenzliteratur (1), (2), (3), (7), (12), (25).

Inzidenz

Internationale Trends zur Inzidenzentwicklung der jeweiligen Tumorlokalisation werden mit den entsprechenden Trends in der ehemaligen DDR zwischen 1968 und 1981 verglichen (4), (9). Nachfolgend wird die geographische Verteilung der Inzidenz im internationalen Rahmen mit Angabe der höchsten bekanntgewordenen Inzidenzdaten in der Welt und in Europa sowie die Rangplatzbestimmung der Daten für die ehemalige DDR innerhalb der europäischen Inzidenz-Raten vorgenommen. Als Vergleichsdaten wurden die Inzidenzdaten von Krebsregistern aus „Cancer Incidence in Five Continents" Band V (1978 - 1982) (20) ausgewertet, beziehungsweise für den Vergleich europäischer Register die Zusammenstellung von Levi (17) verwendet. Eine Tabelle der fünf Kreise mit den höchsten Inzidenzwerten in der ehemaligen DDR im Jahre 1978 - 1982 vervollständigt diese Zusammenstellung. Abschließend wird eine Aussage zur statistischen Sicherung räumlicher Aggregation (Cluster) von Kreisen gleicher oder ähnlicher Inzidenz für jede Tumorlokalisation gegeben.

Auf der Basis der altersstandardisierten Inzidenzraten der Kreise der ehemaligen DDR wurde der Einfluß der Urbanisation als Krebsrisikofaktor geprüft, qualitativ durch Bestimmung des Spearman-Rang-Korrelationskoeffizienten (27), und quantitativ durch Berechnung des relativen Risikos (RR) bei Vergleich der altersstandardisierten Krebsinzidenzen von Stadt- und Landkreisen in den Jahren 1978 - 1982. Die RR's wurden mit den entsprechenden Angaben des Dänischen Krebsregisters verglichen (3).

Diesen Ausführungen folgt eine Beschreibung der Alters- und Geschlechtsverteilung der abgehandelten Tumorlokalisation in der ehemaligen DDR in den Jahren 1978 - 1982.

Risk factors

A summary of the known or suspected cancer risk factors is provided for each tumour site. These have been obtained from the list of major epidemiological references which is provided at the end of this volume (1), (2), (3), (7), (12), (25).

Incidence

International trends in incidence for each site are compared with corresponding trends in the former GDR between 1968 and 1981 (4), (9). Next, the geographical distribution of tumour incidence is presented within an international framework, including data on the highest known incidences in the world and in Europe, as well as the ranking of the former GDR figures among world incidence rates. The incidence data of cancer registries from Cancer Incidence in Five Continents, Volume V (1978 - 1982) (20), and for registries in Europe (17), respectively, were used as comparison data. A list of the five counties with the highest incidence values in 1978 - 1982 in the former GDR is added to this account. Finally, a statement on the statistical evidence of clustering of counties with similar incidence rates for each site is presented.

On the basis of age-standardized incidence rates for each county, urbanization as a risk factor was examined qualitatively, by determining the Spearman rank correlation coefficient (27), and quantitatively, by calculating the relative risks (RR's) obtained when the age-standardized cancer incidence of urban counties is compared with that of rural counties from 1978 - 1982. Comparisons of RR's are made with corresponding rates recorded by the Danish Cancer Registry (3).

These data are followed by a description of the age- and sex-distribution of the respective tumour localization in the former GDR in 1978 - 82.

Histologie

Für die histologischen Angaben zu den einzelnen Lokalisationen wurden die Daten des Nationalen Krebsregisters für die Jahre 1976 bis 1980 ausgewertet. Die angegebenen Prozentsätze beziehen sich auf gemeldete Fälle mit histologisch auswertbaren Angaben, wobei der Auswertung der hauseigene histologische Kode zugrunde gelegt wurde (partiell mit Angleichung der Terminologie an den ICD-O-Morphologie-Schlüssel) (14). Dem internationalen Vergleich dienten die Hirayama entnommenen Angaben (12).

Relative 5-Jahre-Überlebensraten

Diesen Angaben liegt die komplette Auswertung der Fünf-Jahre-Überlebensdaten aller in den Jahren 1961 - 62, 1968 - 69 und 1978 - 79 gemeldeten Neuerkrankungen zugrunde. Die notwendigen Angaben zur allgemeinen Sterblichkeit entstammen den Mitteilungen der Staatlichen Zentralverwaltung für Statistik; methodisch haben wir uns bei der Berechnung des Verfahrens „Ederer II", wie bei Hakama (10) beschrieben, bedient. Den im Text zu den einzelnen Krebslokalisationen erwähnten Überlebensraten für die ehemalige DDR werden Daten aus Finnland (11), England und Wales (21) und globale Angaben (12) gegenübergestellt.

Mortalitätsvergleich mit den alten Bundesländern der Bundesrepublik Deutschland

Die altersstandardisierten Mortalitätsraten des Jahres 1980 werden den entsprechenden Angaben der alten Bundesländer der Bundesrepublik Deutschland der Jahre 1979 - 81 vergleichend gegenübergestellt. Sie sind dem Band „Bevölkerungsbezogene Krebsregister in der Bundesrepublik Deutschland – Band 2" (24) entnommen. Die Mortalitätsangaben für die ehemalige DDR entstammen wiederum dem Datenfundus der Staatlichen Zentralverwaltung für Statistik (Totenschein-Auswertung). Die Ausstellung des Totenscheins sowie die Auswertung der dort enthaltenen Informationen erfolgt in der ehemaligen DDR anders als in den alten Bundesländern der Bundesrepublik Deutschland. Das führt dazu,

Histology

The data of the National Cancer Registry for the period 1976 - 1980 were used for the histological assessment of the different sites. The ratios indicated relate to reported cases with histologically confirmed data, where the in-house histological code was taken as a basis (with some adjustment of the terminology to ICD-O morphology codes) (14). International histological figures, provided by Hirayama (12), have been used as comparison data.

Five-year relative survival rates

The basis for these data is the complete five-year survival data for all new cases reported in 1961 - 62, 1968 - 69 and 1978 - 79 in the former GDR. The necessary data for general mortality were communicated by the State Statistical Office of the former GDR. We used the Ederer II method as described by Hakama (10) for calculating survival figures. Survival figures of different tumour sites of the former GDR and of Finland (11), England and Wales (21), and global figures (12) are given.

Mortality compared with the old Länder of the Federal Republic of Germany

The age-standardized mortality data for 1980 were compared with the corresponding data from the old Länder of the Federal Republic of Germany for 1979 - 1981. The data were taken from the volume "Bevölkerungsbezogene Krebsregister in der Bundesrepublik Deutschland – Band 2" (24). The mortality data for the former GDR were again those of the Statistical Office of the former GDR (death certificate evaluation). Differences between the two sets of data may in part reflect differences in methods of data collection and processing, and are therefore not comparable; however, for the sake of completeness, the figures are given here.

daß die Krebsmortalität für beide Teile Deutsch-
lands nicht vergleichbar ist. Sie wird jedoch aus
Gründen der Vollständigkeit hier trotzdem dargestellt.

5.2.2 Graphiken

Jeder kartographisch farbig dargestellten Tumorlokalisation werden eine Übersichtstafel und drei
Graphiken vorangestellt.
Die Übersichtstafel zeigt Inzidenz- und Mortalitätsraten pro 100 000 Personen, altersstandardisiert auf
die Weltbevölkerung (30), das Geschlechtsverhältnis der altersstandardisierten Inzidenzraten, weiter-
hin die Fallzahlen, die dem Nationalen Krebsregister als Neuerkrankungen gemeldet wurden und die
Anzahl von Krebstodesfällen.
Die drei Graphiken zeigen den Zeittrend der Inzidenzraten für die Jahre 1968 - 82 (altersstandardisiert auf die Weltbevölkerung) (30); die altersspezifischen Inzidenzraten nach Fünfjahres-Altersgrup-
pen pro 100 000 Personen der jeweiligen Bevölkerung der ehemaligen DDR, getrennt nach Geschlecht, zusammengefaßt für die Jahre 1978 - 82
und die relativen Fünf-Jahre-Überlebensraten für
beide Geschlechter getrennt für die Jahre 1961 - 62,
1968 - 69 und 1978 - 79.

5.2.3 Karten

Die administrativen Einheiten „Kreis" und „Bezirk"
der ehemaligen DDR liegen der kartografischen
Auswertung der Krebsinzidenzen dieses Atlas
zugrunde. Die ehemalige DDR war in 15 Bezirke
und 227 Kreise untergliedert. Die Einwohnerzahl
der Bezirke lag bei etwa einer Million, die der
Kreise bei rund 100 000.
Grundlage für die Karten dieses Atlas ist die Karte
„Bezirke und Kreise der Deutschen Demokratischen Republik" vom VEB Tourist-Verlag, Berlin/
Leipzig (1981, 3. Auflage 1981, LSV 5179). Die
Stadtbezirke von Ost-Berlin wurden als ein Kreis
dargestellt.
Farbige Inzidenzkarten wurden nur für die Tumorlokalisationen ausgedruckt, für die die Anzahl der
gemeldeten Neuerkrankungen zwischen 1978 und
1982 je Geschlecht größer als 1000 Fälle war, damit

5.2.2 Figures

There are three figures and a summary table corresponding to each site represented by a colour map.
The summary table shows incidence and mortality
rates per 100 000 persons, age-standardized to the
world population (30), including the number of
newly diagnosed cases reported to the National
Cancer Registry, the number of cancer deaths and
the sex ratio of the age-standardized incidence rates.
The three figures show the time trend of incidence
rates for the years 1968 - 1982 (age-standardized to
the world population) (30); the age-specific incidence rates by five-year age groups per 100 000
person-years by sex, and summarized for the years
1978 - 82; and the five-year relative survival rates,
by sex, for the years 1961/62, 1968/69, and 1978/79.

5.2.3 Maps

The administrative units "county" and "district" of
the former GDR have been used as a basis in pre-
paring the cancer maps of this atlas. The former
GDR was subdivided into 15 districts and 227 counties, with approximately 1 000 000 and 100 000 citizens, respectively.
The source of maps for this atlas was 'Maps of the
Districts and Counties of the GDR' published by
VEB Tourist-Verlag, Berlin/Leipzig, GDR (1981,
3rd editional LSV 5179). The urban boroughs of
East Berlin were represented as one district.
Colour incidence maps were printed only for those
sites for which the number of cancers reported
between 1978 and 1982 exceeded 1000 cases for
each sex, giving on average at least three cancer
cases for the calculation of incidence in each county.
For a few sites, although the number of cases is

zur Inzidenzberechnung pro Kreis im Minimum mehr als 3 Neuerkrankungen zu Grunde gelegt werden konnten. Jedoch wurde auch bei deutlicher Unterschreitung der Fallzahlen beim korrespondierenden Geschlecht auf die farbige kartographische Darstellung der Tumorlokalisation nicht verzichtet. Um zwischen Kreisen mit hohen und niedrigen Inzidenzraten unterscheiden zu können, wurde eine farbige Darstellung genutzt. Die Inzidenzraten wurden in Gruppen aufgeteilt unter Benutzung einer Relativskala mit 7 Abschnitten, die die niedrigsten und die höchsten Erkrankungshäufigkeiten einschließt, beginnend mit den niedrigsten 5% Kreisraten, den nächsten 10%, den nächsten 20%, den mittleren 30%, den nächsten 20%, den nächsten 10% und endend mit den höchsten 5%. Diese Gruppen werden dargestellt durch 3 Abstufungen von Rot für die höheren Raten, Gelb für die mittlere und 3 Abstufungen von Grün für die niedrigeren Inzidenzraten. Karten in Schwarz-Weiß-Darstellung wurden zu ausgewählten Einzellokalisationen ICD9 140-208 für beide Geschlechter erstellt. Bei der Schwarz-Weiß-Darstellung wurden die Inzidenzraten, altersstandardisiert auf die Weltbevölkerung (30), auf 6 - 8 äquidistante Klassen aufgeteilt.

Die kartographisch dargestellten Inzidenzraten sind auf die Weltbevölkerung (30) altersstandardisiert und damit international vergleichbar.

below 1000 in one of the sexes, we have maintained the coloured cartographical presentation for both sexes.

In order to distinguish between districts with high and low incidence rates, colour has been used. Incidence rates were divided into groups to form a relative scale with seven divisions, ranging from lowest to highest disease frequency, generally, the lowest 5% of the county rates, the next 10%, the next 20%, the middle 30%, the next 20%, the next 10%, ending with the highest 5%. These groups are represented by three shades of red for the higher rates, yellow for the middle and three shades of green for the lower incidence rates.

Maps in black and white were produced for both sexes and for selected ICD9 localizations covered by rubrics 140-208. For the black-and-white presentation, the incidence rates age-standardized on the world population (30) were placed in six to eight equal classes.

The incidence rates presented on the map are age-standardized to the world population (30) and are hence internationally comparable.

5.2.4 Tabellen

Jeder im Atlas behandelten Tumorlokalisation ist ein Tabellenteil angefügt mit Daten zur Krebsinzidenz, kreisweise und nach Geschlecht:
Jede Zeile der Tabelle enthält (von links nach rechts)
    laufende Bezirks- und Kreisnummer
    Kreischarakterisierung: (L)andkreis, (S)tadtkreis
    Kreisname
    Fallzahl – absolut
    Rohe Rate (Crude rate)
    Altersstandardisierte Rate (Weltbevölkerung)
    Hinweis auf signifikante Unterschiede der altersstandardisierten Kreisinzidenzrate [Signifikanztest (99% respektive 95%)] gegenüber der ehemaligen DDR-Rate

5.2.4 Tables

Each site in this atlas is accompanied by a table with data on cancer incidence, by county, and by sex.
The tables contain on each line (from left to right):
    the district and county number
    L for rural counties or S for urban counties
    the county name
    the absolute number of cases
    the crude rate
    the world-age-standardized rate
    indication of significant difference from the value for the rest of the former GDR:

- niedriger auf dem 5 % Niveau
-- niedriger auf dem 1 % Niveau
+ höher auf dem 5 % Niveau
++ höher auf dem 1 % Niveau
Standardfehler der altersstandardisierten Rate
Rangplatz des Kreises unter allen ehemaligen DDR-Kreisen
Für jeden Bezirk gibt eine zusammenfassende Zeile die relevanten Daten des Bezirkes wieder, jedoch ohne Signifikanz- oder Rangplatzangaben.

- lower at the 5 % level
-- lover at the 1 % level
+ higher at the 5 % level
++ higher at the 1 % level
the standard error of the standardized rate
the rank among all counties
For each district, a summary line gives the data relevant to the district as a whole, but without the significance or rank indications.

5.3 Statistische Berechnungen

Für alle im Atlas durchgeführten statistischen Signifikanzberechnungen wurde einheitlich eine Irrtumswahrscheinlichkeit von $\alpha = 0{,}05$ festgelegt, sofern nicht ausdrücklich anders angegeben.

5.3 Statistical calculations

In this atlas the significance level $\alpha = 0.05$ is used, except when otherwise specified.

5.3.1 Inzidenz

Alle Inzidenzangaben im Atlas sind, sofern nicht ausdrücklich anders angegeben, altersstandardisiert [direkte Standardisierung auf die Weltbevölkerung (30)].

5.3.1 Incidence

All incidence data in the atlas are age-standardized [direct world standardization (30)], except when otherwise specified.

Räumliche Aggregation

Kemp et al. (15) beschrieben eine Methode, um eine mögliche Klumpung von benachbarten Regionen mit hohen beziehungsweise niedrigen Inzidenzraten statistisch nachweisen zu können. Zur Berechnung der statistischen Kenngröße werden statt der Inzidenzwerte deren Ränge, d. h. die Position in der aufsteigend geordneten Reihe jener Inzidenzwerte herangezogen. Als Testgröße selbst wird die mittlere absolute Differenz der Ränge benachbarter Regionen verwendet, wobei zwei Regionen als benachbart gelten, wenn sie eine gemeinsame Grenzlinie besitzen.

Spatial aggregation

Kemp et al. (15) describe a method to evaluate statistically groupings of high or low incidence rates in neighbouring districts (spatial aggregation). For a calculation of the statistical parameter, the incidence rates were replaced by their rank, i.e. their position within the rising sequence of the incidence values. As a statistic, the mean absolute difference of the ranks of neighbouring regions was used. These are defined as those having a common frontier.

Es sei N die Anzahl der Regionen und K die Anzahl aller möglichen Paare benachbarter Regionen [R_i, R_j] mit i < j. Wird der Absolutbetrag der Differenz der Ränge mit $d_k = |rang_i\text{-}rang_j|$ bezeichnet, so läßt sich die Testgröße darstellen als

$$D = 1/k \sum_{k=1}^{K} d_k$$

Ist der beobachtete Wert von D klein, können wir auf eine gewisse geographische Abhängigkeit schließen.

Es läßt sich zeigen, daß die Verteilung von D ausreichend genau durch eine Normalverteilung mit dem Erwartungswert $\mu = (N + 1)/3$ und der Varianz $\sigma^2 = (N + 1)\cdot(N - 2)/18$ approximiert werden kann (19). Die kartographischen Darstellungen in dem vorliegenden Atlas basieren auf der Kreisstruktur der ehemaligen DDR, wobei die Stadtbezirke Ost-Berlins wegen ihrer relativ geringen Fläche zu einem Kreis zusammengefaßt wurden. Daraus resultieren die Werte N = 219 und K = 552. Unter Verwendung der Normalapproximation ergibt sich dann als kritischer Wert zum Signifikanzniveau α = 0.05 $D_{0.05}$ = 69,727, d.h. die Nullhypothese, daß keine räumliche Autokorrelation vorhanden ist, wird abgelehnt, falls D < 69,727 gilt.

Urbanisierungsfaktor

Der Spearman-Rang-Korrelationskoeffizient r_s (27) wurde für die statistische Analyse des Zusammenhanges zwischen der Inzidenz und der Urbanisation verwendet. Als Maß der Urbanisation wurde die Bevölkerungsdichte in den einzelnen Kreisen zur Jahresmitte 1980 herangezogen. Die Nullhypothese: r_s = 0 wird abgelehnt, falls:

$$|t| \geq 1.96 \text{ mit } t = r_s \sqrt{(N\text{-}1)}.$$

Das relative Risiko wurde benutzt, um die Stadtkreise (urban) mit den Landkreisen (rural) zu vergleichen. Als Stadtkreise wurden 28 Kreise mit einer Bevölkerungsdichte von mehr als 500 Einwohnern/km^2 definiert. Der Anteil der Bevölkerung

For a number N of regions, and a number K of possible pairs of neighbouring regions [R_i, R_j] with i<j, if the absolute difference of the ranks $d_k = |rank_i - rank_j|$, the statistic is expressed as

$$D = 1/k \sum_{k=1}^{K} d_k$$

If the observed value of D is low, we can infer a certain geographical dependence.

It can be shown that the distribution of D can be expressed in a sufficiently exact approximation by a normal distribution with an expectation of $\mu = (N + 1)/3$ and a variance $\sigma^2 = (N + 1) (N - 2)/18$ (19). The maps of the present atlas are based on rural and urban areas of the former GDR. The urban boroughs of East Berlin were considered as one district because of their relatively small surface area. Thus, N took the value 219 and K 552. When the normal approximation is used, the resulting critical value in relation to the significance level α = 0.05 is $D_{0.05}$ = 69.727, which means that the null hypothesis, no spatial aggregation, is rejected if D < 69.727.

Urbanization

The Spearman rank correlation coefficient r_s(27) was used for the statistical analysis of the relationship between the incidence and the extent of urbanization. Urbanization was measured by population density of the various counties in mid-1980. The null hypothesis r_s = 0 was tested and was thus rejected when

$$|t| \geq 1.96 \text{ with } t = r_s \sqrt{(N\text{-}1)}.$$

Relative risk (the ratio of the age-standardized rates in the urban and rural areas) was used to compare the urban counties with the rural counties; the urban counties are defined as the 28 counties with a population density of more than 500 inhabitants per

an der Gesamtbevölkerung in diesen 28 Stadtkreisen beträgt bei den Männern 30,94% und bei den Frauen 31,54%.

$RR_{urban/rural} =$
(altersstandardisierte Inzidenzrate$_{urban}$/altersstandardisierte Inzidenzrate$_{rural}$)

Das 95% Konfidenzintervall (95% CI) gibt an, in welchem Bereich das relative Risiko ($RR_{urban/rural}$) mit einer Irrtumswahrscheinlichkeit von 5% zu erwarten ist. Im Text wird es als statistisch signifikant erhöht bezeichnet, falls die untere Grenze dieses Intervalls über 1,00 liegt. Entsprechend ist es als signifikant niedriger anzusehen, falls die obere Grenze dieses Intervalls unterhalb von 1,00 liegt.

km^2. The proportion of the total population in these 28 counties is 30.94% for males and 31.54% for females.

$RR_{urban/rural} =$
(age-standardized Incidence rate$_{urban}$/age-standardized Incidence rate$_{rural}$)

The 95% confidence interval (95% CI) indicates the range of the expected relative risk ($RR_{urban/rural}$), with a significance level of 5%. In the text, it is referred to as significantly elevated if the lower limit of this interval exceeds 1.00, and correspondingly as significantly lower if the upper limit of this interval is below 1.00.

6. Karten für Krebserkrankungen: ausgewählte Tumorlokalisationen in farbiger Darstellung

6.1 Bösartige Neubildungen insgesamt

ICD9 140-208: Bösartige Neubildungen [ohne nichtmelanotischen Hautkrebs (ICD9 173)]

Im Jahre 1980 wurden in der ehemaligen DDR zusammengefaßt für beide Geschlechter rund 52 400 Neuerkrankungen und 35 850 Todesfälle an bösartigen Neubildungen gemeldet.

Inzidenz

Trend

International wird durchgängig aus allen Ländern über einen Anstieg der Inzidenzraten berichtet. In der ehemaligen DDR ist die Inzidenz bei beiden Geschlechtern seit 1968 weiter angestiegen (mittlerer jährlicher Anstieg: Männer 0,7 %; Frauen 0,4 %).

Geographische Verteilung

Weltweit die höchsten Inzidenzraten weisen bei den Männern die schwarze Bevölkerung von Detroit, USA (400,1 pro 100 000) und die Frauen aus Neuseeland (Polynesier) (382,1) auf.
Die höchsten Erkrankungsraten Europas werden bei den Männern aus Italien/Varese (334,5) und bei den Frauen aus Dänemark (240,7) gemeldet.
Die Erkrankungsraten der ehemaligen DDR finden sich im europäischen Vergleich sowohl bei Männern (220,7) wie bei Frauen (184,7) im unteren Drittel auf Rangplatz 36 beziehungsweise 28 gemeldeter Inzidenzraten.

6. Tumour Localizations: the Coloured Cancer Maps of the Former GDR

6.1 All malignant tumours

ICD9 140-208: Malignant neoplasms [except skin cancer (ICD9 173)]

In 1980, about 52 400 new cancer cases and 35 850 cancer deaths were reported in the former GDR for both sexes combined.

Incidence

Trend

An increase in incidence rates of cancer has been reported in most countries.
In the former GDR, the incidence for both sexes has risen steadily since 1968 (mean annual increase: males 0.7 %, females 0.4 %).

Geographical distribution

The highest reported world age-standardized annual incidence rates occur in the black male population of Detroit, USA (400.1 per 100 000) and in New Zealand (Pacific Polynesian Islanders) for females (382.1).
The highest rates in Europe have been reported from Varese/Italy, for males (334.5) and from Denmark, for females (240.7).
In the former GDR, cancer incidence rates are in the lower third of the European range for both males (220.7, rank 36th) and females (184.7, rank 28th)

Innerhalb der ehemaligen DDR finden wir die höchsten altersstandardisierten Inzidenzraten in den Kreisen:

Männer:

0231 Stadtkreis Schwerin	285,5
1007 Landkreis Saalfeld	274,7
0533 Stadtkreis Schwedt/Oder	271,9
0331 Stadtkreis Neubrandenburg	269,2
0531 Stadtkreis Frankfurt (Oder)	268,2

Frauen:

1032 Stadtkreis Jena	227,2
0132 Stadtkreis Stralsund	220,6
1108 Landkreis Suhl	220,3
1500 Stadt Ost-Berlin	219,5
0909 Landkreis Mühlhausen	218,3

Räumliche Aggregation: Eine räumliche Aggregation von Kreisinzidenzraten wurde bei beiden Geschlechtern statistisch gesichert (Männer: $D = 64,46$; Frauen: $D = 66,17$).

Urbanisation als Risikofaktor: Die Inzidenz ist bei beiden Geschlechtern positiv mit der Urbanisation korreliert (Männer $r_s = 0,24$, $t = 3,59$; Frauen $r_s = 0,41$, $t = 6,57$).

Das *relative Risiko* der Bevölkerung, an einem Krebsleiden zu erkranken, ist in den Stadtkreisen im Vergleich mit den Landkreisen bei beiden Geschlechtern statistisch signifikant erhöht. Das relative Risiko ($RR_{urban/rural}$) beträgt:

Männer: RR 1,11; 95%-CI 1,10 - 1,12
Frauen: RR 1,14; 95%-CI 1,13 - 1,15

Das Dänische Krebsregister kommt zu analogen Ergebnissen.

Alter und Geschlecht

Die altersspezifische Inzidenzkurve steigt bei den Männern oberhalb des 40. Lebensjahres steil an, erreicht das Maximum in der Altersgruppe der 75 - 79jährigen; ähnlich aber deutlich abgeschwächt verläuft die Kurve bei den Frauen.

Das Geschlechtsverhältnis (Männer : Frauen) von 1,2:1 in der ehemaligen DDR entspricht den international gemeldeten Durchschnittswerten.

The highest age-standardized incidence rates in the former GDR occur in the following counties:

Males:

0231 Schwerin	(urban)	285.5
1007 Saalfeld	(rural)	274.7
0533 Schwedt/Oder	(urban)	271.9
0331 Neubrandenburg	(urban)	269.2
0531 Frankfurt (Oder)	(urban)	268.2

Females:

1032 Jena	(urban)	227.2
0132 Stralsund	(urban)	220.6
1108 Suhl	(rural)	220.3
1500 Ost-Berlin	(urban)	219.5
0909 Mühlhausen	(rural)	218.3

Spatial aggregation: The spatial aggregation for counties with similar incidence rates was $D = 64.46$ for males and $D = 66.17$ for females (statistically significant).

Urbanization as a risk factor: The incidence is positively correlated with urbanization level for both sexes (males, $r_s = 0.24$, $t = 3.59$; females, $r_s = 0.41$, $t = 6.57$).

The age-standardized incidence rates for both sexes are significantly higher in urban populations. The rate ratios are:

Males: RR: 1.11; 95% CI 1.10 - 1.12
Females: RR: 1.14; 95% CI 1.13 - 1.15

The Danish Cancer Registry obtained similar results.

Age and sex

The age-specific incidence rate increases sharply for males over 40 years of age and reaches a peak in the age-group 75 - 79 years. The shape of the curve is similar for females although the incidence rate for each age-group is considerably lower.

The cancer incidence sex ratio (males : females) of 1.2:1 in the former GDR is similar to the mean of values reported from other countries.

Mortalitätsvergleich mit den alten Bundesländern der Bundesrepublik Deutschland

Die altersstandardisierten Mortalitätsraten der ehemaligen DDR für 1980 (Männer 162,3, Frauen 104,4) liegen deutlich unter denen der alten Bundesländer der Bundesrepublik Deutschland von 1979 - 81 (Männer 180,5, Frauen 114,8).

Mortality compared with the old Länder of the Federal Republic of Germany

The age-standardized mortality rates in the former GDR for 1980 (males 162.3, females 104.4) are much lower than those of the old Länder of the Federal Republic of Germany for 1979 - 1981 (males 180.5, females 114.8).

Bösartige Neubildungen insgesamt
All malignant tumours

ehemalige DDR/former GDR 1980

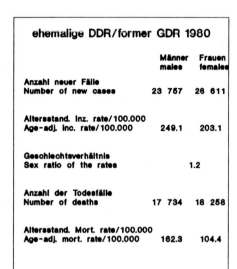

	Männer males	Frauen females
Anzahl neuer Fälle Number of new cases	23 757	26 611
Alterssstand. Inz. rate/100.000 Age-adj. inc. rate/100.000	249.1	203.1
Geschlechtsverhältnis Sex ratio of the rates		1.2
Anzahl der Todesfälle Number of deaths	17 734	18 258
Alterssstand. Mort. rate/100.000 Age-adj. mort. rate/100.000	162.3	104.4

Altersstand. Inz.rate
Age-adj. inc.rate

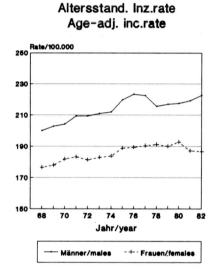

— Männer/males   -+- Frauen/females

Altersspez. Inzidenzrate
Age-spec. incidence rate
ehem. DDR/former GDR 1978-82

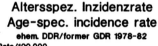
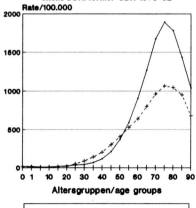

— Männer/males   -+- Frauen/females

Häufigste Krebserkrankungen 1978 - 1982
Leading sites 1978 - 1982
ICD 9

Durchschnittliche jährliche Anzahl
annual average number

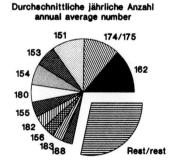

Männer

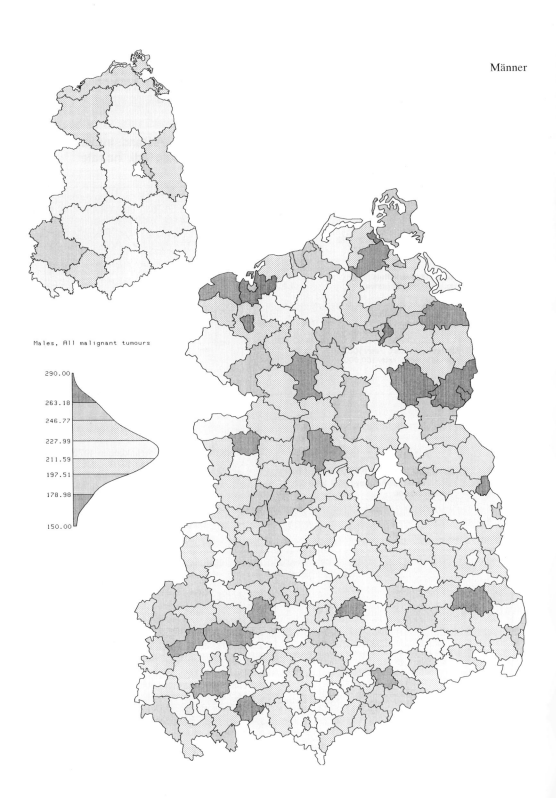

Males, All malignant tumours

Frauen

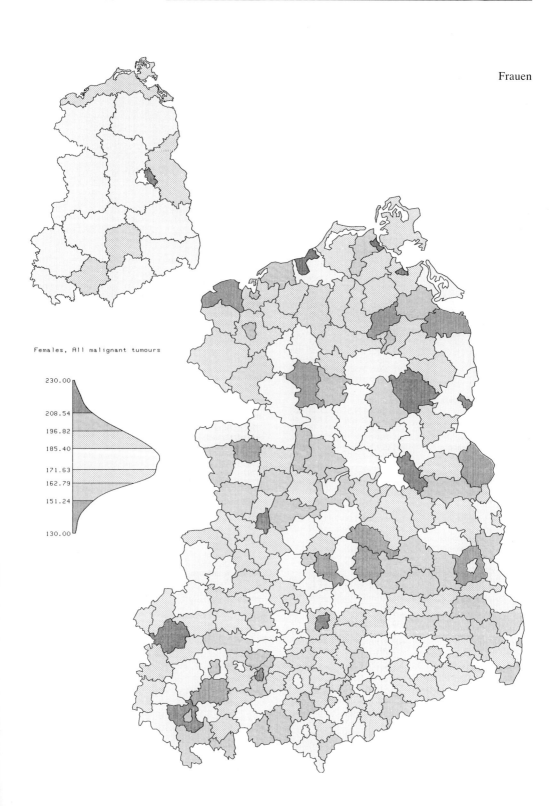

Females, All malignant tumours

Males, All malignant tumours

0100　Rostock

0101 L Bad Doberan	350	293.2	235.9	13.82	55
0103 L Ribnitz-Damgarten .	398	248.8	212.8	11.59	139
0105 L Greifswald	184	294.1	242.6	20.33	41
0106 L Grevesmühlen	209	204.2	172.9--	13.02	212
0107 L Grimmen	168	201.4	171.1--	14.43	213
0108 L Rostock	193	217.7	194.8	15.65	189
0109 L Stralsund	176	269.0	235.7	19.40	57
0110 L Wismar	236	294.8	265.6+	19.30	8
0111 L Wolgast	363	253.5	222.5	12.71	103
0112 L Rügen .·-.	552	271.3	256.0++	11.87	17
0131 S Rostock	1311	236.2	248.9++	7.33	29
0132 S Stralsund	477	268.3	266.2++	13.02	6
0133 S Wismar	424	312.1	255.7+	13.24	19
0134 S Greifswald	341	235.5	261.6+	15.04	13
Rostock	5382	253.6	235.2++	3.46	

0200　Schwerin

0201 L Bützow	183	257.4	224.6	17.99	93
0202 L Gadebusch	183	304.9	235.6	19.37	59
0203 L Güstrow	441	263.9	221.5	11.50	107
0204 L Hagenow	479	279.0	222.1	11.01	106
0205 L Ludwigslust	478	330.2	252.2+	12.49	24
0206 L Lübz	224	269.7	228.1	16.61	74
0207 L Parchim	274	287.5	232.5	15.31	65
0208 L Perleberg	517	281.3	201.4-	9.63	172
0209 L Schwerin	245	290.1	244.2	17.02	38
0210 L Sternberg	141	245.8	214.0	19.65	127
0231 S Schwerin	791	280.8	285.5++	10.75	1
Schwerin	3956	282.5	235.1++	4.04	

0300　Neubrandenburg

0301 L Altentreptow	126	218.4	179.5-	17.44	208
0302 L Anklam	294	292.5	231.9	14.89	66
0303 L Demmin	320	278.8	215.2	13.16	124
0304 L Malchin	261	268.2	228.1	15.35	74
0305 L Neubrandenburg ...	155	229.1	194.3	17.22	190
0306 L Neustrelitz	357	266.8	223.2	12.95	98
0307 L Pasewalk	312	288.0	246.2	15.35	36
0308 L Prenzlau	309	286.3	228.1	14.04	74
0309 L Röbel/Müritz	95	217.9	187.6	21.14	199
0310 L Strasburg	161	249.7	200.3	17.54	176
0311 L Templin	250	304.3	265.2+	18.64	9
0312 L Teterow	196	248.3	212.9	16.72	138
0313 L Ueckermünde	189	151.0	151.0--	12.00	219
0314 L Waren	360	281.4	251.3	14.51	27
0331 S Neubrandenburg ...	333	176.3	269.2++	15.91	4
Neubrandenburg ...	3718	248.0	221.7	3.97	

0400　Potsdam

0401 L Belzig	235	290.8	210.4	15.13	146
0402 L Brandenburg	288	315.9	209.9	13.58	150
0403 L Gransee	288	268.6	222.5	14.36	103
0405 L Jüterbog	306	347.6	229.2	14.31	73
0407 L Königs Wusterhausen	632	308.6	240.9	10.46	44
0408 L Kyritz	239	286.3	210.2	14.75	148
0409 L Luckenwalde	367	350.5	256.9+	14.77	16
0410 L Nauen	607	315.6	246.5+	10.97	35
0411 L Neuruppin	454	298.8	246.9	12.52	33
0412 L Potsdam	687	293.3	227.9	9.44	78
0413 L Pritzwalk	167	211.4	170.5--	14.17	214
0414 L Oranienburg	904	293.8	231.0	8.45	70
0415 L Rathenow	324	212.6	169.2--	10.29	215
0416 L Wittstock	122	226.4	201.4	19.52	172
0417 L Zossen	477	265.9	223.0	11.34	100
0431 S Brandenburg/Havel .	610	270.2	225.5	9.96	85
0432 S Potsdam	849	281.5	254.2++	9.36	22
Potsdam	7556	286.4	227.0	2.85	

0500　Frankfurt

0501 L Angermünde	335	375.9	264.6++	15.79	10
0502 L Beeskow	235	273.7	224.5	16.05	94
0503 L Bernau	486	277.5	215.9	10.86	121
0504 L Eberswalde	585	298.8	251.8+	11.41	25
0505 L Bad Freienwalde ..	288	312.3	238.9	15.24	46
0506 L Eisenhüttenstadt ...	175	345.1	222.8	18.50	102
0507 L Fürstenwalde	737	302.9	235.4	9.46	60
0508 L Seelow	250	253.4	201.4	13.87	172
0509 L Strausberg	494	231.0	203.1-	10.00	166
0531 S Frankfurt/Oder ...	502	266.1	268.2++	12.88	5
0532 S Eisenhüttenstadt ...	274	230.3	262.6+	16.74	12
0533 S Schwedt (Oder)	195	142.7	271.9+	21.21	3
Frankfurt	4556	269.8	234.2++	3.76	

0600　Cottbus

0601 L Bad Liebenwerda ..	351	267.1	189.9--	11.04	197
0602 L Calau	320	225.1	203.3	12.06	161
0603 L Cottbus	329	301.3	203.0	12.27	168
0605 L Finsterwalde	381	286.5	215.2	12.04	124
0606 L Forst	275	292.8	204.6	13.76	160
0607 L Guben	302	267.5	244.2	15.50	38
0608 L Hoyerswerda	693	248.8	266.2++	10.75	6
0609 L Lübben	198	254.4	198.0	15.18	186
0610 L Luckau	212	290.5	210.0	16.01	149
0611 L Senftenberg	913	323.3	238.0	8.55	48
0612 L Spremberg	304	295.5	219.3	13.80	111
0613 L Weißwasser	345	250.6	234.2	13.78	62
0614 L Herzberg	268	298.8	231.7	15.38	68
0615 L Jessen	202	264.6	207.6	15.63	153
0631 S Cottbus	566	211.0	223.2	10.00	98
Cottbus	5659	268.3	223.0	3.20	

0700　Magdeburg

0701 L Burg	518	336.9	255.1++	12.15	21
0703 L Gradelegen	184	291.2	212.1	17.07	142
0704 L Genthin	271	286.8	211.0	14.03	144
0705 L Halberstadt	633	291.1	214.7	9.16	126
0706 L Haldensleben	407	287.8	203.2	10.90	164
0707 L Havelberg	168	326.1	255.7	21.39	19
0708 L Kalbe/Milde	95	212.8	152.1--	17.16	218
0709 L Klötze	217	304.4	209.3	15.74	151
0710 L Wolmirstedt	248	233.4	186.0--	12.59	202
0711 L Oschersleben	313	290.0	203.3	12.45	161
0712 L Osterburg	279	259.4	203.3	13.26	161
0713 L Salzwedel	273	278.0	213.2	13.98	135
0714 L Schönebeck	690	330.9	247.8+	10.19	31
0716 L Staßfurt	496	289.3	199.4-	9.64	179
0717 L Stendal	526	294.5	234.8	10.99	61
0718 L Tangerhütte	144	286.1	201.2	18.45	175
0719 L Wanzleben	298	284.2	207.0	13.04	156
0720 L Wernigerode	776	320.7	238.2	9.11	47
0721 L Zerbst	275	282.5	213.4	13.98	132
0732 S Magdeburg	2217	330.4	259.6++	5.90	15
Magdeburg	9028	302.8	226.9	2.57	

Males, All malignant tumours

0800   Halle

0801 L Artern	350 261.7 198.8-	11.30	183
0802 L Aschersleben	561 348.1 247.9+	11.31	30
0803 L Bernburg	588 304.1 216.9	9.60	119
0804 L Bitterfeld	967 316.4 223.0	7.80	100
0805 L Eisleben	704 385.1 235.9	9.73	55
0806 L Gräfenhainichen	266 284.4 213.4	14.11	132
0807 L Saalkreis	442 259.8 191.4--	9.83	196
0808 L Hettstedt	390 285.5 195.5--	10.52	188
0809 L Köthen	646 332.9 224.9	9.64	89
0810 L Nebra	182 248.5 187.2-	14.82	200
0811 L Merseburg	986 311.9 225.7	7.72	84
0812 L Naumburg	433 317.9 227.1	11.84	79
0813 L Quedlinburg	630 297.2 219.0	9.30	112
0814 L Querfurt	199 252.7 175.7--	13.27	211
0815 L Roßlau	294 343.1 230.0	14.69	71
0816 L Sangerhausen	520 268.7 212.7	9.84	140
0817 L Hohenmölsen	250 350.3 226.9	15.74	81
0818 L Weißenfels	505 313.3 207.5	10.01	154
0819 L Wittenberg	634 281.7 213.5	9.28	131
0820 L Zeitz	689 353.0 231.7	9.65	68
0831 S Dessau	802 334.0 242.5+	9.62	42
0832 S Halle/Saale	1780 335.5 233.5	5.93	64
0833 S Halle-Neustadt	260 113.7 214.0	15.08	127
Halle	13078 302.8 221.2	2.08	

0900   Erfurt

0901 L Arnstadt	342 215.5 168.5--	9.77	216
0902 L Apolda	357 305.9 223.7	12.76	95
0903 L Eisenach	760 277.7 198.9--	7.80	182
0904 L Erfurt	316 273.4 212.5	12.79	141
0905 L Gotha	999 289.3 207.3-	7.02	155
0906 L Heiligenstadt	245 247.5 199.9	13.56	178
0907 L Langensalza	242 217.9 161.9--	11.15	217
0908 L Worbis	368 209.8 181.8--	10.13	204
0909 L Mühlhausen	575 261.5 193.2--	8.68	193
0910 L Nordhausen	726 275.1 197.0--	7.83	187
0911 L Sömmerda	350 217.5 177.3--	10.09	210
0912 L Sondershausen	365 276.4 202.5	11.38	170
0913 L Weimar	263 247.2 187.7--	12.58	198
0931 S Weimar	414 282.5 214.0	11.26	127
0932 S Erfurt	1125 229.2 198.6--	6.25	184
Erfurt	7447 255.4 196.3--	2.43	

1000   Gera

1001 L Eisenberg	287 359.0 244.1	15.74	40
1002 L Gera	462 314.2 210.7	10.89	145
1003 L Jena	274 321.5 244.8	16.05	37
1004 L Lobenstein	202 300.7 217.7	16.72	115
1005 L Pößneck	417 320.1 237.9	12.78	49
1006 L Rudolstadt	484 293.5 219.9	10.69	108
1007 L Saalfeld	546 383.8 274.7++	12.87	2
1008 L Schleiz	230 299.8 203.2	14.49	164
1009 L Stadtroda	228 287.6 224.9	16.22	89
1010 L Zeulenroda	336 357.5 213.2	12.97	135
1011 L Greiz	508 373.4 237.6	11.72	50
1031 S Gera	966 332.1 261.3++	9.02	14
1032 S Jena	625 258.0 224.9	9.68	89
Gera	5565 320.6 234.4++	3.42	

1100   Suhl

1101 L Bad Salzungen	601 276.6 219.0	9.47	112
1102 L Hildburghausen	456 318.2 233.9	11.87	63
1103 L Ilmenau	478 298.8 223.6	11.29	96
1104 L Neuhaus am Renweg	339 381.2 246.6	14.71	34
1105 L Meiningen	372 224.2 181.3--	9.96	205
1106 L Schmalkalden	468 302.8 210.3	10.49	147
1107 L Sonnenberg	509 357.1 247.4+	12.15	32
1108 L Suhl	376 338.7 225.5	12.69	85
1131 S Suhl	248 220.2 199.0	13.36	181
Suhl	3847 296.8 219.8	3.83	

1200   Dresden

1201 L Bautzen	816 275.7 203.1--	7.68	166
1202 L Bischofswerda	459 288.3 202.1-	10.34	171
1203 L Dippoldiswalde	312 289.8 198.6-	12.42	184
1204 L Dresden	913 354.8 217.4	8.04	117
1205 L Freital	652 322.2 193.6--	8.71	192
1206 L Görlitz	267 364.0 253.6	17.13	23
1207 L Großenhain	260 262.3 187.0--	12.83	201
1208 L Kamenz	450 306.8 231.9	11.91	66
1210 L Löbau	720 308.3 206.1-	8.52	157
1211 L Meißen	984 344.5 226.1	7.97	83
1212 L Niesky	284 302.3 219.4	14.37	109
1213 L Pirna	928 334.8 217.3	7.92	118
1214 L Riesa	697 291.1 237.0	9.62	52
1215 L Sebnitz	403 317.5 228.1	12.29	74
1216 L Zittau	762 349.8 225.3	9.11	87
1231 S Dresden	3783 322.4 223.5	4.04	97
1232 S Görlitz	609 332.3 237.3	10.54	51
Dresden	13299 318.7 218.7-	2.09	

1300   Leipzig

1301 L Altenburg	707 270.2 192.0--	7.85	194
1302 L Borna	740 343.8 251.4++	10.04	26
1303 L Delitzsch	371 295.1 222.4	12.46	105
1304 L Döbeln	812 370.1 229.9	8.88	72
1305 L Eilenburg	335 268.9 211.1	12.63	143
1306 L Geithain	270 309.4 205.2	13.73	158
1307 L Grimma	459 296.1 199.4-	10.28	179
1308 L Leipzig	1165 338.3 200.1--	6.58	177
1309 L Oschatz	384 312.3 218.0	12.11	114
1310 L Schmölln	294 372.6 227.1	14.68	79
1311 L Torgau	352 266.9 213.4	12.28	132
1312 L Wurzen	488 398.7 263.8++	13.16	11
1331 S Leipzig	4319 340.1 236.0++	3.93	54
Leipzig	10696 328.2 224.4	2.38	

1400   Chemnitz

1401 L Annaberg	559 282.4 194.0--	8.84	191
1402 L Aue	1033 353.5 239.6+	8.11	45
1403 L Auerbach	612 376.0 225.3	10.09	87
1404 L Brand-Erbisdorf	254 285.2 179.7--	12.40	207
1405 L Chemnitz	943 380.9 208.8	7.85	152
1406 L Flöha	379 307.2 178.5--	10.29	209
1407 L Freiberg	605 305.4 213.1	9.50	137
1408 L Glauchau	556 347.0 205.1	9.68	159
1409 L Stollberg	638 323.3 191.6--	8.37	195
1410 L Hainichen	494 307.7 203.0	10.15	168
1411 L Hohenstein-Ernstthal.	547 380.7 226.7	10.79	82
1412 L Marienberg	438 283.4 184.6--	9.74	203
1413 L Oelsnitz	347 384.8 213.9	12.81	130
1414 L Plauen	221 392.3 217.5	16.75	116
1415 L Reichenbach	532 397.8 224.9	11.03	89
1416 L Rochlitz	441 359.2 219.4	11.65	109
1417 L Schwarzenberg	463 330.9 235.7	11.79	57
1418 L Klingenthal	322 394.0 236.5	14.64	53
1419 L Werdau	614 353.2 215.9	9.70	121
1420 L Zschopau	353 265.8 180.3--	10.57	206
1421 L Zwickau	743 366.2 215.5	8.76	123
1431 S Chemnitz	2203 303.3 216.2	5.04	120
1433 S Plauen	657 369.6 242.5	10.38	42
1435 S Zwickau	1051 372.0 251.1++	8.39	28
Chemnitz	15005 337.3 215.3--	1.94	

1500   East Berlin

1500 East Berlin	8317 314.4 255.8++	3.05	18
G.D.R. Total	117109 298.5 223.6	0.71	

Females, All malignant tumours

0100 Rostock

0101 L Bad Doberan	413	316.5	197.4	10.70	31
0103 L Ribnitz-Damgarten .	473	267.5	169.0	8.70	158
0105 L Greifswald	192	289.5	163.9	13.91	183
0106 L Grevesmühlen	255	229.1	150.2--	10.37	211
0107 L Grimmen	217	237.6	166.0	12.25	177
0108 L Rostock	243	255.5	174.4	12.48	134
0109 L Stralsund	180	257.5	151.4--	12.87	208
0110 L Wismar	238	283.2	187.7	13.57	69
0111 L Wolgast	434	276.2	183.0	9.61	89
0112 L Rügen	632	290.0	195.5	8.51	39
0131 S Rostock	1691	281.6	211.4++	5.46	8
0132 S Stralsund	615	315.7	220.6++	9.55	2
0133 S Wismar	479	317.5	203.4	9.94	18
0134 S Greifswald	453	280.5	213.7+	10.76	6
Rostock	6515	282.3	192.4+	2.58	

0200 Schwerin

0201 L Bützow	221	280.9	171.0	12.94	145
0202 L Gadebusch	178	272.8	167.3	14.19	167
0203 L Güstrow	567	307.7	190.3	8.82	54
0204 L Hagenow	551	291.5	169.4-	8.23	154
0205 L Ludwigslust	547	336.0	192.4	9.43	47
0206 L Lübz	261	290.6	175.2	12.43	131
0207 L Parchim	320	306.3	182.8	11.32	90
0208 L Perleberg	624	304.0	172.2	7.82	141
0209 L Schwerin	237	266.4	169.5	12.33	153
0210 L Sternberg	158	257.7	166.4	14.66	174
0231 S Schwerin	943	296.5	206.4++	7.31	13
Schwerin	4607	297.6	182.4	3.00	

0300 Neubrandenburg

0301 L Altentreptow	140	223.8	149.2--	13.88	213
0302 L Anklam	377	344.7	201.2	11.79	23
0303 L Demmin	373	292.8	169.3	10.02	155
0304 L Malchin	274	260.2	165.8	11.15	179
0305 L Neubrandenburg . . .	215	299.9	190.2	14.59	55
0306 L Neustrelitz	410	277.3	174.8	9.45	132
0307 L Pasewalk	359	310.3	184.0	11.01	82
0308 L Prenzlau	348	300.9	188.6	11.17	66
0309 L Röbel/Müritz	132	283.5	189.2	18.64	61
0310 L Strasburg	175	258.9	165.7	13.89	180
0311 L Templin	293	330.8	209.3	13.84	10
0312 L Teterow	234	275.7	167.1	12.28	168
0313 L Ueckermünde	221	166.7	130.3--	9.42	219
0314 L Waren	351	252.3	168.4	9.75	161
0331 S Neubrandenburg . . .	384	193.8	196.9	10.51	33
Neubrandenburg . . .	4286	265.7	175.5--	2.95	

0400 Potsdam

0401 L Belzig	275	310.8	178.2	12.47	116
0402 L Brandenburg	285	285.5	152.7--	10.48	207
0403 L Gransee	307	258.2	158.6--	10.29	198
0405 L Jüterbog	292	293.9	150.3--	10.10	210
0407 L Königs Wusterhausen	736	323.4	186.9	7.76	72
0408 L Kyritz	272	295.7	177.3	12.33	121
0409 L Luckenwalde	384	315.7	170.4	9.98	149
0410 L Nauen	700	324.1	183.2	7.95	88
0411 L Neuruppin	514	303.4	184.5	9.11	80
0412 L Potsdam	818	312.2	186.0	7.29	76
0413 L Pritzwalk	186	213.7	137.8--	11.16	217
0414 L Oranienburg	983	288.6	172.9-	6.26	139
0415 L Rathenow	449	262.5	162.5--	8.54	187
0416 L Wittstock	183	304.0	198.2	16.32	29
0417 L Zossen	521	265.0	164.7--	8.01	181
0431 S Brandenburg/Havel .	745	299.0	184.3	7.55	81
0432 S Potsdam	1076	309.5	194.2	6.61	42
Potsdam	8726	296.0	176.2--	2.13	

0500 Frankfurt

0501 L Angermünde	314	328.5	179.8	11.72	108
0502 L Beeskow	269	285.7	171.0	11.92	145
0503 L Bernau	572	299.6	178.8	8.55	111
0504 L Eberswalde	666	308.4	194.5	8.37	41
0505 L Bad Freienwalde . . .	294	288.2	178.1	11.69	117
0506 L Eisenhüttenstadt . . .	173	310.9	172.0	15.18	142
0507 L Fürstenwalde	927	340.9	202.4+	7.57	21
0508 L Seelow	261	247.8	150.1--	10.56	212
0509 L Strausberg	679	290.5	189.5	8.09	57
0531 S Frankfurt/Oder	586	279.7	193.9	8.83	45
0532 S Eisenhüttenstadt . . .	283	231.0	189.3	11.73	60
0533 S Schwedt (Oder)	248	190.9	208.8	14.26	11
Frankfurt	5272	288.5	186.6	2.85	

0600 Cottbus

0601 L Bad Liebenwerda . .	417	284.0	168.0	9.39	163
0602 L Calau	340	223.1	157.2--	9.26	201
0603 L Cottbus	304	261.0	145.9--	9.93	214
0605 L Finsterwalde	403	268.1	156.4--	8.85	203
0606 L Forst	371	338.8	183.3	11.48	87
0607 L Guben	367	318.2	197.7	11.91	30
0608 L Hoyerswerda	756	257.2	198.5	7.67	27
0609 L Lübben	253	294.1	177.7	12.81	119
0610 L Luckau	226	276.2	157.2-	12.22	201
0611 L Senftenberg	993	318.0	189.5	6.73	57
0612 L Spremberg	390	337.6	193.9	11.28	43
0613 L Weißwasser	367	250.7	176.8	10.16	123
0614 L Herzberg	273	273.3	160.8-	10.85	195
0615 L Jessen	201	236.2	134.7--	10.62	218
0631 S Cottbus	719	245.2	185.1	7.41	78
Cottbus	6380	276.8	175.6--	2.45	

0700 Magdeburg

0701 L Burg	604	345.2	205.0+	9.47	15
0703 L Gradelegen	215	307.8	173.9	13.36	136
0704 L Genthin	315	295.8	166.7	10.79	173
0705 L Halberstadt	774	313.7	185.8	7.52	77
0706 L Haldensleben	458	288.2	162.2--	8.77	193
0707 L Havelberg	204	356.3	206.2	16.56	14
0708 L Kalbe/Milde	110	222.6	144.3--	15.45	215
0709 L Klötze	228	288.9	154.6--	11.72	206
0710 L Wolmirstedt	295	254.9	166.0	10.68	177
0711 L Oschersleben	374	309.4	169.0	10.09	158
0712 L Osterburg	352	294.4	176.2	10.75	127
0713 L Salzwedel	334	301.2	173.4	10.61	137
0714 L Schönebeck	767	328.1	198.5	7.75	57
0716 L Staßfurt	566	288.3	167.5-	7.88	165
0717 L Stendal	628	311.1	192.9	8.58	46
0718 L Tangerhütte	161	288.7	162.4	14.63	191
0719 L Wanzleben	330	283.6	167.0	10.32	169
0720 L Wernigerode	847	306.6	169.0	6.85	118
0721 L Zerbst	320	299.1	173.0	10.85	138
0732 S Magdeburg	2701	352.6	210.2++	4.50	9
Magdeburg	10583	314.7	184.8	2.02	

Females, All malignant tumours

0800	**Halle**				
0801	L Artern	418	284.6 170.0	9.15	151
0802	L Aschersleben	608	335.5 187.3	8.56	71
0803	L Bernburg	634	290.3 171.1	7.66	144
0804	L Bitterfeld	1074	294.9 178.8	6.21	111
0805	L Eisleben	683	334.0 176.3	7.75	126
0806	L Gräfenhainichen ...	253	242.5 143.9−−	10.35	216
0807	L Saalkreis	541	288.2 169.8-	8.20	152
0808	L Hettstedt	486	325.1 189.2	9.46	61
0809	L Köthen	717	327.3 183.5	7.90	85
0810	L Nebra	236	291.3 177.2	12.73	122
0811	L Merseburg	1042	299.6 178.4	6.09	115
0812	L Naumburg	534	342.5 181.2	8.99	96
0813	L Quedlinburg	753	313.2 180.3	7.35	101
0814	L Querfurt	232	267.6 162.5-	11.74	187
0815	L Roßlau	348	361.2 196.2	11.89	36
0816	L Sangerhausen	611	294.5 193.5	8.44	44
0817	L Hohenmölsen	243	304.9 168.2	12.24	162
0818	L Weißenfels	606	332.1 182.2	8.46	92
0819	L Wittenberg	769	297.7 175.4	7.08	130
0820	L Zeitz	798	354.6 190.4	7.80	52
0831	S Dessau	937	345.9 200.2+	7.30	24
0832	S Halle/Saale	2249	355.7 195.5+	4.69	39
0833	S Halle-Neustadt	323	136.9 177.4	10.77	120
	Halle	15045	309.6 182.4-	1.66	

0900	**Erfurt**				
0901	L Arnstadt	439	246.9 151.1−−	8.01	209
0902	L Apolda	472	349.1 208.3+	10.89	12
0903	L Eisenach	1002	326.3 188.2	6.66	67
0904	L Erfurt	346	297.1 174.0	10.32	135
0905	L Gotha	1179	304.1 180.2	5.86	102
0906	L Heiligenstadt	297	268.7 170.7	10.86	148
0907	L Langensalza	361	295.2 169.1	9.99	156
0908	L Worbis	465	240.1 163.1−−	8.29	186
0909	L Mühlhausen	861	348.6 218.3++	8.32	5
0910	L Nordhausen	901	305.5 183.6	6.78	84
0911	L Sömmerda	427	242.6 162.5−−	8.44	187
0912	L Sondershausen ...	413	284.5 170.4	9.30	149
0913	L Weimar	353	303.7 195.6	11.51	37
0931	S Weimar	529	310.4 183.5	8.96	85
0932	S Erfurt	1657	294.2 197.0+	5.25	32
	Erfurt	9702	296.5 184.1	2.07	

1000	**Gera**				
1001	L Eisenberg	340	376.0 196.7	12.22	34
1002	L Gera	543	330.4 171.3	8.50	143
1003	L Jena	313	330.4 202.8	12.85	19
1004	L Lobenstein	265	351.1 200.1	14.08	25
1005	L Pößneck	452	308.3 178.6	9.57	114
1006	L Rudolstadt	597	324.2 195.6	8.88	37
1007	L Saalfeld	500	315.5 181.7	9.00	94
1008	L Schleiz	317	361.3 203.6	12.97	17
1009	L Stadtroda	272	312.6 192.0	12.85	49
1010	L Zeulenroda	403	375.4 189.2	10.89	61
1011	L Greiz	651	400.3 204.0	9.62	16
1031	S Gera	978	295.3 176.8	6.32	123
1032	S Jena	917	332.8 227.2++	8.20	1
	Gera	6548	333.1 193.3++	2.69	

1100	**Suhl**				
1101	L Bad Salzungen	607	259.9 166.3−−	7.37	175
1102	L Hildburghausen ...	444	280.5 160.9−−	8.53	194
1103	L Ilmenau	580	315.8 181.1	8.53	97
1104	L Neuhaus am Renweg .	372	361.9 186.8	11.36	73
1105	L Meiningen	523	284.8 179.6	8.59	109
1106	L Schmalkalden	520	303.5 179.9	8.87	107
1107	L Sonnenberg	597	366.7 199.1	9.37	26
1108	L Suhl	476	377.7 220.3++	11.52	3
1131	S Suhl	351	284.3 202.5	11.54	20
	Suhl	4470	309.2 184.1	3.07	

1200	**Dresden**				
1201	L Bautzen	982	290.8 162.5−−	5.94	187
1202	L Bischofswerda	559	305.3 164.1−−	8.14	182
1203	L Dippoldiswalde	408	336.4 186.5	10.55	74
1204	L Dresden	1117	359.2 180.0	6.47	105
1205	L Freital	829	355.1 184.7	7.74	79
1206	L Görlitz	277	333.1 171.6	12.26	133
1207	L Großenhain	306	274.7 158.9-	10.80	197
1208	L Kamenz	474	290.8 160.1−−	8.47	196
1210	L Löbau	845	312.3 163.4−−	6.60	184
1211	L Meißen	1173	351.5 182.5	6.29	91
1212	L Niesky	301	291.3 158.0−−	10.46	199
1213	L Pirna	1033	323.8 166.1−−	6.03	176
1214	L Riesa	768	290.9 179.1	7.15	110
1215	L Sebnitz	493	343.5 188.8	9.71	64
1216	L Zittau	1010	390.3 202.1+	7.62	22
1231	S Dresden	5196	368.3 196.4++	3.22	35
1232	S Görlitz	856	383.2 198.5	8.00	27
	Dresden	16627	341.3 182.2-	1.65	

1300	**Leipzig**				
1301	L Altenburg	832	280.6 166.8−−	6.49	171
1302	L Borna	787	330.1 191.5	7.65	51
1303	L Delitzsch	431	306.1 178.7	9.70	113
1304	L Döbeln	939	365.1 180.1	6.98	104
1305	L Eilenburg	395	288.9 176.6	9.95	125
1306	L Geithain	301	307.2 163.4-	10.89	184
1307	L Grimma	629	354.3 190.4	8.81	52
1308	L Leipzig	1492	370.6 188.8	5.77	64
1309	L Oschatz	481	342.2 189.7	9.89	56
1310	L Schmölln	298	327.8 166.8	11.30	171
1311	L Torgau	421	291.0 180.2	9.76	102
1312	L Wurzen	529	375.9 192.1	9.81	48
1331	S Leipzig	6072	394.1 213.2++	3.16	7
	Leipzig	13607	357.6 194.9++	1.92	

1400	**Chemnitz**				
1401	L Annaberg	665	291.5 167.4-	7.43	166
1402	L Aue	1087	326.6 180.0	6.25	105
1403	L Auerbach	719	358.7 169.1-	7.56	156
1404	L Brand-Erbisdorf ...	309	313.8 170.9	11.21	147
1405	L Chemnitz	1184	394.7 176.2	6.44	127
1406	L Flöha	489	339.1 180.5	9.48	99
1407	L Freiberg	703	313.4 168.0	7.29	163
1408	L Glauchau	715	373.0 188.0	8.41	68
1409	L Stollberg	747	332.6 167.0−−	7.16	169
1410	L Hainichen	631	340.0 180.4	8.33	100
1411	L Hohenstein-Ernstthal.	582	345.9 162.4−−	7.87	191
1412	L Marienberg	523	297.5 155.7−−	8.00	204
1413	L Oelsnitz	407	375.4 181.9	10.83	93
1414	L Plauen	231	361.0 180.8	14.24	98
1415	L Reichenbach	638	388.9 183.7	9.04	83
1416	L Rochlitz	463	327.9 158.0−−	8.85	199
1417	L Schwarzenberg	469	301.0 175.5	9.06	129
1418	L Klingenthal	346	349.0 155.6−−	10.09	205
1419	L Werdau	777	370.4 186.17.94		75
1420	L Zschopau	458	304.1 169.0	9.11	158
1421	L Zwickau	859	364.3 172.7	6.99	140
1431	S Chemnitz	2917	340.3 191.6	4.07	50
1433	S Plauen	815	376.2 181.5	7.62	95
1435	S Zwickau	1183	359.4 187.7	6.16	69
	Chemnitz	17917	344.1 177.6−−	1.55	

1500	**East Berlin**				
1500	East Berlin	11344	366.7 219.5++	2.32	4
	G.D.R. Total	141629	318.8 185.9	0.56	

6.2 Speiseröhre

ICD9 150: Bösartige Neubildungen des Ösopha-
gus (fortfolgend als Speiseröhrenkrebs
bezeichnet).

Mit rund 400 Neuerkrankungen (0,8 %) und 450 Todesfällen (1,2 %) (Anteil in Prozent aller gemeldeten Fälle) (zusammengefaßt für beide Geschlechter) belegte der Speiseröhrenkrebs in der ehemaligen DDR im Jahre 1980 Rangplatz 24 bei den
Neuerkrankungen und 18 bei den Todesfällen an
bösartigen Neubildungen (ICD9 140-208 ohne 173).

Risikofaktoren

Insbesondere Zigarettenrauchen (attributales Risiko > 70 % beim Mann, > 59 % bei der Frau); Ge-
nuß von hochprozentigen alkoholischen Getränken
in Kombination mit Rauchen; Spätfolge nach Strahleneinwirkung z. B. nach Bestrahlung bei Spondylitis, bei Überlebenden nach Atombombenexplosion
(Hiroshima, Nagasaki); berufliche Exposition: As-
bestarbeiter, Werktätige in alkoholverarbeitender
und vertreibender Branche; Ernährung: Eisenman-
gel (sideropenische Dysphagie), Nitrosamine, Ge-
nuß von sehr heißem Tee in größeren Mengen, Verzehr von bestimmten Farngewächsen (Adlerfarn).
Mögliche risikovermindernde Faktoren: reichlicher
Verzehr von vitaminreichem Obst und Frischge-
müse.

Inzidenz

Trend

International beobachten wir unterschiedliche
Trendentwicklungen. Gegenwärtig wird in vielen
Ländern über einen Rückgang der Inzidenz bei beiden Geschlechtern berichtet, in anderen Ländern
(z. B. England und Wales, Frankreich und Ländern
des Mittelmeerraumes) verhalten sich die Raten stabil, beziehungsweise steigen sogar an. In der ehemaligen DDR ist die Inzidenz bei beiden Geschlechtern
seit 1968 annähernd gleich geblieben, bei den Männern ist ein geringfügiger Anstieg, bei den Frauen ein

6.2 Oesophagus

ICD9 150: Malignant neoplasms of the oesophagus
(hereafter termed oesophageal cancer)

With about 400 new cases (representing 0.8 % of all
reported cancer cases) and 450 deaths (1.2 % of all
cancer deaths), oesophageal cancer in the former
GDR ranked twenty-fourth in importance for incidence and eighteenth for mortality in 1980 among
cancer sites (ICD9 140-208 excluding 173) for both
sexes combined.

Main risk factors

Cigarette smoking (attributable risk > 70 % for
males, > 59 % for females); consumption of strong
alcoholic beverages combined with smoking; late
effects of irradiation, during radiotherapy for spondylitis and resulting from nuclear explosion: occupational exposure in asbestos mining, and alcohol
distillation and distribution; diet: iron deficiency
(sideropenic dysphagia), nitrosamine, consumption
of very hot tea in large quantities, consumption of
bracken fern.
Possible risk-reducing agent: high consumption of
fruit and vegetables.

Incidence

Trend

Different trends can be observed worldwide. At
present, a decrease in incidence is reported for many
countries for both sexes; however, for some other
countries, such as England and Wales, France and
other Mediterranean countries, the rates remain
stable or even increase.
In the former GDR, the incidence for both sexes has
been approximately the same since 1968; it increased slightly for males and decreased for females (mean
annual changes: males, 1.1 %, females, −1.2 %).

leichter Rückgang erkennbar (mittlere jährliche Veränderung: Männer 1,1 %, Frauen −1,2 %).

Geographische Verteilung

Weltweit die höchsten alterstandardisierten Inzidenzraten weisen Israel bei in Afrika oder Asien geborenen Männern (35,8) und Indien/Poona bei den Frauen (12,4) auf.

Die höchsten Erkrankungsraten Europas werden aus Frankreich/Calvados bei den Männern (29,9) und Großbritannien/Ost-Schottland bei den Frauen (5,1) gemeldet.

Die Erkrankungsraten der ehemaligen DDR finden sich im europäischen Vergleich sowohl bei Männern (3,0) wie bei Frauen (0,5) im unteren Drittel auf Rangplatz 39 beziehungsweise 37 gemeldeter Inzidenzraten.

Innerhalb der ehemaligen DDR finden wir die höchsten altersstandardisierten Inzidenzraten in den Kreisen:

Männer:

0331 Stadtkreis Neubrandenburg	12,7
0310 Landkreis Strasburg	11,6
0610 Landkreis Luckau	10,3
0210 Landkreis Sternberg	9,5
1418 Landkreis Klingenthal	8,5

Frauen:

0109 Landkreis Stralsund	2,5
0403 Landkreis Gransee	2,4
0416 Landkreis Wittstock	2,4
0312 Landkreis Teterow	2,3
1212 Landkreis Niesky	2,2

Räumliche Aggregation: Eine räumliche Aggregation von Kreisinzidenzraten wurde bei beiden Geschlechtern statistisch gesichert (Männer: D = 61,71, Frauen: D = 69,12).

Urbanisation als Risikofaktor: Die Inzidenz ist bei Männern negativ mit der Urbanisation korreliert (Männer $r_s = -0,17$, t = −2,53; Frauen $r_s = -0,06$, t = −0,87). Das *relative Risiko* der Bevölkerung, an einem Krebsleiden zu erkranken, ist in den Stadtkreisen im Vergleich mit den Landkreisen bei beiden Geschlechtern statistisch nicht erhöht.

Geographical distribution

The highest reported world age-standardized annual incidence rates were observed in Israel for males born in Africa or Asia (35.8) and in Poona, India for females (12.4).

The highest oesophageal cancer rates in Europe were reported in Calvados, France for males (29.9) and in East Scotland, Great Britain for females (5.1).

Incidence rates in the former GDR are in the lower third of the range of reported European oesophageal cancer incidence rates for both males (3.0, rank 39th) and females (0.5, rank 37th).

The highest age-standardized incidence rates in the former GDR occur in the following counties:

Males:

0331 Neubrandenburg	(urban)	12.7
0310 Strasburg	(rural)	11.6
0610 Luckau	(rural)	10.3
0210 Sternberg	(rural)	9.5
1418 Klingenthal	(rural)	8.5

Females:

0109 Stralsund	(rural)	2.5
0403 Gransee	(rural)	2.4
0416 Wittstock	(rural)	2.4
0312 Teterow	(rural)	2.3
1212 Niesky	(rural)	2.2

Spatial aggregation: A significant spatial aggregation was found for both males (D = 61.71) and females (D = 69.12).

Urbanization as a risk factor: The incidence is negatively correlated with urbanization for males ($r_s = -0.17$, t = −2.53; females $r_s = -0.06$, t = −0.87). The age-standardized incidence rates for both sexes are not statistically higher in urban populations.

Das relative Risiko (RR$_{urban/rural}$) beträgt:
   Männer: RR 0,96; 95%-CI 0,86 - 1,07
   Frauen: RR 1,08; 95%-CI 0,90 - 1,29
Diese Angaben stimmen nicht mit den Befunden des Dänischen Krebsregisters überein; in Dänemark wird eine signifikante Erhöhung des RR's in städtischen Gebieten bei beiden Geschlechtern gefunden.

The rate ratios are:
   Males: RR 0.96; 95% CI 0.86 - 1.07
   Females: RR 1.08; 95% CI 0.90 - 1.29
These results do not correspond to those obtained by the Danish Cancer Registry; in Denmark, a significant increase in the rate ratios in urban areas was found for both sexes.

Alter und Geschlecht

Speiseröhrenkrebserkrankungen wurden in der ehemaligen DDR zwischen 1978 und 1982 vor dem 15. Lebensjahr bei den Männern und vor dem 25. Lebensjahr bei den Frauen nicht gemeldet. Die altersspezifische Inzidenzkurve steigt bei den Männern oberhalb des 35. Lebensjahres steil an, erreicht das Maximum in der Altersgruppe der 75 - 79jährigen. Ähnlich aber deutlich abgeschwächt verläuft die Kurve bei den Frauen.

Das Geschlechtsverhältnis von 6,2:1 liegt in der ehemaligen DDR erheblich über den international gemeldeten Durchschnittswerten von 1,3:1.

Age and sex

Between 1978 and 1982, no oesophageal cancer was reported in the former GDR before 15 years of age for males and before 25 years for females. The age-specific incidence rate increases sharply for males over 35 years and reaches a peak in the age-group 75 - 79 years. The shape of the curve is similar for females, although the incidence rate for each age-group is considerably lower.

The sex ratio of 6.2:1 is much higher in the former GDR than the mean of values reported in other countries (1.3:1).

Histologie

International:
   Plattenepithelkarzinome   90 - 95%
   Adenokarzinome   5 - 10%

ehemalige DDR:
Männer: histologische Sicherung   81,2%
   Plattenepithelkarzinom   84,1%
   Adenokarzinome   11,2%
   undifferenzierte Karzinome   4,2%
   Sarkome   0,5%

Frauen: histologische Sicherung   72,0%
   Plattenepithelkarzinome   82,2%
   Adenokarzinome   11,5%
   undifferenzierte Karzinome   6,3%

Histology

International:
   Squamous cell carcinoma 90 - 95%
   Adenocarcinoma   5 - 10%

Former GDR:
Males: histological confirmation   81.2%
   Squamous cell carcinoma   84.1%
   Adenocarcinoma   11.2%
   Undifferentiated carcinoma   4.2%
   Sarcome   0.5%

Females: histological confirmation   72.0%
   Squamous cell carcinoma   82.2%
   Adenocarcinoma   11.5%
   Undifferentiated carcinoma   6.3%

Relative 5-Jahre-Überlebensraten

Weltweit bewegen sich die Angaben bei Männern zwischen 2 - 5% und bei Frauen zwischen 6 - 8%. England und Wales geben für 1975 6% für Männer und 8% für Frauen, Finnland für 1953 - 1974 3,8% bei den Männern und 5,2% bei den Frauen an. Die Raten sind bei beiden Geschlechtern in der ehemaligen DDR seit 1961 - 1962 langsam angestiegen und lagen 1978 - 1979 bei 2,0% beim Mann und bei 3,3% bei der Frau.

Mortalitätsvergleich mit den alten Bundesländern der Bundesrepublik Deutschland

Die altersstandardisierten Mortalitätsraten der ehemaligen DDR für 1980 (Männer 1,3, Frauen 0,1) liegen deutlich unter denen der alten Bundesländer der Bundesrepublik Deutschland von 1979 - 81 (Männer 4,0, Frauen 0,7).

Five-year relative survival rates

The world rates are between 2 and 5% for males and 6 and 8% for females. The rates reported in 1975 for England and Wales were 6% for males and 8% for females; for Finland, from 1953 - 1974, they were 3.8% for males and 5.2% for females. In the former GDR, the rates have slowly risen for both sexes since 1961 - 1962 and in 1978 - 1979 were 2.0% for males and 3.3% for females.

Mortality compared with the old Länder of the Federal Republic of Germany

The age-standardized mortality rates in the former GDR for 1980 (males 1.3, females 0.1) are much lower than those of the old Länder of the Federal Republic of Germany for 1979 - 81 (males 4.0, females 0.7).

Speiseröhrenkrebs
Cancer of the oesophagus

ehemalige DDR/former GDR 1980

	Männer males	Frauen females
Anzahl neuer Fälle Number of new cases	312	93
Altersstand. Inz. rate/100.000 Age-adj. inc. rate/100.000	2.8	0.5
Geschlechtsverhältnis Sex ratio of the rates		6.2
Anzahl der Todesfälle Number of deaths	323	116
Altersstand. Mort. rate/100.000 Age-adj. mort. rate/100.000	1.3	0.1

Altersstand. Inz.rate
Age-adj. inc.rate

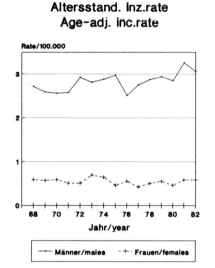

Männer/males   Frauen/females

Altersspez. Inzidenzrate
Age-spec. incidence rate
ehemalige DDR/former GDR 1978-82

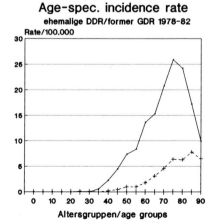

Männer/males   Frauen/females

Rel. 5-Jahre-Überlebens-Rate
Five year relative survival rate

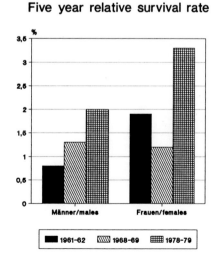

1961-62   1968-69   1978-79

Männer

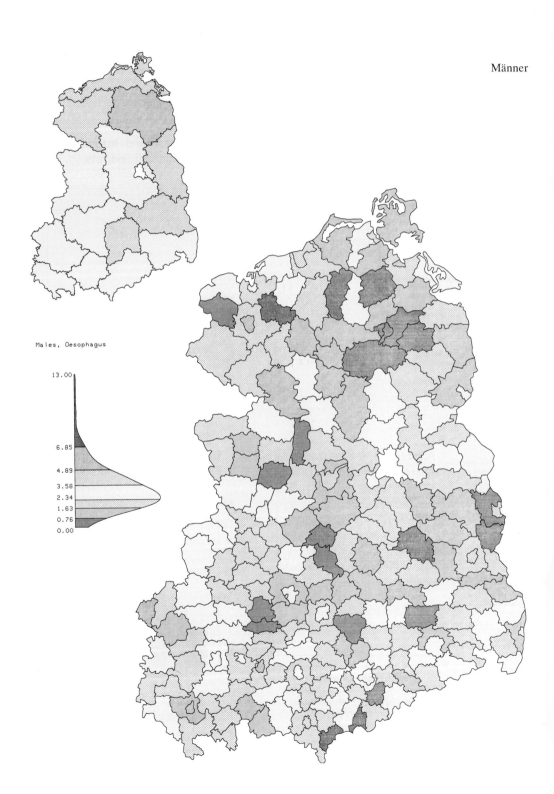

Males, Oesophagus

Frauen

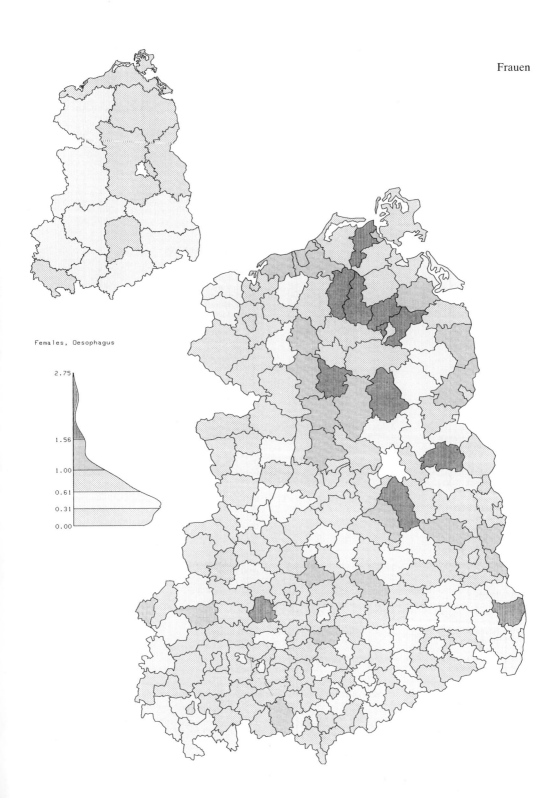

Females, Oesophagus

Males, Oesophagus

0100	Rostock					
0101	L Bad Doberan	4	3.4	3.0	1.52	104
0103	L Ribnitz-Damgarten .	9	5.6	6.0	2.12	18
0105	L Greifswald	4	6.4	4.6	2.44	38
0106	L Grevesmühlen	2	2.0	3.1	2.16	100
0107	L Grimmen	5	6.0	6.2	3.26	16
0108	L Rostock	2	2.3	1.9	1.38	168
0109	L Stralsund	2	3.1	2.9	2.08	109
0110	L Wismar	2	2.5	1.7	1.33	180
0111	L Wolgast	6	4.2	3.3	1.57	89
0112	L Rügen	14	6.9	6.4	1.94	14
0131	S Rostock	24	4.3	4.4	0.92	46
0132	S Stralsund	3	1.7	1.9	1.21	168
0133	S Wismar	5	3.7	3.1	1.40	100
0134	S Greifswald	2	1.4	1.6	1.11	187
	Rostock	84	4.0	3.8	0.45	

0200	Schwerin					
0201	L Bützow	3	4.2	3.4	1.99	83
0202	L Gadebusch	0				
0203	L Güstrow	6	3.6	3.8	1.61	69
0204	L Hagenow	8	4.7	4.4	1.64	46
0205	L Ludwigslust	4	2.8	1.9	1.00	168
0206	L Lübz	6	7.2	5.3	2.55	26
0207	L Parchim	4	4.2	4.3	2.35	50
0208	L Perleberg	11	6.0	4.9	1.55	33
0209	L Schwerin	4	4.7	4.4	2.40	46
0210	L Sternberg	4	7.0	9.5	4.90	4
0231	S Schwerin	13	4.6	5.0	1.45	32
	Schwerin	63	4.5	4.2+	0.57	

0300	Neubrandenburg					
0301	L Altentreptow	3	5.2	5.9	3.62	19
0302	L Anklam	6	6.0	5.5	2.43	23
0303	L Demmin	10	8.7	6.9	2.38	10
0304	L Malchin	3	3.1	2.5	1.52	134
0305	L Neubrandenburg . . .	4	5.9	7.7	3.95	6
0306	L Neustrelitz	10	7.5	7.2	2.54	8
0307	L Pasewalk	10	9.2	6.8	2.26	12
0308	L Prenzlau	4	3.7	4.2	2.20	56
0309	L Röbel/Müritz	2	4.6	6.5	4.71	13
0310	L Strasburg	8	12.4	11.6	4.48	2
0311	L Templin	3	3.7	3.9	2.59	65
0312	L Teterow	5	6.3	7.2	3.36	8
0313	L Ueckermünde	4	3.2	2.1	1.07	157
0314	L Waren	3	2.3	1.4	0.83	193
0331	S Neubrandenburg . . .	11	5.8	12.7+	3.97	1
	Neubrandenburg . . .	86	5.7	5.9++	0.69	

0400	Potsdam					
0401	L Belzig	1	1.2	0.9−	0.93	206
0402	L Brandenburg	1	1.1	0.8−−	0.79	207
0403	L Gransee	4	3.7	3.2	1.65	95
0405	L Jüterbog	6	6.8	3.6	1.57	74
0407	L Königs Wusterhausen	14	6.8	5.6	1.64	22
0408	L Kyritz	3	3.6	2.7	1.62	122
0409	L Luckenwalde	7	6.7	4.1	1.72	58
0410	L Nauen	9	4.7	3.6	1.33	74
0411	L Neuruppin	9	5.9	5.3	1.87	26
0412	L Potsdam	12	5.1	4.6	1.45	38
0413	L Pritzwalk	4	5.1	3.5	1.83	80
0414	L Oranienburg	10	3.3	2.3	0.79	140
0415	L Rathenow	4	2.6	2.3	1.21	140
0416	L Wittstock	3	5.6	4.9	2.95	33
0417	L Zossen	11	6.1	4.1	1.31	58
0431	S Brandenburg/Havel .	7	3.1	2.3	0.91	140
0432	S Potsdam	12	4.0	3.2	1.02	95
	Potsdam	117	4.4	3.4	0.34	

0500	Frankfurt					
0501	L Angermünde	6	6.7	5.9	2.57	19
0502	L Beeskow	5	5.8	5.4	2.60	25
0503	L Bernau	8	4.6	3.9	1.53	65
0504	L Eberswalde	6	3.1	2.9	1.27	109
0505	L Bad Freienwalde . . .	5	5.4	4.4	2.21	46
0506	L Eisenhüttenstadt . . .	0				
0507	L Fürstenwalde	13	5.3	3.9	1.16	65
0508	L Seelow	3	3.0	3.3	2.02	89
0509	L Strausberg	7	3.3	2.7	1.05	122
0531	S Frankfurt/Oder . . .	6	3.2	3.6	1.58	74
0532	S Eisenhüttenstadt . . .	4	3.4	3.6	1.81	74
0533	S Schwedt (Oder)	3	2.2	3.4	1.95	83
	Frankfurt	66	3.9	3.6	0.48	

0600	Cottbus					
0601	L Bad Liebenwerda . .	10	7.6	6.2	2.08	16
0602	L Calau	3	2.1	1.1−−	0.62	201
0603	L Cottbus	5	4.6	3.7	1.78	72
0605	L Finsterwalde	4	4.5	3.8	1.57	69
0606	L Forst	4	4.3	4.0	2.16	61
0607	L Guben	9	8.0	6.9	2.38	10
0608	L Hoyerswerda	12	4.3	4.5	1.36	45
0609	L Lübben	5	6.4	5.8	2.77	21
0610	L Luckau	8	11.0	10.3	3.96	3
0611	L Senftenberg	13	4.6	3.2	0.92	95
0612	L Spremberg	8	7.8	5.3	2.11	26
0613	L Weißwasser	8	5.8	5.2	1.95	29
0614	L Herzberg	4	4.5	4.6	2.34	38
0615	L Jessen	6	7.9	6.4	2.85	14
0631	S Cottbus	11	4.1	4.8	1.52	35
	Cottbus	112	5.3	4.6++	0.47	

0700	Magdeburg					
0701	L Burg	6	3.9	3.3	1.48	89
0703	L Gradelegen	1	1.6	1.4	1.39	193
0704	L Genthin	3	3.2	1.9	1.23	168
0705	L Halberstadt	8	3.7	2.4	0.95	139
0706	L Haldensleben	6	4.2	3.1	1.29	100
0707	L Havelberg	0				
0708	L Kalbe/Milde	1	2.2	1.2	1.16	199
0709	L Klötze	1	1.4	1.9	1.87	168
0710	L Wolmirstedt	5	4.7	3.5	1.66	80
0711	L Oschersleben	3	2.8	2.3	1.50	140
0712	L Osterburg	5	4.6	2.9	1.38	109
0713	L Salzwedel	3	3.1	1.8	1.07	176
0714	L Schönebeck	7	3.4	2.3	0.97	140
0716	L Staßfurt	5	2.9	2.2	1.07	151
0717	L Stendal	12	6.7	4.6	1.42	38
0718	L Tangerhütte	1	2.0	0.6−−	0.64	210
0719	L Wanzleben	7	6.7	3.9	1.58	65
0720	L Wernigerode	11	4.5	3.0	0.94	104
0721	L Zerbst	2	2.1	1.5	1.09	189
0732	S Magdeburg	25	3.7	2.8	0.60	118
	Magdeburg	112	3.8	2.6	0.27	

Males, Oesophagus

0800	**Halle**					
0801	L Artern	6	4.5	3.3	1.39	89
0802	L Aschersleben	4	2.5	2.1	1.14	157
0803	L Bernburg	5	2.6	2.1	1.01	157
0804	L Bitterfeld	10	3.3	2.3	0.83	140
0805	L Eisleben	6	3.3	1.7	0.74	180
0806	L Gräfenhainichen	0				
0807	L Saalkreis	3	1.8	1.1--	0.68	201
0808	L Hettstedt	4	2.9	1.7	0.91	180
0809	L Köthen	7	3.6	2.5	1.01	134
0810	L Nebra	1	1.4	0.5--	0.54	213
0811	L Merseburg	6	1.9	1.4-	0.64	193
0812	L Naumburg	8	5.9	4.6	1.73	38
0813	L Quedlinburg	7	3.3	2.2	0.88	151
0814	L Querfurt	0				
0815	L Roßlau	1	1.2	0.6--	0.55	210
0816	L Sangerhausen	7	3.6	3.7	1.45	72
0817	L Hohenmölsen	4	5.6	2.9	1.59	109
0818	L Weißenfels	4	2.5	1.8	0.90	176
0819	L Wittenberg	13	5.8	4.3	1.26	50
0820	L Zeitz	9	4.6	3.0	1.09	104
0831	S Dessau	14	5.8	3.3	0.94	89
0832	S Halle/Saale	25	4.7	3.2	0.68	95
0833	S Halle-Neustadt	2	0.9	1.7	1.18	180
	Halle	146	3.4	2.4--	0.21	

0900	**Erfurt**					
0901	L Arnstadt	6	3.8	2.5	1.08	134
0902	L Apolda	7	6.0	4.3	1.81	50
0903	L Eisenach	10	3.7	2.3	0.78	140
0904	L Erfurt	5	4.3	2.9	1.35	109
0905	L Gotha	9	2.6	2.0	0.73	164
0906	L Heiligenstadt	6	6.1	5.1	2.23	31
0907	L Langensalza	3	2.7	1.9	1.14	168
0908	L Worbis	3	1.7	1.8	1.04	176
0909	L Mühlhausen	3	1.4	1.1--	0.64	201
0910	L Nordhausen	9	3.4	2.6	0.93	127
0911	L Sömmerda	4	2.5	2.3	1.23	140
0912	L Sondershausen	4	3.0	2.7	1.43	122
0913	L Weimar	2	1.9	2.2	1.62	151
0931	S Weimar	6	4.1	3.1	1.31	100
0932	S Erfurt	16	3.3	2.8	0.73	118
	Erfurt	93	3.2	2.5-	0.28	

1000	**Gera**					
1001	L Eisenberg	5	6.3	2.9	1.35	109
1002	L Gera	7	4.8	4.3	1.75	50
1003	L Jena	5	5.9	4.6	2.26	38
1004	L Lobenstein	1	1.5	1.1	1.14	201
1005	L Pößneck	6	4.6	2.7	1.20	122
1006	L Rudolstadt	11	6.7	4.6	1.44	38
1007	L Saalfeld	9	6.3	5.2	1.78	29
1008	L Schleiz	3	3.9	2.6	1.63	127
1009	L Stadtroda	3	3.8	2.2	1.34	151
1010	L Zeulenroda	5	5.3	3.4	1.63	83
1011	L Greiz	6	4.4	3.6	1.53	74
1031	S Gera	11	3.8	3.4	1.09	83
1032	S Jena	4	1.7	1.3--	0.65	198
	Gera	76	4.4	3.3	0.41	

1100	**Suhl**					
1101	L Bad Salzungen	7	3.2	2.3	0.90	140
1102	L Hildburghausen	7	4.9	4.0	1.64	61
1103	L Ilmenau	9	5.6	4.2	1.57	56
1104	L Neuhaus am Renweg	6	6.7	4.0	1.70	61
1105	L Meiningen	5	3.0	3.2	1.46	95
1106	L Schmalkalden	4	2.6	1.7	0.94	180
1107	L Sonnenberg	9	6.3	4.3	1.65	50
1108	L Suhl	9	8.1	5.5	1.94	23
1131	S Suhl	2	1.8	1.4	1.05	193
	Suhl	58	4.5	3.3	0.47	

1200	**Dresden**					
1201	L Bautzen	13	4.4	3.4	1.02	83
1202	L Bischofswerda	4	2.5	2.1	1.12	157
1203	L Dippoldiswalde	3	2.8	2.2	1.45	151
1204	L Dresden	6	2.3	1.5-	0.69	189
1205	L Freital	9	4.4	3.4	1.30	83
1206	L Görlitz	2	2.7	1.1	0.80	201
1207	L Großenhain	2	2.0	0.6--	0.46	210
1208	L Kamenz	6	4.1	4.0	1.74	61
1210	L Löbau	11	4.7	4.1	1.31	58
1211	L Meißen	14	4.9	3.6	1.03	74
1212	L Niesky	3	3.2	2.6	1.51	127
1213	L Pirna	13	4.7	3.5	1.07	80
1214	L Riesa	10	4.2	3.3	1.14	89
1215	L Sebnitz	9	7.1	4.3	1.63	50
1216	L Zittau	9	4.1	2.5	0.91	134
1231	S Dresden	44	3.7	2.5	0.41	134
1232	S Görlitz	7	3.8	2.8	1.17	118
	Dresden	165	4.0	2.8	0.24	

1300	**Leipzig**					
1301	L Altenburg	8	3.1	1.9	0.72	168
1302	L Borna	6	2.8	1.9	0.88	168
1303	L Delitzsch	3	2.4	1.4	0.87	193
1304	L Döbeln	5	2.3	2.0	0.97	164
1305	L Eilenburg	3	2.4	1.6	0.98	187
1306	L Geithain	1	1.1	1.5	1.46	189
1307	L Grimma	1	0.6	0.3--	0.32	214
1308	L Leipzig	16	4.6	2.1	0.56	157
1309	L Oschatz	3	2.4	3.0	1.73	104
1310	L Schmölln	6	7.6	4.7	2.33	37
1311	L Torgau	2	1.5	1.2-	0.86	199
1312	L Wurzen	4	3.3	2.1	1.07	157
1331	S Leipzig	56	4.4	2.9	0.42	109
	Leipzig	114	3.5	2.3--	0.24	

1400	**Chemnitz**					
1401	L Annaberg	7	3.5	2.0	0.80	164
1402	L Aue	13	4.4	2.9	0.89	109
1403	L Auerbach	6	3.7	1.7	0.73	180
1404	L Brand-Erbisdorf	2	2.2	1.5	1.09	189
1405	L Chemnitz	14	5.7	2.6	0.82	127
1406	L Flöha	6	4.9	2.0	0.91	164
1407	L Freiberg	8	4.0	2.2	0.80	151
1408	L Glauchau	6	3.7	2.6	1.11	127
1409	L Stollberg	7	3.5	1.7	0.70	180
1410	L Hainichen	7	4.4	3.0	1.25	104
1411	L Hohenstein-Ernstthal	5	3.5	2.3	1.06	140
1412	L Marienberg	9	5.8	2.6	0.95	127
1413	L Oelsnitz	5	5.5	1.8	0.81	176
1414	L Plauen	4	7.1	4.8	2.68	35
1415	L Reichenbach	8	6.0	2.6	1.00	127
1416	L Rochlitz	2	1.6	0.8--	0.64	207
1417	L Schwarzenberg	14	10.0	7.6+	2.14	7
1418	L Klingenthal	12	14.7	8.5	2.83	5
1419	L Werdau	10	5.8	3.8	1.32	69
1420	L Zschopau	2	1.5	0.7--	0.51	209
1421	L Zwickau	10	4.9	2.8	0.99	118
1431	S Chemnitz	28	3.9	2.7	0.56	122
1433	S Plauen	5	2.8	2.3	1.10	140
1435	S Zwickau	10	3.5	2.1	0.71	157
	Chemnitz	200	4.5	2.7-	0.21	

1500	**East Berlin**					
1500	East Berlin	100	3.8	2.9	0.31	109
	G.D.R. Total	1592	4.1	3.1	0.08	

Females, Oesophagus

0100	**Rostock**				
0101 L Bad Doberan	2	1.5	1.1	0.83	23
0103 L Ribnitz-Damgarten .	4	2.3	0.8	0.40	45
0105 L Greifswald	0				
0106 L Grevesmühlen	1	0.9	0.5	0.47	87
0107 L Grimmen	0				
0108 L Rostock	2	2.1	1.0	0.74	29
0109 L Stralsund	2	2.9	2.5	1.80	1
0110 L Wismar	1	1.2	0.7	0.67	61
0111 L Wolgast	2	1.3	0.4	0.30	108
0112 L Rügen	2	0.9	0.9	0.67	35
0131 S Rostock	10	1.7	1.1	0.36	23
0132 S Stralsund	3	1.5	1.2	0.74	20
0133 S Wismar	3	2.0	0.8	0.49	45
0134 S Greifswald	2	1.2	0.5	0.33	87
Rostock	34	1.5	0.8+	0.16	
0200	**Schwerin**				
0201 L Bützow	1	1.3	0.5	0.50	87
0202 L Gadebusch	1	1.5	0.3	0.34	132
0203 L Güstrow	3	1.6	0.9	0.59	35
0204 L Hagenow	0				
0205 L Ludwigslust	0				
0206 L Lübz	1	1.1	1.0	1.04	29
0207 L Parchim	1	1.0	0.5	0.54	87
0208 L Perleberg	1	0.5	0.1−−	0.10	172
0209 L Schwerin	1	1.1	0.2	0.25	152
0210 L Sternberg	0				
0231 S Schwerin	3	0.9	0.7	0.47	61
Schwerin	12	0.8	0.4	0.14	
0300	**Neubrandenburg**				
0301 L Altentreptow	2	3.2	1.6	1.12	9
0302 L Anklam	4	3.7	1.5	0.80	12
0303 L Demmin	2	1.6	0.9	0.76	35
0304 L Malchin	5	4.7	2.1	1.06	6
0305 L Neubrandenburg ...	2	2.8	1.8	1.40	7
0306 L Neustrelitz	2	1.4	0.8	0.62	45
0307 L Pasewalk	4	3.5	1.5	0.74	12
0308 L Prenzlau	1	0.9	0.4	0.42	108
0309 L Röbel/Müritz	0				
0310 L Strasburg	1	1.5	0.4	0.37	108
0311 L Templin	2	2.3	0.6	0.40	74
0312 L Teterow	3	3.5	2.3	1.61	4
0313 L Ueckermünde	0				
0314 L Waren	2	1.4	0.6	0.47	74
0331 S Neubrandenburg ...	0				
Neubrandenburg ...	30	1.9	0.9+	0.19	
0400	**Potsdam**				
0401 L Belzig	0				
0402 L Brandenburg	1	1.0	0.2	0.20	152
0403 L Gransee	3	2.5	2.4	1.38	2
0405 L Jüterbog	1	1.0	0.8	0.83	45
0407 L Königs Wusterhausen	2	0.9	0.3	0.18	132
0408 L Kyritz	1	1.1	1.0	1.01	29
0409 L Luckenwalde	2	1.6	1.1	0.81	23
0410 L Nauen	5	2.3	0.8	0.41	45
0411 L Neuruppin	2	1.2	1.1	0.79	23
0412 L Potsdam	4	1.5	0.7	0.40	61
0413 L Pritzwalk	1	1.1	1.1	1.12	23
0414 L Oranienburg	4	1.2	0.4	0.22	108
0415 L Rathenow	4	2.3	1.2	0.71	20
0416 L Wittstock	1	1.7	2.4	2.37	2
0417 L Zossen	6	3.1	1.6	0.76	9
0431 S Brandenburg/Havel .	1	0.4	0.2	0.20	152
0432 S Potsdam	3	0.9	0.4	0.23	108
Potsdam	41	1.4	0.8	0.14	

0500	**Frankfurt**				
0501 L Angermünde	3	3.1	1.0	0.65	29
0502 L Beeskow	0				
0503 L Bernau	2	1.0	0.5	0.44	87
0504 L Eberswalde	3	1.4	0.7	0.42	61
0505 L Bad Freienwalde ...	1	1.0	0.4	0.42	108
0506 L Eisenhüttenstadt ...	0				
0507 L Fürstenwalde	3	1.1	0.5	0.31	87
0508 L Seelow	0				
0509 L Strausberg	6	2.6	1.7	0.74	8
0531 S Frankfurt/Oder ...	2	1.0	1.0	0.71	29
0532 S Eisenhüttenstadt ...	0				
0533 S Schwedt (Oder)	0				
Frankfurt	20	1.1	0.6	0.15	
0600	**Cottbus**				
0601 L Bad Liebenwerda ..	2	1.4	0.3	0.21	132
0602 L Calau	1	0.7	0.7	0.66	61
0603 L Cottbus	2	1.7	0.7	0.51	61
0605 L Finsterwalde	0				
0606 L Forst	3	2.7	1.0	0.62	29
0607 L Guben	3	2.6	1.1	0.66	23
0608 L Hoyerswerda	2	0.7	0.4	0.33	108
0609 L Lübben	2	2.3	1.4	1.11	16
0610 L Luckau	1	1.2	0.4	0.41	108
0611 L Senftenberg	4	1.3	0.5	0.29	87
0612 L Spremberg	1	0.9	0.9	0.87	35
0613 L Weißwasser	2	1.4	0.6	0.45	74
0614 L Herzberg	2	2.0	0.6	0.41	74
0615 L Jessen	1	1.2	0.2	0.23	152
0631 S Cottbus	1	0.3	0.2−	0.18	152
Cottbus	27	1.2	0.5	0.12	
0700	**Magdeburg**				
0701 L Burg	2	1.1	0.4	0.32	108
0703 L Gradelegen	1	1.4	0.3	0.33	132
0704 L Genthin	1	0.9	0.8	0.84	45
0705 L Halberstadt	1	0.6	0.2−	0.16	152
0706 L Haldensleben	1	0.6	0.2	0.20	152
0707 L Havelberg	0				
0708 L Kalbe/Milde	0				
0709 L Klötze	0				
0710 L Wolmirstedt	2	1.7	0.4	0.31	108
0711 L Oschersleben	0				
0712 L Osterburg	1	0.8	0.2	0.20	152
0713 L Salzwedel	1	0.9	0.6	0.61	74
0714 L Schönebeck	2	0.9	0.3	0.18	132
0716 L Staßfurt	0				
0717 L Stendal	2	1.0	0.5	0.33	87
0718 L Tangerhütte	1	1.8	0.9	0.86	35
0719 L Wanzleben	1	0.9	0.4	0.43	108
0720 L Wernigerode	1	0.4	0.3	0.29	132
0721 L Zerbst	0				
0732 S Magdeburg	6	0.8	0.4	0.18	108
Magdeburg	23	0.7	0.3−−	0.07	

Females, Oesophagus

0800	Halle				
0801 L Artern	0				
0802 L Aschersleben	2	1.1	0.3	0.19	132
0803 L Bernburg	0				
0804 L Bitterfeld	10	2.9	1.4	0.50	16
0805 L Eisleben	1	0.5	0.1--	0.09	172
0806 L Gräfenhainichen	1	1.0	0.2	0.21	152
0807 L Saalkreis	0				
0808 L Hettstedt	2	1.3	0.6	0.43	74
0809 L Köthen	2	0.9	0.6	0.48	74
0810 L Nebra	0				
0811 L Merseburg	2	0.6	0.2	0.17	152
0812 L Naumburg	2	1.3	0.3	0.25	132
0813 L Quedlinburg	5	2.1	0.8	0.43	45
0814 L Querfurt	3	3.5	1.6	1.16	9
0815 L Roßlau	1	1.0	0.3	0.33	132
0816 L Sangerhausen	0				
0817 L Hohenmölsen	0				
0818 L Weißenfels	1	0.5	0.1--	0.12	172
0819 L Wittenberg	4	1.5	0.5	0.25	87
0820 L Zeitz	5	2.2	0.7	0.32	61
0831 S Dessau	2	0.7	0.5	0.36	87
0832 S Halle/Saale	10	1.6	0.9	0.30	35
0833 S Halle-Neustadt	1	0.4	0.6	0.58	74
Halle	54	1.1	0.5	0.08	

0900	Erfurt				
0901 L Arnstadt	1	0.6	0.2	0.20	152
0902 L Apolda	0				
0903 L Eisenach	5	1.6	0.5	0.25	87
0904 L Erfurt	1	0.8	0.3	0.30	132
0905 L Gotha	1	0.3	0.1--	0.06	172
0906 L Heiligenstadt	3	2.7	1.3	0.82	18
0907 L Langensalza	1	0.8	0.2-	0.18	152
0908 L Worbis	0				
0909 L Mühlhausen	4	1.6	0.6	0.29	74
0910 L Nordhausen	2	0.7	0.3	0.24	132
0911 L Sömmerda	2	1.1	0.8	0.61	45
0912 L Sondershausen	4	2.8	1.2	0.62	20
0913 L Weimar	0				
0931 S Weimar	2	1.2	0.5	0.35	87
0932 S Erfurt	3	0.5	0.2--	0.10	152
Erfurt	29	0.9	0.4-	0.07	

1000	Gera				
1001 L Eisenberg	1	1.1	0.2	0.22	152
1002 L Gera	4	2.4	0.9	0.46	35
1003 L Jena	2	2.1	0.9	0.68	35
1004 L Lobenstein	0				
1005 L Pößneck	2	1.4	0.8	0.67	45
1006 L Rudolstadt	2	1.1	0.7	0.49	61
1007 L Saalfeld	0				
1008 L Schleiz	1	1.1	1.5	1.45	12
1009 L Stadtroda	0				
1010 L Zeulenroda	0				
1011 L Greiz	2	1.2	0.3	0.21	132
1031 S Gera	0				
1032 S Jena	2	0.7	0.5	0.41	87
Gera	16	0.8	0.4	0.12	

1100	Suhl				
1101 L Bad Salzungen	0				
1102 L Hildburghausen	2	1.3	0.5	0.37	87
1103 L Ilmenau	1	0.5	0.1--	0.11	172
1104 L Neuhaus am Renweg	0				
1105 L Meiningen	1	0.5	0.3	0.32	132
1106 L Schmalkalden	0				
1107 L Sonnenberg	2	1.2	0.4	0.27	108
1108 L Suhl	2	1.6	0.4	0.25	108
1131 S Suhl	0				
Suhl	8	0.6	0.2--	0.07	

1200	Dresden				
1201 L Bautzen	3	0.9	0.4	0.22	108
1202 L Bischofswerda	1	0.5	0.3	0.25	132
1203 L Dippoldiswalde	0				
1204 L Dresden	5	1.6	0.8	0.41	45
1205 L Freital	2	0.9	0.2--	0.13	152
1206 L Görlitz	1	1.2	0.4	0.38	108
1207 L Großenhain	1	0.9	0.4	0.44	108
1208 L Kamenz	3	1.8	0.5	0.32	87
1210 L Löbau	3	1.1	0.6	0.47	74
1211 L Meißen	4	1.2	0.4	0.20	108
1212 L Niesky	6	5.8	2.2	0.94	5
1213 L Pirna	7	2.2	0.8	0.37	45
1214 L Riesa	1	0.4	0.2	0.19	152
1215 L Sebnitz	3	2.1	0.5	0.27	87
1216 L Zittau	4	1.5	0.4	0.19	108
1231 S Dresden	22	1.6	0.5	0.11	87
1232 S Görlitz	3	1.3	0.5	0.31	87
Dresden	69	1.4	0.5	0.07	

1300	Leipzig				
1301 L Altenburg	4	1.3	0.7	0.39	61
1302 L Borna	5	2.1	1.3	0.65	18
1303 L Delitzsch	1	0.7	0.7	0.71	61
1304 L Döbeln	2	0.8	0.3	0.26	132
1305 L Eilenburg	2	1.5	0.7	0.49	61
1306 L Geithain	1	1.0	0.3	0.34	132
1307 L Grimma	3	1.7	0.9	0.52	35
1308 L Leipzig	9	2.2	0.8	0.29	45
1309 L Oschatz	1	0.7	0.1--	0.14	172
1310 L Schmölln	1	1.1	0.3	0.34	132
1311 L Torgau	4	2.8	1.5	0.81	12
1312 L Wurzen	1	0.7	0.2	0.22	152
1331 S Leipzig	20	1.3	0.6	0.15	74
Leipzig	54	1.4	0.7	0.10	

1400	Chemnitz				
1401 L Annaberg	1	0.4	0.3	0.34	132
1402 L Aue	7	2.1	0.8	0.34	45
1403 L Auerbach	4	2.0	0.6	0.34	74
1404 L Brand-Erbisdorf	2	2.0	0.4	0.29	108
1405 L Chemnitz	5	1.7	0.3	0.15	132
1406 L Flöha	0				
1407 L Freiberg	2	0.9	0.5	0.40	87
1408 L Glauchau	2	1.0	0.7	0.48	61
1409 L Stollberg	4	1.8	0.5	0.26	87
1410 L Hainichen	1	0.5	0.1--	0.11	172
1411 L Hohenstein-Ernstthal	4	2.4	0.6	0.34	74
1412 L Marienberg	2	1.1	0.2-	0.15	152
1413 L Oelsnitz	1	0.9	0.3	0.28	132
1414 L Plauen	1	1.6	0.4	0.43	108
1415 L Reichenbach	2	1.2	0.4	0.29	108
1416 L Rochlitz	1	0.7	0.2	0.21	152
1417 L Schwarzenberg	2	1.3	0.8	0.64	45
1418 L Klingenthal	1	1.0	0.9	0.95	35
1419 L Werdau	2	1.0	0.7	0.54	61
1420 L Zschopau	2	1.3	0.5	0.42	87
1421 L Zwickau	3	1.3	0.4	0.25	108
1431 S Chemnitz	11	1.3	0.4	0.12	108
1433 S Plauen	2	0.9	0.2--	0.12	152
1435 S Zwickau	5	1.5	0.8	0.39	45
Chemnitz	67	1.3	0.5	0.07	

1500	East Berlin				
1500	East Berlin	51	1.6	0.8+	0.13	45
	G.D.R. Total	535	1.2	0.5	0.03	

6.3 Magen

ICD9 151: Bösartige Neubildungen des Magens (fortfolgend als Magenkrebs bezeichnet)

Mit rund 5300 Neuerkrankungen (10,1%) und 4800 Todesfällen (13,5%) (Anteil in Prozent aller gemeldeten Fälle) belegte der Magenkrebs (zusammengefaßt für beide Geschlechter) in der ehemaligen DDR im Jahre 1980 Rangplatz 3 bei den Neuerkrankungen und 2 bei den Todesfällen an bösartigen Neubildungen (ICD9 140-208 ohne 173).

Risikofaktoren

Ernährung: erhöhter Salz-, Nitrit- und Nitratgehalt der Nahrung; Spätfolge nach Strahleneinwirkung – z.B. nach Bestrahlung bei Spondylitis, bei Überlebenden nach Atombombenexplosion (Hiroshima, Nagasaki); berufliche Exposition: Beschäftigte im Bergbau, in der Metallverarbeitung und Gummiindustrie.
Risikovermindernd soll eine gemüse- und milchproduktreiche Ernährung wirken.

Inzidenz

Trend

Gegenwärtig wird in sehr vielen Ländern bei beiden Geschlechtern ein Rückgang der Magenkrebsinzidenz beobachtet. Auch in der ehemaligen DDR fällt die Magenkrebsinzidenz bei den Männern und bei den Frauen seit 1968 deutlich ab (mittlere jährliche Veränderung: Männer $-2,7\%$; Frauen $-2,8\%$).

Geographische Verteilung

Weltweit die höchsten Inzidenzraten weist bei Männern (82,0) und bei Frauen (36,1) die Bevölkerung von Nagasaki/Japan auf.
Die höchsten Erkrankungsraten Europas werden aus Parma/Italien gemeldet (Männer 44,0, Frauen 19,9).
Die Erkrankungsraten der ehemaligen DDR finden sich sowohl bei Männern wie bei den Frauen im oberen Drittel auf Rangplatz 12 (25,2, beziehungs-

6.3 Stomach

ICD9 151: Malignant neoplasms of the stomach (hereafter termed stomach cancer)

With about 5300 new cases (representing 10.1% of all reported cancer cases) and 4800 deaths (13.5% of all reported cancer deaths), stomach cancer in the former GDR ranked third in importance for incidence and second for mortality in 1980 among cancer sites (ICD9 140-208 excluding 173) for both sexes combined.

Main risk factors

Diet: high salt, nitrite and nitrate content in food; late effects of irradiation, e.g., following radiotherapy for spondylitis, and resulting from nuclear explosion; occupational exposure in mines, metallurgy and the rubber industry.
Possible risk-reducing agents: high consumption of vegetables and milk.

Incidence

Trend

In many countries, the incidence of stomach cancer is decreasing for both sexes.
In the former GDR also, stomach cancer incidence has been decreasing significantly for males and females since 1968 (mean annual changes: males -2.7%, females -2.8%).

Geographical distribution

The highest reported world age-standardized annual incidence rates occur in Nagasaki, Japan (males 82.0, females 36.1).
The highest rates in Europe have been reported in Parma, Italy (males 44.0, females 19.9).
Stomach cancer rates in the former GDR are in the upper third of the international range for both males and females; they are 12th (males, 25.2; females, 12.3) in a ranking of the European incidence rates.

weise 12,3) in Europa gemeldeter Inzidenzraten. Innerhalb der ehemaligen DDR finden wir die höchsten altersstandardisierten Inzidenzraten in den Kreisen:

Männer:

1206 Landkreis Görlitz	40,5
0202 Landkreis Gadebusch	38,9
0802 Landkreis Aschersleben	38,5
0607 Landkreis Guben	37,9
1312 Landkreis Wurzen	37,3

Frauen:

0305 Landkreis Neubrandenburg	21,2
0202 Landkreis Gadebusch	20,5
1310 Landkreis Schmölln	19,8
1002 Landkreis Gera	18,4
1417 Landkreis Schwarzenberg	18,4

Räumliche Aggregation: Eine räumliche Aggregation von Kreisinzidenzraten wurde bei beiden Geschlechtern statistisch gesichert (Männer: D = 66,52; Frauen: D = 68,96).

Urbanisation als Risikofaktor: Die Inzidenz ist positiv bei den Männern mit der Urbanisation korreliert (Männer r_s = 0,13, t = 1,98; Frauen r_s = 0,11, t = 1,56). Das *relative Risiko* der Bevölkerung, an einem Krebsleiden zu erkranken, ist in den Stadtkreisen im Vergleich mit den Landkreisen bei beiden Geschlechtern statistisch nicht erhöht. Das relative Risiko ($RR_{urban/rural}$) beträgt:

Männer: RR 0,96; 95 %-CI 0,93 - 1,00

Frauen: RR 0,98; 95 %-CI 0,94 - 1,02

Das Dänische Krebsregister kommt zu analogen Ergebnissen.

Alter und Geschlecht

Magenkrebserkrankungen wurden in der ehemaligen DDR zwischen 1978 und 1982 vor dem 15. Lebensjahr nicht gemeldet. Die altersspezifische Inzidenzkurve steigt bei den Männern oberhalb des 40. Lebensjahres steil an, erreicht das Maximum in der Altersgruppe der 80 - 84jährigen; ähnlich, nur deutlich abgeschwächt, verläuft die Kurve bei den Frauen.

Das Geschlechtsverhältnis von 2,1 : 1 in der ehemaligen DDR liegt im internationalen Durchschnitt.

In the former GDR, the highest age-standardized incidence rates occur in the following counties:

Males:

1206	Görlitz	(rural)	40.5
0202	Gadebusch	(rural)	38.9
0802	Aschersleben	(rural)	38.5
0607	Guben	(rural)	37.9
1312	Wurzen	(rural)	37.3

Females:

0305	Neubrandenburg	(rural)	21.2
0202	Gadebusch	(rural)	20.5
1310	Schmölln	(rural)	19.8
1002	Gera	(rural)	18.4
1417	Schwarzenberg	(rural)	18.4

Spatial aggregation: A significant spatial aggregation was found for both males (D = 66.52) and females (D = 68.96).

Urbanization as a risk factor: The incidence is positively correlated with urbanization for males (r_s = 0.13, t = 1.98) but not for females (r_s = 0.11, t = 1.56). The age-standardized incidence rates in both sexes were not statistically higher in urban populations. The rate ratios are:

Males: RR 0.96; 95 % CI 0.93 - 1.00

Females: RR 0.98; 95 % CI 0.94 - 1.02

The Danish Cancer Registry obtained similar results.

Age and sex

Between 1978 and 1982, no stomach cancer was reported in the former GDR before 15 years of age. The age-specific incidence rate increases sharply for males over 40 years and reaches a peak in the age-group 80 - 84 years. The shape of the curve is similar for females, although the incidence rate for each age-group is clearly lower.

The sex ratio in the former GDR of 2.1 : 1 is comparable to that of other countries.

Histologie

International:
    Überwiegend Adenokarzinome

ehemalige DDR:
Männer: histologische Sicherung   76,8%
    Adenokarzinome   93,8%
    darunter: schleimbildend   9,9%
                    solid   19,2%
                    szirrhös   7,0%
                    Siegelringzell-Karzinom   3,2%
    undifferenzierte Karzinome   5,0%
    Plattenepithelkarzinome   0,6%
    Sarkome   0,4%
    sonstige   0,2%

Frauen: histologische Sicherung   73,4%
    Adenokarzinome   92,0%
    darunter: schleimbildend   12,4%
                    solid   23,3%
                    szirrhös   10,2%
                    Siegelringzell-Karzinom   8,0%
    undifferenzierte Karzinome   6,3%
    Plattenepithelkarzinome   0,5%
    Sarkome   0,9%
    sonstige   0,3%

Relative 5-Jahre-Überlebensraten

Weltweit bewegen sich die Angaben bei Männern zwischen 5 - 11% und bei Frauen zwischen 4 - 14%. England und Wales geben für 1975 7% (Männer und Frauen zusammen), Finnland für 1953 - 1974 9,54% bei den Männern und 8,3% bei den Frauen an. Die Raten sind bei beiden Geschlechtern in der ehemaligen DDR seit 1961 - 1962 langsam angestiegen und lagen 1978 - 1979 bei den Männern bei 9,6% und bei den Frauen bei 9,2%.

Mortalitätsvergleich mit den alten Bundesländern der Bundesrepublik Deutschland

Die altersstandardisierten Mortalitätsraten der ehemaligen DDR von 1980 (Männer 22,5, Frauen 10,7) entsprechen in etwa denen der alten Bundesländer der Bundesrepublik Deutschland für 1979 - 81 (Männer 21,1, Frauen 10,9).

Histology

International:
    mainly adenocarcinoma

Former GDR:
Males: histological confirmation   76.8%
    Adenocarcinoma   93.8%
    including: mucous   9.9%
                    solid   19.2%
                    scirrhous   7.0%
                    signet-ring-cell carcinoma   3.2%
    Undifferentiated carcinoma   5.0%
    Squamous cell carcinoma   0.6%
    Sarcoma   0.4%
    Other   0.2%

Females: histological confirmation   73.4%
    Adenocarcinoma   92.0%
    including: mucous   12.4%
                    solid   23.3%
                    scirrhous   10.2%
                    signet-ring-cell carcinoma   8.0%
    Undifferentiated carcinoma   6.3%
    Squamous cell carcinoma   0.5%
    Sarcoma   0.9%
    Other   0.3%

Five-year relative survival rates

The reported world rates lie between 5 and 11% for males and between 4 and 14% for females. The rate for England and Wales in 1975 was 7% (both sexes combined); for Finland, from 1953 - 74, it was 9.54% for males and 8.3% for females. In the former GDR, rates have risen slowly for both sexes since 1961 - 62 and, in 1978 - 79, the rates were 9.6% for males and 9.2% for females.

Mortality compared with the old Länder of the Federal Republic of Germany

The age-standardized mortality rates in the former GDR in 1980 (males 22.5, females 10.7) correspond approximately to those of the old Länder of the Federal Republic of Germany for 1979 - 81 (males 21.1, females 10.9).

Magenkrebs
Stomach cancer

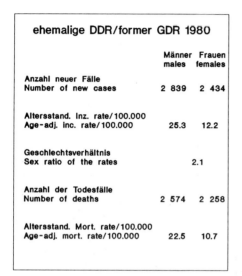

ehemalige DDR/former GDR 1980		
	Männer males	Frauen females
Anzahl neuer Fälle Number of new cases	2 839	2 434
Altersstand. Inz. rate/100.000 Age-adj. inc. rate/100.000	25.3	12.2
Geschlechtsverhältnis Sex ratio of the rates		2.1
Anzahl der Todesfälle Number of deaths	2 574	2 258
Altersstand. Mort. rate/100.000 Age-adj. mort. rate/100.000	22.5	10.7

Altersstand. Inz.rate
Age-adj. inc.rate

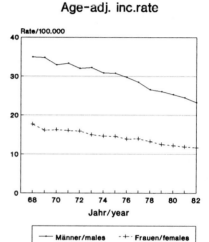

Altersspez. Inzidenzrate
Age-spec. incidence rate
ehemalige DDR/former GDR 1978-82

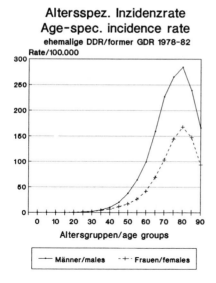

Rel. 5-Jahre-Überlebens-Rate
Five year relative survival rate

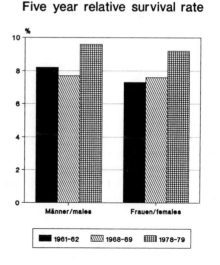

Männer

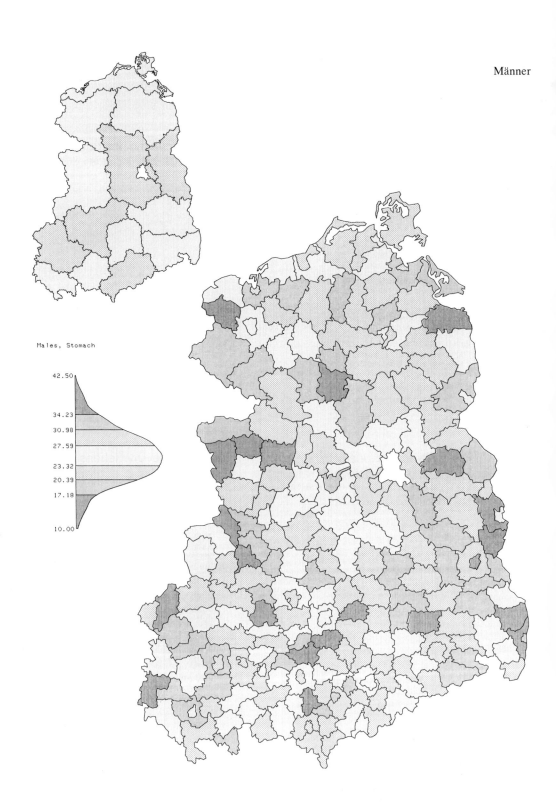

Males, Stomach

Frauen

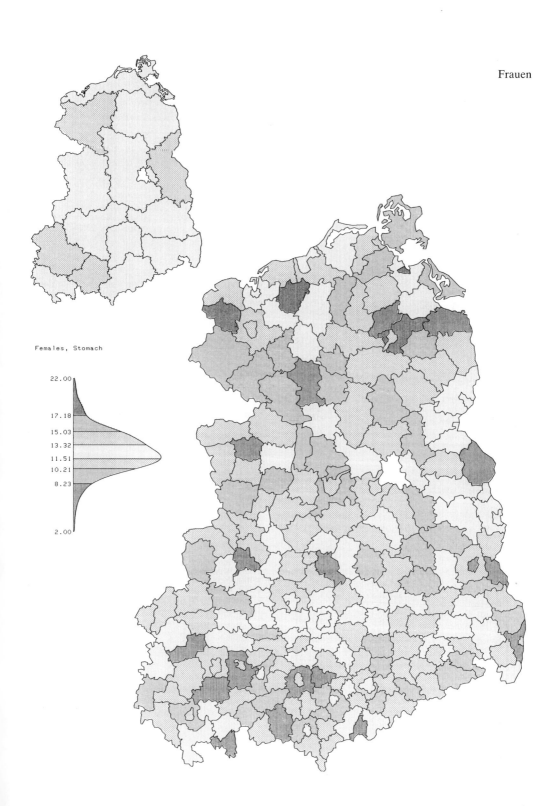

Females, Stomach

Males, Stomach

0100 Rostock

Code		Name	N				
0101	L	Bad Doberan	44	36.9	25.5	4.17	107
0103	L	Ribnitz-Damgarten .	58	36.3	29.7	4.26	44
0105	L	Greifswald	28	44.7	34.2	7.39	12
0106	L	Grevesmühlen	36	35.2	24.4	4.56	128
0107	L	Grimmen	27	32.4	26.2	5.35	95
0108	L	Rostock	27	30.5	25.2	5.51	115
0109	L	Stralsund	24	36.7	30.0	6.58	39
0110	L	Wismar	31	38.7	33.2	6.77	18
0111	L	Wolgast	33	23.0	19.3	3.71	200
0112	L	Rügen	64	31.5	29.4	4.02	48
0131	S	Rostock	152	27.4	28.5	2.48	64
0132	S	Stralsund	43	24.2	25.2	4.11	115
0133	S	Wismar	53	39.0	29.6	4.35	47
0134	S	Greifswald	38	26.2	29.2	5.01	50
		Rostock	658	31.0	27.5	1.17	

0200 Schwerin

Code		Name	N				
0201	L	Bützow	28	39.4	31.7	6.57	30
0202	L	Gadebusch	35	58.3	38.9	7.51	2
0203	L	Güstrow	47	28.1	21.2	3.40	176
0204	L	Hagenow	76	44.3	32.5	4.07	23
0205	L	Ludwigslust	67	46.3	33.0	4.40	22
0206	L	Lübz	25	30.1	23.4	5.18	140
0207	L	Parchim	32	33.6	26.2	5.14	95
0208	L	Perleberg	65	35.4	32.9	3.08	146
0209	L	Schwerin	30	35.5	25.4	5.04	111
0210	L	Sternberg	15	26.1	22.0	6.26	168
0231	S	Schwerin	67	23.8	24.7	3.20	123
		Schwerin	487	34.8	27.1	1.34	

0300 Neubrandenburg

Code		Name	N				
0301	L	Altentreptow	24	41.6	33.1	7.38	20
0302	L	Anklam	35	34.8	22.9	4.08	146
0303	L	Demmin	32	27.9	22.1	4.34	165
0304	L	Malchin	27	27.7	21.3	4.47	175
0305	L	Neubrandenburg ...	21	31.0	23.9	6.02	136
0306	L	Neustrelitz	47	35.1	29.2	4.79	50
0307	L	Pasewalk	30	27.7	24.4	4.94	128
0308	L	Prenzlau	29	26.9	22.3	4.59	162
0309	L	Röbel/Müritz	12	27.5	20.4	6.57	186
0310	L	Strasburg	20	31.0	22.0	5.16	168
0311	L	Templin	34	41.4	28.4	5.11	67
0312	L	Teterow	31	39.3	31.4	6.25	32
0313	L	Ueckermünde	17	13.6	11.2--	2.96	219
0314	L	Waren	46	36.0	30.2	5.02	36
0331	S	Neubrandenburg ...	37	19.6	29.0	5.00	57
		Neubrandenburg ...	442	29.5	24.7	1.29	

0400 Potsdam

Code		Name	N				
0401	L	Belzig	27	33.4	24.1	5.19	132
0402	L	Brandenburg	34	37.3	24.1	4.59	132
0403	L	Gransee	32	29.8	20.8	3.97	179
0405	L	Jüterbog	38	43.2	27.6	4.98	77
0407	L	Königs Wusterhausen	52	25.4	20.2	3.07	192
0408	L	Kyritz	30	35.9	25.1	5.19	117
0409	L	Luckenwalde	45	43.0	26.6	4.36	87
0410	L	Nauen	63	32.8	24.4	3.40	128
0411	L	Neuruppin	60	39.5	32.1	4.59	25
0412	L	Potsdam	66	28.2	21.0	2.82	178
0413	L	Pritzwalk	19	24.0	19.8	4.96	195
0414	L	Oranienburg	111	36.1	29.6	2.69	99
0415	L	Rathenow	41	26.9	20.5	3.43	182
0416	L	Wittstock	12	22.3	16.7	4.99	210
0417	L	Zossen	43	24.0	20.5	3.57	182
0431	S	Brandenburg/Havel .	60	26.6	19.5-	2.67	197
0432	S	Potsdam	83	27.5	23.0	2.73	145
		Potsdam	816	30.9	23.1--	0.89	

0500 Frankfurt

Code		Name	N				
0501	L	Angermünde	41	46.0	31.7	5.31	30
0502	L	Beeskow	30	34.9	27.7	5.60	74
0503	L	Bernau	57	32.5	25.6	3.73	105
0504	L	Eberswalde	57	29.1	22.8	3.34	148
0505	L	Bad Freienwalde ...	35	37.9	28.1	5.18	70
0506	L	Eisenhüttenstadt ...	12	23.7	12.6--	4.01	218
0507	L	Fürstenwalde	71	29.2	20.5	2.66	182
0508	L	Seelow	25	25.3	18.0	4.01	205
0509	L	Strausberg	37	17.3	15.3--	2.70	213
0531	S	Frankfurt/Oder ...	57	30.2	29.9	4.28	42
0532	S	Eisenhüttenstadt ...	26	21.9	26.7	5.59	86
0533	S	Schwedt (Oder)	18	13.2	24.7	6.37	123
		Frankfurt	466	27.6	23.2-	1.17	

0600 Cottbus

Code		Name	N				
0601	L	Bad Liebenwerda ..	38	28.9	18.2-	3.22	204
0602	L	Calau	33	23.2	19.5	3.61	197
0603	L	Cottbus	41	37.5	28.1	4.77	70
0605	L	Finsterwalde	41	30.8	21.1	3.65	177
0606	L	Forst	23	24.5	17.6	4.06	207
0607	L	Guben	40	35.4	37.9	6.49	4
0608	L	Hoyerswerda	92	33.0	33.6+	3.72	15
0609	L	Lübben	23	29.6	20.3	4.64	189
0610	L	Luckau	25	34.3	27.7	6.15	74
0611	L	Senftenberg	113	40.0	28.6	2.93	63
0612	L	Spremberg	25	24.3	17.8	3.97	206
0613	L	Weißwasser	43	31.2	25.5	4.30	107
0614	L	Herzberg	39	43.5	31.8	5.66	28
0615	L	Jessen	27	35.4	29.0	6.03	57
0631	S	Cottbus	47	17.5	17.0--	2.64	209
		Cottbus	650	30.8	24.9	1.06	

0700 Magdeburg

Code		Name	N				
0701	L	Burg	56	36.4	26.6	3.75	87
0703	L	Gradelegen	28	44.3	25.4	5.27	111
0704	L	Genthin	35	37.0	26.0	4.74	98
0705	L	Halberstadt	81	37.3	26.5	3.19	92
0706	L	Haldensleben	46	32.5	22.2	3.55	164
0707	L	Havelberg	17	33.0	29.1	7.77	54
0708	L	Kalbe/Milde	13	29.1	14.2--	4.13	216
0709	L	Klötze	16	22.4	15.7-	4.37	211
0710	L	Wolmirstedt	32	30.1	22.7	4.29	150
0711	L	Oschersleben	25	23.2	14.2--	3.16	214
0712	L	Osterburg	41	38.1	29.8	5.10	43
0713	L	Salzwedel	28	28.5	20.4	4.09	186
0714	L	Schönebeck	83	39.8	29.1	3.48	54
0716	L	Staßfurt	58	33.8	20.3	2.89	189
0717	L	Stendal	83	46.5	36.9++		7
0718	L	Tangerhütte	19	37.8	22.5	5.70	155
0719	L	Wanzleben	31	29.6	18.6	3.71	202
0720	L	Wernigerode	84	34.7	24.7	2.90	123
0721	L	Zerbst	43	44.2	29.2	4.99	50
0732	S	Magdeburg	209	31.2	25.1	1.87	117
		Magdeburg	1028	34.5	24.8	0.84	

Males, Stomach

0800 Halle

0801	L	Artern	41	30.7	25.5	4.27 107
0802	L	Aschersleben	92	57.1	38.5++	4.38 3
0803	L	Bernburg	59	30.5	19.9−	2.81 194
0804	L	Bitterfeld	154	50.4	33.4++	2.93 16
0805	L	Eisleben	100	54.7	31.9	3.48 27
0806	L	Gräfenhainichen ...	33	35.3	22.5	4.21 155
0807	L	Saalkreis	68	40.0	26.6	3.50 87
0808	L	Hettstedt	44	32.2	20.7	3.35 180
0809	L	Köthen	82	42.3	26.1	3.10 97
0810	L	Nebra	27	36.9	27.1	5.56 83
0811	L	Merseburg	137	43.3	29.2	2.63 50
0812	L	Naumburg	57	41.8	27.8	3.99 73
0813	L	Quedlinburg	63	29.7	21.6	2.93 173
0814	L	Querfurt	19	24.1	14.7−−	3.67 215
0815	L	Roßlau	32	37.3	23.2	4.56 143
0816	L	Sangerhausen	52	26.9	20.7	3.06 180
0817	L	Hohenmölsen	41	57.4	33.2	5.96 18
0818	L	Weißenfels	64	39.7	25.3	3.39 113
0819	L	Wittenberg	82	36.4	26.6	3.19 87
0820	L	Zeitz	112	57.4	35.1++	3.64 9
0831	S	Dessau	107	44.6	30.8	3.30 34
0832	S	Halle/Saale	232	43.7	29.4	2.06 48
0833	S	Halle-Neustadt	27	11.8	23.4	4.96 140
		Halle	1725	39.9	27.7++	0.72

0900 Erfurt

0901	L	Arnstadt	43	27.1	20.3	3.33 189
0902	L	Apolda	39	33.4	24.6	4.18 127
0903	L	Eisenach	105	38.4	23.4	2.48 140
0904	L	Erfurt	34	29.4	20.1	3.71 193
0905	L	Gotha	127	36.8	25.0	2.38 120
0906	L	Heiligenstadt	27	27.3	21.4	4.37 174
0907	L	Langensalza	27	24.3	17.3−−	3.61 208
0908	L	Worbis	30	17.1	13.3−−	2.62 217
0909	L	Mühlhausen	58	26.4	18.6−−	2.67 202
0910	L	Nordhausen	81	30.7	20.4−	2.43 186
0911	L	Sömmerda	47	29.2	22.4	3.48 159
0912	L	Sondershausen	49	37.1	24.1	3.60 132
0913	L	Weimar	31	29.1	22.5	4.34 155
0931	S	Weimar	50	34.1	22.6	3.44 153
0932	S	Erfurt	128	26.1	22.3	2.09 162
		Erfurt	876	30.0	21.7−−	0.78

1000 Gera

1001	L	Eisenberg	43	53.8	33.7	5.61 14
1002	L	Gera	62	42.2	25.1	3.55 117
1003	L	Jena	25	29.3	21.8	4.78 170
1004	L	Lobenstein	22	32.7	20.5	4.65 182
1005	L	Pößneck	56	43.0	30.0	4.38 39
1006	L	Rudolstadt	61	37.0	27.4	3.75 82
1007	L	Saalfeld	55	38.7	25.5	3.79 107
1008	L	Schleiz	33	43.0	25.7	4.88 103
1009	L	Stadtroda	31	39.1	25.6	4.99 105
1010	L	Zeulenroda	39	41.5	24.4	4.38 128
1011	L	Greiz	74	54.4	35.0+	4.49 10
1031	S	Gera	108	37.1	27.7	2.84 74
1032	S	Jena	71	29.3	25.9	3.35 99
		Gera	680	39.2	27.2	1.13

1100 Suhl

1101	L	Bad Salzungen	94	43.3	34.3+	3.76 11
1102	L	Hildburghausen ...	61	42.6	30.1	4.16 37
1103	L	Ilmenau	55	34.4	22.8	3.54 148
1104	L	Neuhaus am Renweg .	42	47.2	27.5	4.75 80
1105	L	Meiningen	54	32.5	25.7	3.77 103
1106	L	Schmalkalden	45	29.1	19.1−	3.10 201
1107	L	Sonnenberg	78	54.7	33.1	4.12 20
1108	L	Suhl	38	34.2	19.6	3.46 196
1131	S	Suhl	32	28.4	25.0	4.67 120
		Suhl	499	38.5	26.7	1.30

1200 Dresden

1201	L	Bautzen	104	35.1	24.0	2.58 135
1202	L	Bischofswerda	55	34.5	21.8	3.21 170
1203	L	Dippoldiswalde	37	34.4	22.5	3.98 155
1204	L	Dresden	109	42.4	23.1	2.48 144
1205	L	Freital	94	46.4	26.5	3.16 92
1206	L	Görlitz	47	64.1	40.5+	6.54 1
1207	L	Großenhain	23	23.2	15.6−	3.86 212
1208	L	Kamenz	48	32.7	22.4	3.57 159
1210	L	Löbau	99	42.4	25.3	2.89 113
1211	L	Meißen	125	43.8	25.9	2.60 99
1212	L	Niesky	47	50.0	36.2	5.75 8
1213	L	Pirna	98	35.4	19.4−−	2.18 199
1214	L	Riesa	100	41.8	33.9+	3.61 13
1215	L	Sebnitz	62	48.9	32.4	4.52 24
1216	L	Zittau	116	53.2	30.1	3.14 37
1231	S	Dresden	409	34.9	22.7−	1.25 150
1232	S	Görlitz	92	50.2	32.0	3.67 26
		Dresden	1665	39.9	25.3	0.69

1300 Leipzig

1301	L	Altenburg	89	34.0	22.6	2.59 153
1302	L	Borna	113	52.5	37.1++	3.81 6
1303	L	Delitzsch	48	38.2	27.1	4.23 83
1304	L	Döbeln	89	40.6	24.7	2.83 123
1305	L	Eilenburg	52	41.7	29.7	4.46 44
1306	L	Geithain	40	45.8	28.0	4.78 72
1307	L	Grimma	56	36.1	22.1	3.32 165
1308	L	Leipzig	146	42.4	23.5	2.16 139
1309	L	Oschatz	53	43.1	30.8	4.54 34
1310	L	Schmölln	37	46.9	23.7	4.45 138
1311	L	Torgau	45	34.1	28.7	4.65 60
1312	L	Wurzen	73	59.6	37.3+	4.89 5
1331	S	Leipzig	455	35.8	23.9	1.22 136
		Leipzig	1296	39.8	26.0	0.79

1400 Chemnitz

1401	L	Annaberg	68	34.4	22.4	2.96 159
1402	L	Aue	131	44.8	27.6	2.63 77
1403	L	Auerbach	86	52.8	28.7	3.45 60
1404	L	Brand-Erbisdorf ...	41	46.0	25.8	4.49 102
1405	L	Chemnitz	151	61.0	26.6	2.51 87
1406	L	Flöha	57	46.2	22.7	3.31 150
1407	L	Freiberg	91	45.9	29.1	3.41 54
1408	L	Glauchau	77	48.1	24.9	3.21 122
1409	L	Hainichen	109	55.2	28.5	3.05 64
1410	L	Hainichen	63	39.2	21.7	3.09 172
1411	L	Hohenstein-Ernstthal.	95	66.1	33.3+	3.84 17
1412	L	Marienberg	64	41.4	26.4	3.67 94
1413	L	Oelsnitz	44	48.8	27.6	4.53 77
1414	L	Plauen	28	49.7	28.8	6.27 59
1415	L	Reichenbach	76	56.3	31.8	4.05 28
1416	L	Rochlitz	67	54.6	28.4	3.85 67
1417	L	Schwarzenberg	53	37.9	26.9	4.02 85
1418	L	Klingenthal	41	50.2	29.7	5.24 44
1419	L	Werdau	89	51.2	28.5	3.29 64
1420	L	Zschopau	58	43.7	28.4	4.12 67
1421	L	Zwickau	111	54.7	28.7	3.02 60
1431	S	Chemnitz	313	43.1	27.5	1.70 80
1433	S	Plauen	83	46.7	30.0	3.53 39
1435	S	Zwickau	141	49.9	31.1+	2.83 33
		Chemnitz	2137	48.0	27.7++	0.66

1500 East Berlin

1500		East Berlin	752	28.4	22.1−−	0.87 165

	G.D.R. Total	14177	36.1	25.5	0.23

Females, Stomach

0100 Rostock

0101	L	Bad Doberan	30	23.0	13.6	2.78	69
0103	L	Ribnitz-Damgarten .	39	22.1	12.5	2.22	101
0105	L	Greifswald	20	30.2	11.9	2.97	120
0106	L	Grevesmühlen	28	25.2	13.8	2.89	63
0107	L	Grimmen	19	20.8	8.4	2.08	207
0108	L	Rostock	19	20.0	11.4	3.07	147
0109	L	Stralsund	24	34.3	13.5	3.09	71
0110	L	Wismar	22	26.2	11.5	2.79	137
0111	L	Wolgast	33	21.0	10.2	1.95	184
0112	L	Rügen	62	28.4	15.1	2.16	30
0131	S	Rostock	112	18.7	11.9	1.22	120
0132	S	Stralsund	39	20.0	10.6	1.86	176
0133	S	Wismar	33	21.9	12.4	2.36	103
0134	S	Greifswald	46	28.5	18.2+	2.95	7
		Rostock	526	22.8	12.6	0.61	

0200 Schwerin

0201	L	Bützow	25	31.8	18.2	4.19	7
0202	L	Gadebusch	24	36.8	20.5	4.70	2
0203	L	Güstrow	49	26.6	13.0	2.11	86
0204	L	Hagenow	42	22.2	9.2	1.68	200
0205	L	Ludwigslust	57	35.0	16.9	2.61	12
0206	L	Lübz	33	36.7	12.9	2.52	88
0207	L	Parchim	36	34.5	16.4	3.14	14
0208	L	Perleberg	68	33.1	15.0	2.12	32
0209	L	Schwerin	27	30.4	15.0	3.30	32
0210	L	Sternberg	14	22.8	12.0	3.63	115
0231	S	Schwerin	80	25.2	14.0	1.75	57
		Schwerin	455	29.4	14.3+	0.77	

0300 Neubrandenburg

0301	L	Altentreptow	9	14.4	7.2	2.66	213
0302	L	Anklam	28	25.6	12.0	2.62	115
0303	L	Demmin	38	29.8	14.8	2.81	38
0304	L	Malchin	23	21.8	10.4	2.41	180
0305	L	Neubrandenburg ...	28	39.1	21.2+	4.50	1
0306	L	Neustrelitz	45	30.4	14.9	2.48	36
0307	L	Pasewalk	26	22.5	11.3	2.44	150
0308	L	Prenzlau	32	27.7	13.8	2.77	63
0309	L	Röbel/Müritz	12	25.8	15.1	5.08	30
0310	L	Strasburg	23	34.0	15.8	3.66	18
0311	L	Templin	31	35.0	14.1	2.81	53
0312	L	Teterow	18	21.2	9.1	2.54	201
0313	L	Ueckermünde	11	8.3	5.2--	1.77	217
0314	L	Waren	39	28.0	14.2	2.49	50
0331	S	Neubrandenburg ...	30	15.1	14.8	2.86	38
		Neubrandenburg ...	393	24.4	12.8	0.72	

0400 Potsdam

0401	L	Belzig	31	35.0	13.4	2.71	75
0402	L	Brandenburg	35	35.1	15.4	3.03	24
0403	L	Gransee	25	21.0	9.7	2.32	193
0405	L	Jüterbog	29	29.2	10.7	2.24	168
0407	L	Königs Wusterhausen	58	25.5	10.0	1.46	189
0408	L	Kyritz	26	28.3	12.3	2.78	107
0409	L	Luckenwalde	29	23.8	12.4	2.71	103
0410	L	Nauen	61	28.2	12.3	1.78	107
0411	L	Neuruppin	43	25.4	13.6	2.39	69
0412	L	Potsdam	81	30.9	14.2	1.76	50
0413	L	Pritzwalk	12	13.8	6.9-	2.21	215
0414	L	Oranienburg	70	20.6	10.3	1.40	182
0415	L	Rathenow	32	18.7	9.4	1.86	197
0416	L	Wittstock	12	19.9	9.9	3.23	192
0417	L	Zossen	44	22.4	10.9	1.81	162
0431	S	Brandenburg/Havel .	68	27.3	14.5	1.96	45
0432	S	Potsdam	78	22.4	11.0	1.47	158
		Potsdam	734	24.9	11.7	0.49	

0500 Frankfurt

0501	L	Angermünde	26	27.2	11.8		2.71	125
0502	L	Beeskow	23	24.4	11.5		2.69	137
0503	L	Bernau	39	20.4	8.9-		1.69	204
0504	L	Eberswalde	51	23.6	11.6		1.85	130
0505	L	Bad Freienwalde ...	27	26.5		12.9	2.86	88
0506	L	Eisenhüttenstadt ...	17	30.6	11.9		3.45	120
0507	L	Fürstenwalde	78	28.7	12.6		1.68	97
0508	L	Seelow	19	18.0	7.8-		2.10	211
0509	L	Strausberg	51	21.8	10.7		1.71	204
0531	S	Frankfurt/Oder ...	50	23.9	12.4		2.02	103
0532	S	Eisenhüttenstadt ...	21	17.1	12.7		2.94	93
0533	S	Schwedt (Oder)	19	14.6	13.2		3.17	80
		Frankfurt	421	23.0	11.3		0.63	

0600 Cottbus

0601	L	Bad Liebenwerda ..	36	24.5	11.9	2.27	120
0602	L	Calau	30	19.7	11.6	2.33	130
0603	L	Cottbus	29	24.9	10.2	2.40	184
0605	L	Finsterwalde	41	27.3	15.7	2.82	19
0606	L	Forst	27	24.7	8.2-	1.94	208
0607	L	Guben	30	26.0	13.4	2.87	75
0608	L	Hoyerswerda	61	20.8	13.2	1.83	80
0609	L	Lübben	17	19.8	9.3	2.50	199
0610	L	Luckau	17	20.8	8.7	2.53	206
0611	L	Senftenberg	96	30.7	14.1	1.65	53
0612	L	Spremberg	41	35.5	16.0	2.97	17
0613	L	Weißwasser	33	22.5	10.8	2.14	165
0614	L	Herzberg	31	31.0	14.2	2.88	50
0615	L	Jessen	18	21.2	9.7	2.60	193
0631	S	Cottbus	40	13.6	8.1--	1.40	210
		Cottbus	547	23.7	11.8	0.58	

0700 Magdeburg

0701	L	Burg	55	31.4	14.1	2.17	53
0703	L	Gradelegen	20	28.6	10.9	2.65	162
0704	L	Genthin	30	28.2	10.7	2.22	168
0705	L	Halberstadt	59	23.9	11.0	1.67	158
0706	L	Haldensleben	34	21.4	9.0	1.79	203
0707	L	Havelberg	12	21.0	8.9	2.89	204
0708	L	Kalbe/Milde	3	6.1	2.9--	1.93	219
0709	L	Klötze	19	24.1	10.6	2.87	176
0710	L	Wolmirstedt	33	28.5	14.4	2.84	47
0711	L	Oschersleben	30	24.8	10.2	2.16	184
0712	L	Osterburg	39	32.6	14.9	2.76	36
0713	L	Salzwedel	27	24.4	10.7	2.23	168
0714	L	Schönebeck	59	25.2	11.5	1.73	137
0716	L	Staßfurt	44	22.4	11.5	1.98	137
0717	L	Stendal	56	27.7	13.1	2.00	84
0718	L	Tangerhütte	21	37.7	16.9	4.26	12
0719	L	Wanzleben	30	25.8	14.0	2.87	57
0720	L	Wernigerode	67	24.3	10.0	1.40	189
0721	L	Zerbst	32	29.9	14.1	2.85	53
0732	S	Magdeburg	206	26.9	12.3	0.97	107
		Magdeburg	876	26.0	11.8	0.46	

Females, Stomach

0800	Halle					
0801	L Artern	34	23.2	12.5	2.34	101
0802	L Aschersleben	72	39.7	17.8+	2.35	10
0803	L Bernburg	55	25.2	12.7	1.96	93
0804	L Bitterfeld	95	27.4	13.5	1.57	71
0805	L Eisleben	57	27.9	12.3	1.85	107
0806	L Gräfenhainichen	15	14.4	4.9--	1.36	218
0807	L Saalkreis	47	25.0	11.3	1.90	150
0808	L Hettstedt	43	28.8	11.9	2.00	120
0809	L Köthen	60	27.4	10.4	1.49	180
0810	L Nebra	22	27.2	16.2	3.85	15
0811	L Merseburg	88	25.3	12.1	1.46	113
0812	L Naumburg	61	39.1	14.5	2.12	45
0813	L Quedlinburg	63	26.2	12.3	1.76	107
0814	L Querfurt	22	25.4	12.7	2.90	93
0815	L Roßlau	35	36.3	11.5	2.12	137
0816	L Sangerhausen	40	19.3	9.1-	1.56	201
0817	L Hohenmölsen	26	32.6	13.9	3.15	59
0818	L Weißenfels	54	29.6	12.0	1.86	115
0819	L Wittenberg	71	27.5	11.5	1.58	137
0820	L Zeitz	63	28.0	11.6	1.71	130
0831	S Dessau	81	29.9	14.3	1.83	48
0832	S Halle/Saale	187	29.6	12.9	1.10	88
0833	S Halle-Neustadt	17	7.2	11.8	3.08	125
	Halle	1308	26.9	12.4	0.39	

0900	Erfurt					
0901	L Arnstadt	29	16.3	7.1--	1.45	214
0902	L Apolda	35	25.9	11.3	2.23	150
0903	L Eisenach	79	25.7	12.6	1.60	97
0904	L Erfurt	24	19.3	10.5	2.41	178
0905	L Gotha	85	21.9	11.1	1.36	155
0906	L Heiligenstadt	23	20.8	10.7	2.46	168
0907	L Langensalza	22	18.0	7.3--	1.70	212
0908	L Worbis	37	19.1	10.9	1.97	162
0909	L Mühlhausen	73	29.6	13.1	1.76	84
0910	L Nordhausen	70	23.7	10.7	1.42	168
0911	L Sömmerda	36	20.5	12.6	2.29	97
0912	L Sondershausen	35	24.1	10.8	1.97	165
0913	L Weimar	20	17.2	6.3--	1.55	216
0931	S Weimar	35	20.5	10.5	2.05	178
0932	S Erfurt	115	20.4	11.2	1.15	154
	Erfurt	718	21.9	10.8--	0.45	

1000	Gera					
1001	L Eisenberg	33	36.5	13.9	2.80	59
1002	L Gera	71	43.2	18.4+	2.53	4
1003	L Jena	20	21.1	8.2-	2.10	208
1004	L Lobenstein	27	35.8	14.7	3.35	41
1005	L Pößneck	36	24.6	9.6	1.82	195
1006	L Rudolstadt	51	27.7	13.7	2.14	68
1007	L Saalfeld	48	30.3	15.5	2.54	21
1008	L Schleiz	36	41.0	18.3	3.48	6
1009	L Stadtroda	24	27.6	11.5	2.55	137
1010	L Zeulenroda	30	27.9	10.2	2.34	184
1011	L Greiz	65	40.0	13.5	1.98	71
1031	S Gera	101	30.5	14.6	1.62	44
1032	S Jena	66	24.0	13.2	1.81	80
	Gera	608	30.9	13.8+	0.64	

1100	Suhl					
1101	L Bad Salzungen	49	21.0	9.4-	1.47	197
1102	L Hildburghausen	42	26.5	12.1	2.08	113
1103	L Ilmenau	58	31.6	13.2	2.02	80
1104	L Neuhaus am Renweg	29	28.2	11.6	2.43	130
1105	L Meiningen	48	26.1	15.0	2.36	32
1106	L Schmalkalden	39	22.8	11.0	1.94	158
1107	L Sonnenberg	77	47.3	18.0+	2.33	9
1108	L Suhl	37	29.4	10.0	1.87	189
1131	S Suhl	29	23.5	14.3	2.82	48
	Suhl	408	28.2	12.7	0.70	

1200	Dresden					
1201	L Bautzen	93	27.5	12.0	1.44	115
1202	L Bischofswerda	46	25.1	11.0	1.90	158
1203	L Dippoldiswalde	30	24.7	10.3	2.04	182
1204	L Dresden	94	30.2	11.6	1.46	130
1205	L Freital	81	34.7	13.9	1.83	59
1206	L Görlitz	35	42.1	17.4	3.66	11
1207	L Großenhain	28	25.1	10.7	2.36	168
1208	L Kamenz	48	29.4	11.6	1.95	130
1210	L Löbau	90	33.3	13.9	1.72	59
1211	L Meißen	124	37.2	14.7	1.54	41
1212	L Niesky	37	35.8	16.1	3.16	16
1213	L Pirna	114	35.7	15.4	1.70	24
1214	L Riesa	63	23.9	10.8	1.56	165
1215	L Sebnitz	54	37.6	15.6	2.43	20
1216	L Zittau	97	37.5	13.0	1.63	86
1231	S Dresden	393	27.9	11.1	0.68	155
1232	S Görlitz	82	36.7	13.8	1.84	63
	Dresden	1509	31.0	12.6	0.38	

1300	Leipzig					
1301	L Altenburg	78	26.3	11.4	1.44	147
1302	L Borna	77	32.3	12.9	1.67	88
1303	L Delitzsch	46	32.7	12.8	2.07	92
1304	L Döbeln	100	38.9	15.5	1.89	21
1305	L Eilenburg	39	28.5	11.5	2.09	137
1306	L Geithain	34	34.7	13.3	2.57	77
1307	L Grimma	64	36.1	11.4	1.64	147
1308	L Leipzig	140	34.8	12.0	1.20	115
1309	L Oschatz	41	29.2	11.6	2.08	130
1310	L Schmölln	47	51.7	19.8+	3.29	3
1311	L Torgau	33	22.8	12.7	2.48	93
1312	L Wurzen	44	31.3	11.5	2.10	137
1331	S Leipzig	486	31.5	12.6	0.67	97
	Leipzig	1229	32.3	12.7	0.42	

1400	Chemnitz					
1401	L Annaberg	57	25.0	12.3	1.88	107
1402	L Aue	102	30.6	13.3	1.52	77
1403	L Auerbach	77	38.4	13.3	1.86	77
1404	L Brand-Erbisdorf	41	41.6	15.2	2.81	29
1405	L Chemnitz	152	50.7	14.8	1.45	38
1406	L Flöha	47	32.6	13.8	2.40	63
1407	L Freiberg	68	30.3	10.7	1.53	168
1408	L Glauchau	71	37.0	14.7	2.05	41
1409	L Stollberg	75	33.4	11.1	1.42	155
1410	L Hainichen	77	41.5	15.4	1.99	24
1411	L Hohenstein-Ernstthal.	56	33.3	11.8	1.85	125
1412	L Marienberg	56	31.9	11.3	1.78	150
1413	L Oelsnitz	43	39.7	13.8	2.59	63
1414	L Plauen	24	37.5	15.3	3.66	28
1415	L Reichenbach	76	46.3	15.4	2.13	24
1416	L Rochlitz	47	33.3	10.2	1.71	184
1417	L Schwarzenberg	62	39.8	18.4+	2.59	4
1418	L Klingenthal	46	44.3	13.5	2.48	71
1419	L Werdau	86	41.0	15.5	2.06	21
1420	L Zschopau	36	23.9	9.5	1.90	196
1421	L Zwickau	96	40.7	15.0	1.83	32
1431	S Chemnitz	249	29.0	12.4	0.92	103
1433	S Plauen	75	34.6	11.7	1.65	128
1435	S Zwickau	100	30.4	11.7	1.36	128
	Chemnitz	1819	34.9	13.2+	0.36	

1500	East Berlin					
1500	East Berlin	749	24.2	11.5	0.49	137
	G.D.R. Total	12300	27.7	12.4	0.13	

6.4 Dickdarm

ICD9 153: Bösartige Neubildungen des Kolons, exkl. Rektum (fortfolgend als Dickdarmkrebs bezeichnet)

Mit rund 3500 Neuerkrankungen (6,6%) und 2300 Todesfällen (6,5%) (Anteil in Prozent aller gemeldeten Fälle) belegte der Dickdarmkrebs in der ehemaligen DDR (zusammengefaßt für beide Geschlechter) im Jahre 1980 Rangplatz 4 bei den Neuerkrankungen und 5 bei den Todesfällen an bösartigen Neubildungen (ICD9 140-208 ohne 173).

Risikofaktoren

Ernährung: ballaststoffarme, an tierischem Fett und Eiweiß (Fleisch) reiche Nahrung; Alkoholkonsum; Spätfolge nach Strahlenbehandlung des Bauchraumes; Asbestexposition; ulcerative Colitis, Morbus Crohn, Polyposis coli.
Risikovermindernd: reichlicher Verzehr von Obst und Gemüse, Kalzium-, faser- und ballaststoffreiche Nahrung; Schwangerschaft.

Inzidenz

Trend

International wird gegenwärtig ein Anstieg der Inzidenz bei beiden Geschlechtern beobachtet, besonders jedoch in Ländern mit Übergang zu einem sogenannten „westlichen Lebensstil" mit einer fett- und fleischreichen Ernährungsweise, während in den traditionellen Ländern mit diesem Ernährungsstil die bereits erreichten hohen Raten mehr oder minder stabil bleiben. In der ehemaligen DDR steigt die Dickdarmkrebsinzidenz bei Männern und Frauen seit 1968 deutlich an, ein wesentlicher Unterschied im Kurvenverlauf bei Männern und Frauen ist nicht erkennbar (mittlerer jährlicher Anstieg: Männer 2,0%; Frauen 1,7%).

Geographische Verteilung

Weltweit die höchsten Inzidenzraten weisen Männer (34,1) in Hawaii/Japaner und Schwarze bei den Frauen (29,0) in USA/Detroit auf.
Die höchsten Erkrankungsraten Europas werden bei den Männern (25,9) aus Großbritannien/Nord-Schottland und bei den Frauen (21,7) aus Großbritannien/

6.4 Colon

ICD9 153: Malignant neoplasms of the colon, excluding rectum
(hereafter termed colon cancer)

With about 3500 new cases (representing 6.6% of all reported cancer cases) and 2300 deaths (6.5% of all cancer deaths), colon cancer in the former GDR ranked fourth in importance for incidence and fifth for mortality in 1980 among cancer sites (ICD9 140-208 excluding 173) for both sexes combined.

Main risk factors

Diet: food poor in fibre and rich in animal fat and protein (meat); alcohol consumption; late effects of irradiation following radiotherapy of the abdomen; asbestos exposure; ulcerative colitis; Crohn's disease; polyposis coli; protective effect: high consumption of fruit and vegetables, calcium and fibre, pregnancy.

Incidence

Trend

An increase in incidence rates is presently observed for each sex, particularly in countries with a western life-style including a high consumption of fat and meat; in countries where this dietary pattern already exists, the high rates remain more or less stable.
In the former GDR, colon cancer incidence has been increasing perceptibly in both males and females since 1968; the rate of change has not been significantly different between men and women (mean annual increase: males 2.0%, females 1.7%).

Geographical distribution

The highest reported world age-standardized annual incidence rates occur in Japanese-Hawaiian males (34.1) and in black females from Detroit, USA (29.0).
The highest rates in Europe are reported in North Scotland, Great Britain for males (25.9) and in

Nord-Ost-Schottland gemeldet.

Die Erkrankungsraten der ehemaligen DDR finden sich sowohl bei Männern (11,6) wie bei den Frauen (11,4) im unteren Drittel auf Rangplatz 35, beziehungsweise 31 in Europa gemeldeter Inzidenzraten. Innerhalb der ehemaligen DDR finden wir die höchsten altersstandardisierten Inzidenzraten in den Kreisen:

Männer:

0231 Stadtkreis Schwerin	21,2
1107 Landkreis Sonneberg	20,4
0309 Landkreis Röbel (Müritz)	19,3
0732 Stadtkreis Magdeburg	18,3
1010 Landkreis Zeulenroda	18,0

Frauen:

0707 Landkreis Havelberg	19,5
1007 Landkreis Saalfeld	18,8
0506 Landkreis Eisenhüttenstadt	17,8
0606 Landkreis Forst	16,7
0311 Landkreis Templin	15,6
1403 Landkreis Auerbach	15,6

Räumliche Aggregation: Eine räumliche Aggregation von Kreisen gleicher oder ähnlich hoher Inzidenzraten läßt sich bei beiden Geschlechtern (Männer: D = 67,40; Frauen: D = 67,64) statistisch sichern.

Urbanisation als Risikofaktor: Bei beiden Geschlechtern ist die Inzidenz positiv mit der Urbanisation korreliert (Männer r_s = 0,30, t = 4,64; Frauen r_s = 0,43, t = 6,96).

Das *relative Risiko* der Bevölkerung, an einem Krebsleiden zu erkranken, ist in den Stadtkreisen im Vergleich mit den Landkreisen bei beiden Geschlechtern statistisch signifikant erhöht. Das relative Risiko ($RR_{urban/rural}$) beträgt:

Männer: RR 1,31; 95%-CI 1,25 - 1,38
Frauen: RR 1,27; 95%-CI 1,22 - 1,32

Das Dänische Krebsregister kommt zu analogen Ergebnissen.

Alter und Geschlecht

Dickdarmkrebserkrankungen wurden in der ehemaligen DDR zwischen 1978 und 1982 vor dem 5. Lebensjahr nicht gemeldet. Die altersspezifische Inzidenzkurve steigt oberhalb des 50. Lebensjahres

North East Scotland, Great Britain for females (21.7).

In the former GDR, annual rates are in the lower third range of reported European incidence rates for both males (11.6, rank 35th) and females (11.4, rank 31st).

The highest age-standardized incidence rates in the former GDR occur in the following counties:

Males:

0231 Schwerin	(urban)	21.2
1107 Sonneberg	(rural)	20.4
0309 Röbel (Müritz)	(rural)	19.3
0732 Magdeburg	(urban)	18.3
1010 Zeulenroda	(rural)	18.0

Females:

0707 Havelberg	(rural)	19.5
1007 Saalfeld	(rural)	18.8
0506 Eisenhüttenstadt	(rural)	17.8
0606 Forst	(rural)	16.7
0311 Templin	(rural)	15.6
1403 Auerbach	(rural)	15.6

Spatial aggregation: A significant spatial aggregation was found for both males (D = 67.40) and females (D = 67.64).

Urbanization as a risk factor: The incidence is positively correlated with urbanization in both sexes (males r_s = 0.30, t = 4.64; females, r_s = 0.43, t = 6.96). The age-standardized incidence rates in both sexes are significantly higher in urban populations. The rate ratios are:

Males: RR 1.31; 95% CI 1.25 - 1.38
Females: RR 1.27; 95% CI 1.22 - 1.32

The Danish Cancer Registry obtained similar results.

Age and sex

From 1978 to 1982, no colon cancer was reported before age five in the former GDR. The age-specific incidence rate increases sharply after 50 years of

steil an, erreicht das Maximum in der Altersgruppe der 80 - 84jährigen, bei den Frauen in der Altersgruppe der über 85jährigen, wobei die altersspezifischen Inzidenzkurven bei beiden Geschlechtern nahezu identisch verlaufen.

Das Geschlechtsverhältnis von 1:1 in der ehemaligen DDR weicht von der internationalen Norm ab, in den meisten Ländern überwiegt die Inzidenz bei den Frauen.

age and reaches a peak in the age groups 80 - 84 years for males, and over 85 for females. In these two age groups, the age-specific incidence curve is similar for both sexes.

The sex ratio of 1:1 is unusual; in most countries incidence is higher among females.

Histologie

International:
    Überwiegend Adenokarzinome

ehemalige DDR:
Männer: histologische Sicherung   *81,2%*

Adenokarzinome	98,7%
darunter: polypös und papillär	9,1%
schleimbildend	14,7%
undifferenzierte Karzinome	1,1%
Sarkome	0,2%

Frauen: histologische Sicherung   78,9%

Adenokarzinome	98,4%
darunter: polypös-papillär	8,5%
schleimbildend	15,8%
undifferenzierte Karzinome	1,3%
Sarkome	0,3%

Histology

International:
    mainly adenocarcinoma

Former GDR:
Males: histological confirmation   *81.2%*

Adenocarcinoma	98.7%
including: polypoid and papillary	9.1%
mucous	14.7%
Undifferentiated carcinoma	1.1%
Sarcoma	0.2%

Females: histological confirmation   78.9%

Adenocarcinoma	98.4%
including: polypoid and papillary	8.5%
mucous	15.8%
Undifferentiated carcinoma	1.3%
Sarcoma	0.3%

Relative 5-Jahre-Überlebensraten

Weltweit bewegen sich die Angaben bei Männern zwischen 26 - 42% und bei Frauen zwischen 26 - 45%. England und Wales geben für 1975 für Männer 31% und für Frauen 30%, Finnland für 1953 - 1974 32,3% bei den Männern und 24,2% bei den Frauen an. Die Raten sind bei beiden Geschlechtern in der ehemaligen DDR seit 1961 - 62 angestiegen und lagen 1978 - 79 beim Manne bei 21,8% und bei der Frau bei 23,3%.

Five-year relative survival rates

World rates lie between 26 and 42% for males and between 26 and 45% for females. In 1975, in England and Wales they were 31% for males and 30% for females; from 1953 - 74, in Finland, the rates were 32.3% for males and 24.2% for females. In the former GDR, the rates have risen since the early 1960s for both sexes and were 21.8% for males and 23.3% for females in 1978 - 79.

Mortalitätsvergleich mit den alten Bundesländern der Bundesrepublik Deutschland

Die altersstandardisierten Mortalitätsraten der ehemaligen DDR 1980 (Männer 7,5, Frauen 7,0) liegen unter denen der alten Bundesländer der Bundesrepublik Deutschland für 1979 - 81 (Männer 13,2, Frauen 11,4).

Mortality compared with the old Länder of the Federal Republic of Germany

The age-standardized mortality rates in the former GDR for 1980 (males 7.5, females 7.0) were lower than those of the old Länder of the Federal Republic of Germany for 1979 - 81 (males 13.2, females 11.4).

Dickdarmkrebs
Colon cancer

ehemalige DDR/former GDR 1980

	Männer males	Frauen females
Anzahl neuer Fälle Number of new cases	1 308	2 172
Altersstand. Inz. rate/100.000 Age-adj. inc. rate/100.000	11.9	11.6
Geschlechtsverhältnis Sex ratio of the rates		1.0
Anzahl der Todesfälle Number of deaths	875	1 443
Altersstand. Mort. rate/100.000 Age-adj. mort. rate/100.000	7.5	7.0

Altersstand. Inz.rate
Age-adj. inc.rate

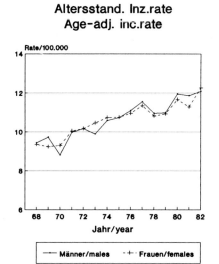

Altersspez. Inzidenzrate
Age-spec. incidence rate
ehemalige DDR/former GDR 1978-82

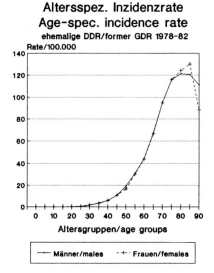

Rel. 5-Jahre-Überlebens-Rate
Five year relative survival rate

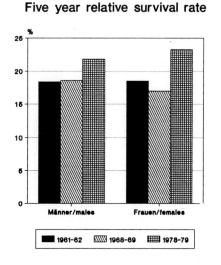

Männer

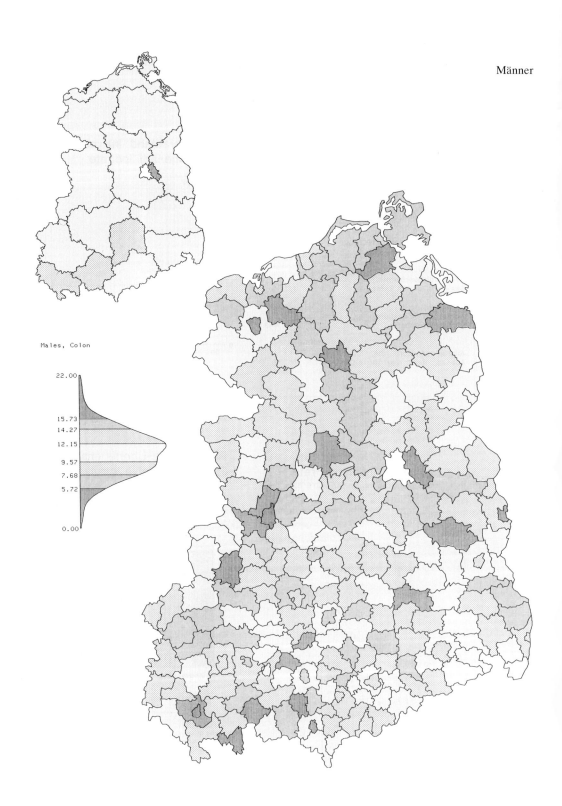

Males, Colon

22.00

15.73
14.27

12.15

9.57

7.68

5.72

0.00

Frauen

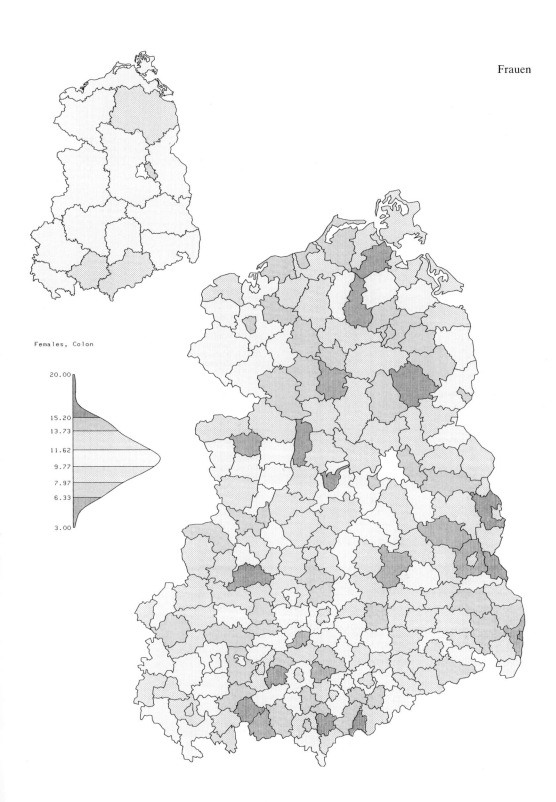

Females, Colon

Males, Colon

0100 Rostock

0101	L	Bad Doberan	15	12.6	11.6	3.39	93
0103	L	Ribnitz-Damgarten .	13	8.1	6.1--	1.85	206
0105	L	Greifswald	7	11.2	10.7	4.49	116
0106	L	Grevesmühlen	10	9.8	8.8	3.02	163
0107	L	Grimmen	5	6.0	5.1--	2.35	214
0108	L	Rostock	6	6.8	6.4	3.05	203
0109	L	Stralsund	5	7.6	7.6	3.78	189
0110	L	Wismar	14	17.5	15.6	4.59	15
0111	L	Wolgast	17	11.9	11.2	2.92	110
0112	L	Rügen	30	14.7	14.3	2.81	32
0131	S	Rostock	76	13.7	14.1	1.72	37
0132	S	Stralsund	18	10.1	8.6	2.08	167
0133	S	Wismar	16	11.8	9.1	2.42	153
0134	S	Greifswald	17	11.7	13.3	3.43	44
		Rostock	249	11.7	10.8	0.74	

0200 Schwerin

0201	L	Bützow	7	9.8	9.2	3.72	149
0202	L	Gadebusch	7	11.7	6.0--	2.37	207
0203	L	Güstrow	13	7.8	6.8--	2.03	198
0204	L	Hagenow	23	13.4	9.8	2.30	135
0205	L	Ludwigslust	24	16.6	13.3	2.98	44
0206	L	Lübz	15	18.1	15.7	4.44	12
0207	L	Parchim	9	9.4	8.5	3.23	171
0208	L	Perleberg	24	13.1	7.8--	1.70	181
0209	L	Schwerin	10	11.8	11.9	3.98	85
0210	L	Sternberg	2	3.5	2.4--	1.81	218
0231	S	Schwerin	59	20.9	21.2++	2.97	1
		Schwerin	193	13.8	11.3	0.89	

0300 Neubrandenburg

0301	L	Altentreptow	7	12.1	8.1	3.21	176
0302	L	Anklam	8	8.0	6.7	2.63	199
0303	L	Demmin	19	16.6	13.3	3.34	44
0304	L	Malchin	15	15.4	14.7	4.13	23
0305	L	Neubrandenburg ...	7	10.3	7.6	3.46	189
0306	L	Neustrelitz	19	14.2	13.1	3.12	51
0307	L	Pasewalk	14	12.9	11.6	3.44	93
0308	L	Prenzlau	13	12.0	9.3	2.81	146
0309	L	Röbel/Müritz	8	18.4	19.3	7.25	3
0310	L	Strasburg	8	12.4	8.0	3.01	177
0311	L	Templin	9	11.0	10.4	3.77	123
0312	L	Teterow	10	12.7	9.0	3.30	157
0313	L	Ueckermünde	3	2.4	1.7--	1.00	219
0314	L	Waren	19	14.8	13.3	3.22	44
0331	S	Neubrandenburg ...	14	7.4	9.8	2.86	135
		Neubrandenburg ...	173	11.5	10.4	0.86	

0400 Potsdam

0401	L	Belzig	8	9.9	6.3-	2.35	204
0402	L	Brandenburg	13	14.3	8.5	2.56	171
0403	L	Gransee	15	14.0	11.6	3.30	93
0405	L	Jüterbog	16	18.2	10.2	2.96	124
0407	L	Königs Wusterhausen	24	11.7	7.5-	1.66	191
0408	L	Kyritz	11	13.2	8.6	2.75	167
0409	L	Luckenwalde	15	14.3	9.4	2.71	144
0410	L	Nauen	19	9.9	6.3--	1.54	204
0411	L	Neuruppin	27	17.8	14.3	2.99	32
0412	L	Potsdam	39	16.6	12.2	2.16	74
0413	L	Pritzwalk	11	13.9	11.6	3.66	93
0414	L	Oranienburg	50	16.3	14.1	2.21	37
0415	L	Rathenow	12	7.9	5.2--	1.60	212
0416	L	Wittstock	3	5.6	6.7	4.24	199
0417	L	Zossen	15	8.4	6.7--	1.91	199
0431	S	Brandenburg/Havel .	36	15.9	13.0	2.33	52
0432	S	Potsdam	55	18.2	15.6	2.23	15
		Potsdam	369	14.0	10.5-	0.60	

0500 Frankfurt

0501	L	Angermünde	17	19.1	11.5	3.11	101
0502	L	Beeskow	8	9.3	8.3	3.29	175
0503	L	Bernau	31	17.7	13.4	2.68	42
0504	L	Eberswalde	29	14.8	13.5	2.75	40
0505	L	Bad Freienwalde ...	13	14.1	10.1	2.98	127
0506	L	Eisenhüttenstadt ...	7	13.8	8.7	3.44	165
0507	L	Fürstenwalde	54	22.2	15.7	2.30	12
0508	L	Seelow	12	12.2	8.0	2.45	177
0509	L	Strausberg	25	11.7	9.2	1.95	149
0531	S	Frankfurt/Oder ...	22	11.7	9.0	2.09	144
0532	S	Eisenhüttenstadt ...	20	16.8	17.4	4.05	6
0533	S	Schwedt (Oder)	10	7.3	12.1	4.19	78
		Frankfurt	248	14.7	11.8	0.81	

0600 Cottbus

0601	L	Bad Liebenwerda ..	11	8.4	5.2--	1.87	212
0602	L	Calau	18	12.7	9.9	2.50	131
0603	L	Cottbus	14	12.8	9.7	2.77	140
0605	L	Finsterwalde	18	13.5	11.8	3.01	87
0606	L	Forst	18	19.2	12.0	3.16	81
0607	L	Guben	16	14.2	11.4	3.05	106
0608	L	Hoyerswerda	39	14.0	11.4	2.40	37
0609	L	Lübben	7	9.0	5.5--	2.25	209
0610	L	Luckau	10	13.7	10.1	3.30	127
0611	L	Senftenberg	41	14.5	9.6	1.64	142
0612	L	Spremberg	22	21.4	14.9	3.40	21
0613	L	Weißwasser	20	14.5	14.6	3.57	27
0614	L	Herzberg	12	13.4	7.9	2.43	179
0615	L	Jessen	13	17.0	12.7	3.66	61
0631	S	Cottbus	36	13.4	14.2	2.51	34
		Cottbus	295	14.0	11.1	0.70	

0700 Magdeburg

0701	L	Burg	34	22.1	15.6	2.83	15
0703	L	Gradelegen	9	14.2	10.2	3.71	124
0704	L	Genthin	14	14.8	10.6	3.10	120
0705	L	Halberstadt	31	14.0	10.1	1.96	127
0706	L	Haldensleben	16	11.3	7.9	2.13	179
0707	L	Havelberg	7	13.6	9.1	3.66	153
0708	L	Kalbe/Milde	5	15.7	9.9	4.13	131
0709	L	Klötze	18	25.2	14.2	3.72	34
0710	L	Wolmirstedt	5	4.7	3.4--	1.76	217
0711	L	Oschersleben	17	15.8	10.2	2.76	124
0712	L	Osterburg	13	12.1	8.9	2.66	160
0713	L	Salzwedel	12	12.2	7.8	2.50	181
0714	L	Schönebeck	27	12.9	9.0	1.88	157
0716	L	Staßfurt	19	11.1	7.4-	1.80	194
0717	L	Stendal	25	14.0	13.0	2.80	52
0718	L	Tangerhütte	11	21.9	15.7	5.27	12
0719	L	Wanzleben	11	10.5	5.5--	1.76	209
0720	L	Wernigerode	41	16.9	11.4	1.88	106
0721	L	Zerbst	13	13.4	9.9	2.96	131
0732	S	Magdeburg	163	24.3	18.3++	1.53	4
		Magdeburg	493	16.5	11.7	0.57	

Males, Colon

0800	**Halle**				
0801	L Artern	22	16.4	11.8	2.62	87
0802	L Aschersleben	19	11.8	7.7−	1.92	184
0803	L Bernburg	22	11.4	7.7−	1.77	184
0804	L Bitterfeld	49	16.0	11.1	1.72	112
0805	L Eisleben	26	14.2	7.7−	1.62	184
0806	L Gräfenhainichen ...	16	17.1	12.7	3.34	61
0807	L Saalkreis	19	11.2	7.5−	1.85	191
0808	L Hettstedt	23	16.8	12.3	2.72	72
0809	L Köthen	27	13.9	9.1	1.94	153
0810	L Nebra	13	17.7	11.6	3.34	93
0811	L Merseburg	43	13.6	8.9	1.49	160
0812	L Naumburg	21	15.4	11.2	2.69	110
0813	L Quedlinburg	48	22.6	16.1	2.50	9
0814	L Querfurt	13	16.5	11.6	3.30	93
0815	L Roßlau	14	16.3	9.9	2.90	131
0816	L Sangerhausen	36	18.6	14.7	2.60	23
0817	L Hohenmölsen	6	8.4	4.4−−	1.89	216
0818	L Weißenfels	23	14.3	8.7	1.95	165
0819	L Wittenberg	42	18.7	13.3	2.24	44
0820	L Zeitz	34	17.4	11.5	2.17	101
0831	S Dessau	48	20.0	14.7	2.36	23
0832	S Halle/Saale	99	18.7	12.2	1.34	74
0833	S Halle-Neustadt	10	4.4	7.4	2.62	194
	Halle	673	15.6	11.0	0.46	
0900	**Erfurt**					
0901	L Arnstadt	28	17.6	13.4	2.73	42
0902	L Apolda	20	17.1	10.9	2.54	114
0903	L Eisenach	48	17.5	12.5	1.94	68
0904	L Erfurt	14	12.1	9.2	2.55	149
0905	L Gotha	49	14.2	9.8	1.48	135
0906	L Heiligenstadt	12	12.1	9.3	2.83	146
0907	L Langensalza	9	8.1	6.5−	2.29	202
0908	L Worbis	16	9.1	8.6	2.30	167
0909	L Mühlhausen	23	10.5	7.0−−	1.61	197
0910	L Nordhausen	42	15.9	10.7	1.78	116
0911	L Sömmerda	13	8.1	5.9−−	1.70	208
0912	L Sondershausen	15	11.4	7.7	2.13	184
0913	L Weimar	12	11.3	8.6	2.58	167
0931	S Weimar	28	19.1	15.2	3.04	19
0932	S Erfurt	72	14.7	12.7	1.57	61
	Erfurt	401	13.8	10.3−−	0.55	
1000	**Gera**					
1001	L Eisenberg	7	8.8	4.8−	1.95	215
1002	L Gera	26	17.7	11.4	2.41	106
1003	L Jena	13	15.3	12.4	3.70	71
1004	L Lobenstein	13	19.4	12.0	3.49	81
1005	L Pößneck	14	10.7	7.8	2.35	181
1006	L Rudolstadt	20	12.1	7.7−	1.83	184
1007	L Saalfeld	34	23.9	17.3	3.24	7
1008	L Schleiz	17	22.2	15.4	4.05	18
1009	L Stadtroda	11	13.9	11.6	3.63	93
1010	L Zeulenroda	29	30.9	18.0	3.66	5
1011	L Greiz	38	27.9	15.0	2.68	20
1031	S Gera	56	19.3	14.7	2.10	23
1032	S Jena	33	13.6	11.5	2.15	101
	Gera	311	17.9	12.4	0.76	
1100	**Suhl**					
1101	L Bad Salzungen	37	17.0	13.5	2.34	40
1102	L Hildburghausen ...	25	17.4	13.2	2.84	49
1103	L Ilmenau	22	13.8	8.9	2.08	160
1104	L Neuhaus am Renweg .	13	14.6	9.5	2.72	143
1105	L Meiningen	23	13.9	10.8	2.39	115
1106	L Schmalkalden	33	21.4	13.0	2.42	52
1107	L Sonnenberg	41	28.8	20.4+	3.53	2
1108	L Suhl	14	12.6	5.5−−	1.53	209
1131	S Suhl	21	18.6	16.3	3.67	8
	Suhl	229	17.7	12.4	0.88	
1200	**Dresden**					
1201	L Bautzen	40	13.5	9.3	1.63	146
1202	L Bischofswerda	22	13.8	10.5	2.45	122
1203	L Dippoldiswalde	14	13.0	8.4	2.40	173
1204	L Dresden	46	17.9	10.7	1.77	116
1205	L Freital	40	19.8	9.8	1.79	135
1206	L Görlitz	13	17.7	13.0	4.05	52
1207	L Großenhain	9	9.1	8.4	3.04	173
1208	L Kamenz	21	14.3	10.6	2.51	120
1210	L Löbau	28	12.0	9.7	1.98	140
1211	L Meißen	54	18.9	12.2	1.84	74
1212	L Niesky	23	24.5	14.5	3.23	29
1213	L Pirna	47	17.0	11.8	1.90	87
1214	L Riesa	27	11.3	9.1	1.82	153
1215	L Sebnitz	24	18.9	11.3	2.65	109
1216	L Zittau	34	15.6	9.8	1.91	135
1231	S Dresden	222	18.9	12.9	0.96	58
1232	S Görlitz	32	17.5	13.0	2.56	52
	Dresden	696	16.7	11.3	0.48	
1300	**Leipzig**					
1301	L Altenburg	45	17.2	12.7	2.07	61
1302	L Borna	39	18.1	12.1	2.13	78
1303	L Delitzsch	21	16.7	12.7	3.03	61
1304	L Döbeln	52	23.7	14.4	2.19	30
1305	L Eilenburg	22	17.7	12.2	2.74	74
1306	L Geithain	21	24.1	14.4	3.52	30
1307	L Grimma	24	15.5	11.5	2.53	101
1308	L Leipzig	73	21.2	11.6	1.55	93
1309	L Oschatz	20	16.3	12.8	3.17	60
1310	L Schmölln	17	21.5	12.7	3.27	61
1311	L Torgau	22	16.7	11.8	2.72	87
1312	L Wurzen	16	13.1	7.5−	2.09	191
1331	S Leipzig	277	21.8	14.6++	0.96	27
	Leipzig	649	19.9	13.1++	0.57	
1400	**Chemnitz**					
1401	L Annaberg	37	18.7	12.5	2.22	68
1402	L Aue	64	21.9	14.2	1.92	34
1403	L Auerbach	36	22.1	12.9	2.36	58
1404	L Brand-Erbisdorf ...	14	15.7	8.8	2.65	163
1405	L Chemnitz	58	23.4	11.9	1.78	85
1406	L Flöha	30	24.3	12.1	2.40	78
1407	L Freiberg	23	11.6	7.3−−	1.67	196
1408	L Glauchau	37	23.1	14.9	2.64	21
1409	L Stollberg	41	20.8	11.7	1.99	91
1410	L Hainichen	25	15.6	9.2	2.07	149
1411	L Hohenstein-Ernstthal.	28	19.5	10.7	2.23	116
1412	L Marienberg	30	19.4	12.0	2.50	81
1413	L Oelsnitz	17	18.9	11.0	2.87	113
1414	L Plauen	13	23.1	12.0	3.63	81
1415	L Reichenbach	30	22.4	12.3	2.57	72
1416	L Rochlitz	26	21.2	12.5	2.63	68
1417	L Schwarzenberg	29	20.7	12.6	2.54	67
1418	L Klingenthal	19	23.2	11.5	3.12	101
1419	L Werdau	33	19.0	11.7	2.22	91
1420	L Zschopau	24	18.1	10.1	2.31	127
1421	L Zwickau	35	17.3	9.0	1.74	157
1431	S Chemnitz	146	20.1	13.2	1.19	49
1433	S Plauen	45	25.3	16.1	2.63	9
1435	S Zwickau	62	21.9	13.0	1.77	52
	Chemnitz	902	20.3	12.1	0.44	
1500	**East Berlin**					
1500	East Berlin	532	20.1	15.8++	0.75	11
	G.D.R. Total	6413	16.3	11.8	0.16	

Females, Colon

0100	Rostock				
0101 L Bad Doberan	29	22.2	14.0	2.82	29
0103 L Ribnitz-Damgarten .	26	14.7	6.7 – –	1.47	205
0105 L Greifswald	19	28.6	11.6	3.15	76
0106 L Grevesmühlen	17	15.3	9.0	2.36	166
0107 L Grimmen	9	9.9	5.8 – –	2.10	215
0108 L Rostock	14	14.7	9.4	2.78	149
0109 L Stralsund	14	20.0	9.3	2.82	152
0110 L Wismar	20	23.8	11.6	2.95	76
0111 L Wolgast	30	19.1	9.4	1.89	149
0112 L Rügen	34	15.6	9.2	1.73	155
0131 S Rostock	137	22.8	14.6+	1.37	18
0132 S Stralsund	47	24.1	12.9	2.03	45
0133 S Wismar	31	20.5	11.2	2.18	88
0134 S Greifswald	24	14.9	10.1	2.27	130
Rostock	451	19.5	11.0	0.57	

0200	Schwerin				
0201 L Bützow	11	14.0	9.1	2.93	160
0202 L Gadebusch	18	27.6	11.2	2.80	88
0203 L Güstrow	43	23.3	12.5	2.10	56
0204 L Hagenow	42	22.2	10.1	1.76	130
0205 L Ludwigslust	37	22.7	9.9	1.81	138
0206 L Lübz	12	13.4	6.7 –	2.16	205
0207 L Parchim	19	18.2	11.1	2.74	94
0208 L Perleberg	40	19.5	7.9 –	1.45	187
0209 L Schwerin	17	19.1	10.0	2.76	134
0210 L Sternberg	15	24.5	14.0	3.91	29
0231 S Schwerin	76	23.9	14.9	1.89	13
Schwerin	330	21.3	10.9	0.67	

0300	Neubrandenburg				
0301 L Altentreptow	9	14.4	7.4	2.79	196
0302 L Anklam	28	25.6	10.6	2.36	110
0303 L Demmin	30	23.5	10.2	2.06	128
0304 L Malchin	8	7.6	3.8 – –	1.57	219
0305 L Neubrandenburg ...	14	19.5	7.1 –	2.08	198
0306 L Neustrelitz	23	15.6	8.0	1.82	186
0307 L Pasewalk	25	21.6	10.5	2.29	114
0308 L Prenzlau	17	14.7	7.5	2.06	193
0309 L Röbel/Müritz	8	17.2	7.5	2.85	193
0310 L Strasburg	8	11.8	6.4 –	2.46	208
0311 L Templin	26	29.4	15.6	3.53	5
0312 L Teterow	18	21.2	10.6	2.63	134
0313 L Ueckermünde	13	9.8	8.1	2.37	183
0314 L Waren	22	15.8	8.7	2.04	172
0331 S Neubrandenburg ...	30	15.1	14.6	2.77	18
Neubrandenburg ...	279	17.3	9.2 – –	0.62	

0400	Potsdam				
0401 L Belzig	23	26.0	11.7	2.74	75
0402 L Brandenburg	25	25.0	10.0	2.34	134
0403 L Gransee	17	14.3	6.8 –	1.88	203
0405 L Jüterbog	22	22.1	9.8	2.41	140
0407 L Königs Wusterhausen	42	18.5	9.9	1.73	138
0408 L Kyritz	18	19.6	8.4	2.13	176
0409 L Luckenwalde	27	22.2	10.4	2.25	121
0410 L Nauen	53	24.5	12.2	1.94	64
0411 L Neuruppin	27	15.9	8.2	1.79	182
0412 L Potsdam	62	23.7	11.0	1.57	101
0413 L Pritzwalk	13	14.9	7.6	2.19	190
0414 L Oranienburg	74	21.7	9.7	1.25	144
0415 L Rathenow	28	16.4	9.1	1.86	160
0416 L Wittstock	9	14.9	5.1 – –	1.79	217
0417 L Zossen	50	25.4	13.1	2.13	43
0431 S Brandenburg/Havel .	75	30.1	15.3	2.02	10
0432 S Potsdam	110	31.6	14.9+	1.59	13
Potsdam	675	22.9	10.9	0.48	

0500	Frankfurt				
0501 L Angermünde	23	24.1	10.9	2.71	103
0502 L Beeskow	16	17.0	8.4	2.52	176
0503 L Bernau	40	21.0	9.2	1.68	155
0504 L Eberswalde	49	22.7	12.4	1.99	59
0505 L Bad Freienwalde ...	17	16.7	9.8	2.68	140
0506 L Eisenhüttenstadt ...	17	30.6	17.8	5.01	3
0507 L Fürstenwalde	79	29.1	13.9	1.79	32
0508 L Seelow	15	14.2	8.8	2.53	171
0509 L Strausberg	50	21.4	11.6	1.85	76
0531 S Frankfurt/Oder	38	18.1	9.4	1.69	149
0532 S Eisenhüttenstadt ...	19	15.5	12.3	2.91	63
0533 S Schwedt (Oder)	18	13.9	14.0	3.58	29
Frankfurt	381	20.9	11.4	0.66	

0600	Cottbus				
0601 L Bad Liebenwerda ..	28	19.1	9.8	2.16	140
0602 L Calau	23	15.1	8.6	1.94	174
0603 L Cottbus	21	18.0	6.2 – –	1.57	210
0605 L Finsterwalde	36	23.9	10.4	1.98	121
0606 L Forst	32	29.2	16.7	3.44	4
0607 L Guben	22	19.1	9.1	2.33	160
0608 L Hoyerswerda	62	21.1	14.8	2.03	15
0609 L Lübben	12	14.0	5.6 – –	1.83	216
0610 L Luckau	26	31.8	11.8	2.80	72
0611 L Senftenberg	88	28.2	12.7	1.49	49
0612 L Spremberg	27	23.4	10.4	2.33	121
0613 L Weißwasser	28	19.1	11.9	2.54	71
0614 L Herzberg	11	11.0	4.1 – –	1.40	218
0615 L Jessen	20	23.5	13.4	3.35	36
0631 S Cottbus	62	21.1	13.2	1.82	40
Cottbus	498	21.6	11.1	0.56	

0700	Magdeburg				
0701 L Burg	41	23.4	13.2	2.32	40
0703 L Gradelegen	18	25.8	10.6	2.65	110
0704 L Genthin	22	20.7	9.1	2.23	160
0705 L Halberstadt	44	17.8	6.9 –	1.16	201
0706 L Haldensleben	36	22.6	9.2	1.78	155
0707 L Havelberg	20	34.9	19.5	5.16	1
0708 L Kalbe/Milde	7	14.2	6.2 –	2.65	210
0709 L Klötze	19	24.1	10.5	2.63	114
0710 L Wolmirstedt	27	23.3	11.1	2.41	94
0711 L Oschersleben	34	28.1	11.4	2.28	84
0712 L Osterburg	22	18.4	8.1	1.90	183
0713 L Salzwedel	35	31.6	13.0	2.44	44
0714 L Schönebeck	54	23.1	10.4	1.57	121
0716 L Staßfurt	40	20.4	9.0	1.57	166
0717 L Stendal	42	20.8	11.2	1.94	88
0718 L Tangerhütte	13	23.3	11.6	3.67	76
0719 L Wanzleben	20	17.2	7.0 – –	1.73	200
0720 L Wernigerode	74	26.8	12.6	1.66	53
0721 L Zerbst	22	20.6	9.1	2.17	160
0732 S Magdeburg	238	31.1	14.2++	1.03	24
Magdeburg	828	24.6	11.2	0.44	

Females, Colon

0800	Halle					
0801	L Artern	33	22.5	10.8	2.03	106
0802	L Aschersleben	39	21.5	10.2	1.89	128
0803	L Bernburg	46	21.1	9.5	1.61	148
0804	L Bitterfeld	65	18.7	7.8––	1.10	189
0805	L Eisleben	61	29.8	13.4	1.90	36
0806	L Gräfenhainichen ...	21	20.1	9.2	2.25	155
0807	L Saalkreis	34	18.1	9.2	1.77	155
0808	L Hettstedt	43	28.8	15.4	2.56	7
0809	L Köthen	54	24.6	9.6	1.49	146
0810	L Nebra	10	12.3	7.5	2.69	193
0811	L Merseburg	82	23.6	10.9	1.34	103
0812	L Naumburg	42	26.9	11.4	2.03	84
0813	L Quedlinburg	61	25.4	12.1	1.73	68
0814	L Querfurt	15	17.3	7.6	2.13	190
0815	L Roßlau	27	28.0	12.9	2.72	45
0816	L Sangerhausen	40	19.3	12.4	2.11	59
0817	L Hohenmölsen	11	13.8	6.1––	2.08	212
0818	L Weißenfels	43	23.6	9.8	1.65	140
0819	L Wittenberg	54	20.9	10.6	1.63	110
0820	L Zeitz	62	27.5	11.8	1.69	72
0831	S Dessau	74	27.3	13.3	1.74	38
0832	S Halle/Saale	164	25.9	10.9	0.97	103
0833	S Halle-Neustadt	20	8.5	12.0	2.84	70
	Halle	1101	22.7	10.8	0.37	

0900	Erfurt					
0901	L Arnstadt	38	21.4	10.3	1.89	126
0902	L Apolda	31	22.9	11.2	2.30	88
0903	L Eisenach	70	22.8	11.1	1.48	94
0904	L Erfurt	27	21.7	10.5	2.29	114
0905	L Gotha	91	23.5	11.1	1.30	94
0906	L Heiligenstadt	18	16.3	8.4	2.24	176
0907	L Langensalza	19	15.5	8.3	2.11	180
0908	L Worbis	41	21.2	11.3	1.92	87
0909	L Mühlhausen	43	17.4	7.1––	1.19	198
0910	L Nordhausen	77	26.1	12.4	1.57	59
0911	L Sömmerda	21	11.9	6.7––	1.58	205
0912	L Sondershausen	24	16.5	9.8	2.03	168
0913	L Weimar	17	14.6	6.9–	1.83	201
0931	S Weimar	43	25.2	11.5	2.03	81
0932	S Erfurt	111	19.7	10.6	1.10	110
	Erfurt	671	20.5	10.2––	0.44	

1000	Gera					
1001	L Eisenberg	33	36.5	14.2	2.80	24
1002	L Gera	41	25.0	10.8	1.96	106
1003	L Jena	19	20.1	9.7	2.50	144
1004	L Lobenstein	14	18.5	6.1––	1.80	212
1005	L Pößneck	33	22.5	10.8	2.20	106
1006	L Rudolstadt	50	27.2	14.8	2.32	15
1007	L Saalfeld	57	36.0	18.8++	2.77	2
1008	L Schleiz	26	29.6	14.2	3.18	24
1009	L Stadtroda	27	31.0	15.3	3.33	10
1010	L Zeulenroda	33	30.7	11.5	2.27	81
1011	L Greiz	53	32.6	14.8	2.47	15
1031	S Gera	91	27.5	12.7	1.48	49
1032	S Jena	69	25.0	13.2	1.75	40
	Gera	546	27.8	13.0+	0.63	

1100	Suhl					
1101	L Bad Salzungen	35	15.0	8.7	1.59	172
1102	L Hildburghausen ...	34	21.5	10.32.00		126
1103	L Ilmenau	42	22.9	10.41.77		121
1104	L Neuhaus am Renweg .	27	26.3	9.32.07		152
1105	L Meiningen	39	21.2	10.5	1.87	114
1106	L Schmalkalden	45	26.3	12.9	2.15	45
1107	L Sonnenberg	42	25.8	12.7	2.27	49
1108	L Suhl	38	30.2	13.32.47		38
1131	S Suhl	26	21.1	12.4	2.63	59
	Suhl	328	22.7	11.1	0.69	

1200	Dresden					
1201	L Bautzen	102	30.2	14.4	1.62	21
1202	L Bischofswerda	49	26.8	12.2	2.07	64
1203	L Dippoldiswalde ...	30	24.7	11.8	2.54	72
1204	L Dresden	99	31.8	11.1	1.31	94
1205	L Freital	61	26.1	9.1	1.46	160
1206	L Görlitz	12	14.4	5.9––	2.19	214
1207	L Großenhain	21	18.9	8.9	2.22	168
1208	L Kamenz	33	20.2	8.9	1.78	168
1210	L Löbau	59	21.8	9.3	1.43	152
1211	L Meißen	95	28.5	12.2	1.49	64
1212	L Niesky	20	19.4	7.9	2.05	187
1213	L Pirna	64	20.1	7.6––	1.12	190
1214	L Riesa	50	18.9	8.4–	1.33	176
1215	L Sebnitz	32	22.3	10.1	2.11	130
1216	L Zittau	79	30.5	11.4	1.58	84
1231	S Dresden	473	33.5	13.5++	0.75	35
1232	S Görlitz	79	35.4	15.4	2.02	7
	Dresden	1358	27.9	11.5	0.37	

1300	Leipzig					
1301	L Altenburg	51	17.2	7.3––	1.18	197
1302	L Borna	53	22.2	10.8	1.68	106
1303	L Delitzsch	19	13.5	6.8––	1.78	203
1304	L Döbeln	73	28.4	10.5	1.43	114
1305	L Eilenburg	29	21.2	10.1	2.10	130
1306	L Geithain	25	25.5	10.0	2.34	134
1307	L Grimma	46	25.9	11.1	1.86	94
1308	L Leipzig	104	25.8	11.2	1.27	88
1309	L Oschatz	46	32.7	14.1	2.39	28
1310	L Schmölln	17	18.7	6.3––	1.63	209
1311	L Torgau	36	24.9	12.5	2.35	56
1312	L Wurzen	44	31.3	12.6	2.27	53
1331	S Leipzig	496	32.2	12.7	0.66	49
	Leipzig	1039	27.3	11.3	0.41	

1400	Chemnitz					
1401	L Annaberg	65	28.5	12.5	1.80	56
1402	L Aue	107	32.1	14.4	1.58	21
1403	L Auerbach	85	42.4	15.6+	2.07	5
1404	L Brand-Erbisdorf ...	23	23.4	9.6	2.31	146
1405	L Chemnitz	93	31.0	11.6	1.50	76
1406	L Flöha	36	25.0	11.2	2.21	88
1407	L Freiberg	50	22.3	8.6–	1.34	174
1408	L Glauchau	50	26.1	10.5	1.80	114
1409	L Stollberg	71	31.6	14.3	1.95	23
1410	L Hainichen	35	18.9	8.3	1.64	180
1411	L Hohenstein-Ernstthal.	47	27.9	11.5	1.91	81
1412	L Marienberg	42	23.9	11.0	1.98	101
1413	L Oelsnitz	27	24.9	10.5	2.48	114
1414	L Plauen	18	28.1	12.1	3.32	68
1415	L Reichenbach	63	38.4	14.5	2.26	20
1416	L Rochlitz	27	19.1	8.1	1.79	183
1417	L Schwarzenberg	49	31.5	15.4	2.42	7
1418	L Klingenthal	29	29.2	12.2	2.65	64
1419	L Werdau	68	32.4	13.7	1.98	34
1420	L Zschopau	45	29.9	13.8	2.33	33
1421	L Zwickau	65	27.6	11.1	1.62	94
1431	S Chemnitz	244	28.5	12.6	0.93	53
1433	S Plauen	78	36.0	14.2	1.93	24
1435	S Zwickau	98	29.8	12.8	1.46	48
	Chemnitz	1515	29.1	12.3+	0.37	

1500	East Berlin					
1500	East Berlin	962	31.1	15.1++	0.56	12
	G.D.R. Total	10962	24.7	11.5	0.13	

6.5 Mastdarm

ICD9 154: Bösartige Neubildungen des Rektums, des Rektum-Sigma-Übergangs und des Anus (fortfolgend als Mastdarmkrebs bezeichnet)

Mit rund 3400 Neuerkrankungen (6,4%) und 2700 Todesfällen (7,4%) (Anteil in Prozent aller gemeldeten Fälle) belegte der Mastdarmkrebs (zusammengefaßt für beide Geschlechter) in der ehemaligen DDR im Jahre 1980 Rangplatz 5 bei den Neuerkrankungen und 4 bei den Todesfällen an bösartigen Neubildungen (ICD9 140-208 ohne 173).

Risikofaktoren

Ernährung: ballaststoffarme, an tierischem Fett und Eiweiß (Fleisch) reiche Nahrung, Alkoholkonsum (Bier); Spätfolge nach therapeutischer Strahlenbehandlung des Bauchraumes; Asbestexposition; ulzerative Kolitis, Morbus Crohn, Polyposis coli. Risikovermindernd sollen reichlicher Verzehr von Obst und Gemüse, eine Kalzium-, faser- und ballaststoffreiche Ernährung wirken.

Inzidenz

Trend

International wird gegenwärtig insbesondere in Ländern mit Umstellung auf die sogenannte „westliche Ernährungsweise" eine Zunahme (Japan) beobachtet, während in den USA und vielen westeuropäischen Ländern die Inzidenzraten in den letzten Jahren stabil blieben, verbunden mit einer offenbaren Verschiebung des Erkrankungsortes Mastdarm zum Colon sigmoides. In der ehemaligen DDR stieg die Mastdarmkrebsinzidenz bei Männern und Frauen seit 1968 deutlich an (mittlerer jährlicher Anstieg: Männer 2,1%; Frauen 1,7%).

Geographische Verteilung

Weltweit die höchsten Inzidenzraten werden aus Israel bei in Europa und in Amerika geborenen Männern (22,6) und Frauen (15,9) gemeldet.
Die höchsten Erkrankungsraten Europas bei den Männern (21,5) und Frauen (13,2) werden aus der Bundesrepublik Deutschland (Saarland) gemeldet.

6.5 Rectum

ICD9 154: Malignant neoplasms of the rectum, rectosigmoid junction and anus (hereafter termed rectal cancer)

With about 3400 new cases (representing 6.4% of all reported cancer cases) and 2700 deaths (7.4% of all cancer deaths), rectal cancer in the former GDR ranked fifth in importance for incidence and fourth for mortality in 1980 among cancer sites (ICD9 140-208 excluding 173) for both sexes combined.

Main risk factors

Diet: low consumption of fibre, high consumption of animal fat and albumin; alcohol consumption (beer); late effects of irradiation following radiotherapy of the abdomen; asbestos exposure; ulcerative colitis, Crohn's disease, polyposis coli.
A high consumption of fruit, vegetables, calcium and fibre might have a protective effect.

Incidence

Trend

An increase in incidence rates can be observed at present, particularly in countries adopting a western nutritional pattern, e.g. Japan, while in the USA and many European countries, incidence rates have remained stable.
In the former GDR, rectal cancer incidence has increased significantly in each sex between 1968 and 1982 (mean annual increase: males, 2.1%, females 1.7%).

Geographical distribution

The highest reported world age-standardized annual incidence rates occur in males and females in Israel: Jews born in Europe or America (22.6) and (15.9), respectively.
The highest rates both for males (21.5) and females (13.2) in Europe have been reported in Saarland,

Die Erkrankungsraten der ehemaligen DDR finden sich im mittleren bis oberen Drittel auf Rangplatz 24 bei den Männern (13,9) beziehungsweise 6 bei den Frauen (9,9) in Europa gemeldeter Inzidenzraten.

Innerhalb der ehemaligen DDR finden wir die höchsten altersstandardisierten Inzidenzraten in den Kreisen:

Männer:

0703 Landkreis Gardelegen	28,7
0531 Stadtkreis Frankfurt (Oder)	27,5
0533 Stadtkreis Schwedt (Oder)	26,4
0304 Landkreis Malchin	24,2
0308 Landkreis Prenzlau	24,2

Frauen:

1010 Landkreis Zeulenroda	22,0
0607 Landkreis Guben	21,8
0707 Landkreis Havelberg	20,6
0609 Landkreis Lübben	19,4
0533 Stadtkreis Schwedt (Oder)	15,3

Räumliche Aggregation: Eine räumliche Aggregation von Kreisen gleicher oder ähnlich hoher Inzidenzraten läßt sich bei Männern (D = 64,46) und bei Frauen (D = 66,17) statistisch sichern.

Urbanisation als Risikofaktor: Die Inzidenz ist bei beiden Geschlechtern nicht mit der Urbanisation korreliert (Männer r_s = 0,09, t = 1,27; Frauen r_s = 0,10, t = 1,54).

Das *relative Risiko* der Bevölkerung, an einem Krebsleiden zu erkranken, ist in den Stadtkreisen im Vergleich mit den Landkreisen bei beiden Geschlechtern statistisch signifikant erhöht. Das relative Risiko ($RR_{urban/rural}$) beträgt:

Männer: RR 1,06; 95%-CI 1,01 - 1,11
Frauen: RR 1,07; 95%-CI 1,03 - 1,12

Das Dänische Krebsregister kommt zu analogen Ergebnissen.

Alter und Geschlecht

Mastdarmkrebserkrankungen wurden in der ehemaligen DDR zwischen 1978 und 1982 vor dem 15. Lebensjahr nicht gemeldet. Die altersspezifische Inzidenzkurve steigt bei den Männern oberhalb des 45. Lebensjahres steil an, erreicht das Maximum in der Altersgruppe der 80 - 84jährigen; ähnlich, nur deutlich abgeschwächt, verläuft die Kurve bei den

one of the old Länder of the Federal Republic of Germany.

In the former GDR, annual rates are in the middle upper third of reported European incidence rates and rank twenty-fourth for males (13.9) and sixth for females (9.9).

The highest age-standardized incidence rates in the former GDR occur in the following counties:

Males:

0703	Gardelegen	(rural)	28.7
0531	Frankfurt (Oder)	(urban)	27.5
0533	Schwedt (Oder)	(urban)	26.4
0304	Malchin	(rural)	24.2
0308	Prenzlau	(rural)	24.2

Females:

1010	Zeulenroda	(rural)	22.0
0607	Guben	(rural)	21.8
0707	Havelberg	(rural)	20.6
0609	Lübben	(rural)	19.4
0533	Schwedt (Oder)	(urban)	15.3

Spatial aggregation: Significant spatial aggregation was found for males (D = 64.46) and females (D = 66.17).

Urbanization as a risk factor: The incidence is not correlated with urbanization for either sex (males, r_s = 0.09, t = 1.27; females, r_s = 0.10, t = 1.54).

The age-standardized incidence rates in both sexes were significantly higher in urban populations. The rate ratios were:

Males: RR 1.06; 95% CI 1.01 - 1.11
Females: RR 1.07; 95% CI 1.03 - 1.12

The Danish Cancer Registry obtained similar results.

Age and sex

From 1978 to 1982, no rectal cancer was reported before the age of 15 in the GDR. The age-specific incidence rate increases sharply for males over 45 years and reaches a peak in the age-groups 80 - 84 years. The shape of the curve is similar for females, although the incidence rate for each age-group is considerably lower, and the incidence rate reaches

Frauen, wobei bei Kurvenvergleich eine Verschiebung des Maximums in die Gruppe der 75 - 79jährigen auffällt.

International werden höhere Erkrankungsraten beim Mann beschrieben. Das Geschlechtsverhältnis von 1,4:1 in der ehemaligen DDR entspricht diesem Bild.

a maximum in the age group 75 - 79 years.

As for other countries in the world, the incidence rate in the former GDR is higher for males than for females (sex ratio 1.4:1).

Histologie

International:
    Überwiegend Adenokarzinome

ehemalige DDR:
Männer: histologische Sicherung   87,0%

Adenokarzinome	97,3%
darunter: polypös/papillär	14,6%
schleimbildend	6,7%
Plattenepithelkarzinome	1,8%
undifferenzierte Karzinome	0,6%
Sarkome	0,1%
sonstige	0,2%

Frauen: histologische Sicherung   84,9%

Adenokarzinome	93,9%
darunter: polypös/papillär	14,5%
schleimbildend	6,6%
Plattenepithelkarzinome	4,8%
undifferenzierte Karzinome	0,8%
Sarkome	0,1%
sonstige	0,4%

Histology

International:
    mainly adenocarcinoma

Former GDR:
Males: histological confirmation   87.0%

Adenocarcinoma	97.3%
including: polypoid and papillary	14.6%
mucous	6.7%
Squamous cell carcinoma	1.8%
Undifferentiated carcinoma	0.6%
Sarcoma	0.1%
Other	0.2%

Females: histological confirmation   84.9%

Adenocarcinoma	93.9%
including: polypoid and papillary	14.5%
mucous	6.6%
Squamous cell carcinoma	4.8%
Undifferentiated carcinoma	0.8%
Sarcoma	0.1%
Other	0.4%

Relative 5-Jahre-Überlebensraten

Weltweit bewegen sich die Angaben bei Männern zwischen 28 - 37% und bei Frauen zwischen 29 - 42%. England und Wales geben für 1975 31% (Männer und Frauen zusammen), Finnland für 1953 - 1974 28,3% bei den Männern und 32,1% bei den Frauen an. Die Raten sind bei beiden Geschlechtern in der ehemaligen DDR seit 1961 - 62 langsam angestiegen und lagen 1978 - 79 beim Manne bei 24,1% und bei der Frau bei 26,3%.

Five-year relative survival rates

Reported world survival rates lie between 28 and 37% for males and between 29 and 42% for females. In England and Wales in 1975 (both sexes combined) they were 31%; in Finland, from 1953 - 74, the rates were 28.3% for males and 32.1% for females. In the former GDR, the rates have slowly risen for both sexes since 1961 - 62, and by 1978 - 79 they were 24.1% for males and 26.3% for females.

Mortalitätsvergleich mit den alten Bundesländern der Bundesrepublik Deutschland

Die altersstandardisierten Mortalitätsraten der ehemaligen DDR 1980 (Männer 10,4, Frauen 7,1) liegen über denen der alten Bundesländer der Bundesrepublik Deutschland 1979 - 81 (Männer 8,8, Frauen 5,2).

Mortality compared with the old Länder of the Federal Republic of Germany

The age-standardized mortality rates in the former GDR in 1980 (males 10.4, females 7.1) were higher than those of the old Länder of the Federal Republic of Germany in 1979 - 81 (males 8.8, females 5.2).

Mastdarmkrebs
Rectal cancer

ehemalige DDR/former GDR 1980

	Männer males	Frauen females
Anzahl neuer Fälle Number of new cases	1 592	1 756
Altersstand. Inz. rate/100.000 Age-adj. inc. rate/100.000	14.2	9.9
Geschlechtsverhältnis Sex ratio of the rates		1.4
Anzahl der Todesfälle Number of deaths	1 225	1 433
Altersstand. Mort. rate/100.000 Age-adj. mort. rate/100.000	10.4	7.1

Altersstand. Inz.rate
Age-adj. inc.rate

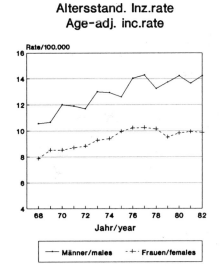

Altersspez. Inzidenzrate
Age-spec. incidence rate
ehemalige DDR/former GDR 1978-82

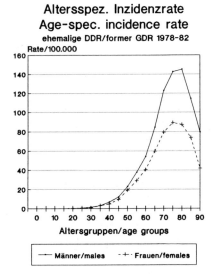

Rel. 5-Jahre-Überlebens-Rate
Five year relative survival rate

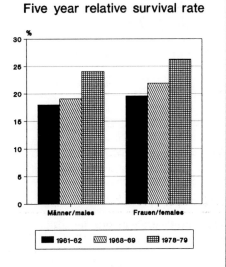

Männer

Males, Rectum

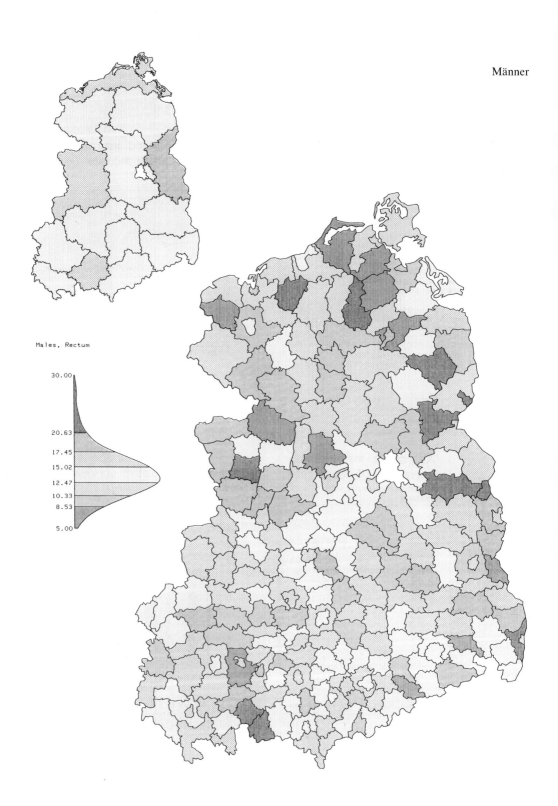

Frauen

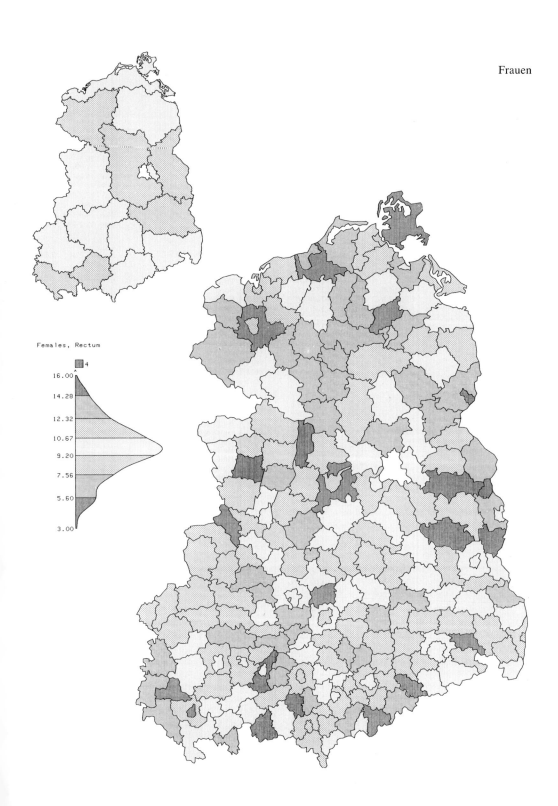

Females, Rectum

Males, Rectum

0100   Rostock

Code		Name	N				
0101	L	Bad Doberan	25	20.9	15.2	3.21	71
0103	L	Ribnitz-Damgarten .	17	10.6	7.6--	1.99	212
0105	L	Greifswald	9	14.4	9.6	3.47	196
0106	L	Grevesmühlen	13	12.7	10.4	3.04	184
0107	L	Grimmen	7	8.4	6.3--	2.80	217
0108	L	Rostock	14	15.8	10.9	3.12	175
0109	L	Stralsund	8	12.2	10.6	4.22	180
0110	L	Wismar	10	12.5	10.5	3.61	182
0111	L	Wolgast	22	15.4	13.0	2.94	127
0112	L	Rügen	27	13.3	12.3	2.61	145
0131	S	Rostock	79	14.2	14.0	1.65	101
0132	S	Stralsund	18	10.1	10.9	2.80	175
0133	S	Wismar	17	12.5	10.2	2.75	190
0134	S	Greifswald	12	8.3	9.9	3.09	192
		Rostock	278	13.1	11.4--	0.74	

0200   Schwerin

Code		Name	N				
0201	L	Bützow	21	29.5	22.8	5.41	6
0202	L	Gadebusch	7	11.7	6.3--	2.44	217
0203	L	Güstrow	21	12.6	11.6	2.79	160
0204	L	Hagenow	28	16.3	11.4	2.29	167
0205	L	Ludwigslust	35	24.2	17.7	3.30	29
0206	L	Lübz	10	12.0	10.6	3.61	180
0207	L	Parchim	15	15.7	13.3	3.74	112
0208	L	Perleberg	46	25.0	18.0	2.87	23
0209	L	Schwerin	9	10.7	9.1	3.41	202
0210	L	Sternberg	7	12.2	10.4	4.09	184
0231	S	Schwerin	37	13.1	13.3	2.32	112
		Schwerin	236	16.9	13.6	0.96	

0300   Neubrandenburg

Code		Name	N				
0301	L	Altentreptow	8	13.9	11.0	3.96	174
0302	L	Anklam	21	20.9	15.0	3.69	76
0303	L	Demmin	14	12.2	7.5--	2.14	214
0304	L	Malchin	30	30.8	24.2+	4.65	4
0305	L	Neubrandenburg ...	7	10.3	8.2	3.21	210
0306	L	Neustrelitz	20	14.9	11.7	2.99	157
0307	L	Pasewalk	14	12.9	9.2	2.84	199
0308	L	Prenzlau	33	30.6	24.2+	4.53	4
0309	L	Röbel/Müritz	5	13.5	9.1	4.81	202
0310	L	Strasburg	10	15.5	14.4	5.25	92
0311	L	Templin	13	15.8	13.9	3.92	130
0312	L	Teterow	11	13.9	11.1	3.69	173
0313	L	Ueckermünde	18	14.4	16.4	4.30	47
0314	L	Waren	14	10.9	9.2	2.78	199
0331	S	Neubrandenburg ...	24	12.7	18.0	3.96	23
		Neubrandenburg ...	242	16.1	13.7	0.97	

0400   Potsdam

Code		Name	N				
0401	L	Belzig	18	22.3	13.4	3.46	109
0402	L	Brandenburg	21	23.0	15.0	3.67	76
0403	L	Gransee	17	15.9	11.2	2.98	170
0405	L	Jüterbog	29	32.9	20.2	4.06	13
0407	L	Königs Wusterhausen	41	20.0	14.5	2.44	89
0408	L	Kyritz	17	20.4	16.2	4.16	50
0409	L	Luckenwalde	31	29.6	19.7	3.91	16
0410	L	Nauen	37	19.2	13.2	2.37	119
0411	L	Neuruppin	36	23.7	17.1	3.03	36
0412	L	Potsdam	40	17.1	12.6	2.22	138
0413	L	Pritzwalk	13	16.5	13.0	3.22	175
0414	L	Oranienburg	43	14.0	9.7--	1.63	195
0415	L	Rathenow	15	9.8	7.4--	2.11	215
0416	L	Wittstock	8	14.8	8.8	3.19	206
0417	L	Zossen	26	14.5	11.6	2.52	160
0431	S	Brandenburg/Havel .	43	19.0	15.2	2.60	71
0432	S	Potsdam	39	12.9	11.2	1.92	170
		Potsdam	474	18.0	13.0	0.66	

0500   Frankfurt

Code		Name	N				
0501	L	Angermünde	18	20.2	12.3	3.28	145
0502	L	Beeskow	17	19.8	15.9	4.16	53
0503	L	Bernau	22	12.6	10.1	2.41	191
0504	L	Eberswalde	56	28.6	22.3+	3.32	8
0505	L	Bad Freienwalde ...	20	21.7	16.9	4.23	42
0506	L	Eisenhüttenstadt ...	17	33.5	20.5	5.57	12
0507	L	Fürstenwalde	62	25.5	21.2+	3.05	10
0508	L	Seelow	26	26.4	15.8	3.28	56
0509	L	Strausberg	34	15.9	14.4	2.71	92
0531	S	Frankfurt/Oder ...	50	26.5	27.5++	4.18	2
0532	S	Eisenhüttenstadt ...	18	15.1	16.0	3.93	51
0533	S	Schwedt (Oder)	14	10.2	26.4	7.40	3
		Frankfurt	354	21.0	18.1++	1.06	

0600   Cottbus

Code		Name	N				
0601	L	Bad Liebenwerda ..	35	26.6	17.1	3.14	36
0602	L	Calau	23	16.2	13.7	3.09	105
0603	L	Cottbus	16	14.7	10.3	2.81	187
0605	L	Finsterwalde	33	24.8	17.6	3.38	31
0606	L	Forst	11	11.7	7.9--	2.52	211
0607	L	Guben	24	21.3	17.7	3.80	29
0608	L	Hoyerswerda	45	16.2	17.8	2.79	27
0609	L	Lübben	15	19.3	15.3	4.06	67
0610	L	Luckau	17	23.3	16.6	4.36	43
0611	L	Senftenberg	63	22.3	15.8	2.14	56
0612	L	Spremberg	20	19.4	15.8	3.90	56
0613	L	Weißwasser	26	18.9	16.3	3.52	48
0614	L	Herzberg	14	15.6	9.9	2.94	192
0615	L	Jessen	14	18.3	15.0	4.25	76
0631	S	Cottbus	31	11.6	11.6	2.18	160
		Cottbus	387	18.3	14.8	0.81	

0700   Magdeburg

Code		Name	N				
0701	L	Burg	42	27.3	19.6	3.29	17
0703	L	Gradelegen	24	38.0	28.7+	6.35	1
0704	L	Genthin	15	15.9	10.9	2.99	175
0705	L	Halberstadt	48	22.1	15.9	2.47	53
0706	L	Haldensleben	39	27.6	18.8	3.28	21
0707	L	Havelberg	14	27.2	15.9	4.46	53
0708	L	Kalbe/Milde	8	17.9	13.9	5.29	102
0709	L	Klötze	19	26.7	19.0	4.73	20
0710	L	Wolmirstedt	22	20.7	17.5	4.00	33
0711	L	Oschersleben	25	23.2	15.7	3.32	59
0712	L	Osterburg	10	9.3	6.1--	2.15	219
0713	L	Salzwedel	24	24.4	17.9	4.00	26
0714	L	Schönebeck	32	15.3	10.8	2.08	179
0716	L	Staßfurt	30	17.5	13.6	2.65	106
0717	L	Stendal	28	15.7	12.7	2.63	135
0718	L	Tangerhütte	8	15.9	9.3	3.84	198
0719	L	Wanzleben	20	19.1	13.2	3.14	119
0720	L	Wernigerode	52	21.5	15.4	2.25	65
0721	L	Zerbst	20	20.5	14.9	3.58	82
0732	S	Magdeburg	138	20.6	15.3	1.42	67
		Magdeburg	618	20.7	15.1	0.66	

Males, Rectum

0800	Halle					
0801	L Artern	17	12.7	8.9−	2.27	205
0802	L Aschersleben	29	18.0	12.1	2.40	153
0803	L Bernburg	34	17.6	11.6	2.15	160
0804	L Bitterfeld	67	21.9	14.3	1.92	95
0805	L Eisleben	45	24.6	13.5	2.19	107
0806	L Gräfenhainichen . . .	26	27.8	19.3	4.10	19
0807	L Saalkreis	28	16.5	11.2	2.30	170
0808	L Hettstedt	24	17.6	11.4	2.55	167
0809	L Köthen	37	19.1	13.3	2.39	112
0810	L Nebra	9	12.3	10.4	3.65	184
0811	L Merseburg	86	27.2	17.5	2.00	33
0812	L Naumburg	27	19.8	12.8	2.56	134
0813	L Quedlinburg	40	18.9	15.2	2.48	71
0814	L Querfurt	12	15.2	9.0	2.71	204
0815	L Roßlau	21	24.5	13.2	3.18	119
0816	L Sangerhausen	29	15.0	11.7	2.29	157
0817	L Hohenmölsen	20	28.0	16.3	3.88	48
0818	L Weißenfels	33	20.5	13.2	2.50	119
0819	L Wittenberg	41	18.2	13.8	2.35	104
0820	L Zeitz	45	23.1	15.4	2.54	65
0831	S Dessau	57	23.7	16.5	2.47	45
0832	S Halle/Saale	121	22.8	15.6	1.52	61
0833	S Halle-Neustadt	14	6.1	10.5	3.10	182
	Halle	862	20.0	13.9	0.51	

0900	Erfurt					
0901	L Arnstadt	28	17.6	12.2	2.45	148
0902	L Apolda	21	18.0	12.3	2.85	145
0903	L Eisenach	42	15.3	10.3−	1.71	187
0904	L Erfurt	19	16.4	11.5	2.78	164
0905	L Gotha	79	22.9	16.0	1.94	51
0906	L Heiligenstadt	18	18.2	13.3	3.34	112
0907	L Langensalza	25	22.5	15.2	3.21	71
0908	L Worbis	28	16.0	13.1	2.70	125
0909	L Mühlhausen	44	20.0	14.6	2.39	87
0910	L Nordhausen	56	21.2	14.5	2.04	89
0911	L Sömmerda	23	14.3	9.9	2.23	192
0912	L Sondershausen	40	30.3	20.0	3.35	15
0913	L Weimar	13	12.2	8.5−	2.46	209
0931	S Weimar	31	21.2	15.0	2.83	76
0932	S Erfurt	89	18.1	14.1	1.58	98
	Erfurt	556	19.1	13.6	0.62	

1000	Gera					
1001	L Eisenberg	23	28.8	18.0	4.04	23
1002	L Gera	36	24.5	15.2	2.85	71
1003	L Jena	16	18.8	16.5	4.54	45
1004	L Lobenstein	22	32.7	22.8	5.32	6
1005	L Pößneck	24	18.4	12.2	2.89	148
1006	L Rudolstadt	45	27.3	20.1	3.18	14
1007	L Saalfeld	43	30.2	21.3+	3.64	9
1008	L Schleiz	16	20.9	12.9	3.47	130
1009	L Stadtroda	17	21.4	14.2	3.82	96
1010	L Zeulenroda	26	27.7	13.4	2.90	109
1011	L Greiz	38	27.9	17.8	3.18	27
1031	S Gera	67	23.0	17.3	2.26	35
1032	S Jena	54	22.3	18.7	2.74	22
	Gera	427	24.6	17.2++	0.91	

1100	Suhl					
1101	L Bad Salzungen	49	22.6	17.1	2.62	36
1102	L Hildburghausen . . .	28	19.5	12.0	2.40	154
1103	L Ilmenau	31	19.4	15.3	3.00	67
1104	L Neuhaus am Renweg .	24	27.0	14.5	3.16	89
1105	L Meiningen	28	16.9	13.0	2.54	127
1106	L Schmalkalden	33	21.4	15.0	2.75	76
1107	L Sonnenberg	39	27.4	17.1	3.07	36
1108	L Suhl	28	25.2	14.7	2.98	84
1131	S Suhl	16	14.2	12.4	3.23	143
	Suhl	276	21.3	14.9	0.96	

1200	Dresden					
1201	L Bautzen	59	19.9	13.9	1.94	102
1202	L Bischofswerda	17	10.7	6.7−−	1.85	216
1203	L Dippoldiswalde	22	20.4	13.0	3.13	127
1204	L Dresden	66	25.6	14.6	2.04	87
1205	L Freital	51	25.2	14.7	2.33	84
1206	L Görlitz	18	24.5	20.8	5.25	11
1207	L Großenhain	19	19.2	11.3	2.95	169
1208	L Kamenz	34	23.2	17.0	3.20	41
1210	L Löbau	50	21.4	14.2	2.21	96
1211	L Meißen	62	21.7	12.7	1.76	135
1212	L Niesky	26	27.7	19.4	4.21	18
1213	L Pirna	75	27.1	17.6	2.26	31
1214	L Riesa	40	16.7	13.3	2.22	112
1215	L Sebnitz	23	18.1	13.4	2.94	109
1216	L Zittau	46	21.1	12.5	2.05	140
1231	S Dresden	259	22.1	14.4	1.00	92
1232	S Görlitz	33	18.0	11.7	2.23	157
	Dresden	900	21.6	14.1	0.52	

1300	Leipzig					
1301	L Altenburg	54	20.6	12.9	1.92	130
1302	L Borna	37	17.2	12.4	2.20	143
1303	L Delitzsch	27	21.5	14.1	3.05	98
1304	L Döbeln	56	25.5	15.5	2.30	63
1305	L Eilenburg	17	13.6	8.7−	2.34	207
1306	L Geithain	19	21.8	13.2	3.32	119
1307	L Grimma	26	16.8	9.2−	1.97	199
1308	L Leipzig	80	23.2	12.0	1.52	154
1309	L Oschatz	24	19.5	11.5	2.59	164
1310	L Schmölln	22	27.9	12.7	3.01	135
1311	L Torgau	28	21.2	15.7	3.24	59
1312	L Wurzen	26	21.2	15.3	3.24	67
1331	S Leipzig	292	23.0	14.7	0.94	84
	Leipzig	708	21.7	13.5	0.56	

1400	Chemnitz					
1401	L Annaberg	37	18.7	12.9	2.26	130
1402	L Aue	62	21.2	13.1	1.80	125
1403	L Auerbach	34	20.9	11.5	2.17	164
1404	L Brand-Erbisdorf . . .	11	12.4	7.6−−	2.45	212
1405	L Chemnitz	70	28.3	15.5	2.10	63
1406	L Flöha	25	20.3	12.2	2.71	148
1407	L Freiberg	32	16.2	10.3	1.95	187
1408	L Glauchau	37	23.1	11.8	2.18	156
1409	L Stollberg	34	17.2	8.6−−	1.58	208
1410	L Hainichen	33	20.6	13.3	2.56	112
1411	L Hohenstein-Ernstthal.	40	27.8	16.6	2.92	43
1412	L Marienberg	32	20.7	13.2	2.62	119
1413	L Oelsnitz	28	31.0	17.1	3.62	36
1414	L Plauen	14	24.8	12.5	3.73	140
1415	L Reichenbach	30	22.4	13.5	2.66	107
1416	L Rochlitz	30	24.4	12.6	2.55	138
1417	L Schwarzenberg	19	13.6	9.5	2.37	197
1418	L Klingenthal	19	23.2	12.2	3.11	148
1419	L Werdau	44	25.3	13.3	2.22	112
1420	L Zschopau	23	17.3	12.2	2.81	148
1421	L Zwickau	61	30.1	15.6	2.21	61
1431	S Chemnitz	132	18.2	12.5	1.19	140
1433	S Plauen	42	23.6	14.1	2.41	98
1435	S Zwickau	68	24.1	14.9	1.96	82
	Chemnitz	957	21.5	13.0−	0.46	

1500	East Berlin					
1500	East Berlin	497	18.8	15.0	0.74	76
	G.D.R. Total	7772	19.8	14.10.17		

Females, Rectum

0100   Rostock

0101	L Bad Doberan	23	17.6	8.9	1.95	151
0103	L Ribnitz-Damgarten .	19	10.7	6.4−	1.60	201
0105	L Greifswald	11	16.6	6.4	2.19	201
0106	L Grevesmühlen	19	17.1	9.8	2.49	110
0107	L Grimmen	13	14.2	7.6	2.38	184
0108	L Rostock	12	12.6	5.5−	1.82	210
0109	L Stralsund	10	14.3	7.6	2.91	184
0110	L Wismar	12	14.3	7.9	2.54	176
0111	L Wolgast	26	16.5	8.9	1.95	151
0112	L Rügen	20	9.2	5.1−−	1.27	215
0131	S Rostock	120	20.0	14.2++	1.38	12
0132	S Stralsund	38	19.5	12.2	2.09	35
0133	S Wismar	29	19.2	11.2	2.23	60
0134	S Greifswald	25	15.5	9.9	2.18	106
	Rostock	377	16.3	9.8	0.55	

0200   Schwerin

0201	L Bützow	14	17.8	9.9	3.02	106
0202	L Gadebusch	8	12.3	6.0	2.43	203
0203	L Güstrow	35	19.0	10.2	1.88	91
0204	L Hagenow	27	14.3	6.9−	1.49	197
0205	L Ludwigslust	36	22.1	10.3	1.93	86
0206	L Lübz	15	16.7	7.4	2.05	189
0207	L Parchim	14	13.4	7.1	2.08	194
0208	L Perleberg	34	16.6	9.3	1.74	138
0209	L Schwerin	11	12.4	5.0−−	1.71	216
0210	L Sternberg	12	19.6	10.8	3.49	71
0231	S Schwerin	56	17.6	10.9	1.63	68
	Schwerin	262	16.9	8.9	0.61	

0300   Neubrandenburg

0301	L Altentreptow	4	6.4	3.3−−	1.87	219
0302	L Anklam	21	19.2	9.6	2.35	123
0303	L Demmin	25	19.6	10.0	2.30	99
0304	L Malchin	21	19.9	13.2	3.19	21
0305	L Neubrandenburg ...	10	13.9	7.5	2.64	187
0306	L Neustrelitz	33	22.3	11.8	2.22	41
0307	L Pasewalk	23	19.9	8.9	2.09	151
0308	L Prenzlau	24	20.8	10.6	2.40	78
0309	L Röbel/Müritz	10	21.5	12.5	4.35	31
0310	L Strasburg	9	13.3	9.0	3.22	148
0311	L Templin	19	21.5	12.4	3.22	32
0312	L Teterow	12	14.1	7.5	2.32	187
0313	L Ueckermünde	21	15.8	9.5	2.27	129
0314	L Waren	27	19.4	13.0	2.73	22
0331	S Neubrandenburg ...	21	10.6	11.5	2.68	49
	Neubrandenburg ...	280	17.4	10.2	0.67	

0400   Potsdam

0401	L Belzig	19	21.5	10.3	2.72	86
0402	L Brandenburg	11	11.0	4.8−−	1.79	218
0403	L Gransee	24	20.2	10.2	2.34	91
0405	L Jüterbog	18	18.1	7.9	2.16	176
0407	L Königs Wusterhausen	57	25.0	11.8	1.82	41
0408	L Kyritz	13	14.1	7.1	2.38	194
0409	L Luckenwalde	30	24.7	10.6	2.26	78
0410	L Nauen	44	20.4	10.4	1.77	84
0411	L Neuruppin	29	17.1	8.8	1.82	157
0412	L Potsdam	58	22.1	11.3	1.65	55
0413	L Pritzwalk	10	11.5	7.2	2.51	192
0414	L Oranienburg	46	13.5	6.5−−	1.14	199
0415	L Rathenow	25	14.6	8.2	1.86	171
0416	L Wittstock	15	24.9	13.0	3.81	22
0417	L Zossen	26	13.2	8.0	1.75	174
0431	S Brandenburg/Havel .	48	19.3	8.6	1.37	164
0432	S Potsdam	66	19.0	9.9	1.38	106
	Potsdam	539	18.3	9.1−	0.45	

0500   Frankfurt

0501	L Angermünde	25	26.2	13.5	3.01	16
0502	L Beeskow	18	19.1	11.3	2.98	55
0503	L Bernau	41	21.5	10.0	1.83	99
0504	L Eberswalde	55	25.5	13.9	2.13	13
0505	L Bad Freienwalde ...	15	14.7	7.9	2.26	176
0506	L Eisenhüttenstadt ...	13	23.4	12.8	3.90	27
0507	L Fürstenwalde	78	28.7	15.0++	1.92	6
0508	L Seelow	13	12.3	6.8	2.11	198
0509	L Strausberg	38	16.3	8.6	1.59	164
0531	S Frankfurt/Oder	50	23.9	14.6+	2.29	9
0532	S Eisenhüttenstadt ...	15	12.2	9.7	2.62	117
0533	S Schwedt (Oder)	15	11.5	15.3	4.20	5
	Frankfurt	376	20.6	11.7++	0.68	

0600   Cottbus

0601	L Bad Liebenwerda ..	37	25.2	12.6	2.34	29
0602	L Calau	24	15.7	9.0	2.05	148
0603	L Cottbus	25	21.5	9.4	2.22	132
0605	L Finsterwalde	31	20.6	10.0	2.06	99
0606	L Forst	21	19.2	9.2	2.48	141
0607	L Guben	47	40.8	21.8++	3.79	2
0608	L Hoyerswerda	39	13.3	9.6	1.63	123
0609	L Lübben	29	33.7	19.4+	4.12	4
0610	L Luckau	18	22.0	10.6	2.94	78
0611	L Senftenberg	56	17.9	9.6	1.41	123
0612	L Spremberg	23	19.9	11.1	2.64	63
0613	L Weißwasser	17	11.6	5.8−−	1.58	206
0614	L Herzberg	21	21.0	11.4	2.77	52
0615	L Jessen	18	21.2	9.1	2.36	144
0631	S Cottbus	37	12.6	9.6	1.71	123
	Cottbus	443	19.2	10.7	0.57	

0700   Magdeburg

0701	L Burg	40	22.9	10.8	1.90	71
0703	L Gradelegen	21	30.1	14.5	3.60	10
0704	L Genthin	19	17.8	8.4	2.22	167
0705	L Halberstadt	52	21.1	11.2	1.74	60
0706	L Haldensleben	32	20.1	9.1	1.83	144
0707	L Havelberg	27	47.2	20.6+	4.45	3
0708	L Kalbe/Milde	8	16.2	11.8	4.41	14
0709	L Klötze	19	24.1	9.4	2.50	132
0710	L Wolmirstedt	20	17.3	10.0	2.45	99
0711	L Oschersleben	19	15.7	5.2−−	1.32	213
0712	L Osterburg	22	18.4	8.8	2.10	157
0713	L Salzwedel	22	19.8	9.5	2.31	129
0714	L Schönebeck	42	18.0	8.7	1.52	160
0716	L Staßfurt	44	22.4	10.6	1.83	78
0717	L Stendal	35	17.3	9.2	1.71	141
0718	L Tangerhütte	7	12.6	5.9	2.38	204
0719	L Wanzleben	28	24.1	11.3	2.34	55
0720	L Wernigerode	49	17.7	9.1	1.44	144
0721	L Zerbst	25	23.4	12.4	2.72	32
0732	S Magdeburg	161	21.0	10.0	0.89	99
	Magdeburg	692	20.6	10.0	0.43	

Females, Rectum

0800	Halle					
0801	L Artern	32	21.8	11.6	2.29	47
0802	L Aschersleben	44	24.3	11.7	1.93	45
0803	L Bernburg	45	20.6	10.4	1.74	84
0804	L Bitterfeld	69	19.9	9.7	1.31	117
0805	L Eisleben	38	18.6	7.2 −	1.34	192
0806	L Gräfenhainichen ...	18	17.3	7.8	2.12	180
0807	L Saalkreis	34	18.1	10.3	1.94	86
0808	L Hettstedt	39	26.1	12.6	2.19	29
0809	L Köthen	42	19.2	9.1	1.58	144
0810	L Nebra	18	22.2	11.4	3.01	52
0811	L Merseburg	43	12.4	5.9 − −	0.96	204
0812	L Naumburg	25	16.0	5.7 − −	1.26	207
0813	L Quedlinburg	42	17.5	8.9	1.56	151
0814	L Querfurt	19	21.9	10.0	2.50	99
0815	L Roßlau	20	20.8	10.0	2.45	99
0816	L Sangerhausen	29	14.0	7.6	1.52	184
0817	L Hohenmölsen	21	26.4	10.2	2.52	91
0818	L Weißenfels	49	26.8	12.7	2.03	28
0819	L Wittenberg	42	16.3	8.7	1.52	160
0820	L Zeitz	48	21.3	9.4	1.52	132
0831	S Dessau	75	27.7	13.3	1.75	20
0832	S Halle/Saale	130	20.6	9.8	0.97	110
0833	S Halle-Neustadt	18	7.6	11.3	2.78	55
	Halle	940	19.3	9.6	0.35	

0900	Erfurt					
0901	L Arnstadt	38	21.4	11.1	2.02	63
0902	L Apolda	21	15.5	8.4	2.00	167
0903	L Eisenach	75	24.4	13.5 +	1.69	16
0904	L Erfurt	18	14.4	7.7	1.99	182
0905	L Gotha	75	19.3	9.8	1.26	110
0906	L Heiligenstadt	22	19.9	11.9	2.73	40
0907	L Langensalza	25	20.4	9.7	2.19	117
0908	L Worbis	32	16.5	11.1	2.15	63
0909	L Mühlhausen	56	22.7	12.0	1.81	39
0910	L Nordhausen	53	18.0	8.7	1.34	160
0911	L Sömmerda	22	12.5	7.0	1.59	196
0912	L Sondershausen	34	23.4	11.6	2.21	47
0913	L Weimar	29	25.0	11.1	2.26	63
0931	S Weimar	33	19.4	9.6	1.86	123
0932	S Erfurt	90	16.0	9.3	1.09	138
	Erfurt	623	19.0	10.2	0.45	

1000	Gera					
1001	L Eisenberg	28	31.0	13.0	2.92	22
1002	L Gera	41	25.0	10.8	1.92	71
1003	L Jena	25	24.4	14.7	3.39	8
1004	L Lobenstein	24	31.8	14.8	3.43	7
1005	L Pößneck	34	23.2	11.5	2.26	49
1006	L Rudolstadt	33	17.9	9.2	1.79	141
1007	L Saalfeld	30	18.9	9.7	1.95	117
1008	L Schleiz	20	22.8	9.5	2.32	129
1009	L Stadtroda	20	23.0	13.5	3.34	16
1010	L Zeulenroda	50	46.6	22.0 + +	3.54	1
1011	L Greiz	56	34.4	13.8	2.23	14
1031	S Gera	68	20.5	11.7	1.59	45
1032	S Jena	50	18.1	9.8	1.49	110
	Gera	479	24.4	12.1 + +	0.62	

1100	Suhl					
1101	L Bad Salzungen	28	12.0	7.4	1.48	189
1102	L Hildburghausen ...	31	19.6	10.1	2.03	96
1103	L Ilmenau	36	19.6	9.4	1.77	132
1104	L Neuhaus am Renweg .	21	20.4	10.3	2.63	86
1105	L Meiningen	22	12.0	6.5 −	1.51	199
1106	L Schmalkalden	17	9.9	5.3 − −	1.43	212
1107	L Sonnenberg	47	28.9	13.6	2.29	15
1108	L Suhl	30	23.8	12.2	2.51	35
1131	S Suhl	11	8.9	5.6 −	1.84	208
	Suhl	243	16.8	8.9	0.64	

1200	Dresden					
1201	L Bautzen	63	18.7	8.9	1.26	151
1202	L Bischofswerda	25	13.7	5.0 − −	1.18	216
1203	L Dippoldiswalde	25	20.6	9.4	2.06	132
1204	L Dresden	78	25.1	9.8	1.31	110
1205	L Freital	63	27.0	10.8	1.65	71
1206	L Görlitz	16	19.2	7.7	2.25	182
1207	L Großenhain	23	20.6	8.2	1.90	171
1208	L Kamenz	27	16.6	8.0	1.75	174
1210	L Löbau	70	25.9	11.4	1.61	52
1211	L Meißen	65	19.5	8.8	1.26	157
1212	L Niesky	21	20.3	10.1	2.53	96
1213	L Pirna	72	22.6	10.2	1.36	91
1214	L Riesa	57	21.6	11.2	1.66	60
1215	L Sebnitz	28	19.5	8.5	1.79	166
1216	L Zittau	61	23.6	10.6	1.57	78
1231	S Dresden	323	22.9	9.8	0.65	110
1232	S Görlitz	63	28.2	11.5	1.71	49
	Dresden	1080	22.2	9.7	0.34	

1300	Leipzig					
1301	L Altenburg	48	16.2	8.4	1.33	167
1302	L Borna	50	21.0	10.9	1.71	68
1303	L Delitzsch	16	11.4	5.2 − −	1.50	213
1304	L Döbeln	67	26.1	10.8	1.53	71
1305	L Eilenburg	26	19.0	9.3	2.03	138
1306	L Geithain	13	13.3	5.6 −	1.80	208
1307	L Grimma	44	24.8	11.3	1.97	55
1308	L Leipzig	98	24.3	9.6	1.12	123
1309	L Oschatz	35	24.9	13.0	2.41	22
1310	L Schmölln	20	22.0	10.3	2.73	86
1311	L Torgau	28	19.4	9.7	2.07	117
1312	L Wurzen	37	26.3	12.1	2.36	37
1331	S Leipzig	387	25.1	10.7	0.62	77
	Leipzig	869	22.8	10.2	0.39	

1400	Chemnitz					
1401	L Annaberg	29	12.7	5.5 − −	1.15	210
1402	L Aue	91	27.3	12.9	1.52	26
1403	L Auerbach	53	26.4	10.8	1.80	71
1404	L Brand-Erbisdorf ...	28	28.4	14.3	2.98	11
1405	L Chemnitz	82	27.3	8.4	1.10	167
1406	L Flöha	38	26.4	10.9	2.08	68
1407	L Freiberg	41	18.3	7.8	1.38	180
1408	L Glauchau	54	28.2	10.6	1.76	78
1409	L Stollberg	48	21.4	7.9	1.28	176
1410	L Hainichen	39	21.0	8.2	1.46	171
1411	L Hohenstein-Ernstthal.	37	22.0	8.9	1.72	151
1412	L Marienberg	34	19.3	7.4	1.42	189
1413	L Oelsnitz	30	27.7	12.1	2.61	37
1414	L Plauen	15	23.4	11.0	3.31	67
1415	L Reichenbach	45	27.4	8.7	1.58	160
1416	L Rochlitz	46	32.6	13.4	2.26	19
1417	L Schwarzenberg	30	19.3	9.4	1.90	132
1418	L Klingenthal	30	30.3	9.7	2.10	117
1419	L Werdau	51	24.3	9.9	1.57	106
1420	L Zschopau	34	22.6	12.3	2.38	34
1421	L Zwickau	60	25.4	9.0	1.39	148
1431	S Chemnitz	189	22.0	9.8	0.83	110
1433	S Plauen	61	28.2	11.8	1.77	41
1435	S Zwickau	77	23.4	10.1	1.33	96
	Chemnitz	1242	23.9	9.8	0.32	

1500	East Berlin					
1500	East Berlin	644	20.8	10.2	0.46	91
	G.D.R. Total	9089	20.5	10.0	0.12	

6.6 Leber

ICD9 155: Bösartige Neubildungen der Leber und der intrahepatischen Gallengänge (fortfolgend als Leberkrebs bezeichnet)

Mit rund 650 Neuerkrankungen (1,2 %) und 570 Todesfällen (1,6 %) (Anteil in Prozent aller gemeldeten Fälle) belegte der Leberkrebs (zusammengefaßt für beide Geschlechter) in der ehemaligen DDR im Jahre 1980 Rangplatz 17 bei den Neuerkrankungen und 15 bei den Todesfällen (Mortalitätszahlen von 1978) an bösartigen Neubildungen (ICD9 140-208 ohne 173).

Risikofaktoren

Ernährung: Exposition gegenüber Aflatoxinen; Hepatitis-B-Infektion, Opisthorchiasis, Clonorchiasis; Angiosarkome als Spätfolge nach Strahleneinwirkung (Thorotrast) sowie bei beruflicher Exposition gegenüber Vinylchlorid; Alkohol: bei Leberzirrhosen; Medikamente: androgen-anabole Steroidhormone.

Inzidenz

Trend

International ist ein Vergleich von Trendangaben auf Grund unterschiedlicher Kodierungspraktiken in der Vergangenheit nur schwer möglich (Klassifikationsfragen).
In der ehemaligen DDR steigt die Leberkrebsinzidenz bei den Männern und bei den Frauen seit 1968 an, der Anstieg ist bei den Männern deutlicher als bei den Frauen ausgeprägt (mittlerer jährlicher Anstieg: Männer 1,2 %; Frauen 0,4 %).

Geographische Verteilung

Weltweit die höchsten Inzidenzraten weist bei Männern (34,4) und bei den Frauen (11,6) die Bevölkerung von Shanghai/China auf.
Die höchsten Erkrankungsraten Europas werden für Männer (10,2) aus der Schweiz (Genf) und für Frauen (5,5) aus Spanien (Saragossa) gemeldet.

6.6 Liver

ICD9 155: Malignant neoplasms of the liver and intrahepatic bile ducts (hereafter termed liver cancer)

With about 650 new cases (representing 1.2 % of all reported cancer cases) and 570 deaths (1.6 % of all cancer deaths in 1978), liver cancer in the former GDR ranked seventeenth in importance for incidence in 1980 and fifteenth for mortality in 1978 among cancer sites (ICD9 140-208 excluding 173) for both sexes combined.

Main risk factors

Aflatoxin exposure; hepatitis B, Opisthorchis and Clonorchis infections; angiosarcoma as a late effect of radiodiagnosis using thorotrast and of occupational exposure to vinyl chloride; alcohol consumption for liver cirrhosis; intake of androgen-anabolic steroids.

Incidence

Trend

The comparison of trend data worldwide is difficult because in the past there have been no standardized coding practices.
In the former GDR, the incidence for both sexes has been increasing since 1968; the increase is more significant for males than for females (mean annual increase: males, 1.2 %, females 0.4 %).

Geographical distribution

The highest reported world age-standardized annual incidence rates occur for both males (34.4) and females (11.6) in Shanghai, China.
The highest rates in Europe have been reported in Geneva, Switzerland for males (10.2) and in Zaragoza, Spain for females (5.5).

Die Erkrankungsraten der ehemaligen DDR finden sich sowohl bei Männern (3,6) wie bei den Frauen (1,4) im mittleren Drittel auf Rangplatz 24 beziehungsweise 25 in Europa gemeldeter Inzidenzraten. Innerhalb der ehemaligen DDR finden wir die höchsten altersstandardisierten Inzidenzraten in den Kreisen:

Männer:

0231 Stadtkreis	Schwerin	11,0
0732 Stadtkreis	Magdeburg	10,9
0132 Stadtkreis	Stralsund	9,2
1031 Stadtkreis	Gera	8,7
0101 Landkreis	Bad Doberan	7,4

Frauen:

0432 Stadtkreis	Potsdam	4,5
0532 Stadtkreis	Eisenhüttenstadt	4,5
0110 Landkreis	Wismar	4,3
1410 Landkreis	Hainichen	4,0
0712 Landkreis	Osterburg	3,3

Räumliche Aggregation: Eine räumliche Aggregation von Kreisen gleicher oder ähnlich hoher Inzidenzraten läßt sich beim Mann statistisch sichern (D = 64,70) nicht jedoch bei der Frau (D = 74,58).
Urbanisation als Risikofaktor: Bei beiden Geschlechtern ist die Inzidenz in der ehemaligen DDR positiv mit der Urbanisation korreliert (Männer r_s = 0,18, t = 2,75; Frauen r_s = 0,16, t = 2,41).
Das *relative Risiko* der Bevölkerung, an einem Krebsleiden zu erkranken, ist in den Stadtkreisen im Vergleich mit den Landkreisen bei beiden Geschlechtern signifikant erhöht. Das relative Risiko ($RR_{urban/rural}$) beträgt:
   Männer: RR 1,91; 95%-CI 1,74 - 2,09
   Frauen: RR 1,45; 95%-CI 1,29 - 1,62
Das Dänische Krebsregister kommt zu analogen Ergebnissen.

Alter und Geschlecht

Die altersspezifische Inzidenzkurve steigt bei den Männern oberhalb des 45. Lebensjahres steil an, erreicht das Maximum in der Altersgruppe der 75 - 79jährigen; ähnlich, nur deutlich abgeschwächt, verläuft die Kurve bei den Frauen.
International werden höhere Erkrankungsraten beim

In the former GDR, liver cancer rates are in the middle third range of reported European incidence rates for both males (3.6, rank 24th) and females (1.4, rank 25th).
The highest age-standardized incidence rates in the former GDR occur in the following counties:

Males:

0231	Schwerin	(urban)	11.0
0732	Magdeburg	(urban)	10.9
0132	Stralsund	(urban)	9.2
1031	Gera	(urban)	8.7
0101	Bad Doberan	(rural)	7.4

Females:

0432	Potsdam	(urban)	4.5
0532	Eisenhüttenstadt	(urban)	4.5
0110	Wismar	(rural)	4.3
1410	Hainichen	(rural)	4.0
0712	Osterburg	(rural)	3.3

Spatial aggregation: A significant spatial aggregation was found for males (D = 64.70), but not for females (D = 74.58).
Urbanization as a risk factor: The incidence is positively correlated with urbanization in both sexes (males, r_s = 0.18, t = 2.75; females, r_s = 0.16, t = 2.41). The age-standardized incidence rates in both sexes are significantly higher in urban populations. The rate ratios are:
   Males: RR 1.91; 95% CI 1.74 - 2.09
   Females: RR 1.45; 95% CI 1.29 - 1.62
The Danish Cancer Registry obtained similar results.

Age and sex

The age-specific incidence rate increases sharply for males over 45 years and reaches a peak in the age-group 75 - 79 years. The shape of the curve is similar for females, although the incidence rate for each age-group is considerably lower.
Worldwide, higher rates were reported for hepato-

hepatozellulären Leberkarzinom beim Mann beschrieben, während beim cholangiozellulären Leberkarzinom keine nennenswerten geschlechtsspezifischen Unterschiede beobachtet werden.

Histologie

International:
    Überwiegend hepatozelluläre und cholangiozelluläre Karzinome

ehemalige DDR:
Männer: histologische Sicherung 88,3%
hepatozelluläre Karzinome	77,6%
cholangiozelluläre Karzinome	13,9%
undifferenzierte Karzinome	5,5%
Sarkome	1,2%
sonstige	1,8%

Frauen: histologische Sicherung 80,2%
hepatozelluläre Karzinome	65,6%
cholangiozelluläre Karzinome	23,9%
undifferenzierte Karzinome	6,9%
Sarkome	1,7%
sonstige	1,9%

Relative 5-Jahre-Überlebensraten

Weltweit bewegen sich die Angaben bei Männern zwischen 0 - 3% und bei Frauen zwischen 0 - 7%. England und Wales geben für 1975 für Männer 6% und für Frauen 4%, Finnland für 1953 - 1974 1,5% bei den Männern und 2,3% bei den Frauen an. Die Raten lagen 1978 - 79 in der ehemaligen DDR bei Männern bei 1,4% und bei Frauen bei 0,5%. Eine Trendaussage zur Entwicklung der relativen 5-Jahre-Überlebensrate in der ehemaligen DDR kann auf Grund der für die Berechnung zur Verfügung stehenden kleinen Fallzahlen nicht gemacht werden.

Mortalitätsvergleich mit den alten Bundesländern der Bundesrepublik Deutschland

Die altersstandardisierten Mortalitätsraten der ehemaligen DDR 1980 (Männer 2,7, Frauen 1,9) liegen unter denen der alten Bundesländer der Bundesrepublik Deutschland 1979 - 81 (Männer 3,6, Frauen 2,0).

cellular liver carcinoma in males, while no significant sex-specific difference has been observed for cholangiocellular liver carcinoma.

Histology

International:
    mainly hepatocellular and cholangiocellular carcinoma

Former GDR:
Males: histological confirmation   88.3%
Hepatocellular carcinoma	77.6%
Cholangiocellular carcinoma	13.9%
Undifferentiated carcinoma	5.5%
Sarcoma	1.2%
Other	1.8%

Females: histological confirmation 80.2%
Hepatocellular carcinoma	65.6%
Cholangiocellular carcinoma	23.9%
Undifferentiated carcinoma	6.9%
Sarcoma	1.7%
Other	1.9%

Five-year relative survival rates

The world survival rates lie between 0 and 3% for males and between 0 and 7% for females. In England and Wales, in 1975, they were 6% for males and 4% for females; in Finland, from 1953 -74, the survival rates were 1.5% for males and 2.3% for females. In the former GDR, from 1978 - 79, the rates were 1.4% for males and 0.5% for females. No trends in the five-year relative survival rates in the former GDR can be inferred owing to the small number of cases available.

Mortality compared with the old Länder of the Federal Republic of Germany

The age-standardized mortality rates in the former GDR for 1980 (males 2.7, females 1.9) were lower than those of the old Länder of the Federal Republic of Germany (males 3.6, females 2.0) in 1979 - 81.

Leberkrebs
Liver cancer

ehemalige DDR/former GDR 1980

	Männer males	Frauen females
Anzahl neuer Fälle Number of new cases	380	261
Altersstand. Inz. rate/100.000 Age-adj. inc. rate/100.000	3.8	1.4
Geschlechtsverhältnis Sex ratio of the rates		2.7
Anzahl der Todesfälle Number of deaths	272	296
Altersstand. Mort. rate/100.000 Age-adj. mort. rate/100.000	2.7	1.9

Sterbedaten von 1978
Mortality data from 1978

Altersstand. Inz.rate
Age-adj. Inc.rate

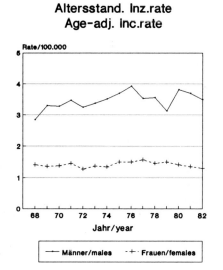

Männer/males   -+- Frauen/females

Altersspez. Inzidenzrate
Age-spec. incidence rate

ehemalige DDR/former GDR 1978-82

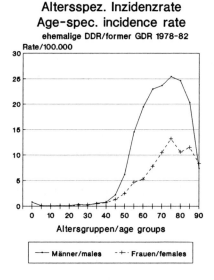

Männer/males   -+- Frauen/females

Rel. 5-Jahre-Überlebens-Rate
Five year relative survival rate

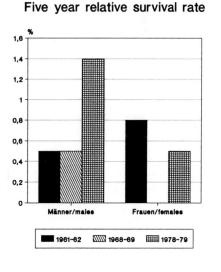

■ 1961-62   🔲 1968-69   ▦ 1978-79

Männer

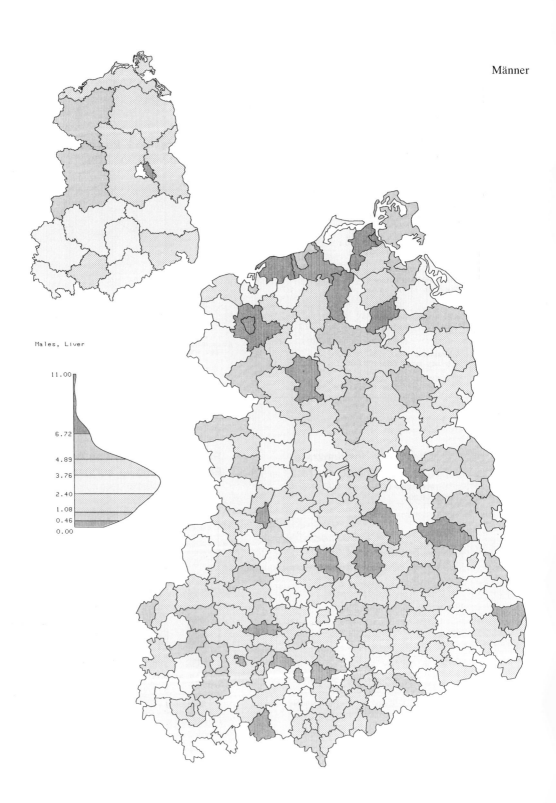

Males, Liver

Frauen

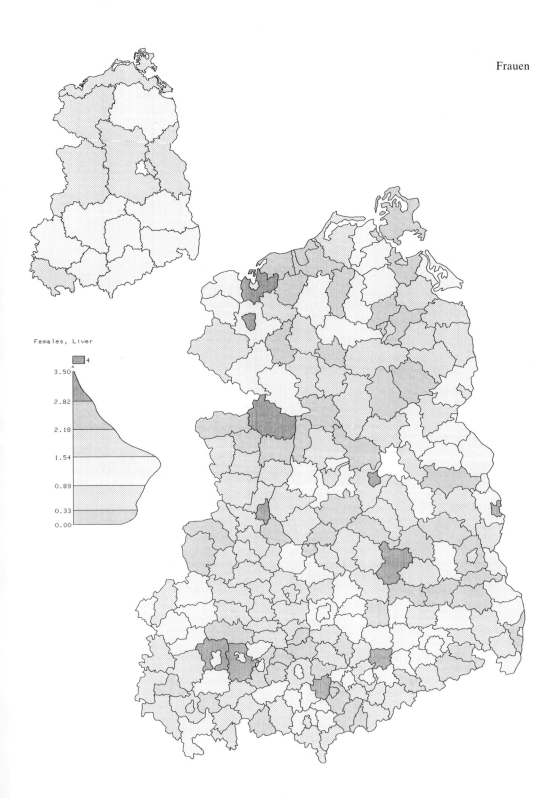

Females, Liver

Males, Liver

0100	Rostock					
0101	L Bad Doberan	9	7.5	7.4	2.59	5
0103	L Ribnitz-Damgarten .	5	3.1	2.9	1.30	119
0105	L Greifswald	1	1.6	0.9−−	0.93	190
0106	L Grevesmühlen	2	2.0	2.4	1.74	141
0107	L Grimmen	1	1.2	1.2−	1.18	182
0108	L Rostock	0				
0109	L Stralsund	4	6.1	7.1	3.72	9
0110	L Wismar	3	3.7	3.2	1.90	103
0111	L Wolgast	5	3.5	2.4	1.14	141
0112	L Rügen	11	5.4	5.3	1.67	24
0131	S Rostock	32	5.8	6.3+	1.19	15
0132	S Stralsund	14	7.9	9.2+	2.62	3
0133	S Wismar	9	6.6	5.6	1.92	22
0134	S Greifswald	6	4.1	4.8	1.97	37
	Rostock	102	4.8	4.8+	0.51	

0200	Schwerin					
0201	L Bützow	2	2.8	2.9	2.09	119
0202	L Gadebusch	3	5.0	3.2	1.96	103
0203	L Güstrow	3	1.8	1.9	1.08	159
0204	L Hagenow	7	4.1	3.6	1.40	83
0205	L Ludwigslust	11	7.6	6.7	2.21	11
0206	L Lübz	2	2.4	3.4	2.43	92
0207	L Parchim	3	3.1	2.3	1.42	146
0208	L Perleberg	9	4.9	4.1	1.49	61
0209	L Schwerin	6	7.1	7.3	3.13	6
0210	L Sternberg	3	5.2	4.7	2.80	42
0231	S Schwerin	29	10.3	11.0++	2.17	1
	Schwerin	78	5.6	5.1+	0.62	

0300	Neubrandenburg					
0301	L Altentreptow	0				
0302	L Anklam	3	3.0	3.0	1.94	115
0303	L Demmin	2	1.7	1.1−−	0.82	186
0304	L Malchin	3	3.1	3.1	1.77	111
0305	L Neubrandenburg ...	1	1.5	1.5	1.45	175
0306	L Neustrelitz	2	1.5	1.2−−	0.86	182
0307	L Pasewalk	3	2.8	2.4	1.41	141
0308	L Prenzlau	2	1.9	2.4	1.77	141
0309	L Röbel/Müritz	1	2.3	2.3	2.29	146
0310	L Strasburg	2	3.1	2.4	1.90	141
0311	L Templin	1	1.2	0.5−−	0.54	204
0312	L Teterow	0				
0313	L Ueckermünde	1	0.8	1.1−−	1.06	186
0314	L Waren	1	0.8	0.5−−	0.51	204
0331	S Neubrandenburg ...	5	2.6	3.7	1.76	78
	Neubrandenburg ...	27	1.8	1.7−−	0.35	

0400	Potsdam					
0401	L Belzig	5	6.2	4.6	2.14	46
0402	L Brandenburg	2	2.2	1.9	1.50	159
0403	L Gransee	2	1.9	1.2−−	0.89	182
0405	L Jüterbog	4	4.5	4.0	2.00	64
0407	L Königs Wusterhausen	7	3.4	2.5	0.99	131
0408	L Kyritz	6	7.2	4.6	2.03	46
0409	L Luckenwalde	10	9.5	7.3	2.55	6
0410	L Nauen	8	4.2	4.1	1.57	61
0411	L Neuruppin	10	6.6	6.2	2.19	16
0412	L Potsdam	11	4.7	4.0	1.31	64
0413	L Pritzwalk	0				
0414	L Oranienburg	19	6.2	4.4	1.12	52
0415	L Rathenow	5	3.3	2.5	1.13	131
0416	L Wittstock	2	3.7	4.0	2.80	64
0417	L Zossen	6	3.3	3.6	1.69	83
0431	S Brandenburg/Havel .	7	3.1	3.2	1.33	103
0432	S Potsdam	18	6.0	5.2	1.34	26
	Potsdam	122	4.6	3.8	0.38	

0500	Frankfurt					
0501	L Angermünde	5	5.6	4.7	2.11	42
0502	L Beeskow	6	7.0	5.8	2.63	19
0503	L Bernau	8	4.6	3.7	1.50	78
0504	L Eberswalde	9	4.6	4.2	1.48	58
0505	L Bad Freienwalde ...	4	4.3	2.7	1.40	125
0506	L Eisenhüttenstadt ...	3	5.9	4.9	3.20	32
0507	L Fürstenwalde	11	4.5	3.3	1.05	99
0508	L Seelow	6	6.1	5.2	2.34	26
0509	L Strausberg	15	7.0	6.2	1.67	16
0531	S Frankfurt/Oder ...	11	5.8	6.2	1.92	16
0532	S Eisenhüttenstadt ...	4	3.4	3.2	1.62	103
0533	S Schwedt (Oder)	3	2.2	3.7	2.24	78
	Frankfurt	85	5.0	4.5	0.52	

0600	Cottbus					
0601	L Bad Liebenwerda ..	7	5.3	4.3	1.76	56
0602	L Calau	1	0.7	0.5−−	0.51	204
0603	L Cottbus	5	4.6	3.4	1.72	92
0605	L Finsterwalde	2	1.5	0.9−−	0.63	190
0606	L Forst	1	1.1	0.5−−	0.51	204
0607	L Guben	2	1.8	3.1	2.23	111
0608	L Hoyerswerda	7	2.5	2.5	0.96	131
0609	L Lübben	0				
0610	L Luckau	3	4.1	2.1	1.35	151
0611	L Senftenberg	17	6.0	4.8	1.24	37
0612	L Spremberg	3	2.9	2.6	1.67	128
0613	L Weißwasser	5	3.6	3.7	1.82	78
0614	L Herzberg	4	4.5	4.0	2.19	64
0615	L Jessen	0				
0631	S Cottbus	8	3.0	4.5	1.69	50
	Cottbus	65	3.1	2.8−	0.38	

0700	Magdeburg					
0701	L Burg	9	5.9	3.9	1.37	70
0703	L Gradelegen	5	7.9	5.7	2.64	21
0704	L Genthin	4	4.2	3.9	2.11	70
0705	L Halberstadt	8	3.7	3.0	1.07	115
0706	L Haldensleben	5	3.5	2.7	1.34	125
0707	L Havelberg	3	5.8	4.5	2.66	50
0708	L Kalbe/Milde	1	2.2	3.9	3.93	70
0709	L Klötze	3	4.2	3.0	1.75	115
0710	L Wolmirstedt	2	1.9	2.0	1.39	157
0711	L Oschersleben	2	1.9	1.2−−	0.90	182
0712	L Osterburg	4	3.7	2.9	1.50	119
0713	L Salzwedel	6	6.1	5.5	2.37	23
0714	L Schönebeck	13	6.2	5.1	1.46	29
0716	L Staßfurt	8	4.7	3.2	1.23	103
0717	L Stendal	4	2.2	2.6	1.32	128
0718	L Tangerhütte	2	4.0	3.6	2.58	83
0719	L Wanzleben	2	1.9	1.6	1.28	171
0720	L Wernigerode	9	3.7	2.5	0.88	131
0721	L Zerbst	6	6.2	3.4	1.52	92
0732	S Magdeburg	88	13.1	10.9++	1.24	2
	Magdeburg	184	6.2	4.9++	0.39	

Males, Liver

0800	Halle					
0801	L Artern	5	3.7	2.3	1.20	146
0802	L Aschersleben	2	1.2	1.1--	0.76	186
0803	L Bernburg	6	3.1	2.5	1.07	131
0804	L Bitterfeld	14	4.6	3.8	1.08	76
0805	L Eisleben	3	1.6	1.3--	0.79	181
0806	L Gräfenhainichen	1	1.1	0.4--	0.41	209
0807	L Saalkreis	8	4.7	3.6	1.29	83
0808	L Hettstedt	1	0.7	0.6--	0.62	202
0809	L Köthen	6	3.1	2.0-	0.85	157
0810	L Nebra	0				
0811	L Merseburg	9	2.8	2.3	0.81	146
0812	L Naumburg	9	6.6	4.0	1.46	64
0813	L Quedlinburg	5	2.4	2.1	0.97	151
0814	L Querfurt	2	2.5	0.9--	0.63	190
0815	L Roßlau	3	3.5	2.9	1.86	119
0816	L Sangerhausen	5	2.6	2.1	1.01	151
0817	L Hohenmölsen	4	5.6	5.3	2.80	24
0818	L Weißenfels	5	3.1	1.6--	0.75	171
0819	L Wittenberg	7	3.1	2.1	0.83	151
0820	L Zeitz	12	6.1	4.6	1.34	46
0831	S Dessau	15	6.2	4.4	1.31	52
0832	S Halle/Saale	28	5.3	3.6	0.73	83
0833	S Halle-Neustadt	3	1.3	4.9	3.24	32
	Halle	153	3.5	2.7--	0.23	

0900	Erfurt					
0901	L Arnstadt	1	0.6	0.6--	0.58	202
0902	L Apolda	1	0.9	0.7--	0.65	200
0903	L Eisenach	4	1.5	1.5--	0.81	175
0904	L Erfurt	1	0.9	0.8--	0.78	196
0905	L Gotha	15	4.3	3.3	0.92	98
0906	L Heiligenstadt	1	1.0	0.8--	0.84	196
0907	L Langensalza	1	0.9	0.8--	0.79	196
0908	L Worbis	3	1.7	1.4--	0.83	178
0909	L Mühlhausen	8	3.6	3.2	1.22	103
0910	L Nordhausen	8	3.0	2.1-	0.75	151
0911	L Sömmerda	3	1.9	1.7-	0.96	166
0912	L Sondershausen	1	0.8	0.7--	0.68	200
0913	L Weimar	5	4.7	4.4	2.21	52
0931	S Weimar	11	7.5	6.7	2.16	11
0932	S Erfurt	24	4.9	4.4	0.94	52
	Erfurt	87	3.0	2.5--	0.29	

1000	Gera					
1001	L Eisenberg	9	11.3	6.9	2.51	10
1002	L Gera	6	4.1	3.6	1.64	83
1003	L Jena	6	7.0	6.4	2.87	13
1004	L Lobenstein	0				
1005	L Pößneck	7	5.4	4.7	1.96	42
1006	L Rudolstadt	6	3.6	2.8	1.19	123
1007	L Saalfeld	5	3.5	1.6--	0.71	171
1008	L Schleiz	4	5.2	3.2	1.77	103
1009	L Stadtroda	2	2.5	3.3	2.39	98
1010	L Zeulenroda	3	3.2	2.7	1.74	125
1011	L Greiz	6	4.4	2.5	1.11	131
1031	S Gera	30	10.3	8.7++	1.68	4
1032	S Jena	5	2.1	2.2	1.05	150
	Gera	89	5.1	4.0	0.46	

1100	Suhl					
1101	L Bad Salzungen	7	3.2	2.5	1.02	131
1102	L Hildburghausen	6	4.2	3.2	1.47	103
1103	L Ilmenau	9	5.6	4.8	1.80	37
1104	L Neuhaus am Renweg	5	5.6	2.5	1.17	131
1105	L Meiningen	7	4.2	3.6	1.38	83
1106	L Schmalkalden	8	5.2	3.4	1.35	92
1107	L Sonneberg	7	4.9	3.4	1.41	92
1108	L Suhl	7	6.3	4.8	1.94	37
1131	S Suhl	4	3.6	5.2	2.66	26
	Suhl	60	4.6	3.7	0.52	

1200	Dresden					
1201	L Bautzen	6	2.0	1.9-	0.79	159
1202	L Bischofswerda	7	4.4	3.3	1.35	98
1203	L Dippoldiswalde	4	3.7	3.5	1.90	90
1204	L Dresden	17	6.6	3.9	1.10	70
1205	L Freital	9	4.4	3.5	1.29	90
1206	L Görlitz	3	4.1	4.3	2.78	56
1207	L Großenhain	3	3.0	1.4--	0.84	178
1208	L Kamenz	6	4.1	2.8	1.20	123
1210	L Löbau	12	5.1	3.7	1.17	78
1211	L Meißen	21	7.4	4.9	1.19	32
1212	L Niesky	1	1.1	0.4--	0.35	209
1213	L Pirna	7	2.5	1.7--	0.67	166
1214	L Riesa	15	6.3	5.0	1.41	30
1215	L Sebnitz	5	3.9	3.1	1.49	111
1216	L Zittau	15	6.9	4.9	1.38	32
1231	S Dresden	64	5.5	4.6	0.64	46
1232	S Görlitz	12	6.5	5.0	1.56	30
	Dresden	207	5.0	3.8	0.29	

1300	Leipzig					
1301	L Altenburg	3	1.1	0.5--	0.31	204
1302	L Borna	14	6.5	4.7	1.37	42
1303	L Delitzsch	5	4.0	4.2	1.97	58
1304	L Döbeln	6	2.7	1.7--	0.73	166
1305	L Eilenburg	3	2.4	3.9	2.25	70
1306	L Geithain	5	5.7	3.1	1.48	111
1307	L Grimma	3	1.9	1.0--	0.64	189
1308	L Leipzig	18	5.2	3.3	0.85	98
1309	L Oschatz	11	8.9	6.4	2.08	13
1310	L Schmölln	0				
1311	L Torgau	3	2.3	1.8	1.08	165
1312	L Wurzen	11	9.0	5.8	1.93	19
1331	S Leipzig	89	7.0	4.9+	0.56	32
	Leipzig	171	5.2	3.6	0.30	

1400	Chemnitz					
1401	L Annaberg	2	1.0	0.8--	0.54	196
1402	L Aue	19	6.5	4.8	1.18	37
1403	L Auerbach	4	2.5	1.7-	0.87	166
1404	L Brand-Erbisdorf	1	1.1	0.9--	0.86	190
1405	L Chemnitz	6	2.4	0.9--	0.40	190
1406	L Flöha	6	4.9	1.9-	0.85	159
1407	L Freiberg	11	5.6	3.9	1.40	70
1408	L Glauchau	6	3.7	2.6	1.18	128
1409	L Stollberg	5	2.5	1.7-	0.81	166
1410	L Hainichen	8	5.0	3.0	1.11	115
1411	L Hohenstein-Ernstthal	3	2.1	1.5-	0.87	175
1412	L Marienberg	5	3.2	2.5	1.21	131
1413	L Oelsnitz	2	2.2	0.9--	0.64	190
1414	L Plauen	4	7.1	4.1	2.13	61
1415	L Reichenbach	9	6.7	3.8	1.35	76
1416	L Rochlitz	3	2.4	1.9	1.09	159
1417	L Schwarzenberg	8	5.7	4.2	1.63	58
1418	L Klingenthal	3	3.7	1.4--	0.85	178
1419	L Werdau	5	2.9	1.6--	0.78	171
1420	L Zschopau	4	3.0	2.5	1.35	131
1421	L Zwickau	6	3.0	2.1	0.89	151
1431	S Chemnitz	19	2.6	1.9--	0.48	159
1433	S Plauen	11	6.2	4.0	1.30	64
1435	S Zwickau	13	4.6	3.4	0.97	92
	Chemnitz	163	3.7	2.4--	0.21	

1500	East Berlin					
1500	East Berlin	224	8.5	7.2++	0.52	8
	G.D.R. Total	1817	4.6	3.7	0.09	

Females, Liver

0100   Rostock

0101	L	Bad Doberan	5	3.8	2.4	1.17	23
0103	L	Ribnitz-Damgarten	4	2.3	1.7	0.94	56
0105	L	Greifswald	0				
0106	L	Grevesmühlen	2	1.8	1.3	0.93	98
0107	L	Grimmen	2	2.2	1.3	0.95	98
0108	L	Rostock	1	1.1	0.2−−	0.24	193
0109	L	Stralsund	3	4.3	1.2	0.69	111
0110	L	Wismar	5	5.9	4.3	2.06	3
0111	L	Wolgast	3	1.9	0.9	0.56	140
0112	L	Rügen	9	4.1	2.6	0.91	17
0131	S	Rostock	24	4.0	2.8+	0.61	11
0132	S	Stralsund	8	4.1	2.7	1.06	15
0133	S	Wismar	4	2.7	1.3	0.74	98
0134	S	Greifswald	3	1.9	1.6	0.90	67
		Rostock	73	3.2	2.0+	0.25	

0200   Schwerin

0201	L	Bützow	0				
0202	L	Gadebusch	2	3.1	1.2	0.93	111
0203	L	Güstrow	2	1.1	1.0	0.69	128
0204	L	Hagenow	4	2.1	1.6	0.90	67
0205	L	Ludwigslust	5	3.1	1.2	0.60	111
0206	L	Lübz	4	4.5	1.7	0.93	56
0207	L	Parchim	4	3.8	2.5	1.41	20
0208	L	Perleberg	7	3.4	1.5	0.66	77
0209	L	Schwerin	2	2.2	1.0	0.74	128
0210	L	Sternberg	1	1.6	0.6	0.63	162
0231	S	Schwerin	15	4.7	3.2+	0.92	6
		Schwerin	46	3.0	1.7	0.28	

0300   Neubrandenburg

0301	L	Altentreptow	0				
0302	L	Anklam	2	1.8	1.6	1.26	67
0303	L	Demmin	2	1.6	0.9	0.68	140
0304	L	Malchin	2	1.9	0.9	0.74	140
0305	L	Neubrandenburg	0				
0306	L	Neustrelitz	3	2.0	1.6	1.01	67
0307	L	Pasewalk	2	1.7	0.6	0.46	162
0308	L	Prenzlau	3	2.6	2.1	1.24	35
0309	L	Röbel/Müritz	0				
0310	L	Strasburg	1	1.5	0.8	0.83	147
0311	L	Templin	5	5.6	2.8	1.37	11
0312	L	Teterow	0				
0313	L	Ueckermünde	2	1.5	1.7	1.19	56
0314	L	Waren	5	3.6	1.5	0.73	77
0331	S	Neubrandenburg	4	2.0	1.8	0.91	54
		Neubrandenburg	31	1.9	1.2	0.24	

0400   Potsdam

0401	L	Belzig	1	1.1	0.3−−	0.26	185
0402	L	Brandenburg	2	2.0	1.3	0.90	98
0403	L	Gransee	0				
0405	L	Jüterbog	1	1.0	0.2−−	0.23	193
0407	L	Königs Wusterhausen	7	3.1	1.5	0.63	77
0408	L	Kyritz	5	5.4	2.4	1.27	23
0409	L	Luckenwalde	6	4.9	1.7	0.76	56
0410	L	Nauen	12	5.6	2.3	0.77	26
0411	L	Neuruppin	7	4.1	2.1	0.94	35
0412	L	Potsdam	11	4.2	2.0	0.67	41
0413	L	Pritzwalk	2	2.3	0.6	0.42	162
0414	L	Oranienburg	15	4.1	1.7	0.51	56
0415	L	Rathenow	1	0.6	0.5−	0.47	172
0416	L	Wittstock	1	1.7	0.4−	0.43	178
0417	L	Zossen	8	4.1	1.9	0.76	46
0431	S	Brandenburg/Havel	7	2.8	1.9	0.77	46
0432	S	Potsdam	25	7.2	4.5++	1.00	1
		Potsdam	111	3.8	1.8+	0.20	

0500   Frankfurt

0501	L	Angermünde	4	4.2	1.3	0.68	98
0502	L	Beeskow	3	3.2	1.7	1.06	56
0503	L	Bernau	5	2.6	1.2	0.67	111
0504	L	Eberswalde	3	1.4	0.7	0.46	153
0505	L	Bad Freienwalde	2	2.0	1.0	0.76	128
0506	L	Eisenhüttenstadt	2	3.6	1.4	1.04	89
0507	L	Fürstenwalde	13	4.8	2.4	0.77	23
0508	L	Seelow	2	1.9	1.0	0.84	128
0509	L	Strausberg	5	2.1	1.5	0.70	77
0531	S	Frankfurt/Oder	5	2.4	1.1	0.53	121
0532	S	Eisenhüttenstadt	6	4.9	4.5	1.92	1
0533	S	Schwedt (Oder)	1	0.8	0.6	0.57	162
		Frankfurt	51	2.8	1.6	0.25	

0600   Cottbus

0601	L	Bad Liebenwerda	7	4.8	2.3	0.98	26
0602	L	Calau	2	1.3	1.0	0.70	128
0603	L	Cottbus	1	0.9	0.2−−	0.17	193
0605	L	Finsterwalde	5	3.3	1.6	0.82	67
0606	L	Forst	2	1.8	1.1	0.99	121
0607	L	Guben	2	1.7	0.9	0.63	140
0608	L	Hoyerswerda	1	0.3	0.3−−	0.28	185
0609	L	Lübben	0				
0610	L	Luckau	1	1.2	0.2−−	0.24	193
0611	L	Senftenberg	15	4.8	2.7	0.79	15
0612	L	Spremberg	0				
0613	L	Weißwasser	3	2.0	1.3	0.73	98
0614	L	Herzberg	6	6.0	3.0	1.42	7
0615	L	Jessen	2	2.4	0.8	0.54	147
0631	S	Cottbus	4	1.4	0.6−	0.35	162
		Cottbus	51	2.2	1.2	0.19	

0700   Magdeburg

0701	L	Burg	5	2.9	2.1	0.96	35
0703	L	Gradelegen	2	2.9	1.7	1.31	56
0704	L	Genthin	3	2.8	1.2	0.72	111
0705	L	Halberstadt	9	3.6	2.2	0.81	29
0706	L	Haldensleben	1	0.6	0.4−−	0.39	178
0707	L	Havelberg	2	3.5	2.6	1.94	17
0708	L	Kalbe/Milde	0				
0709	L	Klötze	3	3.8	1.7	1.20	56
0710	L	Wolmirstedt	1	0.9	0.5−	0.47	172
0711	L	Oschersleben	7	5.8	2.1	0.85	35
0712	L	Osterburg	5	4.2	3.3	2.00	5
0713	L	Salzwedel	1	0.9	0.2−−	0.21	193
0714	L	Schönebeck	10	4.3	2.5	0.88	20
0716	L	Staßfurt	7	3.6	2.0	0.84	41
0717	L	Stendal	2	1.0	0.3−−	0.24	185
0718	L	Tangerhütte	2	3.6	2.2	1.85	29
0719	L	Wanzleben	3	2.6	1.7	1.09	56
0720	L	Wernigerode	2	0.7	0.3−−	0.19	185
0721	L	Zerbst	1	0.9	0.6	0.62	162
0732	S	Magdeburg	45	5.9	3.0++	0.49	7
		Magdeburg	111	3.3	1.8	0.19	

Females, Liver

0800	**Halle**				
0801 L Artern	4	2.7	1.9	1.04	46
0802 L Aschersleben	3	1.7	0.4−−	0.22	178
0803 L Bernburg	4	1.8	0.9	0.47	140
0804 L Bitterfeld	7	2.0	1.2	0.47	111
0805 L Eisleben	4	2.0	0.8	0.45	147
0806 L Gräfenhainichen	1	1.0	0.3−−	0.33	185
0807 L Saalkreis	2	1.1	0.4−−	0.25	178
0808 L Hettstedt	2	1.3	0.8	0.53	147
0809 L Köthen	9	4.1	1.5	0.51	77
0810 L Nebra	2	2.5	2.0	1.41	41
0811 L Merseburg	5	1.4	0.8	0.44	147
0812 L Naumburg	6	3.8	1.7	0.70	56
0813 L Quedlinburg	8	3.3	1.9	0.74	46
0814 L Querfurt	2	2.3	1.6	1.16	67
0815 L Roßlau	0				
0816 L Sangerhausen	3	1.4	0.7	0.50	153
0817 L Hohenmölsen	0				
0818 L Weißenfels	4	2.2	0.6−−	0.30	162
0819 L Wittenberg	7	2.7	1.6	0.67	67
0820 L Zeitz	15	6.7	2.2	0.67	29
0831 S Dessau	15	5.5	2.2	0.60	29
0832 S Halle/Saale	24	3.8	1.9	0.45	46
0833 S Halle-Neustadt	2	0.8	1.5	1.14	77
Halle	129	2.7	1.3	0.13	
0900	**Erfurt**				
0901 L Arnstadt	2	1.1	1.0	0.70	128
0902 L Apolda	2	1.5	1.0	0.74	128
0903 L Eisenach	5	1.6	0.7−	0.34	153
0904 L Erfurt	8	6.4	2.9	1.14	9
0905 L Gotha	6	1.5	0.7−	0.32	153
0906 L Heiligenstadt	4	3.6	1.4	0.71	89
0907 L Langensalza	2	1.6	1.3	0.98	98
0908 L Worbis	2	1.0	0.7	0.55	153
0909 L Mühlhausen	9	3.6	1.5	0.53	77
0910 L Nordhausen	6	2.0	1.2	0.54	111
0911 L Sömmerda	1	0.6	0.1−−	0.15	203
0912 L Sondershausen	2	1.4	1.1	0.79	121
0913 L Weimar	5	4.3	2.8	1.47	11
0931 S Weimar	5	2.9	1.4	0.64	89
0932 S Erfurt	9	1.6	1.0	0.35	128
Erfurt	68	2.1	1.1−	0.15	
1000	**Gera**				
1001 L Eisenberg	5	5.5	2.5	1.13	20
1002 L Gera	5	3.0	2.1	0.97	35
1003 L Jena	0				
1004 L Lobenstein	0				
1005 L Pößneck	2	1.4	0.9	0.64	140
1006 L Rudolstadt	9	4.9	2.0	0.76	41
1007 L Saalfeld	3	1.9	0.6−	0.36	162
1008 L Schleiz	1	1.1	0.4−−	0.36	178
1009 L Stadtroda	2	2.3	2.2	1.56	29
1010 L Zeulenroda	3	2.8	1.4	0.87	89
1011 L Greiz	4	2.5	1.4	0.76	89
1031 S Gera	7	2.1	1.1	0.46	121
1032 S Jena	5	1.8	1.3	0.62	98
Gera	46	2.3	1.3	0.20	
1100	**Suhl**				
1101 L Bad Salzungen	2	0.9	0.7	0.58	153
1102 L Hildburghausen	3	1.9	0.9	0.52	140
1103 L Ilmenau	2	1.1	0.3−−	0.21	185
1104 L Neuhaus am Renweg	2	1.9	1.9	1.32	46
1105 L Meiningen	6	3.3	1.9	0.80	46
1106 L Schmalkalden	1	0.6	0.2−−	0.20	193
1107 L Sonnenberg	3	1.8	0.6−	0.38	162
1108 L Suhl	1	0.8	0.5	0.48	172
1131 S Suhl	2	1.6	0.5−	0.37	172
Suhl	22	1.5	0.8−−	0.20	

1200	**Dresden**				
1201 L Bautzen	9	2.7	1.8	0.67	54
1202 L Bischofswerda	6	3.3	1.7	0.78	56
1203 L Dippoldiswalde	3	2.5	0.7	0.45	153
1204 L Dresden	8	2.6	1.4	0.53	89
1205 L Freital	6	2.6	1.3	0.64	98
1206 L Görlitz	4	4.8	2.8	1.52	11
1207 L Großenhain	2	1.8	0.3−−	0.25	185
1208 L Kamenz	6	3.7	1.3	0.59	98
1210 L Löbau	3	1.1	0.7	0.44	153
1211 L Meißen	8	2.4	1.0	0.40	128
1212 L Niesky	3	2.9	1.5	0.99	77
1213 L Pirna	4	1.3	0.3−−	0.14	185
1214 L Riesa	7	2.7	1.4	0.57	89
1215 L Sebnitz	1	0.7	0.2−−	0.23	193
1216 L Zittau	9	3.5	1.2	0.47	111
1231 S Dresden	35	2.5	1.1	0.23	121
1232 S Görlitz	8	3.6	1.5	0.64	77
Dresden	122	2.5	1.1−	0.12	
1300	**Leipzig**				
1301 L Altenburg	10	3.4	1.5	0.58	77
1302 L Borna	6	2.5	1.6	0.69	67
1303 L Delitzsch	3	2.1	1.6	1.01	67
1304 L Döbeln	9	3.5	1.5	0.56	77
1305 L Eilenburg	4	2.9	1.4	0.79	89
1306 L Geithain	1	1.0	0.2−−	0.21	193
1307 L Grimma	3	1.7	1.1	0.68	121
1308 L Leipzig	10	2.5	1.2	0.41	111
1309 L Oschatz	0				
1310 L Schmölln	1	1.1	0.2−−	0.17	193
1311 L Torgau	1	0.7	0.5−	0.45	172
1312 L Wurzen	5	3.6	1.4	0.75	89
1331 S Leipzig	44	2.9	1.2	0.21	111
Leipzig	97	2.5	1.2	0.14	
1400	**Chemnitz**				
1401 L Annaberg	3	1.3	0.8	0.51	147
1402 L Aue	12	3.6	2.6	0.92	17
1403 L Auerbach	3	1.5	1.0	0.61	128
1404 L Brand-Erbisdorf	1	1.0	0.2−−	0.21	193
1405 L Chemnitz	11	3.7	1.6	0.63	67
1406 L Flöha	5	3.5	1.3	0.70	98
1407 L Freiberg	4	1.8	1.1	0.58	121
1408 L Glauchau	6	3.1	1.3	0.60	98
1409 L Stollberg	4	1.8	0.4−−	0.24	178
1410 L Hainichen	18	9.7	4.0+	1.10	4
1411 L Hohenstein-Ernstthal.	8	4.8	1.5	0.56	77
1412 L Marienberg	4	2.3	0.5−−	0.27	172
1413 L Oelsnitz	2	1.8	0.7	0.52	153
1414 L Plauen	2	3.1	1.0	0.74	128
1415 L Reichenbach	7	4.3	1.3	0.51	98
1416 L Rochlitz	2	1.4	0.4−−	0.30	178
1417 L Schwarzenberg	0				
1418 L Klingenthal	3	3.0	2.0	1.35	41
1419 L Werdau	13	6.2	2.9	0.93	9
1420 L Zschopau	3	2.0	0.6	0.39	162
1421 L Zwickau	9	3.8	2.2	0.80	29
1431 S Chemnitz	21	2.4	1.0	0.27	128
1433 S Plauen	8	3.7	1.9	0.72	46
1435 S Zwickau	17	5.2	2.3	0.62	26
Chemnitz	166	3.2	1.4	0.13	
1500	**East Berlin**				
1500 East Berlin	143	4.6	2.1++	0.20	35
G.D.R. Total	1267	2.9	1.4	0.05	

6.7 Gallenblase

ICD9 156: Bösartige Neubildungen der Gallenblase und der extrahepatischen Gallengänge (fortfolgend als Gallenblasenkrebs bezeichnet)

Mit rund 1850 Neuerkrankungen (3,5%) und 1600 Todesfällen (4,4%) (Anteil in Prozent aller gemeldeten Fälle) belegte der Gallenblasenkrebs in der ehemaligen DDR (zusammengefaßt für beide Geschlechter) im Jahre 1980 Rangplatz 9 bei den Neuerkrankungen und 6 bei den Todesfällen (Mortalitätszahlen von 1978) an bösartigen Neubildungen (ICD9 140-208 ohne 173).

Risikofaktoren

Übergewichtigkeit; fettreiche Ernährung; Cholelithiasis; berufliche Exposition, Beschäftigte in Gummiindustrie; häufige Schwangerschaften.

Inzidenz

Trend

International wird gegenwärtig über im wesentlichen stabile Inzidenzraten berichtet. In der ehemaligen DDR fällt die Gallenblasenkrebsinzidenz bei den Männern und bei den Frauen seit 1968 deutlich ab (mittlere jährliche Veränderung: Männer −0,8%; Frauen −1,0%).

Geographische Verteilung

Weltweit die höchsten Inzidenzraten weisen bei den Männern (10,8) amerikanische Indianer von New Mexico/USA und bei den Frauen (23,6) in Afrika und Asien geborene Israelitinnen auf.
Die höchsten Erkrankungsraten Europas werden für Männer (4,0) aus Italien (Ragusa) und bei Frauen (8,6) aus Polen (Warschau) gemeldet.
Die Erkrankungsraten der ehemaligen DDR finden sich sowohl bei Männern (3.5) wie bei den Frauen (7.2) im oberen Drittel auf Rangplatz 3 beziehungsweise 4 in Europa gemeldeter Inzidenzraten.

6.7 Gallbladder

ICD9 156: Malignant neoplasms of the gallbladder and extrahepatic bile ducts (hereafter termed gallbladder cancer)

With about 1850 new cases (representing 3.5% of all reported cancer cases) and 1600 deaths (4.4% of all cancer deaths), gallbladder cancer in 1980 ranked ninth in importance in the former GDR for incidence and sixth for mortality in 1978 among cancer sites (ICD9 140-208 excluding 173) for both sexes combined.

Main risk factors

Obesity, fatty food, cholelithiasis; occupational exposure in the rubber industry; frequent pregnancies.

Incidence

Trend

Stable incidence rates are presently reported throughout the world.
In the former GDR, incidence rates for gallbladder cancer have been decreasing since 1968 in both males (−0.8%) and females (−1.0%).

Geographical distribution

The highest reported age-standardized annual incidence rates are found for American Indians in New Mexico, USA among males (10.8) and for females in Israel: Jews born in Europe or America (23.6).
The highest rates in Europe for males (4.0) are reported in Ragusa, Italy and for females (8.6) in Warsaw, Poland.
In the former GDR, gallbladder cancer rates are in the upper third range of European reported incidence rates for both males (3.5, rank 3rd) and females (7.2, rank 4th).

Innerhalb der ehemaligen DDR finden wir die höchsten altersstandardisierten Inzidenzraten in den Kreisen:

Männer:

0401 Landkreis Belzig		9,8
1206 Landkreis Görlitz		9,5
0108 Landkreis Rostock		9,2
0531 Stadtkreis Frankfurt (Oder)		8,0
0310 Landkreis Strasburg		7,6

Frauen:

0308 Landkreis Prenzlau		14,1
1009 Landkreis Stadtroda		14,1
0110 Landkreis Wismar		13,8
0415 Landkreis Rathenow		12,0
1414 Landkreis Plauen		11,8

Räumliche Aggregation: Eine räumliche Aggregation von Kreisen gleicher oder ähnlich hoher Inzidenzraten läßt sich beim Mann (D = 70,03) und bei der Frau (D = 73,80) statistisch nicht sichern.

Urbanisation als Risikofaktor: Bei den Männern ist die Inzidenz in der ehemaligen DDR positiv mit der Urbanisation korreliert, nicht jedoch bei Frauen (Männer r_s = 0,24, t = 3,60; Frauen r_s = 0,11, t = 1,62).

Das *relative Risiko* der Bevölkerung, an einem Krebsleiden zu erkranken, ist in den Stadtkreisen im Vergleich mit den Landkreisen bei den Männern statistisch signifikant erhöht. Das relative Risiko ($RR_{urban/rural}$) beträgt:

Männer: RR 1,29; 95 %-CI 1,18 - 1,42
Frauen: RR 1,05; 95 %-CI 1,00 - 1,10

Diese Angaben stimmen mit den Befunden des Dänischen Krebsregisters überein.

Alter und Geschlecht

Gallenblasenkrebserkrankungen wurden in der ehemaligen DDR zwischen 1978 und 1982 vor dem 20. Lebensjahr nicht gemeldet. Die altersspezifische Inzidenzkurve steigt bei den Männern oberhalb des 55. Lebensjahres steil an, erreicht das Maximum erst in der Altersgruppe der über 85jährigen; ähnlich – aber deutlich stärker ausgeprägt – verläuft die Kurve bei den Frauen, wobei der steile Anstieg der Kurve bereits in der Gruppe der 45 - 49jährigen einsetzt und eine Verschiebung des

The highest age-standardized incidence rates in the former GDR occur in the following counties:

Males:

0401 Belzig	(rural)	9.8
1206 Gorlitz	(rural)	9.5
0108 Rostock	(rural)	9.2
0531 Frankfurt (Oder)	(urban)	8.0
0310 Strasburg	(rural)	7.6

Females:

0308 Prenzlau	(rural)	14.1
1009 Stadtroda	(rural)	14.1
0110 Wismar	(rural)	13.8
0415 Rathenow	(rural)	12.0
1414 Plauen	(rural)	11.8

Spatial aggregation: No significant spatial aggregation was found for males (D = 70.03) or for females (D = 73.80).

Urbanization as a risk factor: In the former GDR, incidence is positively correlated with urbanization for males (r_s = 0.24, t = 3.60) but not for females (r_s = 0.11, t = 1.62).

The age-standardized incidence rates in males are significantly higher in urban populations. The rate ratios are:

Males:　RR 1.29; 95 % CI 1.18 - 1.42
Females: RR 1.05; 95 % CI 1.00 - 1.10

The results correspond to those of the Danish Cancer Registry.

Age and sex

From 1978 to 1982, no gallbladder cancer was reported before the age of 20 in the former GDR. The age-specific incidence rate increases sharply for males over 55 years and reaches a peak only in the age-group 85 years and over. The shape of the curve is similar for females, although the incidence rate for each age-group is considerably higher. For females, the sharp increase starts in the age-group 45 - 49 years and the peak, in the age-group 80 - 84 years, is earlier than that for males.

Maximums in die Gruppe der 80 - 84jährigen auffällt.
Das Geschlechtsverhältnis von 0,5 : 1 in der ehemaligen DDR liegt im internationalen Durchschnitt.

The former GDR sex ratio of 0.5 : 1 is comparable to
the mean of values reported in other countries.

Histologie

International:
Überwiegend Adenokarzinome   95 %

ehemalige DDR:
Männer: histologische Sicherung 79,3 %
    Adenokarzinome   93,2 %
    darunter: szirrhös   16,6 %
          schleimbildend   9,6 %
    Plattenepithelkarzinome   2,7 %
    undifferenzierte Karzinome   3,7 %
    Sarkome   0,3 %
    sonstige   0,1 %

Frauen: histologische Sicherung   83,9 %
    Adenokarzinome   92,6 %
    darunter: szirrhös   14,3 %
          schleimbildend   9,5 %
    undifferenzierte Karzinome   4,0 %
    Plattenepithelkarzinome   3,0 %
    Sarkome   0,4 %

Histology

International:
mainly adenocarcinoma   95 %

Former GDR:
Males: histological confirmation   79.3 %
    Adenocarcinoma   93.2 %
    including: scirrhous   16.6 %
          mucus-secreting   9.6 %
    Squamous cell carcinoma   2.7 %
    Undifferentiated carcinoma   3.7 %
    Sarcoma   0.3 %
    Other   0.1 %

Females: histological confirmation 83.9 %
    Adenocarcinoma   92.6 %
    including: scirrhous   14.3 %
          mucus-secreting   9.5 %
    Undifferentiated carcinoma   4.0 %
    Squamous cell carcinoma   3.0 %
    Sarcoma   0.4 %

Relative 5-Jahre-Überlebensraten

Weltweit bewegen sich die Angaben bei Männern
zwischen 1 - 8 % und bei Frauen zwischen 1 - 12 %.
England und Wales geben für 1975 7 % (Männer
und Frauen zusammen), Finnland für 1953 - 1974
5,8 % bei den Männern und 3,7 % bei den Frauen
an. Die Raten sind bei beiden Geschlechtern in der
ehemaligen DDR seit 1961 - 62 angestiegen und lagen 1978 - 79 beim Manne bei 2,3 % und bei der
Frau bei 3,2 %.

Five-year relative survival rates

World survival rates lie between 1 and 8 % for males
and between 1 and 12 % for females. In England and
Wales, in 1975, they were 7 % for both males and
females; in Finland, from 1953 -74, survival rates
were 5.8 % for males and 3.7 % for females. In the
former GDR, the rates are rising for both sexes since
1961 - 62, and were 2.3 % for males and 3.2 for
females in 1978 - 79.

Mortalitätsvergleich mit den alten Bundes-
ländern der Bundesrepublik Deutschland

Die altersstandardisierten Mortalitätsraten der ehemaligen DDR 1980 (Männer 2,8, Frauen 6,2) liegen
bei den Männern geringfügig, bei den Frauen deutlicher über denen der alten Bundesländer der Bundesrepublik Deutschland 1979 - 81 (Männer 2,6,
Frauen 4,6).

Mortality compared with the old Länder of
the Federal Republic of Germany

The age-standardized mortality rates in the former
GDR in 1980 (males 2.8, females 6.2) was slightly
higher than in the old Länder of the Federal Repub
lic of Germany for males and much higher for
females in 1979 - 81 (males 2.6, females 4.6).

Gallenblasenkrebs
Gallbladder cancer

ehemalige DDR/former GDR 1980

	Männer males	Frauen females
Anzahl neuer Fälle Number of new cases	414	1 420
Altersstand. Inz. rate/100.000 Age-adj. inc. rate/100.000	3.7	7.1
Geschlechtsverhältnis Sex ratio of the rates	0.5	
Anzahl der Todesfälle Number of deaths	333	1 277
Altersstand. Mort. rate/100.000 Age-adj. mort. rate/100.000	2.8	6.2

Sterbedaten von 1978
Mortality data from 1978

Altersstand. Inz.rate
Age-adj. inc.rate

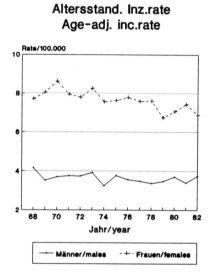

Altersspez. Inzidenzrate
Age-spec. incidence rate
ehemalige DDR/former GDR 1978-82

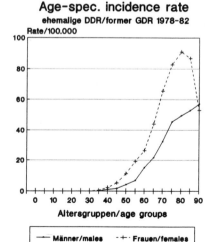

Rel. 5-Jahre-Überlebens-Rate
Five year relative survival rate

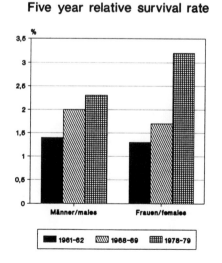

Männer

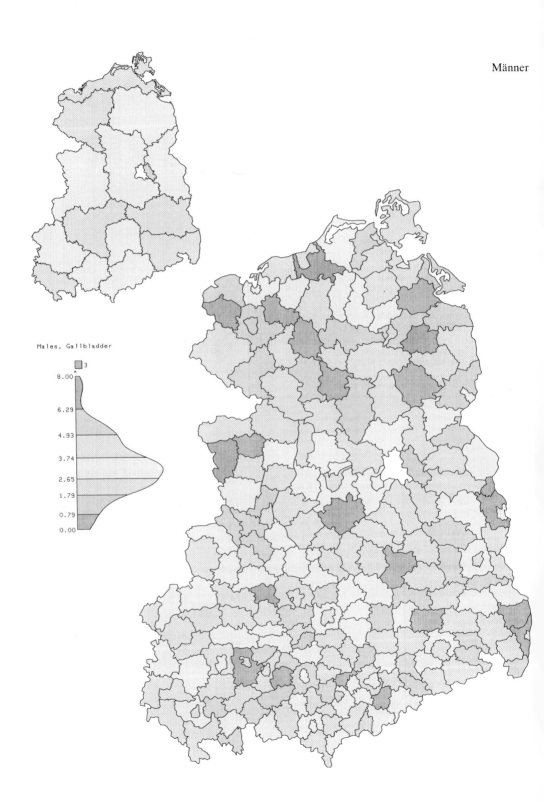

Males, Gallbladder

Frauen

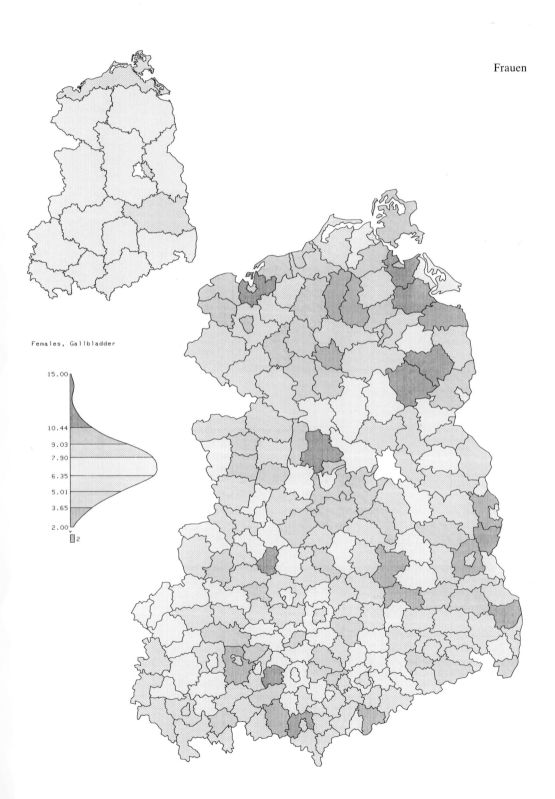

Females, Gallbladder

Males, Gallbladder

0100	Rostock					
0101	L Bad Doberan	3	2.5	2.5	1.64	149
0103	L Ribnitz-Damgarten .	6	3.8	2.9	1.36	124
0105	L Greifswald	3	4.8	2.5	1.46	149
0106	L Grevesmühlen	1	1.0	1.5	1.53	194
0107	L Grimmen	3	3.6	2.1	1.21	173
0108	L Rostock	8	9.0	9.2	3.59	3
0109	L Stralsund	3	4.6	5.8	3.50	13
0110	L Wismar	4	5.0	3.3	1.77	96
0111	L Wolgast	9	6.3	5.2	2.01	26
0112	L Rügen	11	5.4	4.7	1.50	41
0131	S Rostock	22	4.0	4.2	0.98	55
0132	S Stralsund	4	2.3	2.1	1.22	173
0133	S Wismar	5	3.7	3.2	1.53	107
0134	S Greifswald	3	2.1	2.9	1.85	124
	Rostock	85	4.0	3.8	0.45	

0200	Schwerin					
0201	L Bützow	4	5.6	3.3	1.78	96
0202	L Gadebusch	5	8.3	7.5	3.69	7
0203	L Güstrow	7	4.2	2.2	0.89	165
0204	L Hagenow	6	3.5	2.3	1.02	159
0205	L Ludwigslust	3	2.1	1.2−−	0.76	199
0206	L Lübz	0				
0207	L Parchim	3	3.1	1.8	1.10	185
0208	L Perleberg	6	3.3	2.1	0.90	173
0209	L Schwerin	2	2.4	1.2−−	0.84	199
0210	L Sternberg	1	1.7	0.8−−	0.78	208
0231	S Schwerin	15	5.3	5.4	1.47	22
	Schwerin	52	3.7	2.6−	0.40	

0300	Neubrandenburg					
0301	L Altentreptow	1	1.7	2.9	2.91	124
0302	L Anklam	1	1.0	0.4−−	0.44	213
0303	L Demmin	4	3.5	2.6	1.35	143
0304	L Malchin	3	3.1	2.7	1.63	138
0305	L Neubrandenburg ...	1	1.5	0.9−−	0.89	205
0306	L Neustrelitz	4	3.0	2.0	1.09	178
0307	L Pasewalk	3	2.8	2.2	1.30	165
0308	L Prenzlau	6	5.6	3.9	1.68	65
0309	L Röbel/Müritz	3	6.9	4.4	2.75	50
0310	L Strasburg	5	7.8	7.63.77	5	
0311	L Templin	1	1.2	0.5−−	0.50	211
0312	L Teterow	3	3.8	3.3	2.35	96
0313	L Ueckermünde	4	3.2	5.3	2.87	25
0314	L Waren	6	4.7	6.1	2.69	12
0331	S Neubrandenburg ...	3	1.6	3.8	2.25	71
	Neubrandenburg ...	48	3.2	3.1	0.51	

0400	Potsdam					
0401	L Belzig	11	13.6	9.8	3.19	1
0402	L Brandenburg	5	5.5	3.0	1.43	121
0403	L Gransee	4	3.7	2.1	1.08	173
0405	L Jüterbog	6	6.8	4.2	1.76	55
0407	L Königs Wusterhausen	15	7.3	4.6	1.28	45
0408	L Kyritz	4	4.8	3.8	2.21	71
0409	L Luckenwalde	6	5.7	4.2	1.81	55
0410	L Nauen	7	3.6	2.1	0.88	173
0411	L Neuruppin	3	2.0	1.7	1.00	189
0412	L Potsdam	12	5.1	3.2	0.99	107
0413	L Pritzwalk	2	2.5	1.8	1.31	185
0414	L Oranienburg	11	3.6	2.9	0.92	124
0415	L Rathenow	7	4.6	3.6	1.58	80
0416	L Wittstock	0				
0417	L Zossen	8	4.5	4.5	1.72	47
0431	S Brandenburg/Havel .	10	4.4	3.8	1.32	71
0432	S Potsdam	10	3.3	3.0	1.01	121
	Potsdam	121	4.6	3.4	0.33	

0500	Frankfurt					
0501	L Angermünde	7	7.9	5.6	2.41	17
0502	L Beeskow	4	4.7	3.5	1.85	85
0503	L Bernau	5	2.9	1.8−	0.84	185
0504	L Eberswalde	8	4.1	3.5	1.36	85
0505	L Bad Freienwalde ...	2	2.2	1.3−	0.89	196
0506	L Eisenhüttenstadt ...	9	17.8	7.3	2.62	8
0507	L Fürstenwalde	8	3.3	2.4	0.97	154
0508	L Seelow	4	4.1	3.2	1.85	107
0509	L Strausberg	9	4.2	2.3	0.77	159
0531	S Frankfurt/Oder ...	14	7.4	8.0	2.37	4
0532	S Eisenhüttenstadt ..	4	3.4	3.4	1.78	92
0533	S Schwedt (Oder)	3	2.2	3.3	1.98	96
	Frankfurt	77	4.6	3.5	0.44	

0600	Cottbus					
0601	L Bad Liebenwerda ..	3	2.3	1.6−	0.97	193
0602	L Calau	3	2.1	1.4−−	0.80	195
0603	L Cottbus	6	5.5	3.4	1.64	92
0605	L Finsterwalde	10	7.5	4.7	1.66	41
0606	L Forst	5	5.3	2.5	1.20	149
0607	L Guben	3	2.7	2.0	1.16	178
0608	L Hoyerswerda	10	3.6	3.5	1.14	85
0609	L Lübben	1	1.3	1.2	1.22	199
0610	L Luckau	3	4.1	2.4	1.44	154
0611	L Senftenberg	10	3.5	2.0−	0.69	178
0612	L Spremberg	3	2.9	1.7	1.05	189
0613	L Weißwasser	6	4.4	3.1	1.32	115
0614	L Herzberg	0				
0615	L Jessen	2	2.6	2.0	1.46	178
0631	S Cottbus	12	4.5	4.2	1.31	55
	Cottbus	77	3.7	2.5−−	0.31	

0700	Magdeburg					
0701	L Burg	11	7.2	4.9	1.63	33
0703	L Gradelegen	3	4.7	2.2	1.28	165
0704	L Genthin	4	4.2	2.7	1.47	138
0705	L Halberstadt	12	5.5	3.1	0.97	115
0706	L Haldensleben	6	4.2	2.8	1.17	131
0707	L Havelberg	2	3.9	2.5	1.94	149
0708	L Kalbe/Milde	0				
0709	L Klötze	0				
0710	L Wolmirstedt	3	2.8	1.7	1.09	189
0711	L Oschersleben	8	7.4	5.5	2.18	19
0712	L Osterburg	5	4.6	2.4	1.14	154
0713	L Salzwedel	6	6.1	4.7	2.11	41
0714	L Schönebeck	10	4.8	3.3	1.15	96
0716	L Staßfurt	5	2.9	1.2−−	0.55	199
0717	L Stendal	8	4.5	3.6	1.39	80
0718	L Tangerhütte	2	4.0	2.2	1.69	165
0719	L Wanzleben	2	1.9	1.3−	0.96	196
0720	L Wernigerode	15	6.2	4.3	1.21	52
0721	L Zerbst	5	5.1	4.0	1.83	63
0732	S Magdeburg	43	6.4	4.8	0.80	37
	Magdeburg	150	5.0	3.4	0.30	

Males, Gallbladder

0800	**Halle**				
0801 L Artern	7	5.2	4.2	1.64	55
0802 L Aschersleben	4	2.5	1.8	1.01	185
0803 L Bernburg	9	4.7	2.8	1.01	131
0804 L Bitterfeld	15	4.9	3.3	0.89	96
0805 L Eisleben	22	12.0	7.6+	1.77	5
0806 L Gräfenhainichen	5	5.3	4.1	2.02	60
0807 L Saalkreis	7	4.1	2.5	1.07	149
0808 L Hettstedt	5	3.7	3.5	1.57	85
0809 L Köthen	7	3.6	2.7	1.08	138
0810 L Nebra	3	4.1	2.9	1.78	124
0811 L Merseburg	25	7.9	5.2	1.14	26
0812 L Naumburg	6	4.4	2.8	1.33	131
0813 L Quedlinburg	11	5.2	3.1	0.98	115
0814 L Querfurt	5	6.3	4.3	2.18	52
0815 L Roßlau	8	9.3	4.8	1.77	37
0816 L Sangerhausen	11	5.7	3.8	1.26	71
0817 L Hohenmölsen	1	1.4	1.2−	1.20	199
0818 L Weißenfels	7	4.3	2.2	0.88	165
0819 L Wittenberg	9	4.0	2.6	0.93	143
0820 L Zeitz	13	6.7	3.3	0.97	96
0831 S Dessau	11	4.6	3.7	1.24	77
0832 S Halle/Saale	41	7.7	4.8	0.80	37
0833 S Halle-Neustadt	6	2.6	5.4	2.35	22
Halle	238	5.5	3.7	0.26	
0900	**Erfurt**				
0901 L Arnstadt	5	3.2	2.3	1.15	159
0902 L Apolda	9	7.7	5.0	1.85	29
0903 L Eisenach	14	5.1	3.2	0.97	107
0904 L Erfurt	8	6.9	4.7	1.85	41
0905 L Gotha	17	4.9	3.3	0.84	96
0906 L Heiligenstadt	5	5.1	3.9	1.80	65
0907 L Langensalza	6	5.4	3.8	1.69	71
0908 L Worbis	8	4.6	3.2	1.17	107
0909 L Mühlhausen	7	3.2	2.3	0.98	159
0910 L Nordhausen	13	4.9	2.9	0.92	124
0911 L Sömmerda	8	5.0	3.5	1.35	85
0912 L Sondershausen	6	4.5	2.6	1.16	143
0913 L Weimar	1	0.9	0.6−	0.55	210
0931 S Weimar	9	6.1	4.5	1.65	47
0932 S Erfurt	16	3.3	3.1	0.81	115
Erfurt	132	4.5	3.2	0.31	
1000	**Gera**				
1001 L Eisenberg	8	10.0	5.5	2.17	19
1002 L Gera	10	6.8	5.7	2.01	15
1003 L Jena	6	7.0	4.9	2.24	33
1004 L Lobenstein	4	6.0	3.7	2.01	77
1005 L Pößneck	3	2.3	0.9−	0.54	205
1006 L Rudolstadt	7	4.2	2.3	0.91	159
1007 L Saalfeld	13	9.1	5.8	1.85	13
1008 L Schleiz	3	3.9	2.6	1.54	143
1009 L Stadtroda	1	1.3	0.5−−	0.50	211
1010 L Zeulenroda	5	5.3	3.1	1.52	115
1011 L Greiz	6	4.4	2.4	1.07	154
1031 S Gera	14	4.8	3.1	0.90	115
1032 S Jena	12	5.0	3.7	1.20	77
Gera	92	5.3	3.4	0.39	
1100	**Suhl**				
1101 L Bad Salzungen	14	6.4	4.9	1.45	33
1102 L Hildburghausen	6	4.2	2.6	1.12	143
1103 L Ilmenau	12	7.5	4.9	1.63	33
1104 L Neuhaus am Renweg	5	5.6	3.3	1.59	96
1105 L Meiningen	8	4.8	3.8	1.37	71
1106 L Schmalkalden	9	5.8	3.9	1.48	65
1107 L Sonneberg	13	9.1	5.6	1.83	17
1108 L Suhl	6	5.4	3.6	1.54	80
1131 S Suhl	3	2.7	2.3	1.39	159
Suhl	76	5.9	4.1	0.51	

1200	**Dresden**				
1201 L Bautzen	17	5.7	4.0	1.05	63
1202 L Bischofswerda	3	1.9	0.8−−	0.47	208
1203 L Dippoldiswalde	7	6.5	4.1	1.63	60
1204 L Dresden	18	7.0	2.8	0.75	131
1205 L Freital	16	7.9	3.2	0.88	107
1206 L Görlitz	7	9.5	9.5	3.87	2
1207 L Großenhain	8	8.1	6.5	2.49	11
1208 L Kamenz	6	4.1	2.2	0.95	165
1210 L Löbau	16	6.9	4.3	1.18	52
1211 L Meißen	19	6.7	4.8	1.22	37
1212 L Niesky	8	8.5	6.6	2.57	10
1213 L Pirna	12	4.3	2.4	0.79	154
1214 L Riesa	12	5.0	3.6	1.08	80
1215 L Sebnitz	4	3.2	1.2−−	0.63	199
1216 L Zittau	23	10.6	5.4	1.27	22
1231 S Dresden	84	7.2	4.6	0.57	45
1232 S Görlitz	10	5.5	2.8	0.94	131
Dresden	270	6.5	4.0	0.27	
1300	**Leipzig**				
1301 L Altenburg	15	5.7	3.9	1.09	65
1302 L Borna	7	3.3	2.0	0.86	178
1303 L Delitzsch	8	6.4	5.0	1.99	29
1304 L Döbeln	14	6.4	3.9	1.18	65
1305 L Eilenburg	5	4.0	2.8	1.32	131
1306 L Geithain	5	5.7	2.2	1.01	165
1307 L Grimma	7	4.5	3.3	1.34	96
1308 L Leipzig	23	6.7	3.4	0.78	92
1309 L Oschatz	3	2.4	1.7	1.17	189
1310 L Schmölln	3	3.8	1.9	1.16	183
1311 L Torgau	6	4.5	3.0	1.44	121
1312 L Wurzen	7	5.7	3.5	1.40	85
1331 S Leipzig	85	6.7	4.1	0.50	60
Leipzig	188	5.8	3.5	0.29	
1400	**Chemnitz**				
1401 L Annaberg	6	3.0	2.7	1.14	138
1402 L Aue	18	6.2	3.9	1.02	65
1403 L Auerbach	12	7.4	4.4	1.42	50
1404 L Brand-Erbisdorf	1	1.1	0.9−−	0.86	205
1405 L Chemnitz	16	6.5	2.6	0.70	143
1406 L Flöha	5	4.1	2.2	1.05	165
1407 L Freiberg	16	8.1	5.5	1.44	19
1408 L Glauchau	20	12.5	7.1+	1.76	9
1409 L Stollberg	14	7.1	3.2	0.93	107
1410 L Hainichen	9	5.6	3.6	1.37	80
1411 L Hohenstein-Ernstthal	10	7.0	2.8	1.04	131
1412 L Marienberg	10	6.5	3.5	1.15	85
1413 L Oelsnitz	5	5.5	1.9	0.88	183
1414 L Plauen	5	8.9	2.9	1.33	124
1415 L Reichenbach	14	10.5	4.5	1.31	47
1416 L Rochlitz	5	4.1	1.3−−	0.60	196
1417 L Schwarzenberg	9	6.4	5.7	2.00	15
1418 L Klingenthal	4	4.9	3.3	1.86	96
1419 L Werdau	16	9.2	5.1	1.46	28
1420 L Zschopau	1	0.8	0.4−−	0.36	213
1421 L Zwickau	14	6.9	3.4	0.96	92
1431 S Chemnitz	30	4.1	2.7	0.55	138
1433 S Plauen	10	5.6	3.2	1.12	107
1435 S Zwickau	25	8.8	5.0	1.10	29
Chemnitz	275	6.2	3.5	0.23	
1500	**East Berlin**				
1500 East Berlin	169	6.4	5.0++	0.42	29
G.D.R. Total	2050	5.2	3.6	0.09	

Females, Gallbladder

0100	Rostock				
0101 L	Bad Doberan	31	23.8	9.6	1.94	23
0103 L	Ribnitz-Damgarten .	33	18.7	8.4	1.62	56
0105 L	Greifswald	14	21.1	11.0	3.42	8
0106 L	Grevesmühlen	8	7.2	4.2	1.60	202
0107 L	Grimmen	8	8.8	4.5	1.80	200
0108 L	Rostock	9	9.5	4.8	1.80	191
0109 L	Stralsund	11	15.7	6.6	2.38	130
0110 L	Wismar	20	23.8	13.8	3.48	3
0111 L	Wolgast	24	15.3	7.8	1.78	81
0112 L	Rügen	39	17.9	10.4	1.83	12
0131 S	Rostock	83	13.8	9.3	1.09	28
0132 S	Stralsund	23	11.8	6.6	1.53	130
0133 S	Wismar	27	17.9	9.0	1.88	33
0134 S	Greifswald	27	16.7	10.1	2.11	18
	Rostock	357	15.5	8.5+	0.49	

0200	Schwerin				
0201 L	Bützow	13	16.5	8.4	2.56	56
0202 L	Gadebusch	12	18.4	9.0	2.97	33
0203 L	Güstrow	41	22.3	10.2	1.74	15
0204 L	Hagenow	26	13.8	5.7	1.28	168
0205 L	Ludwigslust	24	14.7	5.7	1.33	168
0206 L	Lübz	9	10.0	4.9	1.84	188
0207 L	Parchim	25	23.9	9.6	2.08	23
0208 L	Perleberg	34	16.6	6.1	1.17	153
0209 L	Schwerin	13	14.6	6.1	2.02	153
0210 L	Sternberg	8	13.0	6.1	2.44	153
0231 S	Schwerin	58	18.2	9.2	1.33	31
	Schwerin	263	17.0	7.4	0.51	

0300	Neubrandenburg				
0301 L	Altentreptow	7	11.2	4.8	2.04	191
0302 L	Anklam	28	25.6	10.8	2.30	9
0303 L	Demmin	23	18.1	8.3	1.94	61
0304 L	Malchin	8	7.6	3.4−−	1.26	211
0305 L	Neubrandenburg . . .	11	15.3	8.2	2.74	65
0306 L	Neustrelitz	17	11.5	6.2	1.62	146
0307 L	Pasewalk	20	17.3	8.0	2.09	69
0308 L	Prenzlau	29	25.1	14.1+	2.86	1
0309 L	Röbel/Müritz	1	2.1	0.6−−	0.61	219
0310 L	Strasburg	7	10.4	7.0	2.92	113
0311 L	Templin	14	15.8	10.6	3.10	10
0312 L	Teterow	6	7.1	3.3−	1.54	212
0313 L	Ueckermünde	3	2.3	1.0−−	0.60	218
0314 L	Waren	19	13.7	8.8	2.18	43
0331 S	Neubrandenburg . . .	19	9.6	10.3	2.46	13
	Neubrandenburg . . .	212	13.1	7.4	0.56	

0400	Potsdam				
0401 L	Belzig	21	23.7	10.0	2.43	20
0402 L	Brandenburg	26	26.0	9.3	2.17	28
0403 L	Gransee	20	16.8	7.3	1.88	103
0405 L	Jüterbog	14	14.1	6.0	1.84	159
0407 L	Königs Wusterhausen	42	18.5	6.7	1.17	126
0408 L	Kyritz	15	16.3	7.0	2.07	113
0409 L	Luckenwalde	26	21.4	10.2	2.28	15
0410 L	Nauen	37	17.1	7.5	1.43	96
0411 L	Neuruppin	29	17.1	7.7	1.56	86
0412 L	Potsdam	51	19.5	10.1	1.62	18
0413 L	Pritzwalk	8	9.2	4.1	1.64	204
0414 L	Oranienburg	49	14.4	5.4−	0.89	174
0415 L	Rathenow	37	21.6	12.0+	2.25	4
0416 L	Wittstock	6	10.0	4.8	2.00	191
0417 L	Zossen	20	10.2	5.4	1.36	174
0431 S	Brandenburg/Havel .	34	13.6	6.9	1.34	119
0432 S	Potsdam	47	13.5	6.0	1.01	159
	Potsdam	482	16.4	7.4	0.39	

0500	Frankfurt				
0501 L	Angermünde	22	23.0	9.3	2.24	28
0502 L	Beeskow	21	22.3	8.8	2.19	43
0503 L	Bernau	24	12.6	5.4	1.29	174
0504 L	Eberswalde	29	13.4	6.4	1.33	141
0505 L	Bad Freienwalde . . .	24	23.5	8.8	2.00	43
0506 L	Eisenhüttenstadt . . .	5	9.0	3.5	1.95	210
0507 L	Fürstenwalde	56	20.6	8.1	1.21	67
0508 L	Seelow	13	12.3	6.1	1.82	153
0509 L	Strausberg	29	12.4	7.2	1.52	105
0531 S	Frankfurt/Oder . . .	35	16.7	7.8	1.43	81
0532 S	Eisenhüttenstadt . . .	13	10.6	7.2	2.07	105
0533 S	Schwedt (Oder)	7	5.4	7.0	2.71	113
	Frankfurt	278	15.2	7.2	0.48	

0600	Cottbus				
0601 L	Bad Liebenwerda . .	13	8.9	3.6−−	1.14	209
0602 L	Calau	15	9.8	6.1	1.73	153
0603 L	Cottbus	7	6.0	3.0−−	1.31	215
0605 L	Finsterwalde	21	14.0	6.6	1.58	130
0606 L	Forst	18	16.4	7.7	2.20	86
0607 L	Guben	25	21.7	11.3	2.64	7
0608 L	Hoyerswerda	40	13.6	9.7	1.64	21
0609 L	Lübben	7	8.1	3.7−	1.67	208
0610 L	Luckau	13	15.9	6.5	2.08	136
0611 L	Senftenberg	28	9.0	4.2−−	0.88	202
0612 L	Spremberg	17	14.7	5.0	1.40	186
0613 L	Weißwasser	13	8.9	6.0	1.87	159
0614 L	Herzberg	7	7.0	2.2−−	0.91	217
0615 L	Jessen	9	10.6	5.2	1.97	153
0631 S	Cottbus	24	8.2	5.8	1.28	166
	Cottbus	257	11.1	5.8−−	0.41	

0700	Magdeburg				
0701 L	Burg	37	21.1	9.0	1.61	33
0703 L	Gradelegen	8	11.5	4.7	1.73	195
0704 L	Genthin	22	20.7	6.9	1.58	119
0705 L	Halberstadt	45	18.2	7.6	1.26	91
0706 L	Haldensleben	30	18.9	8.2	1.65	64
0707 L	Havelberg	7	12.2	4.9	2.02	188
0708 L	Kalbe/Milde	5	10.1	4.9	2.56	188
0709 L	Klötze	16	20.3	7.5	2.14	96
0710 L	Wolmirstedt	14	12.1	6.5	1.89	136
0711 L	Oschersleben	22	18.2	8.7	2.07	47
0712 L	Osterburg	22	18.4	9.0	2.24	33
0713 L	Salzwedel	17	15.3	8.3	2.27	61
0714 L	Schönebeck	36	15.4	6.6	1.22	130
0716 L	Staßfurt	32	16.3	7.6	1.51	91
0717 L	Stendal	31	15.4	6.2	1.25	146
0718 L	Tangerhütte	5	9.0	4.6	2.38	197
0719 L	Wanzleben	23	19.8	7.9	1.93	77
0720 L	Wernigerode	33	11.9	5.4	1.01	174
0721 L	Zerbst	15	14.0	5.0	1.37	186
0732 S	Magdeburg	136	17.8	7.6	0.73	91
	Magdeburg	556	16.5	7.1	0.34	

Females, Gallbladder

0800	Halle					
0801	L Artern	23	15.7	8.3	1.85	61
0802	L Aschersleben	29	16.0	8.0	1.65	69
0803	L Bernburg	50	22.9	10.5	1.67	11
0804	L Bitterfeld	42	12.1	6.3	1.04	143
0805	L Eisleben	57	27.9	10.2+	1.53	15
0806	L Gräfenhainichen	11	10.5	4.0−	1.29	207
0807	L Saalkreis	23	12.3	5.3	1.24	180
0808	L Hettstedt	26	17.4	8.9	1.88	40
0809	L Köthen	32	14.6	7.6	1.46	91
0810	L Nebra	13	16.0	7.0	2.05	113
0811	L Merseburg	56	16.1	8.3	1.22	61
0812	L Naumburg	27	17.3	6.8	1.51	124
0813	L Quedlinburg	31	12.9	4.8−	0.94	191
0814	L Querfurt	10	11.5	6.1	2.09	153
0815	L Roßlau	19	19.7	9.0	2.38	33
0816	L Sangerhausen	28	13.5	6.6	1.36	130
0817	L Hohenmölsen	8	10.0	4.1	1.72	204
0818	L Weißenfels	36	19.7	7.9	1.48	77
0819	L Wittenberg	41	15.9	7.8	1.37	81
0820	L Zeitz	42	18.7	7.7	1.37	86
0831	S Dessau	53	19.6	8.0	1.21	69
0832	S Halle/Saale	125	19.8	7.5	0.78	96
0833	S Halle-Neustadt	10	4.2	6.5	2.05	136
	Halle	792	16.3	7.4	0.29	

0900	Erfurt					
0901	L Arnstadt	23	12.9	7.7	1.79	86
0902	L Apolda	26	19.2	9.7	2.20	21
0903	L Eisenach	57	18.6	9.0	1.33	33
0904	L Erfurt	13	10.4	5.1	1.50	185
0905	L Gotha	55	14.2	6.5	0.97	136
0906	L Heiligenstadt	15	13.6	7.9	2.25	77
0907	L Langensalza	16	13.1	6.4	1.83	141
0908	L Worbis	28	14.5	7.8	1.61	81
0909	L Mühlhausen	35	14.2	6.9	1.30	119
0910	L Nordhausen	42	14.2	7.1	1.18	108
0911	L Sömmerda	30	17.0	9.4	1.86	26
0912	L Sondershausen	24	16.5	8.7	1.96	47
0913	L Weimar	8	6.9	2.9−	1.06	216
0931	S Weimar	33	19.4	8.1	1.62	67
0932	S Erfurt	72	12.8	6.7	0.88	126
	Erfurt	477	14.6	7.3	0.37	

1000	Gera					
1001	L Eisenberg	22	24.3	7.4	1.77	100
1002	L Gera	25	15.2	6.9	1.60	119
1003	L Jena	18	19.0	8.7	2.38	47
1004	L Lobenstein	11	14.6	6.2	2.21	146
1005	L Pößneck	16	10.9	4.1−−	1.19	204
1006	L Rudolstadt	31	16.8	8.0	1.61	69
1007	L Saalfeld	28	17.7	8.9	1.88	40
1008	L Schleiz	8	9.1	3.3−−	1.24	212
1009	L Stadtroda	22	25.3	14.1+	3.30	1
1010	L Zeulenroda	22	20.5	7.8	1.93	81
1011	L Greiz	27	16.6	5.3	1.15	180
1031	S Gera	48	14.5	6.7	1.10	126
1032	S Jena	41	14.9	7.2	1.22	105
	Gera	319	16.2	7.1	0.45	

1100	Suhl					
1101	L Bad Salzungen	43	18.4	8.7	1.41	47
1102	L Hildburghausen	22	13.9	5.9	1.42	162
1103	L Ilmenau	26	14.2	6.8	1.49	124
1104	L Neuhaus am Renweg	22	21.4	9.4	2.39	26
1105	L Meiningen	32	17.4	8.7	1.69	47
1106	L Schmalkalden	28	16.3	7.7	1.60	86
1107	L Sonnenberg	25	15.4	6.2	1.43	146
1108	L Suhl	22	17.5	8.4	2.04	56
1131	S Suhl	19	15.4	8.5	2.12	53
	Suhl	239	16.5	7.6	0.55	

1200	Dresden					
1201	L Bautzen	47	13.9	5.6	0.95	172
1202	L Bischofswerda	27	14.7	5.9	1.26	162
1203	L Dippoldiswalde	18	14.8	5.5	1.44	173
1204	L Dresden	49	15.8	5.8	0.99	166
1205	L Freital	52	22.3	9.2	1.50	31
1206	L Görlitz	17	20.4	8.9	2.45	40
1207	L Großenhain	14	12.6	5.3	1.61	180
1208	L Kamenz	26	16.0	5.7	1.25	168
1210	L Löbau	45	16.6	7.1	1.18	108
1211	L Meißen	80	24.0	8.5	1.09	53
1212	L Niesky	26	25.2	11.5	2.50	6
1213	L Pirna	40	12.5	4.6−−	0.89	197
1214	L Riesa	36	13.6	7.0	1.30	113
1215	L Sebnitz	27	18.8	8.4	1.80	56
1216	L Zittau	74	28.6	9.5	1.34	25
1231	S Dresden	235	16.7	6.2−	0.48	146
1232	S Görlitz	38	17.0	5.4	1.04	174
	Dresden	851	17.5	6.8	0.27	

1300	Leipzig					
1301	L Altenburg	30	10.1	4.6−−	0.95	197
1302	L Borna	36	15.1	7.1	1.32	108
1303	L Delitzsch	26	18.5	7.4	1.62	100
1304	L Döbeln	59	22.9	7.1	1.11	108
1305	L Eilenburg	22	16.1	8.0	1.88	69
1306	L Geithain	16	16.3	5.7	1.53	168
1307	L Grimma	23	13.0	4.7−	1.08	195
1308	L Leipzig	74	18.4	6.6	0.90	130
1309	L Oschatz	28	19.9	8.4	1.75	56
1310	L Schmölln	11	12.1	4.3−	1.38	201
1311	L Torgau	20	13.8	8.0	1.96	69
1312	L Wurzen	23	16.3	5.4	1.33	174
1331	S Leipzig	355	23.0	8.5+	0.53	53
	Leipzig	723	19.0	7.3	0.31	

1400	Chemnitz					
1401	L Annaberg	16	7.0	3.2−−	0.87	214
1402	L Aue	55	16.5	6.3	0.96	143
1403	L Auerbach	42	21.0	8.7	1.56	47
1404	L Brand-Erbisdorf	16	16.2	6.7	2.09	126
1405	L Chemnitz	62	20.7	7.6	1.18	91
1406	L Flöha	26	18.0	7.3	1.66	103
1407	L Freiberg	41	18.3	6.5	1.20	136
1408	L Glauchau	42	21.9	10.3	1.84	13
1409	L Stollberg	38	16.9	6.2	1.16	146
1410	L Hainichen	30	16.2	7.5	1.53	96
1411	L Hohenstein-Ernstthal.	39	23.2	9.0	1.68	33
1412	L Marienberg	30	17.1	5.9	1.21	162
1413	L Oelsnitz	19	17.5	6.2	1.81	146
1414	L Plauen	22	34.4	11.8	3.11	5
1415	L Reichenbach	27	16.5	6.3	1.54	143
1416	L Rochlitz	26	18.4	7.4	1.81	100
1417	L Schwarzenberg	28	18.0	6.9	1.39	119
1418	L Klingenthal	14	14.1	5.2	1.60	183
1419	L Werdau	38	18.1	7.0	1.34	113
1420	L Zschopau	21	13.9	8.0	1.96	69
1421	L Zwickau	55	23.3	8.8	1.37	43
1431	S Chemnitz	122	14.2	5.9−	0.61	162
1433	S Plauen	46	21.2	8.0	1.39	69
1435	S Zwickau	65	19.7	7.1	1.00	108
	Chemnitz	920	17.7	7.0	0.27	

1500	East Berlin					
1500	East Berlin	551	17.8	7.9	0.38	77
	G.D.R. Total	7277	16.4	7.2	0.10	

6.8 Bauchspeicheldrüse

ICD9 157: Bösartige Neubildungen des Pankreas (fortfolgend als Krebs der Bauchspeicheldrüse bezeichnet)

Mit rund 1550 Neuerkrankungen (3,0%) und 1500 Todesfällen (4,2%) (Anteil in Prozent aller gemeldeten Fälle) belegte der Krebs der Bauchspeicheldrüse in der ehemaligen DDR (zusammengefaßt für beide Geschlechter) im Jahre 1980 Rangplatz 12 bei den Neuerkrankungen und 7 bei den Todesfällen an bösartigen Neubildungen (ICD9 140-208 ohne 173).

Risikofaktoren

Weitgehend unbekannt; etwa zweifach erhöhtes relatives Risiko bei Zigarettenrauchern; die Bewertung von Alkohol, fettreicher Ernährung und Kaffee als möglicher Risikofaktor ist noch unsicher.

Inzidenz

Trend

International wird gegenwärtig in vielen Ländern bei beiden Geschlechtern ein Anstieg der Inzidenz beobachtet. In der ehemaligen DDR steigt die Inzidenz der Krebserkrankungen der Bauchspeicheldrüse bei den Männern und bei den Frauen seit 1968 deutlich an (mittlerer jährlicher Anstieg: Männer 1,4%; Frauen 1,2%).

Geographische Verteilung

Weltweit die höchsten Inzidenzraten weisen bei Männern (16,4) Koreaner aus den USA (Los Angeles) und schwarze Frauen (9,4) aus den USA (Alameda) auf.
Die höchsten Erkrankungsraten Europas werden bei den Männern (10,4) aus der Schweiz (Neuchâtel) und bei den Frauen (7,0) aus Dänemark gemeldet.
Die Erkrankungsraten der ehemaligen DDR finden sich bei den Männern (7,1) wie bei den Frauen (4,0) im unteren Drittel auf Rangplatz 27 beziehungsweise 32 in Europa gemeldeter Inzidenzraten.

6.8 Pancreas

ICD9 157: Malignant neoplasms of the pancreas (hereafter termed pancreatic cancer)

With about 1550 new cases (representing 3.0% of all reported cancer cases) and 1500 deaths (4.2% of all cancer deaths), pancreatic cancer in the former GDR in 1980 ranked twelfth in importance for incidence and seventh for mortality among cancer sites (ICD9 140-208 excluding 173) for both sexes combined.

Main risk factors

Largely unknown. The relative risk is nearly doubled by cigarette smoking; the roles of alcohol, fatty food and coffee have not yet been confirmed.

Incidence

Trend

Worldwide, an increase in incidence rates is seen for both sexes. In the former GDR, pancreatic cancer incidence has been significantly increasing in both males and females since 1968 (mean annual increase: males 1.4%, females 1.2%).

Geographical distribution

The highest recorded world age-standardized annual incidence rates occur in Korean males (16.4) in Los Angeles, USA and in black females (9.4) in Alameda, USA.
The highest cancer rates in Europe are reported in Neuchâtel, Switzerland for males (10.4) and in Denmark for females (7.0).
In the former GDR, pancreatic cancer rates are in the lower third of the ranking of reported European incidence rates for both males (7.1, rank 27th) and females (4.0, rank 32nd).

Innerhalb der ehemaligen DDR finden wir die höchsten altersstandardisierten Inzidenzraten in den Kreisen:

Männer:

0533 Stadtkreis Schwedt (Oder)		14,7
0607 Landkreis Guben		14,3
0105 Landkreis Greifswald		14,1
0132 Stadtkreis Stralsund		13,9
1009 Landkreis Stadtroda		12,5

Frauen:

0302 Landkreis Anklam		9,0
1004 Landkreis Lobenstein		8,3
0307 Landkreis Pasewalk		7,8
1312 Landkreis Wurzen		7,7
0815 Landkreis Roßlau		7,7

Räumliche Aggregation: Eine räumliche Aggregation von Kreisen gleicher oder ähnlich hoher Inzidenzraten läßt sich beim Mann (D = 70,32) und bei der Frau (D = 72,55) statistisch nicht sichern.

Urbanisation als Risikofaktor: Bei beiden Geschlechtern ist die Inzidenz in der ehemaligen DDR nicht mit der Urbanisation korreliert (Männer r_s = 0,05, t = 0,77; Frauen r_s = −0,02, t = −0,30).

Das *relative Risiko* der Bevölkerung in den Stadtkreisen zur Erkrankung an einem Krebsleiden ist bei Vergleich mit den Landkreisen bei Frauen statistisch signifikant erhöht. Das relative Risiko ($RR_{urban/rural}$) beträgt:

Männer: RR 1,08; 95 %-CI 1,00 - 1,15
Frauen: RR 1,13; 95 %-CI 1,05 - 1,21

Diese Angaben stimmen mit dem Befund des Dänischen Krebsregisters partiell überein, in Dänemark wird eine signifikante Erhöhung des RR's bei beiden Geschlechtern gefunden.

Alter und Geschlecht

Krebserkrankungen der Bauchspeicheldrüse wurden in der ehemaligen DDR zwischen 1978 und 1982 vor dem 20. Lebensjahr nicht gemeldet. Die altersspezifische Inzidenzkurve steigt bei den Männern oberhalb des 50. Lebensjahres steil an, erreicht das Maximum in der Altersgruppe der 75 - 79jährigen; ähnlich, nur deutlich abgeschwächt, verläuft die

The highest age-standardized incidence rates in the former GDR occur in the following counties:

Males:

0533 Schwedt (Oder)	(urban)	14.7
0607 Guben	(rural)	14.3
0105 Greifswald	(rural)	14.1
0132 Stralsund	(urban)	13.9
1009 Stadtroda	(rural)	12.5

Females:

0302 Anklam	(rural)	9.0
1004 Lobenstein	(rural)	8.3
0307 Pasewalk	(rural)	7.8
1312 Wurzen	(rural)	7.7
0815 Rosslau	(rural)	7.7

Spatial aggregation: No significant spatial aggregation was found for males (D = 70.32) or for females (D = 72.55).

Urbanization as a risk factor: The incidence for both sexes is not correlated with urbanization (males, r_s = 0.05, t = 0.77; females, r_s = −0.02, t = −0.30). The age-standardized incidence rates in females are significantly higher in urban populations. The rate ratios are:

Males: RR 1.08; 95 % CI 1.00 - 1.15
Females: RR 1.13; 95 % CI 1.05 - 1.21

The Danish Cancer Registry obtained similar results.

Age and sex

Between 1978 and 1982, in the former GDR, no pancreatic cancers were reported before 20 years of age. The age-specific incidence rate increases sharply for males over 50 years and reaches a peak in the age-group 75 - 79 years. The shape of the curve is similar for females, although the incidence rate for each age-group is considerably lower, and the peak

Kurve bei den Frauen, wobei eine Verschiebung des Maximums in die Gruppe der 80 - 84jährigen auffällt. Das Geschlechtsverhältnis von 1,8 : 1 in der ehemaligen DDR liegt im internationalen Durchschnitt.

forms at the age group 80 - 84 years. The former GDR sex ratio of 1.8 : 1 is comparable to that reported from other countries.

Histologie

International:
Ganz überwiegend Adenokarzinome   98,0 %

ehemalige DDR:
Männer: histologische Sicherung 68,5 %
Adenokarzinome   93,3 %
darunter: szirrhös   26,9 %
schleimbildend   9,6 %
Plattenepithelkarzinome   0,6 %
undifferenzierte Karzinome   5,8 %
Sarkome   0,2 %
sonstige   0,1 %

Frauen: histologische Sicherung 67,9 %
Adenokarzinome   94,2 %
darunter: szirrhös   25,0 %
schleimbildend   11,0 %
undifferenzierte Karzinome   4,6 %
Plattenepithelkarzinome   0,7 %
Sarkome   0,3 %
sonstige   0,2 %

Histology

International:
mainly adenocarcinoma   98.0 %

Former GDR:
Males: histological confirmation   68.5 %
Adenocarcinoma   93.3 %
including: scirrhous   26.9 %
mucus-secreting   9.6 %
Squamous cell carcinoma   0.6 %
Undifferentiated carcinoma   5.8 %
Sarcoma   0.2 %
Other   0.1 %

Females: histological confirmation 67.9 %
Adenocarcinoma   94.2 %
including: scirrhous   25.0 %
mucus-secreting   11.0 %
Undifferentiated carcinoma   4.6 %
Squamous cell carcinoma   0.7 %
Sarcoma   0.3 %
Other   0.2 %

Relative 5-Jahre-Überlebensraten

Weltweit bewegen sich die Angaben bei Männern zwischen 1 - 2 % und bei Frauen zwischen 1 -3 %. England und Wales geben für 1975 3 % (Männer und Frauen zusammen), Finnland für 1953 - 1974 1,6 % bei den Männern und 2,3 % bei den Frauen an. Die Raten sind bei beiden Geschlechtern in der ehemaligen DDR seit 1961 etwa konstant geblieben und lagen 1978 - 79 bei den Männern bei 1,4 % und bei den Frauen bei 2,1 %.

Five-year relative survival rates

World survival rates lie between 1 and 2 % for males and between 1 and 3 % for females. In England and Wales in 1975, survival rates were 3 % (male/female combined) and in Finland, from 1953 -74, were 1.6 % for males and 2.3 % for females. In the former GDR, nearly no change occurred since 1961 in the rates for either sex, which were 1.4 % for males and 2.1 % for females in 1978 - 79.

Mortalitätsvergleich mit den alten Bundesländern der Bundesrepublik Deutschland

Die altersstandardisierten Mortalitätsraten der ehemaligen DDR von 1980 (Männer 7,0, Frauen 4,1) liegen geringfügig unter denen der alten Bundesländer der Bundesrepublik Deutschland von 1979 - 81 (Männer 7,8, Frauen 4,8).

Mortality compared with the old Länder of the Federal Republic of Germany

The age-standardized mortality rates in the former GDR in 1980 (males 7.0, females 4.1) were slightly lower than those from the old Länder of the Federal Republic of Germany in 1979 - 81 (males 7.8, females 4.8).

Krebs der Bauchspeicheldrüse
Pancreatic cancer

ehemalige DDR/former GDR 1980		
	Männer males	Frauen females
Anzahl neuer Fälle Number of new cases	769	788
Altersstand. Inz. rate/100.000 Age-adj. inc. rate/100.000	7.3	4.2
Geschlechtsverhältnis Sex ratio of the rates		1.8
Anzahl der Todesfälle Number of deaths	737	784
Altersstand. Mort. rate/100.000 Age-adj. mort. rate/100.000	7.0	4.1

Altersstand. Inz.rate
Age-adj. inc.rate

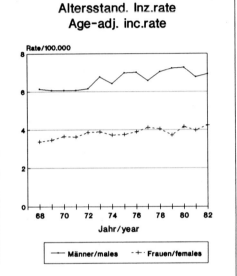

Altersspez. Inzidenzrate
Age-spec. incidence rate
ehemalige DDR/former GDR 1978-82

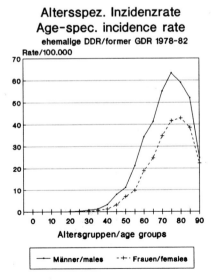

Rel. 5-Jahre-Überlebens-Rate
Five year relative survival rate

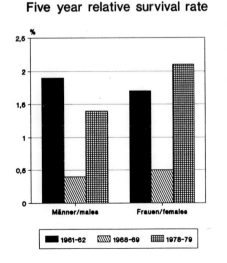

Männer

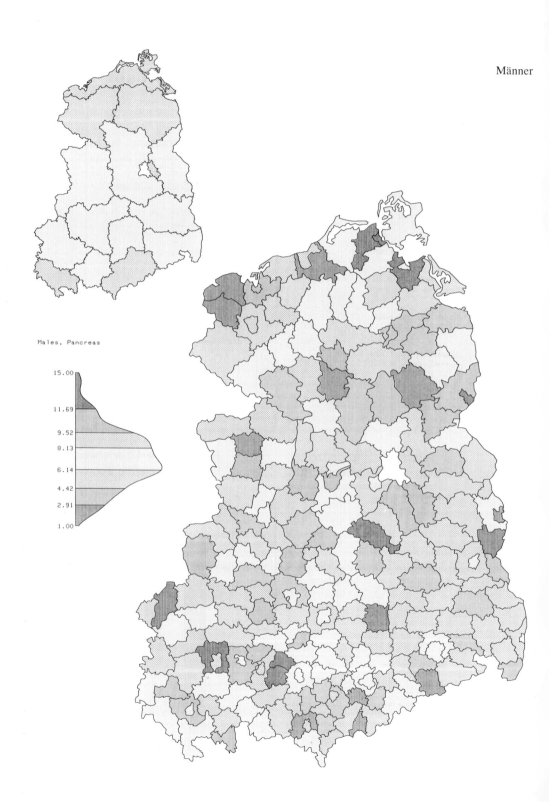

Males, Pancreas

Frauen

Females, Pancreas

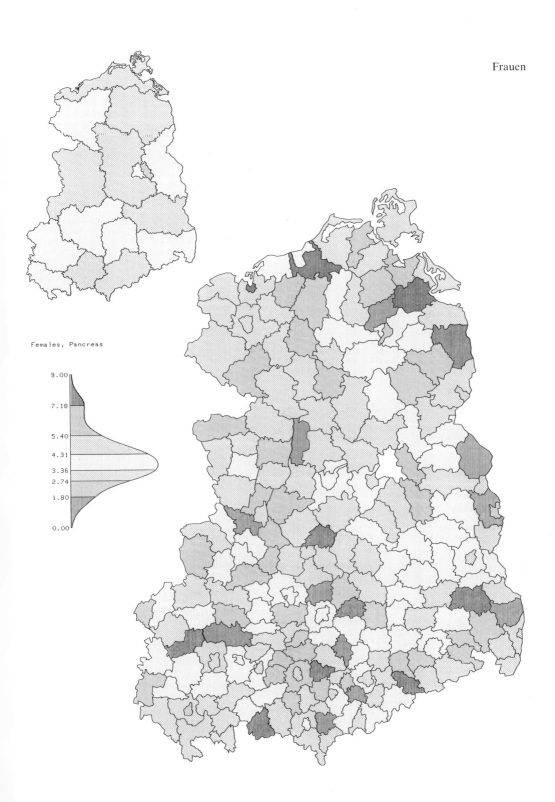

Males, Pancreas

0100	**Rostock**				
0101 L Bad Doberan	15	12.6	9.5	2.64	33
0103 L Ribnitz-Damgarten .	13	8.1	7.6	2.33	92
0105 L Greifswald	11	17.6	14.1	4.86	3
0106 L Grevesmühlen	3	2.9	2.6— —	1.52	212
0107 L Grimmen	6	7.2	6.9	2.89	114
0108 L Rostock	2	2.3	2.8	2.32	211
0109 L Stralsund	9	13.8	12.0	4.39	7
0110 L Wismar	12	15.0	10.6	3.20	21
0111 L Wolgast	10	7.0	5.5	1.90	164
0112 L Rügen	14	6.9	7.8	2.35	85
0131 S Rostock	41	7.4	8.8	1.47	57
0132 S Stralsund	27	15.2	13.9+	2.84	4
0133 S Wismar	21	15.5	10.6	2.47	21
0134 S Greifswald	10	6.9	6.5	2.12	124
	Rostock	194	9.1	8.4+	0.66	
0200	**Schwerin**				
0201 L Bützow	4	5.6	5.8	2.97	155
0202 L Gadebusch	2	3.3	2.0— —	1.51	218
0203 L Güstrow	13	7.8	7.5	2.34	95
0204 L Hagenow	9	5.2	4.8	1.66	176
0205 L Ludwigslust	13	9.0	6.2	1.82	136
0206 L Lübz	8	9.6	7.7	3.05	89
0207 L Parchim	10	10.5	6.6	2.17	121
0208 L Perleberg	10	5.4	3.3— —	1.09	203
0209 L Schwerin	6	7.1	5.3	2.55	167
0210 L Sternberg	5	8.7	9.1	4.25	48
0231 S Schwerin	24	8.5	9.1	2.02	48
	Schwerin	104	7.4	6.0	0.65	
0300	**Neubrandenburg**				
0301 L Altentreptow	3	5.2	6.1	3.70	142
0302 L Anklam	10	9.9	5.9	1.99	147
0303 L Demmin	12	10.5	8.2	2.61	72
0304 L Malchin	7	7.2	7.2	3.10	104
0305 L Neubrandenburg . . .	2	3.0	3.9	2.98	194
0306 L Neustrelitz	10	7.5	5.9	1.97	147
0307 L Pasewalk	10	9.2	6.9	2.55	114
0308 L Prenzlau	11	10.2	7.0	2.22	110
0309 L Röbel/Müritz	5	11.5	10.4	5.25	23
0310 L Strasburg	2	3.1	2.9—	2.06	207
0311 L Templin	3	3.7	2.2— —	1.36	215
0312 L Teterow	6	7.6	7.5	3.35	95
0313 L Ueckermünde	5	4.0	3.8	1.99	196
0314 L Waren	9	7.0	5.3	1.80	167
0331 S Neubrandenburg . . .	5	2.6	3.6—	1.65	200
	Neubrandenburg . . .	100	6.7	5.8—	0.64	
0400	**Potsdam**				
0401 L Belzig	9	11.1	7.3	2.70	102
0402 L Brandenburg	9	9.9	6.3	2.30	133
0403 L Gransee	4	3.7	4.3	2.36	188
0405 L Jüterbog	16	18.2	11.8	3.19	9
0407 L Königs Wusterhausen	22	10.7	10.0	2.34	24
0408 L Kyritz	7	8.4	6.2	2.62	136
0409 L Luckenwalde	9	8.6	5.9	2.15	147
0410 L Nauen	21	10.9	8.4	2.00	67
0411 L Neuruppin	8	5.3	3.7—	1.42	199
0412 L Potsdam	19	8.1	5.9	1.50	147
0413 L Pritzwalk	8	10.1	8.9	3.37	53
0414 L Oranienburg	31	10.1	7.0	1.33	110
0415 L Rathenow	12	7.9	5.3	1.62	167
0416 L Wittstock	1	1.9	1.7— —	1.66	219
0417 L Zossen	21	11.7	9.9	2.47	28
0431 S Brandenburg/Havel .	28	12.4	9.7	2.07	29
0432 S Potsdam	22	7.3	7.1	1.65	105
	Potsdam	247	9.4	7.3	0.51	

0500	**Frankfurt**				
0501 L Angermünde	13	14.6	10.0	3.05	24
0502 L Beeskow	7	8.2	9.1	3.70	48
0503 L Bernau	14	8.0	5.3	1.53	167
0504 L Eberswalde	28	14.3	11.5	2.38	14
0505 L Bad Freienwalde . . .	9	9.8	6.5	2.25	124
0506 L Eisenhüttenstadt . . .	5	9.9	6.2	3.35	136
0507 L Fürstenwalde	26	10.7	9.4	2.06	39
0508 L Seelow	6	6.1	5.3	2.37	167
0509 L Strausberg	13	6.1	4.3—	1.27	188
0531 S Frankfurt/Oder . . .	15	8.0	8.7	2.45	60
0532 S Eisenhüttenstadt . . .	2	1.7	2.3— —	1.64	214
0533 S Schwedt (Oder)	10	7.3	14.7	4.95	1
	Frankfurt	148	8.8	7.6	0.69	
0600	**Frankfurt**				
0601 L Bad Liebenwerda . .	14	10.7	8.6	2.41	65
0602 L Calau	12	8.4	8.7	2.74	60
0603 L Cottbus	15	13.7	9.4	2.70	39
0605 L Finsterwalde	8	6.0	3.0— —	1.30	205
0606 L Forst	13	13.8	10.0	3.20	24
0607 L Guben	16	14.2	13.4	4.01	2
0608 L Hoyerswerda	10	3.6	4.0—	1.38	193
0609 L Lübben	9	11.6	8.9	3.25	53
0610 L Luckau	4	5.5	4.5	2.56	184
0611 L Senftenberg	23	8.1	5.6	1.29	162
0612 L Spremberg	11	10.7	8.9	2.89	53
0613 L Weißwasser	14	10.2	8.8	2.48	57
0614 L Herzberg	5	5.6	5.5	2.67	164
0615 L Jessen	3	3.9	3.6	2.23	200
0631 S Cottbus	15	5.6	6.2	1.72	136
	Cottbus	172	8.2	7.0	0.58	
0700	**Magdeburg**				
0701 L Burg	17	11.1	8.6	2.20	65
0703 L Gradelegen	8	12.7	11.0	4.17	17
0704 L Genthin	12	12.7	11.3	3.46	15
0705 L Halberstadt	17	7.8	5.7	1.48	158
0706 L Haldensleben	10	7.1	4.8	1.66	176
0707 L Havelberg	4	7.8	5.0	2.75	173
0708 L Kalbe/Milde	2	4.5	2.9	2.27	207
0709 L Klötze	8	11.2	6.9	2.82	114
0710 L Wolmirstedt	10	9.4	7.4	2.56	99
0711 L Oschersleben	14	13.0	9.3	2.71	42
0712 L Osterburg	16	14.9	9.4	2.62	39
0713 L Salzwedel	12	12.2	8.8	2.67	57
0714 L Schönebeck	29	13.9	9.5	1.86	33
0716 L Staßfurt	15	8.7	6.0	1.61	145
0717 L Stendal	19	10.6	8.1	2.00	76
0718 L Tangerhütte	5	9.9	5.9	2.81	147
0719 L Wanzleben	5	4.8	3.4—	1.61	202
0720 L Wernigerode	38	15.7	10.8+	1.85	19
0721 L Zerbst	6	6.2	4.1	1.74	191
0732 S Magdeburg	64	9.5	7.5	0.99	95
	Magdeburg	311	10.4	7.6	0.46	

Males, Pancreas

0800 Halle

0801	L	Artern	11	8.2	6.1	1.90 142
0802	L	Aschersleben	20	12.4	8.1	1.94 76
0803	L	Bernburg	17	8 8	6.5	1.69 124
0804	L	Bitterfeld	36	11.8	7.8	1.42 85
0805	L	Eisleben	27	14.8	9.3	1.95 42
0806	L	Gräfenhainichen ...	5	5.3	4.7	2.24 179
0807	L	Saalkreis	9	5.3	2.9--	1.05 207
0808	L	Hettstedt	9	6.6	4.1-	1.39 191
0809	L	Köthen	25	12.9	9.5	2.05 33
0810	L	Nebra	5	6.8	4.5	2.35 184
0811	L	Merseburg	24	7.6	5.9	1.26 147
0812	L	Naumburg	14	10.3	7.6	2.22 92
0813	L	Quedlinburg	23	10.9	7.4	1.61 99
0814	L	Querfurt	11	14.0	11.1	3.53 16
0815	L	Roßlau	13	15.2	11.7	3.41 10
0816	L	Sangerhausen	22	11.4	9.3	2.12 42
0817	L	Hohenmölsen	11	15.4	10.8	3.74 19
0818	L	Weißenfels	16	9.9	7.1	1.94 105
0819	L	Wittenberg	22	9.8	7.8	1.81 85
0820	L	Zeitz	20	10.2	6.3	1.50 133
0831	S	Dessau	27	11.2	8.4	1.79 67
0832	S	Halle/Saale	47	8.9	6.2	0.95 136
0833	S	Halle-Neustadt	6	2.6	5.9	2.57 147
		Halle	420	9.7	7.1	0.37

0900 Erfurt

0901	L	Arnstadt	12	7.6	7.1	2.20 105
0902	L	Apolda	19	16.3	11.6	2.85 13
0903	L	Eisenach	32	11.7	9.2	1.80 46
0904	L	Erfurt	16	13.8	11.9	3.17 8
0905	L	Gotha	27	7.8	5.6	1.14 162
0906	L	Heiligenstadt	10	10.1	9.2	3.11 46
0907	L	Langensalza	15	13.5	8.2	2.33 72
0908	L	Worbis	22	12.5	12.3	2.79 6
0909	L	Mühlhausen	20	9.1	7.4	1.74 99
0910	L	Nordhausen	17	6.4	4.9	1.27 174
0911	L	Sömmerda	10	6.2	4.7	1.66 179
0912	L	Sondershausen	13	9.8	6.7	1.92 120
0913	L	Weimar	14	13.2	10.9	3.19 18
0931	S	Weimar	15	10.2	6.9	1.93 114
0932	S	Erfurt	33	6.7	5.7	1.05 158
		Erfurt	275	9.4	7.5	0.48

1000 Gera

1001	L	Eisenberg	12	15.0	11.7	3.71 10
1002	L	Gera	16	10.9	7.0	2.02 110
1003	L	Jena	10	11.7	9.3	3.15 42
1004	L	Lobenstein	8	11.9	7.9	2.94 82
1005	L	Pößneck	15	11.5	8.3	2.40 69
1006	L	Rudolstadt	14	8.5	6.4	1.83 129
1007	L	Saalfeld	13	9.1	7.5	2.23 95
1008	L	Schleiz	3	3.9	4.6	2.67 181
1009	L	Stadtroda	10	12.6	12.5	4.23 5
1010	L	Zeulenroda	14	14.9	8.7	2.59 60
1011	L	Greiz	12	8.8	4.4-	1.33 186
1031	S	Gera	22	7.6	6.2	1.40 136
1032	S	Jena	22	9.1	8.2	1.88 72
		Gera	171	9.9	7.5	0.62

1100 Suhl

1101	L	Bad Salzungen	20	9.2	7.0	1.63 110
1102	L	Hildburghausen ...	16	11.2	7.8	2.10 85
1103	L	Ilmenau	21	13.1	8.1	1.90 76
1104	L	Neuhaus am Renweg .	9	10.1	6.0	2.11 145
1105	L	Meiningen	14	8.4	6.3	1.80 133
1106	L	Schmalkalden	21	13.6	10.0	2.34 24
1107	L	Sonnenberg	20	14.0	9.6	2.34 31
1108	L	Suhl	15	13.5	9.6	2.61 31
1131	S	Suhl	10	8.9	8.1	2.76 76
		Suhl	146	11.3	8.1	0.72

1200 Dresden

1201	L	Bautzen	18	6.1	4.8-	1.18 176
1202	L	Bischofswerda	8	5.0	3.9-	1.48 194
1203	L	Dippoldiswalde	4	3.7	2.4--	1.27 213
1204	L	Dresden	32	12.4	7.3	1.47 102
1205	L	Freital	14	6.9	3.8--	1.16 196
1206	L	Görlitz	10	13.6	8.7	2.92 60
1207	L	Großenhain	8	8.1	5.8	2.30 155
1208	L	Kamenz	12	8.2	9.5	2.81 33
1210	L	Löbau	22	9.4	6.1	1.52 142
1211	L	Meißen	37	13.0	8.7	1.56 60
1212	L	Niesky	10	10.6	8.2	2.68 72
1213	L	Pirna	25	9.0	5.1	1.17 172
1214	L	Riesa	26	10.9	8.3	1.72 69
1215	L	Sebnitz	17	13.4	9.5	2.47 33
1216	L	Zittau	28	12.9	9.7	2.03 29
1231	S	Dresden	101	8.6	6.4	0.69 129
1232	S	Görlitz	20	10.9	7.7	1.89 89
		Dresden	392	9.4	6.7	0.37

1300 Leipzig

1301	L	Altenburg	26	9.9	6.9	1.43 114
1302	L	Borna	17	7.9	6.5	1.72 124
1303	L	Delitzsch	13	10.3	7.6	2.28 92
1304	L	Döbeln	41	18.7	9.5	1.59 33
1305	L	Eilenburg	12	9.6	7.1	2.21 105
1306	L	Geithain	7	8.0	5.7	2.35 158
1307	L	Grimma	14	9.0	5.9	1.65 147
1308	L	Leipzig	51	14.8	8.1	1.30 76
1309	L	Oschatz	17	13.8	11.7	3.04 10
1310	L	Schmölln	7	8.9	7.7	3.04 89
1311	L	Torgau	11	8.3	6.4	2.08 129
1312	L	Wurzen	11	9.0	4.6	1.47 181
1331	S	Leipzig	137	10.8	6.8	0.64 119
		Leipzig	364	11.2	7.3	0.42

1400 Chemnitz

1401	L	Annaberg	16	8.1	5.5	1.53 164
1402	L	Aue	20	6.8	4.6-	1.11 181
1403	L	Auerbach	11	6.8	3.2--	1.07 204
1404	L	Brand-Erbisdorf ...	8	9.0	7.9	2.96 82
1405	L	Chemnitz	42	17.0	8.0	1.43 81
1406	L	Flöha	17	13.8	8.3	2.31 69
1407	L	Freiberg	14	7.1	4.4-	1.32 186
1408	L	Glauchau	15	9.4	5.7	1.67 158
1409	L	Stollberg	7	3.5	2.2--	0.92 215
1410	L	Hainichen	20	12.5	7.1	1.72 105
1411	L	Hohenstein-Ernstthal.	22	15.3	7.9	1.88 82
1412	L	Marienberg	14	9.1	6.6	1.92 121
1413	L	Oelsnitz	9	10.0	6.5	2.37 124
1414	L	Plauen	2	3.5	2.2--	1.73 215
1415	L	Reichenbach	21	15.7	8.9	2.19 53
1416	L	Rochlitz	13	10.6	6.4	1.95 129
1417	L	Schwarzenberg	6	4.3	2.9--	1.20 207
1418	L	Klingenthal	12	14.7	9.1	2.94 48
1419	L	Werdau	12	6.9	3.0--	0.99 205
1420	L	Zschopau	7	5.3	4.3	1.79 188
1421	L	Zwickau	14	6.9	3.8--	1.08 196
1431	S	Chemnitz	61	8.4	6.6	0.91 121
1433	S	Plauen	14	7.9	4.9	1.47 174
1435	S	Zwickau	26	9.2	5.8	1.20 155
		Chemnitz	403	9.1	5.7--	0.31

1500 East Berlin

1500		East Berlin	294	11.1	9.1++	0.58 48
		G.D.R. Total	3741	9.5	7.1	0.13

Females, Pancreas

0100	Rostock					
0101	L Bad Doberan	10	7.7	3.7	1.27	121
0103	L Ribnitz-Damgarten .	15	8.5	3.2	0.91	154
0105	L Greifswald	9	13.6	6.3	2.39	21
0106	L Grevesmühlen	5	4.5	2.8	1.41	178
0107	L Grimmen	4	4.4	3.1	1.62	164
0108	L Rostock	10	10.5	7.4	2.63	7
0109	L Stralsund	9	12.9	7.1	2.71	12
0110	L Wismar	9	10.7	5.0	1.83	42
0111	L Wolgast	9	5.7	2.9	1.02	172
0112	L Rügen	18	8.3	4.7	1.17	54
0131	S Rostock	35	5.8	4.0	0.73	98
0132	S Stralsund	11	5.6	3.7	1.19	121
0133	S Wismar	16	10.6	7.3	1.97	9
0134	S Greifswald	8	5.0	4.1	1.55	92
	Rostock	168	7.3	4.3	0.37	

0200	Schwerin					
0201	L Bützow	8	10.2	5.7	2.24	27
0202	L Gadebusch	4	6.1	3.3	1.82	144
0203	L Güstrow	9	4.9	1.9 − −	0.76	205
0204	L Hagenow	17	9.0	4.3	1.20	77
0205	L Ludwigslust	24	14.7	6.6	1.59	16
0206	L Lübz	9	10.0	5.5	2.09	29
0207	L Parchim	11	10.5	4.7	1.51	54
0208	L Perleberg	19	9.3	5.0	1.28	42
0209	L Schwerin	5	5.6	2.8	1.44	178
0210	L Sternberg	4	6.5	3.2	1.80	154
0231	S Schwerin	20	6.3	3.2	0.78	154
	Schwerin	130	8.4	4.2	0.42	

0300	Neubrandenburg					
0301	L Altentreptow	3	4.8	1.6 − −	0.96	210
0302	L Anklam	21	19.2	9.0 +	2.15	1
0303	L Demmin	8	6.3	2.4	0.90	192
0304	L Malchin	4	3.8	2.9	1.59	172
0305	L Neubrandenburg ...	6	8.4	3.6	1.74	126
0306	L Neustrelitz	14	9.5	4.2	1.24	80
0307	L Pasewalk	17	14.7	7.8	2.13	3
0308	L Prenzlau	13	11.2	5.8	1.86	25
0309	L Röbel/Müritz	4	8.6	4.4	2.79	70
0310	L Strasburg	5	7.4	3.4	1.59	136
0311	L Templin	7	7.9	2.7	1.06	187
0312	L Teterow	7	8.2	3.5	1.56	129
0313	L Ueckermünde	7	5.3	4.6	1.89	59
0314	L Waren	7	5.0	3.4	1.35	136
0331	S Neubrandenburg ...	11	5.6	5.4	1.75	33
	Neubrandenburg ...	134	8.3	4.5	0.43	

0400	Potsdam					
0401	L Belzig	6	6.8	2.8	1.21	178
0402	L Brandenburg	12	12.0	4.2	1.26	80
0403	L Gransee	9	7.6	3.9	1.44	105
0405	L Jüterbog	9	9.1	3.7	1.45	121
0407	L Königs Wusterhausen	33	14.5	6.7 +	1.31	15
0408	L Kyritz	8	8.7	4.4	1.78	70
0409	L Luckenwalde	11	9.0	4.6	1.58	59
0410	L Nauen	22	10.2	3.1	0.71	164
0411	L Neuruppin	14	8.3	4.8	1.40	49
0412	L Potsdam	20	7.6	4.1	1.03	92
0413	L Pritzwalk	5	5.7	3.0	1.59	169
0414	L Oranienburg	31	9.1	4.4	0.90	70
0415	L Rathenow	13	7.6	5.0	1.50	42
0416	L Wittstock	6	10.0	6.6	2.92	16
0417	L Zossen	19	9.7	4.8	1.27	49
0431	S Brandenburg/Havel .	16	6.4	3.8	1.04	114
0432	S Potsdam	35	10.1	5.3	1.04	35
	Potsdam	269	9.1	4.5	0.31	

0500	Frankfurt					
0501	L Angermünde	11	11.5	4.6	1.50	59
0502	L Beeskow	7	7.4	4.1	1.77	92
0503	L Bernau	18	9.4	3.8	1.06	114
0504	L Eberswalde	18	8.3	4.4	1.20	70
0505	L Bad Freienwalde ...	10	9.8	3.5	1.21	129
0506	L Eisenhüttenstadt ...	3	5.4	1.3 − −	0.81	215
0507	L Fürstenwalde	21	7.7	3.3	0.82	144
0508	L Seelow	3	2.8	1.6 −	1.10	210
0509	L Strausberg	13	5.6	3.4	1.06	136
0531	S Frankfurt/Oder	16	7.6	5.4	1.50	33
0532	S Eisenhüttenstadt ...	4	3.3	2.3	1.20	196
0533	S Schwedt (Oder)	3	2.3	1.9 −	1.10	205
	Frankfurt	127	7.0	3.6	0.37	

0600	Cottbus					
0601	L Bad Liebenwerda ..	11	7.5	3.8	1.31	114
0602	L Calau	10	6.6	4.2	1.46	80
0603	L Cottbus	9	7.7	4.0	1.50	98
0605	L Finsterwalde	12	8.0	3.9	1.36	105
0606	L Forst	9	8.2	4.1	1.64	92
0607	L Guben	12	10.4	4.8	1.63	49
0608	L Hoyerswerda	29	9.9	7.4 +	1.51	7
0609	L Lübben	9	10.5	3.5	1.20	129
0610	L Luckau	6	7.3	3.9	1.82	105
0611	L Senftenberg	35	11.2	4.5	0.86	67
0612	L Spremberg	13	11.3	3.8	1.16	114
0613	L Weißwasser	7	4.8	3.1	1.35	164
0614	L Herzberg	8	8.0	4.4	1.44	136
0615	L Jessen	5	5.9	3.2	1.64	154
0631	S Cottbus	20	6.8	4.8	1.15	49
	Cottbus	195	8.5	4.4	0.36	

0700	Magdeburg					
0701	L Burg	25	14.3	7.1	1.66	12
0703	L Gradelegen	8	11.5	4.2	1.68	80
0704	L Genthin	11	10.3	4.5	1.47	67
0705	L Halberstadt	15	6.1	2.8	0.80	178
0706	L Haldensleben	9	5.7	2.9	1.07	172
0707	L Havelberg	2	3.5	0.9 − −	0.63	218
0708	L Kalbe/Milde	3	6.1	2.9	1.92	172
0709	L Klötze	8	10.1	4.8	1.82	49
0710	L Wolmirstedt	5	4.3	2.0 −	1.01	203
0711	L Oschersleben	13	10.8	4.3	1.31	77
0712	L Osterburg	10	8.4	5.0	1.78	42
0713	L Salzwedel	10	9.0	5.6	1.93	28
0714	L Schönebeck	32	13.7	6.6	1.29	16
0716	L Staßfurt	16	8.1	3.6	1.05	126
0717	L Stendal	19	9.4	5.5	1.41	29
0718	L Tangerhütte	6	10.8	5.1	2.25	40
0719	L Wanzleben	3	2.6	0.6 − −	0.33	219
0720	L Wernigerode	34	12.3	5.5	1.04	29
0721	L Zerbst	8	7.5	3.0	1.21	169
0732	S Magdeburg	72	9.4	4.7	0.62	54
	Magdeburg	309	9.2	4.4	0.28	

Females, Pancreas

0800	Halle					
0801 L	Artern	6	4.1	2.4	1.05	192
0802 L	Aschersleben	19	10.5	4.2	1.07	80
0803 L	Bernburg	10	4.6	2.2−	0.78	200
0804 L	Bitterfeld	31	8.9	4.6	0.90	59
0805 L	Eisleben	20	9.8	4.2	1.02	80
0806 L	Gräfenhainichen	7	6.7	3.3	1.44	144
0807 L	Saalkreis	18	9.6	4.0	1.02	98
0808 L	Hettstedt	18	12.0	6.4	1.62	20
0809 L	Köthen	15	6.8	3.3	0.98	144
0810 L	Nebra	6	7.4	3.5	1.45	129
0811 L	Merseburg	15	4.3	2.0−−	0.57	203
0812 L	Naumburg	12	7.7	3.3	1.04	144
0813 L	Quedlinburg	18	7.5	4.2	1.10	80
0814 L	Querfurt	7	8.1	4.1	1.79	92
0815 L	Roßlau	15	15.6	7.7	2.25	4
0816 L	Sangerhausen	20	9.6	5.2	1.26	39
0817 L	Hohenmölsen	4	5.0	1.9	1.17	205
0818 L	Weißenfels	25	13.7	5.3	1.24	35
0819 L	Wittenberg	26	10.1	4.6	1.02	59
0820 L	Zeitz	29	12.9	5.9	1.25	24
0831 S	Dessau	30	11.1	5.1	1.07	40
0832 S	Halle/Saale	63	10.0	4.0	0.58	98
0833 S	Halle-Neustadt	4	1.7	2.1	1.07	202
	Halle	418	8.6	4.1	0.22	

0900	Erfurt					
0901 L	Arnstadt	16	9.0	4.3	1.22	77
0902 L	Apolda	17	12.6	5.3	1.47	35
0903 L	Eisenach	29	9.4	4.2	0.88	80
0904 L	Erfurt	8	6.4	2.8	1.00	178
0905 L	Gotha	34	8.8	4.2	0.81	80
0906 L	Heiligenstadt	8	7.2	2.7	0.99	187
0907 L	Langensalza	18	14.7	7.7	2.00	4
0908 L	Worbis	11	5.7	3.9	1.27	105
0909 L	Mühlhausen	16	6.5	2.9	0.81	172
0910 L	Nordhausen	22	7.5	3.2	0.76	154
0911 L	Sömmerda	3	1.7	1.3−−	0.79	215
0912 L	Sondershausen	12	8.3	4.1	1.30	92
0913 L	Weimar	8	6.9	3.9	1.58	105
0931 S	Weimar	13	7.6	3.9	1.19	105
0932 S	Erfurt	31	5.5	3.2	0.64	154
	Erfurt	246	7.5	3.8	0.27	

1000	Gera					
1001 L	Eisenberg	9	10.0	6.5	2.35	19
1002 L	Gera	9	5.5	2.3−	0.83	196
1003 L	Jena	8	8.4	3.4	1.46	136
1004 L	Lobenstein	12	15.9	8.3	2.63	2
1005 L	Pößneck	18	12.3	3.8	1.06	114
1006 L	Rudolstadt	21	11.4	4.7	1.10	54
1007 L	Saalfeld	16	10.1	4.2	1.20	80
1008 L	Schleiz	10	11.4	4.4	1.52	70
1009 L	Stadtroda	10	11.5	5.8	2.00	25
1010 L	Zeulenroda	7	6.5	2.3	1.03	196
1011 L	Greiz	26	16.0	5.3	1.26	35
1031 S	Gera	30	9.1	4.9	0.99	48
1032 S	Jena	25	9.1	4.4	1.00	70
	Gera	201	10.2	4.4	0.36	

1100	Suhl					
1101 L	Bad Salzungen	9	3.9	2.7	0.96	187
1102 L	Hildburghausen	7	4.4	2.8	1.16	178
1103 L	Ilmenau	19	10.3	4.7	1.24	54
1104 L	Neuhaus am Renweg	12	11.7	4.5	1.40	67
1105 L	Meiningen	15	8.2	3.3	0.89	144
1106 L	Schmalkalden	14	8.2	3.9	1.13	105
1107 L	Sonnenberg	18	11.1	4.6	1.29	59
1108 L	Suhl	10	7.9	3.2	1.12	154
1131 S	Suhl	13	10.5	6.1	1.82	22
	Suhl	117	8.1	3.8	0.39	

1200	Dresden					
1201 L	Bautzen	17	5.0	2.2−−	0.60	200
1202 L	Bischofswerda	11	6.0	2.3−	0.76	196
1203 L	Dippoldiswalde	12	9.9	5.0	1.59	42
1204 L	Dresden	34	10.9	3.5	0.77	129
1205 L	Freital	9	3.9	1.8−−	0.69	208
1206 L	Görlitz	7	8.4	3.1	1.38	164
1207 L	Großenhain	10	9.0	3.3	1.10	144
1208 L	Kamenz	13	8.0	3.4	1.07	136
1210 L	Löbau	21	7.8	2.8	0.73	178
1211 L	Meißen	34	10.2	4.2	0.84	80
1212 L	Niesky	4	3.9	1.8−	1.04	208
1213 L	Pirna	25	7.8	3.2	0.71	154
1214 L	Riesa	19	7.2	4.0	1.00	98
1215 L	Sebnitz	17	11.8	5.5	1.50	29
1216 L	Zittau	28	10.8	4.4	0.94	70
1231 S	Dresden	126	8.9	3.6	0.38	126
1232 S	Görlitz	27	12.1	5.0	1.13	42
	Dresden	414	8.5	3.5−−	0.20	

1300	Leipzig					
1301 L	Altenburg	17	5.7	3.3	0.90	144
1302 L	Borna	20	8.4	3.5	0.83	129
1303 L	Delitzsch	8	5.7	1.6−−	0.59	210
1304 L	Döbeln	28	10.9	4.0	0.86	98
1305 L	Eilenburg	10	7.3	2.7	0.90	187
1306 L	Geithain	4	4.1	1.6−	0.99	210
1307 L	Grimma	22	12.4	4.0	0.91	98
1308 L	Leipzig	47	11.7	4.2	0.70	80
1309 L	Oschatz	27	19.2	6.9	1.47	14
1310 L	Schmölln	18	19.8	7.2	2.06	11
1311 L	Torgau	8	5.5	2.8	1.07	178
1312 L	Wurzen	24	17.1	7.7	1.86	4
1331 S	Leipzig	152	9.9	3.9	0.36	105
	Leipzig	385	10.1	4.0	0.23	

1400	Chemnitz					
1401 L	Annaberg	18	7.9	3.7	0.99	121
1402 L	Aue	30	9.0	3.8	0.77	114
1403 L	Auerbach	6	3.0	1.2−−	0.52	217
1404 L	Brand-Erbisdorf	13	13.2	7.3	2.27	9
1405 L	Chemnitz	34	11.3	3.7	0.76	121
1406 L	Flöha	12	8.3	3.3	1.09	144
1407 L	Freiberg	12	5.3	2.8	0.82	191
1408 L	Glauchau	21	11.0	3.4	0.88	136
1409 L	Stollberg	7	3.1	1.5−−	0.59	214
1410 L	Hainichen	14	7.5	2.8	0.85	178
1411 L	Hohenstein-Ernstthal	10	5.9	2.4	0.90	192
1412 L	Marienberg	17	9.7	3.4	0.98	136
1413 L	Oelsnitz	5	4.6	3.0	1.51	169
1414 L	Plauen	3	4.7	3.3	1.98	144
1415 L	Reichenbach	13	7.9	3.2	1.07	154
1416 L	Rochlitz	16	11.3	3.8	1.08	114
1417 L	Schwarzenberg	11	7.1	3.2	1.10	154
1418 L	Klingenthal	17	17.1	4.6	1.26	59
1419 L	Werdau	14	6.7	2.4−	0.75	192
1420 L	Zschopau	10	6.6	3.1	1.09	164
1421 L	Zwickau	24	10.2	3.9	0.91	105
1431 S	Chemnitz	55	6.4	2.9−−	0.44	172
1433 S	Plauen	16	7.4	3.5	1.04	129
1435 S	Zwickau	32	9.7	4.6	0.91	59
	Chemnitz	410	7.9	3.2−−	0.18	

1500	East Berlin					
1500	East Berlin	363	11.7	6.0++	0.36	23
	G.D.R. Total	3886	8.7	4.1	0.07	

6.9 Kehlkopf

ICD9 161: Bösartige Neubildungen des Larynx (fortfolgend als Kehlkopfkrebs bezeichnet)

Mit rund 530 Neuerkrankungen (1,0%) und 250 Todesfällen (0,7%) (Anteil in Prozent aller gemeldeten Fälle) belegte der Kehlkopfkrebs in der ehemaligen DDR (zusammengefaßt für beide Geschlechter) im Jahre 1980 Rangplatz 19 bei den Neuerkrankungen und 23 bei den Todesfällen an bösartigen Neubildungen (ICD9 140-208 ohne 173).

Risikofaktoren

Tabakrauchen (attributives Risiko beim Mann 83%); Alkoholkonsum; beruflich: Asbestexposition, Tätigkeit in Nickelraffinerien.

Inzidenz

Trend

International werden gegenwärtig in vielen Ländern bei beiden Geschlechtern stabile Inzidenzraten beobachtet. In der ehemaligen DDR steigt die Kehlkopfkrebsinzidenz bei Männern und Frauen seit 1968 deutlich an, der Anstieg ist bei den Frauen deutlich stärker als bei den Männern ausgeprägt (mittlerer jährlicher Anstieg: Männer 0,7%; Frauen 3,9%).

Geographische Verteilung

Weltweit die höchsten Inzidenzraten weisen Männer (17,8) aus Brasilien (São Paulo) und schwarze Frauen (2,7) aus den USA (Connecticut) auf.
Die höchsten Erkrankungsraten Europas werden bei Männern (17,2) aus Spanien (Navarra) und Frauen (2,3) aus der Schweiz (Neuchâtel) gemeldet.
Die Erkrankungsraten der ehemaligen DDR finden sich bei den Männern (5.2) wie bei den Frauen (0.3) im mittleren beziehungsweise im unteren Drittel auf Rangplatz 25 beziehungsweise 37 in Europa gemeldeter Inzidenzraten.

6.9 Larynx

ICD9 161: Malignant neoplasms of the larynx (hereafter termed cancer of the larynx)

With about 530 new cases (representing 1.0% of all reported cancer cases) and 250 deaths (0.7% of all cancer deaths), cancer of the larynx in the former GDR in 1980 ranked nineteenth for incidence and twenty-third for mortality among cancer sites (ICD9 140-208 excluding 173) for both sexes combined.

Main risk factors

Tobacco smoking (attributable risk for males: 83%); alcohol consumption; occupational exposure to asbestos, work in nickel refineries.

Incidence

Trend

In many countries, stable incidence rates are now reported for each sex.
In the former GDR, laryngeal cancer incidence has increased sharply in males and females since 1968; the increase is much more significant for females than for males (mean annual increase: males 0.7%, females 3.9%).

Geographical distribution

The highest reported world age-standardized annual incidence rates occur in São Paulo, Brazil for males (17.8) and in Connecticut, USA for females (2.7).
The highest cancer rates in Europe are reported in Navarra, Spain for males (17.2) and in Neuchâtel, Switzerland for females (2.3).
In the former GDR, cancer rates are in the middle to lower third range of the ranking of reported European incidence rates for males (5.2, rank 25th) and females (0.3, rank 37th).

Innerhalb der ehemaligen DDR finden wir die höchsten altersstandardisierten Inzidenzraten in den Kreisen:

Männer:

0708 Landkreis Kalbe (Milde)	14,9
0411 Landkreis Neuruppin	14,0
0201 Landkreis Bützow	13,3
0309 Landkreis Röbel (Müritz)	12,2
0311 Landkreis Templin	11,0

Frauen:

1212 Landkreis Niesky	1,8
0612 Landkreis Spremberg	1,8
0609 Landkreis Lübben	1,7
0718 Landkreis Tangerhütte	1,5
0708 Landkreis Kalbe (Milde)	1,4

Die Inzidenz an Kehlkopfkrebs bei Frauen war so niedrig, daß auf statistische Berechnungen weitgehend verzichtet wurde.

Räumliche Aggregation: Eine räumliche Aggregation von Kreisen gleicher oder ähnlich hoher Inzidenzraten läßt sich bei Männern (D = 70,63) und bei Frauen (D = 73,26) statistisch nicht sichern.

Urbanisation als Risikofaktor: Die Inzidenz in der ehemaligen DDR ist nicht mit der Urbanisation korreliert (Männer $r_s = -0,09$, t = $-1,39$).

Das *relative Risiko* der Bevölkerung, an einem Krebsleiden zu erkranken, ist in den Stadtkreisen im Vergleich mit den Landkreisen bei beiden Geschlechtern statistisch nicht signifikant erhöht. Das relative Risiko ($RR_{urban/rural}$) beträgt:

Männer: RR 0,93; 95%-CI 0,85 - 1,01
Frauen: RR 1,24; 95%-CI 0,93 - 1,64

Diese Angaben stimmen mit den Befunden des Dänischen Krebsregisters nicht überein, in Dänemark wird eine signifikante Erhöhung des RR's bei beiden Geschlechtern gefunden.

Alter und Geschlecht

Kehlkopfkrebserkrankungen wurden in der ehemaligen DDR zwischen 1978 und 1982 vor der Vollendung des 1. Lebensjahres nicht gemeldet. Die altersspezifische Inzidenzkurve steigt bei den Männern oberhalb des 40. Lebensjahres steil an, erreicht das

The highest age-standardized incidence rates in the former GDR occur in the following counties:

Males:

0708 Kalbe (Milde)	(rural)	14.9
0411 Neuruppin	(rural)	14.0
0201 Bützow	(rural)	13.3
0309 Röbel (Müritz)	(rural)	12.2
0311 Templin	(rural)	11.0

Females:

1212 Niesky	(rural)	1.8
0612 Spremberg	(rural)	1.8
0609 Lübben	(rural)	1.7
0718 Tangerhütte	(rural)	1.5
0708 Kalbe (Milde)	(rural)	1.4

Incidences of larynx cancer in females are so low that statistical calculations generally have not been performed.

Spatial aggregation: No significant spatial aggregation was found for males (D = 70.63) or for females (D = 73.26).

Urbanization as a risk factor: The former GDR incidence shows no correlation with urbanization (males, $r_s = -0.09$, t = -1.39)

The age-standardized incidence rates in males and females are not significantly higher in urban populations. The rate ratio is:

Males: RR 0.93; 95% CI 0.85 - 1.01
Females: RR 1.24; 95% CI 0.93 - 1.64

This result differs from those of the Danish Cancer Registry; in Denmark, a significant increase in relative risk was found for each sex.

Age and sex

Between 1978 and 1982, no laryngeal cancer was reported within the first year of life in the former GDR. The age-specific incidence rate increases sharply for males over 40 years and reaches a peak in the age-group 70 - 74 years. The incidence rate for

Maximum in der Altersgruppe der 70 - 74jährigen, stark abgeschwächt verläuft die Kurve bei den Frauen, wobei ein Maximum in der Gruppe der 65 - 69jährigen auftritt.

International werden deutlich höhere Erkrankungsraten beim Mann beschrieben. Das Geschlechtsverhältnis von 17,9 : 1 in der ehemaligen DDR entspricht diesem Bild.

Histologie

International:
    Ganz überwiegend Plattenepithelkarzinome

ehemalige DDR:
Männer: histologische Sicherung 97,8 %

Plattenepithelkarzinome	97,2 %
undifferenzierte Karzinome	1,1 %
Adenokarzinome	1,0 %
Sarkome	0,6 %
sonstige	0,1 %

Frauen: histologische Sicherung 95,6 %

Plattenepithelkarzinome	90,6 %
Adenokarzinome	6,6 %
undifferenzierte Karzinome	2,8 %

Relative 5-Jahre-Überlebensraten

Weltweit bewegen sich die Angaben bei Männern zwischen 43 - 63 % und bei Frauen zwischen 47 - 81 %. England und Wales geben für 1975 63 % beim Mann und 55 % bei der Frau, Finnland für 1953 - 1974 57,3 % bei den Männern und 62,0 % bei den Frauen an. Die Raten haben sich seit 1961 bei beiden Geschlechtern in der ehemaligen DDR nur wenig verändert und lagen 1978 - 79 bei den Männern bei 56,9 % und bei den Frauen bei 63,8 %.

Mortalitätsvergleich mit den alten Bundesländern der Bundesrepublik Deutschland

Die altersstandardisierten Mortalitätsraten der ehemaligen DDR 1980 (Männer 2,0, Frauen 0,1) liegen geringfügig unter denen der alten Bundesländer der Bundesrepublik Deutschland 1979 - 81 (Männer 2,5, Frauen 0,2).

each age group is considerably lower for females and the peak appears in the age group 65 - 69 years. Higher laryngeal cancer rates are reported for males than for females in other countries. The former GDR sex ratio of 17.9 : 1 reflects this finding.

Histology

International:
    mainly squamous cell carcinoma

Former GDR:
Males: histological confirmation   97.8 %

Squamous cell carcinoma	97.2 %
Undifferentiated carcinoma	1.1 %
Adenocarcinoma	1.0 %
Sarcoma	0.6 %
Other	0.1 %

Females: histological confirmation 95.6 %

Squamous cell carcinoma	90.6 %
Adenocarcinoma	6.6 %
Undifferentiated carcinoma	2.8 %

Five-year relative survival rates

World survival rates lie between 43 and 63 % for males and between 47 and 81 % for females. In England and Wales in 1975, the rates were 63 % for males and 55 % for females; in Finland, from 1953 - 74, survival rates were 57.3 % for males and 62.0 % for females. In the former GDR, the rates for each sex have not changed much since 1961; they were 56.9 % for males and 63.8 % for females in 1978 - 79.

Mortality compared with the old Länder of the Federal Republic of Germany

The age-standardized mortality rates in the former GDR in 1980 (males 2.0, females 0.1) were slightly lower than those of the old Länder of the Federal Republic of Germany in 1979 - 81 (males 2.5; females 0.2).

Kehlkopfkrebs
Cancer of the larynx

ehemalige DDR/former GDR 1980

	Männer males	Frauen females
Anzahl neuer Fälle Number of new cases	485	41
Altersstand. Inz. rate/100.000 Age-adj. Inc. rate/100.000	5.0	0.3
Geschlechtsverhältnis Sex ratio of the rates	17.9	
Anzahl der Todesfälle Number of deaths	227	19
Altersstand. Mort. rate/100.000 Age-adj. mort. rate/100.000	2.0	0.1

Altersstand. Inz.rate
Age-adj. inc.rate

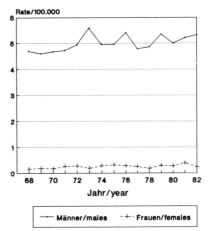

Altersspez. Inzidenzrate
Age-spec. incidence rate
ehemalige DDR/former GDR 1978-82

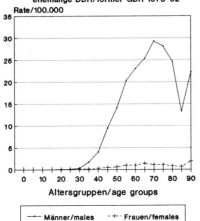

Rel. 5-Jahre-Überlebens-Rate
Five year relative survival rate

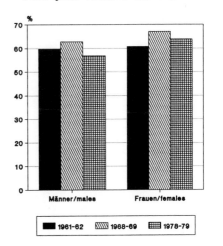

Männer

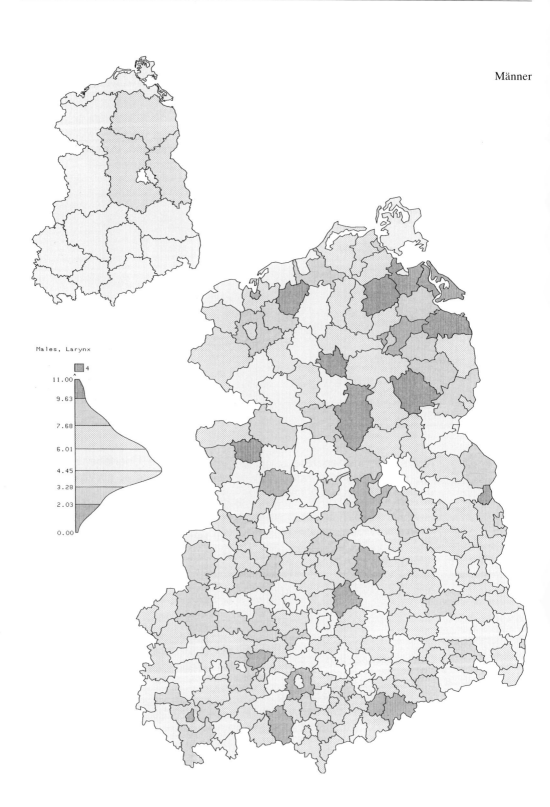

Males, Larynx

Frauen

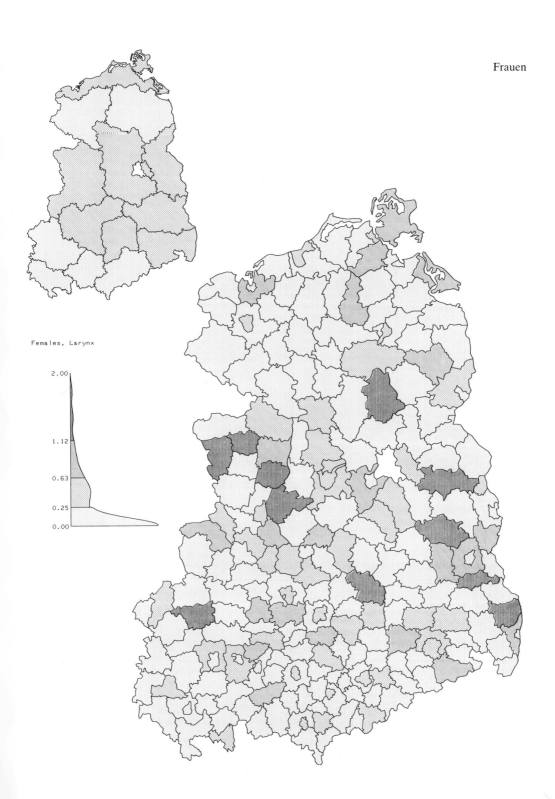

Females, Larynx

Males, Larynx

0100	**Rostock**					
0101	L Bad Doberan	5	4.2	5.1	2.34	110
0103	L Ribnitz-Damgarten .	7	4.4	4.0	1.63	162
0105	L Greifswald	6	9.6	10.4	4.98	6
0106	L Grevesmühlen	7	6.8	5.7	2.36	89
0107	L Grimmen	4	4.8	4.1	2.13	155
0108	L Rostock	7	7.9	7.9	3.27	30
0109	L Stralsund	7	10.7	7.4	3.01	37
0110	L Wismar	7	8.7	6.6	2.60	53
0111	L Wolgast	17	11.9	10.4+	2.60	6
0112	L Rügen	14	6.9	5.5	1.56	98
0131	S Rostock	28	5.0	5.4	1.09	100
0132	S Stralsund	13	7.3	8.3	2.45	21
0133	S Wismar	3	2.2	1.4--	0.81	214
0134	S Greifswald	7	4.8	5.7	2.17	89
	Rostock	132	6.2	5.9	0.55	

0200	**Schwerin**					
0201	L Bützow	10	14.1	13.3	4.28	3
0202	L Gadebusch	3	5.0	4.0	2.47	162
0203	L Güstrow	11	6.6	5.6	1.77	94
0204	L Hagenow	11	6.4	6.2	1.98	69
0205	L Ludwigslust	10	6.9	5.5	1.81	98
0206	L Lübz	5	6.0	6.0	2.69	77
0207	L Parchim	4	4.2	3.7	1.95	176
0208	L Perleberg	12	6.5	5.1	1.55	110
0209	L Schwerin	8	9.5	8.1	3.02	26
0210	L Sternberg	2	3.5	3.1	2.20	191
0231	S Schwerin	16	5.7	6.0	1.65	77
	Schwerin	92	6.6	5.9	0.65	

0300	**Neubrandenburg**					
0301	L Altentreptow	2	3.5	4.1	2.90	155
0302	L Anklam	10	9.9	9.6	3.05	12
0303	L Demmin	13	11.3	9.7	2.76	10
0304	L Malchin	8	8.2	6.7	2.46	51
0305	L Neubrandenburg ...	1	1.5	1.3--	1.29	215
0306	L Neustrelitz	5	3.7	4.2	1.99	151
0307	L Pasewalk	5	4.6	3.4	1.59	184
0308	L Prenzlau	12	11.1	8.7	2.56	17
0309	L Röbel/Müritz	5	11.5	12.2	5.73	4
0310	L Strasburg	2	3.1	2.1	1.60	206
0311	L Templin	10	12.2	11.0	3.99	5
0312	L Teterow	4	5.1	3.9	2.03	168
0313	L Ueckermünde	12	9.6	10.4	3.30	6
0314	L Waren	5	3.9	3.7	1.66	176
0331	S Neubrandenburg ...	4	2.1	2.8	1.42	197
	Neubrandenburg ...	98	6.5	6.1	0.65	

0400	**Potsdam**					
0401	L Belzig	4	4.9	3.3	1.71	186
0402	L Brandenburg	6	6.6	4.5	2.06	136
0403	L Gransee	8	7.5	6.3	2.40	64
0405	L Jüterbog	6	6.8	5.6	2.32	94
0407	L Königs Wusterhausen	11	5.4	4.4	1.36	143
0408	L Kyritz	8	9.6	7.9	2.99	30
0409	L Luckenwalde	4	3.8	4.0	2.05	162
0410	L Nauen	18	9.4	8.9	2.27	15
0411	L Neuruppin	22	14.5	14.0++	3.15	2
0412	L Potsdam	6	2.6	1.8--	0.78	210
0413	L Pritzwalk	5	6.6	6.7	3.11	51
0414	L Oranienburg	26	8.5	7.2	1.51	41
0415	L Rathenow	7	4.6	4.9	2.00	118
0416	L Wittstock	4	7.4	6.0	3.02	77
0417	L Zossen	15	8.4	8.4	2.40	19
0431	S Brandenburg/Havel .	19	8.4	8.6	2.12	18
0432	S Potsdam	12	4.0	4.1	1.30	155
	Potsdam	181	6.9	6.2	+ 0.50	

0500	**Frankfurt**					
0501	L Angermünde	4	4.5	2.0--	1.04	208
0502	L Beeskow	9	10.5	7.5	2.82	35
0503	L Bernau	13	7.4	6.4	1.98	61
0504	L Eberswalde	9	4.6	4.5	1.58	136
0505	L Bad Freienwalde ...	5	5.4	4.8	2.17	124
0506	L Eisenhüttenstadt ...	2	3.9	3.2	2.23	189
0507	L Fürstenwalde	15	6.2	5.6	1.55	94
0508	L Seelow	8	8.1	8.1	2.97	26
0509	L Strausberg	16	7.5	6.4	1.80	61
0531	S Frankfurt/Oder ...	17	9.0	9.7	2.57	10
0532	S Eisenhüttenstadt ...	7	5.9	7.7	3.11	32
0533	S Schwedt (Oder)	5	3.7	7.3	3.47	40
	Frankfurt	110	6.5	6.0	0.62	

0600	**Cottbus**					
0601	L Bad Liebenwerda ..	10	7.6	7.2	2.38	41
0602	L Calau	7	4.9	5.3	2.08	101
0603	L Cottbus	6	5.5	3.7	1.61	176
0605	L Finsterwalde	14	10.5	7.4	2.14	37
0606	L Forst	6	6.4	5.2	2.35	105
0607	L Guben	9	8.0	6.2	2.15	69
0608	L Hoyerswerda	17	6.1	6.5	1.72	58
0609	L Lübben	6	7.7	6.6	2.74	53
0610	L Luckau	3	4.1	3.8	2.18	173
0611	L Senftenberg	26	9.2	8.2	1.69	24
0612	L Spremberg	6	5.8	4.4	1.86	143
0613	L Weißwasser	4	2.9	3.4	1.72	184
0614	L Herzberg	7	7.8	6.2	2.39	69
0615	L Jessen	2	2.6	1.7--	1.20	213
0631	S Cottbus	15	5.6	5.8	1.61	85
	Cottbus	138	6.5	5.8	0.53	

0700	**Magdeburg**					
0701	L Burg	14	9.1	5.8	1.65	85
0703	L Gradelegen	5	7.9	5.2	2.38	105
0704	L Genthin	7	7.4	5.7	2.28	89
0705	L Halberstadt	14	6.4	5.3	1.45	101
0706	L Haldensleben	9	6.4	5.2	1.80	105
0707	L Havelberg	3	5.8	5.6	3.52	94
0708	L Kalbe/Milde	8	17.9	14.9	5.79	1
0709	L Klötze	3	4.2	2.3-	1.45	203
0710	L Wolmirstedt	9	8.5	7.1	2.40	45
0711	L Oschersleben	12	11.1	6.6	2.00	53
0712	L Osterburg	4	3.7	3.0	1.72	194
0713	L Salzwedel	8	8.1	6.6	2.42	53
0714	L Schönebeck	15	7.2	5.8	1.60	85
0716	L Staßfurt	14	8.2	6.3	1.82	64
0717	L Stendal	10	5.6	4.8	1.63	124
0718	L Tangerhütte	1	2.0	1.0--	0.99	217
0719	L Wanzleben	10	9.5	8.9	3.00	15
0720	L Wernigerode	8	3.3	2.4--	0.88	202
0721	L Zerbst	5	5.1	3.7	1.77	176
0732	S Magdeburg	40	6.0	4.9	0.82	118
	Magdeburg	199	6.7	5.2	0.39	

Males, Larynx

0800 Halle

Code		Name					
0801	L	Artern	5	3.7	2.9	1.35	195
0802	L	Aschersleben	12	7.4	6.1	1.85	74
0803	L	Bernburg	21	10.9	8.4	1 94	19
0804	L	Bitterfeld	20	6.5	4.3	1.01	148
0805	L	Eisleben	18	9.8	5.8	1.44	85
0806	L	Gräfenhainichen	5	5.3	3.6	1.73	182
0807	L	Saalkreis	11	6.5	4.8	1.47	124
0808	L	Hettstedt	16	11.7	7.7	2.05	32
0809	L	Köthen	9	4.6	3.3	1.20	186
0810	L	Nebra	2	2.7	2.5	2.02	200
0811	L	Merseburg	27	8.5	6.4	1.32	61
0812	L	Naumburg	13	9.5	7.2	2.14	41
0813	L	Quedlinburg	10	4.7	4.0	1.33	162
0814	L	Querfurt	3	3.8	2.2−	1.33	204
0815	L	Roßlau	9	10.5	8.3	2.87	21
0816	L	Sangerhausen	13	6.7	5.9	1.72	81
0817	L	Hohenmölsen	5	7.0	4.8	2.20	124
0818	L	Weißenfels	19	11.8	8.2	1.99	24
0819	L	Wittenberg	21	9.3	9.2	2.15	13
0820	L	Zeitz	13	6.7	4.8	1.45	124
0831	S	Dessau	12	5.0	4.4	1.36	143
0832	S	Halle/Saale	39	7.4	5.7	0.96	89
0833	S	Halle-Neustadt	7	3.1	6.5	2.63	58
		Halle	310	7.2	5.6	0.34	

0900 Erfurt

Code		Name					
0901	L	Arnstadt	6	3.8	3.7	1.57	176
0902	L	Apolda	0				
0903	L	Eisenach	21	7.7	6.3	1.42	64
0904	L	Erfurt	7	6.1	4.0	1.60	162
0905	L	Gotha	18	5.2	4.5	1.11	136
0906	L	Heiligenstadt	7	7.1	6.6	2.49	53
0907	L	Langensalza	7	6.3	5.7	2.23	89
0908	L	Worbis	8	4.6	4.1	1.58	155
0909	L	Mühlhausen	16	7.3	6.2	1.63	69
0910	L	Nordhausen	11	4.2	3.1−	1.00	191
0911	L	Sömmerda	8	5.0	4.2	1.50	151
0912	L	Sondershausen	12	9.1	8.0	2.40	28
0913	L	Weimar	11	10.3	9.2	2.88	13
0931	S	Weimar	9	6.1	4.9	1.68	118
0932	S	Erfurt	30	6.1	5.2	1.01	105
		Erfurt	171	5.9	5.0	0.40	

1000 Gera

Code		Name					
1001	L	Eisenberg	7	8.8	6.8	2.60	49
1002	L	Gera	5	3.4	2.0−−	0.95	208
1003	L	Jena	6	7.0	7.1	3.06	45
1004	L	Lobenstein	4	6.0	4.2	2.11	151
1005	L	Pößneck	8	6.1	4.9	1.85	118
1006	L	Rudolstadt	15	9.1	7.1	1.91	45
1007	L	Saalfeld	8	5.6	4.8	3.40	173
1008	L	Schleiz	2	2.6	1.8−−	1.29	210
1009	L	Stadtroda	7	8.8	6.0	2.35	77
1010	L	Zeulenroda	4	4.3	3.9	2.15	168
1011	L	Greiz	7	5.1	3.2	1.27	189
1031	S	Gera	16	5.5	5.0	1.33	113
1032	S	Jena	10	4.1	3.9	1.31	168
		Gera	99	5.7	4.5	0.49	

1100 Suhl

Code		Name					
1101	L	Bad Salzungen	12	5.5	4.5	1.33	136
1102	L	Hildburghausen	13	9.1	8.3	2.46	21
1103	L	Ilmenau	6	3.8	2.9	1.34	195
1104	L	Neuhaus am Renweg	6	6.7	4.9	2.16	118
1105	L	Meiningen	10	6.0	5.2	1.78	105
1106	L	Schmalkalden	5	3.2	2.1−−	1.03	206
1107	L	Sonnenberg	7	4.9	4.5	1.79	136
1108	L	Suhl	8	7.2	7.6	2.75	34
1131	S	Suhl	3	2.7	1.8−−	1.07	210
		Suhl	70	5.4	4.6	0.59	

1200 Dresden

Code		Name					
1201	L	Bautzen	20	6.8	5.3	1.29	101
1202	L	Bischofswerda	15	9.4	8.0	2.21	28
1203	L	Dippoldiswalde	5	4.6	2.8	1.29	197
1204	L	Dresden	22	8.5	1.3	0.99	148
1205	L	Freital	9	4.4	2.2−−	0.78	204
1206	L	Görlitz	5	6.8	5.0	2.33	113
1207	L	Großenhain	7	7.1	3.7	1.44	176
1208	L	Kamenz	7	4.8	4.7	1.86	132
1210	L	Löbau	21	9.0	6.2	1.44	69
1211	L	Meißen	23	8.1	5.9	1.32	81
1212	L	Niesky	5	5.3	4.5	2.02	136
1213	L	Pirna	21	7.6	5.0	1.19	113
1214	L	Riesa	16	6.7	6.1	1.65	74
1215	L	Sebnitz	6	4.7	3.3	1.40	186
1216	L	Zittau	11	5.0	3.9	1.27	168
1231	S	Dresden	72	6.1	4.4	0.57	143
1232	S	Görlitz	8	4.4	2.6−−	0.99	199
		Dresden	273	6.5	4.7−	0.31	

1300 Leipzig

Code		Name					
1301	L	Altenburg	15	5.7	4.9	1.32	118
1302	L	Borna	18	8.4	6.5	1.59	58
1303	L	Delitzsch	8	6.4	6.1	2.28	74
1304	L	Döbeln	25	11.4	7.4	1.60	37
1305	L	Eilenburg	13	10.4	10.4	3.11	6
1306	L	Geithain	5	5.7	4.8	2.14	124
1307	L	Grimma	14	9.0	7.5	2.13	35
1308	L	Leipzig	26	7.6	5.9	1.23	81
1309	L	Oschatz	8	6.5	5.1	1.96	110
1310	L	Schmölln	5	6.3	4.3	2.00	148
1311	L	Torgau	7	5.3	4.5	1.82	136
1312	L	Wurzen	11	9.0	7.1	2.32	45
1331	S	Leipzig	78	6.1	4.7	0.57	132
		Leipzig	233	7.1	5.6	0.39	

1400 Chemnitz

Code		Name					
1401	L	Annaberg	14	7.1	4.4	1.26	143
1402	L	Aue	13	4.4	3.5	1.01	183
1403	L	Auerbach	7	4.3	2.5−−	1.01	200
1404	L	Brand-Erbisdorf	9	10.1	7.2	2.53	41
1405	L	Chemnitz	18	7.3	4.6	1.16	134
1406	L	Flöha	9	7.3	4.1	1.49	155
1407	L	Freiberg	10	5.4	4.2	1.46	151
1408	L	Glauchau	9	5.6	3.9	1.42	168
1409	L	Stollberg	11	5.6	3.8	1.20	173
1410	L	Hainichen	11	6.9	5.9	1.99	81
1411	L	Hohenstein-Ernstthal	6	4.2	3.1	1.33	191
1412	L	Marienberg	3	1.9	1.0−−	0.62	217
1413	L	Oelsnitz	6	6.7	4.1	1.86	155
1414	L	Plauen	5	8.9	4.8	2.33	124
1415	L	Reichenbach	9	6.7	4.1	1.54	155
1416	L	Rochlitz	9	7.3	4.8	1.68	124
1417	L	Schwarzenberg	9	6.4	5.3	1.82	101
1418	L	Klingenthal	6	7.3	6.3	2.63	64
1419	L	Werdau	14	8.1	5.0	1.41	113
1420	L	Zschopau	3	2.3	1.3−−	0.77	215
1421	L	Zwickau	20	9.9	6.3	1.54	64
1431	S	Chemnitz	47	6.5	5.0	0.78	113
1433	S	Plauen	11	6.2	4.0	1.32	162
1435	S	Zwickau	26	9.2	6.8	1.40	49
		Chemnitz	285	6.4	4.5−−	0.28	

1500 East Berlin

Code	Name					
1500	East Berlin	156	5.9	4.6	0.40	134

G.D.R. Total	2547	6.5	5.2	0.11	

Females, Larynx

0100 Rostock

0101 L Bad Doberan	0				
0103 L Ribnitz-Damgarten .	0				
0105 L Greifswald	0				
0106 L Grevesmühlen	0				
0107 L Grimmen	1	1.1	0.8	0.85	20
0108 L Rostock	0				
0109 L Stralsund	0				
0110 L Wismar	1	1.2	0.7	0.67	25
0111 L Wolgast	1	0.6	0.7	0.67	25
0112 L Rügen	2	0.9	0.9	0.64	16
0131 S Rostock	3	0.5	0.5	0.28	42
0132 S Stralsund	2	1.0	0.5	0.35	42
0133 S Wismar	0				
0134 S Greifswald	0				
Rostock	10	0.4	0.3	0.11	

0200 Schwerin

0201 L Bützow	0				
0202 L Gadebusch	0				
0203 L Güstrow	1	0.5	0.2	0.22	78
0204 L Hagenow	0				
0205 L Ludwigslust	0				
0206 L Lübz	0				
0207 L Parchim	0				
0208 L Perleberg	1	0.5	0.1	0.12	91
0209 L Schwerin	0				
0210 L Sternberg	0				
0231 S Schwerin	1	0.3	0.3	0.26	69
Schwerin	3	0.2	0.1--	0.06	

0300 Neubrandenburg

0301 L Altentreptow	0				
0302 L Anklam	0				
0303 L Demmin	0				
0304 L Malchin	1	0.9	0.9	0.94	16
0305 L Neubrandenburg ...	0				
0306 L Neustrelitz	1	0.7	0.3	0.26	69
0307 L Pasewalk	0				
0308 L Prenzlau	2	1.7	1.0	0.72	13
0309 L Röbel/Müritz	0				
0310 L Strasburg	0				
0311 L Templin	0				
0312 L Teterow	0				
0313 L Ueckermünde	0				
0314 L Waren	0				
0331 S Neubrandenburg ...	1	0.5	0.6	0.59	34
Neubrandenburg ...	5	0.3	0.2	0.10	

0400 Potsdam

0401 L Belzig	0				
0402 L Brandenburg	1	1.0	0.5	0.47	42
0403 L Gransee	2	1.7	1.4	1.00	5
0405 L Jüterbog	0				
0407 L Königs Wusterhausen	1	0.4	0.2	0.15	78
0408 L Kyritz	1	1.1	0.4	0.38	55
0409 L Luckenwalde	1	0.8	0.3	0.26	69
0410 L Nauen	0				
0411 L Neuruppin	1	0.6	0.1	0.13	91
0412 L Potsdam	2	0.8	0.8	0.55	20
0413 L Pritzwalk	0				
0414 L Oranienburg	1	0.3	0.2	0.16	78
0415 L Rathenow	1	0.6	0.6	0.59	34
0416 L Wittstock	0				
0417 L Zossen	1	0.5	0.3	0.30	69
0431 S Brandenburg/Havel .	2	0.8	0.5	0.40	42
0432 S Potsdam	1	0.3	0.2	0.24	78
Potsdam	15	0.5	0.3	0.09	

0500 Frankfurt

0501 L Angermünde	1	1.0	0.4	0.37	55
0502 L Beeskow	0				
0503 L Bernau	0				
0504 L Eberswalde	0				
0505 L Bad Freienwalde ...	0				
0506 L Eisenhüttenstadt ...	0				
0507 L Fürstenwalde	3	1.1	1.2	0.80	9
0508 L Seelow	0				
0509 L Strausberg	1	0.4	0.1-	0.09	91
0531 S Frankfurt/Oder ...	1	0.5	0.4	0.38	55
0532 S Eisenhüttenstadt ...	0				
0533 S Schwedt (Oder)	0				
Frankfurt	6	0.3	0.2	0.12	

0600 Cottbus

0601 L Bad Liebenwerda ..	0				
0602 L Calau	1	0.7	0.7	0.72	25
0603 L Cottbus	1	0.9	0.8	0.78	20
0605 L Finsterwalde	0				
0606 L Forst	0				
0607 L Guben	1	0.9	1.0	0.96	13
0608 L Hoyerswerda	0				
0609 L Lübben	2	2.3	1.7	1.22	3
0610 L Luckau	0				
0611 L Senftenberg	2	0.6	0.2	0.17	78
0612 L Spremberg	3	2.6	1.8	1.13	1
0613 L Weißwasser	0				
0614 L Herzberg	0				
0615 L Jessen	0				
0631 S Cottbus	0				
Cottbus	10	0.4	0.3	0.11	

0700 Magdeburg

0701 L Burg	3	1.7	1.4	0.89	5
0703 L Gradelegen	0				
0704 L Genthin	0				
0705 L Halberstadt	2	0.8	0.9	0.63	16
0706 L Haldensleben	0				
0707 L Havelberg	0				
0708 L Kalbe/Milde	1	2.0	1.4	1.37	5
0709 L Klötze	2	2.5	1.1	0.79	10
0710 L Wolmirstedt	0				
0711 L Oschersleben	1	0.8	0.3	0.27	69
0712 L Osterburg	1	0.8	0.4	0.44	55
0713 L Salzwedel	0				
0714 L Schönebeck	2	0.9	0.7	0.53	25
0716 L Staßfurt	1	0.5	0.3	0.25	69
0717 L Stendal	3	1.5	0.9	0.54	16
0718 L Tangerhütte	1	1.8	1.5	1.55	4
0719 L Wanzleben	0				
0720 L Wernigerode	1	0.4	0.2	0.22	78
0721 L Zerbst	0				
0732 S Magdeburg	4	0.5	0.4	0.20	55
Magdeburg	22	0.7	0.5	0.11	

Females, Larynx

0800	Halle					
0801	L Artern	0				
0802	L Aschersleben	1	0.6	0.1	0.13	91
0803	L Bernburg	2	0.9	0.4	0.31	55
0804	L Bitterfeld	2	0.6	0.4	0.29	55
0805	L Eisleben	1	0.5	0.2	0.15	78
0806	L Gräfenhainichen	0				
0807	L Saalkreis	0				
0808	L Hettstedt	0				
0809	L Köthen	2	0.9	0.6	0.49	34
0810	L Nebra	0				
0811	L Merseburg	4	1.2	0.7	0.38	25
0812	L Naumburg	1	0.6	0.3	0.31	69
0813	L Quedlinburg	1	0.4	0.1	0.14	91
0814	L Querfurt	1	1.2	1.1	1.11	10
0815	L Roßlau	2	2.1	0.7	0.52	25
0816	L Sangerhausen	0				
0817	L Hohenmölsen	0				
0818	L Weißenfels	0				
0819	L Wittenberg	2	0.8	0.5	0.37	42
0820	L Zeitz	0				
0831	S Dessau	0				
0832	S Halle/Saale	7	1.1	0.5	0.23	42
0833	S Halle-Neustadt	0				
	Halle	26	0.5	0.3	0.06	

0900	Erfurt					
0901	L Arnstadt	0				
0902	L Apolda	1	0.7	0.8	0.79	20
0903	L Eisenach	0				
0904	L Erfurt	1	0.8	0.5	0.52	42
0905	L Gotha	1	0.3	0.1	0.12	91
0906	L Heiligenstadt	0				
0907	L Langensalza	0				
0908	L Worbis	1	0.5	0.4	0.38	55
0909	L Mühlhausen	0				
0910	L Nordhausen	1	0.3	0.2	0.18	78
0911	L Sömmerda	0				
0912	L Sondershausen	3	2.1	1.4	0.85	5
0913	L Weimar	1	0.9	0.6	0.56	34
0931	S Weimar	0				
0932	S Erfurt	1	0.2	0.2	0.19	78
	Erfurt	10	0.3	0.2	0.07	

1000	Gera					
1001	L Eisenberg	0				
1002	L Gera	0				
1003	L Jena	0				
1004	L Lobenstein	0				
1005	L Pößneck	1	0.7	0.7	0.67	25
1006	L Rudolstadt	0				
1007	L Saalfeld	0				
1008	L Schleiz	0				
1009	L Stadtroda	0				
1010	L Zeulenroda	0				
1011	L Greiz	0				
1031	S Gera	2	0.6	0.5	0.37	42
1032	S Jena	1	0.4	0.2	0.16	78
	Gera	4	0.2	0.2	0.08	

1100	Suhl					
1101	L Bad Salzungen	0				
1102	L Hildburghausen	0				
1103	L Ilmenau	0				
1104	L Neuhaus am Renweg	0				
1105	L Meiningen	1	0.5	0.1	0.14	91
1106	L Schmalkalden	1	0.6	0.4	0.35	55
1107	L Sonnenberg	3	1.8	0.6	0.34	34
1108	L Suhl	0				
1131	S Suhl	0				
	Suhl	5	0.3	0.1−	0.06	

1200	Dresden					
1201	L Bautzen	0				
1202	L Bischofswerda	0				
1203	L Dippoldiswalde	0				
1204	L Dresden	2	0.6	0.4	0,35	55
1205	L Freital	0				
1206	L Görlitz	1	1.2	1.0	0.97	13
1207	L Großenhain	1	0.9	0.4	0.44	55
1208	L Kamenz	1	0.6	0.6	0.56	34
1210	L Löbau	0				
1211	L Meißen	3	0.9	0.8	0.48	20
1212	L Niesky	2	1.9	1.8	1.30	1
1213	L Pirna	3	0.9	0.7	0.42	25
1214	L Riesa	0				
1215	L Sebnitz	0				
1216	L Zittau	1	0.4	0.1	0.11	91
1231	S Dresden	13	0.9	0.5	0.16	42
1232	S Görlitz	0				
	Dresden	27	0.6	0.4	0.08	

1300	Leipzig					
1301	L Altenburg	2	0.7	0.5	0.34	42
1302	L Borna	2	0.8	0.7	0.49	25
1303	L Delitzsch	0				
1304	L Döbeln	0				
1305	L Eilenburg	0				
1306	L Geithain	0				
1307	L Grimma	1	0.6	0.5	0.47	42
1308	L Leipzig	0				
1309	L Oschatz	2	1.4	0.6	0.47	34
1310	L Schmölln	1	1.1	0.2	0.17	78
1311	L Torgau	2	1.4	1.1	0.81	10
1312	L Wurzen	0				
1331	S Leipzig	8	0.5	0.4	0.14	55
	Leipzig	18	0.5	0.3	0.08	

1400	Chemnitz					
1401	L Annaberg	2	0.9	0.5	0.40	42
1402	L Aue	0				
1403	L Auerbach	1	0.5	0.4	0.45	55
1404	L Brand-Erbisdorf	0				
1405	L Chemnitz	0				
1406	L Flöha	1	0.7	0.6	0.55	34
1407	L Freiberg	0				
1408	L Glauchau	0				
1409	L Stollberg	0				
1410	L Hainichen	0				
1411	L Hohenstein-Ernstthal.	0				
1412	L Marienberg	0				
1413	L Oelsnitz	0				
1414	L Plauen	0				
1415	L Reichenbach	0				
1416	L Rochlitz	0				
1417	L Schwarzenberg	1	0.6	0.1	0.14	91
1418	L Klingenthal	0				
1419	L Werdau	1	0.5	0.2	0.20	78
1420	L Zschopau	0				
1421	L Zwickau	1	0.4	0.2	0.24	78
1431	S Chemnitz	5	0.6	0.3	0.16	69
1433	S Plauen	1	0.5	0.4	0.41	55
1435	S Zwickau	2	0.6	0.3	0.26	69
	Chemnitz	15	0.3	0.2−	0.05	

1500	East Berlin					
1500	East Berlin	25	0.8	0.5	0.11	42

| | G.D.R. Total | 201 | 0.5 | 0.3 | 0.02 | |

6.10 Lunge

ICD9 162: Bösartige Neubildungen der Trachea, des Bronchus und der Lunge (fortfolgend als Lungenkrebs bezeichnet)

Mit rund 6870 Neuerkrankungen (13,1%) und 6320 Todesfällen (17,6%) (Anteil in Prozent aller gemeldeten Fälle) belegte der Lungenkrebs in der ehemaligen DDR (zusammengefaßt für beide Geschlechter) im Jahre 1980 Rangplatz 1 bei den Neuerkrankungen und bei Todesfällen an bösartigen Neubildungen (ICD9 140-208 ohne 173).

Risikofaktoren

Wichtigster Risikofaktor ist das Zigarettenrauchen (attributales Risiko > 80% beim Mann, > 60% bei der Frau; Spätfolge nach Strahleneinwirkung, z. B. nach Radonexposition (Schneeberger Lungenkrebs), nach Bestrahlung bei Spondylitis, bei Überlebenden nach Atombombenexplosion (Hiroshima, Nagasaki); berufliche Exposition, u. a. Uran, Haematit, Flußspat, Nickel, Chrom, Arsen, Asbest, Chlormethylether, Senfgas, polyzyklische Kohlenwasserstoffe (Teerverarbeitung, Gas-, Stahlwerker, Aluminiumschmelzer); ernährungsbedingt verminderte Vitamin-A-Aufnahme.

Inzidenz

Trend

International wird gegenwärtig in fast allen Ländern und bei beiden Geschlechtern eine deutliche Zunahme der Inzidenzraten beobachtet. In der ehemaligen DDR steigt die seit 1953 steil angestiegene Lungenkrebsinzidenz bei den Männern seit Beginn der 70iger Jahre kaum noch an; bei den Frauen ist der im Zusammenhang mit den seit Beginn der 50iger Jahre deutlich veränderten Rauchgewohnheiten dieser Bevölkerungsgruppe postulierte deutliche Inzidenzanstieg, analog zu den in den USA beobachteten Ereignissen, bisher ausgeblieben

6.10 Lung

ICD9 162: Malignant neoplasms of the trachea, bronchus and lung (hereafter termed lung cancer)

With about 6870 new cases (representing 13.1% of all reported cancer cases) and 6320 deaths (17.6% of all cancer deaths), lung cancer was the most frequently reported cancer in the former GDR in 1980 for incidence and mortality of both sexes combined (ICD9 140-208 excluding 173).

Main risk factors

The most important risk factor is cigarette smoking (attributable risk > 80% for males, > 60% for females). Other risk factors include the late effects of irradiation, for example following radon exposure (Schneeberg lung cancer) or from radiotherapy for spondylitis, and in A-bomb survivors in Hiroshima and Nagasaki; occupational exposure, for example, from uranium, haematite and fluorite mining, and to nickel, chromium, arsenic, asbestos, chloromethyl ether, mustard-gas. There is also a risk associated with the polycyclic aromatic hydrocarbons, in tar manufacture, gas and steel works, and aluminium smelters. Dietary factors, such as low vitamin A consumption, have been noted as a risk factor for lung cancer.

Incidence

Trend

Worldwide, a major increase in incidence rates has been observed in almost all countries and in each sex.
In the former GDR, the incidence rates for men, that increased sharply from 1953, have hardly risen since the beginning of the 1970s. For women, there has not yet been a marked increase in lung cancer incidence related to the changed smoking habits of the 1950s, analogous to that observed in the USA.

(mittlerer jährlicher Anstieg seit 1968: Männer 0,3%; Frauen 1,4%).

Geographische Verteilung

Weltweit die höchsten Inzidenzraten weist bei den Männern die schwarze Bevölkerung von New Orleans/USA (110,0) und bei den Frauen die der Maoris auf Neuseeland (68,1) auf.

Die höchsten Erkrankungsraten Europas werden aus Großbritannien (West-Schottland) gemeldet (Männer: 100,4, Frauen: 28,6).

Die Erkrankungsraten der ehemaligen DDR finden sich bei den Männern im mittleren Drittel auf Rangplatz 23 (58,9) und bei den Frauen im unteren Drittel in Europa gemeldeter Inzidenzraten auf Rangplatz 36 (5,8).

Innerhalb der ehemaligen DDR finden wir die höchsten altersstandardisierten Inzidenzraten in den Kreisen:

Männer:

0314 Landkreis Waren		88,8
0707 Landkreis Havelberg		88,6
0331 Stadtkreis Neubrandenburg		87,5
0311 Landkreis Templin		86,7
0307 Landkreis Pasewalk		86,7

Frauen:

1500 Stadtkreis Ost-Berlin		12,6
0732 Stadtkreis Magdeburg		10,8
0134 Stadtkreis Greifswald		9,9
0109 Landkreis Stralsund		9,4
0101 Landkreis Bad Doberan		9,3

Räumliche Aggregation: Eine räumliche Aggregation von Kreisen gleicher oder ähnlich hoher Inzidenzraten läßt sich bei beiden Geschlechtern statistisch sichern (Männer: D = 65,28, Frauen D = 69,18).

Urbanisation als Risikofaktor: Bei den Frauen ist die Inzidenz positiv mit der Urbanisation korreliert, nicht jedoch bei den Männern (Männer r_s = −0,03, t = −0,41; Frauen r_s = 0,17, t = 2,61).

Das *relative Risiko* der Bevölkerung, an einem Krebsleiden zu erkranken, ist in den Stadtkreisen im Vergleich mit den Landkreisen bei beiden Geschlechtern statistisch signifikant erhöht.

The mean annual increases since 1968 are 0.3% for men; 1.4% for women.

Geographical distribution

The highest reported world age-standardized annual incidence rates in the late 1970s were observed for males in the black population of New Orleans, USA (110.0), and for females in New Zealand, Maoris (68.1).

The highest cancer rates in Europe for both males and females are reported in West Scotland, Great Britain (100.4, 28.6).

In the former GDR, cancer rates for males are situated in the middle-third range of a ranking of European incidence rates and rank 23rd (58.9); for females they are in the lower-third range of reported European incidence rates and rank 36th (5.8).

The highest age-standardized incidence rates in the former GDR occur in the following counties:

Males:

0314 Waren	(rural)	88.8
0707 Havelberg	(rural)	88.6
0331 Neubrandenburg	(urban)	87.5
0311 Templin	(rural)	86.7
0307 Pasewalk	(rural)	86.7

Females:

1500 East Berlin	(urban)	12.6
0732 Magdeburg	(urban)	10.8
0134 Greifswald	(urban)	9.9
0109 Stralsund	(rural)	9.4
0101 Bad Doberan	(rural)	9.3

Spatial aggregation: A significant spatial aggregation was found both for males (D = 65.28), and for females (D = 69.18).

Urbanization as a risk factor: The incidence is positively correlated with urbanization in females (r_s = 0.17, t = 2.61) but not in males (r_s = −0.03, t = −0.41).

The age-standardized incidence rates in both sexes are significantly higher in urban populations.

Das relative Risiko ($RR_{urban/rural}$) beträgt:
  Männer: RR 1,05; 95%-CI 1,03 - 1,08
  Frauen: RR 1,62; 95%-CI 1,53 - 1,71
Das Dänische Krebsregister kommt zu analogen Ergebnissen.

The rate ratios are:
  Males: RR 1.05; 95% CI 1.03 - 1.08
  Females: RR 1.62; 95% CI 1.53 - 1.71
The Danish Cancer Registry obtained similar results.

Alter und Geschlecht

Lungenkrebserkrankungen wurden in der ehemaligen DDR zwischen 1978 und 1982 vor Vollendung des 1. Lebensjahres nicht gemeldet. Die altersspezifische Inzidenzkurve steigt bei den Männern oberhalb des 45. Lebensjahres steil an, erreicht das Maximum in der Altersgruppe der 70 - 74jährigen; ähnlich jedoch stark abgeschwächt verläuft die Kurve bei den Frauen.

Das Geschlechtsverhältnis von 10:1 liegt auf Grund der niedrigen Inzidenzraten der Frauen in der ehemaligen DDR deutlich höher als in anderen Ländern Europas und den USA, die bereits über Raten von 5:1 und niedriger berichten.

Age and sex

Between 1978 and 1982, no lung cancer was reported within the first year of life in the former GDR. The age-specific incidence rate increases sharply for males over 45 years and reaches a peak in the age-group 70 - 74 years. The shape of the curve is similar for females, although the incidence rate for each age-group is considerably lower.

Because of the low incidence rates for females in the former GDR, the sex ratio of 10:1 is much higher than in other European countries and the USA, where ratios of 5:1 and less are recorded.

Histologie

International:
  Überwiegend Plattenepithelkarzinome, Kleinzellkarzinome,
  Adenokarzinome

ehemalige DDR:

Männer: histologische Sicherung	*70,1%*
Plattenepithelkarzinome	45,9%
undifferenzierte Karzinome	39,0%
darunter: kleinzellige	25,4%
Adenokarzinome	14,6%
darunter: Alveolarzell-Karzinome	1,7%
Sarkome	0,4%
sonstige	0,1%

Frauen: histologische Sicherung	*71,5%*
undifferenzierte Karzinome	37,6%
darunter: kleinzellige	22,6%
Adenokarzinome	36,1%
darunter: Alveolarzell-Karzinome	6,5%
Plattenepithelkarzinome	24,9%
Sarkome	0,9%
sonstige	0,5%

Histology

International:
  mainly squamous cell carcinoma, small cell carcinoma,
  Adenocarcinoma

Former GDR:

Males: histological confirmation	*70.1%*
Squamous cell carcinoma	45.9%
Undifferentiated carcinoma	39.0%
including: small cell carcinoma	25.4%
Adenocarcinoma	14.6%
including: alveolar carcinoma	1.7%
Sarcoma	0.4%
Other	0.1%

Females: histological confirmation	*71.5%*
Undifferentiated carcinoma	37.6%
including: small cell carcinoma	22.6%
Adenocarcinoma	36.1%
including: alveolar carcinoma	6.5%
Squamous cell carcinoma	24.9%
Sarcoma	0.9%
Other	0.5%

Relative 5-Jahre-Überlebensraten

England und Wales geben zusammengefaßt für
beide Geschlechter für 1975 7%, Finnland für
1953 - 1974 7,4% bei den Männern und 9,8% bei
den Frauen an. Die Raten sind in der ehemaligen
DDR für beide Geschlechter seit 1961 langsam angestiegen und liegen 1978 - 79 bei 6,3% bei den
Männern und 8,1% bei den Frauen.

Mortalitätsvergleich mit den alten Bundes-
ländern der Bundesrepublik Deutschland

Die altersstandardisierten Mortalitätsraten der ehemaligen DDR 1980 (Männer 51,7, Frauen 4,7) entsprechen etwa denen der alten Bundesländer der
Bundesrepublik Deutschland 1979 - 81 (Männer
48,7, Frauen 5,7).

Five-year relative survival rates

The survival rate reported in 1975 for both sexes
combined for England and Wales was 7%; in Finland from 1953 - 1974 it was 7.4% for males and
9.8% for females. In the former GDR, the rates
have slowly risen for each sex since 1961 and were
6.3% for males and 8.1% for females in 1978 - 79.

Mortality compared with the old Länder of
the Federal Republic of Germany

The age-standardized mortality rates in the former
GDR for 1980 (males 51.7, females 4.7) correspond
approximately to those of the old Länder of the Federal Republic of Germany for 1979 - 81 (males 48.7,
females 5.7).

Lungenkrebs
Lung cancer

ehemalige DDR/former GDR 1980

	Männer males	Frauen females
Anzahl neuer Fälle Number of new cases	5 913	953
Altersstand. Inz. rate/100.000 Age-adj. inc. rate/100.000	56.5	5.7
Geschlechtsverhältnis Sex ratio of the rates		10.0
Anzahl der Todesfälle Number of deaths	5 487	829
Altersstand. Mort. rate/100.000 Age-adj. mort. rate/100.000	51.7	4.7

Altersstand. Inz.rate
Age-adj. inc.rate

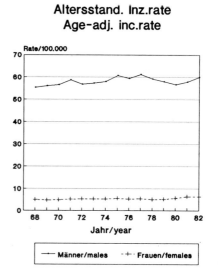

Männer/males   Frauen/females

Altersspez. Inzidenzrate
Age-spec. incidence rate
ehemalige DDR/former GDR 1978-82

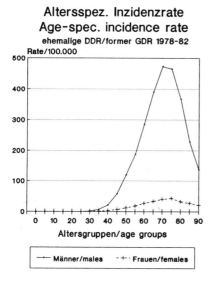

Männer/males   Frauen/females

Rel. 5-Jahre-Überlebens-Rate
Five year relative survival rate

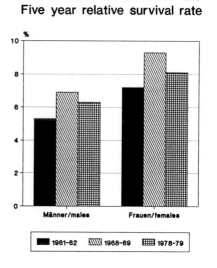

1961-62   1968-69   1978-79

Männer

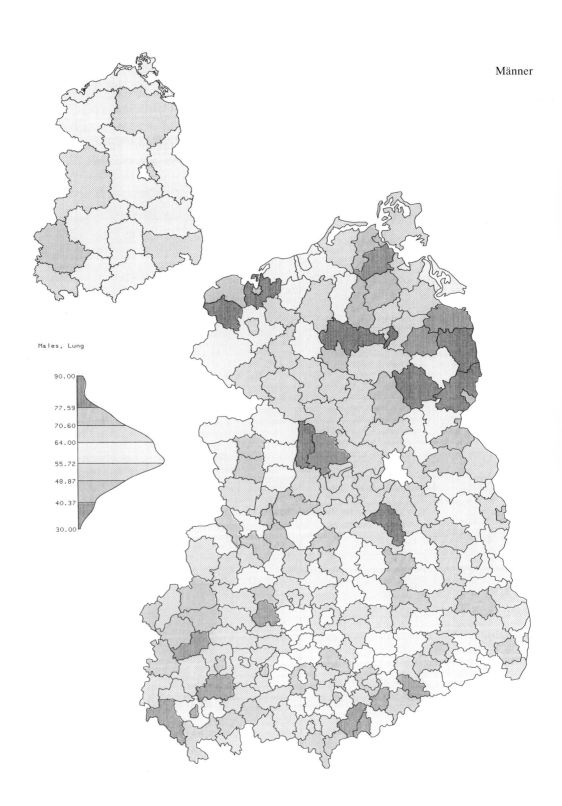

Males, Lung

90.00
77.59
70.60
64.00
55.72
48.87
40.37
30.00

Frauen

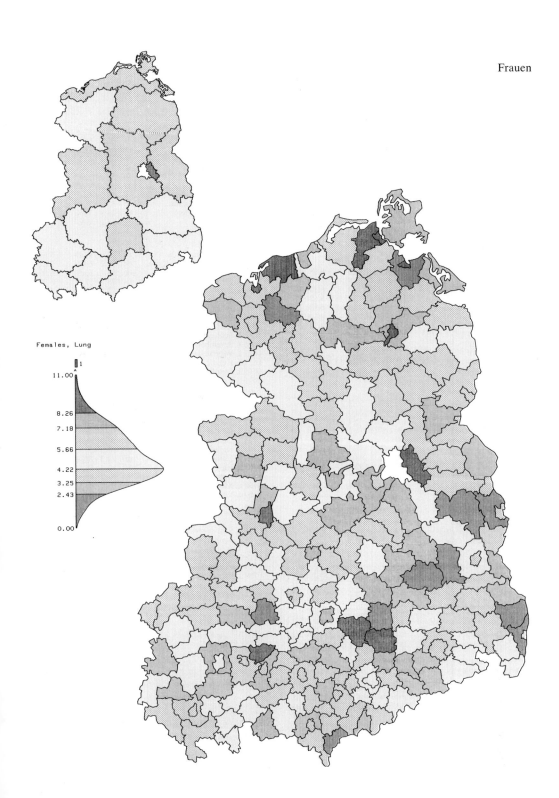

Females, Lung

Males, Lung

0100   Rostock

Code	Name					
0101	L Bad Doberan	85	71.2	63.0	7.54	88
0103	L Ribnitz-Damgarten .	118	73.8	67.0	6.70	57
0105	L Greifswald	49	78.3	64.9	10.25	68
0106	L Grevesmühlen	52	50.8	46.2−	6.84	200
0107	L Grimmen	41	49.1	38.7−−	6.51	213
0108	L Rostock	49	55.3	57.0	9.02	128
0109	L Stralsund	51	77.9	73.2	11.31	27
0110	L Wismar	67	83.7	86.4+	11.58	6
0111	L Wolgast	94	65.6	59.7	6.66	108
0112	L Rügen	144	70.8	69.8	6.34	39
0131	S Rostock	301	54.2	59.4	3.63	112
0132	S Stralsund	133	74.8	77.3+	7.18	12
0133	S Wismar	123	90.5	75.5+	7.27	19
0134	S Greifswald	72	49.7	56.8	7.10	130
	Rostock	1379	65.0	63.1	1.84	

0200   Schwerin

Code	Name					
0201	L Bützow	46	64.7	56.6	8.98	134
0202	L Gadebusch	53	88.3	79.8	11.80	9
0203	L Güstrow	131	78.4	66.9	6.39	58
0204	L Hagenow	120	69.9	57.9	5.62	121
0205	L Ludwigslust	117	80.8	66.3	6.53	63
0206	L Lübz	54	65.0	56.0	8.38	140
0207	L Parchim	70	73.4	65.4	8.34	65
0208	L Perleberg	130	70.7	51.0	4.85	176
0209	L Schwerin	61	72.2	63.9	8.87	79
0210	L Sternberg	43	74.9	68.9	11.44	43
0231	S Schwerin	185	65.7	67.6	5.25	54
	Schwerin	1010	72.1	62.3	2.11	

0300   Neubrandenburg

Code	Name					
0301	L Altentreptow	33	57.2	50.2	9.47	180
0302	L Anklam	85	84.6	70.0	8.32	37
0303	L Demmin	105	91.5	72.7	7.74	30
0304	L Malchin	80	82.2	74.1	9.10	24
0305	L Neubrandenburg ...	39	57.6	53.9	9.54	160
0306	L Neustrelitz	90	67.2	54.3	6.14	159
0307	L Pasewalk	99	91.4	86.7++	9.57	4
0308	L Prenzlau	83	76.9	62.9	7.47	91
0309	L Röbel/Müritz	24	55.1	45.9	10.45	201
0310	L Strasburg	32	49.6	40.4−	7.90	208
0311	L Templin	75	91.3	86.7+	11.20	4
0312	L Teterow	52	65.9	58.9	8.79	114
0313	L Ueckermünde	43	34.4	37.8−−	6.28	215
0314	L Waren	120	93.8	88.8++	8.88	1
0331	S Neubrandenburg ...	101	53.5	87.5++	9.28	3
	Neubrandenburg ...	1061	70.8	66.6++	2.23	

0400   Potsdam

Code	Name					
0401	L Belzig	74	91.6	68.3	8.81	48
0402	L Brandenburg	76	83.4	55.0	6.95	153
0403	L Gransee	95	88.6	75.0	8.43	22
0405	L Jüterbog	68	77.2	53.2	6.84	167
0407	L Königs Wusterhausen	182	88.9	70.2	5.66	36
0408	L Kyritz	62	74.3	55.5	7.55	146
0409	L Luckenwalde	105	100.3	78.5+	8.34	10
0410	L Nauen	174	90.5	69.5	5.79	41
0411	L Neuruppin	115	75.7	61.8	6.52	65
0412	L Potsdam	198	84.5	66.6	5.10	60
0413	L Pritzwalk	51	64.6	51.8	7.72	173
0414	L Oranienburg	241	78.3	64.0	4.55	77
0415	L Rathenow	77	50.5	39.7−−	4.99	210
0416	L Wittstock	43	79.8	68.8	11.15	45
0417	L Zossen	137	76.4	64.9	6.20	68
0431	S Brandenburg/Havel .	145	64.2	55.6	5.04	143
0432	S Potsdam	230	76.3	68.3	4.82	48
	Potsdam	2073	78.6	63.5+	1.52	

0500   Frankfurt

Code	Name					
0501	L Angermünde	102	114.5	83.0++	8.82	7
0502	L Beeskow	63	73.4	57.4	7.98	126
0503	L Bernau	124	70.8	57.8	5.66	123
0504	L Eberswalde	124	63.3	55.8	5.49	141
0505	L Bad Freienwalde ...	89	96.5	76.2	8.59	16
0506	L Eisenhüttenstadt ...	54	106.5	67.3	9.90	56
0507	L Fürstenwalde	182	74.8	58.3	4.69	109
0508	L Seelow	59	59.8	55.6	7.75	143
0509	L Strausberg	112	52.4	45.7−−	4.76	202
0531	S Frankfurt/Oder ...	108	57.3	56.3	5.81	138
0532	S Eisenhüttenstadt ...	75	63.0	76.4	9.29	14
0533	S Schwedt (Oder)	49	35.8	76.4	11.53	14
	Frankfurt	1141	67.6	59.9	1.92	

0600   Cottbus

Code	Name					
0601	L Bad Liebenwerda ..	84	63.9	47.6−	5.69	190
0602	L Calau	104	73.2	69.4	7.21	42
0603	L Cottbus	106	97.1	63.9	6.80	79
0605	L Finsterwalde	104	78.2	58.0	6.20	120
0606	L Forst	83	88.4	61.3	7.47	98
0607	L Guben	75	66.4	61.2	7.95	99
0608	L Hoyerswerda	178	63.9	72.9+	5.81	29
0609	L Lübben	67	86.1	69.9	9.26	38
0610	L Luckau	68	93.2	62.1	8.29	95
0611	L Senftenberg	249	88.2	64.4	4.40	72
0612	L Spremberg	84	81.6	61.2	7.36	99
0613	L Weißwasser	91	66.1	64.4	7.52	73
0614	L Herzberg	82	91.4	73.4	8.81	25
0615	L Jessen	53	69.4	56.4	8.22	136
0631	S Cottbus	142	52.9	55.5	4.96	146
	Cottbus	1570	74.4	62.8	1.72	

0700   Magdeburg

Code	Name					
0701	L Burg	149	96.9	73.3+	6.54	26
0703	L Gradelegen	42	66.5	48.4	8.12	189
0704	L Genthin	84	88.9	66.5	7.89	62
0705	L Halberstadt	169	77.7	59.1	4.83	113
0706	L Haldensleben	105	74.2	52.4	5.43	171
0707	L Havelberg	58	112.6	88.6+	12.66	2
0708	L Kalbe/Milde	30	67.2	48.6	9.26	188
0709	L Klötze	63	88.4	63.6	8.82	81
0710	L Wolmirstedt	75	70.6	54.7	6.69	155
0711	L Oschersleben	69	63.9	47.6−	6.14	190
0712	L Osterburg	75	69.7	60.5	7.57	104
0713	L Salzwedel	65	66.2	56.7	7.52	131
0714	L Schönebeck	216	103.6	75.2++	5.50	20
0716	L Staßfurt	192	112.0	75.9++	5.91	18
0717	L Stendal	135	75.6	58.8	5.42	115
0718	L Tangerhütte	41	81.5	58.4	10.02	116
0719	L Wanzleben	95	90.6	63.2	6.95	86
0720	L Wernigerode	211	92.7	64.3	4.69	75
0721	L Zerbst	77	79.1	63.5	7.77	82
0732	S Magdeburg	638	95.1	73.1++	3.09	28
	Magdeburg	2589	86.8	65.0++	1.37	

Males, Lung

0800 Halle

0801	L	Artern	102	76.3	54.4	5.72	158
0802	L	Aschersleben	150	93.1	68.9	6.02	43
0803	L	Bernburg	159	82.2	60.1	5.11	106
0804	L	Bitterfeld	269	88.0	62.3	4.12	94
0805	L	Eisleben	239	130.8	77.3++	5.41	12
0806	L	Gräfenhainichen	78	83.4	65.8	8.00	64
0807	L	Saalkreis	123	72.3	53.5	5.21	162
0808	L	Hettstedt	113	82.7	56.7	5.65	131
0809	L	Köthen	195	100.5	69.7	5.45	40
0810	L	Nebra	51	69.6	53.1	7.89	168
0811	L	Merseburg	275	87.0	63.4	4.09	84
0812	L	Naumburg	131	96.2	67.9	6.30	52
0813	L	Quedlinburg	187	88.2	65.3	5.09	67
0814	L	Querfurt	47	59.7	39.4--	6.08	211
0815	L	Roßlau	96	112.0	72.4	8.05	31
0816	L	Sangerhausen	166	85.8	68.2	5.55	50
0817	L	Hohenmölsen	67	93.9	63.0	8.28	88
0818	L	Weißenfels	136	84.4	55.8	5.14	141
0819	L	Wittenberg	172	76.4	59.7	4.96	108
0820	L	Zeitz	163	83.5	57.7	4.84	125
0831	S	Dessau	233	97.0	70.5+	5.28	34
0832	S	Halle/Saale	487	91.8	64.4	3.12	73
0833	S	Halle-Neustadt	61	26.7	68.6	9.41	47
		Halle	3700	85.7	63.0++	1.11	

0900 Erfurt

0901	L	Arnstadt	65	41.0	36.4--	4.83	217
0902	L	Apolda	105	90.0	64.7	6.82	70
0903	L	Eisenach	173	63.2	44.2--	3.58	204
0904	L	Erfurt	79	68.3	53.5	6.43	162
0905	L	Gotha	236	68.3	48.9--	3.39	186
0906	L	Heiligenstadt	56	56.6	44.6-	6.26	203
0907	L	Langensalza	57	51.3	38.9--	5.56	212
0908	L	Worbis	102	58.2	51.5	5.50	175
0909	L	Mühlhausen	121	55.0	40.4--	3.95	208
0910	L	Nordhausen	167	63.3	47.3--	3.92	193
0911	L	Sömmerda	91	56.5	49.0-	5.43	185
0912	L	Sondershausen	78	59.1	44.0--	5.36	205
0913	L	Weimar	70	65.8	49.8	6.42	181
0931	S	Weimar	105	71.7	54.8	5.69	154
0932	S	Erfurt	237	48.3	43.2--	2.95	206
		Erfurt	1742	59.7	46.6--	1.19	

1000 Gera

1001	L	Eisenberg	67	83.8	56.7	7.49	131
1002	L	Gera	97	66.0	46.7-	5.15	195
1003	L	Jena	80	93.9	70.5	8.45	34
1004	L	Lobenstein	54	80.4	54.7	8.22	155
1005	L	Pößneck	119	91.4	67.5	6.77	55
1006	L	Rudolstadt	110	66.7	50.9	5.24	178
1007	L	Saalfeld	152	106.8	74.3+	6.61	23
1008	L	Schleiz	56	73.0	51.6	7.41	174
1009	L	Stadtroda	60	75.7	62.5	8.79	92
1010	L	Zeulenroda	93	99.0	64.0	7.33	77
1011	L	Greiz	123	90.4	58.4	5.89	116
1031	S	Gera	222	76.3	62.4	4.49	93
1032	S	Jena	130	53.7	46.7--	4.40	195
		Gera	1363	78.5	58.4	1.72	

1100 Suhl

1101	L	Bad Salzungen	137	63.0	50.9	4.66	178
1102	L	Hildburghausen	132	92.1	70.7	6.68	33
1103	L	Ilmenau	110	68.8	56.4	5.83	136
1104	L	Neuhaus am Renweg	99	111.3	75.1	8.38	21
1105	L	Meiningen	81	48.8	38.0--	4.50	214
1106	L	Schmalkalden	121	78.3	53.3	5.21	166
1107	L	Sonnenberg	116	81.4	55.2	5.60	151
1108	L	Suhl	97	87.4	59.7	6.65	108
1131	S	Suhl	46	40.8	36.9--	5.76	216
		Suhl	939	72.4	54.6--	1.93	

1200 Dresden

1201	L	Bautzen	190	64.2	49.7--	3.85	182
1202	L	Bischofswerda	140	87.9	61.7	5.67	96
1203	L	Dippoldiswalde	86	79.9	57.8	6.89	123
1204	L	Dresden	210	81.6	51.9-	3.97	172
1205	L	Freital	153	75.6	46.3--	4.26	199
1206	L	Görlitz	67	91.3	60.5	8.13	104
1207	L	Großenhain	83	83.7	60.7	7.30	103
1208	L	Kamenz	113	77.0	55.3	5.65	149
1210	L	Löbau	157	67.2	43.2--	3.78	206
1211	L	Meißen	267	93.5	59.6	4.04	111
1212	L	Niesky	68	72.4	53.8	7.22	161
1213	L	Pirna	263	94.9	61.4	4.20	97
1214	L	Riesa	191	79.8	66.6	5.17	60
1215	L	Sebnitz	109	85.9	63.0	6.44	88
1216	L	Zittau	173	79.4	52.5	4.41	170
1231	S	Dresden	809	68.9	47.6-	1.86	190
1232	S	Görlitz	138	75.3	54.5	5.04	157
		Dresden	3217	77.1	53.2--	1.03	

1300 Leipzig

1301	L	Altenburg	164	62.7	46.8--	3.91	194
1302	L	Borna	182	84.6	63.4	5.08	84
1303	L	Delitzsch	104	82.7	64.7	6.82	70
1304	L	Döbeln	222	101.2	60.8	4.47	102
1305	L	Eilenburg	92	73.9	63.5	7.33	82
1306	L	Geithain	64	73.3	53.4	7.27	165
1307	L	Grimma	147	94.8	64.3	5.83	75
1308	L	Leipzig	315	91.5	53.5	3.33	162
1309	L	Oschatz	100	81.3	49.7	5.42	182
1310	L	Schmölln	65	82.4	55.5	7.47	146
1311	L	Torgau	97	73.6	60.0	6.55	107
1312	L	Wurzen	127	103.8	68.1	6.63	51
1331	S	Leipzig	1162	91.5	63.1	2.02	87
		Leipzig	2841	87.2	59.8	1.23	

1400 Chemnitz

1401	L	Annaberg	164	82.9	58.4	4.87	116
1402	L	Aue	335	114.6	81.0++	4.76	8
1403	L	Auerbach	178	109.4	67.7	5.54	53
1404	L	Brand-Erbisdorf	47	52.8	31.9--	5.07	219
1405	L	Chemnitz	213	86.0	46.4--	3.58	198
1406	L	Flöha	117	94.8	56.1	5.87	139
1407	L	Freiberg	158	79.8	55.6	4.73	143
1408	L	Glauchau	141	88.0	51.0	4.75	176
1409	L	Stollberg	166	84.1	53.0	4.44	169
1410	L	Hainichen	141	87.8	57.9	5.43	121
1411	L	Hohenstein-Ernstthal.	135	94.0	57.4	5.39	126
1412	L	Marienberg	108	69.9	46.7--	4.93	195
1413	L	Oelsnitz	82	90.9	48.8	5.95	187
1414	L	Plauen	52	92.3	49.1	7.69	184
1415	L	Reichenbach	138	103.2	57.0	5.41	128
1416	L	Rochlitz	108	88.0	56.5	5.96	135
1417	L	Schwarzenberg	150	107.2	77.8++	6.72	11
1418	L	Klingenthal	96	117.5	72.3	8.11	32
1419	L	Werdau	159	91.5	55.1	4.80	152
1420	L	Zschopau	70	52.7	36.2--	4.61	218
1421	L	Zwickau	213	105.0	61.0	4.55	101
1431	S	Chemnitz	545	75.0	55.3	2.57	149
1433	S	Plauen	171	96.2	66.7	5.57	59
1435	S	Zwickau	310	109.7	76.1++	4.58	17
		Chemnitz	3997	89.9	58.6	1.01	

1500 East Berlin

1500		East Berlin	2224	84.1	68.7++	1.58	46
		G.D.R. Total	30846	78.6	59.8	0.37	

Females, Lung

0100   Rostock

0101 L Bad Doberan	17	13.0	9.3	2.39	5
0103 L Ribnitz-Damgarten .	15	8.5	4.2	1.17	141
0105 L Greifswald	5	7.5	2.4--	1.14	208
0106 L Grevesmühlen	7	6.3	3.9	1.58	154
0107 L Grimmen	4	4.4	3.5	1.83	175
0108 L Rostock	9	9.5	5.6	2.03	79
0109 L Stralsund	13	18.6	9.4	3.02	4
0110 L Wismar	5	5.9	4.1	2.01	146
0111 L Wolgast	17	10.8	7.2	1.90	30
0112 L Rügen	29	13.3	7.7	1.56	21
0131 S Rostock	68	11.3	7.6	0.99	23
0132 S Stralsund	30	15.4	8.7	1.71	8
0133 S Wismar	21	13.9	8.5	1.99	10
0134 S Greifswald	21	13.0	9.9	2.33	3
Rostock	261	11.3	7.0+	0.47	

0200   Schwerin

0201 L Bützow	6	7.6	2.8--	1.18	202
0202 L Gadebusch	5	7.7	2.9-	1.44	198
0203 L Güstrow	19	10.3	5.3	1.35	89
0204 L Hagenow	16	8.5	4.9	1.37	104
0205 L Ludwigslust	16	9.8	5.1	1.42	98
0206 L Lübz	7	7.8	4.1	1.67	146
0207 L Parchim	14	13.4	6.3	1.95	55
0208 L Perleberg	17	8.3	4.7	1.25	111
0209 L Schwerin	6	6.7	3.5	1.55	175
0210 L Sternberg	2	3.3	1.4-	1.29	213
0231 S Schwerin	31	9.7	6.1	1.18	60
Schwerin	139	9.0	4.7-	0.44	

0300   Neubrandenburg

0301 L Altentreptow	2	3.2	2.5	1.77	207
0302 L Anklam	11	10.1	6.0	1.99	65
0303 L Demmin	15	11.8	6.3	1.82	55
0304 L Malchin	8	7.6	3.9	1.47	154
0305 L Neubrandenburg . . .	9	12.6	7.9	2.91	15
0306 L Neustrelitz	15	10.1	6.2	1.80	58
0307 L Pasewalk	13	11.2	4.8	1.52	105
0308 L Prenzlau	9	7.8	3.5-	1.18	175
0309 L Röbel/Müritz	3	6.4	4.2	2.68	141
0310 L Strasburg	6	8.9	5.0	2.29	101
0311 L Templin	8	9.0	6.5	2.40	49
0312 L Teterow	6	7.1	4.4	1.94	126
0313 L Ueckermünde	9	6.8	6.4	2.16	51
0314 L Waren	19	13.7	9.1	1.96	18
0331 S Neubrandenburg . . .	19	9.6	8.9	2.15	7
Neubrandenburg . . .	152	9.4	5.8	0.52	

0400   Potsdam

0401 L Belzig	10	11.3	7.2	2.52	30
0402 L Brandenburg	10	10.0	5.0	1.82	101
0403 L Gransee	10	8.4	4.1	1.42	146
0405 L Jüterbog	12	12.1	5.9	1.87	67
0407 L Königs Wusterhausen	26	11.4	5.2	1.15	92
0408 L Kyritz	6	6.5	3.6	1.62	170
0409 L Luckenwalde	18	14.8	6.2	1.60	58
0410 L Nauen	24	11.1	5.4	1.25	87
0411 L Neuruppin	18	10.6	5.1	1.33	98
0412 L Potsdam	35	13.4	8.2	1.51	13
0413 L Pritzwalk	5	5.7	4.0	1.98	150
0414 L Oranienburg	34	10.0	4.8	0.95	105
0415 L Rathenow	20	11.7	7.4	1.84	25
0416 L Wittstock	3	5.0	3.4	2.15	180
0417 L Zossen	26	13.2	8.3	1.79	11
0431 S Brandenburg/Havel .	30	12.0	7.3	1.45	27
0432 S Potsdam	40	11.5	6.9	1.21	38
Potsdam	327	11.1	6.1	0.37	

0500   Frankfurt

0501 L Angermünde	10	10.5	6.4	2.13	51
0502 L Beeskow	2	2.1	1.3--	0.99	217
0503 L Bernau	19	10.0	7.2	1.80	30
0504 L Eberswalde	28	13.0	7.2	1.53	30
0505 L Bad Freienwalde . . .	12	11.8	5.9	1.87	67
0506 L Eisenhüttenstadt . . .	2	3.6	1.7--	1.40	214
0507 L Fürstenwalde	26	9.6	6.5	1.39	69
0508 L Seelow	8	7.6	2.9-	1.17	198
0509 L Strausberg	25	10.7	6.9	1.51	38
0531 S Frankfurt/Oder . . .	17	8.1	5.9	1.58	67
0532 S Eisenhüttenstadt . . .	6	4.9	3.6	1.51	170
0533 S Schwedt (Oder)	8	6.2	6.1	2.25	60
Frankfurt	163	8.9	5.7	0.49	

0600   Cottbus

0601 L Bad Liebenwerda . .	11	7.5	3.0--	1.01	193
0602 L Calau	5	3.3	1.3--	0.58	217
0603 L Cottbus	10	8.6	4.6	1.54	119
0605 L Finsterwalde	7	4.7	2.1--	0.88	211
0606 L Forst	19	17.3	7.7	2.09	21
0607 L Guben	7	6.1	3.8	1.61	161
0608 L Hoyerswerda	25	8.5	7.0	1.45	35
0609 L Lübben	5	5.8	4.5	2.15	122
0610 L Luckau	13	15.9	8.2	2.52	13
0611 L Senftenberg	31	9.9	5.9	1.17	67
0612 L Spremberg	10	8.7	3.8	1.42	161
0613 L Weißwasser	10	6.8	3.2-	1.08	188
0614 L Herzberg	13	13.0	7.8	2.36	18
0615 L Jessen	7	8.2	4.4	1.76	126
0631 S Cottbus	26	8.9	5.9	1.28	67
Cottbus	199	8.6	5.0-	0.39	

0700   Magdeburg

0701 L Burg	19	10.9	5.1	1.33	98
0703 L Gradelegen	9	12.9	7.9	2.88	15
0704 L Genthin	16	15.0	5.9	1.64	67
0705 L Halberstadt	20	8.1	4.3	1.07	133
0706 L Haldensleben	16	10.1	4.5	1.23	122
0707 L Havelberg	6	10.5	5.5	2.64	81
0708 L Kalbe/Milde	2	4.0	3.5	2.47	175
0709 L Klötze	6	7.6	4.8	2.01	105
0710 L Wolmirstedt	5	4.3	2.4--	1.12	208
0711 L Oschersleben	10	8.3	4.3	1.56	133
0712 L Osterburg	10	8.4	5.7	1.89	76
0713 L Salzwedel	7	6.3	3.7	1.56	167
0714 L Schönebeck	34	14.5	6.7	1.29	47
0716 L Staßfurt	16	8.1	3.9	1.10	154
0717 L Stendal	22	10.9	7.0	1.61	35
0718 L Tangerhütte	4	7.2	5.2	2.66	92
0719 L Wanzleben	13	11.2	6.8	2.16	41
0720 L Wernigerode	35	12.7	6.3	1.17	55
0721 L Zerbst	7	6.5	3.3	1.32	183
0732 S Magdeburg	146	19.1	10.8++	0.99	2
Magdeburg	403	12.0	6.4	0.36	

Females, Lung

0800	Halle					
0801	L Artern	8	5.4	2.9--	1.09	198
0802	L Aschersleben	19	10.5	5.4	1.40	87
0803	L Dernburg	17	7.8	4.5	1.18	122
0804	L Bitterfeld	34	9.8	5.5	1.06	81
0805	L Eisleben	24	11.7	5.9	1.31	67
0806	L Gräfenhainichen . . .	7	6.7	3.7	1.52	167
0807	L Saalkreis	17	9.1	4.3	1.14	133
0808	L Hettstedt	15	10.0	5.2	1.49	92
0809	L Köthen	19	8.7	3.9	1.02	154
0810	L Nebra	6	7.4	4.4	1.92	126
0811	L Merseburg	29	8.3	4.7	0.96	111
0812	L Naumburg	14	9.0	4.3	1.34	133
0813	L Quedlinburg	31	12.9	6.8	1.33	41
0814	L Querfurt	2	2.3	1.5--	1.04	216
0815	L Roßlau	13	13.5	6.0	1.97	65
0816	L Sangerhausen	12	5.8	3.5-	1.09	175
0817	L Hohenmölsen	6	7.5	5.5	2.36	81
0818	L Weißenfels	16	8.8	4.7	1.29	111
0819	L Wittenberg	28	10.8	6.1	1.25	60
0820	L Zeitz	12	5.3	2.6--	0.85	205
0831	S Dessau	37	13.7	7.4	1.37	25
0832	S Halle/Saale	84	13.3	6.8	0.84	41
0833	S Halle-Neustadt	5	2.1	3.2	1.46	188
	Halle	455	9.4	5.1--	0.27	

0900	Erfurt					
0901	L Arnstadt	10	5.6	3.0--	1.07	193
0902	L Apolda	23	17.0	9.0	2.12	6
0903	L Eisenach	18	5.9	3.0--	0.79	193
0904	L Erfurt	14	11.2	7.2	2.10	30
0905	L Gotha	34	8.8	4.4	0.84	126
0906	L Heiligenstadt	12	10.9	6.1	1.93	60
0907	L Langensalza	12	9.8	5.2	1.67	92
0908	L Worbis	13	6.7	3.4-	0.97	180
0909	L Mühlhausen	22	8.9	5.2	1.23	92
0910	L Nordhausen	32	10.8	5.9	1.18	67
0911	L Sömmerda	11	6.2	4.3	1.38	133
0912	L Sondershausen	10	6.9	3.9	1.35	154
0913	L Weimar	9	7.7	3.6	1.32	170
0931	S Weimar	11	6.5	3.6	1.20	170
0932	S Erfurt	40	7.1	4.5	0.77	122
	Erfurt	271	8.3	4.7--	0.31	

1000	Gera					
1001	L Eisenberg	9	10.0	4.1	1.44	146
1002	L Gera	13	7.9	3.8	1.17	161
1003	L Jena	8	8.4	3.1-	1.24	191
1004	L Lobenstein	13	17.2	7.8	2.46	18
1005	L Pößneck	9	6.1	3.3-	1.26	183
1006	L Rudolstadt	18	9.8	5.5	1.42	81
1007	L Saalfeld	13	8.2	4.8	1.46	105
1008	L Schleiz	10	11.4	4.3	1.47	133
1009	L Stadtroda	10	11.5	7.0	2.42	35
1010	L Zeulenroda	13	12.1	5.3	1.72	89
1011	L Greiz	16	9.8	4.2	1.20	141
1031	S Gera	39	11.8	6.8	1.18	41
1032	S Jena	29	10.5	6.9	1.39	38
	Gera	200	10.2	5.3	0.42	

1100	Suhl					
1101	L Bad Salzungen	19	8.1	5.2	1.29	92
1102	L Hildburghausen . . .	11	6.9	3.4-	1.11	180
1103	L Ilmenau	16	8.7	5.5	1.56	81
1104	L Neuhaus am Renweg .	12	11.7	4.3	1.50	133
1105	L Meiningen	11	6.0	3.3-	1.02	183
1106	L Schmalkalden	11	6.4	3.0--	1.00	193
1107	L Sonnenberg	18	11.1	4.6	1.23	119
1108	L Suhl	16	12.7	6.8	1.91	41
1131	S Suhl	6	4.9	3.7	1.59	167
	Suhl	120	8.3	4.4--	0.45	

1200	Dresden					
1201	L Bautzen	24	7.1	4.0	0.94	150
1202	L Bischofswerda	15	8.2	4.8	1.55	105
1203	L Dippoldiswalde	7	5.8	2.9-	1.21	198
1204	L Dresden	30	9.6	3.8--	0.80	161
1205	L Freital	14	6.0	2.6--	0.95	205
1206	L Görlitz	2	2.4	2.1-	1.52	211
1207	L Großenhain	10	9.0	4.6	1.67	119
1208	L Kamenz	16	9.8	3.9	1.14	154
1210	L Löbau	26	9.6	4.4	0.98	126
1211	L Meißen	44	13.2	5.5	0.95	81
1212	L Niesky	2	1.9	0.8--	0.60	219
1213	L Pirna	28	8.8	4.7	1.03	111
1214	L Riesa	26	9.8	5.7	1.24	76
1215	L Sebnitz	15	10.5	4.7	1.36	111
1216	L Zittau	25	9.7	4.7	1.07	111
1231	S Dresden	180	12.8	6.6	0.56	48
1232	S Görlitz	21	9.4	5.0	1.21	101
	Dresden	485	10.0	4.9--	0.26	

1300	Leipzig					
1301	L Altenburg	19	6.4	3.1--	0.78	191
1302	L Borna	18	7.6	3.8-	1.03	161
1303	L Delitzsch	15	10.7	5.7	1.67	76
1304	L Döbeln	39	15.2	8.6	1.51	9
1305	L Eilenburg	9	6.6	4.2	1.49	141
1306	L Geithain	10	10.2	5.3	1.85	89
1307	L Grimma	29	16.3	8.3	1.75	11
1308	L Leipzig	48	11.9	4.8	0.79	105
1309	L Oschatz	9	6.4	2.4--	0.99	208
1310	L Schmölln	7	7.7	4.2	1.88	141
1311	L Torgau	21	14.5	7.9	1.91	15
1312	L Wurzen	16	11.4	4.7	1.31	111
1331	S Leipzig	239	15.5	7.3++	0.55	27
	Leipzig	479	12.6	6.1	0.32	

1400	Chemnitz					
1401	L Annaberg	14	6.1	3.9	1.17	154
1402	L Aue	36	10.8	5.9	1.10	67
1403	L Auerbach	16	8.0	3.8	1.14	161
1404	L Brand-Erbisdorf . . .	6	6.1	3.2	1.52	188
1405	L Chemnitz	33	11.0	4.3	0.96	133
1406	L Flöha	17	11.8	4.0	1.10	150
1407	L Freiberg	33	14.7	7.3	1.46	27
1408	L Glauchau	28	14.6	6.4	1.41	51
1409	L Stollberg	26	11.6	4.4	1.00	126
1410	L Hainichen	28	15.1	7.5	1.63	24
1411	L Hohenstein-Ernstthal.	16	9.5	3.6-	0.97	170
1412	L Marienberg	13	7.4	4.4	1.43	126
1413	L Oelsnitz	9	8.3	3.3-	1.31	183
1414	L Plauen	6	9.4	3.0-	1.40	193
1415	L Reichenbach	17	10.4	4.0	1.13	150
1416	L Rochlitz	20	14.2	6.1	1.63	60
1417	L Schwarzenberg	8	5.5	2.7--	1.04	203
1418	L Klingenthal	7	7.1	1.7--	0.68	214
1419	L Werdau	15	7.2	2.7--	0.82	203
1420	L Zschopau	14	9.3	4.7	1.37	111
1421	L Zwickau	19	8.1	3.3--	0.88	183
1431	S Chemnitz	97	11.3	5.6	0.66	79
1433	S Plauen	26	12.0	6.4	1.51	51
1435	S Zwickau	46	14.0	6.8	1.12	41
	Chemnitz	550	10.6	4.9--	0.24	

1500	East Berlin					
1500	East Berlin	696	22.5	12.6++	0.54	1
	G.D.R. Total	4900	11.0	5.9	0.09	

6.11 Malignes Melanom der Haut

ICD9 172: Bösartiges Melanom der Haut (fortfolgend als malignes Melanom der Haut bezeichnet)

Mit rund 700 Neuerkrankungen (1,3 %) und 270 Todesfällen (0,8 %) (Anteil in Prozent aller gemeldeten Fälle) belegte das maligne Melanom der Haut in der ehemaligen DDR (zusammengefaßt für beide Geschlechter) im Jahre 1980 Rangplatz 16 bei den Neuerkrankungen und 21 bei den Todesfällen an bösartigen Neubildungen (ICD9 140-208 ohne 173).

Risikofaktoren

Sonnenlichtexposition bei Personen weißer Hautfarbe, genetische Faktoren.

Inzidenz

Trend

International wird in vielen Ländern bei beiden Geschlechtern über einen Anstieg der Inzidenzraten berichtet. In der ehemaligen DDR steigt die Inzidenz der malignen Melanome der Haut bei den Männern und bei den Frauen seit 1968 deutlich an, der Anstieg ist bei den Frauen deutlich stärker als bei den Männern ausgeprägt (mittlerer jährlicher Anstieg: Männer 2,9 %; Frauen 4,9 %).

Geographische Verteilung

Weltweit die höchsten Inzidenzraten weisen die Männer (30,9) und Frauen (28,5) in Australien (Queensland) auf.
Die höchsten Erkrankungsraten Europas werden bei den Männern (8,9) in der Schweiz (Genf) und bei den Frauen (10,5) aus Norwegen gemeldet.
Die Erkrankungsraten der ehemaligen DDR finden sich bei den Männern (2,9) wie bei den Frauen (3,6) im mittleren Drittel auf Rangplatz 23 beziehungsweise 28 in Europa gemeldeter Inzidenzraten.

6.11 Skin melanoma

ICD9 172: Malignant melanoma of the skin (hereafter termed skin melanoma)

With about 700 new cases (representing 1.3 % of all reported cancer cases) and 270 deaths (0.8 % of all cancer deaths), skin melanoma in the former GDR was the sixteenth for incidence and the twenty-first for mortality in 1980 among cancer sites (ICD9 140-208 excluding 173) for both sexes combined.

Main risk factors

Sunlight, especially in white populations; genetic factors.

Incidence

Trend

An increase in incidence rates is being observed in many countries and in each sex.
In the former GDR, skin melanoma incidence has been increasing significantly in both males and females since 1968; the increase is more dramatic for females (mean annual increase, males 2.9 %, females 4.9 %).

Geographical distribution

The highest reported world age-standardized annual incidence rates occur in Queensland, Australia both for males (30.9) and for females (28.5).
The highest rates in Europe are reported in Geneva, Switzerland for males (8.9) and in Norway for females (10.5).
In the former GDR, skin melanoma incidence rates range in the middle third of a Europe ranking for both males (2.9, rank 23rd) and females (3.6, rank 28th).

Innerhalb der ehemaligen DDR finden wir die höchsten altersstandardisierten Inzidenzraten in den Kreisen:

Männer:

1310	Landkreis Schmölln	6,8
1208	Landkreis Kamenz	6,5
1204	Landkreis Dresden	6,3
0913	Landkreis Weimar	6,0
0402	Landkreis Brandenburg	5,5

Frauen:

0110	Landkreis Wismar	8,8
0817	Landkreis Hohenmölsen	8,4
0204	Landkreis Hagenow	7,3
0607	Landkreis Guben	7,2
0701	Landkreis Burg	7,2

Räumliche Aggregation: Eine räumliche Aggregation von Kreisen gleicher oder ähnlich hoher Inzidenzraten läßt sich beim Mann (D = 71,22) und bei der Frau (D = 71,68) statistisch nicht sichern.

Urbanisation als Risikofaktor: Bei beiden Geschlechtern ist die Inzidenz positiv mit der Urbanisation korreliert (Männer $r_s = 0,33$, t = 5,14; Frauen $r_s = 0,20$, t = 3,03).

Das *relative Risiko* der Bevölkerung, an einem Krebsleiden zu erkranken, ist in den Stadtkreisen im Vergleich mit den Landkreisen bei beiden Geschlechtern statistisch signifikant erhöht. Das relative Risiko ($RR_{urban/rural}$) beträgt:

Männer: RR 1,30; 95%-CI 1,16 - 1,45
Frauen: RR 1,10; 95%-CI 1,00 - 1,20

Das Dänische Krebsregister kommt zu analogen Ergebnissen.

Alter und Geschlecht

Erkrankungen an malignen Melanomen der Haut wurden in der ehemaligen DDR zwischen 1978 und 1982 vor dem 5. Lebensjahr nicht gemeldet. Die altersspezifische Inzidenzkurve steigt bei den Männern oberhalb des 30. Lebensjahres steil an, erreicht das Maximum in einem stark undulierenden Verlauf erst in der Altersgruppe der über 85jährigen, einen ähnlich unruhigen Verlauf weist die altersspezifische Inzidenzkurve bei den Frauen auf, wobei der steile Anstieg der Kurve bereits in der Altersgruppe der 20 - 24jährigen einsetzt.

The highest age-standardized incidence rates in the former GDR occur in the following counties:

Males:

1310	Schmölln	(rural)	6.8
1208	Kamenz	(rural)	6.5
1204	Dresden	(rural)	6.3
0913	Weimar	(rural)	6.0
0402	Brandenburg	(rural)	5.5

Females:

0110	Wismar	(rural)	8.8
0817	Hohenmölsen	(rural)	8.4
0204	Hagenow	(rural)	7.3
0607	Guben	(rural)	7.2
0701	Burg	(rural)	7.2

Spatial aggregation: No significant spatial aggregation was found for males (D = 71.22) or females (D = 71.68).

Urbanization as a risk factor: The incidence is positively correlated with urbanization in each sex (males, $r_s = 0.33$, t = 5.14; females, $r_s = 0.20$, t = 3.03). The age-standardized incidence rates for both sexes are significantly higher in urban populations. The rate ratios are:

Males: RR 1.30; 95% CI 1.16 - 1.45
Females: RR 1.10; 95% CI 1.00 - 1.20

The Danish Cancer Registry obtained similar results.

Age and sex

Between 1978 and 1982, no skin melanoma was reported in the former GDR before the age of 5 years. The age-specific incidence rate increases sharply but irregularly for males over 30 and reaches a peak only in the age-group over 85 years. The shape of the curve is similarly irregular for females; however, the dramatic increase occurs in the age-group 20 - 24 years.

International werden höhere Erkrankungsraten bei der Frau beschrieben. Das Geschlechtsverhältnis von 0,7:1 in der ehemaligen DDR entspricht diesem Bild.

Relative 5-Jahre-Überlebensraten

Weltweit bewegen sich die Angaben bei Männern zwischen 39 - 56 % und bei Frauen zwischen 55 - 72 %. England und Wales geben für 1975 52 % für Männer und 66 % für Frauen, Finnland für 1953 - 1974 43,3 % bei den Männern und 60,3 % bei den Frauen an. Die Raten sind seit 1961 bei beiden Geschlechtern in der ehemaligen DDR langsam angestiegen und lagen 1978 - 79 bei den Männern bei 63,0 % und bei den Frauen bei 72,1 %.

Mortalitätsvergleich mit den alten Bundesländern der Bundesrepublik Deutschland

Die altersstandardisierten Mortalitätsraten der ehemaligen DDR 1980 (Männer 1,1, Frauen 1,0) liegen unter denen der alten Bundesländer der Bundesrepublik Deutschland für 1979 - 81 (Männer 1,7, Frauen 1,2).

Higher worldwide rates for malignant melanoma of the skin are reported for females than for males. The former GDR sex ratio of 0.7:1 reflects this trend.

Five-year relative survival rates

World survival rates lie between 39 and 56 % for males and between 55 and 72 % for females. In England and Wales in 1975, survival rates were 52 % for males and 66 % for females; in Finland, from 1953 - 74, the rates were 43.3 % for males and 60.3 % for females. In the former GDR, the rates have slowly risen for both sexes since 1961 and were 63.0 % for males and 72.1 % for females in 1978 - 79.

Mortality compared with the old Länder of the Federal Republic of Germany

The age-standardized mortality rates in the former GDR for 1980 (males 1.1; females 1.0) were lower than those of the old Länder of the Federal Republic of Germany in 1979 - 81 (males 1.7; females 1.2).

Malignes Melanom der Haut
Skin Melanoma

ehemalige DDR/former GDR 1980

	Männer males	Frauen females
Anzahl neuer Fälle Number of new cases	247	456
Altersstand. Inz. rate/100.000 Age-adj. inc. rate/100.000	2.6	3.7
Geschlechtsverhältnis Sex ratio of the rates		0.7
Anzahl der Todesfälle Number of deaths	112	160
Altersstand. Mort. rate/100.000 Age-adj. mort. rate/100.000	1.1	1.0

Altersstand. Inz.rate
Age-adj. inc.rate

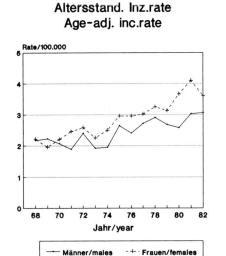

Männer/males   Frauen/females

Altersspez. Inzidenzrate
Age-spec. incidence rate
ehemalige DDR/former GDR 1978-82

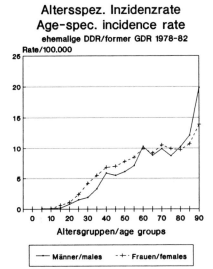

Männer/males   Frauen/females

Rel. 5-Jahre-Überlebens-Rate
Five year relative survival rate

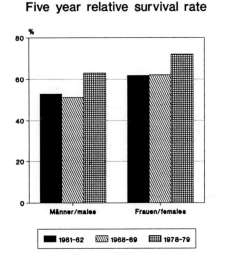

1961-62   1968-69   1978-79

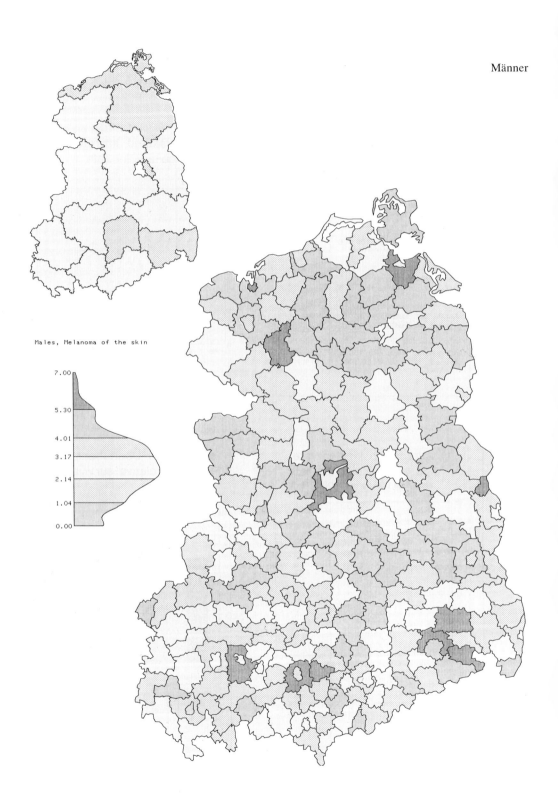

Männer

Males, Melanoma of the skin

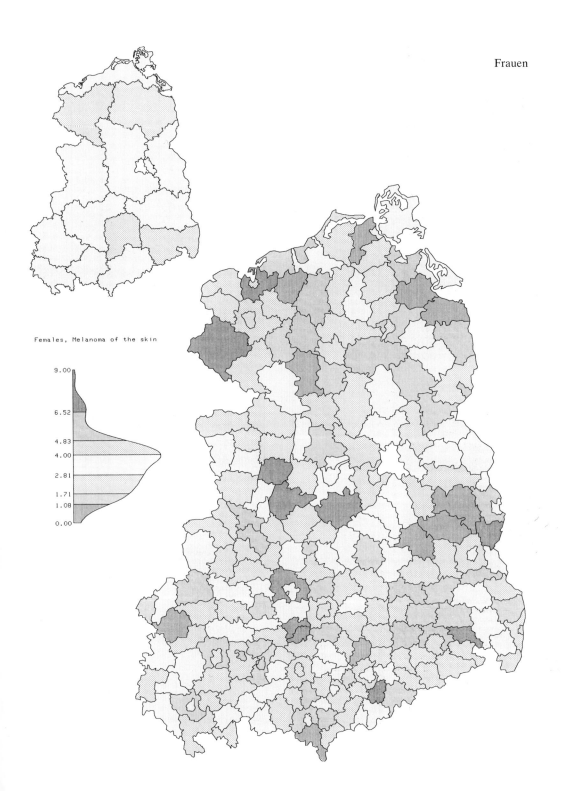

Frauen

Females, Melanoma of the skin

Males, Malignant melanoma of the skin

0100   Rostock

0101 L Bad Doberan	4	3.4	3.5	1.74	60
0103 L Ribnitz-Damgarten .	4	2.5	2.3	1.20	125
0105 L Greifswald	3	4.8	5.3	3.08	11
0106 L Grevesmühlen	0				
0107 L Grimmen	2	2.4	3.1	2.38	79
0108 L Rostock	5	5.6	4.5	2.10	23
0109 L Stralsund	1	1.5	1.6	1.56	165
0110 L Wismar	1	1.2	1.0	1.02	186
0111 L Wolgast	5	3.5	3.8	1.75	41
0112 L Rügen	8	3.9	4.2	1.59	29
0131 S Rostock	20	3.6	3.8	0.91	41
0132 S Stralsund	6	3.4	3.0	1.24	86
0133 S Wismar	7	5.2	5.4	2.15	7
0134 S Greifswald	3	2.1	2.2	1.30	133
Rostock	69	3.3	3.2	0.41	

0200   Schwerin

0201 L Bützow	2	2.8	3.9	2.79	36
0202 L Gadebusch	3	5.0	3.2	1.96	73
0203 L Güstrow	7	4.2	4.6	1.86	21
0204 L Hagenow	6	3.5	3.0	1.41	86
0205 L Ludwigslust	2	1.4	1.2−	0.82	178
0206 L Lübz	1	1.2	0.9−	0.92	191
0207 L Parchim	5	5.2	5.4	2.54	7
0208 L Perleberg	4	2.2	1.6	0.82	165
0209 L Schwerin	0				
0210 L Sternberg	1	1.7	1.8	1.79	156
0231 S Schwerin	12	4.3	3.9	1.14	36
Schwerin	43	3.1	2.8	0.46	

0300   Neubrandenburg

0301 L Altentreptow	0				
0302 L Anklam	0				
0303 L Demmin	0				
0304 L Malchin	5	5.1	4.3	1.98	25
0305 L Neubrandenburg ...	2	3.0	2.8	2.07	97
0306 L Neustrelitz	0				
0307 L Pasewalk	1	0.9	0.8−−	0.77	197
0308 L Prenzlau	3	2.8	3.4	2.02	67
0309 L Röbel/Müritz	0				
0310 L Strasburg	0				
0311 L Templin	1	1.2	1.1	1.06	184
0312 L Teterow	2	2.5	2.1	1.48	143
0313 L Ueckermünde	2	1.6	1.2−	0.86	178
0314 L Waren	1	0.8	0.5−−	0.51	203
0331 S Neubrandenburg ...	5	2.6	2.7	1.26	102
Neubrandenburg ...	22	1.5	1.3−−	0.30	

0400   Potsdam

0401 L Belzig	2	2.5	2.5	1.80	116
0402 L Brandenburg	6	6.6	5.5	2.38	5
0403 L Gransee	2	1.9	2.3	1.71	125
0405 L Jüterbog	6	6.8	5.2	2.44	13
0407 L Königs Wusterhausen	12	5.9	4.7	1.45	19
0408 L Kyritz	2	2.4	1.5	1.15	172
0409 L Luckenwalde	2	1.9	2.2	1.58	133
0410 L Nauen	9	4.7	3.7	1.27	51
0411 L Neuruppin	2	1.3	1.6	1.18	165
0412 L Potsdam	6	2.6	2.0	0.81	147
0413 L Pritzwalk	2	2.5	2.4	1.72	122
0414 L Oranienburg	6	2.0	1.6−	0.68	165
0415 L Rathenow	2	1.3	0.9−−	0.61	191
0416 L Wittstock	1	1.9	2.1	2.07	143
0417 L Zossen	7	3.9	3.1	1.19	79
0431 S Brandenburg/Havel .	6	2.7	2.2	0.91	133
0432 S Potsdam	12	4.0	3.8	1.15	41
Potsdam	85	3.2	2.8	0.32	

0500   Frankfurt

0501 L Angermünde	3	3.4	2.7	1.65	102
0502 L Beeskow	2	2.3	2.3	1.64	125
0503 L Bernau	6	3.4	3.0	1.23	86
0504 L Eberswalde	2	1.0	0.9−−	0.66	191
0505 L Bad Freienwalde ...	0				
0506 L Eisenhüttenstadt ...	1	2.0	1.7	1.67	160
0507 L Fürstenwalde	10	4.1	3.5	1.11	60
0508 L Seelow	2	2.0	2.0	1.44	147
0509 L Strausberg	12	5.6	5.2	1.65	13
0531 S Frankfurt/Oder ...	10	5.3	5.4	1.85	7
0532 S Eisenhüttenstadt ...	3	2.5	2.3	1.32	125
0533 S Schwedt (Oder)	3	2.2	1.9	1.22	151
Frankfurt	54	3.2	2.8	0.40	

0600   Cottbus

0601 L Bad Liebenwerda ..	6	4.6	3.8	1.59	41
0602 L Calau	6	4.2	4.0	1.65	32
0603 L Cottbus	1	0.9	0.8−	0.79	197
0605 L Finsterwalde	7	5.3	3.6	1.44	55
0606 L Forst	6	6.4	3.8	1.74	41
0607 L Guben	3	2.7	1.7	0.99	160
0608 L Hoyerswerda	7	2.5	2.6	1.06	111
0609 L Lübben	0				
0610 L Luckau	1	1.4	0.7−−	0.72	200
0611 L Senftenberg	9	3.2	3.1	1.08	79
0612 L Spremberg	5	4.9	3.9	1.78	36
0613 L Weißwasser	2	1.5	1.3	0.96	176
0614 L Herzberg	5	5.6	5.0	2.24	16
0615 L Jessen	1	1.3	0.7−−	0.71	200
0631 S Cottbus	11	4.1	3.7	1.18	51
Cottbus	70	3.3	2.8	0.35	

0700   Magdeburg

0701 L Burg	4	2.6	1.8	0.91	156
0703 L Gradelegen	2	3.2	2.8	2.25	97
0704 L Genthin	6	6.4	5.2	2.28	13
0705 L Halberstadt	7	3.2	2.8	1.07	97
0706 L Haldensleben	7	4.9	3.5	1.40	60
0707 L Havelberg	2	3.9	2.7	2.02	102
0708 L Kalbe/Milde	0				
0709 L Klötze	0				
0710 L Wolmirstedt	2	1.9	1.4	1.06	175
0711 L Oschersleben	4	3.7	3.0	1.52	86
0712 L Osterburg	2	1.9	1.2−	0.87	178
0713 L Salzwedel	1	1.0	0.9−	0.94	191
0714 L Schönebeck	5	2.4	1.7	0.80	160
0716 L Staßfurt	6	3.5	2.4	1.09	122
0717 L Stendal	4	2.2	1.8	0.97	156
0718 L Tangerhütte	0				
0719 L Wanzleben	4	3.8	2.9	1.49	93
0720 L Wernigerode	4	1.7	1.6	0.81	165
0721 L Zerbst	1	1.0	0.9−	0.89	191
0732 S Magdeburg	36	5.4	4.8+	0.84	18
Magdeburg	97	3.3	2.7	0.29	

Males, Malignant melanoma of the skin

0800 Halle

0801	L	Artern	5	3.7	2.9	1.34	93
0802	L	Aschersleben	6	3.7	3.5	1.48	60
0803	L	Bernburg	12	6.2	4?	1.27	29
0804	L	Bitterfeld	10	3.3	2.5	0.81	116
0805	L	Eisleben	6	3.3	2.1	0.89	143
0806	L	Gräfenhainichen	1	1.1	0.9–	0.91	191
0807	L	Saalkreis	3	1.8	1.3–	0.76	176
0808	L	Hettstedt	0				
0809	L	Köthen	4	2.1	1.8	0.98	156
0810	L	Nebra	1	1.4	1.2	1.19	178
0811	L	Merseburg	12	3.8	2.7	0.84	102
0812	L	Naumburg	3	2.2	1.9	1.11	151
0813	L	Quedlinburg	6	2.8	2.5	1.06	116
0814	L	Querfurt	2	2.5	2.7	1.97	102
0815	L	Roßlau	0				
0816	L	Sangerhausen	3	1.6	1.0– –	0.59	186
0817	L	Hohenmölsen	2	2.8	1.0–	0.76	186
0818	L	Weißenfels	6	3.7	3.2	1.35	73
0819	L	Wittenberg	10	4.4	3.2	1.08	73
0820	L	Zeitz	8	4.1	2.6	1.03	111
0831	L	Dessau	10	4.2	3.0	1.00	86
0832	S	Halle/Saale	25	4.7	3.8	0.78	41
0833	S	Halle-Neustadt	10	4.4	3.6	1.25	55
		Halle	145	3.4	2.6	0.23	

0900 Erfurt

0901	L	Arnstadt	2	1.3	1.2–	0.82	178
0902	L	Apolda	3	2.6	2.3	1.34	125
0903	L	Eisenach	8	2.9	2.6	0.95	111
0904	L	Erfurt	2	1.7	1.6	1.16	165
0905	L	Gotha	11	3.2	2.5	0.81	116
0906	L	Heiligenstadt	6	6.1	4.6	1.91	21
0907	L	Langensalza	3	2.7	2.2	1.27	133
0908	L	Worbis	7	4.0	3.9	1.48	36
0909	L	Mühlhausen	8	3.6	3.1	1.15	79
0910	L	Nordhausen	11	4.2	3.5	1.07	60
0911	L	Sömmerda	3	1.9	1.5	0.90	172
0912	L	Sondershausen	3	2.3	2.3	1.35	125
0913	L	Weimar	7	6.6	6.0	2.39	4
0931	S	Weimar	5	3.4	3.0	1.41	86
0932	S	Erfurt	18	3.7	3.1	0.77	79
		Erfurt	97	3.3	2.8	0.30	

1000 Gera

1001	L	Eisenberg	3	3.8	2.6	1.56	111
1002	L	Gera	7	4.8	5.4	2.14	7
1003	L	Jena	2	2.3	2.2	1.58	133
1004	L	Lobenstein	1	1.5	2.2	2.17	133
1005	L	Pößneck	6	4.6	3.5	1.49	60
1006	L	Rudolstadt	5	3.0	2.0	0.91	147
1007	L	Saalfeld	6	4.2	4.3	1.79	25
1008	L	Schleiz	2	2.6	2.5	1.77	116
1009	L	Stadtroda	1	1.3	1.1	1.14	184
1010	L	Zeulenroda	3	3.2	1.7	1.00	160
1011	L	Greiz	3	2.2	1.9	1.08	151
1031	S	Gera	5	1.7	1.7	0.77	160
1032	S	Jena	9	3.7	2.7	0.91	102
		Gera	53	3.1	2.6	0.38	

1100 Suhl

1101	L	Bad Salzungen	5	2.3	2.0	0.89	147
1102	L	Hildburghausen	5	3.5	3.2	1.42	73
1103	L	Ilmenau	7	4.4	3.6	1.38	55
1104	L	Neuhaus am Renweg	4	4.5	3.8	2.01	41
1105	L	Meiningen	5	3.0	2.7	1.30	102
1106	L	Schmalkalden	2	1.3	1.0–	0.74	186
1107	L	Sonneberg	2	1.4	1.2–	0.82	178
1108	L	Suhl	5	4.5	3.9	1.79	36
1131	S	Suhl	3	2.7	3.3	1.98	70
		Suhl	38	2.9	2.6	0.43	

1200 Dresden

1201	L	Bautzen	12	4.1	3.2	0.95	73
1202	L	Bischofswerda	3	1.9	1.6	0.94	165
1203	L	Dippoldiswalde	3	2.8	2.1	1.24	143
1204	L	Dresden	20	7.8	6.3 ǀ	1.51	3
1205	L	Freital	7	3.5	2.9	1.12	93
1206	L	Görlitz	3	4.1	3.7	2.15	51
1207	L	Großenhain	3	3.0	2.3	1.42	125
1208	L	Kamenz	11	7.5	6.5	2.05	2
1210	L	Löbau	9	3.9	3.1	1.04	79
1211	L	Meißen	7	2.5	1.9	0.77	151
1212	L	Niesky	4	4.3	3.8	1.89	41
1213	L	Pirna	14	5.1	4.0	1.12	32
1214	L	Riesa	7	2.9	2.3	0.90	125
1215	L	Sebnitz	9	7.1	5.5	1.98	5
1216	L	Zittau	11	5.0	4.7	1.43	19
1231	S	Dresden	70	6.0	4.9++	0.63	17
1232	S	Görlitz	5	2.7	2.4	1.11	122
		Dresden	198	4.7	3.9++	0.29	

1300 Leipzig

1301	L	Altenburg	11	4.2	3.3	1.05	70
1302	L	Borna	7	3.3	2.8	1.12	97
1303	L	Delitzsch	5	4.0	3.5	1.55	60
1304	L	Döbeln	9	4.1	2.7	0.96	102
1305	L	Eilenburg	3	2.4	2.2	1.46	133
1306	L	Geithain	5	5.7	4.2	1.91	29
1307	L	Grimma	2	1.3	0.8– –	0.60	197
1308	L	Leipzig	19	5.5	4.0	1.00	32
1309	L	Oschatz	7	5.7	4.4	1.72	24
1310	L	Schmölln	8	10.1	6.8	2.58	1
1311	L	Torgau	1	0.8	0.7– –	0.73	200
1312	L	Wurzen	11	9.0	5.3	1.73	11
1331	S	Leipzig	54	4.3	3.6	0.50	55
		Leipzig	142	4.4	3.4	0.30	

1400 Chemnitz

1401	L	Annaberg	8	4.0	3.4	1.24	67
1402	L	Aue	11	3.8	2.5	0.77	116
1403	L	Auerbach	6	3.7	3.3	1.37	70
1404	L	Brand-Erbisdorf	0				
1405	L	Chemnitz	7	2.8	1.9	0.85	151
1406	L	Flöha	4	3.2	2.8	1.41	97
1407	L	Freiberg	8	4.0	3.8	1.38	41
1408	L	Glauchau	7	4.4	3.8	1.50	41
1409	L	Stollberg	9	4.6	4.0	1.38	32
1410	L	Hainichen	6	3.7	2.9	1.23	93
1411	L	Hohenstein-Ernstthal.	6	4.2	3.1	1.33	79
1412	L	Marienberg	3	1.9	1.5	0.90	172
1413	L	Oelsnitz	4	4.4	3.7	1.85	51
1414	L	Plauen	2	3.5	2.6	1.87	111
1415	L	Reichenbach	8	6.0	3.0	1.20	86
1416	L	Rochlitz	1	0.8	1.0	1.01	186
1417	L	Schwarzenberg	7	5.0	4.3	1.65	25
1418	L	Klingenthal	2	2.4	2.2	1.56	133
1419	L	Werdau	9	5.2	3.6	1.30	55
1420	L	Zschopau	3	2.3	2.2	1.30	133
1421	L	Zwickau	12	5.9	4.3	1.32	25
1431	S	Chemnitz	20	2.8	2.2	0.51	133
1433	S	Plauen	7	3.9	2.7	1.09	102
1435	S	Zwickau	12	4.2	3.2	0.98	73
		Chemnitz	162	3.6	2.9	0.24	

1500 East Berlin

1500		East Berlin	100	3.8	3.4	0.35	67
		G.D.R. Total	1375	3.5	2.9	0.08	

Females, Malignant melanoma of the skin

0100   Rostock

0101 L Bad Doberan	3	2.3	1.3--	0.86	198
0103 L Ribnitz-Damgarten .	12	6.8	4.3	1.33	56
0105 L Greifswald	5	7.5	5.0	2.42	24
0106 L Grevesmühlen	4	3.6	2.2	1.22	166
0107 L Grimmen	3	3.3	2.3	1.36	160
0108 L Rostock	6	6.3	3.5	1.67	108
0109 L Stralsund	1	1.4	0.5--	0.51	215
0110 L Wismar	8	9.5	8.8	3.24	1
0111 L Wolgast	8	5.1	3.8	1.49	86
0112 L Rügen	8	3.7	2.8	1.07	137
0131 S Rostock	36	6.0	4.9	0.84	28
0132 S Stralsund	9	4.6	3.7	1.32	94
0133 S Wismar	7	4.6	2.8	1.07	137
0134 S Greifswald	6	3.7	3.7	1.55	94
Rostock	116	5.0	3.8	0.37	

0200   Schwerin

0201 L Bützow	3	3.8	0.9--	0.55	211
0202 L Gadebusch	2	3.1	2.1	1.53	171
0203 L Güstrow	13	7.1	4.9	1.56	28
0204 L Hagenow	19	10.1	7.3+	1.87	3
0205 L Ludwigslust	11	6.8	4.6	1.49	40
0206 L Lübz	5	5.6	5.0	2.45	24
0207 L Parchim	2	1.9	1.2-	0.97	207
0208 L Perleberg	8	3.9	2.8	1.16	137
0209 L Schwerin	6	6.7	4.2	1.89	62
0210 L Sternberg	3	4.9	4.2	2.65	62
0231 S Schwerin	17	5.3	4.6	1.17	40
Schwerin	89	5.8	4.1	0.48	

0300   Neubrandenburg

0301 L Altentreptow	2	3.2	2.5	1.77	152
0302 L Anklam	3	2.7	0.9--	0.50	211
0303 L Demmin	4	3.1	1.7--	0.93	186
0304 L Malchin	3	2.8	3.0	1.72	129
0305 L Neubrandenburg ...	1	1.4	1.3	1.30	198
0306 L Neustrelitz	10	6.8	5.3	1.76	20
0307 L Pasewalk	9	7.8	5.4	1.97	19
0308 L Prenzlau	5	4.3	2.9	1.50	134
0309 L Röbel/Müritz	2	4.3	1.9	1.43	179
0310 L Strasburg	3	4.4	3.4	1.97	111
0311 L Templin	2	2.3	1.4-	1.12	197
0312 L Teterow	4	4.7	2.0	1.12	174
0313 L Ueckermünde	2	1.5	1.0--	0.74	209
0314 L Waren	5	3.6	2.7	1.23	146
0331 S Neubrandenburg ...	4	2.0	1.9	0.98	179
Neubrandenburg ...	59	3.7	2.6--	0.37	

0400   Potsdam

0401 L Belzig	9	10.2	7.0	2.43	6
0402 L Brandenburg	6	6.0	3.7	1.65	94
0403 L Gransee	7	5.9	3.8	1.58	86
0405 L Jüterbog	5	5.0	3.3	1.67	115
0407 L Königs Wusterhausen	13	5.7	4.5	1.34	43
0408 L Kyritz	5	5.4	4.3	2.30	56
0409 L Luckenwalde	10	8.2	3.8	1.37	86
0410 L Nauen	13	6.0	4.2	1.28	62
0411 L Neuruppin	6	3.5	2.7	1.17	146
0412 L Potsdam	15	5.7	4.1	1.15	69
0413 L Pritzwalk	0				
0414 L Oranienburg	18	5.3	3.8	0.98	86
0415 L Rathenow	6	3.5	1.6--	0.69	188
0416 L Wittstock	1	1.7	1.5	1.46	192
0417 L Zossen	11	5.6	3.7	1.19	94
0431 S Brandenburg/Havel .	11	4.4	3.1	0.99	122
0432 S Potsdam	9	2.6	2.3	0.79	160
Potsdam	145	4.9	3.4	0.31	

0500   Frankfurt

0501 L Angermünde	4	4.2	2.6	1.75	149
0502 L Beeskow	2	2.1	0.4--	0.31	216
0503 L Bernau	6	3.1	2.2	0.96	166
0504 L Eberswalde	7	3.2	1.7--	0.74	186
0505 L Bad Freienwalde ...	7	6.9	3.1	1.40	122
0506 L Eisenhüttenstadt ...	5	9.0	6.3	3.14	13
0507 L Fürstenwalde	12	4.4	4.0	1.17	75
0508 L Seelow	5	4.7	3.8	1.94	86
0509 L Strausberg	12	5.1	3.1	0.95	122
0531 S Frankfurt/Oder ...	11	5.3	3.7	1.21	94
0532 S Eisenhüttenstadt ...	4	3.3	3.4	1.75	111
0533 S Schwedt (Oder)	9	6.9	6.4	2.22	12
Frankfurt	84	4.6	3.3	0.39	

0600   Cottbus

0601 L Bad Liebenwerda ..	11	7.5	5.3	1.80	20
0602 L Calau	4	2.6	2.2	1.12	166
0603 L Cottbus	5	4.3	1.9	1.02	179
0605 L Finsterwalde	7	4.7	2.5	1.07	152
0606 L Forst	5	4.6	2.8	1.57	137
0607 L Guben	9	7.8	7.2	2.47	4
0608 L Hoyerswerda	14	4.8	3.9	1.10	81
0609 L Lübben	0				
0610 L Luckau	0				
0611 L Senftenberg	6	1.9	1.3--	0.57	198
0612 L Spremberg	8	6.9	4.9	1.81	28
0613 L Weißwasser	8	5.5	4.0	1.58	75
0614 L Herzberg	4	4.0	3.0	1.60	129
0615 L Jessen	2	2.4	1.3-	0.95	198
0631 S Cottbus	12	4.1	3.6	1.11	102
Cottbus	95	4.1	3.0	0.33	

0700   Magdeburg

0701 L Burg	18	10.3	7.2	1.84	4
0703 L Gradelegen	2	2.9	3.2	2.29	118
0704 L Genthin	4	3.8	2.6	1.32	149
0705 L Halberstadt	8	3.2	2.2	0.84	166
0706 L Haldensleben	6	3.8	2.1	0.97	171
0707 L Havelberg	3	5.2	3.9	2.50	81
0708 L Kalbe/Milde	3	6.1	2.0	1.14	174
0709 L Klötze	5	6.3	3.6	1.72	102
0710 L Wolmirstedt	5	4.3	2.8	1.41	137
0711 L Oschersleben	5	4.1	2.2	1.09	166
0712 L Osterburg	4	3.3	2.4	1.35	156
0713 L Salzwedel	4	3.6	2.1	1.11	171
0714 L Schönebeck	14	6.0	4.7	1.36	35
0716 L Staßfurt	15	7.6	5.8	1.60	17
0717 L Stendal	9	4.5	2.5	0.90	152
0718 L Tangerhütte	6	10.8	6.8	3.12	8
0719 L Wanzleben	9	7.7	6.0	2.05	14
0720 L Wernigerode	12	4.3	3.3	0.98	115
0721 L Zerbst	8	7.5	4.8	1.88	34
0732 S Magdeburg	45	5.9	3.9	0.62	81
Magdeburg	185	5.5	3.7	0.30	

Females, Malignant melanoma of the skin

0800   Halle

0801 L Artern	8	5.4	4.5	1.68	43
0802 L Aschersleben	6	3.3	2.0	0.87	174
0803 L Bernburg	12	5.5	4.1	1.32	69
0804 L Bitterfeld	18	5.2	4.3	1.05	56
0805 L Eisleben	11	5.4	3.1	1.13	122
0806 L Gräfenhainichen ...	4	3.8	3.1	1.61	122
0807 L Saalkreis	17	9.1	6.7	1.80	9
0808 L Hettstedt	4	2.7	1.9	0.96	179
0809 L Köthen	12	5.5	3.8	1.22	86
0810 L Nebra	5	6.2	3.4	1.66	111
0811 L Merseburg	14	4.0	3.0	0.82	129
0812 L Naumburg	9	5.8	4.4	1.57	50
0813 L Quedlinburg	10	4.2	2.3	0.83	160
0814 L Querfurt	2	2.3	1.5	1.07	192
0815 L Roßlau	3	3.1	1.8	1.20	184
0816 L Sangerhausen	9	4.3	4.0	1.35	75
0817 L Hohenmölsen	7	8.8	8.4	3.26	2
0818 L Weißenfels	17	9.3	6.7	1.77	9
0819 L Wittenberg	10	3.9	3.0	0.99	129
0820 L Zeitz	16	7.1	4.3	1.22	56
0831 S Dessau	5	1.8	1.3--	0.62	198
0832 S Halle/Saale	30	4.7	3.7	0.71	94
0833 S Halle-Neustadt	12	5.1	4.9	1.66	28
Halle	241	5.0	3.7	0.26	

0900   Erfurt

0901 L Arnstadt	7	3.9	2.8	1.15	137
0902 L Apolda	3	2.2	1.3--	0.80	198
0903 L Eisenach	19	6.2	4.0	0.99	75
0904 L Erfurt	2	1.6	1.6	1.16	188
0905 L Gotha	20	5.2	3.0	0.72	129
0906 L Heiligenstadt	4	3.6	1.3--	0.67	198
0907 L Langensalza	7	5.7	4.1	1.67	69
0908 L Worbis	9	4.6	3.2	1.14	118
0909 L Mühlhausen	4	1.6	0.8--	0.48	214
0910 L Nordhausen	21	7.1	5.1	1.20	23
0911 L Sömmerda	8	4.5	3.1	1.18	122
0912 L Sondershausen	10	6.9	4.5	1.57	43
0913 L Weimar	9	7.7	4.5	1.71	43
0931 S Weimar	12	7.0	5.2	1.54	22
0932 S Erfurt	20	3.6	2.8	0.65	137
Erfurt	155	4.7	3.2	0.28	

1000   Gera

1001 L Eisenberg	4	4.4	2.3	1.29	160
1002 L Gera	12	7.3	4.5	1.48	43
1003 L Jena	2	2.1	1.3-	1.03	198
1004 L Lobenstein	5	6.6	3.4	1.65	111
1005 L Pößneck	8	5.5	3.5	1.39	108
1006 L Rudolstadt	6	3.3	2.0	0.85	174
1007 L Saalfeld	6	3.8	2.9	1.23	134
1008 L Schleiz	6	6.8	4.4	1.92	50
1009 L Stadtroda	5	5.7	3.6	1.67	102
1010 L Zeulenroda	6	5.6	1.9-	0.80	179
1011 L Greiz	13	8.0	5.9	1.74	16
1031 S Gera	10	3.0	2.3	0.78	160
1032 S Jena	18	6.5	4.9	1.25	28
Gera	101	5.1	3.4	0.36	

1100   Suhl

1101 L Bad Salzungen	15	6.4	4.5	1.22	43
1102 L Hildburghausen ...	8	5.1	4.2	1.60	62
1103 L Ilmenau	13	7.1	4.1	1.30	69
1104 L Neuhaus am Renweg .	5	4.9	4.0	2.02	75
1105 L Meiningen	9	4.9	3.6	1.27	102
1106 L Schmalkalden	7	4.1	2.8	1.13	137
1107 L Sonnenberg	6	3.7	2.3	1.03	160
1108 L Suhl	4	3.2	1.5-	0.89	192
1131 S Suhl	6	4.9	3.9	1.69	81
Suhl	73	5.0	3.5	0.44	

1200   Dresden

1201 L Bautzen	13	3.9	2.8	0.86	137
1202 L Bischofswerda	18	9.8	7.0	1.81	6
1203 L Dippoldiswalde	7	5.8	4.7	1.90	35
1204 L Dresden	20	6.4	5.0	1.24	24
1205 L Freital	10	4.3	2.5	0.93	152
1206 L Görlitz	3	3.6	2.4	1.49	156
1207 L Großenhain	2	1.8	1.2-	1.04	207
1208 L Kamenz	5	3.1	1.6-	0.81	188
1210 L Löbau	18	6.7	3.7	1.00	94
1211 L Meißen	23	6.9	5.0	1.16	24
1212 L Niesky	4	3.9	1.5-	0.95	192
1213 L Pirna	16	5.0	4.2	1.11	62
1214 L Riesa	18	6.8	4.7	1.21	35
1215 L Sebnitz	8	5.6	4.4	1.64	50
1216 L Zittau	13	5.0	4.2	1.25	62
1231 S Dresden	86	6.1	4.7+	0.54	35
1232 S Görlitz	14	6.3	4.4	1.29	50
Dresden	278	5.7	4.2+	0.27	

1300   Leipzig

1301 L Altenburg	16	5.4	3.6	1.00	102
1302 L Borna	16	6.7	4.9	1.30	28
1303 L Delitzsch	12	8.5	5.7	1.75	18
1304 L Döbeln	16	6.2	4.1	1.24	69
1305 L Eilenburg	9	6.6	4.4	1.65	50
1306 L Geithain	6	6.1	4.3	1.92	56
1307 L Grimma	13	7.3	4.0	1.37	75
1308 L Leipzig	27	6.7	4.4	0.95	50
1309 L Oschatz	7	5.0	4.7	1.82	35
1310 L Schmölln	6	6.6	3.8	1.87	86
1311 L Torgau	6	4.1	2.4	1.07	156
1312 L Wurzen	9	6.4	3.7	1.43	94
1331 S Leipzig	92	6.0	4.5	0.52	43
Leipzig	235	6.2	4.3+	0.31	

1400   Chemnitz

1401 L Annaberg	9	3.9	3.5	1.20	108
1402 L Aue	19	5.7	4.3	1.03	56
1403 L Auerbach	18	9.0	6.0	1.58	14
1404 L Brand-Erbisdorf ...	2	2.0	1.8	1.27	184
1405 L Chemnitz	17	5.7	4.1	1.09	69
1406 L Flöha	5	3.5	3.2	1.48	118
1407 L Freiberg	8	3.6	2.6	0.96	149
1408 L Glauchau	10	5.2	2.9	1.00	134
1409 L Stollberg	5	2.2	2.0	0.93	174
1410 L Hainichen	6	3.2	2.4	1.08	156
1411 L Hohenstein-Ernstthal.	4	2.4	1.3--	0.78	198
1412 L Marienberg	4	2.3	1.5-	0.81	192
1413 L Oelsnitz	3	2.8	1.0--	0.60	209
1414 L Plauen	2	3.1	1.6	1.17	188
1415 L Reichenbach	8	4.9	3.2	1.26	118
1416 L Rochlitz	3	2.1	0.9--	0.59	211
1417 L Schwarzenberg	6	3.9	3.6	1.51	102
1418 L Klingenthal	3	3.0	2.7	1.58	146
1419 L Werdau	15	7.2	4.6	1.39	40
1420 L Zschopau	13	8.6	6.6	1.99	11
1421 L Zwickau	19	8.1	4.2	1.15	62
1431 S Chemnitz	38	4.4	3.1	0.57	122
1433 S Plauen	10	4.6	3.3	1.11	115
1435 S Zwickau	19	5.8	3.9	0.97	81
Chemnitz	246	4.7	3.3	0.23	

1500   East Berlin

1500 East Berlin	167	5.4	3.8	0.32	86
G.D.R. Total	2269	5.1	3.6	0.08	

6.12 Brustdrüse

ICD9 174: Bösartige Neubildungen der weiblichen Brustdrüse
ICD9 175: Bösartige Neubildungen der männlichen Brustdrüse (fortfolgend als Brustkrebs bezeichnet)

Mit rund 5700 Neuerkrankungen (10,9 %) und 2750 Todesfällen (7,6 %) (Anteil in Prozent aller gemeldeten Fälle) belegte der Brustkrebs in der ehemaligen DDR (zusammengefaßt für beide Geschlechter) im Jahre 1980 Rangplatz 2 bei den Neuerkrankungen und 3 bei den Todesfällen an bösartigen Neubildungen (ICD9 140-208 ohne 173). Brustkrebs ist eine seltene Erkrankungsform bei Männern, deshalb wird in diesem Abschnitt auf detaillierte Angaben von Daten weitgehend verzichtet.

Risikofaktoren

Protein- und fettreiche Ernährung (tierische Fette); Kinderlosigkeit, hohes Alter bei erster Schwangerschaft, frühe Menarche, späte Menopause; Spätfolgen nach Strahleneinwirkung z. B. gehäufte Röntgenuntersuchungen des Brustraumes, bei Überlebenden nach Atombombenexplosionen (Hiroshima, Nagasaki); bei gehäuftem Auftreten von Brustkrebs in der Familie (Mutter, Schwester).

Inzidenz

Trend

International wird gegenwärtig aus sehr vielen Ländern über einen Anstieg der Inzidenzraten berichtet. Auch in der ehemaligen DDR steigt die Brustkrebsinzidenz bei den Frauen deutlich an, während bei den Männern ein gewisser Rückgang zu beobachten ist (mittlere jährliche Veränderung seit 1968: Männer −1,3 %; Frauen 2,1 %).

6.12 Breast

ICD9 174: Malignant neoplasms of female breast
ICD9 175: Malignant neoplasms of male breast (hereafter termed breast cancer)

With about 5700 new cases (representing 10.9 % of all reported cancer cases) and 2750 deaths (7.6 % of all cancer deaths), breast cancer in the former GDR was the second most frequent form of cancer reported in 1980, and the third for mortality (ICD9 140-208 excluding 173) for both sexes combined. Breast cancer is rare among males, and therefore data are generally not presented here.

Main risk factors

Protein and animal fat in diet; nulliparity, advanced age at first pregnancy, early menarche, late menopause; late effects of irradiation following chest fluoroscopy and resulting from nuclear explosion (Hiroshima, Nagasaki); familial occurrence of breast cancer (e. g. in sisters and daughters of breast cancer patients).

Incidence

Trend

A significant increase in incidence rates is being observed in many countries of the world. Breast cancer incidence in the former GDR is also increasing significantly among females, while a certain decrease is noted among males (mean annual changes: since 1968: males −1.3 %, females 2.1 %).

Geographische Verteilung

Weltweit die höchsten Inzidenzraten weisen die Männer (1,3) aus Brasilien (Recife) und die Frauen (93,9) aus den USA (Hawaii, Hawaiianerinnen) auf. Die höchsten Erkrankungsraten Europas werden bei Männern aus Süd-Irland (0,8) und bei Frauen (72,2) aus der Schweiz (Genf) gemeldet.

Die Erkrankungsraten der ehemaligen DDR finden sich bei den Frauen (41,4) im unteren Drittel auf Rangplatz 35 in Europa gemeldeter Inzidenzraten. Innerhalb der ehemaligen DDR finden wir die höchsten altersstandardisierten Inzidenzraten in den Kreisen:

Frauen:

0931 Stadtkreis Weimar	58,6
1003 Landkreis Jena	54,8
1032 Stadtkreis Jena	53,1
1500 Stadtkreis Berlin	52,4
0132 Stadtkreis Stralsund	52,0

Räumliche Aggregation: Eine räumliche Aggregation von Kreisen gleicher oder ähnlich hoher Inzidenzraten an Brustkrebs läßt sich beim Mann (D = 68,14), nicht jedoch bei der Frau (D = 70,62) statistisch sichern.

Urbanisation als Risikofaktor: Bei der Frau ist die Inzidenz positiv mit der Urbanisation korreliert ($r_s = 0,32$, t = 4,98).

Das *relative Risiko* der Bevölkerung, an einem Krebsleiden zu erkranken, ist in den Stadtkreisen im Vergleich mit den Landkreisen bei Frauen statistisch signifikant erhöht. Das relative Risiko ($RR_{urban/rural}$) beträgt:

Frauen: RR 1,21; 95%-CI 1,18 - 1,24

Das Dänische Krebsregister kommt zu analogen Ergebnissen.

Alter und Geschlecht

Brustkrebserkrankungen sind in der ehemaligen DDR zwischen 1978 und 1982 vor dem 15. Lebensjahr nicht gemeldet worden. Die altersspezifische Inzidenzkurve steigt bei den Frauen oberhalb des 30. Lebensjahres steil an, das Maximum liegt in der Altersgruppe der 70 - 74jährigen.

Geographical distribution

The highest reported world age-standardized annual incidence rates occur in Recife, Brazil for males (1.3), and in Hawaii: Hawaiians for females (93.9).

The highest cancer rates in Europe are reported in Southern Ireland for males (0.8) and in Geneva, Switzerland for females (72.2).

In the former GDR, breast cancer rates are in the lower-third range of a European ranking for females (41.4, rank 35th).

The highest age-standardized incidence rates in the former GDR occur in the following counties:

Females:

0931 Weimar	(urban)	58.6
1003 Jena	(rural)	54.8
1032 Jena	(urban)	53.1
1500 Berlin	(urban)	52.4
0132 Stralsund	(urban)	52.0

Spatial aggregation: there is statistical evidence for males (D = 68.14), but not for females (D = 70.62) of any clustering of counties with similar levels of breast cancer.

Urbanization as a risk factor: the incidence is positively correlated with urbanization for females ($r_s = 0.32$, t = 4.98).

The age-standardized incidence rates for females are significantly higher in urban populations. The rate ratio is:

Females: RR 1.21; 95% CI 1.18 - 1.24

The Danish Cancer Registry obtained similar results.

Age and sex

Between 1978 and 1982, no breast cancer was reported in the former GDR before the age of 15 years. The age-specific incidence rate increases sharply among females over 30 years and reaches a peak in the age group 70 - 74 years.

The former GDR sex ratio of 0.01:1 reflects the

Brustkrebserkrankungen kommen beim Mann ausgesprochen selten vor. Das Geschlechtsverhältnis
von 0,01 : 1 in der ehemaligen DDR entspricht internationalen Angaben.

finding that breast cancer rarely occurs among
males.

Histologie

International:
  Überwiegend Adenokarzinome   > 95 %

ehemalige DDR:
Männer: histologische Sicherung 95,6 %
  Adenokarzinome   91,6 %
  darunter: solid   60,2 %
       medullär   8,8 %
       Milchgangs-Karzinom   4,2 %
       szirrhös   3,7 %
  undifferenzierte Karzinome   6,5 %
  Plattenepithelkarzinome   1,4 %
  sonstige   0,5 %

Frauen: histologische Sicherung   95,0 %
  Überwiegend Adenokarzinome   94,8 %
  darunter: solid   60,0 %
       szirrhös   8,5 %
       medullär   8,0 %
       Milchgangs-Karzinom   4,3 %
  undifferenzierte Karzinome   4,4 %
  Plattenepithelkarzinome   0,4 %
  Sarkome   0,4 %

Relative 5-Jahre-Überlebensraten

Weltweit bewegen sich die Angaben bei Männern
zwischen 52 und 58 % und bei Frauen zwischen 49
und 64 %. England und Wales geben für 1975 62 %
für Männer und 57 % für Frauen, Finnland für
1953 - 1974 49,7 % bei den Männern und 57,6 % bei
den Frauen an. Die Raten sind bei den Frauen in der
ehemaligen DDR seit 1961 langsam angestiegen
und lagen 1978 - 79 bei den Männern bei 56,0 %
und bei den Frauen bei 61,8 %.

Mortalitätsvergleich mit den alten Bundes-
ländern der Bundesrepublik Deutschland

Die altersstandardisierten Mortalitätsraten der ehemaligen DDR für 1980 (Frauen 16,6) liegen deutlich
unter denen der alten Bundesländer der Bundesrepublik Deutschland von 1979 - 81 (Frauen 21,2).

Histology

International:
  mainly adenocarcinoma   > 95 %

Former GDR:
Males: histological confirmation   95.6 %
  Adenocarcinoma   91.6 %
  including: solid   60.2 %
       medullary   8.8 %
       duct carcinoma   4.2 %
       scirrhous   3.7 %
  Undifferentiated carcinoma   6.5 %
  Squamous cell carcinoma   1.4 %
  Other   0.5 %

Females: histological confirmation 95.0 %
  Mainly Adenocarcinoma   94.8 %
  including: solid   60.0 %
       scirrhous   8.5 %
       medullary   8.0 %
       duct carcinoma   4.3 %
  Undifferentiated carcinoma   4.4 %
  Squamous cell carcinoma   0.4 %
  Sarcoma   0.4 %

Five-year relative survival rates

World survival rates lie between 52 and 58 % for
males and between 49 and 64 % for females. In England and Wales in 1975, they were 62 % for males
and 57 % for females; in Finland, for 1953 -74, the
rates were 49.7 % for males and 57.6 % for females.
In the former GDR, the rates have slowly risen
among females since 1961 and were 56.0 % for
males and 61.8 % for females in 1978 - 79.

Mortality compared with the old Länder of
the Federal Republic of Germany

The age-standardized mortality rate in the former
GDR in 1980 (females 16.6) were lower than that of
the old Länder of the Federal Republic of Germany
in 1979 - 81 (females 21.2).

Brustkrebs
Breast cancer

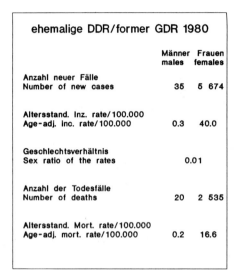

ehemalige DDR/former GDR 1980

	Männer males	Frauen females
Anzahl neuer Fälle Number of new cases	35	5 674
Altersstand. Inz. rate/100.000 Age-adj. inc. rate/100.000	0.3	40.0
Geschlechtsverhältnis Sex ratio of the rates		0.01
Anzahl der Todesfälle Number of deaths	20	2 535
Altersstand. Mort. rate/100.000 Age-adj. mort. rate/100.000	0.2	16.6

Altersstand. Inz.rate
Age-adj. inc.rate

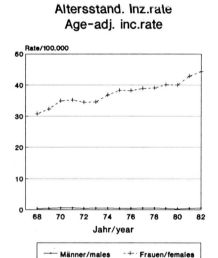

Rate/100.000

Jahr/year

—— Männer/males   -+- Frauen/females

Altersspez. Inzidenzrate
Age-spec. incidence rate
ehemalige DDR/former GDR 1978-82

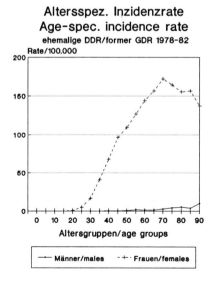

Rate/100.000

Altersgruppen/age groups

—— Männer/males   -+- Frauen/females

Rel. 5-Jahre-Überlebens-Rate
Five year relative survival rate

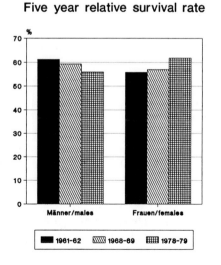

%

Männer/males   Frauen/females

■ 1961-62   ▨ 1968-69   ▦ 1978-79

Männer

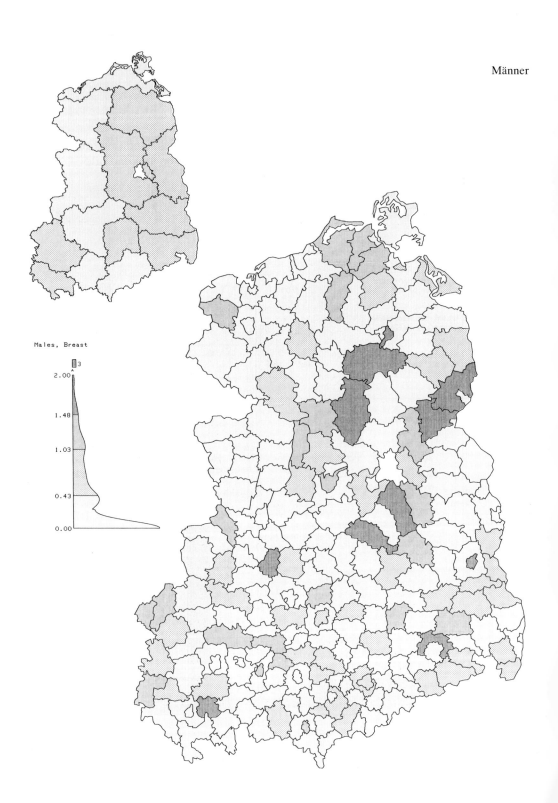

Frauen

Females, Breast

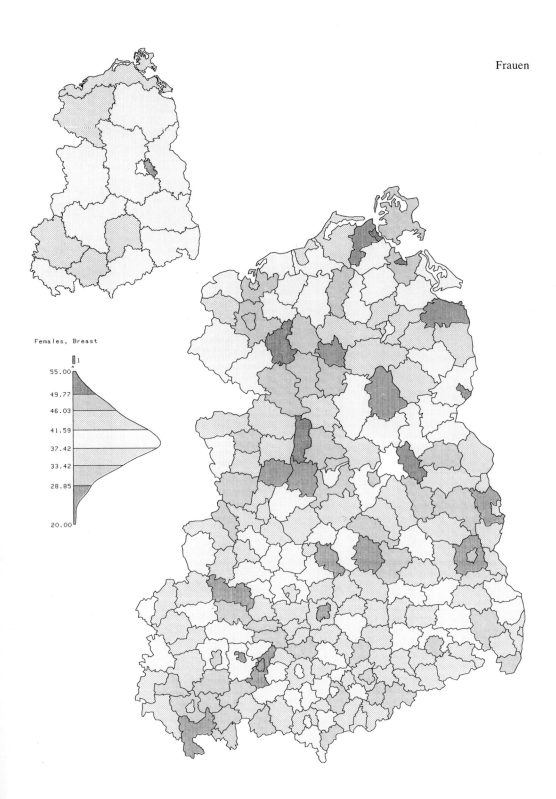

Males, Breast

0100 Rostock

0101 L Bad Doberan	0				
0103 L Ribnitz-Damgarten .	2	1.3	1.1	0.77	25
0105 L Greifswald	0				
0106 L Grevesmühlen	1	1.0	0.4	0.37	72
0107 L Grimmen	2	2.4	1.3	0.91	16
0108 L Rostock	0				
0109 L Stralsund	1	1.5	1.4	1.38	14
0110 L Wismar	0				
0111 L Wolgast	1	0.7	0.8	0.75	44
0112 L Rügen	0				
0131 S Rostock	2	0.4	0.4	0.28	72
0132 S Stralsund	0				
0133 S Wismar	0				
0134 S Greifswald	1	0.7	0.5	0.50	65
Rostock	10	0.5	0.4	0.13	

0200 Schwerin

0201 L Bützow	0				
0202 L Gadebusch	1	1.7	1.4	1.39	14
0203 L Güstrow	0				
0204 L Hagenow	0				
0205 L Ludwigslust	0				
0206 L Lübz	1	1.2	0.5	0.50	65
0207 L Parchim	0				
0208 L Perleberg	2	1.1	0.6	0.48	58
0209 L Schwerin	0				
0210 L Sternberg	0				
0231 S Schwerin	0				
Schwerin	4	0.3	0.2−	0.10	

0300 Neubrandenburg

0301 L Altentreptow	0				
0302 L Anklam	0				
0303 L Demmin	1	0.9	0.5	0.48	65
0304 L Malchin	0				
0305 L Neubrandenburg ...	0				
0306 L Neustrelitz	4	3.0	2.5	1.53	1
0307 L Pasewalk	1	0.9	0.5	0.54	65
0308 L Prenzlau	1	0.9	0.9	0.85	39
0309 L Röbel/Müritz	0				
0310 L Strasburg	0				
0311 L Templin	0				
0312 L Teterow	1	1.3	1.3	1.35	16
0313 L Ueckermünde	0				
0314 L Waren	0				
0331 S Neubrandenburg ...	1	0.5	1.6	1.55	8
Neubrandenburg ...	9	0.6	0.6	0.22	

0400 Potsdam

0401 L Belzig	0				
0402 L Brandenburg	0				
0403 L Gransee	0				
0405 L Jüterbog	4	4.5	2.5	1.38	1
0407 L Königs Wusterhausen	3	1.5	1.1	0.63	25
0408 L Kyritz	1	1.2	1.1	1.11	25
0409 L Luckenwalde	0				
0410 L Nauen	0				
0411 L Neuruppin	3	2.0	1.9	1.12	5
0412 L Potsdam	3	1.3	0.9	0.55	39
0413 L Pritzwalk	0				
0414 L Oranienburg	1	0.3	0.1−	0.13	112
0415 L Rathenow	2	1.3	0.6	0.40	58
0416 L Wittstock	0				
0417 L Zossen	3	1.7	1.5	0.89	11
0431 S Brandenburg/Havel .	3	1.3	1.2	0.72	20
0432 S Potsdam	0				
Potsdam	23	0.9	0.7	0.15	

0500 Frankfurt

0501 L Angermünde	2	2.2	1.7	1.26	6
0502 L Beeskow	0				
0503 L Bernau	4	2.3	1.1	0.56	25
0504 L Eberswalde	4	2.0	2.0	1.09	4
0505 L Bad Freienwalde ...	0				
0506 L Eisenhüttenstadt ...	0				
0507 L Fürstenwalde	1	0.4	0.3	0.34	94
0508 L Seelow	0				
0509 L Strausberg	0				
0531 S Frankfurt/Oder	1	0.5	0.4	0.39	72
0532 S Eisenhüttenstadt ...	0				
0533 S Schwedt (Oder)	0				
Frankfurt	12	0.7	0.6	0.18	

0600 Cottbus

0601 L Bad Liebenwerda ..	0				
0602 L Calau	0				
0603 L Cottbus	0				
0605 L Finsterwalde	1	0.8	0.3	0.30	94
0606 L Forst	1	1.1	1.0	1.01	33
0607 L Guben	1	0.9	0.6	0.61	58
0608 L Hoyerswerda	2	0.7	0.7	0.48	51
0609 L Lübben	0				
0610 L Luckau	1	1.4	1.2	1.16	20
0611 L Senftenberg	3	1.1	0.8	0.56	44
0612 L Spremberg	1	1.0	0.8	0.81	44
0613 L Weißwasser	2	1.5	1.0	0.70	33
0614 L Herzberg	1	1.1	0.9	0.91	39
0615 L Jessen	0				
0631 S Cottbus	3	1.1	1.6	0.95	8
Cottbus	16	0.8	0.7	0.18	

0700 Magdeburg

0701 L Burg	0				
0703 L Gradelegen	0				
0704 L Genthin	1	1.1	0.6	0.55	58
0705 L Halberstadt	1	0.5	0.4	0.41	72
0706 L Haldensleben	1	0.7	0.3	0.26	94
0707 L Havelberg	1	1.9	1.0	1.03	33
0708 L Kalbe/Milde	0				
0709 L Klötze	0				
0710 L Wolmirstedt	0				
0711 L Oschersleben	2	1.9	1.1	0.80	25
0712 L Osterburg	0				
0713 L Salzwedel	0				
0714 L Schönebeck	1	0.5	0.2	0.19	106
0716 L Staßfurt	1	0.6	0.2	0.20	106
0717 L Stendal	0				
0718 L Tangerhütte	0				
0719 L Wanzleben	1	1.0	0.4	0.36	72
0720 L Wernigerode	0				
0721 L Zerbst	0				
0732 S Magdeburg	3	0.4	0.4	0.21	72
Magdeburg	12	0.4	0.2−−	0.07	

Males, Breast

0800 Halle

0801	L Artern	0				
0802	L Aschersleben	0				
0803	L Bernburg	5	2.6	1.6	0.82	8
0804	L Bitterfeld	0				
0805	L Eisleben	1	0.5	0.4	0.37	72
0806	L Gräfenhainichen	0				
0807	L Saalkreis	1	0.6	0.3	0.28	94
0808	L Hettstedt	0				
0809	L Köthen	1	0.5	0.5	0.47	65
0810	L Nebra	0				
0811	L Merseburg	2	0.6	0.4	0.32	72
0812	L Naumburg	2	1.5	1.3	0.91	16
0813	L Quedlinburg	1	0.5	0.4	0.43	72
0814	L Querfurt	0				
0815	L Roßlau	1	1.2	0.4	0.41	72
0816	L Sangerhausen	2	1.0	0.7	0.52	51
0817	L Hohenmölsen	0				
0818	L Weißenfels	0				
0819	L Wittenberg	0				
0820	L Zeitz	3	1.5	1.0	0.60	33
0831	S Dessau	1	0.4	0.4	0.42	72
0832	S Halle/Saale	1	0.2	0.2	0.16	106
0833	S Halle-Neustadt	0				
	Halle	21	0.5	0.3	0.08	

0900 Erfurt

0901	L Arnstadt	2	1.3	0.8	0.60	44
0902	L Apolda	0				
0903	L Eisenach	2	0.7	0.5	0.39	65
0904	L Erfurt	0				
0905	L Gotha	1	0.3	0.3	0.27	94
0906	L Heiligenstadt	1	1.0	1.1	1.09	25
0907	L Langensalza	1	0.9	0.4	0.37	72
0908	L Worbis	2	1.1	1.2	0.86	20
0909	L Mühlhausen	1	0.5	0.4	0.43	72
0910	L Nordhausen	2	0.8	0.4	0.28	72
0911	L Sömmerda	2	1.2	1.5	1.06	11
0912	L Sondershausen	1	0.8	0.4	0.42	72
0913	L Weimar	1	0.9	0.4	0.37	72
0931	S Weimar	1	0.7	0.3	0.29	94
0932	S Erfurt	0				
	Erfurt	17	0.6	0.4	0.11	

1000 Gera

1001	L Eisenberg	1	1.3	1.2	1.21	20
1002	L Gera	1	0.7	0.2	0.24	106
1003	L Jena	0				
1004	L Lobenstein	0				
1005	L Pößneck	0				
1006	L Rudolstadt	0				
1007	L Saalfeld	0				
1008	L Schleiz	1	1.3	0.4	0.44	72
1009	L Stadtroda	0				
1010	L Zeulenroda	0				
1011	L Greiz	0				
1031	S Gera	2	0.7	0.4	0.26	72
1032	S Jena	3	1.2	1.0	0.63	33
	Gera	8	0.5	0.3	0.11	

1100 Suhl

1101	L Bad Salzungen	2	0.9	1.1	0.79	25
1102	L Hildburghausen	0				
1103	L Ilmenau	5	3.1	2.4	1.11	3
1104	L Neuhaus am Renweg	0				
1105	L Meiningen	1	0.6	0.3	0.28	94
1106	L Schmalkalden	1	0.6	0.8	0.85	44
1107	L Sonnenberg	0				
1108	L Suhl	0				
1131	S Suhl	0				
	Suhl	9	0.7	0.6	0.22	

1200 Dresden

1201	L Bautzen	1	0.3	0.1−	0.12	112
1202	L Bischofswerda	0				
1203	L Dippoldiswalde	1	0.9	0.8	0.79	44
1204	L Dresden	6	2.3	1.7	0.74	6
1205	L Freital	2	1.0	0.3	0.23	94
1206	L Görlitz	0				
1207	L Großenhain	0				
1208	L Kamenz	2	1.4	1.1	0.80	25
1210	L Löbau	2	0.9	0.5	0.40	65
1211	L Meißen	0				
1212	L Niesky	0				
1213	L Pirna	3	1.1	0.7	0.43	51
1214	L Riesa	4	1.7	1.3	0.66	16
1215	L Sebnitz	1	0.8	0.7	0.68	51
1216	L Zittau	2	0.9	0.7	0.60	51
1231	S Dresden	6	0.5	0.4	0.19	72
1232	S Görlitz	0				
	Dresden	30	0.7	0.5	0.11	

1300 Leipzig

1301	L Altenburg	2	0.8	0.7	0.48	51
1302	L Borna	0				
1303	L Delitzsch	2	1.6	1.5	1.20	11
1304	L Döbeln	2	0.9	0.7	0.47	51
1305	L Eilenburg	1	0.8	0.3	0.33	94
1306	L Geithain	0				
1307	L Grimma	0				
1308	L Leipzig	2	0.6	0.3	0.25	94
1309	L Oschatz	1	0.8	0.3	0.27	94
1310	L Schmölln	2	2.5	1.0	0.69	33
1311	L Torgau	0				
1312	L Wurzen	2	1.6	0.9	0.66	39
1331	S Leipzig	16	1.3	0.9	0.23	39
	Leipzig	30	0.9	0.6	0.12	

1400 Chemnitz

1401	L Annaberg	0				
1402	L Aue	1	0.3	0.4	0.43	72
1403	L Auerbach	1	0.6	0.3	0.25	94
1404	L Brand-Erbisdorf	1	1.1	0.4	0.35	72
1405	L Chemnitz	3	1.2	0.8	0.47	44
1406	L Flöha	0				
1407	L Freiberg	0				
1408	L Glauchau	0				
1409	L Stollberg	1	0.5	0.2	0.16	106
1410	L Hainichen	0				
1411	L Hohenstein-Ernstthal.	0				
1412	L Marienberg	0				
1413	L Oelsnitz	0				
1414	L Plauen	0				
1415	L Reichenbach	1	0.7	0.6	0.63	58
1416	L Rochlitz	0				
1417	L Schwarzenberg	0				
1418	L Klingenthal	0				
1419	L Werdau	0				
1420	L Zschopau	0				
1421	L Zwickau	2	1.0	0.6	0.46	58
1431	S Chemnitz	5	0.7	0.6	0.28	58
1433	S Plauen	3	1.7	1.2	0.71	20
1435	S Zwickau	1	0.4	0.2	0.18	106
	Chemnitz	19	0.4	0.3−	0.07	

1500 East Berlin

1500	East Berlin	16	0.6	0.4	0.12	72
	G.D.R. Total	236	0.6	0.4	0.03	

Females, Breast

0100 Rostock

0101	L	Bad Doberan	.....	84	64.4	41.5	4.90 78
0103	L	Ribnitz-Damgarten	.	98	55.4	37.3	4.14 143
0105	L	Greifswald	......	33	49.8	31.7	6.44 199
0106	L	Grevesmühlen	....	64	57.5	37.9	5.23 133
0107	L	Grimmen	....	49	53.7	39.3	6.09 111
0108	L	Rostock	....	49	51.5	38.7	5.94 117
0109	L	Stralsund	....	26	37.2	27.0−	5.89 215
0110	L	Wismar	....	36	42.8	30.8−	5.57 204
0111	L	Wolgast	....	84	53.5	39.4	4.58 110
0112	L	Rügen	....	146	67.0	47.4	4.21 23
0131	S	Rostock	....	347	57.8	45.1	2.54 42
0132	S	Stralsund	....	136	69.8	52.0+	4.66 5
0133	S	Wismar	....	107	70.9	46.0	4.71 34
0134	S	Greifswald	......	100	61.9	50.5	5.30 10
		Rostock	....	1359	58.9	42.4	1.22

0200 Schwerin

0201	L	Bützow	....	49	62.3	41.3	6.60 84
0202	L	Gadebusch	....	34	52.1	36.3	6.75 159
0203	L	Güstrow	....	106	57.5	38.6	4.08 120
0204	L	Hagenow	....	112	59.3	37.9	3.96 133
0205	L	Ludwigslust	......	106	65.1	40.0	4.33 98
0206	L	Lübz	....	43	47.9	32.4	5.45 194
0207	L	Parchim	....	77	73.7	51.5	6.31 6
0208	L	Perleberg	......	152	74.0	48.7	4.28 15
0209	L	Schwerin	....	41	46.1	32.6	5.45 193
0210	L	Sternberg	......	37	60.3	41.0	7.22 88
0231	S	Schwerin	....	199	62.6	48.7	3.65 15
		Schwerin	....	956	61.8	42.3	1.48

0300 Neubrandenburg

0301	L	Altentreptow	....	32	51.2	35.8	6.68 165
0302	L	Anklam	....	67	61.3	39.9	5.44 100
0303	L	Demmin	....	74	58.1	37.5	4.75 141
0304	L	Malchin	....	60	57.0	38.4	5.43 124
0305	L	Neubrandenburg	...	44	61.4	43.9	7.12 50
0306	L	Neustrelitz	......	81	54.8	35.1	4.17 168
0307	L	Pasewalk	....	57	49.3	33.5	4.85 185
0308	L	Prenzlau	....	69	59.7	39.1	5.18 114
0309	L	Röbel/Müritz	....	20	43.0	27.5−	6.95 214
0310	L	Strasburg	......	41	60.7	42.1	7.19 69
0311	L	Templin	....	49	55.3	37.2	5.72 144
0312	L	Teterow	....	64	75.4	48.4	6.53 18
0313	L	Ueckermünde	.....	37	27.9	21.0−−	3.65 219
0314	L	Waren	....	81	58.2	45.2	5.32 41
0331	S	Neubrandenburg	...	76	38.3	39.8	4.77 103
		Neubrandenburg	...	852	52.8	37.6−−	1.38

0400 Potsdam

0401	L	Belzig	....	55	62.2	42.6	6.26 63
0402	L	Brandenburg	.....	51	51.1	31.7−	4.90 199
0403	L	Gransee	....	49	41.2	27.9−	4.44 212
0405	L	Jüterbog	....	62	62.4	32.8	4.75 191
0407	L	Königs Wusterhausen		169	74.3	48.2	4.02 19
0408	L	Kyritz	....	58	63.0	43.6	6.30 54
0409	L	Luckenwalde	.....	76	62.5	35.1	4.56 168
0410	L	Nauen	....	157	72.7	45.3	3.99 40
0411	L	Neuruppin	......	103	60.8	39.0	4.19 115
0412	L	Potsdam	....	156	59.5	40.0	3.49 98
0413	L	Pritzwalk	......	36	41.4	29.0−	5.24 208
0414	L	Oranienburg	.....	206	60.5	38.7	2.94 117
0415	L	Rathenow	....	86	50.3	32.9−	3.89 190
0416	L	Wittstock	....	39	64.8	47.3	8.14 26
0417	L	Zossen	....	101	51.4	35.2	3.78 167
0431	S	Brandenburg/Havel	.	150	60.2	38.9	3.42 116
0432	S	Potsdam	....	246	70.8	49.7+	3.43 12
		Potsdam	....	1800	61.1	39.8	1.02

0500 Frankfurt

0501	L	Angermünde	.....	62	64.9	40.1	5.65 96
0502	L	Beeskow	....	65	69.0	46.1	6.38 32
0503	L	Bernau	....	127	66.5	41.3	4.07 84
0504	L	Eberswalde	......	131	60.7	39.6	3.78 106
0505	L	Bad Freienwalde	...	61	59.8	37.6	5.26 140
0506	L	Eisenhüttenstadt	...	30	53.9	27.0−−	5.47 215
0507	L	Fürstenwalde	.....	183	67.3	44.2	3.60 47
0508	L	Seelow	....	59	56.0	33.6	4.85 183
0509	L	Strausberg	......	168	71.9	48.9	4.07 14
0531	S	Frankfurt/Oder	...	105	50.1	36.5	3.88 157
0532	S	Eisenhüttenstadt	...	61	49.8	41.6	5.50 77
0533	S	Schwedt (Oder)	....	61	46.9	51.4	7.04 7
		Frankfurt	....	1113	60.9	41.6	1.35

0600 Cottbus

0601	L	Bad Liebenwerda	..	87	59.3	37.5	4.43 141
0602	L	Calau	....	75	49.2	36.8	4.48 151
0603	L	Cottbus	....	51	43.8	26.4−−	4.21 217
0605	L	Finsterwalde	.....	82	54.5	34.6	4.23 174
0606	L	Forst	....	78	71.2	42.7	5.61 61
0607	L	Guben	....	68	59.0	44.2	5.95 47
0608	L	Hoyerswerda	.....	167	56.8	43.9	3.57 50
0609	L	Lübben	....	53	61.6	42.3	6.47 67
0610	L	Luckau	....	45	55.0	40.9	6.61 89
0611	L	Senftenberg	.....	195	62.4	40.8	3.18 90
0612	L	Spremberg	......	82	71.0	42.7	5.30 61
0613	L	Weißwasser	......	73	49.9	38.1	4.80 129
0614	L	Herzberg	....	48	48.1	30.1−	4.77 206
0615	L	Jessen	....	40	47.0	28.5−−	5.06 210
0631	S	Cottbus	....	184	62.8	49.6+	3.91 13
		Cottbus	....	1328	57.6	39.4−	1.17

0700 Magdeburg

0701	L	Burg	....	104	59.4	39.5	4.21 108
0703	L	Gradelegen	......	43	61.6	37.0	6.14 150
0704	L	Genthin	....	48	45.1	28.3−	4.62 211
0705	L	Halberstadt	.....	147	59.6	36.6	3.31 155
0706	L	Haldensleben	.....	91	57.3	31.4−	3.70 202
0707	L	Havelberg	......	43	75.1	49.8	8.42 11
0708	L	Kalbe/Milde	.....	36	72.9	47.5	8.97 21
0709	L	Klötze	....	52	65.9	37.7	5.81 137
0710	L	Wolmirstedt	.....	57	49.2	34.6	4.92 174
0711	L	Oschersleben	.....	62	51.3	30.8−	4.39 204
0712	L	Osterburg	......	67	56.0	35.1	4.82 168
0713	L	Salzwedel	......	63	56.8	34.6	4.80 173
0714	L	Schönebeck	......	151	64.6	42.0	3.67 71
0716	L	Staßfurt	....	122	62.1	40.6	3.98 92
0717	L	Stendal	....	127	62.9	41.8	4.05 73
0718	L	Tangerhütte	.....	25	44.8	23.0−−	5.40 218
0719	L	Wanzleben	......	64	55.0	34.3	4.73 178
0720	L	Wernigerode	.....	176	63.7	38.2	3.14 126
0721	L	Zerbst	....	61	57.0	37.1	5.13 147
0732	S	Magdeburg	......	519	67.7	45.5	2.14 36
		Magdeburg	......	2058	61.2	39.0−−	0.94

Females, Breast

0800 Halle

Code		Name					
0801	L	Artern	82	55.8	32.3−	3.99	196
0802	L	Aschersleben	134	73.9	45.4	4.27	38
0803	L	Bernburg	123	56.3	38.6	3.73	120
0804	L	Bitterfeld	210	60.5	39.5	2.94	108
0805	L	Eisleben	131	64.1	37.7	3.58	137
0806	L	Gräfenhainichen	49	47.0	28.7−−	4.55	209
0807	L	Saalkreis	120	63.9	39.6	3.99	106
0808	L	Hettstedt	97	64.9	40.4	4.44	95
0809	L	Köthen	140	63.9	39.9	3.73	100
0810	L	Nebra	43	53.1	32.8	5.42	191
0811	L	Merseburg	244	70.2	42.4	2.92	64
0812	L	Naumburg	122	78.3	46.1	4.64	32
0813	L	Quedlinburg	165	68.6	41.8	3.58	73
0814	L	Querfurt	64	73.8	45.5	6.14	36
0815	L	Roßlau	58	60.2	39.7	5.76	105
0816	L	Sangerhausen	153	73.7	50.9+	4.35	8
0817	L	Hohenmölsen	47	59.0	34.3	5.52	178
0818	L	Weißenfels	117	64.1	37.2	3.77	144
0819	L	Wittenberg	163	63.1	40.5	3.49	94
0820	L	Zeitz	183	81.3	47.4	3.89	23
0831	S	Dessau	185	68.3	42.1	3.38	69
0832	S	Halle/Saale	474	75.0	45.1	2.29	42
0833	S	Halle-Neustadt	64	27.1	34.9	4.76	171
		Halle	3168	65.2	41.2	0.80	

0900 Erfurt

Code		Name					
0901	L	Arnstadt	91	51.2	33.0−	3.82	189
0902	L	Apolda	86	63.6	38.5	4.60	122
0903	L	Eisenach	204	66.4	39.9	3.06	100
0904	L	Erfurt	77	61.8	37.7	4.71	137
0905	L	Gotha	237	61.1	36.0−	2.57	162
0906	L	Heiligenstadt	69	62.4	41.5	5.45	78
0907	L	Langensalza	73	59.7	36.2	4.67	160
0908	L	Worbis	98	50.6	37.1	4.05	147
0909	L	Mühlhausen	175	70.9	46.0	3.80	34
0910	L	Nordhausen	197	66.8	43.1	3.31	59
0911	L	Sömmerda	107	60.8	40.7	4.21	91
0912	L	Sondershausen	90	62.0	39.2	4.43	113
0913	L	Weimar	65	55.9	40.1	5.33	96
0931	S	Weimar	146	85.7	58.6++	5.25	1
0932	S	Erfurt	392	69.6	47.4+	2.56	23
		Erfurt	2107	64.4	41.7	0.99	

1000 Gera

Code		Name					
1001	L	Eisenberg	61	67.5	42.3	5.90	67
1002	L	Gera	98	59.6	36.5	4.08	157
1003	L	Jena	75	79.2	54.8	6.91	2
1004	L	Lobenstein	40	53.0	30.0−	5.31	207
1005	L	Pößneck	86	58.7	38.0	4.54	130
1006	L	Rudolstadt	140	76.0	47.5	4.42	21
1007	L	Saalfeld	109	68.8	43.5	4.52	57
1008	L	Schleiz	63	71.8	44.5	6.11	45
1009	L	Stadtroda	49	56.3	38.0	5.96	130
1010	L	Zeulenroda	72	67.1	38.2	5.14	126
1011	L	Greiz	124	76.2	41.3	4.32	84
1031	S	Gera	189	57.1	38.4	3.02	124
1032	S	Jena	198	71.9	53.1++	4.06	3
		Gera	1304	66.3	42.6	1.29	

1100 Suhl

Code		Name					
1101	L	Bad Salzungen	135	57.8	36.8	3.39	151
1102	L	Hildburghausen	70	44.2	27.7−−	3.69	213
1103	L	Ilmenau	98	53.4	33.2−	3.72	188
1104	L	Neuhaus am Renweg	84	81.7	48.5	5.95	17
1105	L	Meiningen	96	52.3	33.7−	3.75	182
1106	L	Schmalkalden	132	77.0	48.2	4.56	19
1107	L	Sonnenberg	128	78.6	47.2	4.64	28
1108	L	Suhl	97	77.0	46.7	5.15	29
1131	S	Suhl	72	58.3	44.1	5.46	49
		Suhl	912	63.1	40.0	1.44	

1200 Dresden

Code		Name					
1201	L	Bautzen	179	53.0	32.4−−	2.67	194
1202	L	Bischofswerda	128	69.9	37.8	3.86	135
1203	L	Dippoldiswalde	87	71.7	45.0	5.43	44
1204	L	Dresden	233	74.9	41.2	3.11	87
1205	L	Freital	150	64.3	35.9	3.41	163
1206	L	Görlitz	52	62.5	36.6	5.79	155
1207	L	Großenhain	67	60.2	33.6	4.70	183
1208	L	Kamenz	100	61.4	38.2	4.27	126
1210	L	Löbau	181	66.9	36.8	3.11	151
1211	L	Meißen	215	64.4	38.0	2.94	130
1212	L	Niesky	60	58.1	38.7	5.55	117
1213	L	Pirna	196	61.4	33.9−−	2.72	180
1214	L	Riesa	142	53.8	36.1	3.26	161
1215	L	Sebnitz	109	75.9	45.4	4.88	38
1216	L	Zittau	209	80.8	47.3	3.72	26
1231	S	Dresden	1130	80.1	46.6++	1.58	31
1232	S	Görlitz	171	76.5	44.3	3.82	46
		Dresden	3409	70.0	40.8	0.79	

1300 Leipzig

Code		Name					
1301	L	Altenburg	201	67.8	41.4	3.22	81
1302	L	Borna	170	71.3	43.6	3.67	54
1303	L	Delitzsch	93	66.1	43.3	4.87	58
1304	L	Döbeln	173	67.3	37.1	3.24	147
1305	L	Eilenburg	84	61.4	41.7	4.93	76
1306	L	Geithain	71	72.5	42.4	5.60	64
1307	L	Grimma	133	74.9	41.4	4.14	81
1308	L	Leipzig	312	71.5	42.4	2.70	64
1309	L	Oschatz	86	61.2	35.9	4.37	163
1310	L	Schmölln	69	75.9	43.8	6.03	52
1311	L	Torgau	86	59.4	34.6	4.14	174
1312	L	Wurzen	111	78.9	43.6	4.70	54
1331	S	Leipzig	1304	84.6	50.8++	1.57	9
		Leipzig	2893	76.0	45.0++	0.94	

1400 Chemnitz

Code		Name					
1401	L	Annaberg	158	69.3	42.0	3.71	71
1402	L	Aue	207	62.2	36.8	2.82	151
1403	L	Auerbach	140	69.8	37.8	3.66	135
1404	L	Brand-Erbisdorf	50	50.8	34.4	5.50	177
1405	L	Chemnitz	212	70.7	35.8−	2.86	165
1406	L	Flöha	105	72.8	42.9	4.66	60
1407	L	Freiberg	134	59.7	33.8	3.26	181
1408	L	Glauchau	137	71.5	39.8	3.86	103
1409	L	Stollberg	162	72.1	41.5	3.67	78
1410	L	Hainichen	122	65.7	37.2	3.76	144
1411	L	Hohenstein-Ernstthal.	117	69.5	34.8	3.73	172
1412	L	Marienberg	95	54.0	31.2−	3.58	203
1413	L	Oelsnitz	80	73.8	39.3	5.17	111
1414	L	Plauen	51	79.7	43.8	7.16	52
1415	L	Reichenbach	133	81.1	41.8	4.23	73
1416	L	Rochlitz	91	64.4	31.8−	3.76	198
1417	L	Schwarzenberg	81	52.0	33.5−	4.04	185
1418	L	Klingenthal	62	62.5	31.7−	4.73	199
1419	L	Werdau	158	75.3	40.6	3.71	92
1420	L	Zschopau	85	56.4	32.3−	3.95	196
1421	L	Zwickau	164	69.5	33.3−−	3.05	187
1431	S	Chemnitz	653	76.2	46.7+	2.03	29
1433	S	Plauen	168	77.5	38.5	3.49	122
1435	S	Zwickau	235	71.4	41.4	2.97	81
		Chemnitz	3600	69.1	38.8−−	0.73	

1500 East Berlin

Code	Name					
1500	East Berlin	2493	80.6	52.4++	1.15	4
	G.D.R. Total	29352	66.1	41.7	0.27	

6.13 Gebärmutterhals

ICD9 180: Bösartige Neubildungen der Cervix
uteri (fortfolgend als Zervixkrebs bezeichnet) [in diesem Abschnitt werden
nur invasive Formen des Zervixkrebses
behandelt, nicht invasive Formen, wie
das Carcinoma in situ der Cervix uteri,
sind hier nicht dargestellt].

Mit rund 2800 Neuerkrankungen (5,4%) und 1000
Todesfällen (2,8%) (Anteil in Prozent aller gemeldeten Fälle) belegte der Zervixkrebs in der ehemaligen DDR im Jahre 1980 Rangplatz 8 bei den Neuerkrankungen und 13 bei den Todesfällen an bösartigen Neubildungen (zusammengefaßt für beide Geschlechter, ICD9 140-208 ohne 173).

Risikofaktoren

Bei Rauchern vierfach erhöhtes Risiko; Infektion
(Herpes simplex Virus Typ 2, menschliches Papil-
lom-Virus Subtyp 16 und 18); frühzeitig aufgenommener Geschlechtsverkehr, häufiger Partnerwech-
sel; häufige Schwangerschaften; erhöhtes Erkrankungsrisiko an Klarzelladenokarzinom der Cervix
uteri und Vagina bei Töchtern von während der
Schwangerschaft mit Diethylstilböstrol behandelten Frauen.

Inzidenz

Trend

International wird gegenwärtig in vielen Ländern
ein deutlicher Rückgang der Inzidenz, vielfach im
Zusammenhang mit durchgeführten Screening-Pro-
grammen beobachtet. Auch in der ehemaligen
DDR fällt die Inzidenz des Zervixkrebses deutlich
ab (mittlere jährliche Veränderung seit 1968:
−2,8%).

Geographische Verteilung

Weltweit die höchsten Inzidenzraten weisen die
Frauen (83,2) aus Brasilien (Recife) auf.
Die höchsten Erkrankungsraten Europas werden bei

6.13 Cervix uteri

ICD9 180: Cancer of the uterine cervix (the rubric
covers invasive cancer of the cervix but
excludes non-invasive cervical cancer,
i. e., carcinoma in situ of the cervix)
(hereafter termed cervical cancer)

With about 2800 new cases (representing 5.4% of
all reported cancer cases) and 1000 deaths (2.8% of
all cancer deaths), cervical cancer in the former
GDR in 1980 ranked as the eighth most frequent
form of cancer for women and thirteenth for mortality among cancer sites (ICD9 140-208 excluding 173)
for both sexes combined.

Main risk factors

Smoking increases the risk fourfold: infection
(herpes simplex virus type 2, human papilloma virus
subtypes 16 and 18); early age at first coitus, large
number of sexual partners, prostitution, numerous
pregnancies; increased risk of squamous cell
adenocarcinoma in daughters of mothers treated
with diethylstilbestrol during pregnancy.

Incidence

Trend

A major decrease in incidence rates is being observed in various countries of the world, in many
cases related to screening programmes. In the
former GDR also, cervical cancer incidence is decreasing (mean annual changes since 1968:
−2.8%).

Geographical distribution

The highest reported world age-standardized annual incidence rates are reported in Recife, Brazil
(83.2).

den Frauen (24,6) aus der ehemaligen DDR gemeldet.

Innerhalb der ehemaligen DDR finden wir die höchsten altersstandardisierten Inzidenzraten in den Kreisen:

0909 Landkreis Mühlhausen	55,1
1108 Landkreis Suhl	52,0
0311 Landkreis Templin	51,5
0309 Landkreis Röbel/Müritz	48,4
0416 Landkreis Wittstock	43,4

Räumliche Aggregation: Eine räumliche Aggregation von Kreisen gleicher oder ähnlich hoher Inzidenzraten läßt sich statistisch sichern (D = 61,73).

Urbanisation als Risikofaktor: Die Inzidenz ist positiv mit der Urbanisation korreliert (r_s = 0,14, t = 2,13).

Das *relative Risiko* der Bevölkerung, an einem Krebsleiden zu erkranken, ist in den Stadtkreisen im Vergleich mit den Landkreisen statistisch signifikant erhöht. Das relative Risiko ($RR_{urban/rural}$) beträgt:

RR 1,20; 95%-CI 1,16 - 1,24

Das Dänische Krebsregister kommt zu analogen Ergebnissen.

Alter und Geschlecht

Zervixkrebserkrankungen wurden in der ehemaligen DDR zwischen 1978 und 1982 vor dem 15. Lebensjahr nicht gemeldet. Die altersspezifische Inzidenzkurve steigt oberhalb des 20. Lebensjahres steil an, erreicht ein erstes Maximum in der Altersgruppe der 35 - 39jährigen und einen zweiten Gipfel in den Altersgruppen der 55 - 69jährigen um dann wieder abzufallen.

Histologie

International:
  Überwiegend Plattenepithelkarzinome

ehemalige DDR:
histologische Sicherung   98,6%

Plattenepithelkarzinome	88,3%
Adenokarzinome	10,1%
undifferenzierte Karzinome	1,4%
Sarkome	0,2%

The highest age-standardized incidence rates in Europe are observed in the former GDR (24.6).

The highest age-standardized incidence rates in the former GDR occur in the following counties:

0909	Mühlhausen	(rural)	55.1
1108	Suhl	(rural)	52.0
0311	Templin	(rural)	51.5
0309	Röbel/Müritz	(rural)	48.4
0416	Wittstock	(rural)	43.4

Spatial aggregation: There is strong statistical evidence of clustering of districts with similar rates of cervical cancer (D = 61.73).

Urbanization as a risk factor: The incidence is positively correlated with urbanization (r_s = 0.14, t = 2.13).

The age-standardized incidence rates are significantly higher in urban populations. The rate ratio is:

RR 1.20; 95% CI 1.16 - 1.24

The Danish Cancer Registry obtained similar results.

Age and sex

Between 1978 and 1982, no cervical cancer was reported before the age of 15 years in the former GDR. The age-specific incidence rate increases sharply over 20 years of age; it reaches a first peak at age-group 35 - 39 years, a second peak at age-group 55 - 69 years, and then decreases.

Histology

International:
  mainly squamous cell carcinoma

Former GDR:
histological confirmation   98.6%

Squamous cell carcinoma	88.3%
Adenocarcinoma	10.1%
Undifferentiated carcinoma	1.4%
Sarcoma	0.2%

Relative 5-Jahre-Überlebensraten

Weltweit bewegen sich die Angaben zwischen 44
und 61%. England und Wales geben für 1975 52%,
Finnland für 1953 -1974 57,9% an. Die Raten sind
in der ehemaligen DDR seit 1961 angestiegen und
lagen 1978 - 79 bei 64,6%.

Mortalitätsvergleich mit den alten Bundes-
ländern der Bundesrepublik Deutschland

Die altersstandardisierten Mortalitätsraten der ehemaligen DDR von 1980 (7,4) liegen deutlich über
denen der alten Bundesländer der Bundesrepublik
Deutschland (4,2) von 1979 - 81.

Five-year relative survival rates

The reported world rate lies between 44 and 61%.
The survival rate was 52% in England and Wales in
1975, and 57.9% in Finland from 1953 -74. The rate
increased in the former GDR from 1961 and was
64.6% in 1978 - 79.

Mortality compared with the old Länder of
the Federal Republic of Germany

The age-standardized mortality rate in the former
GDR in 1980 (7.4) was higher than that of the old
Länder of the Federal Republic of Germany in
1979 - 81 (4.2).

Zervixkrebs
Cervical cancer

ehemalige DDR/former GDR 1980

	Frauen females
Anzahl neuer Fälle Number of new cases	2 006
Altersstand. Inz. rate/100.000 Age-adj. inc. rate/100.000	24.6
Anzahl der Todesfälle Number of deaths	1 016
Altersstand. Mort. rate/100.000 Age-adj. mort. rate/100.000	7.4

Altersstand. Inz.rate
Age-adj. inc.rate

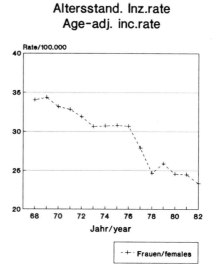

Jahr/year

-+- Frauen/females

Altersspez. Inzidenzrate
Age-spec. incidence rate
ehemalige DDR/former GDR 1978-82

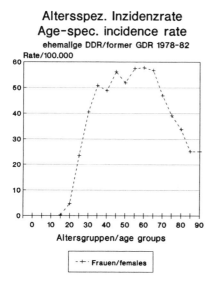

Altersgruppen/age groups

-+- Frauen/females

Rel. 5-Jahre-Überlebens-Rate
Five year relative survival rate

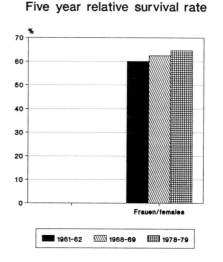

Frauen/females

■ 1961-62   ▨ 1968-69   ▦ 1978-79

Gebärmutterhals

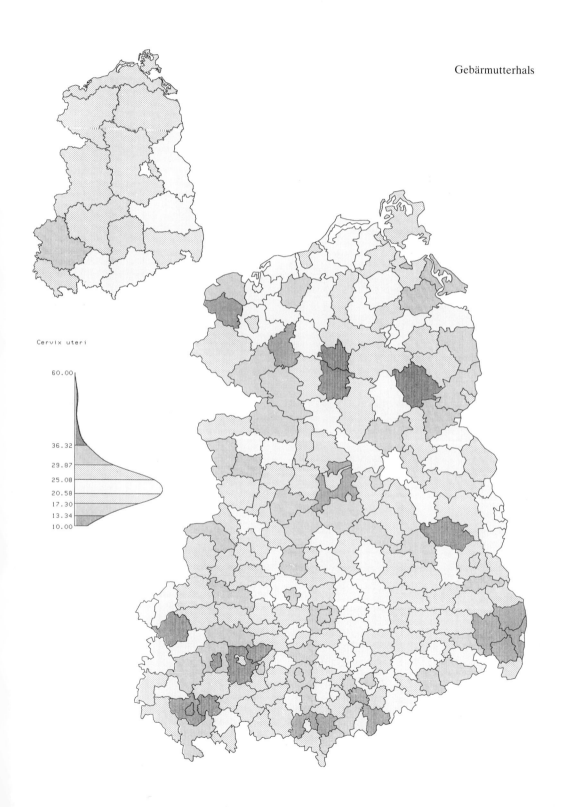

Cervix uteri

60.00
36.32
29.87
25.08
20.58
17.30
13.34
10.00

Cervix uteri

0100   Rostock

0101	L	Bad Doberan	37	28.4	21.9	3.83	120
0103	L	Ribnitz-Damgarten .	56	31.7	24.0	3.44	95
0105	L	Greifswald	17	25.6	19.8	5.52	153
0106	L	Grevesmühlen	21	18.9	14.9--	3.41	198
0107	L	Grimmen	23	25.2	20.0	4.47	149
0108	L	Rostock	24	25.2	23.9	5.16	96
0109	L	Stralsund	20	28.6	22.4	5.30	114
0110	L	Wismar	21	25.0	23.5	5.34	103
0111	L	Wolgast	67	42.6	33.9+	4.40	16
0112	L	Rügen	66	30.3	25.7	3.33	70
0131	S	Rostock	193	32.1	27.5	2.03	49
0132	S	Stralsund	71	36.4	29.2	3.59	37
0133	S	Wismar	38	25.2	21.2	3.55	130
0134	S	Greifswald	55	34.1	31.1	4.32	27
		Rostock	709	30.7	25.6	1.00	

0200   Schwerin

0201	L	Bützow	17	21.6	15.1-	4.01	196
0202	L	Gadebusch	8	12.3	10.1--	4.09	219
0203	L	Güstrow	53	28.8	24.7	3.53	85
0204	L	Hagenow	48	25.4	18.4-	2.94	169
0205	L	Ludwigslust	34	20.9	14.6-	2.68	199
0206	L	Lübz	28	31.2	24.9	5.11	82
0207	L	Parchim	15	14.4	10.8-	2.94	217
0208	L	Perleberg	40	19.5	14.4-	2.52	201
0209	L	Schwerin	25	28.1	23.5	4.95	103
0210	L	Sternberg	18	29.4	24.3	5.90	91
0231	S	Schwerin	70	22.0	19.4-	2.39	156
		Schwerin	356	23.0	18.3--	1.03	

0300   Neubrandenburg

0301	L	Altentreptow	19	30.4	25.9	6.33	66
0302	L	Anklam	48	43.9	34.1	5.31	15
0303	L	Demmin	38	29.8	21.5	3.82	127
0304	L	Malchin	32	30.4	23.9	4.47	96
0305	L	Neubrandenburg . . .	20	27.9	23.0	5.58	110
0306	L	Neustrelitz	47	31.8	26.1	3.98	64
0307	L	Pasewalk	25	21.6	14.8-	3.18	199
0308	L	Prenzlau	35	30.3	25.4	4.49	73
0309	L	Röbel/Müritz	26	55.8	48.4+	9.78	4
0310	L	Strasburg	22	32.5	27.4	6.24	50
0311	L	Templin	49	55.3	51.5++	7.76	3
0312	L	Teterow	18	21.2	17.9	4.48	182
0313	L	Ueckermünde	35	26.4	24.2	4.21	92
0314	L	Waren	35	25.2	20.6	3.67	140
0331	S	Neubrandenburg . . .	42	21.2	22.6	3.64	113
		Neubrandenburg . . .	491	30.4	25.4	1.20	

0400   Potsdam

0401	L	Belzig	19	21.5	16.0-	4.00	192
0402	L	Brandenburg	15	15.0	12.3--	3.48	213
0403	L	Gransee	36	30.3	25.0	4.48	80
0405	L	Jüterbog	22	22.1	14.4--	3.42	201
0407	L	Königs Wusterhausen	64	28.1	21.1	2.81	132
0408	L	Kyritz	22	23.9	21.2	4.74	130
0409	L	Luckenwalde	31	25.5	19.9	3.91	151
0410	L	Nauen	66	30.6	21.9	2.99	120
0411	L	Neuruppin	38	22.4	19.0	3.26	161
0412	L	Potsdam	65	24.8	18.4-	2.44	169
0413	L	Pritzwalk	22	25.3	20.1	4.63	147
0414	L	Oranienburg	78	22.9	17.2--	2.08	187
0415	L	Rathenow	45	26.3	19.4	3.10	156
0416	L	Wittstock	29	48.2	43.4+	8.50	5
0417	L	Zossen	63	32.0	25.1	3.31	76
0431	S	Brandenburg/Havel .	60	24.1	19.0-	2.59	161
0432	S	Potsdam	76	21.9	16.3--	1.98	191
		Potsdam	751	25.5	19.6--	0.76	

0500   Frankfurt

0501	L	Angermünde	16	16.7	14.0--	3.88	205
0502	L	Beeskow	23	24.4	19.0	4.22	161
0503	L	Bernau	48	25.1	19.3	3.00	159
0504	L	Eberswalde	85	39.4	30.0	3.43	32
0505	L	Bad Freienwalde . . .	28	27.5	23.4	4.70	107
0506	L	Eisenhüttenstadt . . .	16	28.8	21.3	5.75	128
0507	L	Fürstenwalde	90	33.1	26.5	2.97	61
0508	L	Seelow	37	35.1	26.2	4.73	63
0509	L	Strausberg	63	27.0	21.6	2.93	124
0531	S	Frankfurt/Oder . . .	61	29.1	25.0	3.31	80
0532	S	Eisenhüttenstadt . . .	33	26.9	22.9	4.09	111
0533	S	Schwedt (Oder)	38	29.2	28.6	5.01	42
		Frankfurt	538	29.4	23.7	1.08	

0600   Cottbus

0601	L	Bad Liebenwerda . .	38	25.9	20.0	3.49	149
0602	L	Calau	42	27.6	22.0	3.58	118
0603	L	Cottbus	31	26.6	20.4	4.06	144
0605	L	Finsterwalde	39	25.9	17.4-	3.08	186
0606	L	Forst	41	37.4	19.0	3.58	161
0607	L	Guben	34	29.5	23.8	4.34	99
0608	L	Hoyerswerda	63	21.4	18.1--	2.36	184
0609	L	Lübben	38	44.2	36.6	6.36	10
0610	L	Luckau	15	18.3	13.8--	3.87	208
0611	L	Senftenberg	99	31.7	25.8	2.72	68
0612	L	Spremberg	52	45.0	33.8	5.18	17
0613	L	Weißwasser	42	28.7	25.1	4.02	76
0614	L	Herzberg	25	25.0	19.5	4.07	155
0615	L	Jessen	27	31.7	21.6	4.46	124
0631	S	Cottbus	94	32.1	26.3	2.80	62
		Cottbus	680	29.5	23.1	0.94	

0700   Magdeburg

0701	L	Burg	73	41.7	32.5	4.02	23
0703	L	Gradelegen	26	37.2	32.2	6.65	25
0704	L	Genthin	41	38.5	29.0	4.82	38
0705	L	Halberstadt	100	40.5	33.5+	3.53	18
0706	L	Haldensleben	41	25.8	17.6-	3.05	185
0707	L	Havelberg	19	33.2	25.5	6.50	71
0708	L	Kalbe/Milde	11	22.3	20.9	6.71	134
0709	L	Klötze	21	26.6	16.9	4.10	190
0710	L	Wolmirstedt	37	32.0	27.3	4.69	51
0711	L	Oschersleben	42	34.7	27.6	4.46	48
0712	L	Osterburg	27	22.6	17.0-	3.49	189
0713	L	Salzwedel	24	21.6	18.1	3.95	174
0714	L	Schönebeck	82	35.1	27.2	3.28	53
0716	L	Staßfurt	50	25.5	18.8-	2.83	166
0717	L	Stendal	59	29.2	23.5	3.20	103
0718	L	Tangerhütte	18	32.3	29.3	7.31	36
0719	L	Wanzleben	36	30.9	22.3	4.01	115
0720	L	Wernigerode	90	32.6	26.1	2.89	64
0721	L	Zerbst	23	21.5	15.9-	3.53	194
0732	S	Magdeburg	280	36.6	28.3+	1.77	44
		Magdeburg	1100	32.7	25.8	0.82	

Cervix uteri

0800	**Halle**				
0801 L Artern	58	39.5	28.8	4.02	41
0802 L Aschersleben	47	25.9	18.0-	2.85	178
0803 L Bernburg	73	33.4	23.9	3.03	96
0804 L Bitterfeld	124	35.7	28.1	2.65	45
0805 L Eisleben	69	33.7	23.6	3.02	102
0806 L Gräfenhainichen . . .	32	30.7	24.2	4.45	92
0807 L Saalkreis	61	32.5	24.5	3.35	89
0808 L Hettstedt	54	36.1	27.3	3.92	51
0809 L Köthen	106	48.4	34.8++	3.68	14
0810 L Nebra	29	35.8	27.7	5.48	47
0811 L Merseburg	122	35.1	26.7	2.56	59
0812 L Naumburg	43	27.6	19.0	3.17	161
0813 L Quedlinburg	78	32.4	25.9	3.08	66
0814 L Querfurt	23	26.5	18.1	4.10	174
0815 L Roßlau	32	33.2	23.3	4.59	108
0816 L Sangerhausen	89	42.9	33.2+	3.65	21
0817 L Hohenmölsen	22	27.6	18.1	4.37	174
0818 L Weißenfels	55	30.1	22.0	3.19	118
0819 L Wittenberg	70	27.1	18.3--	2.38	171
0820 L Zeitz	90	40.0	30.2	3.44	30
0831 S Dessau	96	35.4	27.0	2.89	56
0832 S Halle/Saale	243	38.4	30.0++	2.04	32
0833 S Halle-Neustadt	73	30.9	32.2	4.22	25
	Halle	1689	34.8	26.3+	0.68	
0900	**Erfurt**				
0901 L Arnstadt	62	34.9	26.9	3.61	58
0902 L Apolda	60	44.4	36.6+	4.99	10
0903 L Eisenach	91	29.6	20.8	2.35	135
0904 L Erfurt	51	40.9	33.5	4.88	18
0905 L Gotha	166	42.8	33.5++	2.74	18
0906 L Heiligenstadt	27	24.4	20.7	4.12	137
0907 L Langensalza	38	31.1	20.7	3.69	137
0908 L Worbis	46	23.8	20.7	3.19	137
0909 L Mühlhausen	154	62.4	55.1++	4.63	1
0910 L Nordhausen	112	38.0	29.6	2.97	35
0911 L Sömmerda	67	38.1	30.4	3.86	29
0912 L Sondershausen	44	30.3	25.8	4.09	68
0913 L Weimar	51	43.9	38.2+	5.61	9
0931 S Weimar	48	28.2	20.2	3.11	146
0932 S Erfurt	276	49.0	40.0++	2.48	7
	Erfurt	1293	39.5	31.7++	0.92	
1000	**Gera**				
1001 L Eisenberg	26	28.8	23.3	4.86	108
1002 L Gera	35	21.3	16.0--	2.95	192
1003 L Jena	33	34.8	29.0	5.36	38
1004 L Lobenstein	23	30.5	27.0	5.82	56
1005 L Pößneck	49	33.4	27.2	4.13	53
1006 L Rudolstadt	68	36.9	29.8	3.83	34
1007 L Saalfeld	39	24.6	18.3-	3.14	171
1008 L Schleiz	23	26.2	19.9	4.48	151
1009 L Stadtroda	22	25.3	20.4	4.60	144
1010 L Zeulenroda	33	30.7	22.7	4.20	112
1011 L Greiz	66	40.6	33.0	4.44	22
1031 S Gera	66	19.9	14.4--	1.89	201
1032 S Jena	121	43.9	36.1++	3.40	12
	Gera	604	30.7	24.4	1.05	
1100	**Suhl**				
1101 L Bad Salzungen	55	23.6	17.8--	2.50	183
1102 L Hildburghausen . . .	33	20.8	15.3--	2.87	195
1103 L Ilmenau	88	47.9	40.0++	4.45	7
1104 L Neuhaus am Renweg .	31	30.2	26.0	4.07	140
1105 L Meiningen	65	35.4	28.9	3.77	40
1106 L Schmalkalden	53	30.9	21.9	3.22	120
1107 L Sonnenberg	53	32.6	25.5	3.70	71
1108 L Suhl	77	61.1	52.0++	6.22	2
1131 S Suhl	60	48.6	42.5++	5.56	6
	Suhl	515	35.6	28.5++	1.32	

1200	**Dresden**				
1201 L Bautzen	61	18.1	12.7--	1.76	210
1202 L Bischofswerda	37	20.2	14.2--	2.55	204
1203 L Dippoldiswalde	47	38.8	30.1	4.77	31
1204 L Dresden	76	24.4	10.5	2.31	168
1205 L Freital	66	28.3	21.3	2.90	128
1206 L Görlitz	16	19.2	11.8--	3.42	214
1207 L Großenhain	26	23.3	18.6	4.16	167
1208 L Kamenz	40	24.5	18.0-	3.13	178
1210 L Löbau	49	18.1	12.5--	2.02	211
1211 L Meißen	91	27.3	18.2--	2.14	173
1212 L Niesky	20	19.4	12.4--	3.03	212
1213 L Pirna	73	22.9	13.9--	1.80	206
1214 L Riesa	85	32.2	25.1	2.84	76
1215 L Sebnitz	47	32.7	23.7	3.74	100
1216 L Zittau	93	35.9	26.6	3.05	60
1231 S Dresden	452	32.0	24.2	1.23	92
1232 S Görlitz	74	33.1	23.7	3.05	100
	Dresden	1353	27.8	20.3--	0.60	
1300	**Leipzig**				
1301 L Altenburg	92	31.0	24.8	2.73	84
1302 L Borna	86	34.1	27.1	3.09	55
1303 L Delitzsch	50	35.5	28.6	4.26	42
1304 L Döbeln	71	27.6	19.4-	2.56	156
1305 L Eilenburg	42	30.7	24.6	3.98	87
1306 L Geithain	28	28.6	21.7	4.43	123
1307 L Grimma	60	33.8	24.9	3.49	82
1308 L Leipzig	176	43.7	32.4++	2.69	24
1309 L Oschatz	42	29.9	24.7	4.03	85
1310 L Schmölln	23	25.3	19.8	4.55	153
1311 L Torgau	48	33.2	25.1	3.87	76
1312 L Wurzen	47	33.4	24.6	3.79	87
1331 S Leipzig	685	44.5	34.9++	1.41	13
	Leipzig	1450	38.1	29.6++	0.83	
1400	**Chemnitz**				
1401 L Annaberg	39	17.1	10.9--	1.93	216
1402 L Aue	74	22.2	17.2--	2.12	187
1403 L Auerbach	36	18.0	11.1--	2.11	215
1404 L Brand-Erbisdorf . . .	28	28.4	17.7	3.83	184
1405 L Chemnitz	95	31.7	21.0	2.42	133
1406 L Flöha	37	25.7	20.6	3.66	140
1407 L Freiberg	70	31.2	23.5	3.01	103
1408 L Glauchau	56	29.2	20.1	2.97	147
1409 L Stollberg	42	18.7	12.9--	2.19	209
1410 L Hainichen	61	32.9	25.2	3.45	75
1411 L Hohenstein-Ernstthal .	37	22.0	15.0--	2.71	197
1412 L Marienberg	48	27.3	20.8	3.23	135
1413 L Oelsnitz	33	30.4	19.3	3.80	159
1414 L Plauen	10	15.6	10.3--	3.84	218
1415 L Reichenbach	56	34.1	25.4	3.78	73
1416 L Rochlitz	39	27.6	20.6	3.63	140
1417 L Schwarzenberg	42	27.0	22.3	3.60	115
1418 L Klingenthal	19	23.2	13.9--	3.55	206
1419 L Werdau	63	30.0	22.1	3.03	117
1420 L Zschopau	38	25.2	18.0-	3.16	178
1421 L Zwickau	57	24.2	18.0-	2.60	178
1431 S Chemnitz	362	42.2	30.9++	1.74	28
1433 S Plauen	63	29.1	21.6	3.02	124
1435 S Zwickau	112	34.0	24.5	2.47	89
	Chemnitz	1517	29.1	21.2--	0.59	
1500	**East Berlin**				
1500	East Berlin	1111	35.9	27.8++	0.88	46
	G.D.R. Total	14157	31.9	24.7	0.22	

6.14 Gebärmutterkörper

ICD9 182: Bösartige Neubildungen des Corpus uteri (fortfolgend als Korpuskrebs bezeichnet)

Mit rund 2000 Neuerkrankungen (3,9%) und 900 Todesfällen (2,5%) (Anteil in Prozent aller gemeldeten Fälle) belegte der Korpuskrebs in der ehemaligen DDR im Jahre 1980 Rangplatz 8 bei den Neuerkrankungen und 13 bei den Todesfällen an bösartigen Neubildungen (zusammengefaßt für beide Geschlechter, ICD9 140-208 ohne 173).

Risikofaktoren

Fettreiche Ernährung; Fettsucht; frühe Menarche, späte Menopause, Kinderlosigkeit, Verwendung exogener Östrogene in der Menopause; Strahlenbehandlung des Bauchraumes.

Inzidenz

Trend

International wird gegenwärtig in vielen Ländern ein Anstieg der Inzidenz beobachtet. Auch in der ehemaligen DDR steigt die Inzidenz deutlich an (mittlerer jährlicher Anstieg seit 1968: 0,7%).

Geographische Verteilung

Weltweit die höchsten Inzidenzraten weisen weiße Frauen (25,7) aus den USA (Bay Area) auf.
Die höchsten Erkrankungsraten Europas werden bei den Frauen (16,9) aus der Schweiz (Zürich) gemeldet. Die Erkrankungsraten der ehemaligen DDR (13,9) finden sich im oberen Drittel auf Rangplatz 7 in Europa gemeldeter Inzidenzraten.

6.14 Corpus uteri

ICD9 182: Malignant neoplasms of the uterine corpus (hereafter termed cancer of the corpus uteri)

With about 2000 new cases (representing 3.9% of all reported cancer cases) and 900 deaths (2.5% of all cancer deaths), cancer of the corpus uteri in the former GDR in 1980 was the eighth most frequent form of cancer and the thirteenth for mortality among cancer sites (ICD9 140-208 excluding 173) for both sexes combined.

Main risk factors

Fatty food; obesity; early menarche, late menopause, nulliparity; use of exogenous estrogens during menopause; irradiation following radiotherapy of the abdomen.

Incidence

Trend

An increase in incidence rates is being observed in many countries of the world. In the former GDR, the incidence of this form of cancer has been increasing since 1968 (mean annual increase: 0.7%).

Geographical distribution

The highest reported world age-standardized annual incidence rate is recorded in Bay Area: whites, USA (25.7).
The highest cancer rates in Europe are observed in Zurich, Switzerland (16.9).
In the former GDR, in comparison with rates from other countries in Europe, the incidence of cancer of the uterus is in the upper third of the range (13.9, rank 7th).

Innerhalb der ehemaligen DDR finden wir die höchsten altersstandardisierten Inzidenzraten in den Kreisen:

0913 Landkreis Weimar		21,5
1411 Landkreis Hohenstein-Ernstthal		20,6
0501 Landkreis Angermünde		19,6
0307 Landkreis Pasewalk		19,5
1404 Landkreis Brand Erbisdorf		19,5

Räumliche Aggregation: Eine räumliche Aggregation von Kreisen gleicher oder ähnlich hoher Inzidenzraten läßt sich statistisch sichern (D = 68,04).
Urbanisation als Risikofaktor: Die Inzidenz ist positiv mit der Urbanisation korreliert ($r_s = 0,30$, t = 4,60). Das *relative Risiko* der Bevölkerung, an einem Krebsleiden zu erkranken, ist in den Stadtkreisen im Vergleich mit den Landkreisen statistisch nicht signifikant erhöht.
Das relative Risiko ($RR_{urban/rural}$) beträgt:
RR 1,03; 95%-CI 0,99 - 1,07
Das Dänische Krebsregister kommt zu analogen Ergebnissen.

Alter und Geschlecht

Korpuskrebserkrankungen wurden in der ehemaligen DDR zwischen 1978 und 1982 vor dem 15. Lebensjahr nicht gemeldet. Die altersspezifische Inzidenzkurve steigt oberhalb des 40. Lebensjahres steil an und erreicht das Maximum in der Altersgruppe der 65 - 79jährigen.

Histologie

International:
    Überwiegend Adenokarzinome

ehemalige DDR:
histologische Sicherung   98,5%

Adenokarzinome	92,2%
darunter: papillär	16,9%
undifferenzierte Karzinome	1,0%
Plattenepithelkarzinome	1,0%
Sarkome	5,6%
sonstige	0,2%

The highest age-standardized incidence rates in the former GDR occur in the following counties:

0913 Weimar	(rural)	21.5
1411 Hohenstein-Ernstthal	(rural)	20.6
0501 Angermünde	(rural)	19.6
0307 Pasewalk	(rural)	19.5
1404 Brand Erbisdorf	(rural)	19.5

Spatial aggregation: Significant spatial aggregation was found (D = 68.04).
Urbanization as a risk factor: The incidence is positively correlated with urbanization ($r_s = 0.30$, t = 4.60).
The age-standardized incidence rates are not significantly higher in urban populations. The rate ratio is:
RR 1.03; 95% CI 0.99 - 1.07
The Danish Cancer Registry obtained similar results.

Age and sex

Between 1978 and 1982, no cancer of the corpus uteri was reported in the former GDR before the age of 15. The age-specific incidence rate increases significantly after 40 years of age and reaches a peak in the age-group 65 - 79 years.

Histology

International:
    mainly adenocarcinoma

Former GDR:
histological confirmation   98.5%

Adenocarcinoma	92.2%
including: papillary	16.9%
Undifferentiated carcinoma	1.0%
Squamous cell carcinoma	1.0%
Sarcoma	5.6%
Other	0.2%

Relative 5-Jahre-Überlebensraten

Weltweit bewegen sich die Angaben zwischen 68 und 73 %. England und Wales geben für 1975 67 %, Finnland für 1953 - 1974 59,5 % an. Die Raten in der ehemaligen DDR sind in den vergangenen beiden Jahrzehnten nahezu gleich geblieben und lagen 1978 - 79 bei 68,7 %.

Mortalitätsvergleich mit den alten Bundesländern der Bundesrepublik Deutschland

Die altersstandardisierten Mortalitätsraten der ehemaligen DDR von 1980 (4,6) liegen über denen der alten Bundesländer der Bundesrepublik Deutschland von 1979 - 81 (4,2) (ICD9 179, 182).

Five-year relative survival rates

World figures lie between 68 and 73 %. In England and Wales in 1975, the survival rate was 67 %; in Finland, the rate was 59.5 % from 1953 - 74. In the former GDR, the rate has remained almost unchanged over the last two decades; from 1978 - 79 it was 68.7 %.

Mortality compared with the old Länder of the Federal Republic of Germany

The age-standardized mortality rate in the former GDR in 1980 (4.6) was higher than that of the old Länder of the Federal Republic of Germany in 1979 - 81 (4.2) (ICD9 179, 182).

Korpuskrebs
Cancer of the corpus uteri

ehemalige DDR/former GDR 1980

	Frauen females
Anzahl neuer Fälle Number of new cases	2 044
Altersstand. Inz. rate/100.000 Age-adj. inc. rate/100.000	14.1
Anzahl der Todesfälle Number of deaths	906
Altersstand. Mort. rate/100.000 Age-adj. mort. rate/100.000	4.6

Altersstand. Inz.rate
Age-adj. inc.rate

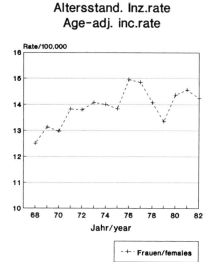

Rate/100.000

Jahr/year

-+- Frauen/females

Altersspez. Inzidenzrate
Age-spec. incidence rate
ehemalige DDR/former GDR 1978-82

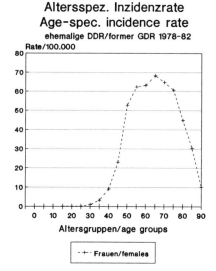

Rate/100.000

Altersgruppen/age groups

-+- Frauen/females

Rel. 5-Jahre-Überlebens-Rate
Five year relative survival rate

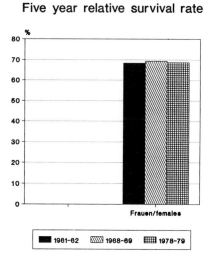

%

Frauen/females

■ 1961-62   ▨ 1968-69   ▦ 1978-79

Gebärmutterkörper

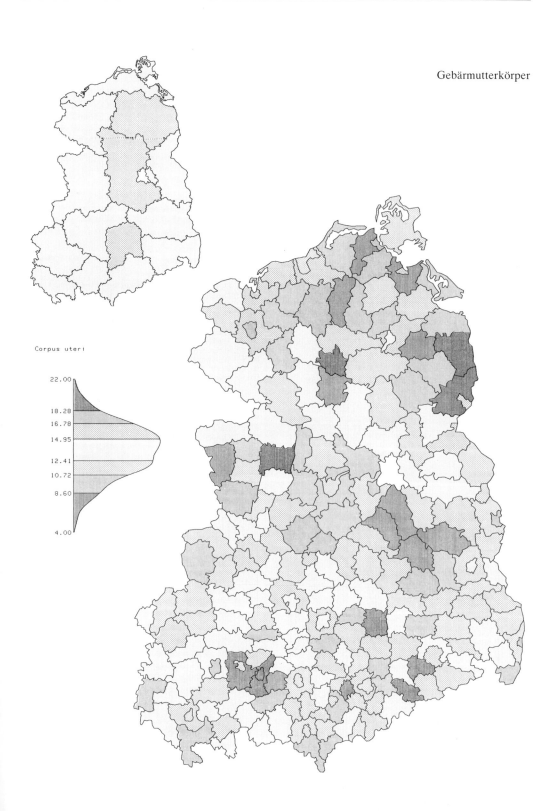

Corpus uteri

Corpus uteri

0100   Rostock

0101 L Bad Doberan	33	25.3	16.7	3.17	35
0103 L Ribnitz-Damgarten .	25	14.1	8.8−−	1.91	205
0105 L Greifswald	9	13.6	8.2	3.03	211
0106 L Grevesmühlen	23	20.7	13.5	3.00	119
0107 L Grimmen	21	23.0	17.3	3.91	19
0108 L Rostock	23	24.2	15.2	3.43	72
0109 L Stralsund	8	11.4	7.5−	2.82	215
0110 L Wismar	18	21.4	16.3	4.00	42
0111 L Wolgast	24	15.3	10.0	2.19	193
0112 L Rügen	37	17.0	11.3	1.97	173
0131 S Rostock	100	16.7	12.2	1.30	148
0132 S Stralsund	44	22.6	16.8	2.68	29
0133 S Wismar	36	23.9	16.3	2.81	42
0134 S Greifswald	29	18.0	15.4	3.06	63
Rostock	430	18.6	13.0	0.67	

0200   Schwerin

0201 L Bützow	13	16.5	10.3	3.08	190
0202 L Gadebusch	14	21.5	12.1	3.46	152
0203 L Güstrow	45	24.4	17.2	2.72	23
0204 L Hagenow	44	23.3	12.5	2.12	138
0205 L Ludwigslust	34	20.9	13.4	2.52	120
0206 L Lübz	23	25.6	14.7	3.33	84
0207 L Parchim	19	18.2	10.5	2.65	188
0208 L Perleberg	40	19.5	11.4	1.99	172
0209 L Schwerin	18	20.2	15.7	3.88	54
0210 L Sternberg	9	14.7	8.8	3.11	205
0231 S Schwerin	67	21.1	17.3	2.23	19
Schwerin	326	21.1	13.8	0.83	

0300   Neubrandenburg

0301 L Altentreptow	11	17.6	9.5	3.06	198
0302 L Anklam	24	21.9	12.2	2.80	148
0303 L Demmin	27	21.2	11.2	2.39	176
0304 L Malchin	13	12.3	8.9	2.63	204
0305 L Neubrandenburg . . .	17	23.7	15.3	3.98	66
0306 L Neustrelitz	26	17.6	11.7	2.46	163
0307 L Pasewalk	33	28.5	19.5	3.68	4
0308 L Prenzlau	15	13.0	8.7−	2.41	207
0309 L Röbel/Müritz	12	25.8	18.5	5.62	10
0310 L Strasburg	7	10.4	5.4−−	2.32	219
0311 L Templin	15	16.9	9.5	2.71	198
0312 L Teterow	12	14.1	7.7−−	2.36	213
0313 L Ueckermünde	16	12.1	9.9	2.57	194
0314 L Waren	24	17.2	11.8	2.55	159
0331 S Neubrandenburg . . .	23	11.6	12.5	2.68	138
Neubrandenburg . . .	275	17.0	11.5−−	0.74	

0400   Potsdam

0401 L Belzig	15	17.0	10.1	2.83	192
0402 L Brandenburg	17	17.0	9.9	2.67	194
0403 L Gransee	24	20.2	11.1	2.55	178
0405 L Jüterbog	25	25.2	15.6	3.33	56
0407 L Königs Wusterhausen	43	18.9	11.6	1.92	168
0408 L Kyritz	19	20.7	14.5	3.56	90
0409 L Luckenwalde	16	13.2	6.9−−	1.92	217
0410 L Nauen	39	18.1	10.2−	1.80	191
0411 L Neuruppin	39	23.0	14.5	2.58	90
0412 L Potsdam	49	18.7	11.1	1.73	178
0413 L Pritzwalk	16	18.4	12.7	3.38	134
0414 L Oranienburg	72	21.1	13.2	1.71	184
0415 L Rathenow	31	18.1	11.3	2.25	173
0416 L Wittstock	7	11.6	5.7−−	2.47	218
0417 L Zossen	24	12.2	7.2−	1.64	216
0431 S Brandenburg/Havel .	46	18.5	12.3	1.95	145
0432 S Potsdam	50	14.4	9.4−−	1.43	200
Potsdam	532	18.0	11.1−−	0.53	

0500   Frankfurt

0501 L Angermünde	30	31.4	19.6	3.86	3
0502 L Beeskow	21	22.3	15.4	3.59	63
0503 L Bernau	39	20.4	11.8	2.09	159
0504 L Eberswalde	39	18.1	13.0	2.20	130
0505 L Bad Freienwalde . . .	23	22.6	16.4	3.64	39
0506 L Eisenhüttenstadt . . .	10	18.0	12.3	4.07	145
0507 L Fürstenwalde	64	23.5	14.4	1.99	92
0508 L Seelow	21	19.9	12.2	2.91	148
0509 L Strausberg	49	21.0	14.0	2.15	104
0531 S Frankfurt/Oder . . .	37	17.7	15.3	2.64	66
0532 S Eisenhüttenstadt . . .	28	22.9	17.6	3.42	17
0533 S Schwedt (Oder)	16	12.3	15.5	4.03	60
Frankfurt	377	20.6	14.5	0.80	

0600   Cottbus

0601 L Bad Liebenwerda . .	30	20.4	11.7	2.40	163
0602 L Calau	18	11.8	9.4	2.34	200
0603 L Cottbus	23	19.7	11.9	2.61	155
0605 L Finsterwalde	40	26.6	17.1	2.90	25
0606 L Forst	26	23.7	13.9	3.16	106
0607 L Guben	19	16.5	11.8	3.08	159
0608 L Hoyerswerda	56	19.1	16.0	2.20	46
0609 L Lübben	14	16.3	8.0−	2.51	212
0610 L Luckau	14	17.1	7.7−−	2.27	213
0611 L Senftenberg	78	25.0	15.3	1.87	66
0612 L Spremberg	21	18.2	10.9	2.65	181
0613 L Weißwasser	29	19.8	15.7	3.09	54
0614 L Herzberg	24	24.0	15.4	3.38	63
0615 L Jessen	17	20.0	11.5	3.04	170
0631 S Cottbus	47	16.0	13.7	2.10	112
Cottbus	456	19.8	13.4	0.68	

0700   Magdeburg

0701 L Burg	44	25.1	15.9	2.56	49
0703 L Gradelegen	15	21.5	12.1	3.46	152
0704 L Genthin	14	13.1	8.7−	2.59	207
0705 L Halberstadt	45	18.2	12.4	1.97	142
0706 L Haldensleben	44	27.7	17.0	2.79	28
0707 L Havelberg	9	15.7	9.1	3.28	202
0708 L Kalbe/Milde	7	14.2	9.0	3.73	203
0709 L Klötze	13	16.5	8.4−	2.52	210
0710 L Wolmirstedt	21	18.1	10.8	2.60	183
0711 L Oschersleben	33	27.3	14.6	2.79	88
0712 L Osterburg	24	20.1	13.2	2.90	126
0713 L Salzwedel	26	23.5	14.8	3.11	82
0714 L Schönebeck	64	27.4	15.5	2.11	60
0716 L Staßfurt	52	26.5	15.3	2.32	66
0717 L Stendal	52	25.8	19.0	2.80	9
0718 L Tangerhütte	14	25.1	13.7	3.90	112
0719 L Wanzleben	27	23.2	14.9	3.09	77
0720 L Wernigerode	43	15.6	9.8−	1.59	196
0721 L Zerbst	30	28.0	17.7	3.46	15
0732 S Magdeburg	181	23.6	14.7	1.19	84
Magdeburg	758	22.5	14.0	0.55	

Corpus uteri

0800 Halle

0801 L Artern	31	21.1	13.3	2.57	123
0802 L Aschersleben	48	26.5	16.4	2.57	39
0803 L Bernburg	54	24.7	13.1	1.92	128
0804 L Bitterfeld	77	22.2	14.1	1.71	98
0805 L Eisleben	48	23.5	13.3	2.07	123
0806 L Gräfenhainichen	28	26.8	14.7	3.10	84
0807 L Saalkreis	49	26.1	15.8	2.44	52
0808 L Hettstedt	37	24.7	14.3	2.58	93
0809 L Köthen	41	18.7	11.7	1.96	163
0810 L Nebra	23	28.4	17.3	3.88	19
0811 L Merseburg	84	24.2	13.9	1.63	106
0812 L Naumburg	41	26.3	13.3	2.35	123
0813 L Quedlinburg	49	20.4	11.9	1.86	155
0814 L Querfurt	15	17.3	10.8	2.95	183
0815 L Roßlau	30	31.1	17.1	3.40	25
0816 L Sangerhausen	40	19.3	12.4	2.04	142
0817 L Hohenmölsen	22	27.6	14.9	3.37	77
0818 L Weißenfels	43	23.6	14.1	2.31	98
0819 L Wittenberg	66	25.5	16.5	2.18	37
0820 L Zeitz	57	25.3	12.7	1.86	134
0831 S Dessau	66	24.4	16.5	2.17	37
0832 S Halle/Saale	161	25.5	14.7	1.26	84
0833 S Halle-Neustadt	14	5.9	9.8	2.69	196
Halle	1124	23.1	14.1	0.45	

0900 Erfurt

0901 L Arnstadt	34	19.1	11.6	2.20	168
0902 L Apolda	38	28.1	14.9	2.66	77
0903 L Eisenach	69	22.5	13.7	1.77	112
0904 L Erfurt	26	20.9	14.3	2.96	93
0905 L Gotha	83	21.4	12.9	1.54	132
0906 L Heiligenstadt	22	19.9	14.1	3.10	98
0907 L Langensalza	30	24.5	14.3	2.77	93
0908 L Worbis	30	15.5	11.3	2.21	173
0909 L Mühlhausen	62	25.1	15.6	2.14	56
0910 L Nordhausen	59	20.0	11.7	1.64	163
0911 L Sömmerda	35	19.9	14.3	2.54	93
0912 L Sondershausen	28	19.3	11.9	2.44	155
0913 L Weimar	39	33.6	21.5+	3.73	1
0931 S Weimar	37	21.7	12.3	2.19	145
0932 S Erfurt	134	23.8	16.8	1.54	29
Erfurt	726	22.2	14.1	0.56	

1000 Gera

1001 L Eisenberg	18	19.9	12.5	3.24	138
1002 L Gera	33	20.1	11.0	2.13	180
1003 L Jena	29	30.6	19.1	3.77	8
1004 L Lobenstein	17	22.5	13.4	3.65	120
1005 L Pößneck	42	28.6	18.2	3.03	12
1006 L Rudolstadt	44	23.9	14.6	2.35	88
1007 L Saalfeld	35	22.1	13.7	2.51	112
1008 L Schleiz	20	22.8	14.1	3.44	98
1009 L Stadtroda	9	10.3	8.5	2.87	209
1010 L Zeulenroda	29	27.0	15.2	3.09	72
1011 L Greiz	49	30.1	16.4	2.67	39
1031 S Gera	56	16.9	10.8-	1.57	183
1032 S Jena	71	25.8	19.3+	2.43	6
Gera	452	23.0	14.4	0.73	

1100 Suhl

1101 L Bad Salzungen	58	24.8	16.8	2.34	29
1102 L Hildburghausen	42	26.5	17.1	2.84	25
1103 L Ilmenau	46	25.0	12.5	2.09	138
1104 L Neuhaus am Renweg	29	28.2	15.6	3.26	56
1105 L Meiningen	38	20.7	14.8	2.53	82
1106 L Schmalkalden	38	22.2	12.7	2.20	134
1107 L Sonneberg	40	24.6	13.6	2.36	116
1108 L Suhl	33	26.2	15.8	3.06	52
1131 S Suhl	23	18.6	12.4	2.79	142
Suhl	347	24.0	14.7	0.86	

1200 Dresden

1201 L Bautzen	80	23.7	13.1	1.64	128
1202 L Bischofswerda	51	27.9	15.3	2.41	66
1203 L Dippoldiswalde	35	28.9	15.9	2.96	49
1204 L Dresden	79	25.4	13.0	1.64	130
1205 L Freital	69	29.6	18.4	2.50	11
1206 L Görlitz	18	21.6	11.8	3.01	159
1207 L Großenhain	19	17.1	10.4	2.67	189
1208 L Kamenz	34	20.9	12.1	2.28	152
1210 L Löbau	67	24.8	12.9	1.75	132
1211 L Meißen	97	29.1	15.5	1.77	60
1212 L Niesky	19	18.4	11.7	2.97	163
1213 L Pirna	86	27.0	15.0	1.79	76
1214 L Riesa	56	21.2	13.8	1.95	111
1215 L Sebnitz	35	24.4	12.7	2.40	134
1216 L Zittau	89	34.4	18.0	2.16	13
1231 S Dresden	369	26.2	15.3	0.90	66
1232 S Görlitz	64	28.6	17.3	2.38	19
Dresden	1267	26.0	14.8	0.46	

1300 Leipzig

1301 L Altenburg	72	24.3	15.6	1.98	56
1302 L Borna	69	28.9	17.2	2.22	23
1303 L Delitzsch	32	22.7	13.6	2.60	116
1304 L Döbeln	80	31.1	15.2	1.93	72
1305 L Eilenburg	27	19.7	13.9	2.84	106
1306 L Geithain	24	24.5	13.9	3.03	106
1307 L Grimma	49	27.6	16.6	2.61	36
1308 L Leipzig	125	31.0	16.0	1.60	46
1309 L Oschatz	45	32.0	19.2	3.19	7
1310 L Schmölln	22	24.2	14.9	3.47	77
1311 L Torgau	31	21.4	14.2	2.69	97
1312 L Wurzen	41	29.1	16.8	2.94	29
1331 S Leipzig	380	24.7	13.9	0.79	106
Leipzig	997	26.2	15.0+	0.52	

1400 Chemnitz

1401 L Annaberg	66	28.9	16.1	2.21	45
1402 L Aue	77	23.1	14.0	1.72	104
1403 L Auerbach	51	25.4	11.5	1.81	170
1404 L Brand-Erbisdorf	29	29.4	19.5	3.88	4
1405 L Chemnitz	101	33.7	16.2	1.86	44
1406 L Flöha	29	20.1	10.7	2.23	187
1407 L Freiberg	50	22.3	13.6	2.09	116
1408 L Glauchau	61	31.8	16.8	2.40	29
1409 L Stollberg	66	29.4	15.2	2.07	72
1410 L Hainichen	64	34.5	17.5	2.44	18
1411 L Hohenstein-Ernstthal.	68	40.4	20.6+	2.79	2
1412 L Marienberg	48	27.3	13.4	2.13	120
1413 L Oelsnitz	36	33.2	17.9	3.34	14
1414 L Plauen	13	20.3	10.9	3.32	181
1415 L Reichenbach	53	32.3	16.0	2.60	46
1416 L Rochlitz	37	26.2	11.2	2.07	176
1417 L Schwarzenberg	32	20.5	10.8	2.12	183
1418 L Klingenthal	32	32.3	16.8	3.46	29
1419 L Werdau	57	27.2	14.1	2.11	98
1420 L Zschopau	46	30.5	14.9	2.45	77
1421 L Zwickau	85	36.0	17.7	2.15	15
1431 S Chemnitz	177	20.6	11.9-	1.00	155
1433 S Plauen	53	24.5	12.2	1.91	148
1435 S Zwickau	98	29.8	15.9	1.76	49
Chemnitz	1429	27.4	14.5	0.43	

1500 East Berlin

1500 East Berlin	684	22.1	14.1	0.59	98
G.D.R. Total	10180	22.9	14.0	0.15	

6.15 Eierstock

ICD9 183: Bösartige Neubildungen der Ovarien und sonstiger uteriner Adnexe (fortfolgend als Ovarialkrebs bezeichnet)

Mit 1700 Neuerkrankungen (3,2%) und 1300 Todesfällen (3,6%) (Anteil in Prozent aller gemeldeten Fälle) belegte der Ovarialkrebs in der ehemaligen DDR im Jahre 1980 Rangplatz 10 bei den Neuerkrankungen und 8 bei den Todesfällen an bösartigen Neubildungen (zusammengefaßt für beide Geschlechter, ICD9 140-208 ohne 173).

Risikofaktoren

Familiäre Häufung von Kystadenomen; bei Überlebenden nach Atombombenexplosion (Hiroshima, Nagasaki); hormonelle Faktoren, höheres Alter bei erster Schwangerschaft, Kinderlosigkeit.

Inzidenz

Trend

International werden in vielen Ländern stabile Raten beziehungsweise ein leichter Rückgang der Inzidenz beobachtet. In der ehemaligen DDR sind seit 1968 keine wesentlichen Veränderungen der Inzidenzraten zu beobachten (mittlerer jährlicher Anstieg/Abfall: +/−0%).

Geographische Verteilung

Weltweit die höchsten Inzidenzraten weisen Frauen (25,8) in Neuseeland (Polynesier) auf. Die höchsten Erkrankungsraten Europas werden aus Norwegen (15,3) gemeldet.
Die Erkrankungsraten der ehemaligen DDR (12,1) finden sich im oberen Drittel auf Rangplatz 9 in Europa gemeldeter Inzidenzraten.

6.15 Ovary

ICD9 183: Malignant neoplasms of the ovary and uterine adnexa
(hereafter termed ovarian cancer)

With about 1700 new cases (representing 3.2% of all reported cancer cases) and 1300 deaths (3.6% of all cancer deaths), ovarian cancer in the former GDR was tenth in importance for incidence and eighth for mortality in 1980 among cancer sites (ICD9 140-208 excluding 173) for both sexes combined.

Main risk factors

Frequent familial occurrence of cystadenomas; irradiation resulting from nuclear explosion (Hiroshima, Nagasaki); hormonal factors, advanced age at first pregnancy, nulliparity.

Incidence

Trend

Worldwide, stable or slightly decreasing incidence rates are being observed. In the former GDR, the incidence rate for ovarian cancer has remained constant since 1968.

Geographical distribution

The highest recorded world age-standardized annual incidence rate occurs in New Zealand (Pacific Polynesian Islanders) (25.8)
The highest rates in Europe are reported in Norway (15.3).
In the former GDR, the ovarian cancer rate (12.1, rank 9th) is in the upper third of the range of rates from other countries in Europe.

Innerhalb der ehemaligen DDR finden wir die höchsten altersstandardisierten Inzidenzraten in den Kreisen:

0907 Landkreis Langensalza	18,2
0416 Landkreis Wittstock	18,0
1205 Landkreis Freital	17,9
1416 Landkreis Rochlitz	17,9
1105 Landkreis Meinigen	17,5

Räumliche Aggregation: Eine räumliche Aggregation von Kreisen gleicher oder ähnlich hoher Inzidenzraten läßt sich statistisch nicht sichern (D = 72,37).
Urbanisation als Risikofaktor: Die Inzidenz ist positiv mit der Urbanisation korreliert ($r_s = 0,21$, t = 3,20). Das *relative Risiko* der Bevölkerung, an einem Krebsleiden zu erkranken, ist in den Stadtkreisen im Vergleich mit den Landkreisen statistisch signifikant erhöht.
Das relative Risiko ($RR_{urban/rural}$) beträgt:
RR 1,06; 95%-CI 1,01 - 1,11
Das Dänische Krebsregister kommt zu analogen Ergebnissen.

Alter und Geschlecht

Ovarialkrebserkrankungen wurden in der ehemaligen DDR zwischen 1978 und 1982 vor dem 5. Lebensjahr nicht gemeldet. Die altersspezifische Inzidenzkurve steigt oberhalb des 35. Lebensjahres steil an und erreicht das Maximum in der Altersgruppe der 70 - 74jährigen.

Histologie

International:
  Ganz überwiegend seröse und muzinöse Adenokarzinome

ehemalige DDR:
histologische Sicherung 91,5%

Adenokarzinome	87,7%
darunter: Zystadenokarzinome	26,5%
papilläre	26,7%
undifferenzierte Karzinome	3,8%
Granulosazelltumoren	4,9%
Sarkome	0,8%
sonstige	2,8%

The highest age-standardized incidence rates in the former GDR occur in the following counties:

0907 Langensalza	(rural)	18.2
0416 Wittstock	(rural)	18.0
1205 Freital	(rural)	17.9
1416 Rochlitz	(rural)	17.9
1105 Meinigen	(rural)	17.5

Spatial aggregation: No significant spatial aggregation was found (D = 72.37).
Urbanization as a risk factor: The incidence is positively correlated with urbanization ($r_s = 0.21$, t = 3.20).
The age-standardized incidence rates are significantly higher in urban populations. The rate ratio is:
RR 1.06; 95% CI 1.01 - 1.11
The Danish Cancer Registry obtained similar results.

Age and sex

No ovarian cancer has been reported between 1978 - 82 in the former GDR before the age of five years. The age-specific incidence rate increases sharply after the age of 35 and reaches a peak in the age-group 70 - 74 years.

Histology

International:
  Essentially serous and mucous adenocarcinoma

Former GDR:
histological confirmation 91.5%

Adenocarcinoma	87.7%
including: Cystadenocarcinomas	26.5%
Papillary	26.7%
Undifferentiated carcinoma	3.8%
Granulosa cell tumours	4.9%
Sarcoma	0.8%
Other	2.8%

Relative 5-Jahre-Überlebensraten

Weltweit bewegen sich die Angaben zwischen 26 und 34 %. England und Wales geben für 1975 24 %, Finnland für 1953 - 1974 32,3 % an. Die Raten sind seit 1961 in der ehemaligen DDR langsam angestiegen und lagen 1978 - 79 bei 22,9 %.

Mortalitätsvergleich mit den alten Bundesländern der Bundesrepublik Deutschland

Die altersstandardisierten Mortalitätsraten der ehemaligen DDR 1980 (8,3) liegen leicht über denen der alten Bundesländer der Bundesrepublik Deutschland von 1979 - 81 (Frauen 7,9).

Five-year relative survival rates

The reported world survival rate lies between 26 and 34 %; in 1975, the rate for England and Wales was 24 %; in Finland from 1953 - 74, the survival rate was 32.3 %. The survival rate in the former GDR has been gradually improving since 1961 and in 1978 - 79 it was 22.9 %.

Mortality compared with the old Länder of the Federal Republic of Germany

The age-standardized mortality rate in the former GDR in 1980 (8.3) was slightly above that of the old Länder of the Federal Republic of Germany (7.9) from 1979 - 81.

Ovarialkrebs
Ovarian cancer

ehemalige DDR/former GDR 1980

	Frauen females
Anzahl neuer Fälle Number of new cases	1 680
Altersstand. Inz. rate/100.000 Age-adj. inc. rate/100.000	11.7
Anzahl der Todesfälle Number of deaths	1 285
Altersstand. Mort. rate/100.000 Age-adj. mort. rate/100.000	8.3

Altersstand. Inz.rate
Age-adj. inc.rate

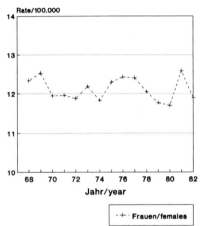

-+- Frauen/females

Altersspez. Inzidenzrate
Age-spec. incidence rate

ehemalige DDR/former GDR 1978-82

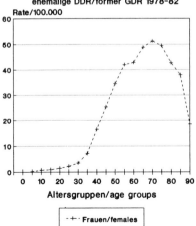

-+- Frauen/females

Rel. 5-Jahre-Überlebens-Rate
Five year relative survival rate

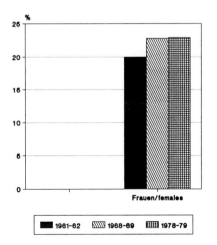

■ 1961-62   ▨ 1968-69   ▦ 1978-79

Eierstock

Ovary

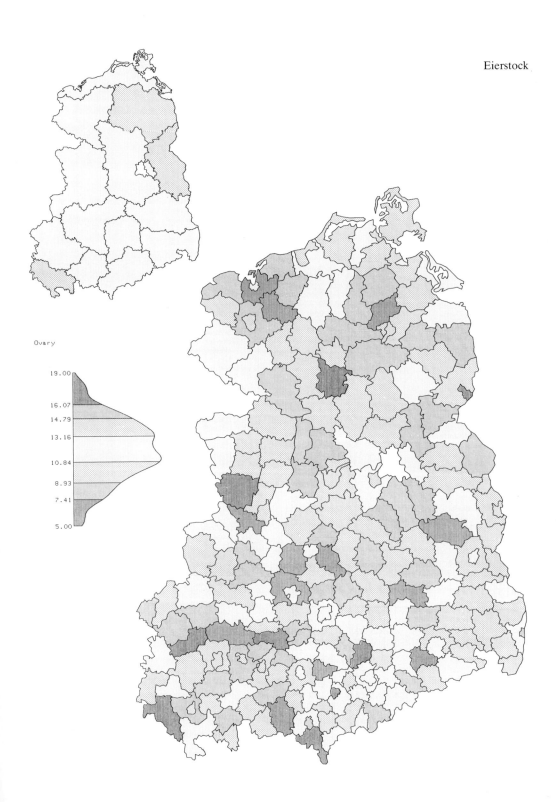

Ovary

0100 Rostock

0101 L Bad Doberan	30	23.0	15.6	3.05	19
0103 L Ribnitz-Damgarten .	25	14.1	9.7	2.16	174
0105 L Greifswald	10	15.1	9.9	3.42	166
0106 L Grevesmühlen	13	11.7	8.9	2.57	186
0107 L Grimmen	16	17.5	13.7	3.52	58
0108 L Rostock	15	15.8	11.3	3.17	125
0109 L Stralsund	11	15.7	11.3	3.83	125
0110 L Wismar	9	10.7	7.0−	2.52	211
0111 L Wolgast	26	16.5	12.1	2.53	102
0112 L Rügen	44	20.2	14.3	2.33	44
0131 S Rostock	109	18.2	14.6	1.46	39
0132 S Stralsund	37	19.0	14.7	2.54	35
0133 S Wismar	24	15.9	11.6	2.50	118
0134 S Greifswald	29	18.0	13.1	2.60	79
Rostock	398	17.2	12.6	0.67	

0200 Schwerin

0201 L Bützow	19	24.1	15.1	3.78	25
0202 L Gadebusch	8	12.3	10.3	3.97	160
0203 L Güstrow	37	20.1	12.4	2.20	95
0204 L Hagenow	33	17.5	11.2	2.15	130
0205 L Ludwigslust	32	19.7	11.7	2.31	115
0206 L Lübz	14	15.6	9.9	2.90	166
0207 L Parchim	16	15.3	10.1	2.77	162
0208 L Perleberg	29	14.1	8.8	1.78	189
0209 L Schwerin	9	10.1	7.5	2.61	205
0210 L Sternberg	6	9.8	5.5−−	2.40	217
0231 S Schwerin	54	17.0	13.2	1.90	73
Schwerin	257	16.6	11.0	0.74	

0300 Neubrandenburg

0301 L Altentreptow	4	6.4	5.6−	2.79	216
0302 L Anklam	25	22.9	14.6	3.27	39
0303 L Demmin	17	13.3	8.3	2.36	196
0304 L Malchin	11	10.4	7.6	2.47	204
0305 L Neubrandenburg . . .	12	16.7	9.5	3.05	177
0306 L Neustrelitz	17	11.5	8.0−	2.09	199
0307 L Pasewalk	25	21.6	15.8	3.41	17
0308 L Prenzlau	21	18.2	13.3	3.00	70
0309 L Röbel/Müritz	8	17.2	9.0	3.41	184
0310 L Strasburg	7	10.4	7.9	3.05	201
0311 L Templin	16	18.1	11.2	3.05	130
0312 L Teterow	17	20.0	12.8	3.32	87
0313 L Ueckermünde	21	15.8	11.7	2.79	115
0314 L Waren	16	11.5	7.8−	2.11	202
0331 S Neubrandenburg . . .	18	9.1	9.4	2.26	179
Neubrandenburg . . .	235	14.6	10.3−−	0.72	

0400 Potsdam

0401 L Belzig	17	19.2	9.0	2.42	184
0402 L Brandenburg	16	16.0	10.6	2.95	154
0403 L Gransee	27	22.7	14.6	3.08	39
0405 L Jüterbog	19	19.1	13.7	3.33	58
0407 L Königs Wusterhausen	54	23.7	15.2	2.28	24
0408 L Kyritz	13	14.1	9.9	3.02	166
0409 L Luckenwalde	31	25.5	15.4	3.15	21
0410 L Nauen	40	18.5	12.1	2.09	102
0411 L Neuruppin	29	17.1	9.4	1.89	179
0412 L Potsdam	43	16.4	11.5	1.89	122
0413 L Pritzwalk	20	23.0	13.4	3.31	68
0414 L Oranienburg	73	21.4	13.8	1.78	55
0415 L Rathenow	37	21.6	15.1	2.67	25
0416 L Wittstock	18	29.9	18.0	4.54	2
0417 L Zossen	26	13.2	8.0−	1.70	199
0431 S Brandenburg/Havel .	40	16.1	10.5	1.78	157
0432 S Potsdam	71	20.4	13.7	1.78	58
Potsdam	574	19.5	12.5	0.57	

0500 Frankfurt

0501 L Angermünde	15	15.7	9.6	2.81	176
0502 L Beeskow	16	17.0	11.8	3.23	111
0503 L Bernau	47	24.6	15.9	2.56	14
0504 L Eberswalde	53	24.5	15.6	2.35	19
0505 L Bad Freienwalde . . .	17	16.7	12.1	3.08	102
0506 L Eisenhüttenstadt . . .	13	23.4	13.7	4.28	58
0507 L Fürstenwalde	59	21.7	14.1	2.03	47
0508 L Seelow	15	14.2	8.9	2.55	186
0509 L Strausberg	47	20.1	14.5	2.34	43
0531 S Frankfurt/Oder	38	18.1	14.6	2.55	39
0532 S Eisenhüttenstadt . . .	20	16.3	13.6	3.14	64
0533 S Schwedt (Oder)	16	12.3	16.5	4.45	9
Frankfurt	356	19.5	13.8+	0.79	

0600 Cottbus

0601 L Bad Liebenwerda . .	16	10.9	6.8−−	1.81	213
0602 L Calau	23	15.1	10.9	2.39	137
0603 L Cottbus	20	17.2	9.9	2.48	166
0605 L Finsterwalde	18	12.0	7.5−	1.96	205
0606 L Forst	26	23.7	14.0	3.12	48
0607 L Guben	19	16.5	10.6	2.86	154
0608 L Hoyerswerda	56	19.1	14.2	2.00	45
0609 L Lübben	11	12.8	5.9−−	1.90	214
0610 L Luckau	11	13.4	10.8	3.38	143
0611 L Senftenberg	62	19.9	13.0	1.77	81
0612 L Spremberg	28	24.2	13.2	2.78	73
0613 L Weißwasser	24	16.4	11.6	2.60	118
0614 L Herzberg	15	15.0	10.8	2.93	143
0615 L Jessen	10	11.8	8.4	2.74	194
0631 S Cottbus	39	13.3	10.9	1.86	137
Cottbus	378	16.4	11.0−	0.61	

0700 Magdeburg

0701 L Burg	37	21.1	12.7	2.43	90
0703 L Gradelegen	9	12.9	9.5	3.45	177
0704 L Genthin	22	20.7	15.1	3.49	25
0705 L Halberstadt	56	22.7	12.4	1.83	95
0706 L Haldensleben	36	22.6	16.1	2.96	11
0707 L Havelberg	9	15.7	8.8	3.33	189
0708 L Kalbe/Milde	7	14.2	9.2	3.75	182
0709 L Klötze	15	19.0	11.7	3.39	115
0710 L Wolmirstedt	15	13.0	10.6	2.82	154
0711 L Oschersleben	23	19.0	12.2	2.79	100
0712 L Osterburg	22	18.4	13.2	3.01	73
0713 L Salzwedel	25	22.5	12.9	2.90	84
0714 L Schönebeck	49	21.0	12.8	1.97	87
0716 L Staßfurt	32	16.3	10.9	2.04	137
0717 L Stendal	43	21.3	14.1	2.28	68
0718 L Tangerhütte	10	17.9	10.7	3.72	150
0719 L Wanzleben	11	9.5	5.2−−	1.73	219
0720 L Wernigerode	60	21.7	13.7	1.94	58
0721 L Zerbst	24	22.4	13.2	2.98	73
0732 S Magdeburg	162	21.1	14.7+	1.25	35
Magdeburg	667	19.8	12.8	0.54	

Ovary

0800	Halle					
0801	L Artern	29	19.7	12.0	2.38	108
0802	L Aschersleben	24	13.2	8.8	1.87	189
0803	L Bernburg	36	16.5	10.9	1.95	137
0804	L Bitterfeld	62	17.9	10.5	1.45	157
0805	L Eisleben	51	24.9	13.0	2.05	81
0806	L Gräfenhainichen	9	8.6	5.7−−	2.05	215
0807	L Saalkreis	25	13.3	7.4−	1.58	209
0808	L Hettstedt	38	25.4	16.0	2.83	12
0809	L Köthen	29	13.2	7.3−−	1.53	210
0810	L Nebra	16	19.7	10.7	2.96	150
0811	L Merseburg	60	17.3	10.7	1.49	150
0812	L Naumburg	42	26.9	17.4	2.91	7
0813	L Quedlinburg	49	20.4	13.8	2.14	55
0814	L Querfurt	15	17.3	11.6	3.14	118
0815	L Roßlau	26	27.0	15.4	3.29	21
0816	L Sangerhausen	49	23.6	14.7	2.24	35
0817	L Hohenmölsen	18	22.6	14.8	3.77	32
0818	L Weißenfels	45	24.7	14.8	2.43	32
0819	L Wittenberg	39	15.1	9.7	1.69	174
0820	L Zeitz	52	23.1	12.6	2.01	93
0831	S Dessau	49	18.1	11.3	1.76	125
0832	S Halle/Saale	136	21.5	12.0	1.16	108
0833	S Halle-Neustadt	21	8.9	12.8	3.02	87
	Halle	920	18.9	11.7	0.42	

0900	Erfurt					
0901	L Arnstadt	21	11.8	8.6	1.96	193
0902	L Apolda	35	25.9	15.7	2.91	18
0903	L Eisenach	63	20.5	11.5	1.64	122
0904	L Erfurt	19	15.2	9.3	2.39	181
0905	L Gotha	88	22.7	14.0	1.62	48
0906	L Heiligenstadt	15	13.6	8.8	2.44	189
0907	L Langensalza	35	28.6	18.2	3.45	1
0908	L Worbis	29	15.0	10.8	2.15	143
0909	L Mühlhausen	63	25.5	15.4	2.13	21
0910	L Nordhausen	49	16.6	11.3	1.74	125
0911	L Sömmerda	16	9.1	6.9−−	1.82	212
0912	L Sondershausen	20	13.8	7.5−	1.81	205
0913	L Weimar	25	21.5	15.1	3.24	25
0931	S Weimar	30	17.6	10.7	2.16	150
0932	S Erfurt	90	16.0	10.3	1.15	160
	Erfurt	598	18.3	11.6	0.52	

1000	Gera					
1001	L Eisenberg	26	28.8	16.0	3.44	12
1002	L Gera	33	20.1	9.8	1.91	171
1003	L Jena	22	23.2	13.3	3.16	70
1004	L Lobenstein	19	25.2	14.7	3.80	35
1005	L Pößneck	34	23.2	15.1	2.85	25
1006	L Rudolstadt	33	17.9	12.3	2.30	98
1007	L Saalfeld	36	22.7	13.3	2.46	70
1008	L Schleiz	27	30.8	17.5	3.66	5
1009	L Stadtroda	15	17.2	13.5	3.62	65
1010	L Zeulenroda	29	27.0	13.8	2.87	55
1011	L Greiz	33	20.3	11.1	2.22	133
1031	S Gera	52	15.7	10.9	1.63	137
1032	S Jena	55	20.0	14.0	2.05	48
	Gera	414	21.1	13.1	0.71	

1100	Suhl					
1101	L Bad Salzungen	45	19.3	13.9	2.21	54
1102	L Hildburghausen	34	21.5	12.6	2.39	93
1103	L Ilmenau	32	17.4	10.4	2.07	159
1104	L Neuhaus am Renweg	27	26.5	15.9	3.42	14
1105	L Meiningen	48	26.1	17.5+	2.72	5
1106	L Schmalkalden	31	18.1	11.0	2.17	134
1107	L Sonnenberg	36	22.1	13.5	2.52	65
1108	L Suhl	34	27.0	14.9	2.84	30
1131	S Suhl	17	13.8	10.8	2.74	143
	Suhl	304	21.0	13.3	0.83	

1200	Dresden					
1201	L Bautzen	77	22.8	14.0	1.82	48
1202	L Bischofswerda	43	23.5	14.0	2.38	48
1203	L Dippoldiswalde	20	16.5	10.1	2.53	162
1204	L Dresden	84	27.0	14.2	1.82	45
1205	L Freital	70	30.0	17.9+	2.43	3
1206	L Görlitz	18	21.6	12.7	3.43	90
1207	L Großenhain	13	11.7	7.5−	2.30	205
1208	L Kamenz	25	15.3	10.8	2.38	143
1210	L Löbau	45	16.6	10.8	1.75	143
1211	L Meißen	68	20.4	12.1	1.68	102
1212	L Niesky	24	23.2	13.2	2.97	73
1213	L Pirna	66	20.7	11.8	1.63	111
1214	L Riesa	49	18.6	12.4	1.94	95
1215	L Sebnitz	24	16.7	10.1	2.25	162
1216	L Zittau	49	18.9	8.9−	1.52	186
1231	S Dresden	306	21.7	12.9	0.84	84
1232	S Görlitz	58	26.0	15.9	2.37	14
	Dresden	1039	21.3	12.6	0.44	

1300	Leipzig					
1301	L Altenburg	57	19.2	11.8	1.71	111
1302	L Borna	41	17.2	10.0	1.72	165
1303	L Delitzsch	33	23.4	14.9	2.80	30
1304	L Döbeln	58	22.6	11.6	1.78	118
1305	L Eilenburg	18	13.2	8.2	2.15	197
1306	L Geithain	15	15.3	8.1	2.33	198
1307	L Grimma	34	19.2	11.8	2.23	111
1308	L Leipzig	85	21.1	11.2	1.39	130
1309	L Oschatz	31	22.1	14.0	2.72	48
1310	L Schmölln	12	13.2	5.3−−	1.77	218
1311	L Torgau	27	18.7	13.7	2.79	58
1312	L Wurzen	27	19.2	10.8	2.32	143
1331	S Leipzig	329	21.4	12.7	0.79	90
	Leipzig	767	20.2	11.8	0.48	

1400	Chemnitz					
1401	L Annaberg	51	22.4	14.8	2.26	32
1402	L Aue	55	16.5	9.2−	1.39	182
1403	L Auerbach	35	17.5	9.8	1.92	171
1404	L Brand-Erbisdorf	13	13.2	7.7	2.31	203
1405	L Chemnitz	76	25.3	12.3	1.65	98
1406	L Flöha	31	21.5	11.9	2.48	110
1407	L Freiberg	43	19.2	11.3	1.91	125
1408	L Glauchau	47	24.5	13.1	2.24	79
1409	L Stollberg	47	20.9	11.4	1.87	124
1410	L Hainichen	34	18.3	9.9	1.96	166
1411	L Hohenstein-Ernstthal.	30	17.8	9.8	2.00	171
1412	L Marienberg	27	15.4	11.0	2.28	134
1413	L Oelsnitz	36	33.2	17.2	3.37	8
1414	L Plauen	14	21.9	12.1	3.77	102
1415	L Reichenbach	42	25.6	13.5	2.47	65
1416	L Rochlitz	41	29.0	17.9	3.35	3
1417	L Schwarzenberg	33	21.2	13.0	2.52	81
1418	L Klingenthal	26	26.2	12.1	2.75	102
1419	L Werdau	46	21.9	12.9	2.21	84
1420	L Zschopau	30	19.9	11.0	2.22	134
1421	L Zwickau	53	22.5	12.2	1.91	100
1431	S Chemnitz	144	16.8	10.9	1.00	137
1433	S Plauen	34	15.7	8.4−	1.68	194
1435	S Zwickau	90	27.3	16.4+	1.91	10
	Chemnitz	1078	20.7	11.9	0.41	

1500	East Berlin					
1500	East Berlin	628	20.3	13.2	0.58	73
	G.D.R. Total	8613	19.4	12.2	0.14	

6.16 Scheide

ICD9 184: Bösartige Neubildungen sonstiger und
n.n. bez. weiblicher Genitalorgane
(fortfolgend als Scheidenkrebs bezeichnet)

Mit rund 500 Neuerkrankungen (1,0%) und 300 Todesfällen (0,8%) (Anteil in Prozent aller gemeldeten Fälle) belegte der Scheidenkrebs in der ehemaligen DDR im Jahre 1980 Rangplatz 20 bei Neuerkrankungen und Todesfällen (Mortalitätszahlen
von 1978) an bösartigen Neubildungen (zusammengefaßt für beide Geschlechter, ICD9 140-208 ohne
173).

Risikofaktoren

Erhöhtes Erkrankungsrisiko an Klarzelladenokarzinom der Cervix uteri und Vagina bei Töchtern von
während der Schwangerschaft mit Diethylstilböstrol behandelten Frauen.

Inzidenz

Trend

In der ehemaligen DDR verhalten sich die Inzidenzraten nahezu stabil (mittlerer jährlicher Anstieg seit
1968: 0,1%).

Geographische Verteilung

Weltweit die höchsten Inzidenzraten weisen die
Frauen (5,7) aus Brasilien (Recife) auf.
Die höchsten Erkrankungsraten Europas (3.3) wer-
den aus Frankreich/Doubs gemeldet.
Die Erkrankungsraten der ehemaligen DDR (2,6)
finden sich im oberen Drittel auf Rangplatz 4 in
Europa gemeldeter Inzidenzraten.

6.16 Vagina

ICD9 184: Malignant neoplasms of other and un-
specified female genital organs
(hereafter termed cancer of the vagina)

With about 500 new cases (representing 1.0% of all
reported cancer cases) and 300 deaths (0,8% of all
cancer deaths), cancer of the vagina in the former
GDR in 1980 was twentieth in importance for incidence and for mortality in 1978 among cancer sites
(ICD9 140-208 excluding 173) for both sexes combined.

Main risk factors

Increased risk of clear cell adenocarcinoma in
daughters of women treated with diethylstilbestrol
during pregnancy.

Incidence

Trend

The incidence rate in the former GDR is almost
stable (mean annual increase since 1968: 0.1%).

Geographical distribution

The highest recorded world age-standardized annual incidence rate is observed in Recife, Brazil
(5.7).
The highest rates for cancer of the vagina in Europe
is reported in Doubs, France (3.3).
In the former GDR, the cancer rate is in the upper
third of the range (2.6, rank 4th) in Europe.

Innerhalb der ehemaligen DDR finden wir die höchsten altersstandardisierten Inzidenzraten in den Kreisen:

0707	Landkreis Havelberg	6,7
0601	Landkreis Bad Liebenwerda	5,7
0904	Landkreis Erfurt	5,4
0311	Landkreis Templin	5,3
0713	Landkreis Salzwedel	5,2

Räumliche Aggregation: Eine räumliche Aggregation von Kreisen gleicher oder ähnlich hoher Inzidenzraten läßt sich statistisch nicht sichern (D = 77,32).
Urbanisation als Risikofaktor: Die Inzidenz ist nicht mit der Urbanisation korreliert ($r_s = 0,02$, t = 0,35). Das *relative Risiko* der Bevölkerung, an einem Krebsleiden zu erkranken, ist in den Stadtkreisen im Vergleich mit den Landkreisen statistisch nicht erhöht. Das relative Risiko ($RR_{urban/rural}$) beträgt:

RR 1,01; 95%-CI 0,93 - 1,10

Alter und Geschlecht

Scheidenkrebserkrankungen wurden in der ehemaligen DDR zwischen 1978 und 1982 vor Vollendung des 1. Lebensjahres nicht gemeldet. Die altersspezifische Inzidenzkurve steigt oberhalb des 45. Lebensjahres steil an und erreicht das Maximum in der Altersgruppe der über 75jährigen.

Histologie

International:
    Überwiegend Plattenepithelkarzinome

ehemalige DDR:
histologische Sicherung	*92,7%*	
Plattenepithelkarzinome		87,3%
Adenokarzinome		5,1%
undifferenzierte Karzinome		1,4%
Sarkome		1,6%
Basaliome		2,1%
Melanome		2,1%
sonstige		0,4%

The highest age-standardized incidence rates in the former GDR occur in the following counties:

0707	Havelberg	(rural)	6.7
0601	Bad Liebenwerda	(rural)	5.7
0904	Erfurt	(rural)	5.4
0311	Templin	(rural)	5.3
0713	Salzwedel	(rural)	5.2

Spatial aggregation: No significant spatial aggregation was found: (D = 77.32).
Urbanization as a risk factor: The incidence is not correlated with urbanization: $r_s = 0.02$, t = 0.35.
The age-standardized incidence rates are not significantly higher in urban populations. The rate ratio is:

RR 1.01; 95% CI 0.93 - 1.10

Age and sex

Between 1978 and 1982, no cancer of the vagina was reported in the former GDR within the first year of life. The age-specific incidence rate increases sharply after 45 years of age and reaches a peak for the age-group 75 years and over.

Histology

International:
    mainly squamous cell carcinoma

Former GDR:
histological confirmation	*92.7%*	
Squamous cell carcinoma		87.3%
Adenocarcinoma		5.1%
Undifferentiated carcinoma		1.4%
Sarcoma		1.6%
Basal cell carcinoma		2.1%
Melanoma		2.1%
Other		0.4%

Relative 5-Jahre-Überlebensraten

England und Wales geben für 1975 49%, Finnland für 1953 -1974 für die Vagina 36,6% und für die Vulva 50,1% an. Die Raten sind seit 1961 - 62 in der ehemaligen DDR nahezu unverändert geblieben und lagen 1978 - 79 bei 38,4%.

Five-year relative survival rates

The rate reported for England and Wales in 1975 was 49%, in Finland from 1953 -74, the survival rate for cancer of the vagina was 36.6% and 50.1% for cancer of the vulva. The former GDR survival rate has remained almost unchanged since the 1960s and in 1978 - 79 was 38.4%.

Scheidenkrebs
Cancer of the vagina

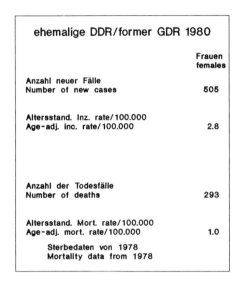

ehemalige DDR/former GDR 1980

	Frauen females
Anzahl neuer Fälle Number of new cases	505
Altersstand. Inz. rate/100.000 Age-adj. inc. rate/100.000	2.8
Anzahl der Todesfälle Number of deaths	293
Altersstand. Mort. rate/100.000 Age-adj. mort. rate/100.000	1.0
Sterbedaten von 1978 Mortality data from 1978	

Altersstand. Inz.rate
Age-adj. inc.rate

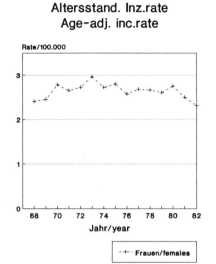

Rate/100.000

Jahr/year

- + - Frauen/females

Altersspez. Inzidenzrate
Age-spec. incidence rate

ehemalige DDR/former GDR 1978-82

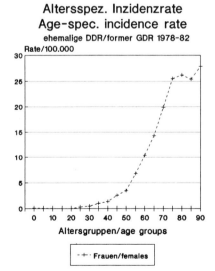

Rate/100.000

Altersgruppen/age groups

- + - Frauen/females

Rel. 5-Jahre-Überlebens-Rate
Five year relative survival rate

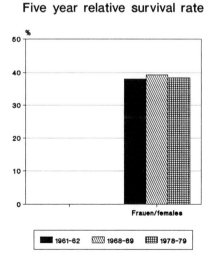

%

Frauen/females

■ 1961-62   ▨ 1968-69   ▦ 1978-79

Scheide

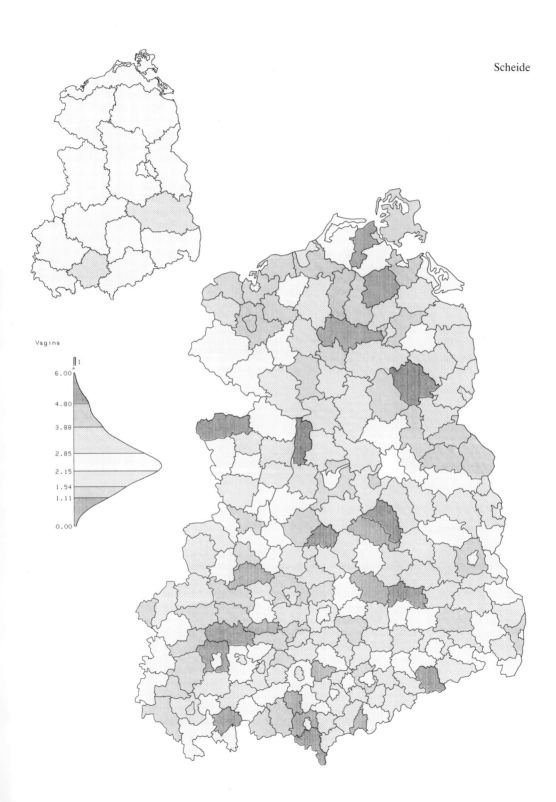

Vagina

		n				
0100	**Rostock**					
0101	L Bad Doberan	4	3.1	1.1−	0.65	207
0103	L Ribnitz-Damgarten .	8	4.5	2.7	1.02	89
0105	L Greifswald	5	7.5	4.6	2.28	14
0106	L Grevesmühlen	3	2.7	1.2−	0.71	198
0107	L Grimmen	4	4.4	2.2	1.19	134
0108	L Rostock	7	7.4	4.4	1.83	16
0109	L Stralsund	2	2.9	0.7−−	0.47	216
0110	L Wismar	3	3.6	1.3	0.76	194
0111	L Wolgast	6	3.8	2.3	1.07	125
0112	L Rügen	5	2.3	1.3	0.69	194
0131	S Rostock	15	2.5	2.1	0.57	143
0132	S Stralsund	9	4.6	3.3	1.18	51
0133	S Wismar	6	4.0	2.2	1.01	134
0134	S Greifswald	6	3.7	2.2	0.93	134
	Rostock	83	3.6	2.2	0.27	
0200	**Schwerin**					
0201	L Bützow	5	6.4	2.7	1.32	89
0202	L Gadebusch	4	6.1	3.4	1.82	43
0203	L Güstrow	6	3.3	1.8	0.79	171
0204	L Hagenow	10	5.3	2.8	1.00	78
0205	L Ludwigslust	8	4.9	2.5	1.00	103
0206	L Lübz	5	5.6	3.4	1.59	43
0207	L Parchim	5	4.8	2.3	1.05	125
0208	L Perleberg	11	5.4	1.9	0.64	163
0209	L Schwerin	6	6.7	4.2	1.95	19
0210	L Sternberg	1	1.6	1.1	1.13	207
0231	S Schwerin	17	5.3	4.0	1.03	22
	Schwerin	78	5.0	2.8	0.35	
0300	**Neubrandenburg**					
0301	L Altentreptow	5	8.0	3.4	1.76	43
0302	L Anklam	3	2.7	2.0	1.26	152
0303	L Demmin	2	1.6	0.9−	0.77	211
0304	L Malchin	1	0.9	1.2	1.24	198
0305	L Neubrandenburg . . .	1	1.4	1.5	1.45	186
0306	L Neustrelitz	9	6.1	3.3	1.21	51
0307	L Pasewalk	4	3.5	2.1	1.18	143
0308	L Prenzlau	7	6.1	3.0	1.28	66
0309	L Röbel/Müritz	1	2.1	1.3	1.33	194
0310	L Strasburg	3	4.4	2.4	1.71	116
0311	L Templin	8	9.0	5.3	2.05	4
0312	L Teterow	7	8.2	4.7	1.92	13
0313	L Ueckermünde	4	3.0	1.6	0.98	179
0314	L Waren	3	2.2	1.0−	0.63	210
0331	S Neubrandenburg . . .	4	2.0	1.6	0.81	179
	Neubrandenburg . . .	62	3.8	2.4	0.34	
0400	**Potsdam**					
0401	L Belzig	5	5.7	1.5	0.74	186
0402	L Brandenburg	3	3.0	1.2	0.78	198
0403	L Gransee	3	2.5	1.2	0.84	198
0405	L Jüterbog	4	4.0	1.1−−	0.58	207
0407	L Königs Wusterhausen	6	2.6	1.6	0.73	179
0408	L Kyritz	9	9.8	3.2	1.15	56
0409	L Luckenwalde	7	5.8	4.8	1.85	11
0410	L Nauen	11	5.1	1.6	0.54	179
0411	L Neuruppin	7	4.1	1.6	0.67	179
0412	L Potsdam	11	4.2	2.0	0.69	152
0413	L Pritzwalk	3	3.4	1.5	0.89	186
0414	L Oranienburg	18	5.3	2.7	0.76	89
0415	L Rathenow	6	3.5	1.9	0.88	163
0416	L Wittstock	2	3.3	1.6	1.16	179
0417	L Zossen	13	6.6	3.0	0.98	66
0431	S Brandenburg/Havel .	10	4.0	2.3	0.81	125
0432	S Potsdam	23	6.6	4.0	0.93	22
	Potsdam	141	4.8	2.3	0.23	
0500	**Frankfurt**					
0501	L Angermünde	5	5.2	2.0	1.02	152
0502	L Beeskow	6	6.4	3.2	1.69	56
0503	L Bernau	5	2.6	1.2−	0.59	198
0504	L Eberswalde	15	6.9	3.3	1.00	51
0505	L Bad Freienwalde . . .	2	2.0	1.5	1.05	186
0506	L Eisenhüttenstadt . . .	4	7.2	3.5	2.10	38
0507	L Fürstenwalde	14	5.1	2.3	0.68	125
0508	L Seelow	8	7.6	4.4	1.80	16
0509	L Strausberg	17	7.3	3.9	1.10	29
0531	S Frankfurt/Oder	12	5.7	3.0	0.96	66
0532	S Eisenhüttenstadt . . .	3	2.4	1.8	1.02	171
0533	S Schwedt (Oder)	4	3.1	2.9	1.50	71
	Frankfurt	95	5.2	2.8	0.32	
0600	**Cottbus**					
0601	L Bad Liebenwerda . .	14	9.5	5.7	1.78	2
0602	L Calau	9	5.9	3.4	1.25	43
0603	L Cottbus	11	9.4	4.2	1.40	19
0605	L Finsterwalde	10	6.7	3.2	1.12	56
0606	L Forst	8	7.3	2.7	1.18	89
0607	L Guben	7	6.1	2.5	1.03	103
0608	L Hoyerswerda	13	4.4	3.5	1.02	38
0609	L Lübben	4	4.7	2.2	1.15	134
0610	L Luckau	3	3.7	2.0	1.58	152
0611	L Senftenberg	22	7.0	3.4	0.86	43
0612	L Spremberg	3	2.6	1.7	1.06	174
0613	L Weißwasser	6	4.1	2.6	1.16	95
0614	L Herzberg	5	5.0	3.5	1.65	38
0615	L Jessen	5	5.9	2.2	1.08	134
0631	S Cottbus	10	3.4	2.4	0.86	116
	Cottbus	130	5.6	3.1	0.31	
0700	**Magdeburg**					
0701	L Burg	14	8.0	2.8	0.83	78
0703	L Gradelegen	5	7.2	2.8	1.33	78
0704	L Genthin	10	9.4	3.4	1.15	43
0705	L Halberstadt	13	5.3	1.9	0.63	163
0706	L Haldensleben	7	4.4	2.0	0.94	152
0707	L Havelberg	7	12.2	6.7	2.85	1
0708	L Kalbe/Milde	2	4.0	3.3	2.68	51
0709	L Klötze	3	3.8	2.6	1.62	95
0710	L Wolmirstedt	6	5.2	2.5	1.07	103
0711	L Oschersleben	7	5.8	2.2	0.95	134
0712	L Osterburg	8	6.7	2.6	1.03	95
0713	L Salzwedel	12	10.8	5.2	1.70	5
0714	L Schönebeck	11	4.7	2.5	0.84	103
0716	L Staßfurt	12	6.1	2.8	0.92	78
0717	L Stendal	11	5.4	2.9	0.99	71
0718	L Tangerhütte	4	7.2	2.1	1.11	143
0719	L Wanzleben	9	7.7	3.9	1.51	29
0720	L Wernigerode	13	4.7	2.1	0.65	143
0721	L Zerbst	10	9.3	4.8	1.70	11
0732	S Magdeburg	38	5.0	2.6	0.47	95
	Magdeburg	202	6.0	2.8	0.22	

Vagina

0800 Halle

0801 L Artern	11	7.5	4.0	1.35	22
0802 L Aschersleben	6	3.3	1.4	0.63	192
0803 L Bernburg	12	5.5	2.5	0.85	103
0804 L Bitterfeld	24	6.9	3.2	0.71	56
0805 L Eisleben	11	5.4	1.9	0.65	163
0806 L Gräfenhainichen . . .	5	4.8	2.1	1.04	143
0807 L Saalkreis	16	8.5	4.4	1.19	16
0808 L Hettstedt	2	1.3	0.8 - -	0.53	213
0809 L Köthen	13	5.9	2.0	0.65	152
0810 L Nebra	0				
0811 L Merseburg	22	6.3	3.1	0.71	61
0812 L Naumburg	3	1.9	1.3	0.82	194
0813 L Quedlinburg	16	6.7	2.8	0.76	78
0814 L Querfurt	3	3.5	2.5	1.58	103
0815 L Roßlau	11	11.4	4.9	1.51	7
0816 L Sangerhausen	14	6.7	3.9	1.12	29
0817 L Hohenmölsen	5	6.3	3.4	1.77	43
0818 L Weißenfels	14	7.7	4.0	1.17	22
0819 L Wittenberg	15	5.8	3.7	1.06	36
0820 L Zeitz	10	4.4	2.1	0.72	143
0831 S Dessau	15	5.5	2.9	0.85	71
0832 S Halle/Saale	39	6.2	2.9	0.52	71
0833 S Halle-Neustadt	3	1.3	1.9	1.12	163
Halle	270	5.6	2.8	0.19	

0900 Erfurt

0901 L Arnstadt	9	5.1	1.9	0.68	163
0902 L Apolda	7	5.2	2.6	1.22	95
0903 L Eisenach	19	6.2	2.8	0.71	78
0904 L Erfurt	9	7.2	5.4	2.18	3
0905 L Gotha	15	3.9	1.5 - -	0.39	186
0906 L Heiligenstadt	8	7.2	4.6	1.81	14
0907 L Langensalza	9	7.4	4.0	1.47	22
0908 L Worbis	9	4.6	2.0	0.71	152
0909 L Mühlhausen	11	4.5	2.4	0.82	116
0910 L Nordhausen	14	4.7	2.1	0.61	143
0911 L Sömmerda	12	6.8	4.9	1.49	7
0912 L Sondershausen	6	4.1	1.5	0.64	186
0913 L Weimar	5	4.3	2.4	1.28	116
0931 S Weimar	6	3.5	1.7	0.73	174
0932 S Erfurt	27	4.8	2.5	0.52	103
Erfurt	166	5.1	2.6	0.23	

1000 Gera

1001 L Eisenberg	4	4.4	1.2 -	0.60	198
1002 L Gera	11	6.7	2.4	0.86	116
1003 L Jena	6	6.3	3.9	1.72	29
1004 L Lobenstein	6	7.9	4.0	1.95	22
1005 L Pößneck	10	6.8	2.5	0.88	103
1006 L Rudolstadt . . . . . . -	11	6.0	3.2	1.06	56
1007 L Saalfeld	6	3.8	2.5	1.09	103
1008 L Schleiz	7	8.0	3.9	1.56	29
1009 L Stadtroda	6	6.9	3.0	1.39	66
1010 L Zeulenroda	2	1.9	0.9 - -	0.65	211
1011 L Greiz	12	7.4	2.8	0.92	78
1031 S Gera	25	7.5	3.5	0.77	38
1032 S Jena	14	5.1	3.3	0.98	51
Gera	120	6.1	2.9	0.30	

1100 Suhl

1101 L Bad Salzungen	8	3.4	2.3	0.88	125
1102 L Hildburghausen . . .	7	4.4	2.2	0.98	134
1103 L Ilmenau	9	4.9	2.6	0.98	95
1104 L Neuhaus am Renweg .	13	12.6	4.9	1.81	7
1105 L Meiningen	5	2.7	1.2 -	0.56	198
1106 L Schmalkalden	6	3.5	1.2 - -	0.49	198
1107 L Sonneberg	9	5.5	2.5	0.99	103
1108 L Suhl	8	6.3	2.0	0.73	152
1131 S Suhl	8	6.5	3.8	1.51	35
Suhl	73	5.0	2.3	0.32	

1200 Dresden

1201 L Bautzen	20	5.9	2.8	0.73	78
1202 L Bischofswerda	8	4.4	1.7	0.73	174
1203 L Dippoldiswalde	12	9.9	5.0	1.59	6
1204 L Dresden	14	4.5	2.0	0.62	152
1205 L Freital	17	7.3	2.8	0.83	78
1206 L Görlitz	8	9.6	4.2	1.86	19
1207 L Großenhain	6	5.4	2.4	1.15	116
1208 L Kamenz	5	3.1	1.2 - -	0.54	198
1210 L Löbau	12	4.4	1.6	0.52	179
1211 L Meißen	25	7.5	3.1	0.68	61
1212 L Niesky	5	4.8	2.0	0.94	152
1213 L Pirna	18	5.6	2.1	0.58	143
1214 L Riesa	15	5.7	2.8	0.80	78
1215 L Sebnitz	5	3.5	2.2	1.07	134
1216 L Zittau	14	5.4	2.3	0.74	125
1231 S Dresden	81	5.7	2.4	0.32	116
1232 S Görlitz	13	5.8	2.5	0.84	103
Dresden	278	5.7	2.4	0.17	

1300 Leipzig

1301 L Altenburg	14	4.7	2.4	0.74	116
1302 L Borna	11	4.6	2.9	0.97	71
1303 L Delitzsch	6	4.3	1.4 -	0.60	192
1304 L Döbeln	19	7.4	3.1	0.85	61
1305 L Eilenburg	8	5.9	2.3	0.88	125
1306 L Geithain	7	7.1	3.5	1.51	38
1307 L Grimma	13	7.3	4.0	1.20	22
1308 L Leipzig	17	4.2	1.7	0.47	174
1309 L Oschatz	8	5.7	3.0	1.21	66
1310 L Schmölln	1	1.1	0.6 -	0.60	217
1311 L Torgau	3	2.1	0.8 -	0.46	213
1312 L Wurzen	12	8.5	2.5	0.76	103
1331 S Leipzig	93	6.0	2.3	0.28	125
Leipzig	212	5.6	2.4	0.19	

1400 Chemnitz

1401 L Annaberg	13	5.7	2.6	0.84	95
1402 L Aue	21	6.3	2.9	0.73	71
1403 L Auerbach	17	8.5	3.1	0.97	61
1404 L Brand-Erbisdorf . . .	5	5.1	2.1	1.03	143
1405 L Chemnitz	36	12.0	3.9	0.78	29
1406 L Flöha	10	6.9	2.9	1.06	71
1407 L Freiberg	13	5.8	2.3	0.73	125
1408 L Glauchau	16	8.3	3.1	0.96	61
1409 L Stollberg	21	9.3	3.6	0.93	37
1410 L Hainichen	10	5.4	2.7	1.04	89
1411 L Hohenstein-Ernstthal.	13	7.7	2.8	0.86	78
1412 L Marienberg	10	5.1	1.8	0.68	171
1413 L Oelsnitz	12	11.1	4.9	1.72	7
1414 L Plauen	1	1.6	0.4 - -	0.43	218
1415 L Reichenbach	12	7.3	2.4	0.94	116
1416 L Rochlitz	5	3.5	1.9	0.92	163
1417 L Schwarzenberg	3	1.9	0.8 - -	0.46	213
1418 L Klingenthal	8	8.1	3.4	1.40	43
1419 L Werdau	15	7.2	1.9	0.57	163
1420 L Zschopau	7	4.6	1.7	0.70	174
1421 L Zwickau	14	5.9	2.0	0.61	152
1431 S Chemnitz	49	5.7	2.7	0.44	89
1433 S Plauen	15	6.9	2.2	0.69	134
1435 S Zwickau	19	5.8	2.6	0.68	95
Chemnitz	345	6.6	2.6	0.17	

1500 East Berlin

1500 East Berlin	151	4.9	2.5	0.24	103
G.D.R. Total	2406	5.4	2.6	0.06	

6.17 Prostata

ICD9 185: Bösartige Neubildungen der Prostata (fortfolgend als Prostatakrebs bezeichnet)

Mit rund 2450 Neuerkrankungen (4,7%) und 1280 Todesfällen (3,6%) (Anteil in Prozent aller gemeldeten Fälle) belegte der Prostatakrebs in der ehemaligen DDR im Jahre 1980 Rangplatz 7 bei den Neuerkrankungen und 9 bei den Todesfällen an bösartigen Neubildungen (zusammengefaßt für beide Geschlechter, ICD9 140-208 ohne 173).

Risikofaktoren

Fett- und eiweißreiche Ernährung; frühzeitig aufgenommener Geschlechtsverkehr, ausgeprägte sexuelle Aktivität, häufig wechselnde Geschlechtspartner; berufsbedingte Kadmiumexposition; familiär gehäuft bei Verwandten ersten Grades.

Inzidenz

Trend

International zeigt sich ein deutlicher Inzidenzanstieg in sehr vielen Ländern. In der ehemaligen DDR steigen die Inzidenzraten deutlich an (mittlerer jährlicher Anstieg seit 1968: 3,1%).

Geographische Verteilung

Weltweit die höchsten Inzidenzraten weist die schwarze Bevölkerung (91,2) von den USA (Atlanta) auf.
Die höchsten Erkrankungsraten Europas werden bei den Männern (50,1) aus der Schweiz (Basel) gemeldet.
Die Erkrankungsraten der ehemaligen DDR (19,9) finden sich im unteren Drittel auf Rangplatz 31 in Europa gemeldeter Inzidenzraten.

6.17 Prostate

ICD9 185: Malignant neoplasms of the prostate (hereafter termed prostatic cancer)

With about 2450 new cases (representing 4.7% of all reported cancer cases) and 1280 deaths (3.6% of all cancer deaths), prostatic cancer in the former GDR was the seventh most frequent cancer and the ninth for mortality in 1980 among cancer sites (ICD9 140-208 excluding 173) for both sexes combined.

Main risk factors

Consumption of fat and protein; early sexual intercourse, intensive sexual activity, large number of sexual partners; occupational exposure to cadmium; familial occurrence in first degree relatives.

Incidence

Trend

A major increase in incidence is being reported in many countries. The former GDR incidence rate has increased significantly (mean annual increase since 1968: 3.1%).

Geographical distribution

The highest recorded world age-standardized annual incidence rate occurs in the black population of Atlanta, USA (91.2).
The highest rate in Europe is reported in Basel, Switzerland (50.1).
In the former GDR, prostatic cancer rates are in the lower third of the range in comparison to rates from other countries (19.9, rank 31st) in Europe.

Innerhalb der ehemaligen DDR finden wir die höchsten altersstandardisierten Inzidenzraten in den Kreisen:

1310 Landkreis Schmölln	36,3
0231 Stadtkreis Schwerin	34,5
0533 Stadtkreis Schwedt	34,1
1031 Stadtkreis Gera	33,8
1416 Landkreis Rochlitz	33,8

Räumliche Aggregation: Eine räumliche Aggregation von Kreisen gleicher oder ähnlich hoher Inzidenzraten läßt sich statistisch sichern (D = 64,08).
Urbanisation als Risikofaktor: Die Inzidenz ist positiv mit der Urbanisation korreliert ($r_s = 0,22$, t = 3,31). Das *relative Risiko* der Bevölkerung, an einem Krebsleiden zu erkranken, ist in den Stadtkreisen im Vergleich mit den Landkreisen statistisch signifikant erhöht. Das relative Risiko ($RR_{urban/rural}$) beträgt:

RR 1,21; 95%-CI 1,17 - 1,26

Das Dänische Krebsregister kommt zu analogen Ergebnissen.

Alter und Geschlecht

Prostatakrebserkrankungen wurden in der ehemaligen DDR zwischen 1978 und 1982 vor Vollendung des 1. Lebensjahres nicht gemeldet und sind vor dem 40. Lebensjahr extrem selten. Die altersspezifische Inzidenzkurve steigt oberhalb des 55. Lebensjahres steil an, erreicht das Maximum in der Altersgruppe der 75 - 84jährigen.

Histologie

International:
Überwiegend Adenokarzinome	97,0%
Plattenepithelkarzinome	2,5%

ehemalige DDR:
histologische Sicherung	89,2%
Adenokarzinome		93,8%
darunter: hellzellig		22,9%
Plattenepithelkarzinome		0,4%
undifferenzierte Karzinome		5,7%
Sarkome		0,1%

The highest age-standardized incidence rates in the former GDR occur in the following counties:

1310 Schmölln	(rural)	36.3
0231 Schwerin	(urban)	34.5
0533 Schwedt	(urban)	34.1
1031 Gera	(urban)	33.8
1416 Rochlitz	(rural)	33.8

Spatial aggregation: A significant spatial aggregation was found: (D = 64.08).
Urbanization as a risk factor: The incidence is positively correlated with urbanization ($r_s = 0.22$, t = 3.31).
The age-standardized incidence rates are not significantly higher in urban populations. The rate ratio is:

RR 1.21; 95% CI 1.17 - 1.26

The Danish Cancer Registry obtained similar results.

Age and sex

Between 1978 and 82, no prostatic cancer was reported within the first year of life in the former GDR, and this cancer occurs rarely before 40 years of age. The age-specific incidence rate increases sharply after 55 years and reaches a peak in the age-group 75 - 84years.

Histology

International:
Mainly adenocarcinoma	97.0%
Squamous cell carcinoma	2.5%

Former GDR:
histological confirmation	89.2%
Adenocarcinoma		93.8%
including: Clear cell		22.9%
Squamous cell carcinoma		0.4%
Undifferentiated carcinoma		5.7%
Sarcoma		0.1%

Relative 5-Jahre-Überlebensraten

Weltweit bewegen sich die Angaben zwischen 27
und 53 %. England und Wales geben für 1975 35 %,
Finnland für 1953 -1974 40,1 % an. Die Raten sind
in der ehemaligen DDR seit 1961 deutlich angestiegen und lagen 1978 - 79 bei 40,7 %.

Mortalitätsvergleich mit den alten Bundes-
ländern der Bundesrepublik Deutschland

Die altersstandardisierten Mortalitätsraten der ehemaligen DDR 1980 (9,4) liegen deutlich unter denen der alten Bundesländer der Bundesrepublik
Deutschland von 1979 - 81 (15,9).

Five-year relative survival rates

The world survival rates for prostatic cancer lie
between 27 and 53 %; In England and Wales in
1975, the rate was 35 %; in Finland from 1953 -74, it
was 40.1 %. There has been a major increase in the
former GDR rate since 1961 to 40.7 % in 1978 - 79.

Mortality compared with the old Länder of
the Federal Republic of Germany

The age-standardized mortality rate in the former
GDR in 1980 (9.4) was much lower than that of the
old Länder of the Federal Republic of Germany in
1979 - 81 (15.9).

Prostatakrebs
Prostatic cancer

ehemalige DDR/former GDR 1980

	Männer males
Anzahl neuer Fälle Number of new cases	2 441
Altersstand. Inz. rate/100.000 Age-adj. inc. rate/100.000	19.7
Anzahl der Todesfälle Number of deaths	1 276
Altersstand. Mort. rate/100.000 Age-adj. mort. rate/100.000	9.4

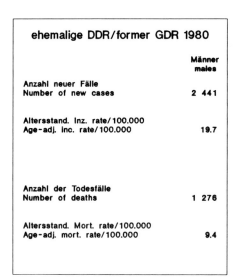

Altersstand. Inz.rate
Age-adj. inc.rate

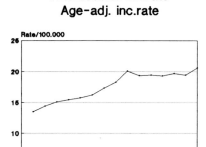

⎯•⎯ Männer/males

Altersspez. Inzidenzrate
Age-spec. incidence rate
ehemalige DDR/former GDR 1978-82

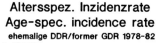

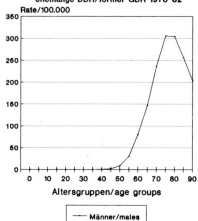

⎯•⎯ Männer/males

Rel. 5-Jahre-Überlebens-Rate
Five year relative survival rate

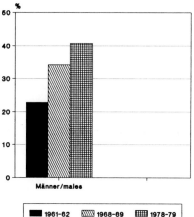

■ 1961-62   ▨ 1968-69   ▦ 1978-79

Prostata

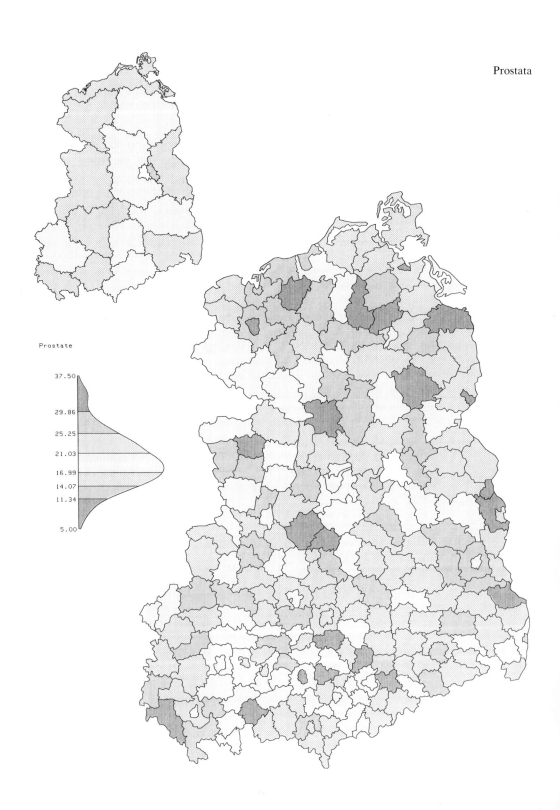

Prostate

0100 Rostock

Code		Name					
0101	L	Bad Doberan	54	45.2	29.6+	4.38	13
0103	L	Ribnitz-Damgarten	38	23.8	16.2	2.90	155
0105	L	Greifswald	24	38.4	25.2	5.87	34
0106	L	Grevesmühlen	23	22.5	14.2	3.22	185
0107	L	Grimmen	14	16.8	15.2	4.68	173
0108	L	Rostock	22	24.8	20.9	5.06	79
0109	L	Stralsund	15	22.9	14.7	4.17	180
0110	L	Wismar	29	36.2	27.7	6.03	17
0111	L	Wolgast	38	26.5	19.7	3.58	96
0112	L	Rügen	44	21.6	16.6	2.69	150
0131	S	Rostock	138	24.9	26.4+	2.44	23
0132	S	Stralsund	43	24.2	21.1	3.47	76
0133	S	Wismar	46	33.9	25.9	4.11	28
0134	S	Greifswald	39	26.9	32.8+	5.68	8
		Rostock	567	26.7	22.2	1.02	

0200 Schwerin

Code		Name					
0201	L	Bützow	8	11.3	6.9--	2.55	218
0202	L	Gadebusch	15	25.0	16.9	5.13	143
0203	L	Güstrow	61	36.5	27.5	3.88	19
0204	L	Hagenow	53	30.9	20.7	3.20	82
0205	L	Ludwigslust	40	27.6	18.0	3.08	126
0206	L	Lübz	20	24.1	16.4	3.87	152
0207	L	Parchim	39	40.9	28.5	5.05	16
0208	L	Perleberg	53	28.8	17.4	2.60	135
0209	L	Schwerin	35	41.4	28.9	5.53	14
0210	L	Sternberg	13	22.7	13.0	3.83	195
0231	S	Schwerin	99	35.2	34.5++	3.71	2
		Schwerin	436	31.1	22.3	1.18	

0300 Neubrandenburg

Code		Name					
0301	L	Altentreptow	11	19.1	11.3-	4.04	209
0302	L	Anklam	25	24.9	15.3	3.54	170
0303	L	Demmin	23	20.0	12.6-	3.07	200
0304	L	Malchin	17	17.5	10.5--	2.68	210
0305	L	Neubrandenburg	14	20.7	14.8	4.25	176
0306	L	Neustrelitz	38	28.4	22.7	4.10	59
0307	L	Pasewalk	37	34.2	22.7	3.99	59
0308	L	Prenzlau	34	31.5	21.3	3.95	74
0309	L	Röbel/Müritz	10	22.9	17.1	5.71	140
0310	L	Strasburg	26	40.3	25.6	5.45	30
0311	L	Templin	30	36.5	31.1	6.57	10
0312	L	Teterow	21	26.6	19.5	4.94	102
0313	L	Ueckermünde	13	10.4	9.6--	3.07	212
0314	L	Waren	45	35.2	26.3	4.41	24
0331	S	Neubrandenburg	22	11.6	19.0	4.20	109
		Neubrandenburg	366	24.4	18.6	1.08	

0400 Potsdam

Code		Name					
0401	L	Belzig	22	27.2	20.5	4.85	85
0402	L	Brandenburg	27	29.6	17.7	3.71	131
0403	L	Gransee	23	21.4	18.0	4.11	126
0405	L	Jüterbog	36	40.9	22.6	4.06	61
0407	L	Königs Wusterhausen	64	31.2	19.9	2.70	93
0408	L	Kyritz	14	16.8	9.1--	2.58	215
0409	L	Luckenwalde	49	46.8	25.8	4.09	29
0410	L	Nauen	63	32.8	23.1	3.20	53
0411	L	Neuruppin	31	20.4	15.9	2.75	189
0412	L	Potsdam	81	34.6	23.5	2.87	46
0413	L	Pritzwalk	21	26.6	19.2	4.53	106
0414	L	Oranienburg	105	34.1	24.3	2.65	39
0415	L	Rathenow	30	19.7	15.1	3.13	174
0416	L	Wittstock	8	14.8	11.6	4.55	207
0417	L	Zossen	49	27.3	21.0	3.43	77
0431	S	Brandenburg/Havel	49	21.7	18.2	2.92	123
0432	S	Potsdam	103	34.1	28.7++	3.09	15
		Potsdam	775	29.4	20.6	0.82	

0500 Frankfurt

Code		Name					
0501	L	Angermünde	34	38.2	23.2	4.47	49
0502	L	Beeskow	22	25.6	18.3	4.32	119
0503	L	Bernau	69	39.4	25.3	3.48	33
0504	L	Eberswalde	58	29.6	20.3	2.97	87
0505	L	Bad Freienwalde	31	33.6	22.9	4.68	55
0506	L	Eisenhüttenstadt	23	45.4	31.4	7.23	9
0507	L	Fürstenwalde	77	31.6	22.3	2.76	65
0508	L	Seelow	23	23.3	15.4	3.55	167
0509	L	Strausberg	61	28.5	21.4	3.05	73
0531	S	Frankfurt/Oder	55	29.2	29.9+	4.39	11
0532	S	Eisenhüttenstadt	17	14.3	15.8	4.00	162
0533	S	Schwedt (Oder)	21	15.4	34.1	7.74	3
		Frankfurt	491	29.1	22.6+	1.13	

0600 Cottbus

Code		Name					
0601	L	Bad Liebenwerda	46	35.0	19.0	3.04	109
0602	L	Calau	23	16.2	12.3-	2.68	202
0603	L	Cottbus	32	29.3	13.7-	2.58	188
0605	L	Finsterwalde	47	35.3	22.9	3.76	55
0606	L	Forst	28	29.8	16.0	3.30	156
0607	L	Guben	22	19.5	15.3	3.56	170
0608	L	Hoyerswerda	67	24.1	24.7	3.20	35
0609	L	Lübben	14	18.0	11.7-	3.33	206
0610	L	Luckau	23	31.5	16.3	3.92	154
0611	L	Senftenberg	102	36.1	22.8	2.49	57
0612	L	Spremberg	42	40.8	27.2	4.59	20
0613	L	Weißwasser	17	12.3	9.5--	2.60	214
0614	L	Herzberg	31	34.6	23.5	4.73	46
0615	L	Jessen	20	26.2	15.9	3.82	159
0631	S	Cottbus	51	19.0	20.0	3.03	89
		Cottbus	565	26.8	19.0	0.88	

0700 Magdeburg

Code		Name					
0701	L	Burg	35	22.8	16.0	3.03	156
0703	L	Gradelegen	11	17.4	12.9	4.32	197
0704	L	Genthin	19	20.1	13.0-	3.59	195
0705	L	Halberstadt	55	25.3	15.9	2.34	159
0706	L	Haldensleben	45	31.8	19.5	3.22	102
0707	L	Havelberg	17	33.0	23.9	6.37	43
0708	L	Kalbe/Milde	5	11.2	6.3--	2.93	219
0709	L	Klötze	19	26.7	11.4--	2.75	208
0710	L	Wolmirstedt	17	16.0	12.1-	3.39	204
0711	L	Oschersleben	39	36.1	20.8	3.64	80
0712	L	Osterburg	24	22.3	15.3	3.41	170
0713	L	Salzwedel	30	30.6	17.0	3.47	141
0714	L	Schönebeck	52	24.9	16.6	2.49	150
0716	L	Staßfurt	29	16.9	11.9--	2.44	205
0717	L	Stendal	47	26.3	17.7	2.78	131
0718	L	Tangerhütte	14	27.8	19.3	5.67	105
0719	L	Wanzleben	21	20.0	15.5	3.63	164
0720	L	Wernigerode	75	31.0	22.4	2.81	63
0721	L	Zerbst	16	16.4	8.5--	2.29	216
0732	S	Magdeburg	168	25.0	17.3-	1.45	136
		Magdeburg	738	24.8	16.4--	0.67	

Prostate

0800	Halle					
0801	L Artern	35	26.2	18.2	3.41	123
0802	L Aschersleben	70	43.4	26.2	3.39	25
0803	L Bernburg	65	33.6	19.6	2.66	100
0804	L Bitterfeld	84	27.5	16.8	1.99	146
0805	L Eisleben	52	28.4	14.8−	2.25	176
0806	L Gräfenhainichen ...	16	17.1	12.3−	3.36	202
0807	L Saalkreis	38	22.3	16.7	2.98	148
0808	L Hettstedt	36	26.4	14.2−	2.52	185
0809	L Köthen	65	33.5	18.5	2.44	118
0810	L Nebra	21	28.7	19.7	4.54	96
0811	L Merseburg	66	20.9	12.4−−	1.66	201
0812	L Naumburg	36	26.4	12.8−−	2.26	198
0813	L Quedlinburg	70	33.0	20.0	2.56	89
0814	L Querfurt	23	29.2	16.9	3.67	143
0815	L Roßlau	15	17.5	9.6−−	2.62	212
0816	L Sangerhausen	38	19.6	13.9−	2.45	187
0817	L Hohenmölsen	19	26.6	15.0	3.76	175
0818	L Weißenfels	62	38.5	20.7	2.94	82
0819	L Wittenberg	64	28.4	18.6	2.66	116
0820	L Zeitz	69	35.4	18.3	2.48	119
0831	S Dessau	59	24.6	14.7−	2.17	180
0832	S Halle/Saale	160	30.2	17.3−	1.50	136
0833	S Halle-Neustadt	13	5.7	14.4	4.09	183
	Halle	1176	27.2	16.8−−	0.54	

0900	Erfurt					
0901	L Arnstadt	49	30.9	19.9	3.08	93
0902	L Apolda	43	36.8	23.0	3.82	54
0903	L Eisenach	66	24.1	15.5−	2.14	164
0904	L Erfurt	32	27.7	18.7	3.59	115
0905	L Gotha	120	34.8	21.7	2.19	69
0906	L Heiligenstadt	28	28.3	20.0	4.10	89
0907	L Langensalza	25	22.5	13.5−	2.85	191
0908	L Worbis	44	25.1	18.3	2.96	119
0909	L Mühlhausen	78	35.5	22.8	2.87	57
0910	L Nordhausen	111	42.1	26.1+	2.70	26
0911	L Sömmerda	45	28.0	19.5	3.12	102
0912	L Sondershausen	48	36.3	23.8	3.78	44
0913	L Weimar	36	33.8	19.2	3.48	106
0931	S Weimar	47	32.1	22.0	3.50	67
0932	S Erfurt	133	27.1	20.8	1.94	80
	Erfurt	905	31.0	20.6	0.75	

1000	Gera					
1001	L Eisenberg	20	25.0	13.5−	3.35	191
1002	L Gera	59	40.1	20.3	2.89	87
1003	L Jena	29	34.0	18.9	3.78	113
1004	L Lobenstein	19	28.3	21.8	5.53	68
1005	L Pößneck	41	31.5	20.5	3.51	85
1006	L Rudolstadt	50	30.3	20.7	3.17	82
1007	L Saalfeld	70	49.2	33.2++	4.42	6
1008	L Schleiz	28	36.5	22.6	4.65	61
1009	L Stadtroda	21	26.5	17.0	4.21	141
1010	L Zeulenroda	42	44.7	23.4	4.01	48
1011	L Greiz	53	39.0	19.6	3.02	100
1031	S Gera	140	48.1	33.8++	3.12	4
1032	S Jena	69	28.5	22.4	2.94	63
	Gera	641	36.9	23.4++	1.02	

1100	Suhl					
1101	L Bad Salzungen	42	19.3	13.3−−	2.21	193
1102	L Hildburghausen ...	33	23.0	12.7−−	2.40	199
1103	L Ilmenau	66	41.3	26.5	3.68	22
1104	L Neuhaus am Renweg .	32	36.0	19.0	3.77	109
1105	L Meiningen	24	14.5	10.3−−	2.21	211
1106	L Schmalkalden	41	26.5	14.8	2.52	176
1107	L Sonnenberg	41	28.8	19.7	3.37	96
1108	L Suhl	34	30.6	16.0	2.91	156
1131	S Suhl	25	22.2	18.3	3.95	119
	Suhl	338	26.1	16.5−−	0.98	

1200	Dresden					
1201	L Bautzen	110	37.2	23.2	2.43	49
1202	L Bischofswerda	53	33.3	17.7	2.58	131
1203	L Dippoldiswalde	53	49.2	27.1	4.07	21
1204	L Dresden	126	49.0	24.4	2.45	38
1205	L Freital	92	45.5	21.6	2.67	71
1206	L Görlitz	25	34.1	17.3	3.72	136
1207	L Großenhain	29	29.3	16.4	3.37	152
1208	L Kamenz	62	42.3	26.0	3.65	27
1210	L Löbau	87	37.3	18.6	2.22	116
1211	L Meißen	106	37.1	21.0	2.32	77
1212	L Niesky	26	27.7	15.4	3.49	167
1213	L Pirna	106	38.2	21.7	2.36	69
1214	L Riesa	79	33.0	23.2	2.90	49
1215	L Sebnitz	29	22.8	14.3−	2.84	184
1216	L Zittau	87	39.9	22.2	2.76	66
1231	S Dresden	522	44.5	25.5++	1.27	32
1232	S Görlitz	84	45.8	29.8++	3.61	12
	Dresden	1676	40.2	22.8++	0.63	

1300	Leipzig					
1301	L Altenburg	84	32.1	18.1	2.18	125
1302	L Borna	109	50.6	33.1++	3.51	7
1303	L Delitzsch	30	23.9	14.5−	2.88	182
1304	L Döbeln	103	46.9	24.6	2.71	37
1305	L Eilenburg	31	24.9	16.7	3.34	148
1306	L Geithain	38	43.5	24.0	4.44	42
1307	L Grimma	53	34.2	18.9	2.91	113
1308	L Leipzig	109	31.7	15.5−−	1.68	164
1309	L Oschatz	33	26.8	14.8	2.80	176
1310	L Schmölln	53	67.2	36.3++	5.45	1
1311	L Torgau	27	20.5	13.6−	2.84	189
1312	L Wurzen	56	45.7	24.7	3.58	35
1331	S Leipzig	446	35.1	21.2	1.11	75
	Leipzig	1172	36.0	20.8	0.68	

1400	Chemnitz					
1401	L Annaberg	56	28.3	15.4−	2.28	167
1402	L Aue	88	30.1	18.0	2.06	126
1403	L Auerbach	62	38.1	16.9	2.38	143
1404	L Brand-Erbisdorf ...	36	40.4	19.0	3.39	109
1405	L Chemnitz	95	38.4	18.0	2.12	126
1406	L Flöha	26	21.1	8.5−−	1.85	216
1407	L Freiberg	76	38.4	24.3	3.12	39
1408	L Glauchau	76	47.4	21.6	2.71	71
1409	L Stollberg	69	35.0	17.3	2.36	136
1410	L Hainichen	42	26.2	13.1−−	2.17	194
1411	L Hohenstein-Ernstthal.	57	39.7	20.0	2.89	89
1412	L Marienberg	47	30.4	15.9	2.51	159
1413	L Oelsnitz	50	55.4	23.7	3.66	45
1414	L Plauen	33	58.6	27.7	5.68	17
1415	L Reichenbach	57	42.6	19.1	2.91	108
1416	L Rochlitz	80	65.2	33.8++	4.23	4
1417	L Schwarzenberg	44	31.4	19.7	3.29	96
1418	L Klingenthal	37	45.3	24.3	4.31	39
1419	L Werdau	61	35.1	16.8	2.47	146
1420	L Zschopau	36	27.1	15.7	2.93	163
1421	L Zwickau	68	33.5	17.8	2.41	130
1431	S Chemnitz	210	28.9	17.6−	1.35	134
1433	S Plauen	80	45.0	23.2	2.89	49
1435	S Zwickau	101	35.7	19.9	2.15	93
	Chemnitz	1587	35.7	18.8−−	0.52	

1500	East Berlin					
1500	East Berlin	922	34.8	25.6++	0.94	30
	G.D.R. Total	12355	31.5	20.2	0.20	

6.18 Hoden

ICD9 186: Bösartige Neubildungen des Hodens (fortfolgend als Hodenkrebs bezeichnet)

Mit rund 500 Neuerkrankungen (1,0 %) und 150 Todesfällen (0,4 %) (Anteil in Prozent aller gemeldeten Fälle) belegte der Hodenkrebs in der ehemaligen DDR im Jahre 1980 Rangplatz 21 bei den Neuerkrankungen und 28 bei den Todesfällen an bösartigen Neubildungen (zusammengefaßt für beide Geschlechter, ICD9 140-208 ohne 173).

Risikofaktoren

Kryptorchismus (2.5 - 9fach erhöhtes Risiko) (10 % der Hodenkrebserkrankungen treten bei Patienten mit Kryptorchismus auf); Dysgenesis testis; Orchitis; Trauma; genetische Faktoren: z.B. gehäuft Fallbeschreibungen bei monozygoten Zwillingen.

Inzidenz

Trend

International zeigt sich ein deutlicher Inzidenzanstieg in einigen europäischen Ländern (Dänemark) sowie in der weißen Bevölkerung der USA. In der ehemaligen DDR erheblicher Anstieg der Inzidenzraten (mittlerer jährlicher Anstieg seit 1968: 5,3 %).

Geographische Verteilung

Weltweit die höchsten Inzidenzraten weisen die Männer (8,3) aus der Schweiz (Basel) auf.
Die Erkrankungsraten der ehemaligen DDR (5,5) finden sich im oberen Drittel auf Rangplatz 9 in Europa gemeldeter Inzidenzraten.

6.18 Testis

ICD9 186: Malignant neoplasms of the testis (hereafter termed testicular cancer)

With about 500 new cases (representing 1.0 % of all reported cancer cases) and 150 deaths (0.4 % of all cancer deaths), testicular cancer in the former GDR in 1980 ranked twenty-first for incidence and twenty-eighth for mortality among cancer sites (ICD9 140-208 excluding 173) for both sexes combined.

Main risk factors

Cryptorchidism (2.5 - 9 fold increased risk) (10 % of testicular cancers occur in patients with cryptorchidism); dysgenesis testis; orchitis; trauma; genetic factors, e.g., occurrence among monozygotic twins.

Incidence

Trend

Worldwide, an increase in incidence is being observed in several European countries, such as Denmark, and among selected white populations of North America. The former GDR incidence has considerably increased since 1968 (mean annual increase: 5.3 %).

Geographical distribution

The highest recorded world age-standardized annual incidence rate occurs in Basel, Switzerland (8.3).
In the former GDR, the testicular cancer rate is in the upper third of the rates recorded in Europe (5.5, rank 9th).

Innerhalb der ehemaligen DDR finden wir die höchsten altersstandardisierten Inzidenzraten in den Kreisen:

1232	Stadtkreis Görlitz	11,5
0134	Stadtkreis Greifswald	11,2
0719	Landkreis Wanzleben	11,2
1002	Landkreis Gera	10,5
0831	Stadtkreis Dessau	10,3

Räumliche Aggregation: Eine räumliche Aggregation von Kreisen gleicher oder ähnlich hoher Inzidenzraten läßt sich statistisch sichern (D = 69,28).
Urbanisation als Risikofaktor: Die Inzidenz ist positiv mit der Urbanisation korreliert ($r_s = 0,38$, t = 5,96). Das *relative Risiko* der Bevölkerung, an einem Krebsleiden zu erkranken, ist in den Stadtkreisen im Vergleich mit den Landkreisen statistisch signifikant erhöht. Das relative Risiko ($RR_{urban/rural}$) beträgt:

RR 1,36; 95%-CI 1,26 - 1,48

Das Dänische Krebsregister kommt zu analogen Ergebnissen.

Alter und Geschlecht

Hodenkrebserkrankungen treten bereits im 1. Lebensjahr auf, die altersspezifische Inzidenzkurve zeigt mehrere Gipfel, einen ersten in der Altersgruppe der 0 - 4jährigen, einen zweiten stark ausgeprägten bei den 25 - 29jährigen und einen niedrigen weiteren bei den über 80jährigen.

Histologie

ehemalige DDR:

histologische Sicherung	*95,5%*	
Seminome		51,0%
Teratoblastome		31,9%
Embryoblastome		14,7%
Karzinome		1,3%
Sarkome		0,8%
sonstige		0,3%

The highest age-standardized incidence rates in the former GDR occur in the following counties:

1232	Görlitz	(urban)	11.5
0134	Greifswald	(urban)	11.2
0719	Wanzleben	(rural)	11.2
1002	Gera	(rural)	10.5
0831	Dessau	(urban)	10.3

Spatial aggregation: Significant spatial aggregation was found: (D = 69.28).
Urbanization as a risk factor: The incidence is positively correlated with urbanization ($r_s = 0.38$, t = 5.96).
The age-standardized incidence rates are significantly higher in urban populations. The rate ratio is:

RR 1.36; 95% CI 1.26 - 1.48

The Danish Cancer Registry obtained similar results.

Age and sex

In the former GDR, testicular cancer has been found in the first year of life. The age-specific incidence curve shows several peaks: the first in the age-group 0 - 4 years, a second well-defined peak in the age-group 25 - 29 years, and a lower one for males over 80 years.

Histology

Former GDR:

histological confirmation	*95.5%*	
Seminoma		51.0%
Malignant teratoma		31.9%
Embryonal carcinoma		14.7%
Carcinoma		1.3%
Sarcoma		0.8%
Other		0.3%

Relative 5-Jahre-Überlebensraten

Weltweit bewegen sich die Angaben zwischen 53 und 69%. England und Wales geben für 1975 67%, Finnland für 1953 -1974 55,8% an. Die Raten sind in der ehemaligen DDR seit 1961 deutlich angestiegen und lagen 1978 - 79 bei 64,1%.

Mortalitätsvergleich mit den alten Bundesländern der Bundesrepublik Deutschland

Die altersstandardisierten Mortalitätsraten der ehemaligen DDR 1980 (1,8) liegen deutlich über denen der alten Bundesländer der Bundesrepublik Deutschland von 1979 - 81 (1,1).

Five-year relative survival rates

The world survival rates lie between 53 and 69%. In England and Wales in 1975, it was 67%; in Finland from 1953 - 74, the rate was 55.8%. The former GDR survival rate for testicular cancer has increased considerably since 1961 and was 64.1% in 1978 - 79.

Mortality compared with the old Länder of the Federal Republic of Germany

The age-standardized mortality rate in the former GDR in 1980 (1.8) was much higher than that of the old Länder of the Federal Republic of Germany in 1979 - 81 (1.1).

Hodenkrebs
Testicular cancer

ehemalige DDR/former GDR 1980

	Männer males
Anzahl neuer Fälle Number of new cases	500
Altersstand. Inz. rate/100.000 Age-adj. inc. rate/100.000	5.8
Anzahl der Todesfälle Number of deaths	153
Altersstand. Mort. rate/100.000 Age-adj. mort. rate/100.000	1.8

Altersstand. Inz.rate
Age-adj. inc.rate

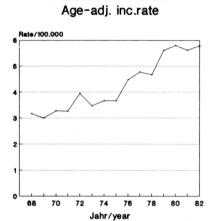

Jahr/year

— Männer/males

Altersspez. Inzidenzrate
Age-spec. incidence rate
ehemalige DDR/former GDR 1978-82

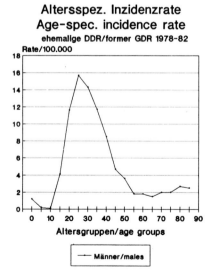

Altersgruppen/age groups

— Männer/males

Rel. 5-Jahre-Überlebens-Rate
Five year relative survival rate

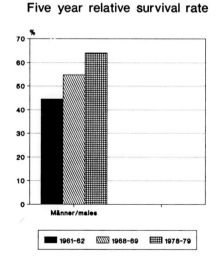

Männer/males

■ 1961-62   ▨ 1968-69   ▦ 1978-79

Hoden

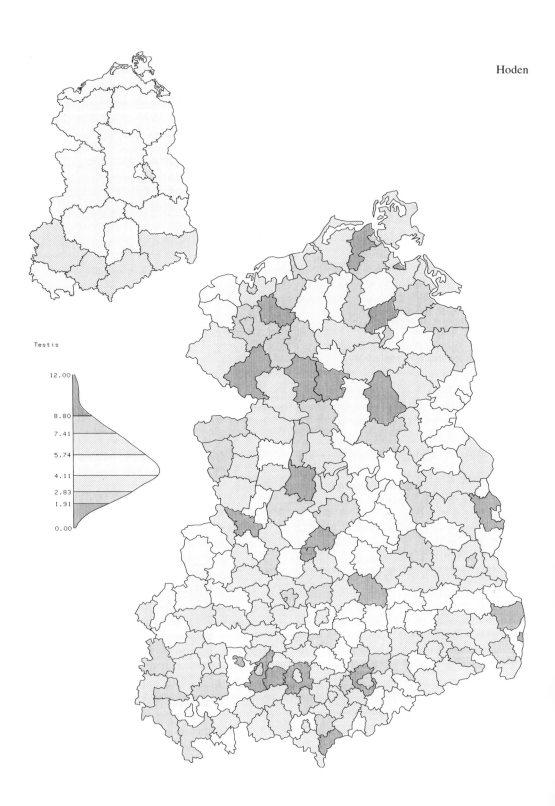

Testis

Testis

0100 Rostock

0101 L	Bad Doberan	7	5.9	5.0	1.90	103
0103 L	Ribnitz-Damgarten .	7	4.4	3.9	1.48	150
0105 L	Greifswald	2	3.2	4.0	2.88	145
0106 L	Grevesmühlen	5	4.9	4.2	1.91	136
0107 L	Grimmen	2	2.4	2.0--	1.38	205
0108 L	Rostock	2	2.3	2.2-	1.55	204
0109 L	Stralsund	1	1.5	1.4--	1.38	216
0110 L	Wismar	3	3.7	2.9	1.66	184
0111 L	Wolgast	4	2.8	3.0	1.52	180
0112 L	Rügen	9	4.4	3.9	1.35	150
0131 S	Rostock	39	7.0	6.2	1.03	61
0132 S	Stralsund	14	7.9	7.5	2.07	27
0133 S	Wismar	11	8.1	7.4	2.25	30
0134 S	Greifswald	19	13.1	11.2+	2.59	2
	Rostock	125	5.9	5.4	0.49	

0200 Schwerin

0201 L	Bützow	2	2.8	2.5	1.76	197
0202 L	Gadebusch	2	3.3	4.4	3.23	131
0203 L	Güstrow	9	5.4	5.4	1.80	90
0204 L	Hagenow	7	4.1	3.7	1.41	162
0205 L	Ludwigslust	3	2.1	1.8-	1.02	210
0206 L	Lübz	2	2.4	2.3-	1.60	200
0207 L	Parchim	3	3.1	2.7	1.57	191
0208 L	Perleberg	13	7.1	7.0	2.03	42
0209 L	Schwerin	2	2.4	2.0-	1.42	205
0210 L	Sternberg	1	1.7	1.7-	1.70	212
0231 S	Schwerin	26	9.2	8.4	1.66	16
	Schwerin	70	5.0	4.7	0.57	

0300 Neubrandenburg

0301 L	Altentreptow	5	8.7	8.9	4.18	9
0302 L	Anklam	9	9.0	8.4	2.87	16
0303 L	Demmin	7	6.1	5.0	1.95	103
0304 L	Malchin	3	3.1	2.7	1.60	191
0305 L	Neubrandenburg ...	4	5.9	4.6	2.33	120
0306 L	Neustrelitz	5	3.7	3.6	1.62	166
0307 L	Pasewalk	3	2.8	2.6	1.54	195
0308 L	Prenzlau	5	4.6	3.9	1.79	150
0309 L	Röbel/Müritz	2	4.6	4.5	3.15	126
0310 L	Strasburg	3	4.7	5.5	3.42	86
0311 L	Templin	5	6.1	5.9	2.70	71
0312 L	Teterow	4	5.1	5.0	2.52	103
0313 L	Ueckermünde	4	3.2	2.8-	1.41	186
0314 L	Waren	5	3.9	3.5	1.59	169
0331 S	Neubrandenburg ...	6	3.2	2.6--	1.05	195
	Neubrandenburg ...	70	4.7	4.3--	0.52	

0400 Potsdam

0401 L	Belzig	3	3.7	2.8	1.70	186
0402 L	Brandenburg	3	3.3	3.0	1.74	180
0403 L	Gransee	2	1.9	1.5--	1.06	215
0405 L	Jüterbog	6	6.8	5.0	2.16	103
0407 L	Königs Wusterhausen	5	2.4	2.3--	1.10	200
0408 L	Kyritz	2	2.4	2.0--	1.39	205
0409 L	Luckenwalde	6	5.7	5.3	2.17	93
0410 L	Nauen	11	5.7	5.6	1.76	83
0411 L	Neuruppin	8	5.3	4.2	1.57	136
0412 L	Potsdam	13	5.5	4.5	1.27	126
0413 L	Pritzwalk	1	1.3	1.0--	0.98	217
0414 L	Oranienburg	26	8.5	7.4	1.51	30
0415 L	Rathenow	6	3.9	3.6	1.48	166
0416 L	Wittstock	5	9.3	8.8	3.96	10
0417 L	Zossen	9	5.0	4.5	1.51	126
0431 S	Brandenburg/Havel .	18	8.0	7.0	1.66	42
0432 S	Potsdam	21	7.0	6.5	1.45	54
	Potsdam	145	5.5	4.9	0.41	

0500 Frankfurt

0501 L	Angermünde	5	5.6	4.9	2.31	111
0502 L	Beeskow	6	7.0	6.8	2.81	44
0503 L	Bernau	8	4.6	3.8	1.35	159
0504 L	Eberswalde	10	5.1	4.4	1.40	131
0505 L	Bad Freienwalde ...	4	4.3	4.1	2.07	140
0506 L	Eisenhüttenstadt ...	1	2.0	1.6-	1.56	214
0507 L	Fürstenwalde	17	7.0	6.3	1.55	57
0508 L	Seelow	7	7.1	6.2	2.37	61
0509 L	Strausberg	11	5.1	4.2	1.29	136
0531 S	Frankfurt/Oder ...	12	6.4	5.7	1.66	78
0532 S	Eisenhüttenstadt ...	6	5.0	4.3	1.79	134
0533 S	Schwedt (Oder)	7	5.1	4.6	1.96	120
	Frankfurt	94	5.6	4.9	0.51	

0600 Cottbus

0601 L	Bad Liebenwerda ..	7	5.3	5.1	1.92	98
0602 L	Calau	6	4.2	4.1	1.68	140
0603 L	Cottbus	5	4.6	3.9	1.77	150
0605 L	Finsterwalde	6	4.5	3.7	1.53	162
0606 L	Forst	4	4.3	3.9	1.97	150
0607 L	Guben	7	6.2	4.8	1.88	114
0608 L	Hoyerswerda	15	5.4	4.9	1.26	111
0609 L	Lübben	4	5.1	4.1	2.08	140
0610 L	Luckau	2	2.7	2.5	1.80	197
0611 L	Senftenberg	14	5.0	4.8	1.29	114
0612 L	Spremberg	4	3.9	3.8	1.88	159
0613 L	Weißwasser	7	5.1	4.5	1.71	126
0614 L	Herzberg	6	6.7	6.4	2.61	56
0615 L	Jessen	4	5.2	4.2	2.20	136
0631 S	Cottbus	25	9.3	7.8	1.58	22
	Cottbus	116	5.5	4.9	0.45	

0700 Magdeburg

0701 L	Burg	4	2.6	2.3--	1.17	200
0703 L	Gradelegen	4	6.3	6.0	3.02	69
0704 L	Genthin	1	1.1	0.7--	0.75	218
0705 L	Halberstadt	13	6.0	5.6	1.55	83
0706 L	Haldensleben	5	3.5	3.2	1.43	174
0707 L	Havelberg	4	7.8	8.6	4.38	14
0708 L	Kalbe/Milde	3	6.7	5.8	3.34	73
0709 L	Klötze	6	8.4	7.5	3.12	27
0710 L	Wolmirstedt	6	5.6	4.9	2.01	111
0711 L	Oschersleben	5	4.6	3.9	1.77	150
0712 L	Osterburg	7	6.5	5.8	2.22	73
0713 L	Salzwedel	3	3.1	2.8	1.62	186
0714 L	Schönebeck	15	7.2	6.6	1.72	50
0716 L	Staßfurt	9	5.2	5.1	1.70	98
0717 L	Stendal	9	5.0	5.1	1.73	98
0718 L	Tangerhütte	4	7.9	7.1	3.54	39
0719 L	Wanzleben	11	10.5	11.2	3.49	2
0720 L	Wernigerode	15	6.2	5.3	1.37	93
0721 L	Zerbst	5	5.1	4.7	2.10	117
0732 S	Magdeburg	39	5.8	5.1	0.82	98
	Magdeburg	168	5.6	5.2	0.41	

Testis

0800 Halle

0801	L Artern	10	7.5	6.6	2.11	50
0802	L Aschersleben	6	3.7	3.3	1.37	173
0803	L Bernburg	16	8.3	8.1	2.08	19
0804	L Bitterfeld	21	6.9	6.1	1.34	64
0805	L Eisleben	6	3.3	3.0−	1.23	180
0806	L Gräfenhainichen . . .	4	4.3	3.9	1.97	150
0807	L Saalkreis	12	7.1	6.7	1.96	48
0808	L Hettstedt	6	4.4	4.0	1.65	145
0809	L Köthen	10	5.2	4.6	1.46	120
0810	L Nebra	5	6.8	6.6	2.94	50
0811	L Merseburg	14	4.4	4.0	1.08	145
0812	L Naumburg	6	4.4	3.9	1.59	150
0813	L Quedlinburg	12	5.7	5.2	1.51	96
0814	L Querfurt	5	6.3	5.9	2.65	71
0815	L Roßlau	2	2.3	1.7−−	1.19	212
0816	L Sangerhausen	11	5.7	5.5	1.66	86
0817	L Hohenmölsen	4	5.6	5.8	2.95	73
0818	L Weißenfels	7	4.3	4.1	1.57	140
0819	L Wittenberg	11	4.9	4.6	1.42	120
0820	L Zeitz	7	3.6	3.1−	1.17	175
0831	S Dessau	27	11.2	10.3+	2.05	5
0832	S Halle/Saale	46	8.7	8.0+	1.20	20
0833	S Halle-Neustadt	23	10.1	8.0	1.82	20
	Halle	271	6.3	5.7	0.35	

0900 Erfurt

0901	L Arnstadt	13	8.2	7.5	2.08	27
0902	L Apolda	8	6.9	6.1	2.15	64
0903	L Eisenach	25	9.1	8.4	1.79	16
0904	L Erfurt	5	4.3	3.8	1.69	159
0905	L Gotha	27	7.8	7.1	1.39	39
0906	L Heiligenstadt	7	7.1	6.8	2.63	44
0907	L Langensalza	5	4.5	4.0	1.85	145
0908	L Worbis	11	6.3	5.7	1.75	78
0909	L Mühlhausen	12	5.5	4.8	1.40	114
0910	L Nordhausen	17	6.4	5.7	1.39	78
0911	L Sömmerda	10	6.2	5.4	1.73	90
0912	L Sondershausen	5	3.8	3.6	1.60	166
0913	L Weimar	5	4.7	4.4	1.98	131
0931	S Weimar	3	2.0	1.8−−	1.05	210
0932	S Erfurt	34	6.9	6.3	1.09	57
	Erfurt	187	6.4	5.8	0.43	

1000 Gera

1001	L Eisenberg	3	3.8	3.4	1.96	170
1002	L Gera	16	10.9	10.5	2.66	4
1003	L Jena	9	10.6	10.1	3.43	6
1004	L Lobenstein	2	3.0	2.8	2.01	186
1005	L Pößneck	10	7.7	7.4	2.43	30
1006	L Rudolstadt	10	6.1	5.6	1.77	83
1007	L Saalfeld	5	3.5	3.1	1.37	175
1008	L Schleiz	6	7.8	7.2	2.95	35
1009	L Stadtroda	7	8.8	8.8	3.34	10
1010	L Zeulenroda	3	3.2	3.1	1.80	175
1011	L Greiz	13	9.6	8.8	2.47	10
1031	S Gera	19	6.5	6.0	1.39	69
1032	S Jena	20	8.3	7.4	1.69	30
	Gera	123	7.1	6.6	0.60	

1100 Suhl

1101	L Bad Salzungen	15	6.9	6.1	1.59	64
1102	L Hildburghausen . . .	4	2.8	2.4−−	1.21	199
1103	L Ilmenau	9	5.6	5.0	1.68	103
1104	L Neuhaus am Renweg .	6	6.7	6.6	2.69	50
1105	L Meiningen	5	3.0	2.7−	1.23	191
1106	L Schmalkalden	13	8.4	7.7	2.18	24
1107	L Sonnenberg	10	7.0	5.7	1.86	78
1108	L Suhl	8	7.2	5.5	1.99	86
1131	S Suhl	7	6.2	4.5	1.71	126
	Suhl	77	5.9	5.1	0.59	

1200 Dresden

1201	L Bautzen	13	4.4	4.0	1.12	145
1202	L Bischofswerda	10	6.3	6.7	2.21	48
1203	L Dippoldiswalde	4	3.7	3.7	1.84	162
1204	L Dresden	17	6.6	6.5	1.61	54
1205	L Freital	12	5.9	5.5	1.70	86
1206	L Görlitz	4	5.5	4.6	2.37	120
1207	L Großenhain	5	5.0	5.2	2.38	96
1208	L Kamenz	9	6.1	5.8	1.93	73
1210	L Löbau	19	8.1	7.6	1.75	26
1211	L Meißen	18	6.3	6.3	1.50	57
1212	L Niesky	2	2.1	1.9−−	1.32	209
1213	L Pirna	10	3.6	3.1−	1.00	175
1214	L Riesa	13	5.4	5.0	1.44	103
1215	L Sebnitz	11	8.7	7.8	2.36	22
1216	L Zittau	17	7.8	7.2	1.77	35
1231	S Dresden	77	6.6	6.1	0.71	64
1232	S Görlitz	23	12.5	11.5+	2.43	1
	Dresden	264	6.3	6.0	0.37	

1300 Leipzig

1301	L Altenburg	17	6.5	5.4	1.35	90
1302	L Borna	5	2.3	2.0−−	0.90	205
1303	L Delitzsch	3	2.4	2.3−	1.34	200
1304	L Döbeln	7	3.2	2.9−	1.12	184
1305	L Eilenburg	5	4.0	3.7	1.66	162
1306	L Geithain	5	5.7	5.1	2.29	98
1307	L Grimma	8	5.2	5.0	1.76	103
1308	L Leipzig	15	4.4	4.1	1.07	140
1309	L Oschatz	8	6.5	5.7	2.08	78
1310	L Schmölln	3	3.8	3.9	2.25	150
1311	L Torgau	1	0.8	0.7−−	0.68	218
1312	L Wurzen	7	5.7	5.0	1.94	103
1331	S Leipzig	97	7.6	6.8	0.71	44
	Leipzig	181	5.6	5.0	0.38	

1400 Chemnitz

1401	L Annaberg	15	7.6	6.8	1.76	44
1402	L Aue	19	6.5	5.8	1.34	73
1403	L Auerbach	14	8.6	8.7	2.35	13
1404	L Brand-Erbisdorf . . .	5	5.6	5.3	2.36	93
1405	L Chemnitz	22	8.9	9.5	2.16	7
1406	L Flöha	5	4.1	3.4	1.60	170
1407	L Freiberg	6	3.0	2.7−−	1.10	191
1408	L Glauchau	5	3.1	3.0	1.33	180
1409	L Stollberg	14	7.1	6.1	1.66	64
1410	L Hainichen	15	9.3	8.5	2.20	15
1411	L Hohenstein-Ernstthal.	11	7.7	7.4	2.25	30
1412	L Marienberg	7	4.5	4.3	1.63	134
1413	L Oelsnitz	3	3.3	3.1	1.79	175
1414	L Plauen	3	5.3	4.7	2.78	117
1415	L Reichenbach	5	3.7	3.4	1.53	170
1416	L Rochlitz	5	4.1	2.8−	1.35	186
1417	L Schwarzenberg	7	5.0	4.6	1.74	120
1418	L Klingenthal	7	8.6	9.0	3.40	8
1419	L Werdau	12	6.9	6.2	1.82	61
1420	L Zschopau	7	5.3	4.7	1.91	117
1421	L Zwickau	16	7.9	7.2	1.84	35
1431	S Chemnitz	65	8.9	7.7+	0.97	24
1433	S Plauen	13	7.3	6.3	1.78	57
1435	S Zwickau	23	8.1	7.2	1.51	35
	Chemnitz	304	6.8	6.2	0.36	

1500 East Berlin

1500	East Berlin	215	8.1	7.1++	0.50	39
	G.D.R. Total	2410	6.1	5.6	0.12	

6.19 Harnblase

ICD9 188: Bösartige Neubildungen der Harnblase (fortfolgend als Harnblasenkrebs bezeichnet)

Mit rund 1650 Neuerkrankungen (3,2 %) und 1120 Todesfällen (3,1 %) (Anteil in Prozent aller gemeldeten Fälle) belegte der Harnblasenkrebs in der ehemaligen DDR im Jahre 1980 Rangplatz 7 bei den Neuerkrankungen und 11 bei den Todesfällen an bösartigen Neubildungen (zusammengefaßt für beide Geschlechter, ICD9 140-208 ohne 173).

Risikofaktoren

Rauchen: 2 bis 4fach erhöhtes Risiko, attributables Risiko bei Männern 55 %, bei Frauen 25 %; Harnblasenbefall durch Schistosoma haematobium; Beruf: Exposition gegenüber aromatischen Aminen (Benzidin, Naphtylamin), Werktätige in der Gummi-, Leder-, Farben-, Textil-, Eisen-, Metallindustrie, Friseure: Abusus von Analgetika; Spätfolge nach Strahleneinwirkung, z. B. nach Bestrahlung des Beckenraumes (2 bis 4fach erhöhtes Risiko); bei Überlebenden nach Atombombenexplosion (Hiroshima, Nagasaki).

Inzidenz

Trend

International werden unterschiedlich Angaben zur Inzidenzentwicklung gemacht; Kanada und die USA beobachten einen Inzidenzanstieg bei Männern. Bei den Frauen berichten die USA über einen Inzidenzrückgang, während Kanada gleichbleibende Raten meldet. In der ehemaligen DDR steigt die Inzidenz bei Männern und Frauen deutlich an, der Anstieg ist bei den Männern stärker als bei den Frauen ausgeprägt (mittlerer jährlicher Anstieg seit 1968: Männer 3,2 %; Frauen 2,7 %).

Geographische Verteilung

Weltweit die höchsten Inzidenzraten weisen die Männer (27,8) aus der Schweiz (Basel) und die

6.19 Urinary bladder

ICD9 188: Malignant neoplasms of the urinary bladder (hereafter termed bladder cancer)

With about 1650 new cases (representing 3.2 % of all reported cancer cases) and 1120 deaths (3.1 % of all cancer deaths), bladder cancer in the former GDR in 1980 ranked seventh for incidence and eleventh for mortality among cancer sites (ICD9 140-208 excluding 173) for both sexes combined.

Main risk factors

Smoking increases the risk 2 - 4-fold: attributable risk for males 55 %, for females 25 %; bladder invaded by Schistosoma haematobium; occupational exposure to aromatic amines (benzidine, naphtylamine), work in rubber, leather, dyestuffs, textile, iron and metal industries and as a hairdresser; analgesics abuse; late effects of irradiation following radiotherapy (2 - 4-fold increased risk) and resulting from nuclear explosion.

Incidence

Trend

Worldwide, diverse evaluations of the incidence of bladder cancer are recorded: both Canada and the USA report an increase in incidence for males but for females the incidence rate is decreasing in the USA and remaining stable in Canada. In the former GDR, the incidence has been rising considerably since 1968 for both sexes, more steeply in males than in females (mean annual increase: males, 3.2 %, females, 2.7 %).

Geographical distribution

The highest recorded world age-standardized annual incidence rates occur in Basel, Switzerland for

Frauen (8,5) aus Kuwait (Non-Kuwaitis) auf.
Die höchsten Erkrankungsraten Europas werden bei den Frauen (7,2) aus Großbritannien (Südost-Schottland) gemeldet.
Die Erkrankungsraten der ehemaligen DDR finden sich bei den Männern (11,6) wie bei den Frauen (2,1) im unteren Drittel auf Rangplatz 36 beziehungsweise 38 in Europa gemeldeter Inzidenzraten.
Innerhalb der ehemaligen DDR finden wir die höchsten altersstandardisierten Inzidenzraten in den Kreisen:

males (27.8), and in Kuwait, Non-Kuwaitis for females (8.5).
The highest cancer rate for females in Europe is reported from South East Scotland, Great Britain (7.2).
In the former GDR, bladder cancer rates are in the lower third of the range of rates in Europe (males 11.6, rank 36th; females 2.1, rank 38th).
The highest age-standardized incidence rates in the former GDR occur in the following counties:

Männer:

1131 Stadtkreis Suhl		24,0
0802 Landkreis Aschersleben		21,3
1309 Landkreis Oschatz		21,1
1001 Landkreis Eisenberg		19,9
0533 Stadtkreis Schwedt/Oder		19,5

Frauen:

1004 Landkreis Lobenstein		5,4
0305 Landkreis Neubrandenburg		4,3
1312 Landkreis Wurzen		4,2
0209 Landkreis Schwerin		4,2
0504 Landkreis Eberswalde		4,2

Males:

1131 Suhl	(urban)	24.0
0802 Aschersleben	(rural)	21.3
1309 Oschatz	(rural)	21.1
1001 Eisenberg	(rural)	19.9
0533 Schwedt/Oder	(urban)	19.5

Females:

1004 Lobenstein	(rural)	5.4
0305 Neubrandenburg	(rural)	4.3
1312 Wurzen	(rural)	4.2
0209 Schwerin	(rural)	4.2
0504 Eberswalde	(rural)	4.2

Räumliche Aggregation: Eine signifikant räumliche Aggregation von Kreisen gleicher oder ähnlich hoher Inzidenzraten läßt sich beim Mann statistisch sichern (D = 63,59), nicht jedoch bei der Frau (D = 72.68).
Urbanisation als Risikofaktor: Die Inzidenz ist positiv mit der Urbanisation korreliert (Männer r_s = 0,16, t = 2,34; Frauen r_s = 0,14, t = 2,13).
Das *relative Risiko* der Bevölkerung, an einem Krebsleiden zu erkranken, ist in den Stadtkreisen im Vergleich mit den Landkreisen statistisch signifikant erhöht. Das relative Risiko ($RR_{urban/rural}$) beträgt:
    Männer: RR 1,11; 95%-CI 1,05 - 1,17
    Frauen: RR 1,29; 95%-CI 1,18 - 1,41
Das Dänische Krebsregister kommt zu analogen Ergebnissen.

Spatial aggregation: A significant spatial aggregation was found for males (D = 63.59), but not for females (D = 72.68).
Urbanization as a risk factor: The incidence is positively correlated with urbanization (males r_s = 0.16, t = 2.34; females r_s = 0.14, t = 2.13).
The age-standardized incidence rates in both sexes are significantly higher in urban populations. The rate ratios are:
    Males: RR 1.11; 95% CI 1.05 - 1.17
    Females: RR 1.29; 95% CI 1.18 - 1.41
The Danish Cancer Registry obtained similar results.

Alter und Geschlecht

Age and sex

Harnblasenkrebserkrankungen sind in der ehemaligen DDR zwischen 1978 und 1982 vor dem 30. Lebensjahr extrem selten aufgetreten. Die altersspezifische Inzidenzkurve steigt bei den Männern

In the former GDR between 1978 and 1982, bladder cancer occurred very rarely before the age of 30. The age-specific incidence rate increases sharply for males over 45 years of age; it reaches a peak in

oberhalb des 45. Lebensjahres steil an, erreicht das Maximum in der Altersgruppe der 75 - 84jährigen; ähnlich, aber deutlich abgeschwächt, verläuft die Kurve bei den Frauen.

Das Geschlechtsverhältnis von 5,7:1 in der ehemaligen DDR liegt über internationalen Durchschnittswerten (3,0:1).

Histologie

International:

Überwiegend Übergangszellkarzinome	94%
Plattenepithelkarzinome	4%
Adenokarzinome	1%

ehemalige DDR:

Männer: histologische Sicherung 90,2%

Übergangszellkarzinome	77,2%
darunter: papillär	30,2%
Plattenepithelkarzinome	11,3%
undifferenzierte Karzinome	7,9%
Adenokarzinome	3,0%
Sarkome	0,6%

Frauen: histologische Sicherung 87,2%

Übergangszellkarzinome	71,4%
darunter: papillär	25,9%
Plattenepithelkarzinome	14,4%
undifferenzierte Karzinome	8,3%
Adenokarzinome	4,6%
Sarkome	1,3%

Relative 5-Jahre-Überlebensraten

Weltweit bewegen sich die Angaben bei Männern zwischen 32 und 58% und bei Frauen zwischen 22 und 58%. England und Wales geben für 1975 54% beim Mann und 48% bei Frauen, Finnland für 1953 - 1974 41,2% bei den Männern und 39,8% bei den Frauen an. Die Raten sind bei beiden Geschlechtern in der ehemaligen DDR seit 1961 deutlich angestiegen und lagen 1978 - 79 beim Mann bei 28,6% und bei der Frau bei 23,1%.

Mortalitätsvergleich mit den alten Bundesländern der Bundesrepublik Deutschland

Die altersstandardisierten Mortalitätsraten der ehemaligen DDR 1980 (Männer 6,8, Frauen 1,4) liegen geringfügig unter denen der alten Bundesländer der Bundesrepublik Deutschland für 1979 - 81 (Männer 7,3, Frauen 1,7).

the age group 75 - 84 years. The shape of the curve is similar for females, although the incidence rate for each age group is considerably lower.

The former GDR sex ratio of 5.7:1 is higher than the mean of values (3.0:1) reported in other countries.

Histology

International:

Transitional cell carcinoma	94%
Squamous cell carcinoma	4%
Adenocarcinoma	1%

Former GDR:

Males: histological confirmation 90.2%

Transitional cell carcinoma	77.2%
including: papillary	30.2%
Squamous cell carcinoma	11.3%
Undifferentiated carcinoma	7.9%
Adenocarcinoma	3.0%
Sarcoma	0.6%

Females: histological confirmation 87.2%

Transitional cell carcinoma	71.4%
including: papillary	25.9%
Squamous cell carcinoma	14.4%
Undifferentiated carcinoma	8.3%
Adenocarcinoma	4.6%
Sarcoma	1.3%

Five-year relative survival rates

World survival rates lie between 32 and 58% for males and between 22 and 58% for females. In England and Wales in 1975, they were 54% for males and 48% for females; in Finland from 1953 - 74, the survival rates were 41.2% for males and 39.8% for females. In the former GDR, the rates have risen considerably for both sexes since 1961 and in 1978 - 79 were 28.6% for males and 23.1% for females.

Mortality compared with the old Länder of the Federal Republic of Germany

The age-standardized mortality rate in the former GDR in 1980 (males 6.8, females 1.4) were slightly lower than those of the old Länder of the Federal Republic of Germany in 1979 - 81 (males 7.3, females 1.7).

Harnblasenkrebs
Bladder cancer

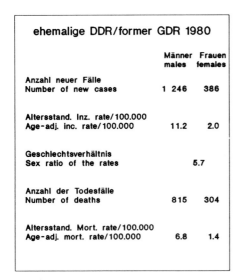

ehemalige DDR/former GDR 1980

	Männer males	Frauen females
Anzahl neuer Fälle Number of new cases	1 246	386
Altersstand. Inz. rate/100.000 Age-adj. inc. rate/100.000	11.2	2.0
Geschlechtsverhältnis Sex ratio of the rates		5.7
Anzahl der Todesfälle Number of deaths	815	304
Altersstand. Mort. rate/100.000 Age-adj. mort. rate/100.000	6.8	1.4

Altersstand. Inz.rate
Age-adj. inc.rate

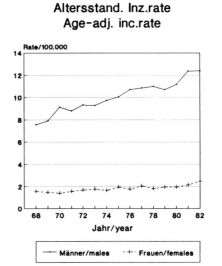

—— Männer/males   - + - Frauen/females

Altersspez. Inzidenzrate
Age-spec. incidence rate
ehemalige DDR/former GDR 1978-82

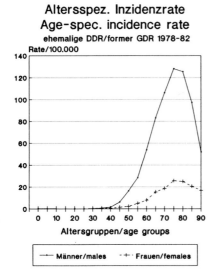

—— Männer/males   - + - Frauen/females

Rel. 5-Jahre-Überlebens-Rate
Five year relative survival rate

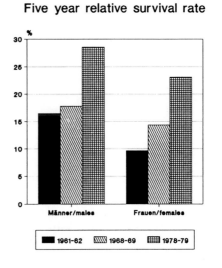

■ 1961-62   ▨ 1968-69   ▦ 1978-79

Männer

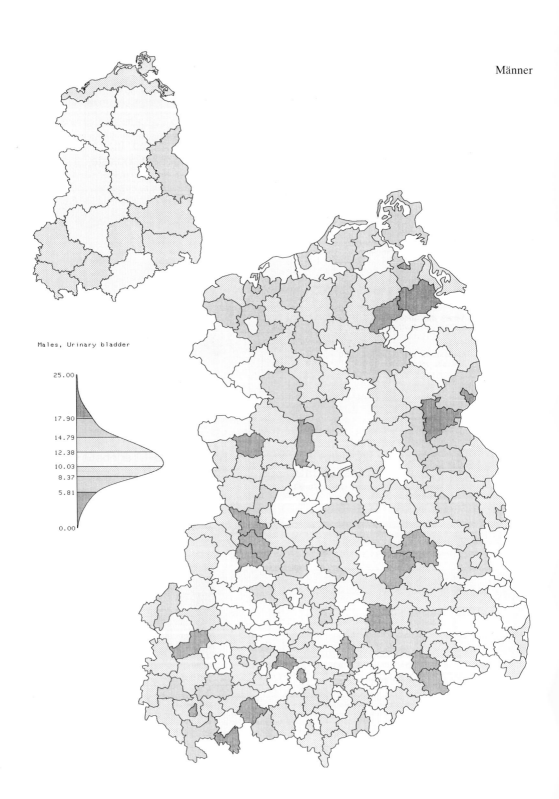

Males, Urinary bladder

Frauen

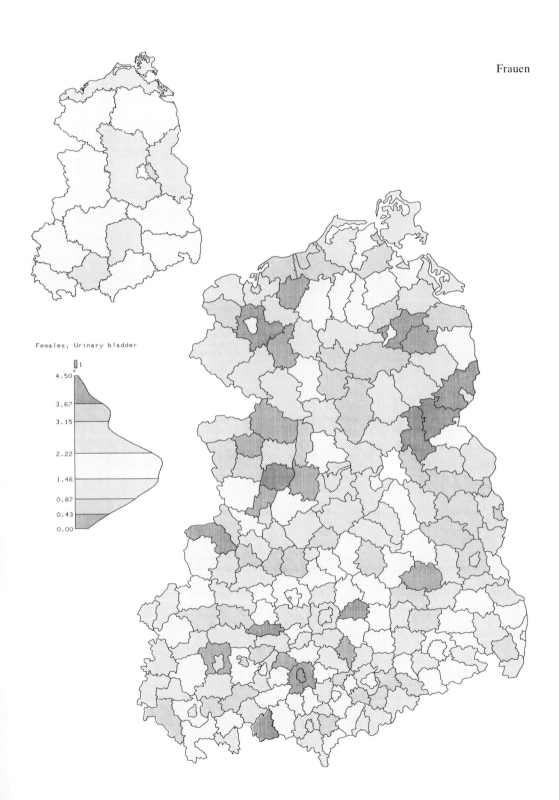

Females, Urinary bladder

Males, Urinary bladder

0100	Rostock					
0101 L	Bad Doberan	22	18.4	11.6	2.63	100
0103 L	Ribnitz-Damgarten .	30	18.8	15.6	3.10	24
0105 L	Greifswald	6	9.6	6.3	2.87	204
0106 L	Grevesmühlen	10	9.8	8.7	3.02	176
0107 L	Grimmen	12	14.4	10.9	3.52	118
0108 L	Rostock	15	16.9	10.4	2.92	127
0109 L	Stralsund	6	9.2	6.0−	2.66	207
0110 L	Wismar	16	20.0	17.3	4.80	15
0111 L	Wolgast	21	14.7	12.4	3.02	76
0112 L	Rügen	39	19.2	17.3	3.09	15
0131 S	Rostock	90	16.2	16.5++	1.85	20
0132 S	Stralsund	16	9.0	9.4	2.47	160
0133 S	Wismar	15	11.0	8.4	2.31	186
0134 S	Greifswald	25	17.3	18.2	3.84	10
	Rostock	323	15.2	13.2	0.80	

0200	Schwerin					
0201 L	Bützow	12	16.9	17.6	5.48	13
0202 L	Gadebusch	9	15.0	7.6	2.63	195
0203 L	Güstrow	26	15.6	12.6	2.66	72
0204 L	Hagenow	25	14.6	10.2	2.26	132
0205 L	Ludwigslust	26	18.0	12.2	2.64	82
0206 L	Lübz	19	22.9	17.1	4.31	17
0207 L	Parchim	14	14.7	8.5	2.45	181
0208 L	Perleberg	17	9.2	6.1−−	1.66	206
0209 L	Schwerin	9	10.7	7.6	2.67	195
0210 L	Sternberg	11	19.2	14.6	4.89	36
0231 S	Schwerin	29	10.3	10.2	1.94	132
	Schwerin	197	14.1	10.7	0.83	

0300	Neubrandenburg					
0301 L	Altentreptow	5	8.7	5.4−	2.68	210
0302 L	Anklam	25	24.9	19.3	4.36	6
0303 L	Demmin	21	18.3	13.4	3.27	56
0304 L	Malchin	17	17.5	13.9	3.65	48
0305 L	Neubrandenburg ...	10	14.8	11.1	4.02	112
0306 L	Neustrelitz	24	17.9	14.8	3.45	32
0307 L	Pasewalk	12	11.1	8.7	2.89	176
0308 L	Prenzlau	14	13.0	10.6	3.05	124
0309 L	Röbel/Müritz	8	18.4	12.3	4.55	80
0310 L	Strasburg	8	12.4	10.2	4.08	132
0311 L	Templin	9	11.0	9.2	3.13	167
0312 L	Teterow	14	17.7	15.2	4.40	28
0313 L	Ueckermünde	14	11.2	10.5	3.06	125
0314 L	Waren	19	14.8	12.8	3.29	67
0331 S	Neubrandenburg ...	15	7.9	12.2	3.26	82
	Neubrandenburg ...	215	14.3	12.3	0.92	

0400	Potsdam					
0401 L	Belzig	8	9.9	7.3	2.93	199
0402 L	Brandenburg	17	18.6	11.5	3.12	103
0403 L	Gransee	20	18.7	13.1	3.09	61
0405 L	Jüterbog	12	13.6	7.2−	2.27	200
0407 L	Königs Wusterhausen	36	17.6	14.0	2.60	47
0408 L	Kyritz	9	10.8	8.1	2.82	188
0409 L	Luckenwalde	13	12.4	11.5	3.36	103
0410 L	Nauen	33	17.2	12.6	2.46	72
0411 L	Neuruppin	25	16.5	12.0	2.57	89
0412 L	Potsdam	26	11.1	8.5	1.83	181
0413 L	Pritzwalk	7	8.9	9.2	3.69	170
0414 L	Oranienburg	55	17.9	14.7	2.24	35
0415 L	Rathenow	18	11.8	9.7	2.60	152
0416 L	Wittstock	5	9.3	9.8	4.56	147
0417 L	Zossen	21	11.7	9.4	2.24	160
0431 S	Brandenburg/Havel .	43	19.0	14.3	2.39	40
0432 S	Potsdam	44	14.6	14.1	2.29	45
	Potsdam	392	14.9	11.7	0.65	

0500	Frankfurt					
0501 L	Angermünde	24	26.9	15.8	3.59	23
0502 L	Beeskow	10	11.6	7.8	2.63	193
0503 L	Bernau	33	18.8	14.8	2.96	32
0504 L	Eberswalde	46	23.5	17.9+	2.99	11
0505 L	Bad Freienwalde ...	22	23.9	15.2	3.46	28
0506 L	Eisenhüttenstadt ...	12	23.7	14.6	4.49	36
0507 L	Fürstenwalde	48	19.7	14.5	2.32	38
0508 L	Seelow	19	19.3	13.1	3.18	61
0509 L	Strausberg	37	17.3	17.4	3.23	14
0531 S	Frankfurt/Oder ...	24	12.7	14.2	3.17	42
0532 S	Eisenhüttenstadt ...	15	12.6	15.3	4.11	26
0533 S	Schwedt (Oder) ...	11	8.0	19.5	6.01	5
	Frankfurt	301	17.8	15.0++	0.96	

0600	Cottbus					
0601 L	Bad Liebenwerda ..	21	16.0	9.9	2.37	144
0602 L	Calau	17	12.0	10.5	2.76	125
0603 L	Cottbus	14	12.8	7.2−	2.09	200
0605 L	Finsterwalde	16	12.0	9.6	2.61	154
0606 L	Forst	16	17.0	10.2	3.09	132
0607 L	Guben	12	10.6	10.2	3.29	132
0608 L	Hoyerswerda	30	10.8	12.4	2.40	76
0609 L	Lübben	10	12.9	8.6	2.78	179
0610 L	Luckau	7	9.6	4.7−−	1.89	213
0611 L	Senftenberg	39	13.8	9.6	1.66	154
0612 L	Spremberg	21	20.4	11.2	2.66	110
0613 L	Weißwasser	14	10.2	10.9	3.18	118
0614 L	Herzberg	3	3.3	1.9−	1.16	219
0615 L	Jessen	13	17.0	11.7	3.52	97
0631 S	Cottbus	24	8.9	8.9	1.90	172
	Cottbus	257	12.2	9.5−−	0.64	

0700	Magdeburg					
0701 L	Burg	27	17.6	11.5	2.46	103
0703 L	Gradelegen	9	14.2	9.3	3.39	164
0704 L	Genthin	18	19.1	12.2	3.14	82
0705 L	Halberstadt	37	17.0	12.4	2.23	76
0706 L	Haldensleben	21	14.8	8.5	1.96	181
0707 L	Havelberg	3	5.8	4.3−−	2.65	214
0708 L	Kalbe/Milde	3	6.7	3.1−−	1.80	217
0709 L	Klötze	14	19.6	13.4	3.96	56
0710 L	Wolmirstedt	9	8.5	6.4−	2.20	203
0711 L	Oschersleben	18	16.7	9.5	2.53	156
0712 L	Osterburg	15	13.9	9.8	2.86	147
0713 L	Salzwedel	19	13.2	12.4	3.09	76
0714 L	Schönebeck	45	21.6	13.9	2.21	48
0716 L	Staßfurt	13	7.6	5.2−−	1.58	212
0717 L	Stendal	26	14.6	14.2	2.94	42
0718 L	Tangerhütte	7	13.9	9.8	4.15	147
0719 L	Wanzleben	7	6.7	3.1−−	1.24	217
0720 L	Wernigerode	52	21.5	14.2	2.12	42
0721 L	Zerbst	14	14.4	9.4	2.79	160
0732 S	Magdeburg	95	14.2	9.5−	1.05	156
	Magdeburg	452	15.2	10.2−−	0.52	

Males, Urinary bladder

0800 Halle

0801 L Artern	19	14.2	12.0	2.96	89
0802 L Aschersleben	54	33.5	21.3++	3.13	2
0803 L Bernburg	51	26.4	17.9+	2.65	11
0804 L Bitterfeld	51	16.7	11.6	1.77	100
0805 L Eisleben	22	12.0	8.0-	1.86	190
0806 L Gräfenhainichen . . .	18	19.2	14.9	3.86	31
0807 L Saalkreis	32	18.8	14.1	2.76	45
0808 L Hettstedt	25	18.3	11.8	2.45	93
0809 L Köthen	50	25.8	15.6	2.41	24
0810 L Nebra	11	15.0	11.0	3.60	115
0811 L Merseburg	51	16.1	12.2	1.84	82
0812 L Naumburg	18	13.2	10.1	2.56	139
0813 L Quedlinburg	35	16.5	11.7	2.11	97
0814 L Querfurt	12	15.2	11.0	3.40	115
0815 L Roßlau	14	16.3	12.8	3.54	67
0816 L Sangerhausen	25	12.9	10.3	2.17	130
0817 L Hohenmölsen	18	25.2	13.7	3.59	51
0818 L Weißenfels	22	13.6	8.4	2.01	186
0819 L Wittenberg	36	16.0	9.8	1.80	147
0820 L Zeitz	42	21.5	13.0	2.22	64
0831 S Dessau	32	13.3	8.1-	1.59	188
0832 S Halle/Saale	93	17.5	11.8	1.31	93
0833 S Halle-Neustadt	8	3.5	7.6	2.76	195
Halle	739	17.1	12.1	0.48	

0900 Erfurt

0901 L Arnstadt	16	10.1	7.4-	1.95	198
0902 L Apolda	12	10.3	7.9	2.47	192
0903 L Eisenach	36	13.2	8.8	1.62	174
0904 L Erfurt	16	13.8	8.1	3.15	103
0905 L Gotha	46	13.3	8.9-	1.42	172
0906 L Heiligenstadt	11	11.1	9.3	3.03	164
0907 L Langensalza	8	7.2	4.2--	1.60	215
0908 L Worbis	15	8.6	6.2--	1.66	205
0909 L Mühlhausen	42	19.1	11.7	1.93	97
0910 L Nordhausen	40	15.2	10.9	1.84	118
0911 L Sömmerda	21	13.0	9.9	2.30	144
0912 L Sondershausen	24	18.2	13.5	3.09	53
0913 L Weimar	13	12.2	8.5	2.66	181
0931 S Weimar	17	11.6	7.7-	2.06	194
0932 S Erfurt	70	14.3	11.5	1.46	103
Erfurt	387	13.3	9.5--	0.52	

1000 Gera

1001 L Eisenberg	22	27.5	19.9	4.57	4
1002 L Gera	27	18.4	10.2	2.23	132
1003 L Jena	20	23.5	13.5	3.25	53
1004 L Lobenstein	8	11.9	6.0-	2.24	207
1005 L Pößneck	21	16.1	12.2	2.93	82
1006 L Rudolstadt	24	14.6	8.7	1.89	176
1007 L Saalfeld	36	25.3	18.7+	3.38	8
1008 L Schleiz	15	19.6	13.2	3.69	60
1009 L Stadtroda	11	13.9	11.1	3.78	112
1010 L Zeulenroda	17	18.1	9.2	2.45	167
1011 L Greiz	36	26.5	12.8	2.38	67
1031 S Gera	75	25.8	19.3++	2.42	6
1032 S Jena	31	12.8	10.1	2.01	139
Gera	343	19.8	13.1	0.78	

1100 Suhl

1101 L Bad Salzungen	37	17.0	12.5	2.19	74
1102 L Hildburghausen . . .	34	23.7	16.9	3.17	18
1103 L Ilmenau	17	10.6	8.8	2.45	174
1104 L Neuhaus am Renweg .	19	21.4	11.8	3.10	93
1105 L Meiningen	26	15.7	13.0	2.73	64
1106 L Schmalkalden	35	22.6	16.8	3.10	19
1107 L Sonnenberg	35	24.6	18.3	3.43	9
1108 L Suhl	24	21.6	13.7	3.14	51
1131 S Suhl	28	24.9	24.0+	4.80	1
Suhl	255	19.7	14.5++	1.00	

1200 Dresden

1201 L Bautzen	48	16.2	10.8	1.71	121
1202 L Bischofswerda	25	15.7	10.7	2.44	123
1203 L Dippoldiswalde	8	7.4	5.3--	2.16	211
1204 L Dresden	44	17.1	9.3	1.57	164
1205 L Freital	13	6.4	4.2--	1.32	215
1206 L Görlitz	16	21.8	13.0	3.43	64
1207 L Großenhain	10	10.1	7.1	2.48	202
1208 L Kamenz	17	11.6	10.2	2.62	132
1210 L Löbau	46	19.7	11.8	1.90	93
1211 L Meißen	36	12.6	8.0-	1.48	190
1212 L Niesky	14	14.9	11.6	3.42	100
1213 L Pirna	52	18.8	10.8	1.66	121
1214 L Riesa	33	13.8	10.0	1.88	143
1215 L Sebnitz	19	15.0	9.8	2.53	147
1216 L Zittau	39	17.9	9.9	1.70	144
1231 S Dresden	177	15.1	9.5--	0.80	156
1232 S Görlitz	32	17.5	12.2	2.43	82
Dresden	629	15.1	9.6--	0.42	

1300 Leipzig

1301 L Altenburg	49	18.7	12.3	1.97	80
1302 L Borna	38	17.7	11.9	2.13	91
1303 L Delitzsch	22	17.5	13.5	3.11	53
1304 L Döbeln	52	23.7	15.3	2.35	26
1305 L Eilenburg	20	16.1	10.4	2.54	127
1306 L Geithain	6	6.9	5.6-	2.49	209
1307 L Grimma	30	19.4	13.3	2.71	59
1308 L Leipzig	84	24.4	13.4	1.66	56
1309 L Oschatz	38	30.9	21.1+	3.76	3
1310 L Schmölln	17	21.5	14.5	3.80	38
1311 L Torgau	14	10.6	8.6	2.49	179
1312 L Wurzen	23	18.8	11.3	2.51	109
1331 S Leipzig	290	22.8	15.0++	0.97	30
Leipzig	683	21.0	13.7++	0.58	

1400 Chemnitz

1401 L Annaberg	34	17.2	11.0	2.07	115
1402 L Aue	63	21.6	12.5	1.75	74
1403 L Auerbach	41	25.2	12.8	2.17	67
1404 L Brand-Erbisdorf . . .	14	15.7	9.4	2.86	160
1405 L Chemnitz	55	22.2	11.9	1.80	91
1406 L Flöha	19	15.4	10.1	2.65	139
1407 L Freiberg	32	16.2	11.2	2.23	110
1408 L Glauchau	40	25.0	16.5	2.82	20
1409 L Stollberg	45	22.8	13.9	2.27	48
1410 L Hainichen	24	14.9	10.3	2.31	130
1411 L Hohenstein-Ernstthal.	28	19.5	9.5	2.02	156
1412 L Marienberg	19	12.3	9.0	2.26	170
1413 L Oelsnitz	18	20.0	9.1	2.29	169
1414 L Plauen	13	23.1	10.1	3.33	139
1415 L Reichenbach	31	23.2	9.7	1.98	152
1416 L Rochlitz	19	15.5	8.5	2.06	181
1417 L Schwarzenberg	34	24.3	16.3	3.09	22
1418 L Klingenthal	22	26.9	12.8	2.91	67
1419 L Werdau	41	23.6	14.3	2.48	40
1420 L Zschopau	24	18.1	12.1	2.72	88
1421 L Zwickau	40	19.7	11.1	1.91	112
1431 S Chemnitz	119	16.4	10.4	1.05	127
1433 S Plauen	38	21.4	13.1	2.35	61
1435 S Zwickau	53	18.8	11.4	1.68	108
Chemnitz	866	19.5	11.6	0.44	

1500 East Berlin

1500 East Berlin	482	18.2	14.8++	0.74	32
G.D.R. Total	6521	16.6	11.8	0.16	

Females, Urinary bladder

0100 Rostock

0101 L Bad Doberan	9	6.9	3.4	1.19	22
0103 L Ribnitz-Damgarten	8	4.5	2.3	0.89	70
0105 L Greifswald	2	3.0	1.9	1.37	100
0106 L Grevesmühlen	2	1.8	1.0	0.83	176
0107 L Grimmen	2	2.2	0.8−	0.54	188
0108 L Rostock	6	6.3	3.5	1.65	18
0109 L Stralsund	2	2.9	1.5	1.09	138
0110 L Wismar	2	2.4	1.0	0.69	176
0111 L Wolgast	4	2.5	1.2	0.62	164
0112 L Rügen	5	2.3	1.0−	0.49	176
0131 S Rostock	30	5.0	3.3	0.65	26
0132 S Stralsund	12	6.2	3.5	1.13	18
0133 S Wismar	3	2.0	0.9−	0.54	182
0134 S Greifswald	7	4.3	2.4	1.01	60
Rostock	94	4.1	2.2	0.25	

0200 Schwerin

0201 L Bützow	0				
0202 L Gadebusch	1	1.5	0.8	0.84	188
0203 L Güstrow	7	3.8	1.9	0.77	100
0204 L Hagenow	10	5.3	2.5	0.87	56
0205 L Ludwigslust	6	3.7	2.4	1.05	60
0206 L Lübz	3	3.3	0.9−	0.55	182
0207 L Parchim	1	1.0	0.4−−	0.39	209
0208 L Perleberg	4	1.9	1.2	0.67	164
0209 L Schwerin	6	6.7	4.2	1.89	3
0210 L Sternberg	3	4.9	2.6	1.56	50
0231 S Schwerin	13	4.1	1.8	0.54	113
Schwerin	54	3.5	1.7	0.26	

0300 Neubrandenburg

0301 L Altentreptow	1	1.6	0.6−−	0.58	200
0302 L Anklam	7	6.4	2.6	1.27	50
0303 L Demmin	3	2.4	1.5	0.92	138
0304 L Malchin	4	3.8	2.0	1.07	92
0305 L Neubrandenburg	6	8.4	4.3	1.98	2
0306 L Neustrelitz	8	5.4	3.6	1.32	13
0307 L Pasewalk	8	6.9	2.1	0.81	82
0308 L Prenzlau	3	2.6	1.2	0.76	164
0309 L Röbel/Müritz	1	2.1	0.6−	0.61	200
0310 L Strasburg	0				
0311 L Templin	4	4.5	1.3	0.65	149
0312 L Teterow	3	3.5	1.9	1.24	100
0313 L Ueckermünde	2	1.5	0.8−	0.57	188
0314 L Waren	3	2.2	1.3	0.79	149
0331 S Neubrandenburg	5	2.5	2.0	0.89	92
Neubrandenburg	58	3.6	1.8	0.27	

0400 Potsdam

0401 L Belzig	3	3.4	2.4	1.49	60
0402 L Brandenburg	3	3.0	2.4	1.40	60
0403 L Gransee	2	1.7	0.9	0.66	182
0405 L Jüterbog	2	2.0	1.3	0.94	149
0407 L Königs Wusterhausen	17	7.5	2.5	0.69	56
0408 L Kyritz	5	5.4	2.3	1.20	70
0409 L Luckenwalde	9	7.4	2.7	1.05	46
0410 L Nauen	11	5.1	2.4	0.86	60
0411 L Neuruppin	10	5.9	3.4	1.20	22
0412 L Potsdam	19	7.3	2.9	0.78	38
0413 L Pritzwalk	2	2.3	1.6	1.21	125
0414 L Oranienburg	18	5.3	3.0	0.80	37
0415 L Rathenow	8	4.7	1.8	0.71	113
0416 L Wittstock	3	5.0	3.2	1.85	28
0417 L Zossen	6	3.1	1.8	0.81	113
0431 S Brandenburg/Havel	14	5.6	2.9	0.84	38
0432 S Potsdam	15	4.3	2.1	0.58	82
Potsdam	147	5.0	2.4	0.23	

0500 Frankfurt

0501 L Angermünde	9	9.4	3.7	1.28	10
0502 L Beeskow	3	3.2	0.8−−	0.48	188
0503 L Bernau	16	8.4	4.1	1.10	6
0504 L Eberswalde	14	6.5	4.2	1.23	3
0505 L Bad Freienwalde	4	3.9	1.7	0.95	120
0506 L Eisenhüttenstadt	4	7.2	2.3	1.14	70
0507 L Fürstenwalde	19	7.0	3.2	0.79	28
0508 L Seelow	5	4.7	2.4	1.28	60
0509 L Strausberg	12	5.1	2.8	0.96	40
0531 S Frankfurt/Oder	12	5.7	3.6	1.20	13
0532 S Eisenhüttenstadt	5	4.1	3.2	1.59	28
0533 S Schwedt (Oder)	1	0.8	1.1	1.12	171
Frankfurt	104	5.7	3.0++	0.33	

0600 Cottbus

0601 L Bad Liebenwerda	3	2.0	0.8−−	0.50	188
0602 L Calau	5	3.3	1.3	0.66	149
0603 L Cottbus	3	2.6	0.6−−	0.35	200
0605 L Finsterwalde	1	0.7	0.3−	0.32	211
0606 L Forst	4	3.7	1.6	0.91	125
0607 L Guben	4	3.5	2.5	1.37	56
0608 L Hoyerswerda	8	2.7	2.1	0.77	82
0609 L Lübben	5	5.8	3.2	1.59	28
0610 L Luckau	4	4.9	2.2	1.12	75
0611 L Senftenberg	18	5.8	2.5	0.62	56
0612 L Spremberg	6	5.2	2.6	1.26	50
0613 L Weißwasser	7	4.8	2.7	1.13	46
0614 L Herzberg	4	4.0	1.6	0.83	125
0615 L Jessen	2	2.4	0.5−−	0.36	205
0631 S Cottbus	13	4.4	2.3	0.69	70
Cottbus	87	3.8	1.8	0.21	

0700 Magdeburg

0701 L Burg	8	4.6	1.6	0.62	125
0703 L Gradelegen	2	2.9	0.9−	0.62	182
0704 L Genthin	1	0.9	0.2−−	0.19	214
0705 L Halberstadt	20	8.1	3.7	0.92	10
0706 L Haldensleben	6	3.8	2.0	1.05	92
0707 L Havelberg	2	3.5	3.1	2.27	34
0708 L Kalbe/Milde	0				
0709 L Klötze	2	2.5	0.6−−	0.47	200
0710 L Wolmirstedt	1	0.9	0.2−−	0.22	214
0711 L Oschersleben	3	2.5	0.8−−	0.46	188
0712 L Osterburg	1	0.8	0.4−−	0.38	209
0713 L Salzwedel	7	6.3	2.8	1.24	40
0714 L Schönebeck	15	6.4	2.8	0.84	40
0716 L Staßfurt	6	3.1	1.4	0.64	144
0717 L Stendal	9	4.5	2.4	0.88	60
0718 L Tangerhütte	4	7.2	3.8	2.25	8
0719 L Wanzleben	6	5.2	1.9	0.84	100
0720 L Wernigerode	10	3.6	1.9	0.66	100
0721 L Zerbst	4	3.7	1.0−	0.53	176
0732 S Magdeburg	43	5.6	2.6	0.44	50
Magdeburg	150	4.5	2.0	0.19	

Females, Urinary bladder

0800 Halle

0801	L	Artern	4	2.7	0.8 – –	0.43	188
0802	L	Aschersleben	12	6.6	3.6	1.15	13
0803	L	Bernburg	17	7.8	3.2	0.83	28
0804	L	Bitterfeld	14	4.0	2.1	0.64	82
0805	L	Eisleben	8	3.9	1.6	0.67	125
0806	L	Gräfenhainichen	3	2.9	1.9	1.15	100
0807	L	Saalkreis	6	3.2	1.6	0.66	125
0808	L	Hettstedt	4	2.7	1.1	0.64	171
0809	L	Köthen	19	8.7	3.3	0.85	26
0810	L	Nebra	3	3.7	3.8	2.57	8
0811	L	Merseburg	17	4.9	2.2	0.58	75
0812	L	Naumburg	8	5.1	2.4	0.99	60
0813	L	Quedlinburg	16	6.7	3.1	0.81	34
0814	L	Querfurt	3	3.5	1.5	0.93	138
0815	L	Roßlau	2	2.1	0.7 – –	0.47	198
0816	L	Sangerhausen	4	1.9	1.1	0.58	171
0817	L	Hohenmölsen	3	3.8	1.0	0.60	176
0818	L	Weißenfels	9	4.9	2.0	0.74	92
0819	L	Wittenberg	10	3.9	1.8	0.60	113
0820	L	Zeitz	12	5.3	1.7	0.53	120
0831	S	Dessau	9	3.3	1.3	0.47	149
0832	S	Halle/Saale	25	4.0	1.5	0.34	138
0833	S	Halle-Neustadt	2	0.8	0.9	0.72	182
		Halle	210	4.3	2.0	0.16	

0900 Erfurt

0901	L	Arnstadt	4	2.2	1.3	0.69	149
0902	L	Apolda	3	2.2	0.5 – –	0.31	205
0903	L	Eisenach	18	5.9	2.8	0.74	40
0904	L	Erfurt	1	0.8	0.3 – –	0.30	211
0905	L	Gotha	17	4.4	1.7	0.48	120
0906	L	Heiligenstadt	4	3.6	1.1	0.56	171
0907	L	Langensalza	3	2.5	0.9 –	0.58	182
0908	L	Worbis	6	3.1	1.3	0.57	149
0909	L	Mühlhausen	12	4.9	2.2	0.69	75
0910	L	Nordhausen	12	4.1	1.6	0.53	125
0911	L	Sömmerda	3	1.7	1.2	0.69	164
0912	L	Sondershausen	3	2.1	0.8 – –	0.46	188
0913	L	Weimar	5	4.3	1.7	0.82	120
0931	S	Weimar	5	2.9	0.8 – –	0.39	188
0932	S	Erfurt	27	4.8	2.4	0.51	60
		Erfurt	123	3.8	1.6 – –	0.17	

1000 Gera

1001	L	Eisenberg	1	1.1	0.2 – –	0.22	214
1002	L	Gera	17	10.3	4.0	1.11	7
1003	L	Jena	5	5.3	2.7	1.35	46
1004	L	Lobenstein	8	10.6	5.4	2.21	1
1005	L	Pößneck	7	4.8	1.6	0.63	125
1006	L	Rudolstadt	4	2.2	0.6 – –	0.32	200
1007	L	Saalfeld	5	3.2	1.4	0.75	144
1008	L	Schleiz	5	5.7	2.1	0.96	82
1009	L	Stadtroda	5	5.7	2.2	1.02	75
1010	L	Zeulenroda	7	6.5	1.9	0.79	100
1011	L	Greiz	11	6.8	2.0	0.75	92
1031	S	Gera	23	6.9	3.7	0.85	10
1032	S	Jena	10	3.6	2.1	0.77	82
		Gera	108	5.5	2.3	0.26	

1100 Suhl

1101	L	Bad Salzungen	6	2.6	1.4	0.62	144
1102	L	Hildburghausen	6	3.8	1.6	0.77	125
1103	L	Ilmenau	13	7.1	3.6	1.16	13
1104	L	Neuhaus am Renweg	6	5.8	1.5	0.61	138
1105	L	Meiningen	12	6.5	3.4	1.01	22
1106	L	Schmalkalden	5	2.9	1.3	0.63	149
1107	L	Sonnenberg	6	3.7	1.2	0.58	164
1108	L	Suhl	5	4.0	1.7	0.85	120
1131	S	Suhl	6	4.9	2.8	1.27	40
		Suhl	65	4.5	2.0	0.28	

1200 Dresden

1201	L	Bautzen	8	2.4	1.2 –	0.45	164
1202	L	Bischofswerda	11	6.0	2.0	0.65	92
1203	L	Dippoldiswalde	5	4.1	1.8	0.99	113
1204	L	Dresden	18	5.8	2.2	0.61	75
1205	L	Freital	9	3.9	1.3	0.49	149
1206	L	Görlitz	3	3.6	2.0	1.27	92
1207	L	Großenhain	2	1.8	0.5 – –	0.37	205
1208	L	Kamenz	6	3.7	1.6	0.67	125
1210	L	Löbau	4	1.5	0.5 – –	0.26	205
1211	L	Meißen	15	4.5	1.3 –	0.36	149
1212	L	Niesky	6	5.8	1.9	0.81	100
1213	L	Pirna	19	6.0	2.1	0.54	82
1214	L	Riesa	7	2.7	1.2	0.52	164
1215	L	Sebnitz	4	2.8	1.3	0.74	149
1216	L	Zittau	10	3.9	1.4	0.50	144
1231	S	Dresden	75	5.3	1.9	0.26	100
1232	S	Görlitz	16	7.2	1.8	0.50	113
		Dresden	218	4.5	1.6 – –	0.13	

1300 Leipzig

1301	L	Altenburg	10	3.4	1.4	0.48	144
1302	L	Borna	13	5.5	2.2	0.73	75
1303	L	Delitzsch	10	7.1	2.6	0.89	50
1304	L	Döbeln	15	5.8	2.1	0.63	82
1305	L	Eilenburg	5	3.7	1.5	0.71	138
1306	L	Geithain	1	1.0	0.3 – –	0.34	211
1307	L	Grimma	6	3.4	2.0	0.91	92
1308	L	Leipzig	27	6.7	2.2	0.49	75
1309	L	Oschatz	7	5.0	1.6	0.62	125
1310	L	Schmölln	5	5.5	1.8	0.99	113
1311	L	Torgau	5	3.5	2.1	1.00	82
1312	L	Wurzen	14	9.9	4.2	1.30	3
1331	S	Leipzig	104	6.7	2.8 +	0.32	40
		Leipzig	222	5.8	2.3	0.18	

1400 Chemnitz

1401	L	Annaberg	8	3.5	1.3	0.53	149
1402	L	Aue	18	5.4	1.9	0.51	100
1403	L	Auerbach	15	7.5	3.5	1.02	18
1404	L	Brand-Erbisdorf	2	2.0	0.8 –	0.58	188
1405	L	Chemnitz	10	3.3	1.0 – –	0.34	176
1406	L	Flöha	9	6.2	3.4	1.20	22
1407	L	Freiberg	8	3.6	1.6	0.62	125
1408	L	Glauchau	16	8.3	3.5	1.05	18
1409	L	Stollberg	17	7.6	3.6	0.94	13
1410	L	Hainichen	10	5.4	2.6	0.97	50
1411	L	Hohenstein-Ernstthal	9	5.3	1.6	0.58	125
1412	L	Marienberg	5	2.8	1.1	0.60	171
1413	L	Oelsnitz	6	5.5	1.3	0.56	149
1414	L	Plauen	5	7.8	2.4	1.43	60
1415	L	Reichenbach	9	5.5	1.3	0.48	149
1416	L	Rochlitz	9	6.4	2.3	1.14	70
1417	L	Schwarzenberg	3	1.9	1.3	0.85	149
1418	L	Klingenthal	5	5.0	1.9	1.02	100
1419	L	Werdau	20	9.5	3.1	0.75	34
1420	L	Zschopau	5	3.3	0.7 – –	0.34	198
1421	L	Zwickau	10	4.2	1.9	0.67	100
1431	S	Chemnitz	44	5.1	1.9	0.33	100
1433	S	Plauen	16	7.4	2.7	0.83	46
1435	S	Zwickau	17	5.2	2.1	0.57	82
		Chemnitz	276	5.3	2.1	0.14	

1500 East Berlin

1500		East Berlin	211	6.8	3.2 + +	0.25	28
		G.D.R. Total	2127	4.8	2.1	0.05	

6.20 Niere

ICD9 189: Bösartige Neubildungen der Niere sowie sonstiger und n. n. bez. Harnorgane (fortfolgend als Nierenkrebs bezeichnet)

Mit rund 1450 Neuerkrankungen (8,4%) und 880 Todesfällen (2,7%) (Anteil in Prozent aller gemeldeten Fälle) belegte der Nierenkrebs in der ehemaligen DDR im Jahre 1980 Rangplatz 13 bei den Neuerkrankungen und 14 bei den Todesfällen (Mortalitätszahlen von 1978) an bösartigen Neubildungen (zusammengefaßt für beide Geschlechter, ICD9 140-208 ohne 173).

Risikofaktoren

Rauchen: attributables Risiko beim Mann 40%, bei der Frau 46%; Analgetikaabusus; Nierensteine; verdächtigt als Risikofaktoren sind: Kaffee; Übergewicht, Nahrungsfette und Cholesterol.

Inzidenz

Trend

International wird ein leichter Anstieg der Inzidenz beobachtet. In der ehemaligen DDR steigen die Inzidenzraten bei Männern und Frauen deutlich an, der Anstieg ist bei den Männern stärker als bei den Frauen ausgeprägt (mittlerer jährlicher Anstieg seit 1968: Männer 3,9%; Frauen 2,1%).

Geographische Verteilung

Weltweit die höchsten Inzidenzraten weisen die Männer (15,0) aus Kanada (North West Territories and Yukon) und die Frauen (7,6) aus Island auf.
Die höchsten Erkrankungsraten Europas werden bei den Männern (12,2) ebenfalls aus Island gemeldet.
Die Erkrankungsraten der ehemaligen DDR finden sich bei den Männern (8.7) wie bei den Frauen (4.4) im oberen Drittel auf Rangplatz 12 beziehungsweise 11 in Europa gemeldeter Inzidenzraten.

6.20 Kidney

ICD9 189: Malignant neoplasms of the kidney and other urinary organs (hereafter termed cancer of the kidney)

With about 1450 new cases (representing 8.4% of all reported cancer cases) and 880 deaths (2.7% of all cancer deaths), cancer of the kidney in the former GDR ranked thirteenth for incidence in 1980 and fourteenth for mortality in 1980 among cancer sites (ICD9 140-208 excluding 173) for both sexes combined.

Main risk factors

Smoking: attributable risk for males 40%, for females 46%; analgesics abuse; renal stones; suspected risk factors: coffee, obesity, fat and cholesterol.

Incidence

Trend

Worldwide, a slight increase in incidence rates has been reported. In the former GDR, incidence rates have increased considerably for both males and females, the increase being steeper for males (mean annual increase since 1968: males 3.9%, females 2.1%).

Geographical distribution

The highest reported world age-standardized annual incidence rates occur in the North-west Territories and Yukon, Canada, among the male population (15.0) and for females in Iceland (7.6).
The highest rates in Europe in males (12.2) are also reported in Iceland.
In the former GDR, incidence rates for cancer of the kidney are in the upper third range of European rates for both males (8.7, rank 12th) and females (4.4, rank 11th).

Innerhalb der ehemaligen DDR finden wir die höchsten altersstandardisierten Inzidenzraten in den Kreisen:

Männer:

0105 Landkreis Greifswald	19,1
0132 Stadtkreis Stralsund	15,9
0209 Landkreis Schwerin	15,9
0408 Landkreis Kyritz	15,5
0109 Landkreis Stralsund	15,0

Frauen:

1414 Landkreis Plauen	12,6
1008 Landkreis Schleiz	10,7
0133 Stadtkreis Wismar	10,4
0132 Stadtkreis Stralsund	8,8
0305 Landkreis Neubrandenburg	8,5

Räumliche Aggregation: Eine räumliche Aggregation von Kreisen gleicher oder ähnlich hoher Inzidenzraten läßt sich beim Mann (D = 68,73), nicht jedoch bei der Frau (D = 73,06) statistisch sichern.

Urbanisation als Risikofaktor: Die Inzidenz ist bei den Männern positiv mit der Urbanisation korreliert, aber nicht bei Frauen (Männer r_s = 0,17, t = 2,49; Frauen r_s = 0,08, t = 1,23).

Das *relative Risiko* der Bevölkerung, an einem Krebsleiden zu erkranken, ist in den Stadtkreisen im Vergleich mit den Landkreisen bei beiden Geschlechtern statistisch signifikant erhöht. Das relative Risiko ($RR_{urban/rural}$) beträgt:

Männer: RR 1,23; 95%-CI 1,16 - 1,32
Frauen: RR 1,16; 95%-CI 1,08 - 1,25

Das Dänische Krebsregister kommt zu analogen Ergebnissen.

Alter und Geschlecht

Nierenkrebserkrankungen treten bereits in der Altersgruppe 0 - 4 Jahre (Wilms-Tumoren) auf, die altersspezifische Inzidenz steigt oberhalb des 30. Lebensjahres steil an und erreicht das Maximum bei den 65 - 79jährigen Männern, ähnlich – nur deutlich abgeschwächt – verläuft die Kurve bei den Frauen. Das Geschlechtsverhältnis von 2,1:1 in der ehemaligen DDR liegt im internationalen Durchschnitt.

The highest age-standardized incidence rates in the former GDR occur in the following counties:

Males:

0105 Greifswald	(rural)	19.1
0132 Stralsund	(urban)	15.9
0209 Schwerin	(rural)	15.9
0408 Kyritz	(rural)	15.5
0109 Stralsund	(rural)	15.0

Females:

1414 Plauen	(rural)	12.6
1008 Schleiz	(rural)	10.7
0133 Wismar	(urban)	10.4
0132 Stralsund	(urban)	8.8
0305 Neubrandenburg	(rural)	8.5

Spatial aggregation: Significant spatial aggregation was found for males (D = 68.73), but not for females (D = 73.06).

Urbanization as a risk factor: The incidence is positively correlated with urbanization in males (r_s = 0.17, t = 2.49), but not in females (r_s = 0.08, t = 1.23).

The age-standardized incidence rates in both sexes are significantly higher in urban populations. The rate ratios are:

Males: RR 1.23; 95% CI 1.16 - 1.32
Females: RR 1.16; 95% CI 1.08 - 1.25

The Danish Cancer Registry obtained similar results.

Age and sex

Cancer of the kidney occurs in the age-group 0 - 4 years (Wilms' tumour). The age-specific incidence rate increases sharply for males over 30 years and reaches its maximum between 65 and 79 years; the shape of the curve is similar for females, although the incidence rate for each age-group is considerably lower.

The sex ratio of 2.1:1 in the former GDR is comparable with the mean values reported from other countries.

Histologie

ehemalige DDR:
Männer: histologische Sicherung 89,9%

renale Adenokarzinome	83,0%
darunter: hypernephroid	71,8%
Übergangszellkarzinome	9,9%
darunter: papillär	5,2%
Plattenepithelkarzinome	2,1%
undifferenzierte Karzinome	1,8%
Sarkome	3,1%
sonstige	0,1%

Frauen: histologische Sicherung 87,6%

renale Adenokarzinome	83,1%
darunter: hypernephroid	74,5%
Übergangszellkarzinome	7,9%
darunter: papillär	3,5%
Plattenepithelkarzinome	2,6%
undifferenzierte Karzinome	1,8%
Sarkome	4,4%
sonstige	0,2%

Relative 5-Jahre-Überlebensraten

Weltweit bewegen sich die Angaben bei Männern zwischen 30 und 38% und bei Frauen zwischen 24 und 39%. England und Wales geben für 1975 31% (Männer und Frauen zusammen), Finnland für 1953 - 1974   26,7% bei den Männern und 33,7% bei den Frauen an. Die Raten sind bei beiden Geschlechtern in der ehemaligen DDR seit 1961 deutlich angestiegen und lagen 1978 - 79 beim Manne bei 24,0% und bei der Frau bei 26,2%.

Mortalitätsvergleich mit den alten Bundesländern der Bundesrepublik Deutschland

Die altersstandardisierten Mortalitätsraten der ehemaligen DDR 1978 (Männer 5,0, Frauen 2,5) liegen unter denen der alten Bundesländer der Bundesrepublik Deutschland 1979 - 81 (Männer 5,6, Frauen 5,4).

Histology

Former GDR:
Males: histological confirmation   89.9%

Renal adenocarcinoma	83.0%
including: hypernephroma	71.8%
Transitional cell carcinoma	9.9%
including: papillary	5.2%
Squamous cell carcinoma	2.1%
Undifferentiated carcinoma	1.8%
Sarcoma	3.1%
Other	0.1%

Females: histological confirmation 87.6%

Renal adenocarcinoma	83.1%
including: hypernephroma	74.5%
Transitional cell carcinoma	7.9%
including: papillary	3.5%
Squamous cell carcinoma	2.6%
Undifferentiated carcinoma	1.8%
Sarcoma	4.4%
Other	0.2%

Five-year relative survival rates

World survival rates lie between 30 and 38% for males and 24 and 39% for females. In England and Wales in 1975, the rate was 31% (for both sexes combined); in Finland, from 1953 - 74, the survival rate was 26.7% for females and 33.7% for males. In the former GDR, the rates have risen considerably since 1961 for each sex and in 1978 - 79 were 24.0% for males and 26.2% for females.

Mortality compared with the old Länder of the Federal Republic of Germany

The age-standardized mortality rates in the former GDR in 1978 (males 5.0, females 2.5) were lower than those of the old Länder of the Federal Republic of Germany in 1979 - 81 (males 5.6, females 5.4).

Nierenkrebs
Cancer of the kidney

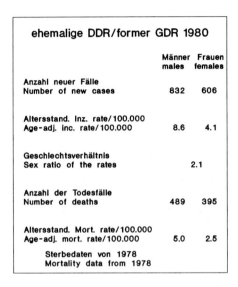

ehemalige DDR/former GDR 1980	Männer males	Frauen females
Anzahl neuer Fälle Number of new cases	832	606
Altersstand. Inz. rate/100.000 Age-adj. inc. rate/100.000	8.6	4.1
Geschlechtsverhältnis Sex ratio of the rates		2.1
Anzahl der Todesfälle Number of deaths	489	395
Altersstand. Mort. rate/100.000 Age-adj. mort. rate/100.000	5.0	2.5
Sterbedaten von 1978 Mortality data from 1978		

Altersstand. Inz.rate
Age-adj. inc.rate

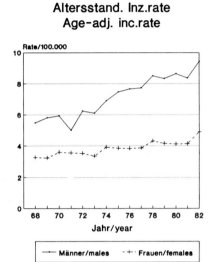

Altersspez. Inzidenzrate
Age-spec. incidence rate

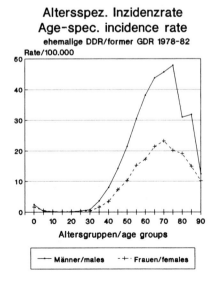

Rel. 5-Jahre-Überlebens-Rate
Five year relative survival rate

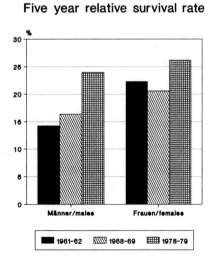

Männer

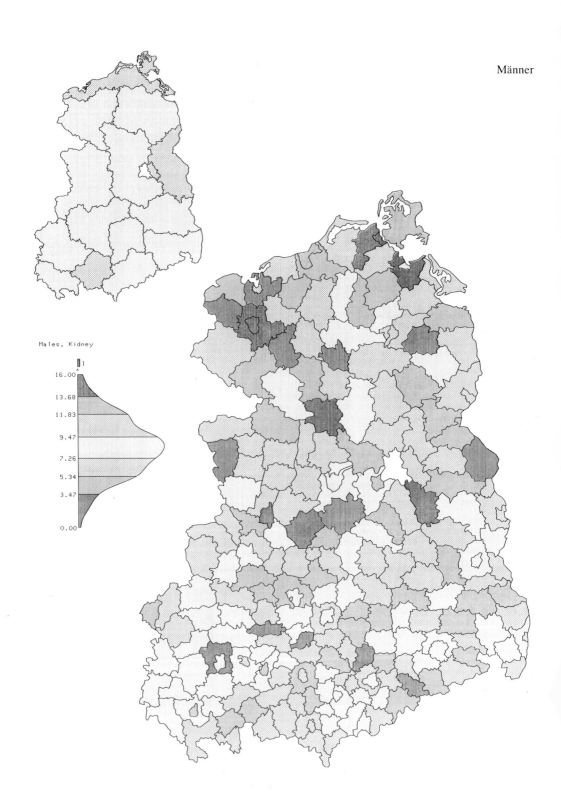

Males, Kidney

Frauen

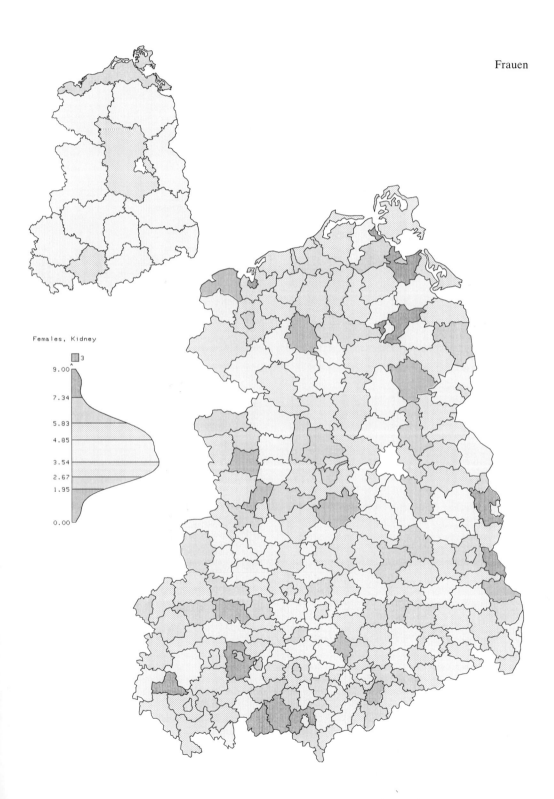

Females, Kidney

Males, Kidney

0100		Rostock					
0101	L	Bad Doberan	11	9.2	9.5	3.11	76
0103	L	Ribnitz-Damgarten .	13	8.1	7.0	2.06	150
0105	L	Greifswald	8	12.8	19.1	7.10	1
0106	L	Grevesmühlen	3	2.9	3.8−	2.21	206
0107	L	Grimmen	9	10.8	11.6	4.14	36
0108	L	Rostock	4	4.5	4.5	2.26	200
0109	L	Stralsund	11	16.8	15.0	4.61	5
0110	L	Wismar	0				
0111	L	Wolgast	18	12.6	10.6	2.61	54
0112	L	Rügen	25	12.3	12.3	2.68	21
0131	S	Rostock	62	11.2	12.1+	1.66	24
0132	S	Stralsund	25	14.1	15.9+	3.39	2
0133	S	Wismar	17	12.5	11.1	2.90	45
0134	S	Greifswald	11	7.6	8.8	2.69	101
		Rostock	217	10.2	10.4+	0.76	

0200		Schwerin					
0201	L	Bützow	6	8.4	5.1	2.21	191
0202	L	Gadebusch	3	5.0	3.1−−	1.87	211
0203	L	Güstrow	21	12.6	9.5	2.17	76
0204	L	Hagenow	9	5.2	5.7	1.97	179
0205	L	Ludwigslust	24	16.6	12.1	2.58	24
0206	L	Lübz	6	7.2	6.2	2.59	163
0207	L	Parchim	4	4.2	3.2−−	1.69	209
0208	L	Perleberg	23	12.5	9.4	2.10	79
0209	L	Schwerin	14	16.6	15.9	4.51	2
0210	L	Sternberg	5	8.7	6.1	2.86	167
0231	S	Schwerin	35	12.4	14.4+	2.54	6
		Schwerin	150	10.7	9.3	0.81	

0300		Neubrandenburg					
0301	L	Altentreptow	6	10.4	8.3	3.51	109
0302	L	Anklam	6	6.0	7.0	3.13	150
0303	L	Demmin	10	8.7	5.3−	1.77	185
0304	L	Malchin	4	4.1	4.4	2.40	203
0305	L	Neubrandenburg . . .	8	11.8	10.1	3.68	62
0306	L	Neustrelitz	17	12.7	10.2	2.69	58
0307	L	Pasewalk	13	12.0	9.7	2.99	70
0308	L	Prenzlau	11	10.2	8.1	2.55	118
0309	L	Röbel/Müritz	1	2.3	1.5−−	1.50	218
0310	L	Strasburg	3	4.7	3.2−−	1.91	209
0311	L	Templin	12	14.6	12.5	4.15	19
0312	L	Teterow	9	11.4	8.9	3.08	96
0313	L	Ueckermünde	6	4.8	4.9−	2.02	197
0314	L	Waren	10	7.8	7.6	2.67	134
0331	S	Neubrandenburg . . .	13	6.9	11.4	3.39	40
		Neubrandenburg . . .	129	8.6	7.8	0.74	

0400		Potsdam					
0401	L	Belzig	3	3.7	2.0−−	1.30	216
0402	L	Brandenburg	13	14.3	9.2	2.70	87
0403	L	Gransee	8	7.5	5.8	2.11	177
0405	L	Jüterbog	10	11.4	8.1	2.66	118
0407	L	Königs Wusterhausen	32	15.6	13.9	2.66	9
0408	L	Kyritz	15	18.0	15.5	4.21	4
0409	L	Luckenwalde	15	14.3	12.1	3.34	24
0410	L	Nauen	24	12.5	11.9	2.68	31
0411	L	Neuruppin	15	9.9	8.2	2.22	114
0412	L	Potsdam	28	12.0	8.9	1.77	96
0413	L	Pritzwalk	3	3.8	4.5	2.68	200
0414	L	Oranienburg	26	8.5	9.6	1.43	154
0415	L	Rathenow	18	11.8	10.4	2.66	56
0416	L	Wittstock	5	9.3	7.2	3.34	143
0417	L	Zossen	15	8.4	6.8	1.93	157
0431	S	Brandenburg/Havel .	22	9.7	8.7	2.07	102
0432	S	Potsdam	38	12.6	12.1	2.08	24
		Potsdam	290	11.0	9.3	0.59	

0500		Frankfurt					
0501	L	Angermünde	7	7.9	6.2	2.55	163
0502	L	Beeskow	6	7.0	8.0	3.43	122
0503	L	Bernau	20	11.4	11.1	2.68	45
0504	L	Eberswalde	29	14.8	12.1	2.38	24
0505	L	Bad Freienwalde . . .	7	7.6	4.5−	1.79	200
0506	L	Eisenhüttenstadt . . .	7	13.8	9.6	3.73	72
0507	L	Fürstenwalde	35	14.4	12.3	2.28	21
0508	L	Seelow	4	4.1	3.0−−	1.56	212
0509	L	Strausberg	24	11.2	11.4	2.48	40
0531	S	Frankfurt/Oder	17	9.0	10.1	2.61	62
0532	S	Eisenhüttenstadt . . .	11	9.2	10.1	3.25	62
0533	S	Schwedt (Oder)	8	5.9	9.9	3.92	69
		Frankfurt	175	10.4	9.9	0.81	

0600		Cottbus					
0601	L	Bad Liebenwerda . .	7	5.3	5.1	2.07	191
0602	L	Calau	8	5.6	4.8−	1.73	198
0603	L	Cottbus	12	11.0	8.6	2.59	105
0605	L	Finsterwalde	17	12.8	11.3	2.82	42
0606	L	Forst	12	12.8	10.9	3.34	49
0607	L	Guben	10	8.9	9.3	3.10	83
0608	L	Hoyerswerda	32	11.5	12.5	2.32	19
0609	L	Lübben	6	7.7	6.4	2.88	162
0610	L	Luckau	8	11.0	7.1	2.69	147
0611	L	Senftenberg	29	10.3	8.2	1.63	114
0612	L	Spremberg	7	6.8	5.9	2.40	172
0613	L	Weißwasser	16	11.6	12.2	3.24	23
0614	L	Herzberg	12	13.4	11.8	3.63	33
0615	L	Jessen	6	7.9	6.1	2.72	167
0631	S	Cottbus	22	8.2	8.9	1.96	96
		Cottbus	204	9.7	8.8	0.65	

0700		Magdeburg					
0701	L	Burg	19	12.4	10.0	2.46	65
0703	L	Gradelegen	9	14.2	9.6	3.35	72
0704	L	Genthin	8	8.5	6.7	2.48	159
0705	L	Halberstadt	17	7.8	6.0	1.57	170
0706	L	Haldensleben	13	9.2	9.0	2.75	94
0707	L	Havelberg	5	9.7	7.2	3.32	143
0708	L	Kalbe/Milde	4	9.0	10.0	5.38	65
0709	L	Klötze	3	4.2	2.1−−	1.29	215
0710	L	Wolmirstedt	6	5.6	6.1	2.59	167
0711	L	Oschersleben	9	8.3	5.8	2.07	177
0712	L	Osterburg	8	7.4	5.0−	1.86	193
0713	L	Salzwedel	10	10.2	10.2	3.43	58
0714	L	Schönebeck	20	9.6	8.6	2.04	105
0716	L	Staßfurt	12	7.0	5.5−	1.61	183
0717	L	Stendal	16	9.0	6.5	1.71	160
0718	L	Tangerhütte	4	7.9	7.2	3.91	143
0719	L	Wanzleben	6	5.7	3.8−−	1.62	206
0720	L	Wernigerode	21	8.7	6.9	1.54	154
0721	L	Zerbst	16	16.4	14.1	3.66	7
0732	S	Magdeburg	110	16.4	14.1++	1.42	7
		Magdeburg	316	10.6	8.7	0.52	

Males, Kidney

0800	**Halle**				
0801 L Artern	12	9.0	7.7	2.27	131
0802 L Aschersleben	16	9.9	8.4	2.16	107
0803 L Bernburg	14	7.2	5.7	1.61	179
0804 L Bitterfeld	23	7.5	5.2−−	1.19	189
0805 L Eisleben	36	19.7	13.6	2.47	12
0806 L Gräfenhainichen ...	8	8.6	5.9	2.19	172
0807 L Saalkreis	12	7.1	5.2−	1.54	189
0808 L Hettstedt	7	5.1	3.7−−	1.47	208
0809 L Köthen	19	9.8	7.2	1.81	143
0810 L Nebra	2	2.7	2.4−−	1.71	214
0811 L Merseburg	34	10.8	9.2	1.69	87
0812 L Naumburg	16	11.7	9.6	2.48	72
0813 L Quedlinburg	20	9.4	7.5	1.78	137
0814 L Querfurt	9	11.4	10.2	3.58	58
0815 L Roßlau	14	16.3	11.8	3.34	33
0816 L Sangerhausen	27	14.0	10.9	2.18	49
0817 L Hohenmölsen	2	2.8	1.7−−	1.26	217
0818 L Weißenfels	18	11.2	8.0	2.00	122
0819 L Wittenberg	17	7.6	7.5	2.00	137
0820 L Zeitz	24	12.3	10.2	2.29	58
0831 S Dessau	30	12.5	10.0	2.01	65
0832 S Halle/Saale	67	12.6	9.3	1.20	83
0833 S Halle-Neustadt	5	2.2	5.3	2.51	185
	Halle	432	10.0	8.1−	0.41
0900	**Erfurt**				
0901 L Arnstadt	15	9.5	8.1	2.20	118
0902 L Apolda	14	12.0	9.3	2.69	83
0903 L Eisenach	26	9.5	7.6	1.57	134
0904 L Erfurt	20	17.3	13.7	3.17	10
0905 L Gotha	40	11.6	9.3	1.54	83
0906 L Heiligenstadt	14	14.1	13.5	3.96	13
0907 L Langensalza	12	10.8	9.1	2.74	93
0908 L Worbis	13	7.4	7.0	2.02	150
0909 L Mühlhausen	16	7.3	5.3−	1.44	185
0910 L Nordhausen	25	9.5	7.3	1.50	140
0911 L Sömmerda	16	9.9	8.2	2.16	114
0912 L Sondershausen	14	10.6	9.2	2.58	87
0913 L Weimar	10	9.4	8.4	2.89	107
0931 S Weimar	16	10.9	10.4	2.77	56
0932 S Erfurt	45	9.2	8.0	1.26	122
	Erfurt	296	10.2	8.6	0.53
1000	**Gera**				
1001 L Eisenberg	9	11.3	7.3	2.62	140
1002 L Gera	23	15.6	13.4	2.96	14
1003 L Jena	11	12.9	9.4	2.99	79
1004 L Lobenstein	10	14.9	11.2	3.62	44
1005 L Pößneck	16	12.3	11.1	2.92	45
1006 L Rudolstadt	22	13.3	11.8	2.70	33
1007 L Saalfeld	27	19.0	12.9	2.82	16
1008 L Schleiz	8	10.4	5.6	2.13	182
1009 L Stadtroda	11	13.9	10.8	3.54	52
1010 L Zeulenroda	9	9.6	6.2	2.33	163
1011 L Greiz	21	15.4	12.9	2.94	16
1031 S Gera	37	12.7	10.7	1.85	53
1032 S Jena	36	14.9	12.1	2.20	24
	Gera	240	13.8	10.8++	0.75
1100	**Suhl**				
1101 L Bad Salzungen	19	8.7	7.6	1.81	134
1102 L Hildburghausen ...	22	15.4	11.5	2.64	38
1103 L Ilmenau	14	8.8	7.4	2.07	139
1104 L Neuhaus am Renweg .	14	15.7	11.9	3.40	31
1105 L Meiningen	14	8.4	7.9	2.22	125
1106 L Schmalkalden	18	11.6	9.2	2.24	87
1107 L Sonnenberg	23	16.1	9.6	2.12	72
1108 L Suhl	15	13.5	8.3	2.28	109
1131 S Suhl	7	6.2	4.3−−	1.69	204
	Suhl	146	11.3	8.6	0.75

1200	**Dresden**				
1201 L Bautzen	32	10.8	9.4	1.75	79
1202 L Bischofswerda	13	8.2	7.1	2.13	147
1203 L Dippoldiswalde	6	5.6	4.2−−	1.77	205
1204 L Dresden	24	9.3	7.8	1.69	129
1205 L Freital	22	10.9	7.8	1.89	129
1206 L Görlitz	9	12.3	9.0	3.30	94
1207 L Großenhain	7	7.1	5.9	2.24	172
1208 L Kamenz	21	14.3	12.6	2.97	18
1210 L Löbau	24	10.3	7.7	1.68	131
1211 L Meißen	34	11.9	8.9	1.68	96
1212 L Niesky	6	6.4	5.4	2.24	184
1213 L Pirna	26	9.4	7.0	1.46	150
1214 L Riesa	21	8.8	7.9	1.80	125
1215 L Sebnitz	18	14.2	12.1	3.13	24
1216 L Zittau	35	16.1	9.7	1.87	70
1231 S Dresden	138	11.8	9.2	0.85	87
1232 S Görlitz	26	14.2	11.6	2.43	36
	Dresden	462	11.1	8.6	0.43
1300	**Leipzig**				
1301 L Altenburg	19	7.3	5.3−−	1.31	185
1302 L Borna	25	11.6	10.0	2.11	65
1303 L Delitzsch	15	11.9	8.2	2.21	114
1304 L Döbeln	23	10.5	7.3	1.69	140
1305 L Eilenburg	13	10.4	9.5	2.74	76
1306 L Geithain	14	16.0	10.9	3.18	49
1307 L Grimma	9	5.8	4.7−	1.70	199
1308 L Leipzig	34	9.9	7.1	1.32	147
1309 L Oschatz	7	5.7	5.0	1.98	193
1310 L Schmölln	10	12.7	8.3	2.83	109
1311 L Torgau	11	8.3	6.9	2.22	154
1312 L Wurzen	22	18.0	13.1	3.04	15
1331 S Leipzig	147	11.6	8.7	0.78	102
	Leipzig	349	10.7	8.1	0.47
1400	**Chemnitz**				
1401 L Annaberg	14	7.1	5.9	1.64	172
1402 L Aue	28	9.6	7.7	1.61	131
1403 L Auerbach	21	12.9	8.7	2.06	102
1404 L Brand-Erbisdorf ...	4	4.5	3.0−−	1.60	212
1405 L Chemnitz	25	10.1	6.5	1.52	160
1406 L Flöha	12	9.7	6.8	2.01	157
1407 L Freiberg	15	7.6	5.7−	1.54	179
1408 L Glauchau	14	8.7	6.2	1.75	163
1409 L Stollberg	21	10.6	7.9	1.82	125
1410 L Hainichen	13	8.1	5.0	1.50	193
1411 L Hohenstein-Ernstthal.	22	15.3	11.1	2.57	45
1412 L Marienberg	9	5.8	5.0−	1.70	193
1413 L Oelsnitz	8	8.9	6.0	2.24	170
1414 L Plauen	9	16.0	10.5	3.90	55
1415 L Reichenbach	16	12.0	8.3	2.16	109
1416 L Rochlitz	22	17.9	13.7	3.07	10
1417 L Schwarzenberg	14	10.0	7.9	2.25	125
1418 L Klingenthal	8	9.8	5.9	2.26	172
1419 L Werdau	18	10.4	9.2	2.34	87
1420 L Zschopau	14	10.5	8.3	2.33	109
1421 L Zwickau	28	13.8	8.9	1.79	96
1431 S Chemnitz	68	9.4	8.1	1.06	118
1433 S Plauen	30	16.9	11.5	2.28	38
1435 S Zwickau	42	14.9	9.4	1.55	79
	Chemnitz	475	10.7	7.9−−	0.39
1500	**East Berlin**				
1500	East Berlin	342	12.9	11.3++	0.66	42
	G.D.R. Total	4223	10.8	8.9	0.15

Females, Kidney

0100 Rostock

0101 L Bad Doberan	14	10.7	5.6	1.71	42
0103 L Ribnitz-Damgarten .	16	9.0	5.7	1.58	37
0105 L Greifswald	6	9.0	7.4	3.47	11
0106 L Grevesmühlen	1	0.9	0.5– –	0.47	217
0107 L Grimmen	7	7.7	5.8	2.29	32
0108 L Rostock	5	5.3	2.6	1.33	188
0109 L Stralsund	4	5.7	3.6	1.90	135
0110 L Wismar	6	7.1	5.4	2.42	52
0111 L Wolgast	13	8.3	5.8	1.73	32
0112 L Rügen	19	8.7	5.4	1.34	52
0131 S Rostock	46	7.7	5.6	0.88	42
0132 S Stralsund	23	11.8	8.8+	1.96	4
0133 S Wismar	26	17.2	10.4++	2.15	3
0134 S Greifswald	14	8.7	6.4	1.79	19
Rostock	200	8.7	5.8++	0.45	

0200 Schwerin

0201 L Bützow	4	5.1	3.0	1.67	167
0202 L Gadebusch	4	6.1	3.6	2.04	135
0203 L Güstrow	14	7.6	5.5	1.53	48
0204 L Hagenow	11	5.8	2.8	0.91	177
0205 L Ludwigslust	9	5.5	4.2	1.72	107
0206 L Lübz	2	2.2	1.4– –	0.97	212
0207 L Parchim	11	10.5	4.8	1.62	77
0208 L Perleberg	13	6.3	3.0	0.94	167
0209 L Schwerin	7	7.9	5.7	2.34	37
0210 L Sternberg	3	4.9	2.8	1.83	177
0231 S Schwerin	33	10.4	6.9	1.31	16
Schwerin	111	7.2	4.3	0.46	

0300 Neubrandenburg

0301 L Altentreptow	4	6.4	4.0	2.15	116
0302 L Anklam	10	9.1	4.2	1.54	107
0303 L Demmin	8	6.3	3.1	1.18	158
0304 L Malchin	6	5.7	3.1	1.46	158
0305 L Neubrandenburg . . .	9	12.6	8.5	3.32	5
0306 L Neustrelitz	7	4.7	3.4	1.43	149
0307 L Pasewalk	14	12.1	6.0	1.76	31
0308 L Prenzlau	7	6.1	3.3	1.42	155
0309 L Röbel/Müritz	4	8.6	4.1	2.36	111
0310 L Strasburg	5	7.4	4.8	2.61	77
0311 L Templin	3	3.4	1.9–	1.15	209
0312 L Teterow	7	8.2	5.5	2.24	48
0313 L Ueckermünde	5	3.8	2.7	1.28	183
0314 L Waren	6	4.3	2.4	1.05	193
0331 S Neubrandenburg . . .	7	3.5	4.0	1.51	116
Neubrandenburg . . .	102	6.3	3.9	0.42	

0400 Potsdam

0401 L Belzig	1	1.1	0.5– –	0.54	217
0402 L Brandenburg	12	12.0	5.1	1.72	62
0403 L Gransee	10	8.4	4.3	1.45	102
0405 L Jüterbog	7	7.0	3.4	1.36	149
0407 L Königs Wusterhausen	22	9.7	6.1	1.44	27
0408 L Kyritz	3	3.3	2.7	1.59	183
0409 L Luckenwalde	11	9.0	4.8	1.58	77
0410 L Nauen	20	9.3	5.7	1.57	37
0411 L Neuruppin	17	10.0	5.6	1.52	42
0412 L Potsdam	22	8.4	4.7	1.10	84
0413 L Pritzwalk	6	6.9	4.7	2.12	84
0414 L Oranienburg	29	8.5	4.6	0.96	88
0415 L Rathenow	17	9.9	5.8	1.57	32
0416 L Wittstock	4	6.6	4.6	2.41	88
0417 L Zossen	9	4.6	3.6	1.23	135
0431 S Brandenburg/Havel .	21	8.4	6.1	1.42	27
0432 S Potsdam	27	7.8	5.1	1.08	62
Potsdam	238	8.1	4.9	0.35	

0500 Frankfurt

0501 L Angermünde	8	8.4	3.7	1.48	129
0502 L Beeskow	4	4.2	3.5	1.87	142
0503 L Bernau	18	9.4	6.6	1.72	17
0504 L Eberswalde	10	4.6	3.5	1.14	142
0505 L Bad Freienwalde . . .	4	3.9	3.0	1.68	167
0506 L Eisenhüttenstadt . . .	7	12.6	8.1	3.30	9
0507 L Fürstenwalde	24	8.8	5.6	1.29	42
0508 L Seelow	7	6.6	4.1	1.73	111
0509 L Strausberg	19	8.1	5.5	1.34	48
0531 S Frankfurt/Oder . . .	7	3.3	2.5	1.01	190
0532 S Eisenhüttenstadt . . .	6	4.9	4.6	1.97	88
0533 S Schwedt (Oder)	5	3.8	4.9	2.42	74
Frankfurt	119	6.5	4.6	0.46	

0600 Cottbus

0601 L Bad Liebenwerda . .	9	6.1	2.7	1.00	183
0602 L Calau	7	4.6	3.4	1.35	149
0603 L Cottbus	2	1.7	2.3	1.83	199
0605 L Finsterwalde	5	3.3	3.0	1.63	167
0606 L Forst	12	11.0	8.4	2.70	6
0607 L Guben	9	7.8	3.5	1.50	142
0608 L Hoyerswerda	14	4.8	3.7	1.05	129
0609 L Lübben	5	5.8	4.0	1.91	116
0610 L Luckau	6	7.3	6.6	3.18	17
0611 L Senftenberg	20	6.4	3.8	0.92	124
0612 L Spremberg	7	6.1	3.1	1.31	158
0613 L Weißwasser	3	2.0	1.5– –	0.96	211
0614 L Herzberg	10	10.0	7.1	2.59	13
0615 L Jessen	3	3.5	2.8	1.65	177
0631 S Cottbus	12	4.1	3.0	0.91	167
Cottbus	124	5.4	3.7–	0.37	

0700 Magdeburg

0701 L Burg	13	7.4	6.1	1.95	27
0703 L Gradelegen	2	2.9	0.9– –	0.62	215
0704 L Genthin	8	7.5	5.6	2.13	42
0705 L Halberstadt	16	6.5	3.7	0.99	129
0706 L Haldensleben	10	6.3	3.5	1.21	142
0707 L Havelberg	4	7.0	2.4	1.21	193
0708 L Kalbe/Milde	2	4.0	2.0	1.52	205
0709 L Klötze	6	7.6	5.0	2.16	68
0710 L Wolmirstedt	1	0.9	0.6– –	0.60	216
0711 L Oschersleben	5	4.1	3.0	1.38	167
0712 L Osterburg	10	8.4	4.8	1.66	77
0713 L Salzwedel	6	5.4	2.4	1.06	193
0714 L Schönebeck	16	6.8	3.8	1.06	124
0716 L Staßfurt	15	7.6	4.4	1.28	96
0717 L Stendal	12	5.9	3.7	1.17	129
0718 L Tangerhütte	3	5.4	4.3	2.62	102
0719 L Wanzleben	10	8.6	6.3	2.09	22
0720 L Wernigerode	13	4.7	2.5–	0.78	190
0721 L Zerbst	10	9.3	5.0	1.74	68
0732 S Magdeburg	67	8.7	5.1	0.79	62
Magdeburg	229	6.8	4.1	0.31	

Females, Kidney

0800 Halle

0801	L Artern	3	2.0	1.3--	0.80	214
0802	L Aschersleben	15	8.3	4.3	1.21	102
0803	L Bernburg	11	5.0	4.4	1.53	96
0804	L Bitterfeld	23	6.6	4.0	1.02	116
0805	L Eisleben	13	6.4	3.3	1.06	155
0806	L Gräfenhainichen	5	4.8	3.1	1.49	158
0807	L Saalkreis	12	6.4	5.2	1.72	60
0808	L Hettstedt	8	5.4	3.7	1.38	129
0809	L Köthen	16	7.3	3.4	0.97	149
0810	L Nebra	4	4.9	3.5	1.85	142
0811	L Merseburg	22	6.3	4.1	0.95	111
0812	L Naumburg	17	10.9	5.4	1.46	52
0813	L Quedlinburg	19	7.9	4.7	1.16	84
0814	L Querfurt	6	6.9	6.2	2.92	23
0815	L Roßlau	7	7.3	4.4	1.78	96
0816	L Sangerhausen	8	3.9	2.0--	0.77	205
0817	L Hohenmölsen	4	5.0	2.4	1.30	193
0818	L Weißenfels	15	8.2	3.6	1.01	135
0819	L Wittenberg	20	7.7	5.5	1.41	48
0820	L Zeitz	17	7.6	4.8	1.52	77
0831	S Dessau	22	8.1	4.3	1.01	102
0832	S Halle/Saale	62	9.8	5.8	0.86	32
0833	S Halle-Neustadt	2	0.8	1.6-	1.12	210
	Halle	331	6.8	4.2	0.27	

0900 Erfurt

0901	L Arnstadt	9	5.1	3.1	1.18	158
0902	L Apolda	14	10.4	5.6	1.63	42
0903	L Eisenach	27	8.8	5.4	1.14	52
0904	L Erfurt	6	4.8	2.8	1.25	177
0905	L Gotha	26	6.7	4.2	0.97	107
0906	L Heiligenstadt	9	8.1	7.1	2.68	13
0907	L Langensalza	8	6.5	3.1	1.19	158
0908	L Worbis	11	5.7	5.0	1.65	68
0909	L Mühlhausen	21	8.5	5.7	1.39	37
0910	L Nordhausen	22	7.5	5.1	1.17	62
0911	L Sömmerda	13	7.4	4.0	1.19	116
0912	L Sondershausen	13	9.0	6.4	1.93	19
0913	L Weimar	14	12.0	8.0	2.26	10
0931	S Weimar	16	9.4	6.2	1.86	23
0932	S Erfurt	29	5.1	3.4	0.70	149
	Erfurt	238	7.3	4.8	0.35	

1000 Gera

1001	L Eisenberg	8	8.8	4.4	1.66	96
1002	L Gera	15	9.1	4.8	1.43	77
1003	L Jena	6	6.3	4.1	1.86	111
1004	L Lobenstein	9	11.9	8.3	3.00	8
1005	L Pößneck	16	10.9	6.4	1.79	19
1006	L Rudolstadt	13	7.1	4.9	1.43	74
1007	L Saalfeld	12	7.6	3.6	1.11	135
1008	L Schleiz	12	13.7	10.7	3.48	2
1009	L Stadtroda	6	6.9	5.0	2.21	68
1010	L Zeulenroda	7	6.5	2.4	1.06	193
1011	L Greiz	13	8.0	4.0	1.28	116
1031	S Gera	30	9.1	6.2	1.30	23
1032	S Jena	27	9.8	7.2	1.55	12
	Gera	174	8.9	5.6+	0.48	

1100 Suhl

1101	L Bad Salzungen	16	6.9	4.0	1.07	116
1102	L Hildburghausen	13	8.2	5.3	1.56	57
1103	L Ilmenau	9	4.9	2.2--	0.81	203
1104	L Neuhaus am Renweg	10	9.7	4.9	1.68	74
1105	L Meiningen	8	4.4	3.0	1.14	167
1106	L Schmalkalden	20	11.7	8.4	2.21	6
1107	L Sonnenberg	13	8.0	3.8	1.17	124
1108	L Suhl	12	9.5	5.8	1.83	32
1131	S Suhl	6	4.9	3.3	1.53	155
	Suhl	107	7.4	4.5	0.48	

1200 Dresden

1201	L Bautzen	28	8.3	5.2	1.06	60
1202	L Bischofswerda	12	6.6	3.8	1.22	124
1203	L Dippoldiswalde	7	5.8	2.8	1.10	177
1204	L Dresden	21	6.8	5.3	1.42	57
1205	L Freital	16	6.9	5.1	1.62	62
1206	L Görlitz	7	8.4	4.6	1.91	88
1207	L Großenhain	4	3.6	2.3	1.25	199
1208	L Kamenz	10	6.1	2.7	1.02	183
1210	L Löbau	16	5.9	3.0	0.85	167
1211	L Meißen	28	8.4	4.3	0.93	102
1212	L Niesky	4	3.9	2.2	1.18	203
1213	L Pirna	22	6.9	4.0	0.95	116
1214	L Riesa	25	9.5	7.1	1.58	13
1215	L Sebnitz	7	4.9	3.1	1.24	158
1216	L Zittau	22	8.5	5.3	1.23	57
1231	S Dresden	92	6.5	3.6	0.45	135
1232	S Görlitz	19	8.5	4.8	1.28	77
	Dresden	340	7.0	4.2	0.26	

1300 Leipzig

1301	L Altenburg	24	8.1	4.6	1.03	88
1302	L Borna	18	7.6	4.4	1.13	96
1303	L Delitzsch	17	12.1	6.2	1.63	23
1304	L Döbeln	17	6.6	2.8-	0.77	177
1305	L Eilenburg	7	5.1	3.1	1.31	158
1306	L Geithain	3	3.1	1.4--	0.98	212
1307	L Grimma	9	5.1	3.5	1.47	142
1308	L Leipzig	22	5.5	3.5	0.95	142
1309	L Oschatz	7	5.0	2.6	1.09	188
1310	L Schmölln	5	5.5	4.5	2.04	95
1311	L Torgau	9	6.2	4.6	1.81	88
1312	L Wurzen	12	8.5	4.6	1.48	88
1331	S Leipzig	147	9.5	5.0	0.49	68
	Leipzig	297	7.8	4.3	0.29	

1400 Chemnitz

1401	L Annaberg	9	3.9	2.7	0.96	183
1402	L Aue	22	6.6	4.1	0.94	111
1403	L Auerbach	12	6.0	3.8	1.18	124
1404	L Brand-Erbisdorf	9	9.1	6.1	2.18	27
1405	L Chemnitz	26	8.7	5.4	1.54	52
1406	L Flöha	6	4.2	2.5	1.06	190
1407	L Freiberg	16	7.1	4.7	1.28	84
1408	L Glauchau	18	9.4	5.7	1.72	37
1409	L Stollberg	10	4.5	2.3-	0.82	199
1410	L Hainichen	14	7.5	5.0	1.67	68
1411	L Hohenstein-Ernstthal.	12	7.1	4.4	1.80	96
1412	L Marienberg	7	4.0	2.9	1.36	176
1413	L Oelsnitz	6	5.5	2.0--	0.93	205
1414	L Plauen	12	18.8	12.6+	4.04	1
1415	L Reichenbach	9	5.5	2.4-	0.92	193
1416	L Rochlitz	7	5.0	2.0--	0.82	205
1417	L Schwarzenberg	8	5.1	3.0	1.20	167
1418	L Klingenthal	7	7.1	3.4	1.41	149
1419	L Werdau	12	5.7	2.3--	0.76	199
1420	L Zschopau	2	1.3	0.4--	0.34	219
1421	L Zwickau	14	5.9	3.1	1.24	158
1431	S Chemnitz	53	6.2	4.2	0.67	107
1433	S Plauen	25	11.5	3.6	0.86	135
1435	S Zwickau	23	7.0	3.7	0.87	129
	Chemnitz	339	6.5	3.7--	0.24	

1500 East Berlin

1500	East Berlin	277	9.0	5.1+	0.34	62
	G.D.R. Total	3226	7.3	4.4	0.09	

6.21 Gehirn

ICD9 191: Bösartige Neubildungen des Gehirns (fortfolgend als Gehirnkrebs bezeichnet)

Mit rund 620 Neuerkrankungen (1,2 %) und 500 Todesfällen (1,4 %) (Anteil in Prozent aller gemeldeten Fälle) belegte der Gehirnkrebs in der ehemaligen DDR im Jahre 1980 Rangplatz 18 bei den Neuerkrankungen und 17 bei den Todesfällen an bösartigen Neubildungen (zusammengefaßt für beide Geschlechter, ICD9 140-208 ohne 173).

Risikofaktoren

Ernährung: Verzehr von mit Nitrat konserviertem Fleisch in großen Mengen; Spätfolge nach Bestrahlung des Kopfbereiches; berufliche Exposition: Vinylchlorid, Beschäftigte in Gummiindustrie; nach Nierentransplantation und Immunsuppressiva.

Inzidenz

Trend

International wird ein leichter Anstieg der Inzidenz beobachtet. In der ehemaligen DDR steigt die Inzidenz bei den Männern geringfügig und verhält sich bei den Frauen nahezu stabil (mittlere jährliche Veränderung seit 1968: Männer 0,3 %; Frauen −0,1 %).

Geographische Verteilung

Weltweit die höchsten Inzidenzraten weisen bei den Männern (10,9) die in Europa und Amerika geborenen Israelis und bei Frauen (15,7) in Afrika und Asien geborene Israelitinnen auf.
Die höchsten Erkrankungsraten Europas werden bei den Männern (9,4) aus Schweden gemeldet und bei Frauen (10,0) aus Island.
Die Erkrankungsraten der ehemaligen DDR finden sich bei den Männern (5.0) wie bei den Frauen (4.2) im unteren beziehungsweise im mittleren Drittel auf Rangplatz 34 beziehungsweise 27 in Europa gemeldeter Inzidenzraten.

6.21 Brain

ICD9 191: Malignant neoplasms of the brain (hereafter termed brain cancer)

With about 620 new cases (representing 1.2 % of all reported cancer cases) and 500 deaths (1.4 % of all cancer deaths), brain cancer in the former GDR in 1980 ranked eighteenth in importance for incidence and seventeenth for mortality among cancer sites (ICD9 140-208 excluding 173) for both sexes combined.

Main risk factors

Diet: high consumption of meat preserved with nitrate; late effects of radiation following radiotherapy of the head; occupational exposures to vinyl chloride and in the rubber industry; following kidney transplants with immunosuppression.

Incidence

Trend

Worldwide, a slight increase in incidence is reported. In the former GDR, the incidence has risen slightly for males and remained nearly stable for females (mean annual changes since 1968: males, 0.3 %; females, −0.1 %).

Geographical distribution

The highest reported world age-standardized annual incidence rates occur in Jewish males in Israel who were born in Europe or America (10.9), and in Jewish females who were born in Africa or Asia (15.7).
The highest rates for males in Europe are reported in Sweden (9.4) and for females in Iceland (10.0).
In the former GDR, brain cancer incidence rates are in the lower to middle third of the range in Europe for both males (5.0, rank 34th) and females (4.2, rank 27th).

Innerhalb der ehemaligen DDR finden wir die höchsten altersstandardisierten Inzidenzraten in den Kreisen:

Männer:

0505	Landkreis Bad Freienwalde	9,4
0714	Landkreis Schönebeck	9,1
0412	Landkreis Potsdam	9,1
1215	Landkreis Sebnitz	9,0
0612	Landkreis Spremberg	8,8

Frauen:

0712	Landkreis Osterburg	7,5
1305	Landkreis Eilenburg	7,0
0206	Landkreis Lübz	6,8
0414	Landkreis Oranienburg	6,7
0205	Landkreis Ludwigslust	6,6

Räumliche Aggregation: Eine räumliche Aggregation von Kreisen gleicher oder ähnlich hoher Inzidenzraten läßt sich beim Mann (D = 74,53) und bei der Frau (D = 74,18) statistisch nicht sichern.

Urbanisation als Risikofaktor: Eine Korrelation der Inzidenz mit der Urbanisation läßt sich statistisch nicht sichern (Männer r_s = −0,01, t = −0,22; Frauen r_s = −0,01, t = −0,16).

Das *relative Risiko* der Bevölkerung, an einem Krebsleiden zu erkranken, ist in den Stadtkreisen im Vergleich mit den Landkreisen bei den Männern statistisch signifikant erhöht, nicht jedoch bei den Frauen. Das relative Risiko ($RR_{urban/rural}$) beträgt:

Männer: RR 1,15; 95 %-CI 1,04 - 1,27
Frauen: RR 0,98; 95 %-CI 0,88 - 1,09

Alter und Geschlecht

Gehirnkrebserkrankungen wurden in der ehemaligen DDR zwischen 1978 und 1982 bereits vor Vollendung des 1. Lebensjahres gemeldet. Die altersspezifische Inzidenzkurve zeigt bei beiden Geschlechtern einen ersten kleinen Gipfel in den ersten Lebensjahren, einen Abfall bis zur Altersgruppe der 20 - 24jährigen um dann moderat anzusteigen und erreicht das Maximum bei den 55 - 59jährigen.

International werden leicht erhöhte Erkrankungsraten beim Mann beschrieben.

Das Geschlechtsverhältnis von 1,3 : 1 in der ehemaligen DDR entspricht diesem Bild.

The highest age-standardized incidence rates in the former GDR occur in the following counties:

Males:

0505	Bad Freienwalde	(rural)	9.4
0714	Schönebeck	(rural)	9.1
0412	Potsdam	(rural)	9.1
1215	Sebnitz	(rural)	9.0
0612	Spremberg	(rural)	8.8

Females:

0712	Osterburg	(rural)	7.5
1305	Eilenburg	(rural)	7.0
0206	Lübz	(rural)	6.8
0414	Oranienburg	(rural)	6.7
0205	Ludwigslust	(rural)	6.6

Spatial aggregation: No significant spatial aggregation was found for males (D = 74.53) or females (D = 74.18).

Urbanization as a risk factor: The incidence is not positively correlated with urbanization (males r_s = −0.01, t = −0.22; females r_s = −0.01, t = −0.16). The age-standardized incidence rate is significantly higher in urban populations for males, but not for females. The rate ratios are:

Males: RR 1.15; 95 % CI 1.04 - 1.27
Females: RR 0.98; 95 % CI 0.88 - 1.09

Age and sex

Between 1978 and 1982, brain cancer was reported even in the first year of life in the former GDR. The shapes of the age-specific incidence curves for both sexes show a small peak in the early years of life, a decrease until 20 - 24 years and then a gradual increase to peak in the age-group 55 - 59 years.

Worldwide, slightly increased rates have been reported for males.

The sex ratio of 1.3 : 1 in the former GDR agrees with this observation.

Histologie

ehemalige DDR:
Männer: histologische Sicherung   89,1%

Glioblastome	45,5%
Astrozytome	21,7%
Oligodendrogliome	7,5%
Medulloblastome	5,6%
Spongioblastome	5,6%
Ependymome	5,4%
Angioblastome	4,1%
Sarkome	1,1%
sonstige	3,5%

Frauen: histologische Sicherung   89,2%

Glioblastome	51,0%
Astrozytome	21,0%
Oligodendrogliome	7,1%
Ependymome	5,0%
Spongioblastome	4,8%
Medulloblastome	2,9%
Angioblastome	2,7%
Sarkome	1,3%
sonstige	4,2%

Relative 5-Jahre-Überlebensraten

Weltweit bewegen sich die Angaben bei Männern zwischen 12 und 22% und bei Frauen zwischen 26 und 34%. England und Wales geben für 1975 12% beim Mann und 15% bei Frauen, Finnland für 1953 - 1974   26,8% bei den Männern und 40,3% bei den Frauen an. Die Raten sind bei beiden Geschlechtern in der ehemaligen DDR seit 1961 langsam angestiegen und lagen 1978 - 79 beim Manne bei 12,4% und bei der Frau bei 13,6%.

Mortalitätsvergleich mit den alten Bundesländern der Bundesrepublik Deutschland

Die altersstandardisierten Mortalitätsraten der ehemaligen DDR 1980 (Männer 3,3, Frauen 2,2) unterscheiden sich kaum von denen der alten Bundesländer der Bundesrepublik Deutschland 1979 - 81 (Männer 3,0, Frauen 2,1).

Histology

Former GDR:
Males: histological confirmation   89.1%

Glioblastoma	45.5%
Astrocytoma	21.7%
Oligodendroglioma	7.5%
Medulloblastoma	5.6%
Spongioblastoma	5.6%
Ependymoma	5.4%
Angioblastoma	4.1%
Sarcoma	1.1%
Other	3.5%

Females: histological confirmation 89.2%

Glioblastoma	51.0%
Astrocytoma	21.0%
Oligodendroglioma	7.1%
Ependymoma	5.0%
Spongioblastoma	4.8%
Medulloblastoma	2.9%
Angioblastoma	2.7%
Sarcoma	1.3%
Other	4.2%

Five-year relative survival rates

World survival rates lie between 12 and 22% for males and 26 and 34% for females. In England and Wales in 1975, they were 12% for males and 15% for females; in Finland from 1953 - 74, the rates were 26.8% for males and 40.3% for females. In the former GDR, the rates have slowly risen since 1961 for both sexes and were 12.4% for males and 13.6% for females in 1978 - 79.

Mortality compared with the old Länder of the Federal Republic of Germany

The age-standardized mortality rates in the former GDR in 1980 (males 3.3, females 2.2) were very similar to those of the old Länder of the Federal Republic of Germany in 1979 - 81 (males 3.0, females 2.1).

Gehirnkrebs
Brain cancer

ehemalige DDR/former GDR 1980

	Männer males	Frauen females
Anzahl neuer Fälle Number of new cases	312	292
Altersstand. Inz. rate/100.000 Age-adj. inc. rate/100.000	4.1	3.1
Geschlechtsverhältnis Sex ratio of the rates		1.3
Anzahl der Todesfälle Number of deaths	267	239
Altersstand. Mort. rate/100.000 Age-adj. mort. rate/100.000	3.3	2.2

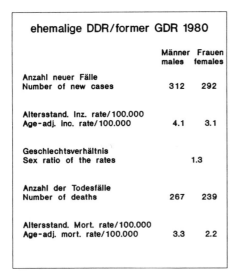

Altersstand. Inz.rate
Age-adj. inc.rate

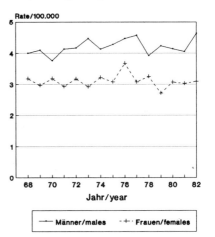

Jahr/year

— Männer/males   -+- Frauen/females

Altersspez. Inzidenzrate
Age-spec. incidence rate

ehemalige DDR/former GDR 1978-82

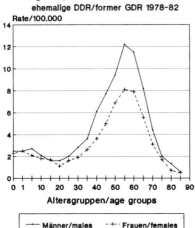

Altersgruppen/age groups

— Männer/males   -+- Frauen/females

Rel. 5-Jahre-Überlebens-Rate
Five year relative survival rate

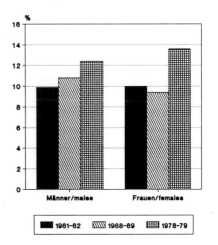

Männer/males   Frauen/females

■ 1961-62   ▨ 1968-69   ▦ 1978-79

Männer

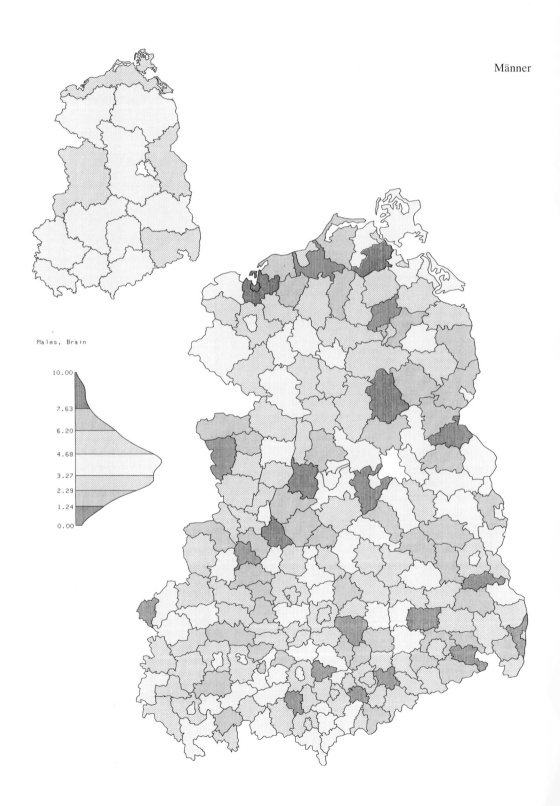

Males, Brain

Frauen

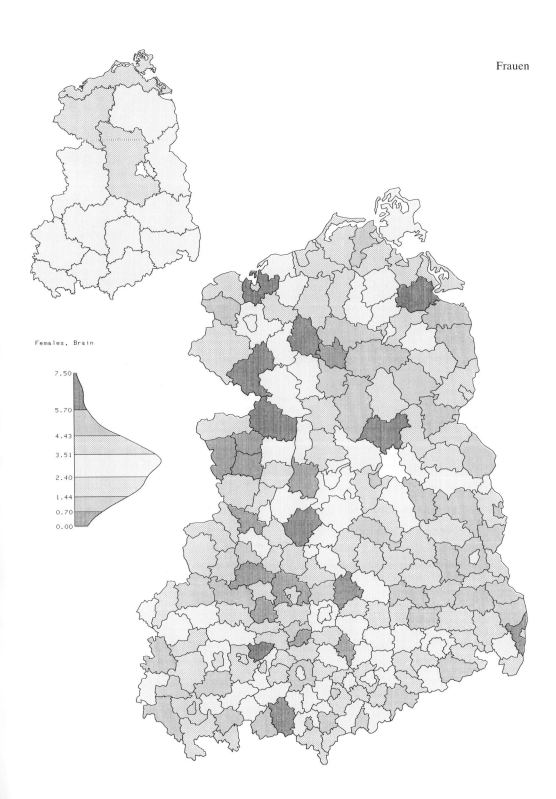

Females, Brain

Males, Brain

0100		**Rostock**				
0101	L	Bad Doberan	2	1.7	2.2	1.56 187
0103	L	Ribnitz-Damgarten .	4	2.5	2.2	1.14 187
0105	L	Greifswald	2	3.2	3.5	2.49 134
0106	L	Grevesmühlen	4	3.9	4.4	2.26 90
0107	L	Grimmen	7	8.4	8.7	3.51 6
0108	L	Rostock	1	1.1	1.0--	1.03 212
0109	L	Stralsund	3	4.6	4.6	2.95 80
0110	L	Wismar	6	7.5	7.7	3.48 11
0111	L	Wolgast	7	4.9	4.5	1.72 83
0112	L	Rügen	8	3.9	4.0	1.49 111
0131	S	Rostock	29	5.2	5.8	1.14 41
0132	S	Stralsund	9	5.1	4.7	1.59 73
0133	S	Wismar	13	9.6	8.3	2.33 7
0134	S	Greifswald	8	5.5	5.2	1.89 58
		Rostock	103	4.9	4.9	0.50

0200		**Schwerin**				
0201	L	Bützow	4	5.6	7.3	3.73 15
0202	L	Gadebusch	2	3.3	2.9	2.04 157
0203	L	Güstrow	5	3.0	2.8	1.24 163
0204	L	Hagenow	7	4.1	4.4	1.76 90
0205	L	Ludwigslust	4	2.8	3.2	1.69 143
0206	L	Lübz	4	4.8	4.3	2.15 97
0207	L	Parchim	3	3.1	3.9	2.29 118
0208	L	Perleberg	6	3.3	4.1	1.80 103
0209	L	Schwerin	6	7.1	5.5	2.30 48
0210	L	Sternberg	3	5.2	6.2	3.63 31
0231	S	Schwerin	11	3.9	4.0	1.28 111
		Schwerin	55	3.9	4.1	0.57

0300		**Neubrandenburg**				
0301	L	Altentreptow	0			
0302	L	Anklam	3	3.0	2.7	1.60 168
0303	L	Demmin	6	5.2	5.3	2.27 54
0304	L	Malchin	3	3.1	2.8	1.66 163
0305	L	Neubrandenburg ...	4	5.9	7.2	3.76 16
0306	L	Neustrelitz	4	3.0	3.0	1.57 152
0307	L	Pasewalk	2	1.8	1.5--	1.04 203
0308	L	Prenzlau	3	2.8	2.7	1.58 168
0309	L	Röbel/Müritz	1	2.3	3.9	3.90 118
0310	L	Strasburg	3	4.7	3.7	2.12 127
0311	L	Templin	6	7.3	7.5	3.10 12
0312	L	Teterow	1	1.3	1.2--	1.25 208
0313	L	Ueckermünde	7	5.6	5.0	1.90 66
0314	L	Waren	5	3.9	5.1	2.34 62
0331	S	Neubrandenburg ...	6	3.2	4.7	2.15 73
		Neubrandenburg ...	54	3.6	3.8	0.53

0400		**Potsdam**				
0401	L	Belzig	6	7.4	5.9	2.42 39
0402	L	Brandenburg	6	6.6	4.7	2.00 73
0403	L	Gransee	8	7.5	8.1	2.99 9
0405	L	Jüterbog	3	3.4	4.5	2.71 83
0407	L	Königs Wusterhausen	11	5.4	4.7	1.49 73
0408	L	Kyritz	4	4.8	5.2	2.82 58
0409	L	Luckenwalde	2	1.9	2.2	1.71 187
0410	L	Nauen	9	4.7	4.0	1.35 111
0411	L	Neuruppin	8	5.3	5.4	1.96 51
0412	L	Potsdam	21	9.0	9.1+	2.05 2
0413	L	Pritzwalk	3	3.8	3.2	1.83 143
0414	L	Oranienburg	6	2.0	1.6--	0.65 202
0415	L	Rathenow	9	5.9	6.2	2.18 31
0416	L	Wittstock	1	1.9	2.9	2.94 157
0417	L	Zossen	9	5.0	4.5	1.53 83
0431	S	Brandenburg/Havel .	9	4.0	3.9	1.39 118
0432	S	Potsdam	13	4.3	3.9	1.15 118
		Potsdam	128	4.9	4.6	0.43

0500		**Frankfurt**				
0501	L	Angermünde	5	5.6	7.0	3.25 18
0502	L	Beeskow	3	3.5	4.1	2.46 103
0503	L	Bernau	7	4.0	4.1	1.58 103
0504	L	Eberswalde	14	7.2	6.4	1.72 26
0505	L	Bad Freienwalde ...	8	8.7	9.4	3.45 1
0506	L	Eisenhüttenstadt ...	3	5.9	6.7	4.14 21
0507	L	Fürstenwalde	11	4.5	4.4	1.38 90
0508	L	Seelow	3	3.0	3.5	2.13 134
0509	L	Strausberg	14	6.5	6.4	1.80 26
0531	S	Frankfurt/Oder ...	7	3.7	4.1	1.57 103
0532	S	Eisenhüttenstadt ...	5	4.2	3.3	1.50 141
0533	S	Schwedt (Oder)	4	2.9	3.6	1.80 130
		Frankfurt	84	5.0	5.2	0.59

0600		**Cottbus**				
0601	L	Bad Liebenwerda ..	4	3.0	2.6	1.28 174
0602	L	Calau	10	7.0	7.1	2.31 17
0603	L	Cottbus	3	2.7	2.5	1.47 179
0605	L	Finsterwalde	4	3.0	3.4	1.73 138
0606	L	Forst	5	5.3	6.0	2.74 36
0607	L	Guben	3	2.7	3.4	2.04 138
0608	L	Hoyerswerda	16	5.6	6.4	1.68 26
0609	L	Lübben	1	1.3	1.3--	1.31 207
0610	L	Luckau	4	5.5	6.2	3.32 31
0611	L	Senftenberg	6	2.1	2.4	1.00 183
0612	L	Spremberg	7	6.8	8.8	3.41 5
0613	L	Weißwasser	5	3.6	3.8	1.75 124
0614	L	Herzberg	2	2.2	2.6	1.90 174
0615	L	Jessen	2	2.6	3.0	2.17 152
0631	S	Cottbus	10	3.7	4.1	1.38 103
		Cottbus	82	3.9	4.2	0.49

0700		**Magdeburg**				
0701	L	Burg	10	6.5	7.5	2.46 12
0703	L	Gradelegen	2	3.2	2.9	2.04 157
0704	L	Genthin	7	7.4	8.3	3.21 7
0705	L	Halberstadt	16	7.4	6.4	1.64 26
0706	L	Haldensleben	8	5.7	5.7	2.14 43
0707	L	Havelberg	3	5.8	5.2	3.04 58
0708	L	Kalbe/Milde	1	2.2	2.1	2.14 192
0709	L	Klötze	1	1.4	1.2--	1.23 208
0710	L	Wolmirstedt	6	5.6	5.0	2.05 66
0711	L	Oschersleben	5	4.6	5.0	2.35 66
0712	L	Osterburg	6	5.6	5.7	2.41 43
0713	L	Salzwedel	6	6.1	6.5	2.72 23
0714	L	Schönebeck	19	9.1	9.1+	2.15 2
0716	L	Staßfurt	3	1.7	1.5--	0.88 203
0717	L	Stendal	7	3.9	3.6	1.43 130
0718	L	Tangerhütte	2	4.0	3.0	2.23 152
0719	L	Wanzleben	3	2.9	3.1	1.78 149
0720	L	Wernigerode	6	2.5	2.6	1.12 174
0721	L	Zerbst	5	5.1	6.2	2.98 31
0732	S	Magdeburg	30	4.5	4.4	0.84 90
		Magdeburg	146	4.9	4.8	0.42

Males, Brain

0800	Halle				
0801	L Artern	7	5.2	4.8	1.83 72
0802	L Aschersleben	2	1.2	1.1 – –	0.81 211
0803	L Bernburg	9	4.7	4.1	1.40 103
0804	L Bitterfeld	13	4.3	4.5	1.30 83
0805	L Eisleben	5	2.7	2.2 –	1.00 187
0806	L Gräfenhainichen ...	4	4.3	4.7	2.47 73
0807	L Saalkreis	4	2.4	2.9	1.47 157
0808	L Hettstedt	10	7.3	6.9	2.21 19
0809	L Köthen	6	3.1	2.7	1.10 168
0810	L Nebra	2	2.7	2.5	1.76 179
0811	L Merseburg	13	4.1	4.3	1.27 97
0812	L Naumburg	4	2.9	2.9	1.56 157
0813	L Quedlinburg	8	3.8	3.5	1.25 134
0814	L Querfurt	2	2.5	2.2	1.56 187
0815	L Roßlau	5	5.8	6.6	3.08 22
0816	L Sangerhausen	12	6.2	5.7	1.65 43
0817	L Hohenmölsen	2	2.8	2.5	1.80 179
0818	L Weißenfels	8	5.0	5.1	1.83 62
0819	L Wittenberg	9	4.0	4.0	1.38 111
0820	L Zeitz	7	3.6	3.5	1.39 134
0831	S Dessau	11	4.6	4.1	1.30 103
0832	S Halle/Saale	17	3.2	3.2	0.82 143
0833	S Halle-Neustadt	10	4.4	6.9	2.39 19
	Halle	170	3.9	3.9	0.31

0900	Erfurt				
0901	L Arnstadt	4	2.5	2.1 –	1.06 192
0902	L Apolda	7	6.0	6.5	2.50 23
0903	L Eisenach	7	2.6	2.7	1.04 168
0904	L Erfurt	7	6.1	5.3	2.03 54
0905	L Gotha	20	5.8	5.3	1.21 54
0906	L Heiligenstadt	1	1.0	0.8 – –	0.84 215
0907	L Langensalza	4	3.6	3.1	1.61 149
0908	L Worbis	7	4.0	3.9	1.49 118
0909	L Mühlhausen	11	5.0	4.6	1.39 80
0910	L Nordhausen	9	3.4	3.0	0.99 152
0911	L Sömmerda	3	1.9	1.9 –	1.13 196
0912	L Sondershausen	6	4.5	4.5	1.87 83
0913	L Weimar	2	1.9	2.4	1.72 183
0931	S Weimar	5	3.4	3.8	1.76 124
0932	S Erfurt	23	4.7	4.6	0.99 80
	Erfurt	116	4.0	3.9	0.37

1000	Gera				
1001	L Eisenberg	2	2.5	1.8	1.29 199
1002	L Gera	3	2.0	2.3	1.43 186
1003	L Jena	4	4.7	4.7	2.41 73
1004	L Lobenstein	2	3.0	3.6	2.59 130
1005	L Pößneck	6	4.6	3.7	1.70 127
1006	L Rudolstadt	7	4.2	4.1	1.57 103
1007	L Saalfeld	9	6.3	5.6	1.86 46
1008	L Schleiz	2	2.6	2.4	1.72 183
1009	L Stadtroda	3	3.8	4.0	2.43 111
1010	L Zeulenroda	1	1.1	1.0 –	0.97 212
1011	L Greiz	4	2.9	3.0	1.51 152
1031	S Gera	12	4.1	4.0	1.17 111
1032	S Jena	16	6.6	7.5	1.95 12
	Gera	71	4.1	4.0	0.49

1100	Suhl				
1101	L Bad Salzungen	10	4.6	4.2	1.37 100
1102	L Hildburghausen ...	6	4.2	3.4	1.39 138
1103	L Ilmenau	7	4.4	4.0	1.60 111
1104	L Neuhaus am Renweg .	2	2.2	1.5 –	1.13 203
1105	L Meiningen	4	2.4	2.7	1.38 168
1106	L Schmalkalden	5	3.2	3.2	1.46 143
1107	L Sonnenberg	8	5.6	5.4	2.09 51
1108	L Suhl	7	6.3	5.8	2.23 41
1131	S Suhl	4	3.6	4.4	2.24 90
	Suhl	53	4.1	3.8	0.54

1200	Dresden				
1201	L Bautzen	9	3.0	2.8	0.97 163
1202	L Bischofswerda	12	7.5	6.5	1.89 23
1203	L Dippoldiswalde	4	3.7	5.1	2.57 62
1204	L Dresden	19	7.4	6.4	1.48 26
1205	L Freital	4	2.0	1.9 –	0.99 196
1206	L Görlitz	0			
1207	L Großenhain	7	7.1	7.8	2.98 10
1208	L Kamenz	10	6.8	5.6	1.81 46
1210	L Löbau	12	5.1	6.2	1.87 31
1211	L Meißen	14	4.9	4.5	1.27 83
1212	L Niesky	2	2.1	2.6	1.89 174
1213	L Pirna	7	2.5	2.0 – –	0.75 194
1214	L Riesa	9	3.8	3.9	1.35 118
1215	L Sebnitz	11	8.7	9.0	2.76 4
1216	L Zittau	12	5.5	5.2	1.56 58
1231	S Dresden	69	5.9	5.9 +	0.74 39
1232	S Görlitz	8	4.4	5.1	1.84 62
	Dresden	209	5.0	4.9 +	0.35

1300	Leipzig				
1301	L Altenburg	9	3.4	3.6	1.22 130
1302	L Borna	6	2.8	2.6	1.17 174
1303	L Delitzsch	5	4.0	4.4	2.03 90
1304	L Döbeln	5	2.3	1.7 – –	0.80 200
1305	L Eilenburg	2	1.6	1.5 –	1.09 203
1306	L Geithain	2	2.3	1.9	1.36 196
1307	L Grimma	1	0.6	0.6 – –	0.57 217
1308	L Leipzig	11	3.2	3.1	1.00 149
1309	L Oschatz	6	4.9	3.3	1.36 141
1310	L Schmölln	1	1.3	0.9 – –	0.94 214
1311	L Torgau	7	5.3	5.3	2.05 54
1312	L Wurzen	8	6.5	5.5	2.19 48
1331	S Leipzig	79	6.2	5.5 +	0.65 48
	Leipzig	142	4.4	3.9	0.35

1400	Chemnitz				
1401	L Annaberg	3	1.5	1.7 –	1.01 200
1402	L Aue	12	4.1	4.3	1.33 97
1403	L Auerbach	7	4.3	4.2	1.64 100
1404	L Brand-Erbisdorf ...	5	5.6	4.9	2.23 70
1405	L Chemnitz	15	6.1	6.0	1.68 36
1406	L Flöha	1	0.8	0.7 – –	0.72 216
1407	L Freiberg	9	4.5	5.4	1.85 51
1408	L Glauchau	6	3.7	3.8	1.65 124
1409	L Stollberg	3	1.5	1.2 – –	0.68 208
1410	L Hainichen	5	3.1	3.2	1.49 143
1411	L Hohenstein-Ernstthal.	8	5.6	4.9	1.79 70
1412	L Marienberg	5	3.2	2.8	1.33 163
1413	L Oelsnitz	4	4.4	3.7	1.89 127
1414	L Plauen	4	7.1	6.0	3.15 36
1415	L Reichenbach	5	3.7	4.4	2.15 90
1416	L Rochlitz	3	2.4	2.0	1.15 194
1417	L Schwarzenberg	4	2.9	2.5	1.23 179
1418	L Klingenthal	5	6.1	4.2	1.93 100
1419	L Werdau	6	3.5	2.7	1.14 168
1420	L Zschopau	7	5.3	5.0	1.99 66
1421	L Zwickau	6	3.0	2.8	1.19 163
1431	S Chemnitz	25	3.4	3.2	0.65 143
1433	S Plauen	6	3.4	2.9	1.25 157
1435	S Zwickau	13	4.6	4.7	1.36 73
	Chemnitz	167	3.8	3.5 – –	0.29

1500	East Berlin				
1500	East Berlin	127	4.8	4.5	0.42 83
	G.D.R. Total	1707	4.4	4.3	0.11

Females, Brain

0100	**Rostock**					
0101	L Bad Doberan	4	3.1	2.6	1.32	129
0103	L Ribnitz-Damgarten .	6	3.4	3.7	1.52	60
0105	L Greifswald	6	9.0	4.0	1.75	50
0106	L Grevesmühlen	3	2.7	3.6	2.21	70
0107	L Grimmen	3	3.3	4.0	2.33	50
0108	L Rostock	2	2.1	1.9	1.37	165
0109	L Stralsund	4	5.7	4.6	2.35	27
0110	L Wismar	6	7.1	6.4	2.80	7
0111	L Wolgast	7	4.5	3.5	1.39	76
0112	L Rügen	7	3.2	3.1	1.19	102
0131	S Rostock	28	4.7	4.4	0.86	32
0132	S Stralsund	4	2.1	2.1	1.07	155
0133	S Wismar	7	4.6	4.1	1.57	44
0134	S Greifswald	7	4.3	4.2	1.64	41
	Rostock	94	4.1	3.7	0.40	
0200	**Schwerin**					
0201	L Bützow	3	3.8	3.2	1.86	91
0202	L Gadebusch	3	4.6	5.1	3.27	18
0203	L Güstrow	4	2.2	2.0	1.02	157
0204	L Hagenow	7	3.7	4.2	1.66	41
0205	L Ludwigslust	12	7.4	6.6	2.11	5
0206	L Lübz	6	6.7	6.8	3.10	3
0207	L Parchim	4	3.8	3.4	1.74	81
0208	L Perleberg	5	2.4	3.2	1.60	91
0209	L Schwerin	3	3.4	3.2	1.88	91
0210	L Sternberg	2	3.3	3.7	2.62	60
0231	S Schwerin	10	3.1	2.7	0.93	123
	Schwerin	59	3.8	3.7	0.52	
0300	**Neubrandenburg**					
0301	L Altentreptow	2	3.2	3.1	2.31	102
0302	L Anklam	6	5.5	5.7	2.54	10
0303	L Demmin	4	3.1	3.2	1.47	113
0304	L Malchin	3	2.8	3.2	1.95	91
0305	L Neubrandenburg . . .	3	4.2	3.8	2.19	57
0306	L Neustrelitz	6	4.1	4.4	1.93	28
0307	L Pasewalk	6	5.2	5.2	2.25	17
0308	L Prenzlau	2	1.7	1.4	1.02	186
0309	L Röbel/Müritz	0				
0310	L Strasburg	2	3.0	2.7	1.94	123
0311	L Templin	1	1.1	1.2	1.21	196
0312	L Teterow	2	2.4	1.8	1.30	172
0313	L Ueckermünde	7	5.3	5.3	2.08	15
0314	L Waren	2	1.4	1.4	0.98	186
0331	S Neubrandenburg . . .	5	2.5	2.5	1.12	134
	Neubrandenburg . . .	51	3.2	3.2	0.46	
0400	**Potsdam**					
0401	L Belzig	4	4.5	3.1	1.63	102
0402	L Brandenburg	4	4.0	3.5	1.75	76
0403	L Gransee	2	1.7	2.3	1.75	147
0405	L Jüterbog	1	1.0	1.0−	1.02	200
0407	L Königs Wusterhausen	15	6.6	5.1	1.43	18
0408	L Kyritz	4	4.3	4.4	2.49	32
0409	L Luckenwalde	3	2.5	2.3	1.37	147
0410	L Nauen	6	2.8	2.4	1.05	141
0411	L Neuruppin	8	4.7	4.4	1.60	32
0412	L Potsdam	12	4.6	4.1	1.23	44
0413	L Pritzwalk	3	3.4	2.5	1.46	134
0414	L Oranienburg	24	7.0	6.7+	1.52	4
0415	L Rathenow	2	1.2	1.7	1.22	178
0416	L Wittstock	1	1.7	1.0−	0.98	200
0417	L Zossen	6	3.1	2.5	1.04	134
0431	S Brandenburg/Havel .	9	3.6	3.5	1.31	76
0432	S Potsdam	18	5.2	5.0	1.26	21
	Potsdam	122	4.1	3.8+	0.37	

0500	**Frankfurt**					
0501	L Angermünde	3	3.1	4.4	2.72	32
0502	L Beeskow	4	4.2	4.5	2.29	28
0503	L Bernau	6	3.1	3.6	1.55	70
0504	L Eberswalde	11	5.1	4.4	1.46	32
0505	L Bad Freienwalde . . .	4	3.9	3.9	2.24	54
0506	L Eisenhüttenstadt . . .	1	1.8	2.4	2.39	141
0507	L Fürstenwalde	8	2.9	2.7	1.09	123
0508	L Seelow	1	0.9	0.9−	0.86	203
0509	L Strausberg	6	2.6	2.4	0.97	141
0531	S Frankfurt/Oder . . .	6	2.9	2.9	1.21	113
0532	S Eisenhüttenstadt . . .	5	4.1	4.5	2.15	28
0533	S Schwedt (Oder)	3	2.3	2.4	1.42	141
	Frankfurt	58	3.2	3.3	0.46	
0600	**Cottbus**					
0601	L Bad Liebenwerda . .	7	4.8	5.3	2.16	15
0602	L Calau	6	3.9	4.8	2.04	23
0603	L Cottbus	2	1.7	1.2−	0.89	196
0605	L Finsterwalde	2	1.3	1.9	1.40	165
0606	L Forst	2	1.8	1.7	1.21	178
0607	L Guben	2	1.7	1.1−	0.88	199
0608	L Hoyerswerda	15	5.1	5.1	1.40	18
0609	L Lübben	2	2.3	2.0	1.45	157
0610	L Luckau	3	3.7	4.1	2.81	44
0611	L Senftenberg	6	1.9	1.4−	0.62	186
0612	L Spremberg	5	4.3	3.9	1.80	54
0613	L Weißwasser	1	0.7	0.8−	0.80	206
0614	L Herzberg	3	3.0	2.4	1.42	141
0615	L Jessen	2	2.4	2.2	1.59	151
0631	S Cottbus	9	3.1	3.0	1.00	109
	Cottbus	67	2.9	2.9	0.38	
0700	**Magdeburg**					
0701	L Burg	4	2.3	2.9	1.53	113
0703	L Gradelegen	0				
0704	L Genthin	1	0.9	0.6−−	0.63	210
0705	L Halberstadt	11	4.5	4.3	1.41	37
0706	L Haldensleben	7	4.4	4.2	1.82	41
0707	L Havelberg	2	3.5	2.8	2.11	122
0708	L Kalbe/Milde	0				
0709	L Klötze	0				
0710	L Wolmirstedt	2	1.7	1.9	1.34	165
0711	L Oschersleben	2	1.7	2.3	1.77	147
0712	L Osterburg	8	6.7	7.5	2.87	1
0713	L Salzwedel	3	2.7	2.2	1.28	151
0714	L Schönebeck	7	3.0	2.2	0.90	151
0716	L Staßfurt	5	2.5	3.3	1.63	83
0717	L Stendal	5	2.5	3.3	1.55	83
0718	L Tangerhütte	1	1.8	1.8	1.81	172
0719	L Wanzleben	1	0.9	0.5−−	0.53	212
0720	L Wernigerode	8	2.9	2.0	0.76	157
0721	L Zerbst	8	7.5	6.5	2.37	6
0732	S Magdeburg	26	3.4	3.0	0.60	109
	Magdeburg	101	3.0	2.9	0.31	

Females, Brain

0800	Halle					
0801	L Artern	3	2.0	1.9	1.10	165
0802	L Aschersleben	3	1.7	1.3−	0.75	192
0803	L Bernburg	5	2.3	1.6	0.77	181
0804	L Bitterfeld	13	3.7	3.7	1.10	60
0805	L Eisleben	6	2.9	2.2	0.95	151
0806	L Gräfenhainichen	3	2.9	3.2	1.86	91
0807	L Saalkreis	1	0.5	0.5−−	0.48	212
0808	L Hettstedt	1	0.7	0.6−−	0.57	210
0809	L Köthen	10	4.6	4.3	1.52	37
0810	L Nebra	2	2.5	2.3	1.61	147
0811	L Merseburg	14	4.0	3.7	1.09	60
0812	L Naumburg	5	3.2	3.5	1.76	76
0813	L Quedlinburg	12	5.0	3.6	1.09	70
0814	L Querfurt	1	1.2	0.7−−	0.69	207
0815	L Roßlau	3	3.1	3.3	1.94	83
0816	L Sangerhausen	11	5.3	4.7	1.56	25
0817	L Hohenmölsen	0				
0818	L Weißenfels	3	1.6	0.9−−	0.57	203
0819	L Wittenberg	10	3.9	3.6	1.26	70
0820	L Zeitz	5	2.2	2.0	0.95	157
0831	S Dessau	11	4.1	3.5	1.15	76
0832	S Halle/Saale	13	2.1	1.7−−	0.49	178
0833	S Halle-Neustadt	9	3.8	4.0	1.42	50
	Halle	144	3.0	2.7	0.24	

0900	Erfurt					
0901	L Arnstadt	2	1.1	0.9−−	0.62	203
0902	L Apolda	8	5.9	6.0	2.33	9
0903	L Eisenach	15	4.9	4.7	1.28	25
0904	L Erfurt	4	3.2	3.1	1.59	102
0905	L Gotha	7	1.8	2.0	0.79	157
0906	L Heiligenstadt	3	2.7	2.6	1.53	129
0907	L Langensalza	5	4.1	3.6	1.62	70
0908	L Worbis	4	2.1	1.9	0.94	165
0909	L Mühlhausen	8	3.2	2.6	1.02	129
0910	L Nordhausen	5	1.7	1.3−−	0.61	192
0911	L Sömmerda	5	2.8	3.2	1.45	91
0912	L Sondershausen	4	2.8	3.3	1.78	83
0913	L Weimar	5	4.3	4.1	1.85	44
0931	S Weimar	6	3.5	2.1	0.90	155
0932	S Erfurt	12	2.1	1.9−	0.56	165
	Erfurt	93	2.8	2.6	0.29	

1000	Gera					
1001	L Eisenberg	6	6.6	3.8	1.87	57
1002	L Gera	3	1.8	1.2−−	0.71	196
1003	L Jena	4	4.2	3.1	1.65	102
1004	L Lobenstein	3	4.0	4.5	2.58	28
1005	L Pößneck	4	2.7	3.2	1.70	91
1006	L Rudolstadt	5	2.7	2.6	1.20	129
1007	L Saalfeld	6	3.8	3.3	1.42	83
1008	L Schleiz	6	6.8	6.2	2.64	8
1009	L Stadtroda	4	4.6	3.8	2.07	57
1010	L Zeulenroda	3	2.8	2.7	1.56	123
1011	L Greiz	4	2.5	2.5	1.53	134
1031	S Gera	10	3.0	2.9	0.97	113
1032	S Jena	13	4.7	4.1	1.21	44
	Gera	71	3.6	3.2	0.41	

1100	Suhl					
1101	L Bad Salzungen	6	2.6	2.6	1.15	129
1102	L Hildburghausen	3	1.9	1.5	0.89	183
1103	L Ilmenau	5	2.7	2.4	1.08	141
1104	L Neuhaus am Renweg	1	1.0	0.7−−	0.75	207
1105	L Meiningen	11	6.0	5.4	1.74	14
1106	L Schmalkalden	2	1.2	1.3	0.96	192
1107	L Sonnenberg	6	3.7	3.7	1.69	60
1108	L Suhl	4	3.2	4.3	2.27	37
1131	S Suhl	2	1.6	1.3	0.93	192
	Suhl	40	2.8	2.7	0.46	

1200	Dresden					
1201	L Bautzen	11	3.3	3.7	1.19	60
1202	L Bischofswerda	7	3.8	3.9	1.61	54
1203	L Dippoldiswalde	5	4.1	2.9	1.39	113
1204	L Dresden	10	3.2	2.9	1.13	113
1205	L Freital	10	4.3	3.7	1.24	60
1206	L Görlitz	8	9.6	5.7	2.12	10
1207	L Großenhain	5	4.5	5.7	2.66	10
1208	L Kamenz	2	1.2	1.6	1.21	181
1210	L Löbau	6	2.2	2.5	1.11	134
1211	L Meißen	11	3.3	3.3	1.16	83
1212	L Niesky	1	1.0	1.0−	0.98	200
1213	L Pirna	16	5.0	4.9	1.43	22
1214	L Riesa	12	4.5	3.6	1.09	70
1215	L Sebnitz	4	2.8	2.0	1.07	157
1216	L Zittau	12	4.6	3.7	1.23	60
1231	S Dresden	52	3.7	3.1	0.48	102
1232	S Görlitz	6	2.7	1.9	0.82	165
	Dresden	178	3.7	3.3	0.28	

1300	Leipzig					
1301	L Altenburg	8	2.7	3.4	1.29	81
1302	L Borna	11	4.6	3.7	1.30	60
1303	L Delitzsch	2	1.4	1.4	1.05	186
1304	L Döbeln	12	4.7	3.3	1.09	83
1305	L Eilenburg	10	7.3	7.0	2.25	2
1306	L Geithain	0				
1307	L Grimma	8	4.5	2.5	0.89	134
1308	L Leipzig	12	3.0	3.2	1.03	91
1309	L Oschatz	6	4.3	4.1	1.85	44
1310	L Schmölln	2	2.2	1.8	1.33	172
1311	L Torgau	4	2.8	3.2	1.69	91
1312	L Wurzen	4	2.8	2.0	1.03	157
1331	S Leipzig	50	3.2	2.7	0.43	123
	Leipzig	129	3.4	3.0	0.29	

1400	Chemnitz					
1401	L Annaberg	8	3.5	3.1	1.23	102
1402	L Aue	10	3.0	2.9	0.95	113
1403	L Auerbach	11	5.5	5.5	1.94	13
1404	L Brand-Erbisdorf	2	2.0	1.5	1.07	183
1405	L Chemnitz	8	2.7	2.0	0.80	157
1406	L Flöha	4	2.8	3.0	1.75	109
1407	L Freiberg	5	2.2	1.8	0.81	172
1408	L Glauchau	3	1.6	1.5	0.88	183
1409	L Stollberg	12	5.3	3.7	1.14	60
1410	L Hainichen	9	4.8	3.2	1.13	91
1411	L Hohenstein-Ernstthal	5	3.0	2.5	1.12	134
1412	L Marienberg	2	1.1	1.4	1.14	186
1413	L Oelsnitz	5	4.6	4.0	1.82	50
1414	L Plauen	2	3.1	2.9	2.05	113
1415	L Reichenbach	5	3.0	3.0	1.35	109
1416	L Rochlitz	3	2.1	3.2	1.92	91
1417	L Schwarzenberg	1	0.6	0.7−−	0.71	207
1418	L Klingenthal	3	3.0	1.8	1.09	172
1419	L Werdau	8	3.8	2.9	1.16	113
1420	L Zschopau	6	4.0	4.3	1.78	37
1421	L Zwickau	5	2.1	1.8	0.88	172
1431	S Chemnitz	24	2.8	2.7	0.60	123
1433	S Plauen	13	6.0	4.8	1.43	23
1435	S Zwickau	7	2.1	1.4−−	0.57	186
	Chemnitz	161	3.1	2.7	0.23	

1500	East Berlin					
1500	East Berlin	124	4.0	3.3	0.33	83
	G.D.R. Total	1492	3.4	3.1	0.09	

6.22 Schilddrüse

ICD9 193: Bösartige Neubildungen der Schilddrüse (fortfolgend als Schilddrüsenkrebs bezeichnet)

Mit rund 450 Neuerkrankungen (0,9 %) und 200 Todesfällen (0,5 %) (Anteil in Prozent aller gemeldeten Fälle) belegte der Schilddrüsenkrebs in der ehemaligen DDR im Jahre 1980 Rangplatz 22 bei den
Neuerkrankungen und 24 bei den Todesfällen
(Mortalitätszahlen von 1978) an bösartigen Neubildungen (zusammengefaßt für beide Geschlechter,
ICD9 140-208 ohne 173).

Risikofaktoren

Ernährung: vermutlich Jodmangel; Spätfolge nach
therapeutischer Strahlenbehandlung des Kopf-,
Hals- und Nackenbereiches in früher Kindheit,
Überlebende nach Atombombenexplosion (Hiroshima, Nagasaki).

Inzidenz

Trend

International wird in vielen Ländern bei beiden Geschlechtern ein Inzidenzanstieg beobachtet. In der
ehemaligen DDR steigt die Inzidenz bei Männern
und Frauen deutlich an, der Anstieg ist bei den
Frauen stärker als bei den Männern ausgeprägt
(mittlerer jährlicher Anstieg seit 1968: Männer
5,8 %; Frauen 7,7 %).

Geographische Verteilung

Weltweit die höchsten Inzidenzraten weisen die
Männer (8,8) aus Hawaii/chinesische Bevölkerung
und die Frauen (18,2) aus Hawaii/Filipinos auf.
Die höchsten Erkrankungsraten Europas werden
bei den Männern (5,6) und Frauen (13,3) aus Island
gemeldet. Die Erkrankungsraten der ehemaligen
DDR finden sich bei den Männern (1.1) wie bei den
Frauen (2.4) im mittleren Drittel auf Rangplatz 19
beziehungsweise 21 in Europa gemeldeter Inzidenzraten.

6.22 Thyroid gland

ICD9 193: Malignant neoplasms of the thyroid
gland (hereafter termed cancer of the
thyroid)

With about 450 new cases (representing 0.9 % of all
reported cancer cases) and 200 deaths (0.5 % of all
cancer deaths), cancer of the thyroid in the former
GDR in 1980 ranked twenty-second for incidence
and twenty-fourth for mortality among cancer sites
(ICD9 140-208 excluding 173) for both sexes combined.

Main risk factors

Dietary deficiency of iodine; exposure to ionizing
radiation during radiotherapy of the head, face and
neck in early childhood, and as a result of nuclear
explosion.

Incidence

Trend

An increase in incidence for each sex is observed in
many countries. In the former GDR, the incidence
is increasing considerably for males and females, the
increase being steeper for females (mean annual increase since 1968: males 5.8 %, females, 7.7 %).

Geographical distribution

The highest reported world age-standardized annual incidence rates occur in Hawaii among the
male Chinese-American population (8.8) and the
Hawaiian Filipino female population (18.2).
The highest cancer rates in Europe are reported in
Iceland both for males (5.6) and for females (13.3).
In the former GDR, incidence rates for cancer of
the thyroid are in the lower-third range in Europe
for both males (1.1, rank 19th) and females (2.4,
rank 21st).

Innerhalb der ehemaligen DDR finden wir die höchsten altersstandardisierten Inzidenzraten in den Kreisen:

Männer:

0810	Landkreis Nebra	4,3
1311	Landkreis Torgau	3,9
1419	Landkreis Werdau	3,3
0105	Landkreis Greifswald	3,2
1418	Landkreis Klingenthal	3,2
1215	Landkreis Sebnitz	3.2

Frauen:

0503	Landkreis Bernau	6,7
0301	Landkreis Altentreptow	6,1
0205	Landkreis Ludwigslust	5,6
1306	Landkreis Geithain	5,5
1102	Landkreis Hildburghausen	5,3

Räumliche Aggregation: Eine räumliche Aggregation von Kreisen gleicher oder ähnlich hoher Inzidenzraten läßt sich beim Mann (D = 76,02) und bei der Frau (D = 71,99) statistisch nicht sichern.

Urbanisation als Risikofaktor: Die Inzidenz ist nicht mit der Urbanisation korreliert (Männer $r_s = 0,05$, t = 0,71; Frauen $r_s = 0,09$, t = 1,37).

Das *relative Risiko* der Bevölkerung, in den Stadtkreisen zur Erkrankung an einem Krebsleiden ist bei Vergleich mit den Landkreisen bei den Männern statistisch signifikant erhöht, nicht jedoch bei den Frauen.

Männer: RR 1,24; 95%-CI 1,03 - 1,49
Frauen: RR 1,09; 95%-CI 0,98 - 1,22

Das Dänische Krebsregister kommt zu analogen Ergebnissen.

Alter und Geschlecht

Schilddrüsenkrebserkrankungen wurden in der ehemaligen DDR zwischen 1978 und 1982 vor Vollendung des 1. Lebensjahres nicht gemeldet. Die altersspezifische Inzidenzkurve steigt bei den Männern oberhalb des 45. Lebensjahres mehrgipflig stärker an, erreicht das Maximum in der Altersgruppe der 80 - 84jährigen; ähnlich jedoch stärker und stetiger ansteigend verläuft die Kurve bei den Frauen.

Das Geschlechtsverhältnis von 0,4 : 1 in der ehemaligen DDR liegt im internationalen Durchschnitt.

The highest age-standardized incidence rates in the former GDR occur in the following counties:

Males:

0810	Nebra	(rural)	4.3
1311	Torgau	(rural)	3.9
1419	Werdau	(rural)	3.3
0105	Greifswald	(rural)	3.2
1418	Klingenthal	(rural)	3.2
1215	Sebnitz	(rural)	3.2

Females:

0503	Bernau	(rural)	6.7
0301	Altentreptow	(rural)	6.1
0205	Ludwigslust	(rural)	5.6
1306	Geithain	(rural)	5.5
1102	Hildburghausen	(rural)	5.3

Spatial aggregation: No significant spatial aggregation was found for males (D = 76.02) or females (D = 71.99).

Urbanization as a risk factor: The incidence is not correlated with urbanization (males $r_s = 0.05$, t = 0.71; females $r_s = 0.09$, t = 1.37).

The age-standardized incidence rates in both sexes are significantly higher in urban populations for males, but not for females. The rate ratios are:

Males: RR 1.24; 95% CI 1.03 - 1.49
Females: RR 1.09; 95% CI 0.98 - 1.22

The Danish Cancer Registry obtained similar results.

Age and sex

Between 1978 and 1982, no cancer of the thyroid was reported within the first year of life in the former GDR. The age-specific incidence rate increases more sharply in males over 45 years and the curve shows multiple peaks; the maximum is reached in the age-group 80 - 84 years. The shape of the curve is similar for females, although the incidence increases more sharply and continuously.

The sex ratio of 0.4 : 1 in the former GDR is similar to that found in other countries.

Histologie

International:
  Überwiegend Adenokarzinome

ehemalige DDR:
Männer: histologische Sicherung   94,8%
  Adenokarzinome   73,0%
  darunter: papillär   26,4%
        follikulär   26,0%
  Plattenepithelkarzinome   2,8%
  undifferenzierte Karzinome   20,1%
  Sarkome   1,9%
  sonstige   2,2%

Frauen: histologische Sicherung   94,3%
  Adenokarzinome   78,0%
  darunter: papillär   25,9%
        follikulär   28,4%
  undifferenzierte Karzinome   17,3%
  Plattenepithelkarzinome   1,6%
  Sarkome   2,0%
  sonstige   1,1%

Relative 5-Jahre-Überlebensraten

Weltweit bewegen sich die Angaben bei Männern zwischen 30 und 78% und bei Frauen zwischen 57 und 88%. England und Wales geben für 1975 58% (Männer und Frauen zusammen), Finnland für 1953 - 1974   52,7% bei den Männern und 66,0% bei den Frauen an. Die Raten sind bei beiden Geschlechtern in der ehemaligen DDR seit 1961 erheblich angestiegen und lagen 1978 - 79 beim Manne bei 40,2% und bei der Frau bei 52,2%.

Mortalitätsvergleich mit den alten Bundesländern der Bundesrepublik Deutschland

Die altersstandardisierten Mortalitätsraten der ehemaligen DDR von 1978 (Männer 0,5, Frauen 0,7) entsprechen in etwa denen der alten Bundesländer der Bundesrepublik Deutschland von 1979 - 81 (Männer 0,6, Frauen 0,9).

Histology

International:
  Mainly adenocarcinoma

Former GDR:
Males: histological confirmation   94.8%
  Adenocarcinoma   73.0%
  including: Papillary   26.4%
        Follicular   26.0%
  Squamous cell carcinoma   2.8%
  Undifferentiated carcinoma   20.1%
  Sarcoma   1.9%
  Other   2.2%

Females: histological confirmation 94.3%
  Adenocarcinoma   78.0%
  including: Papillary   25.9%
        Follicular   28.4%
  Undifferentiated carcinoma   17.3%
  Squamous cell carcinoma   1.6%
  Sarcoma   2.0%
  Other   1.1%

Five-year relative survival rates

World survival rates lie between 30 and 78% for males and between 57 and 88% for females. In England and Wales in 1975, the rate for both sexes combined was 58%; in Finland from 1953 - 74, the survival rate was 52.7% for males and 66.0% for females. In the former GDR, the rates have considerably increased since 1961 and, in 1978 - 79, were 40.2% for males and 52.2% for females.

Mortality compared with the old Länder of the Federal Republic of Germany

The age-standardized mortality rates in the former GDR in 1978 (males 0.5, females 0.7) correspond approximately to those of the old Länder of the Federal Republic of Germany in 1979 - 81 (males 0.6, females 0.9).

Schilddrüsenkrebs
Cancer of the thyroid

ehemalige DDR/former GDR 1980

	Männer males	Frauen females
Anzahl neuer Fälle Number of new cases	114	334
Altersstand. Inz. rate/100.000 Age-adj. inc. rate/100.000	1.2	2.7
Geschlechtsverhältnis Sex ratio of the rates		0.4
Anzahl der Todesfälle Number of deaths	55	140
Altersstand. Mort. rate/100.000 Age-adj. mort. rate/100.000	0.5	0.7

Altersstand. Inz.rate
Age-adj. inc.rate

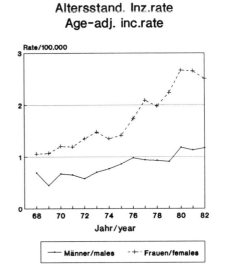

Altersspez. Inzidenzrate
Age-spec. incidence rate
ehemalige DDR/former GDR 1978-82

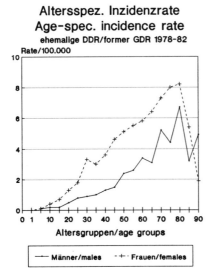

Rel. 5-Jahre-Überlebens-Rate
Five year relative survival rate

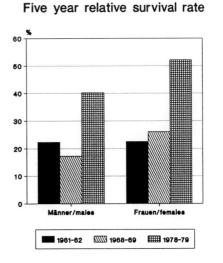

Männer

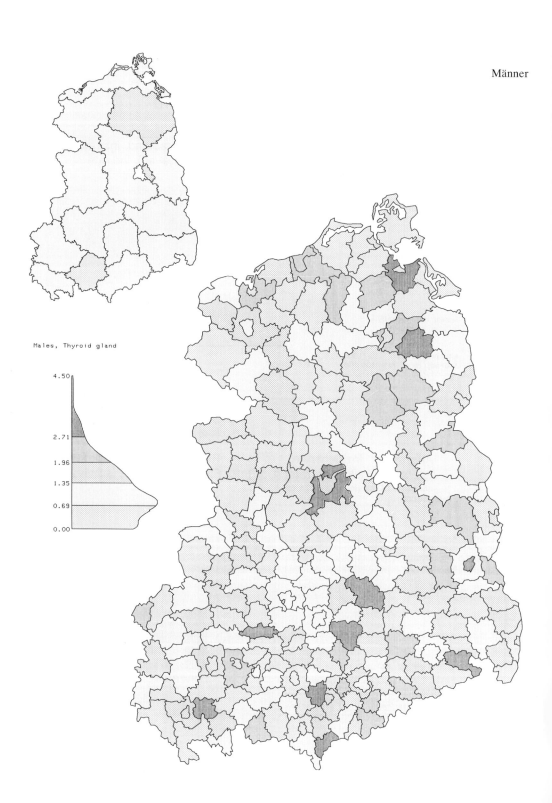

Males, Thyroid gland

Frauen

Females, Thyroid gland

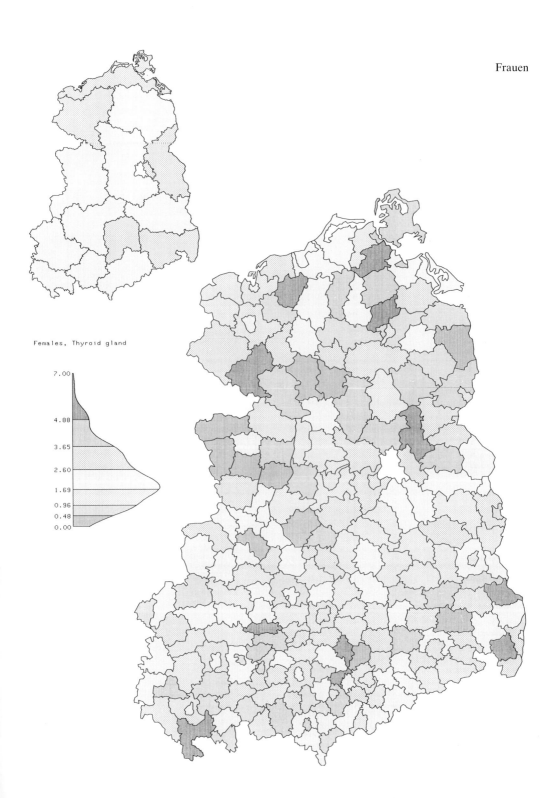

Males, Thyroid gland

0100	**Rostock**				
0101 L Bad Doberan	2	1.7	1.4	1.00	69
0103 L Ribnitz-Damgarten .	0				
0105 L Greifswald	3	4.8	3.2	2.00	4
0106 L Grevesmühlen	1	1.0	1.1	1.07	89
0107 L Grimmen	0				
0108 L Rostock	2	2.3	2.4	1.67	16
0109 L Stralsund	0				
0110 L Wismar	1	1.2	2.4	2.40	16
0111 L Wolgast	1	0.7	0.3– –	0.30	177
0112 L Rügen	1	0.5	0.6	0.57	146
0131 S Rostock	12	2.2	2.4	0.75	16
0132 S Stralsund	3	1.7	1.5	0.86	60
0133 S Wismar	1	0.7	0.5	0.46	154
0134 S Greifswald	0				
	Rostock	27	1.3	1.3	0.26	
0200	**Schwerin**				
0201 L Bützow	0				
0202 L Gadebusch	1	1.7	1.8	1.78	42
0203 L Güstrow	1	0.6	0.3– –	0.26	177
0204 L Hagenow	1	0.6	0.5	0.47	154
0205 L Ludwigslust	2	1.4	1.3	0.91	77
0206 L Lübz	1	1.2	0.9	0.92	110
0207 L Parchim	2	2.1	1.5	1.10	60
0208 L Perleberg	3	1.6	1.6	0.91	53
0209 L Schwerin	2	2.4	1.6	1.13	53
0210 L Sternberg	0				
0231 S Schwerin	3	1.1	0.9	0.54	110
	Schwerin	16	1.1	0.9	0.24	
0300	**Neubrandenburg**				
0301 L Altentreptow	1	1.7	1.3	1.34	77
0302 L Anklam	0				
0303 L Demmin	3	2.6	2.0	1.21	29
0304 L Malchin	1	1.0	1.0	1.03	98
0305 L Neubrandenburg . . .	2	3.0	2.3	1.64	21
0306 L Neustrelitz	2	1.5	1.5	1.03	60
0307 L Pasewalk	1	0.9	1.0	1.04	98
0308 L Prenzlau	1	0.9	0.9	0.85	110
0309 L Röbel/Müritz	0				
0310 L Strasburg	2	3.1	2.9	2.06	8
0311 L Templin	2	2.4	2.4	1.71	16
0312 L Teterow	2	2.5	2.1	1.56	25
0313 L Ueckermünde	1	0.8	1.1	1.06	89
0314 L Waren	1	0.8	0.8	0.82	121
0331 S Neubrandenburg . . .	3	1.6	1.5	0.90	60
	Neubrandenburg . . .	22	1.5	1.4	0.30	
0400	**Potsdam**				
0401 L Belzig	0				
0402 L Brandenburg	3	3.3	3.0	1.76	7
0403 L Gransee	3	2.8	2.6	1.54	13
0405 L Jüterbog	0				
0407 L Königs Wusterhausen	4	2.0	1.7	0.94	46
0408 L Kyritz	1	1.2	1.1	1.09	89
0409 L Luckenwalde	1	1.0	1.3	1.32	77
0410 L Nauen	1	0.5	0.8	0.83	121
0411 L Neuruppin	1	0.7	0.6	0.62	146
0412 L Potsdam	3	1.3	0.8	0.50	121
0413 L Pritzwalk	1	1.3	0.5	0.50	154
0414 L Oranienburg	5	1.6	1.1	0.49	89
0415 L Rathenow	1	0.7	0.6	0.59	146
0416 L Wittstock	0				
0417 L Zossen	2	1.1	0.6	0.45	146
0431 S Brandenburg/Havel .	4	1.8	1.5	0.76	60
0432 S Potsdam	5	1.7	1.7	0.84	46
	Potsdam	35	1.3	1.1	0.21	
0500	**Frankfurt**				
0501 L Angermünde	2	2.2	1.9	1.38	34
0502 L Beeskow	2	2.3	2.1	1.54	25
0503 L Bernau	3	1.7	1.8	1.14	42
0504 L Eberswalde	2	1.0	0.8	0.55	121
0505 L Bad Freienwalde . . .	2	2.2	2.2	1.56	22
0506 L Eisenhüttenstadt . . .	1	2.0	0.7	0.67	137
0507 L Fürstenwalde	5	2.1	1.2	0.53	86
0508 L Seelow	0				
0509 L Strausberg	2	0.9	1.0	0.73	98
0531 S Frankfurt/Oder . . .	2	1.1	0.9	0.71	110
0532 S Eisenhüttenstadt . . .	1	0.8	1.8	1.77	42
0533 S Schwedt (Oder)	0				
	Frankfurt	22	1.3	1.2	0.27	
0600	**Cottbus**				
0601 L Bad Liebenwerda . .	1	0.8	0.7	0.67	137
0602 L Calau	4	2.8	2.6	1.32	13
0603 L Cottbus	1	0.9	0.8	0.83	121
0605 L Finsterwalde	2	1.5	1.9	1.33	34
0606 L Forst	3	3.2	2.4	1.40	16
0607 L Guben	2	1.8	1.3	0.90	77
0608 L Hoyerswerda	1	0.4	0.4–	0.37	167
0609 L Lübben	0				
0610 L Luckau	0				
0611 L Senftenberg	2	0.7	0.4–	0.33	167
0612 L Spremberg	2	1.9	0.7	0.51	137
0613 L Weißwasser	3	2.2	1.5	0.86	60
0614 L Herzberg	1	1.1	1.0	1.04	98
0615 L Jessen	1	1.3	1.2	1.17	86
0631 S Cottbus	6	2.2	2.8	1.23	9
	Cottbus	29	1.4	1.2	0.23	
0700	**Magdeburg**				
0701 L Burg	1	0.7	0.5	0.55	154
0703 L Gradelegen	1	1.6	1.4	1.39	69
0704 L Genthin	1	1.1	1.4	1.38	69
0705 L Halberstadt	2	0.9	0.8	0.58	121
0706 L Haldensleben	1	0.7	0.3–	0.34	177
0707 L Havelberg	0				
0708 L Kalbe/Milde	0				
0709 L Klötze	0				
0710 L Wolmirstedt	1	0.9	0.8	0.80	121
0711 L Oschersleben	1	0.9	0.8	0.78	121
0712 L Osterburg	0				
0713 L Salzwedel	2	2.0	1.3	1.02	77
0714 L Schönebeck	2	1.0	0.7	0.53	137
0716 L Staßfurt	4	2.3	1.4	0.82	69
0717 L Stendal	1	0.6	0.4	0.40	167
0718 L Tangerhütte	1	2.0	1.9	1.89	34
0719 L Wanzleben	2	1.9	1.6	1.10	53
0720 L Wernigerode	0				
0721 L Zerbst	0				
0732 S Magdeburg	7	1.0	1.0	0.39	98
	Magdeburg	27	0.9	0.7–	0.15	

Males, Thyroid gland

0800 Halle

0801 L Artern	1	0.7	0.7	0.68	137
0802 L Aschersleben	4	2.5	1.7	0.91	46
0803 L Bernburg	1	0.5	0.5	0.47	154
0804 L Bitterfeld	5	1.6	1.1	0.51	89
0805 L Eisleben	1	0.5	0.2--	0.20	182
0806 L Gräfenhainichen . . .	1	1.1	0.9	0.89	110
0807 L Saalkreis	2	1.2	1.0	0.68	98
0808 L Hettstedt	2	1.5	0.8	0.54	121
0809 L Köthen	1	0.5	0.7	0.69	137
0810 L Nebra	3	4.1	4.3	2.57	1
0811 L Merseburg	3	0.9	1.1	0.65	89
0812 L Naumburg	1	0.7	0.6	0.58	146
0813 L Quedlinburg	6	2.8	1.9	0.81	34
0814 L Querfurt	0				
0815 L Roßlau	0				
0816 L Sangerhausen	4	2.1	1.5	0.79	60
0817 L Hohenmölsen	1	1.4	0.5	0.45	154
0818 L Weißenfels	3	1.9	1.3	0.83	77
0819 L Wittenberg	3	1.3	0.9	0.54	110
0820 L Zeitz	3	1.5	1.4	0.80	69
0831 S Dessau	1	0.4	0.2--	0.20	182
0832 S Halle / Saale	6	1.1	0.7	0.31	137
0833 S Halle-Neustadt	2	0.9	2.2	1.63	22
Halle	54	1.3	1.0	0.14	

0900 Erfurt

0901 L Arnstadt	1	0.6	0.3--	0.26	177
0902 L Apolda	0				
0903 L Eisenach	5	1.8	1.5	0.68	60
0904 L Erfurt	3	2.6	1.6	1.01	53
0905 L Gotha	4	1.2	1.0	0.49	98
0906 L Heiligenstadt	2	2.0	2.1	1.62	25
0907 L Langensalza	1	0.9	0.8	0.83	121
0908 L Worbis	0				
0909 L Mühlhausen	2	0.9	0.8	0.60	121
0910 L Nordhausen	3	1.1	1.0	0.56	98
0911 L Sömmerda	2	1.2	1.3	0.90	77
0912 L Sondershausen	3	2.3	1.7	1.02	46
0913 L Weimar	3	2.8	2.1	1.45	25
0931 S Weimar	0				
0932 S Erfurt	2	0.4	0.5	0.35	154
Erfurt	31	1.1	0.9	0.17	

1000 Gera

1001 L Eisenberg	1	1.3	0.4	0.44	167
1002 L Gera	1	0.7	0.5	0.54	154
1003 L Jena	1	1.2	0.6	0.61	146
1004 L Lobenstein	2	3.0	2.7	2.24	11
1005 L Pößneck	2	1.5	1.0	0.75	98
1006 L Rudolstadt	1	0.6	0.3-	0.34	177
1007 L Saalfeld	2	1.4	0.9	0.68	110
1008 L Schleiz	0				
1009 L Stadtroda	1	1.3	1.2	1.22	86
1010 L Zeulenroda	1	1.1	0.8	0.81	121
1011 L Greiz	0				
1031 S Gera	2	0.7	0.4-	0.30	167
1032 S Jena	2	0.8	0.9	0.62	110
Gera	16	0.9	0.7-	0.18	

1100 Suhl

1101 L Bad Salzungen	3	1.4	1.1	0.65	89
1102 L Hildburghausen . . .	0				
1103 L Ilmenau	5	3.1	2.8	1.35	9
1104 L Neuhaus am Renweg .	2	2.2	1.6	1.22	53
1105 L Meiningen	1	0.6	0.4	0.38	167
1106 L Schmalkalden	2	1.3	0.6	0.40	146
1107 L Sonnenberg	1	0.7	0.7	0.69	137
1108 L Suhl	3	2.7	1.5	0.98	60
1131 S Suhl	2	1.8	1.7	1.24	46
Suhl	19	1.5	1.1	0.27	

1200 Dresden

1201 L Bautzen	3	1.0	0.8	0.46	121
1202 L Bischofswerda	1	0.6	0.5	0.47	154
1203 L Dippoldiswalde	3	2.8	1.9	1.19	34
1204 L Dresden	3	1.2	0.8	0.49	121
1205 L Freital	3	1.5	1.4	0.80	69
1206 L Görlitz	0				
1207 L Großenhain	2	2.0	1.3	1.00	77
1208 L Kamenz	1	0.7	0.6	0.59	146
1210 L Löbau	6	2.6	1.4	0.63	69
1211 L Meißen	8	2.8	2.0	0.73	29
1212 L Niesky	2	2.1	1.9	1.35	34
1213 L Pirna	2	0.7	0.4	0.33	167
1214 L Riesa	1	0.4	0.4	0.37	167
1215 L Sebnitz	4	3.2	3.2	1.62	4
1216 L Zittau	3	1.4	0.5-	0.28	154
1231 S Dresden	19	1.6	1.3	0.31	77
1232 S Görlitz	4	2.2	1.9	1.01	34
Dresden	65	1.6	1.2	0.16	

1300 Leipzig

1301 L Altenburg	2	0.8	0.5	0.36	154
1302 L Borna	3	1.4	1.0	0.59	98
1303 L Delitzsch	1	0.8	0.7	0.73	137
1304 L Döbeln	1	0.5	0.4	0.42	167
1305 L Eilenburg	2	1.6	1.6	1.13	53
1306 L Geithain	4	4.6	2.5	1.31	15
1307 L Grimma	4	2.6	2.7	1.42	11
1308 L Leipzig	5	1.5	1.1	0.51	89
1309 L Oschatz	0				
1310 L Schmölln	1	1.3	0.9	0.94	110
1311 L Torgau	5	3.8	3.9	1.79	2
1312 L Wurzen	2	1.6	1.0	0.78	98
1331 S Leipzig	18	1.4	1.1	0.27	89
Leipzig	48	1.5	1.2	0.18	

1400 Chemnitz

1401 L Annaberg	5	2.5	2.0	0.90	29
1402 L Aue	2	0.7	0.9	0.61	110
1403 L Auerbach	4	2.5	1.7	0.93	46
1404 L Brand-Erbisdorf . . .	2	2.2	2.0	1.45	29
1405 L Chemnitz	4	1.6	1.4	0.75	69
1406 L Flöha	0				
1407 L Freiberg	0				
1408 L Glauchau	1	0.6	0.5	0.52	154
1409 L Stollberg	1	0.5	0.2--	0.21	182
1410 L Hainichen	2	1.2	0.8	0.61	121
1411 L Hohenstein-Ernstthal .	5	3.5	2.2	1.08	22
1412 L Marienberg	3	1.9	1.0	0.61	98
1413 L Oelsnitz	1	1.1	0.8	0.78	121
1414 L Plauen	1	1.8	0.5	0.46	154
1415 L Reichenbach	3	2.2	1.8	1.16	42
1416 L Rochlitz	1	0.8	0.2--	0.23	182
1417 L Schwarzenberg	0				
1418 L Klingenthal	3	3.7	3.2	1.99	4
1419 L Werdau	5	2.9	3.3	1.53	3
1420 L Zschopau	3	2.3	2.0	1.14	29
1421 L Zwickau	4	2.0	1.7	0.87	46
1431 S Chemnitz	8	1.1	0.9	0.33	110
1433 S Plauen	2	1.1	0.4-	0.27	167
1435 S Zwickau	7	2.5	1.9	0.76	34
Chemnitz	67	1.5	1.2	0.16	

1500 East Berlin

1500 East Berlin	50	1.9	1.6+	0.24	53
G.D.R. Total	528	1.3	1.1	0.05	

Females, Thyroid gland

0100   Rostock

0101 L Bad Doberan	5	3.8	2.9	1.36	66
0103 L Ribnitz-Damgarten .	6	3.4	2.1	0.98	104
0105 L Greifswald	1	1.5	1.9	1.88	119
0106 L Grevesmühlen	2	1.8	1.0	0.82	180
0107 L Grimmen	5	5.5	5.0	2.23	9
0108 L Rostock	3	3.2	2.6	1.65	75
0109 L Stralsund	1	1.4	1.3	1.29	169
0110 L Wismar	2	2.4	1.6	1.18	145
0111 L Wolgast	3	1.9	1.8	1.08	130
0112 L Rügen	11	5.0	3.9	1.23	26
0131 S Rostock	17	2.8	2.4	0.59	90
0132 S Stralsund	9	4.6	3.7	1.25	29
0133 S Wismar	4	2.7	2.5	1.31	83
0134 S Greifswald	6	3.7	3.7	1.53	29
Rostock	75	3.2	2.7	0.32	

0200   Schwerin

0201 L Bützow	5	6.4	5.2	2.43	6
0202 L Gadebusch	1	1.5	1.4	1.44	162
0203 L Güstrow	6	3.3	2.3	1.01	93
0204 L Hagenow	8	4.2	3.1	1.22	56
0205 L Ludwigslust	12	7.4	5.6	1.73	3
0206 L Lübz	2	2.2	1.9	1.46	119
0207 L Parchim	4	3.8	3.5	1.85	39
0208 L Perleberg	11	5.4	4.2	1.38	19
0209 L Schwerin	2	2.2	1.4	1.17	162
0210 L Sternberg	2	3.3	0.8--	0.55	194
0231 S Schwerin	9	2.8	2.1	0.74	104
Schwerin	62	4.0	3.0	0.42	

0300   Neubrandenburg

0301 L Altentreptow	5	8.0	6.1	2.88	2
0302 L Anklam	7	6.4	3.4	1.48	44
0303 L Demmin	6	4.7	4.8	2.27	12
0304 L Malchin	3	2.8	2.4	1.49	90
0305 L Neubrandenburg ...	1	1.4	0.5--	0.52	208
0306 L Neustrelitz	4	2.7	2.8	1.41	69
0307 L Pasewalk	1	0.9	0.3--	0.32	211
0308 L Prenzlau	2	1.7	0.8--	0.63	194
0309 L Röbel/Müritz	1	2.1	3.0	2.95	62
0310 L Strasburg	2	3.0	2.3	1.61	93
0311 L Templin	5	5.6	4.1	2.16	21
0312 L Teterow	7	8.2	4.7	1.93	14
0313 L Ueckermünde	1	0.8	0.8-	0.77	194
0314 L Waren	2	1.4	0.7--	0.49	199
0331 S Neubrandenburg ...	3	1.5	1.7	1.07	135
Neubrandenburg ...	50	3.1	2.3	0.37	

0400   Potsdam

0401 L Belzig	4	4.5	3.6	1.91	34
0402 L Brandenburg	1	1.0	1.0	0.97	180
0403 L Gransee	2	1.7	1.5	1.07	153
0405 L Jüterbog	2	2.0	1.6	1.13	145
0407 L Königs Wusterhausen	5	2.2	1.7	0.81	135
0408 L Kyritz	3	3.3	2.4	1.49	90
0409 L Luckenwalde	6	4.9	1.5	0.63	153
0410 L Nauen	11	5.1	3.6	1.14	34
0411 L Neuruppin	8	4.7	4.0	1.46	23
0412 L Potsdam	10	3.8	2.6	0.90	75
0413 L Pritzwalk	1	1.1	0.5--	0.45	208
0414 L Oranienburg	18	5.3	4.6	1.13	15
0415 L Rathenow	3	1.8	1.1-	0.68	173
0416 L Wittstock	0				
0417 L Zossen	4	2.0	1.7	0.88	135
0431 S Brandenburg/Havel .	12	4.8	3.0	0.96	62
0432 S Potsdam	14	4.0	3.1	0.88	56
Potsdam	104	3.5	2.6	0.27	

0500   Frankfurt

0501 L Angermünde	4	4.2	3.7	2.12	29
0502 L Beeskow	2	2.1	1.6	1.17	145
0503 L Bernau	15	7.9	6.7+	1.82	1
0504 L Eberswalde	9	4.2	3.3	1.13	48
0505 L Bad Freienwalde ...	4	3.9	3.4	1.90	44
0506 L Eisenhüttenstadt ...	3	5.4	2.8	2.03	69
0507 L Fürstenwalde	9	3.3	2.1	0.77	104
0508 L Seelow	2	1.9	1.9	1.38	119
0509 L Strausberg	12	5.1	3.8	1.21	28
0531 S Frankfurt/Oder ...	7	3.3	2.2	0.88	101
0532 S Eisenhüttenstadt ...	1	0.8	0.7-	0.69	199
0533 S Schwedt (Oder)	4	3.1	3.0	1.52	62
Frankfurt	72	3.9	3.0	0.38	

0600   Cottbus

0601 L Bad Liebenwerda ..	1	0.7	0.9	0.95	188
0602 L Calau	2	1.3	1.0-	0.73	180
0603 L Cottbus	5	4.3	2.6	1.30	75
0605 L Finsterwalde	4	2.7	1.1-	0.64	173
0606 L Forst	3	2.7	1.9	1.22	119
0607 L Guben	1	0.9	1.1	1.06	173
0608 L Hoyerswerda	11	3.7	3.2	1.03	51
0609 L Lübben	3	3.5	2.6	1.56	75
0610 L Luckau	3	3.7	1.4	0.88	162
0611 L Senftenberg	15	4.8	3.7	1.02	29
0612 L Spremberg	1	0.9	0.7-	0.70	199
0613 L Weißwasser	9	6.1	5.1	1.79	7
0614 L Herzberg	2	2.0	1.5	1.24	153
0615 L Jessen	1	1.2	1.7	1.71	135
0631 S Cottbus	7	2.4	1.5	0.59	153
Cottbus	68	3.0	2.2	0.29	

0700   Magdeburg

0701 L Burg	5	2.9	1.5	0.79	153
0703 L Gardelegen	0				
0704 L Genthin	4	3.8	4.0	2.02	23
0705 L Halberstadt	8	3.2	2.8	1.02	69
0706 L Haldensleben	4	2.5	3.0	1.52	62
0707 L Havelberg	1	1.7	1.7	1.68	135
0708 L Kalbe/Milde	2	4.0	1.7	1.23	135
0709 L Klötze	0				
0710 L Wolmirstedt	3	2.6	1.9	1.12	119
0711 L Oschersleben	5	4.1	2.5	1.25	83
0712 L Osterburg	2	1.7	1.2	0.90	170
0713 L Salzwedel	0				
0714 L Schönebeck	6	2.6	1.9	0.84	119
0716 L Staßfurt	2	1.0	0.4--	0.32	210
0717 L Stendal	11	5.4	3.7	1.25	29
0718 L Tangerhütte	0				
0719 L Wanzleben	3	2.6	1.9	1.15	119
0720 L Wernigerode	9	3.3	2.5	0.90	83
0721 L Zerbst	1	0.9	0.2--	0.24	214
0732 S Magdeburg	27	3.5	2.3	0.49	93
Magdeburg	93	2.8	2.0-	0.22	

Females, Thyroid gland

0800		Halle					
0801	L	Artern	3	2.0	2.0	1.18	115
0802	L	Aschersleben	6	3.3	2.3	1.08	93
0803	L	Bernburg	9	4.1	3.1	1.11	56
0804	L	Bitterfeld	4	1.2	1.0--	0.50	180
0805	L	Eisleben	7	3.4	1.7	0.72	135
0806	L	Gräfenhainichen	6	5.8	2.8	1.41	69
0807	L	Saalkreis	2	1.1	0.8--	0.61	194
0808	L	Hettstedt	2	1.3	1.0	0.79	180
0809	L	Köthen	6	2.7	1.8	0.83	130
0810	L	Nebra	5	6.2	5.0	2.29	9
0811	L	Merseburg	6	1.7	1.4	0.56	162
0812	L	Naumburg	7	4.5	4.0	1.55	23
0813	L	Quedlinburg	8	3.3	2.0	0.79	115
0814	L	Querfurt	2	2.3	1.9	1.37	119
0815	L	Roßlau	6	6.2	4.8	2.09	12
0816	L	Sangerhausen	4	1.9	1.5	0.75	153
0817	L	Hohenmölsen	5	6.3	3.5	1.79	39
0818	L	Weißenfels	9	4.9	3.2	1.19	51
0819	L	Wittenberg	6	2.3	1.4	0.63	162
0820	L	Zeitz	8	3.6	1.6	0.60	145
0831	S	Dessau	11	4.1	3.1	1.01	56
0832	S	Halle/Saale	18	2.8	1.7	0.46	135
0833	S	Halle-Neustadt	4	1.7	2.0	1.04	115
		Halle	144	3.0	2.1-	0.19	

0900		Erfurt					
0901	L	Arnstadt	2	1.1	0.8-.-	0.56	194
0902	L	Apolda	9	6.7	3.9	1.43	26
0903	L	Eisenach	13	4.2	2.6	0.79	75
0904	L	Erfurt	3	2.4	2.6	1.53	75
0905	L	Gotha	9	2.3	1.1--	0.38	173
0906	L	Heiligenstadt	1	0.9	0.6--	0.60	204
0907	L	Langensalza	1	0.8	1.0	0.97	180
0908	L	Worbis	7	3.6	2.3	0.95	93
0909	L	Mühlhausen	9	3.6	2.6	0.94	75
0910	L	Nordhausen	3	1.0	0.6--	0.38	204
0911	L	Sömmerda	4	2.3	1.6	0.84	145
0912	L	Sondershausen	5	3.4	2.6	1.18	75
0913	L	Weimar	3	2.6	1.8	1.14	130
0931	S	Weimar	3	1.8	0.9--	0.59	188
0932	S	Erfurt	16	2.8	2.1	0.55	104
		Erfurt	88	2.7	1.8--	0.21	

1000		Gera					
1001	L	Eisenberg	3	3.3	2.1	1.27	104
1002	L	Gera	6	3.7	2.9	1.28	66
1003	L	Jena	3	3.2	3.2	1.85	51
1004	L	Lobenstein	2	1.1	1.1	0.84	173
1005	L	Pößneck	3	2.0	1.2	0.75	170
1006	L	Rudolstadt	7	3.8	2.9	1.22	66
1007	L	Saalfeld	3	1.9	0.9--	0.55	188
1008	L	Schleiz	4	4.6	4.1	2.28	21
1009	L	Stadtroda	6	6.9	3.6	1.70	34
1010	L	Zeulenroda	5	4.7	3.4	1.67	44
1011	L	Greiz	3	1.8	0.6--	0.35	204
1031	S	Gera	11	3.3	1.9	0.62	119
1032	S	Jena	4	1.5	0.9--	0.50	188
		Gera	60	3.1	2.0	0.28	

1100		Suhl					
1101	L	Bad Salzungen	8	3.4	1.8	0.74	130
1102	L	Hildburghausen	13	8.2	5.3	1.59	5
1103	L	Ilmenau	2	1.1	0.7--	0.61	199
1104	L	Neuhaus am Renweg	2	1.9	1.8	1.28	130
1105	L	Meiningen	3	1.6	1.5	0.86	153
1106	L	Schmalkalden	11	6.4	4.2	1.44	19
1107	L	Sonnenberg	2	1.2	0.9-	0.68	188
1108	L	Suhl	3	2.4	1.4	0.96	162
1131	S	Suhl	2	1.6	1.7	1.22	135
		Suhl	46	3.2	2.1	0.35	

1200		Dresden					
1201	L	Bautzen	10	3.0	2.1	0.73	104
1202	L	Bischofswerda	7	3.8	3.1	1.29	56
1203	L	Dippoldiswalde	5	4.1	1.5	0.73	153
1204	L	Dresden	15	4.8	2.5	0.78	83
1205	L	Freital	13	5.6	3.3	1.05	48
1206	L	Görlitz	4	4.8	3.5	2.12	39
1207	L	Großenhain	6	5.4	3.5	1.54	39
1208	L	Kamenz	2	1.2	0.3--	0.25	211
1210	L	Löbau	23	8.5	5.1+	1.24	7
1211	L	Meißen	19	5.7	4.6	1.14	15
1212	L	Niesky	2	1.9	2.1	1.56	104
1213	L	Pirna	7	2.2	1.0--	0.49	180
1214	L	Riesa	8	3.0	2.3	0.85	93
1215	L	Sebnitz	8	5.6	3.3	1.27	48
1216	L	Zittau	14	5.4	3.2	1.03	51
1231	S	Dresden	58	4.1	3.4+	0.48	44
1232	S	Görlitz	9	4.0	2.5	0.95	83
		Dresden	210	4.3	3.0+	0.23	

1300		Leipzig					
1301	L	Altenburg	7	2.4	2.1	0.82	104
1302	L	Borna	13	5.5	3.6	1.07	34
1303	L	Delitzsch	4	2.8	1.9	1.09	119
1304	L	Döbeln	14	5.4	3.6	1.10	34
1305	L	Eilenburg	3	2.2	1.2	0.82	170
1306	L	Geithain	8	8.2	5.5	2.15	4
1307	L	Grimma	4	2.3	1.5	0.77	153
1308	L	Leipzig	24	6.0	3.1	0.74	56
1309	L	Oschatz	4	2.8	1.6	0.83	145
1310	L	Schmölln	1	1.1	0.9	0.85	188
1311	L	Torgau	4	2.8	2.3	1.20	93
1312	L	Wurzen	3	2.1	1.0	0.76	180
1331	S	Leipzig	67	4.3	2.7	0.37	73
		Leipzig	156	4.1	2.6	0.24	

1400		Chemnitz					
1401	L	Annaberg	11	4.8	2.1	0.78	104
1402	L	Aue	10	3.0	2.1	0.73	104
1403	L	Auerbach	6	3.0	2.2	1.00	101
1404	L	Brand-Erbisdorf	2	2.0	1.7	1.25	135
1405	L	Chemnitz	6	2.0	1.4	0.65	162
1406	L	Flöha	5	3.5	2.3	1.16	93
1407	L	Freiberg	6	2.7	2.5	1.05	83
1408	L	Glauchau	10	5.2	5.0	1.84	9
1409	L	Stollberg	12	5.3	3.2	1.04	51
1410	L	Hainichen	8	4.3	2.7	1.13	73
1411	L	Hohenstein-Ernstthal.	6	3.6	1.9	0.87	119
1412	L	Marienberg	5	2.8	2.0	1.07	115
1413	L	Oelsnitz	4	3.7	2.5	1.55	83
1414	L	Plauen	3	4.7	2.1	1.46	104
1415	L	Reichenbach	5	3.0	0.7--	0.34	199
1416	L	Rochlitz	2	1.4	0.3--	0.19	211
1417	L	Schwarzenberg	3	1.9	1.1-	0.66	173
1418	L	Klingenthal	2	2.0	0.6--	0.44	204
1419	L	Werdau	7	3.3	2.2	1.00	101
1420	L	Zschopau	3	2.0	1.6	0.93	145
1421	L	Zwickau	13	5.5	4.4	1.42	17
1431	S	Chemnitz	22	2.6	1.6-	0.37	145
1433	S	Plauen	11	5.1	4.4	1.40	17
1435	S	Zwickau	9	2.7	1.1--	0.41	173
		Chemnitz	171	3.3	2.1	0.19	

1500		East Berlin					
1500		East Berlin	141	4.6	3.5++	0.31	39

| | | G.D.R. Total | 1540 | 3.5 | 2.4 | 0.07 | |

6.23 Non-Hodgkin Lymphome

ICD9 200: Lymphomsarkom und Retikulosarkom sowie

ICD9 202: Sonstige bösartige Neubildungen des lymphoiden und histiozytären Gewebes (fortfolgend als Non-Hodgkin Lymphome bezeichnet)

Mit rund 950 Neuerkrankungen (1,8 %) und 500 Todesfällen (1,4 %) (Anteil in Prozent aller gemeldeten Fälle) belegten die Non-Hodgkin-Lymphome in der ehemaligen DDR im Jahre 1980 Rangplatz 15 bei den Neuerkrankungen und 16 bei den Todesfällen (Mortalitätszahlen von 1978) an bösartigen Neubildungen (zusammengefaßt für beide Geschlechter, ICD9 140-208 ohne 173).

Risikofaktoren

Fehlfunktionen des Immunsystems, genetisch (Risikofamilien) oder chemisch bedingt, Immunsuppressiva; Spätfolge nach Strahleneinwirkung bei Überlebenden nach Atombombenexplosion; berufliche Exposition: Lösungsmittel, Aluminium- und Schwermetall-Industrie (relatives Risiko 2,5).

Inzidenz

Trend

International werden in vielen Ländern stabile Raten oder ein leichter Anstieg beobachtet. In der ehemaligen DDR Inzidenzanstieg bei Männern und Frauen (mittlerer jährlicher Anstieg seit 1968: 1,4 %).

Geographische Verteilung

Weltweit die höchsten Inzidenzraten weisen die Männer (11,5) in der Schweiz (Vaud) und die Frauen (7,9) aus Südaustralien auf.
Die höchsten Erkrankungsraten Europas werden für Männer (11,5) in der Schweiz (Vaud) und bei den Frauen (6,5) aus Großbritannien (Südost-Schottland) gemeldet.
Die Erkrankungsraten der ehemaligen DDR finden sich bei den Männern (5.0) wie bei den Frauen (3.1) im unteren Drittel in Europa gemeldeter Inzidenzra-

6.23 Non-Hodgkin's lymphoma

ICD9 200: Lymphosarcoma and reticulosarcoma, and

ICD9 202: Other malignant neoplasms of lymphoid and lymphocytic tissues (hereafter termed non-Hodgkin's lymphoma)

With about 950 new cases (representing 1.8 % of all reported cancer cases) and 500 deaths (1.4 % of all cancer deaths), non-Hodgkin's lymphoma in the former GDR ranked fifteenth for incidence in 1980 and sixteenth for mortality (1978 data) among cancer sites (ICD9 140-208 excluding 173) for both sexes combined.

Main risk factors

Malfunction of the immune system, genetic (familial risk) or chemical causes, immunosuppression; late effects of irradiation as a result of nuclear explosion; occupational exposure: solvents, aluminium and heavy metal industries (relative risk 2.5).

Incidence

Trend

Stable or slightly increasing rates have been observed in many countries. In the former GDR, the incidence for each sex is rising (mean annual increase since 1968, 1.4 %).

Geographical distribution

The highest reported world age-standardized annual incidence rates occur among males in Vaud, Switzerland (11.5), and in South Australia for females (7.9).
The highest cancer rates in Europe are reported in Vaud, Switzerland for males (11.5) and in South East Scotland, Great Britain for females (6.5).
In the former GDR, they are in the lower third of the range in Europe for males (5.0, rank 30th) and females (3.1, rank 32nd).

ten auf Rang 30 beziehungsweise Rang 32.
Innerhalb der ehemaligen DDR finden wir die höchsten altersstandardisierten Inzidenzraten in den Kreisen:

Männer:

0206 Landkreis Lübz	15,7	
0202 Landkreis Gadebusch	11,5	
0410 Landkreis Nauen	11,3	
1302 Landkreis Borna	11,1	
0231 Stadtkreis Schwerin	10,8	

Frauen:

0206 Landkreis Lübz	8,8
0209 Landkreis Schwerin	8,5
0707 Landkreis Havelberg	8,0
1004 Landkreis Lobenstein	7,8
0308 Landkreis Prenzlau	7,7

Räumliche Aggregation: Eine räumliche Aggregation von Kreisen gleicher oder ähnlich hoher Inzidenzraten läßt sich bei Männern (D = 67,08) und bei Frauen (D = 65,91) statistisch sichern.

Urbanisation als Risikofaktor: Die Inzidenz ist nicht mit der Urbanisation korreliert (Männer r_s = −0,04, t = −0,60; Frauen r_s = 0,05, t = 0,78).

Das *relative Risiko* der Bevölkerung, an einem Krebsleiden zu erkranken, ist in den Stadtkreisen im Vergleich mit den Landkreisen bei den Frauen statistisch signifikant erhöht, nicht jedoch bei den Männern. Das relative Risiko ($RR_{urban/rural}$) beträgt:

Männer: RR 1,08; 95 %-CI 0,99 - 1,18
Frauen: RR 1,24; 95 %-CI 1,14 - 1,35

Diese Angaben stimmen mit den Befunden des Dänischen Krebsregisters partiell überein, in Dänemark wird eine signifikante Erhöhung des RR's bei beiden Geschlechtern gefunden.

Alter und Geschlecht

Non-Hodgkin Lymphome treten bereits in den ersten Lebensjahren auf, die altersspezifische Inzidenzkurve steigt bei den Männern oberhalb des 45. Lebensjahres steil an, erreicht das Maximum in der Altersgruppe der 75 - 79jährigen; ähnlich verläuft die Kurve bei den Frauen mit einer Verschiebung

The highest age-standardized incidence rates in the former GDR occur in the following counties:

Males:

0206 Lübz	(rural)	15.7
0202 Gadebusch	(rural)	11.5
0410 Nauen	(rural)	11.3
1302 Borna	(rural)	11.1
0231 Schwerin	(urban)	10.8

Females:

0206 Lübz	(rural)	8.8
0209 Schwerin	(rural)	8.5
0707 Havelberg	(rural)	8.0
1004 Lobenstein	(rural)	7.8
0308 Prenzlau	(rural)	7.7

Spatial aggregation: A significant spatial aggregation was found both for females (D = 65.91) and for males (D = 67.08).

Urbanization as a risk factor: The incidence is not correlated with urbanization (males r_s = −0.04, t = −0.60; females r_s = 0.05, t = 0.78).

The age-standardized incidence rates are higher in female urban population, but not in males. The rate ratios are:

Males: RR 1.08; 95 % CI 0.99 - 1.18
Females: RR 1.24; 95 % CI 1.14 - 1.35

These results only partially correspond to those of the Danish Cancer Registry; in Denmark, a significant increase in relative risk was found for both sexes.

Age and sex

Non-Hodgkin's lymphoma has been reported in patients in the first year of life. The age-specific incidence rate increases sharply in males over 45 years and reaches a peak in the age-group 75 - 79 years. The shape of the curve is similar for females with a peak in the age-group 75 - 84 years.

des Maximums in der Gruppe der 75 - 84jährigen. International werden leicht erhöhte Erkrankungsraten beim Mann beschrieben. Das Geschlechtsverhältnis von 1,3:1 in der ehemaligen DDR entspricht diesen Angaben.

Slightly higher rates for non-Hodgkin's lymphoma are reported worldwide for males. The sex ratio of 1.3:1 in the former GDR is compatible with this observation.

Histologie

ehemalige DDR:
Männer: histologische und/oder
  zytologische Sicherung   99,4%
  Lymphosarkom   25,4%
  Retikulosarkom   22,7%
  Retikulose   3,5%
  Mycosis fungoides   3,2%
  Morbus Brill-Symmers   1,7%
  sonstige Lymphome
  (nicht näher bezeichnet)   27,2%
Frauen: histologische und/oder
  zytologische Sicherung   98,7%
  Retikulosarkom   29,0%
  Lymphosarkom   25,3%
  Retikulose   3,9%
  Morbus Brill-Symmers   2,5%
  Mycosis fungoides   2,2%
  sonstige Lymphome
  (nicht näher bezeichnet)   37,1%

Histology

Former GDR:
Males: histological and/or
  cytological confirmation   99.4%
  Lymphosarcoma   25.4%
  Reticulosarkoma   22.7%
  Reticulosis   3.5%
  Mycosis fungoides   3.2%
  Brill-Symmers disease   1.7%
  Other lymphoma
  (not otherwise specified)   27.2%
Females: histological and/or
  cytological confirmation   98.7%
  Reticulosarcoma   29.0%
  Lymphosarcoma   25.3%
  Reticulosis   3.9%
  Brill-Symmers disease   2.5%
  Mycosis fungoides   2.2%
  Other lymphoma
  (not otherwise specified)   37.1%

Relative 5-Jahre-Überlebensraten

Weltweit bewegen sich die Angaben bei Männern zwischen 26 und 51% und bei Frauen zwischen 31 und 57%. England und Wales geben für 1975 33% (Männer und Frauen zusammen), Finnland für 1953 - 1974 21,6% bei den Männern und 24,5% bei den Frauen an. Die Raten sind bei beiden Geschlechtern in der ehemaligen DDR seit 1961 langsam angestiegen und lagen 1978 - 79 beim Manne bei 26,0% und bei der Frau bei 30,4%.

Five-year relative survival rates

The world survival rates lie between 26 and 51% for males and between 31 and 57% in females. In England and Wales in 1975, the rate for both sexes combined was 33%; in Finland from 1953 - 74, survival rates were 21.6% for males and 24.5% in females. In the former GDR, the rates have been slowly rising for both sexes since 1961 and, in 1978 - 79, were 26.0% in males and 30.4% in females.

Mortalitätsvergleich mit den alten Bundesländern der Bundesrepublik Deutschland

Die altersstandardisierten Mortalitätsraten der ehemaligen DDR 1978 (Männer 2,7, Frauen 1,5) liegen für Männer (2,2) geringfügig über denen der alten Bundesländer der Bundesrepublik Deutschland 1979 - 81, bei Frauen (1,4) unterscheiden sich die Werte nicht voneinander.

Mortality compared with the old Länder of the Federal Republic of Germany

The age-standardized mortality rates in the former GDR in 1978 (males 2.7, females 1.5) were slightly higher for males than those of the old Länder of the Federal Republic of Germany in 1979 - 81 (2.2); for females they are approximately the same (1.4).

Non-Hodgkin-Lymphome
Non-Hodgkin's lymphoma

ehemalige DDR/former GDR 1980

	Männer males	Frauen females
Anzahl neuer Fälle Number of new cases	437	498
Altersstand. Inz. rate/100.000 Age-adj. Inc. rate/100.000	4.4	3.3
Geschlechtsverhältnis Sex ratio of the rates		1.3
Anzahl der Todesfälle Number of deaths	259	257
Altersstand. Mort. rate/100.000 Age-adj. mort. rate/100.000	2.7	1.5

Altersstand. Inz.rate
Age-adj. inc.rate

Rate/100.000

68 70 72 74 76 78 80 82
Jahr/year

—— Männer/males   -+- Frauen/females

Altersspez. Inzidenzrate
Age-spec. incidence rate
ehemalige DDR/former GDR 1978-82

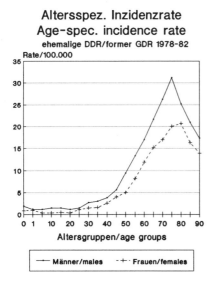

Altersgruppen/age groups

—— Männer/males   -+- Frauen/females

Rel. 5-Jahre-Überlebens-Rate
Five year relative survival rate

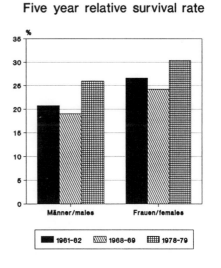

■ 1961-62   ▨ 1968-69   ▦ 1978-79

Männer

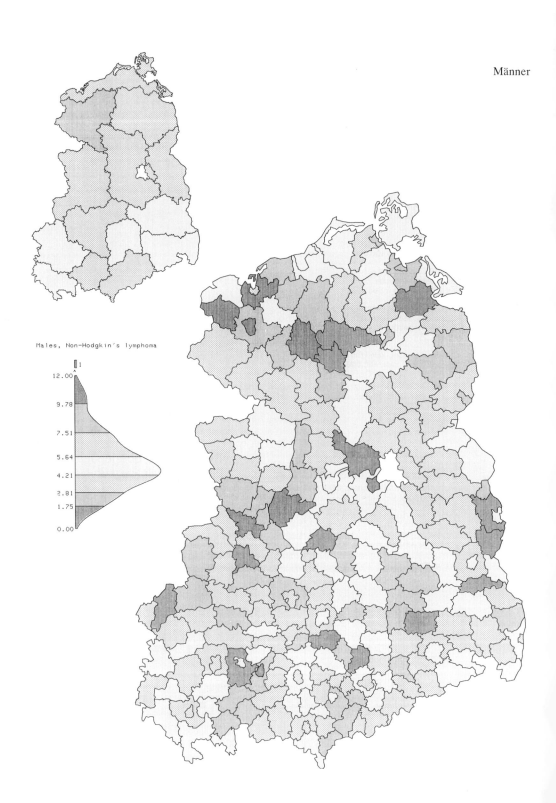

Males, Non-Hodgkin´s lymphoma

Frauen

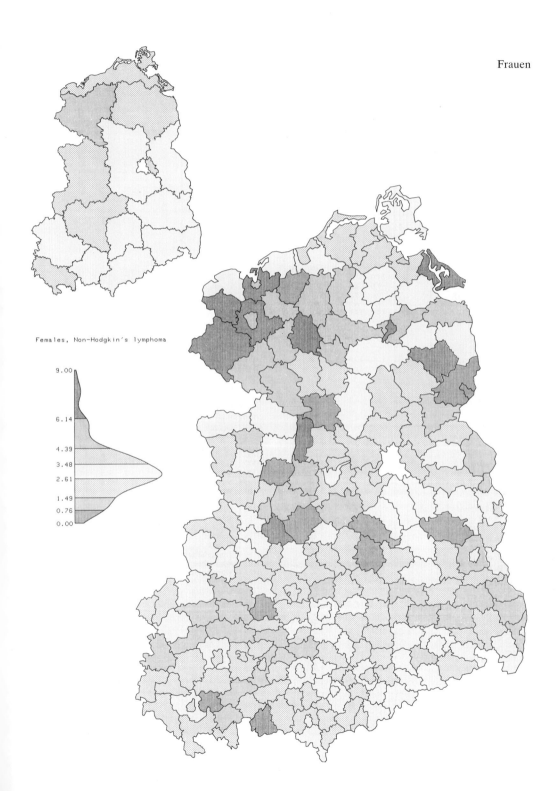

Females, Non-Hodgkin's lymphoma

Males, Non-Hodgkin's lymphoma

0100 Rostock

0101	L	Bad Doberan	12	10.1	8.4	2.64	21
0103	L	Ribnitz-Damgarten .	8	5.0	4.5	1.61	123
0105	L	Greifswald	2	3.2	2.5	1.99	194
0106	L	Grevesmühlen	7	6.8	5.0	2.00	103
0107	L	Grimmen	5	6.0	4.9	2.33	107
0108	L	Rostock	4	4.5	5.2	2.83	95
0109	L	Stralsund	5	7.6	6.7	3.15	50
0110	L	Wismar	9	11.2	10.5	3.76	6
0111	L	Wolgast	9	6.3	4.8	1.63	112
0112	L	Rügen	12	5.9	5.3	1.61	90
0131	S	Rostock	27	4.9	5.3	1.09	90
0132	S	Stralsund	15	8.4	7.6	2.07	30
0133	S	Wismar	12	8.8	7.5	2.26	33
0134	S	Greifswald	11	7.6	8.5	2.72	19
		Rostock	138	6.5	6.0	0.54	

0200 Schwerin

0201	L	Bützow	7	9.8	7.7	3.04	28
0202	L	Gadebusch	6	10.0	11.5	4.93	2
0203	L	Güstrow	15	9.0	8.3	2.34	23
0204	L	Hagenow	13	7.6	7.2	2.17	40
0205	L	Ludwigslust	12	8.3	6.1	1.97	62
0206	L	Lübz	13	15.7	15.7+	4.68	1
0207	L	Parchim	10	10.5	7.8	2.68	27
0208	L	Perleberg	15	8.2	6.1	1.73	62
0209	L	Schwerin	8	9.5	8.7	3.26	17
0210	L	Sternberg	3	5.2	5.2	3.21	95
0231	S	Schwerin	31	11.0	10.8++	2.06	5
		Schwerin	133	9.5	8.4++	0.79	

0300 Neubrandenburg

0301	L	Altentreptow	3	5.2	4.1	2.41	146
0302	L	Anklam	2	2.0	1.2--	0.90	216
0303	L	Demmin	7	6.1	4.2	1.74	140
0304	L	Malchin	6	6.2	6.0	2.69	66
0305	L	Neubrandenburg . . .	4	5.9	5.1	2.61	99
0306	L	Neustrelitz	8	6.0	4.9	1.97	107
0307	L	Pasewalk	11	10.2	9.5	3.07	14
0308	L	Prenzlau	4	3.7	2.3-	1.22	200
0309	L	Röbel/Müritz	1	2.3	1.7-	1.72	209
0310	L	Strasburg	3	4.7	4.4	3.04	132
0311	L	Templin	6	7.3	7.4	3.57	36
0312	L	Teterow	3	3.8	3.8	2.52	157
0313	L	Ueckermünde	4	3.2	3.2	1.58	179
0314	L	Waren	2	1.6	1.5--	1.09	212
0331	S	Neubrandenburg . . .	4	2.1	2.7	1.37	189
		Neubrandenburg . . .	68	4.5	4.2	0.55	

0400 Potsdam

0401	L	Belzig	3	3.7	3.3	2.07	178
0402	L	Brandenburg	7	7.7	5.6	2.14	77
0403	L	Gransee	6	5.6	6.7	2.88	50
0405	L	Jüterbog	4	4.5	4.7	2.40	118
0407	L	Königs Wusterhausen	16	7.8	6.3	1.69	58
0408	L	Kyritz	7	8.4	6.2	2.47	58
0409	L	Luckenwalde	6	5.7	5.7	2.46	75
0410	L	Nauen	22	11.4	11.3+	2.50	3
0411	L	Neuruppin	7	4.6	4.6	1.79	120
0412	L	Potsdam	16	6.8	5.4	1.47	86
0413	L	Pritzwalk	3	3.8	3.8	2.39	157
0414	L	Oranienburg	11	3.6	3.2	1.03	179
0415	L	Rathenow	11	7.2	6.1	1.96	62
0416	L	Wittstock	4	7.4	8.5	4.36	19
0417	L	Zossen	11	6.1	4.8	1.51	112
0431	S	Brandenburg/Havel .	14	6.2	5.4	1.56	86
0432	S	Potsdam	34	11.3	10.3++	1.88	8
		Potsdam	182	6.9	6.1+	0.48	

0500 Frankfurt

0501	L	Angermünde	6	6.7	6.2	2.64	61
0502	L	Beeskow	3	3.5	3.4	1.95	174
0503	L	Bernau	8	4.6	3.7	1.39	161
0504	L	Eberswalde	13	6.6	7.1	2.10	41
0505	L	Bad Freienwalde . . .	5	5.4	4.5	2.05	123
0506	L	Eisenhüttenstadt . . .	1	2.01.7	-	1.67	209
0507	L	Fürstenwalde	9	3.7	3.2	1.20	179
0508	L	Seelow	6	6.1	5.5	2.34	84
0509	L	Strausberg	7	3.3	3.8	1.48	157
0531	S	Frankfurt/Oder	5	2.7	2.8	1.40	186
0532	S	Eisenhüttenstadt . . .	5	4.2	4.8	2.24	112
0533	S	Schwedt (Oder)	2	1.5	2.5	1.81	194
		Frankfurt	70	4.1	4.1-	0.52	

0600 Cottbus

0601	L	Bad Liebenwerda . .	4	3.0	2.1--	1.12	204
0602	L	Calau	9	6.3	5.6	1.92	77
0603	L	Cottbus	8	7.3	6.0	2.31	66
0605	L	Finsterwalde	3	2.3	2.0--	1.18	205
0606	L	Forst	7	7.5	4.9	1.99	107
0607	L	Guben	3	2.7	1.5--	0.89	212
0608	L	Hoyerswerda	11	3.9	4.4	1.39	132
0609	L	Lübben	7	9.0	7.5	3.08	33
0610	L	Luckau	4	5.5	4.3	2.20	136
0611	L	Senftenberg	16	5.7	5.1	1.38	99
0612	L	Spremberg	1	1.0	0.6--	0.58	219
0613	L	Weißwasser	10	7.3	7.0	2.27	46
0614	L	Herzberg	3	3.3	2.5	1.52	194
0615	L	Jessen	4	5.2	5.0	2.62	103
0631	S	Cottbus	12	4.5	5.1	1.54	99
		Cottbus	102	4.8	4.3	0.45	

0700 Magdeburg

0701	L	Burg	20	13.0	10.5+	2.49	6
0703	L	Gradelegen	4	6.3	7.0	3.72	46
0704	L	Genthin	3	3.2	2.2-	1.36	203
0705	L	Halberstadt	13	6.6	6.4	1.64	57
0706	L	Haldensleben	15	10.6	8.4	2.35	21
0707	L	Havelberg	5	9.7	7.5	3.80	33
0708	L	Kalbe/Milde	2	4.5	5.6	4.25	77
0709	L	Klötze	6	8.4	6.7	2.92	50
0710	L	Wolmirstedt	9	8.5	7.7	2.74	28
0711	L	Oschersleben	7	6.5	6.1	2.42	62
0712	L	Osterburg	6	5.6	4.7	2.00	118
0713	L	Salzwedel	3	3.1	3.0	1.87	183
0714	L	Schönebeck	17	8.2	8.3	2.18	23
0716	L	Staßfurt	10	5.8	4.0	1.32	148
0717	L	Stendal	12	6.7	5.4	1.71	46
0718	L	Tangerhütte	2	4.0	3.5	2.46	168
0719	L	Wanzleben	13	12.4	10.1	2.88	10
0720	L	Wernigerode	29	12.0	9.7+	1.90	13
0721	L	Zerbst	6	6.2	4.4	1.88	132
0732	S	Magdeburg	62	9.2	7.6+	1.04	30
		Magdeburg	250	8.4	6.9++	0.47	

Males, Non-Hodgkin's lymphoma

0800 Halle

0801 L Artern	5	3.7	2.6 −	1.20	191
0802 L Aschersleben	3	1.9	1.5 − −	0.87	212
0803 L Bernburg	18	9.3	7.1	1.76	41
0804 L Bitterfeld	11	3.6	2.8 − −	0.91	186
0805 L Eisleben	18	9.8	7.4	1.87	36
0806 L Gräfenhainichen . . .	6	6.4	5.2	2.34	95
0807 L Saalkreis	4	2.4	2.3 −	1.15	200
0808 L Hettstedt	4	2.9	1.9 −	1.02	207
0809 L Köthen	12	6.2	4.5	1.36	123
0810 L Nebra	6	8.2	5.3	2.47	90
0811 L Merseburg	16	5.1	3.6	0.99	165
0812 L Naumburg	8	5.9	3.9	1.45	152
0813 L Quedlinburg	11	5.2	3.6	1.15	165
0814 L Querfurt	3	3.8	2.8	1.73	186
0815 L Roßlau	11	12.8	10.3	3.71	8
0816 L Sangerhausen	9	4.7	3.5	1.21	168
0817 L Hohenmölsen	9	12.6	9.1	3.11	15
0818 L Weißenfels	8	5.0	3.9	1.42	152
0819 L Wittenberg	8	3.6	2.6 −	0.97	191
0820 L Zeitz	14	7.2	5.6	1.61	77
0831 S Dessau	12	5.0	3.8	1.13	157
0832 S Halle/Saale	28	5.3	3.9	0.78	152
0833 S Halle-Neustadt	6	2.6	3.7	1.64	161
Halle	230	5.3	4.1 − −	0.29	

0900 Erfurt

0901 L Arnstadt	8	5.0	4.2	1.66	140
0902 L Apolda	10	8.6	5.6	1.85	77
0903 L Eisenach	19	6.9	4.6	1.14	120
0904 L Erfurt	6	5.2	5.9	2.49	71
0905 L Gotha	23	6.7	6.0	1.30	66
0906 L Heiligenstadt	6	6.1	4.2	1.77	140
0907 L Langensalza	6	5.4	5.6	2.37	77
0908 L Worbis	3	1.7	1.6 −	0.93	211
0909 L Mühlhausen	16	7.3	5.9	1.55	71
0910 L Nordhausen	10	3.8	2.5 −	0.85	194
0911 L Sömmerda	6	3.7	3.4	1.49	174
0912 L Sondershausen	5	3.8	3.5	1.60	168
0913 L Weimar	1	0.9	1.0 −	0.97	218
0931 S Weimar	9	6.1	5.2	1.75	95
0932 S Erfurt	30	6.1	6.0	1.16	66
Erfurt	158	5.4	4.6	0.39	

1000 Gera

1001 L Eisenberg	6	7.5	6.7	2.78	50
1002 L Gera	10	6.8	4.3	1.45	136
1003 L Jena	8	9.4	9.1	3.47	15
1004 L Lobenstein	3	4.5	4.0	2.30	148
1005 L Pößneck	12	9.2	6.5	2.03	55
1006 L Rudolstadt	15	9.1	7.6	2.05	30
1007 L Saalfeld	18	12.7	9.8	2.40	11
1008 L Schleiz	3	3.9	3.5	2.07	168
1009 L Stadtroda	4	5.0	3.9	2.00	152
1010 L Zeulenroda	8	8.5	4.5	1.82	123
1011 L Greiz	9	6.6	4.5	1.63	123
1031 S Gera	24	8.3	6.5	1.43	55
1032 S Jena	24	9.9	9.8 +	2.11	11
Gera	144	8.3	6.6 +	0.59	

1100 Suhl

1101 L Bad Salzungen	15	6.9	5.8	1.54	74
1102 L Hildburghausen . . .	8	5.6	4.5	1.70	123
1103 L Ilmenau	12	7.5	5.5	1.65	84
1104 L Neuhaus am Renweg .	9	10.1	8.1	3.02	25
1105 L Meiningen	10	6.0	4.8	1.56	112
1106 L Schmalkalden	11	7.1	5.3	1.69	90
1107 L Sonneberg	12	8.4	5.4	1.60	86
1108 L Suhl	10	9.0	6.0	2.07	66
1131 S Suhl	5	4.4	4.0	1.83	148
Suhl	92	7.1	5.5	0.60	

1200 Dresden

1201 L Bautzen	16	5.4	3.7	1.02	161
1202 L Bischofswerda	15	9.4	6.3	1.77	58
1203 L Dippoldiswalde	4	3.7	3.2	1.66	179
1204 L Dresden	26	10.1	7.3	1.52	38
1205 L Freital	11	5.4	3.9	1.33	152
1206 L Görlitz	5	6.8	5.3	2.57	90
1207 L Großenhain	2	2.0	1.5 −	1.17	212
1208 L Kamenz	14	9.5	7.1	2.09	41
1210 L Löbau	12	5.1	4.1	1.36	146
1211 L Meißen	19	6.7	4.2	1.04	140
1212 L Niesky	2	2.1	2.0 −	1.40	205
1213 L Pirna	15	5.4	4.9	1.37	107
1214 L Riesa	21	8.8	8.0	1.86	26
1215 L Sebnitz	9	7.1	4.5	1.57	123
1216 L Zittau	15	6.9	5.0	1.40	103
1231 S Dresden	71	6.1	4.5	0.58	123
1232 S Görlitz	8	4.4	2.9 −	1.09	184
Dresden	265	6.4	4.7	0.31	

1300 Leipzig

1301 L Altenburg	14	5.4	4.6	1.39	120
1302 L Borna	29	13.5	11.1 + +	2.16	4
1303 L Delitzsch	7	5.6	4.0	1.58	148
1304 L Döbeln	14	6.4	5.1	1.51	99
1305 L Eilenburg	8	6.4	4.8	1.77	112
1306 L Geithain	3	3.4	2.5	1.46	194
1307 L Grimma	11	7.1	4.2	1.42	140
1308 L Leipzig	26	7.6	5.7	1.27	75
1309 L Oschatz	10	8.1	6.8	2.24	48
1310 L Schmölln	4	5.1	3.4	1.77	174
1311 L Torgau	8	6.1	4.3	1.54	136
1312 L Wurzen	14	11.4	8.7	2.66	17
1331 S Leipzig	78	6.1	4.5	0.56	123
Leipzig	226	6.9	5.3	0.38	

1400 Chemnitz

1401 L Annaberg	11	5.6	3.7	1.25	161
1402 L Aue	13	4.4	2.6 − −	0.81	191
1403 L Auerbach	15	9.2	7.1	1.96	41
1404 L Brand-Erbisdorf . . .	7	7.9	6.8	2.65	48
1405 L Chemnitz	16	6.5	4.4	1.20	132
1406 L Flöha	6	4.9	4.8	2.04	112
1407 L Freiberg	7	3.5	2.7 −	1.07	189
1408 L Glauchau	7	4.4	3.5	1.38	168
1409 L Stollberg	7	3.5	2.3 − −	0.90	200
1410 L Hainichen	12	7.5	6.6	2.04	54
1411 L Hohenstein-Ernstthal.	8	5.6	3.6	1.39	165
1412 L Marienberg	6	3.9	3.4	1.45	174
1413 L Oelsnitz	7	7.8	4.2	1.68	140
1414 L Plauen	7	12.4	7.1	3.80	41
1415 L Reichenbach	9	6.7	4.9	1.71	107
1416 L Rochlitz	2	1.6	1.2 −	1.03	216
1417 L Schwarzenberg	11	7.9	5.6	1.79	77
1418 L Klingenthal	2	2.4	1.8 −	1.51	208
1419 L Werdau	9	5.2	2.9 −	1.05	184
1420 L Zschopau	10	7.5	5.0	1.83	103
1421 L Zwickau	9	4.4	2.5 −	0.95	194
1431 S Chemnitz	33	4.5	3.5 −	0.66	168
1433 S Plauen	17	9.6	7.3	1.86	38
1435 S Zwickau	20	7.1	4.3	1.01	136
Chemnitz	251	5.6	4.0 − −	0.27	

1500 East Berlin

1500 East Berlin	177	6.7	5.9	0.49	71
G.D.R. Total	2486	6.3	5.2	0.11	

Females, Non-Hodgkin's lymphoma

0100 Rostock

0101 L Bad Doberan	6	4.6	2.7	1.24	128
0103 L Ribnitz-Damgarten .	8	4.5	3.6	1.32	71
0105 L Greifswald	3	4.5	3.9	2.31	50
0106 L Grevesmühlen	8	7.2	3.4	1.37	80
0107 L Grimmen	3	3.3	2.3	1.43	154
0108 L Rostock	4	4.2	3.1	1.87	94
0109 L Stralsund	2	2.9	2.3	1.67	154
0110 L Wismar	10	11.9	6.2	2.15	10
0111 L Wolgast	19	12.1	7.2+	1.85	8
0112 L Rügen	9	4.1	2.7	0.94	128
0131 S Rostock	30	5.0	3.7	0.71	64
0132 S Stralsund	10	5.1	3.7	1.27	64
0133 S Wismar	11	7.3	4.6	1.47	29
0134 S Greifswald	4	2.5	1.4−	0.73	188
Rostock	127	5.5	3.7	0.36	

0200 Schwerin

0201 L Bützow	2	2.5	0.6−−	0.43	209
0202 L Gadebusch	7	10.7	7.7	3.01	5
0203 L Güstrow	20	10.9	6.0	1.61	14
0204 L Hagenow	22	11.6	7.4+	1.86	7
0205 L Ludwigslust	16	9.8	5.2	1.47	22
0206 L Lübz	14	15.6	8.8+	2.71	1
0207 L Parchim	6	5.7	5.1	2.10	24
0208 L Perleberg	21	10.2	5.5	1.33	20
0209 L Schwerin	13	14.6	8.5+	2.59	2
0210 L Sternberg	5	8.2	5.6	2.73	19
0231 S Schwerin	33	10.4	5.9+	1.13	15
Schwerin	159	10.3	6.0++	0.54	

0300 Neubrandenburg

0301 L Altentreptow	2	3.2	2.8	2.26	116
0302 L Anklam	4	3.7	2.6	1.42	139
0303 L Demmin	9	7.1	3.3	1.27	83
0304 L Malchin	5	4.7	2.7	1.37	128
0305 L Neubrandenburg ...	5	7.0	5.1	2.87	24
0306 L Neustrelitz	5	3.4	2.6	1.25	139
0307 L Pasewalk	8	6.9	3.2	1.41	87
0308 L Prenzlau	11	9.5	7.7	2.48	5
0309 L Röbel/Müritz	4	8.6	5.1	2.97	24
0310 L Strasburg	4	5.9	3.4	1.80	80
0311 L Templin	5	5.6	4.1	1.87	42
0312 L Teterow	3	3.5	1.0−−	0.60	198
0313 L Ueckermünde	4	3.0	1.3−	0.75	192
0314 L Waren	11	7.9	5.9	1.89	15
0331 S Neubrandenburg ...	12	6.1	6.5	1.94	9
Neubrandenburg ...	92	5.7	3.9	0.45	

0400 Potsdam

0401 L Belzig	7	7.9	5.9	2.95	15
0402 L Brandenburg	7	7.0	3.8	1.87	56
0403 L Gransee	7	5.9	3.8	1.70	56
0405 L Jüterbog	2	2.0	0.6−−	0.44	209
0407 L Königs Wusterhausen	12	5.3	2.8	0.94	116
0408 L Kyritz	1	1.1	0.6−−	0.57	209
0409 L Luckenwalde	5	4.1	2.8	1.44	116
0410 L Nauen	15	6.9	3.7	1.28	64
0411 L Neuruppin	6	3.5	2.7	1.18	128
0412 L Potsdam	12	4.6	2.6	0.83	139
0413 L Pritzwalk	6	6.9	3.8	1.64	56
0414 L Oranienburg	13	3.8	2.1	0.66	165
0415 L Rathenow	10	5.8	3.9	1.38	50
0416 L Wittstock	4	6.6	2.6	1.36	139
0417 L Zossen	10	5.1	2.8	1.03	116
0431 S Brandenburg/Havel .	12	4.8	2.7	0.86	128
0432 S Potsdam	24	6.9	3.9	0.91	50
Potsdam	153	5.2	2.9	0.28	

0500 Frankfurt

0501 L Angermünde	2	2.1	0.6−−	0.44	209
0502 L Beeskow	6	6.4	2.6	1.13	139
0503 L Bernau	11	5.8	4.0	1.34	45
0504 L Eberswalde	6	2.8	1.3−−	0.54	192
0505 L Bad Freienwalde ...	5	4.9	2.3	1.16	154
0506 L Eisenhüttenstadt ...	2	3.6	2.9	2.57	111
0507 L Fürstenwalde	10	3.7	2.0	0.70	167
0508 L Seelow	2	1.9	0.9−0	0.73	204
0509 L Strausberg	13	5.6	3.2	1.00	87
0531 S Frankfurt/Oder ...	14	6.7	6.1	1.77	12
0532 S Eisenhüttenstadt ...	4	3.3	3.6	1.84	71
0533 S Schwedt (Oder)	1	0.8	0.6−−	0.56	209
Frankfurt	76	4.2	2.7	0.35	

0600 Cottbus

0601 L Bad Liebenwerda ..	5	3.4	1.3−−	0.66	192
0602 L Calau	7	4.6	4.0	1.56	45
0603 L Cottbus	7	6.0	5.4	2.35	21
0605 L Finsterwalde	6	4.0	3.0	1.39	103
0606 L Forst	9	8.2	3.3	1.34	83
0607 L Guben	6	5.2	2.5	1.24	147
0608 L Hoyerswerda	5	1.7	1.0−−	0.48	198
0609 L Lübben	2	2.3	0.6−−	0.47	209
0610 L Luckau	4	4.9	2.9	1.61	111
0611 L Senftenberg	16	5.1	3.7	1.12	64
0612 L Spremberg	4	3.5	1.5−	0.78	184
0613 L Weißwasser	8	5.5	4.5	1.66	30
0614 L Herzberg	3	3.0	1.5	1.11	184
0615 L Jessen	0				
0631 S Cottbus	11	3.8	2.7	0.88	128
Cottbus	93	4.0	2.7	0.32	

0700 Magdeburg

0701 L Burg	15	8.6	5.8	2.05	18
0703 L Gradelegen	3	4.3	3.1	1.93	94
0704 L Genthin	11	10.3	6.1	2.44	12
0705 L Halberstadt	19	7.7	4.2	1.06	39
0706 L Haldensleben	10	6.3	4.0	1.69	45
0707 L Havelberg	6	10.5	8.0	3.55	3
0708 L Kalbe/Milde	1	2.0	1.4	1.37	188
0709 L Klötze	5	6.3	3.8	1.82	56
0710 L Wolmirstedt	4	3.5	2.0	1.09	167
0711 L Oschersleben	7	5.8	4.4	1.85	33
0712 L Osterburg	8	6.7	3.3	1.35	83
0713 L Salzwedel	7	6.3	3.2	1.30	87
0714 L Schönebeck	18	7.7	6.2	1.82	10
0716 L Staßfurt	13	6.6	2.8	0.89	116
0717 L Stendal	11	5.4	2.7	0.97	128
0718 L Tangerhütte	1	1.8	0.6−−	0.58	209
0719 L Wanzleben	6	5.2	2.8	1.32	116
0720 L Wernigerode	15	5.4	3.1	0.88	94
0721 L Zerbst	1	0.9	0.2−−	0.24	218
0732 S Magdeburg	67	8.7	4.5+	0.62	30
Magdeburg	228	6.8	3.9+	0.31	

Females, Non-Hodgkin's lymphoma

0800 Halle

0801	L	Artern	4	2.7	0.9--	0.47 204
0802	L	Aschersleben	5	2.8	2.7	1.46 128
0803	L	Bernburg	11	5.0	3.8	1.44 56
0804	L	Bitterfeld	14	4.0	2.3	0.69 154
0805	L	Eisleben	10	4.9	3.1	1.15 94
0806	L	Gräfenhainichen . . .	4	3.8	1.8	0.91 178
0807	L	Saalkreis	9	4.8	2.3	0.89 154
0808	L	Hettstedt	6	4.0	2.0	0.86 167
0809	L	Köthen	11	5.0	2.7	0.91 128
0810	L	Nebra	4	4.9	2.4	1.22 150
0811	L	Merseburg	17	4.9	3.6	0.91 71
0812	L	Naumburg	4	2.6	1.3--	0.73 192
0813	L	Quedlinburg	12	5.0	2.7	0.90 128
0814	L	Querfurt	1	1.2	0.3--	0.27 217
0815	L	Roßlau	4	4.2	2.8	1.43 116
0816	L	Sangerhausen	4	1.9	1.0--	0.57 198
0817	L	Hohenmölsen	6	7.5	3.8	1.70 56
0818	L	Weißenfels	13	7.1	3.2	0.98 87
0819	L	Wittenberg	11	4.3	2.0	0.69 167
0820	L	Zeitz	6	2.7	1.1--	0.51 197
0831	S	Dessau	17	6.3	3.5	0.95 76
0832	S	Halle/Saale	33	5.2	2.5	0.49 147
0833	S	Halle-Neustadt	9	3.8	4.5	1.73 30
		Halle	215	4.4	2.6--	0.20

0900 Erfurt

0901	L	Arnstadt	6	3.4	1.9	0.83 175
0902	L	Apolda	7	5.2	2.3	0.95 154
0903	L	Eisenach	27	8.8	4.9	1.18 27
0904	L	Erfurt	5	4.0	2.8	1.37 116
0905	L	Gotha	24	6.2	3.8	0.87 56
0906	L	Heiligenstadt	2	1.8	1.8	1.26 178
0907	L	Langensalza	4	3.3	1.0--	0.50 198
0908	L	Worbis	5	2.6	1.9	0.99 175
0909	L	Mühlhausen	13	5.3	3.1	0.97 94
0910	L	Nordhausen	16	5.4	3.0	0.82 103
0911	L	Sömmerda	4	2.3	1.4-	0.76 188
0912	L	Sondershausen	2	1.4	1.0--	0.76 198
0913	L	Weimar	4	3.4	1.8	1.05 178
0931	S	Weimar	6	3.5	1.9	0.92 175
0932	S	Erfurt	31	5.5	4.0	0.79 45
		Erfurt	156	4.8	2.9	0.27

1000 Gera

1001	L	Eisenberg	2	2.2	1.5	1.08 184
1002	L	Gera	11	6.7	2.8	0.98 116
1003	L	Jena	1	1.1	0.9--	0.88 204
1004	L	Lobenstein	8	10.6	7.8	2.90 4
1005	L	Pößneck	7	4.8	3.5	1.47 76
1006	L	Rudolstadt	6	3.3	1.0--	0.44 198
1007	L	Saalfeld	10	6.3	3.9	1.37 50
1008	L	Schleiz	8	9.1	3.8	1.54 56
1009	L	Stadtroda	5	5.7	4.4	1.99 33
1010	L	Zeulenroda	8	7.5	4.2	1.76 39
1011	L	Greiz	9	5.5	2.1	0.84 165
1031	S	Gera	19	5.7	3.2	0.83 87
1032	S	Jena	15	5.4	3.7	1.11 64
		Gera	109	5.5	3.1	0.35

1100 Suhl

1101	L	Bad Salzungen	8	3.4	2.0	0.83 167
1102	L	Hildburghausen . . .	12	7.6	4.1	1.40 42
1103	L	Ilmenau	2	1.1	0.5--	0.33 216
1104	L	Neuhaus am Renweg .	3	2.9	0.9--	0.57 204
1105	L	Meiningen	7	3.8	1.8	0.78 178
1106	L	Schmalkalden	8	4.7	2.0	0.77 167
1107	L	Sonnenberg	7	4.3	1.5--	0.61 184
1108	L	Suhl	8	6.3	3.3	1.28 83
1131	S	Suhl	8	6.5	3.7	1.39 64
		Suhl	63	4.4	2.1--	0.30

1200 Dresden

1201	L	Bautzen	15	4.4	2.4	0.74 150
1202	L	Bischofswerda	8	4.4	2.2	1.14 162
1203	L	Dippoldiswalde	8	6.6	2.9	1.13 111
1204	L	Dresden	20	6.4	3.1	0.87 94
1205	L	Freital	12	5.1	1.4--	0.49 188
1206	L	Görlitz	2	2.4	0.9--	0.68 204
1207	L	Großenhain	7	6.3	4.8	2.29 28
1208	L	Kamenz	11	6.7	5.2	1.70 22
1210	L	Löbau	14	5.2	2.6	0.83 139
1211	L	Meißen	22	6.6	3.2	0.79 87
1212	L	Niesky	2	1.9	1.2	1.07 196
1213	L	Pirna	23	7.2	4.1	0.97 42
1214	L	Riesa	23	8.7	4.2	1.00 39
1215	L	Sebnitz	10	7.0	3.0	1.08 103
1216	L	Zittau	18	7.0	3.2	0.87 87
1231	S	Dresden	80	5.7	3.1	0.41 94
1232	S	Görlitz	13	5.8	3.0	1.00 103
		Dresden	288	5.9	3.1	0.22

1300 Leipzig

1301	L	Altenburg	16	5.4	2.4	0.67 150
1302	L	Borna	14	5.9	3.5	1.05 76
1303	L	Delitzsch	11	7.8	4.4	1.46 33
1304	L	Döbeln	10	3.9	2.3	0.98 154
1305	L	Eilenburg	4	2.9	1.6	0.91 183
1306	L	Geithain	7	7.1	3.1	1.37 94
1307	L	Grimma	10	5.6	3.9	1.37 50
1308	L	Leipzig	17	4.2	2.8	0.92 116
1309	L	Oschatz	6	4.3	2.2	1.00 162
1310	L	Schmölln	5	5.5	3.0	1.50 103
1311	L	Torgau	4	2.8	2.0	1.32 167
1312	L	Wurzen	9	6.4	2.6	1.06 139
1331	S	Leipzig	108	7.0	3.4	0.39 80
		Leipzig	221	5.8	3.0	0.25

1400 Chemnitz

1401	L	Annaberg	8	3.5	2.6	1.15 139
1402	L	Aue	15	4.5	3.7	1.18 64
1403	L	Auerbach	12	6.0	2.3	0.79 154
1404	L	Brand-Erbisdorf . . .	5	5.1	2.8	1.30 116
1405	L	Chemnitz	15	5.0	2.9	0.87 111
1406	L	Flöha	9	6.2	4.0	1.55 45
1407	L	Freiberg	9	4.0	2.7	1.00 128
1408	L	Glauchau	11	5.7	3.6	1.30 71
1409	L	Stollberg	15	6.7	4.4	1.27 33
1410	L	Hainichen	6	3.2	1.8	0.80 178
1411	L	Hohenstein-Ernstthal.	9	5.3	2.5	0.93 147
1412	L	Marienberg	8	4.6	2.9	1.17 111
1413	L	Oelsnitz	6	5.5	2.8	1.34 116
1414	L	Plauen	1	1.6	2.0	1.99 167
1415	L	Reichenbach	9	5.5	3.6	1.88 71
1416	L	Rochlitz	6	4.2	2.2	1.07 162
1417	L	Schwarzenberg	12	7.7	4.4	1.42 33
1418	L	Klingenthal	5	5.0	2.4	1.37 150
1419	L	Werdau	13	6.2	3.0	0.97 103
1420	L	Zschopau	8	5.3	3.0	1.18 103
1421	L	Zwickau	12	5.1	3.0	0.98 103
1431	S	Chemnitz	50	5.8	3.9	0.63 50
1433	S	Plauen	16	7.4	3.1	0.98 94
1435	S	Zwickau	25	7.6	3.5	0.79 76
		Chemnitz	285	5.5	3.2	0.23

1500 East Berlin

1500		East Berlin	226	7.3	4.3++	0.33 38
		G.D.R. Total	2491	5.6	3.2	0.08

6.24 Morbus Hodgkin

ICD9 201: Hodgkin' Krankheit (fortfolgend als Hodgkin-Lymphom bezeichnet)

Mit rund 450 Neuerkrankungen (0,8 %) und 250 Todesfällen (0,7 %) (Anteil in Prozent aller gemeldeten Fälle) belegten die Hodgkin Lymphome in der ehemaligen DDR im Jahre 1980 Rangplatz 23 bei den Neuerkrankungen und 22 bei den Todesfällen an bösartigen Neubildungen (zusammengefaßt für beide Geschlechter, ICD9 140-208 ohne 173).

Risikofaktoren

Spätfolge bei Überlebenden nach Atombombenexplosion (Hiroshima, Nagasaki); berufliche Exposition gegenüber Lösungsmitteln, Chemikalien, Schwermetallen, Beschäftigte in der holzverarbeitenden Industrie; mögliche Assoziation mit Mononukleosis-Infektion.

Inzidenz

Trend

In der ehemaligen DDR fällt die Inzidenz bei Männern und Frauen deutlich ab, der Abfall ist bei den Männern stärker als bei den Frauen ausgeprägt (mittlere jährliche Änderung seit 1968: Männer −2,2 %; Frauen −0,7 %).

Geographische Verteilung

Weltweit die höchsten Inzidenzraten weisen die Männer (4,8) in Kanada (Quebec) und die Frauen (3,9) aus der Schweiz (Neuchâtel) auf.
Bei den Männern (4,7) findet man in Europa die höchste Inzidenz in Italien (Varese). Die Erkrankungsraten der ehemaligen DDR finden sich bei den Männern (2,5) wie bei den Frauen (1,8) im unteren beziehungsweise mittleren Drittel auf Rangplatz 34 beziehungsweise 18 in Europa gemeldeter Inzidenzraten.

6.24 Hodgkin's disease

ICD9 201: Hodgkin's disease

With about 450 new cases (representing 0,8 % of all reported cancer cases) and 250 deaths (0.7 % of all cancer deaths), Hodgkin's disease in the former GDR was twenty-third in importance for cancer incidence and twenty-second for mortality in 1980 among cancer sites (ICD9 140-208 excluding 173) for both sexes combined.

Main risk factors

Late effects of irradiation, as a result of nuclear explosion. Occupational exposure to solvents, chemicals, heavy metals, workers in the wood industry. Possible association with infectious mononucleosis.

Incidence

Trend

The incidence in the former GDR is decreasing significantly, the decrease being sharper in males than in females (mean annual changes since 1968: males, −2.2 %, females, −0.7 %).

Geographical distribution

The highest reported world age-standardized annual incidence rates occur in Quebec, Canada in males (4.8) and females (3.9) in Neuchâtel, Switzerland.
The highest reported rates in Europe in males occur in Varese, Italy (4.7).
In the former GDR, incidence rates of Hodgkin's disease are in the lower and middle third, respectively of the European range for both males (2.5, rank 34th) and females (1.8, rank 18th).

Innerhalb der ehemaligen DDR finden wir die höchsten altersstandardisierten Inzidenzraten in den Kreisen:

Männer:

1206	Landkreis Görlitz	7,5
0111	Landkreis Wolgast	6,0
1413	Landkreis Oelsnitz	5,9
0409	Landkreis Luckenwalde	5,6
0311	Landkreis Templin	5,6

Frauen:

0719	Landkreis Wanzleben	6,8
1206	Landkreis Görlitz	5,7
0612	Landkreis Spremberg	5,6
0817	Landkreis Hohenmölsen	5,4
0401	Landkreis Belzig	4,8

Räumliche Aggregation: Eine räumliche Aggregation von Kreisen gleicher oder ähnlich hoher Inzidenzraten läßt sich beim Mann (D = 74,12) und bei der Frau (D = 70,14) statistisch nicht sichern.

Urbanisation als Risikofaktor: Die Inzidenz ist nicht mit der Urbanisation korreliert (Männer $r_s = 0,13$, t = 1,95; Frauen $r_s = 0,00$, t = 0,04).

Das *relative Risiko* der Bevölkerung, an einem Krebsleiden zu erkranken, ist in den Stadtkreisen im Vergleich mit den Landkreisen bei beiden Geschlechtern statistisch nicht signifikant erhöht. Das relative Risiko ($RR_{urban/rural}$) beträgt:

Männer: RR 1,14; 95%-CI 1,00 - 1,29
Frauen: RR 0,99; 95%-CI 0,87 - 1,13

Diese Angaben stimmen mit dem Befund des Dänischen Krebsregisters partiell überein, in Dänemark wird eine signifikante Erhöhung des RR's bei Männern gefunden während für Frauen kein erhöhtes Risiko statistisch gesichert werden konnte.

Alter und Geschlecht

Hodgkin Lymphome treten bereits in den ersten Lebensjahren auf, die altersspezifische Inzidenzkurve steigt bei den Männern stufenförmig verlaufend oberhalb des 5. und oberhalb des 50. Lebensjahres steil an, erreicht das Maximum in der Altersgruppe der 75 - 79jährigen; ähnlich mit deutlicher Sattelbildung zwischen dem 15. und 30. Lebensjahr verläuft die Kurve bei den Frauen mit einer Ver-

The highest age-standardized incidence rates in the former GDR occur in the following counties:

Males:

1206	Görlitz	(rural)	7.5
0111	Wolgast	(rural)	6.0
1413	Oelsnitz	(rural)	5.9
0409	Luckenwalde	(rural)	5.6
0311	Templin	(rural)	5.6

Females:

0719	Wanzleben	(rural)	6.8
1206	Görlitz	(rural)	5.7
0612	Spremberg	(rural)	5.6
0817	Hohenmölsen	(rural)	5.4
0401	Belzig	(rural)	4.8

Spatial aggregation: There is no statistical evidence of clustering of Hodgkin's disease among males (D = 74.12) or females (D = 70.14) in the former GDR.

Urbanization as a risk factor: The incidence is not correlated with urbanization (males, $r_s = 0.13$, t = 1.95; females $r_s = 0.00$, t = 0.04).

The age-standardized incidence rates are significantly higher in male urban populations, but not in females.

Males: RR 1.14; 95% CI 1.00 - 1.29
Females: RR 0.99; 95% CI 0.87 - 1.13

The Danish Cancer Registry obtained partially similar results, but with a significant increase in the risk ratio in males.

Age and sex

In the former GDR, Hodgkin's disease has been found to occur in the early years of life. The age-specific incidence rate increases sharply in males above five years of age and again above 50 years, reaching a peak in the age-group 75 - 79 years. The shape of the curve is similar for females, with a gradual decline between the ages of 15 and 30 years and a peak in the age-group 70 - 74 years.

schiebung des Maximums in die Gruppe der 70 - 74jährigen.

International werden erhöhte Erkrankungsraten beim Mann beschrieben. Das Geschlechtsverhältnis von 1,4:1 in der ehemaligen DDR entspricht diesem Bild.

Higher cancer rates for Hodgkin's disease for males are reported worldwide. The sex ratio of 1.4:1 in the former GDR is compatible with this observation.

Histologie

histologische und/oder zytologische Sicherung
  Männer: *99,5%*
  Frauen: *99,5%*

Histology

histological and/or cytological confirmation
  Males: *99.5%*
  Females: *99.5%*

Relative 5-Jahre-Überlebensraten

Weltweit bewegen sich die Angaben bei Männern zwischen 23 und 38% und bei Frauen zwischen 26 - 49%. England und Wales geben für 1975 58% beim Mann und 53% bei der Frau, Finnland für 1953 - 1974 33,4% bei den Männern und 41,8% bei den Frauen an. Die Raten sind seit 1961 bei beiden Geschlechtern in der ehemaligen DDR erheblich angestiegen und lagen 1978 - 79 beim Manne bei 44,5% und bei der Frau bei 48,1%.

Five-year relative survival rates

World survival rates lie between 23 and 38% for males and between 26 and 49% for females. In England and Wales in 1975, they were 58% for males and 53% for females; in Finland from 1953 - 74, the survival rates were 33.4% in males and 41.8% in females. In the former GDR, the rates have risen considerably since 1961 for both sexes and, in 1978 - 79, were 44.5% in males and 48.1% in females.

Mortalitätsvergleich mit den alten Bundesländern der Bundesrepublik Deutschland

Die altersstandardisierten Mortalitätsraten der ehemaligen DDR 1978 (Männer 1,6, Frauen 0,8) unterscheiden sich nicht von denen der alten Bundesländer der Bundesrepublik Deutschland 1979 - 81, (Männer 1,6, Frauen 1,0).

Mortality compared with the old Länder of the Federal Republic of Germany

The age-standardized mortality rates in the former GDR in 1978 (males 1.6, females 0.8) were approximately the same as those of the old Länder of the Federal Republic of Germany in 1979 - 81 (males 1.6, females 1.0).

Hodgkin-Lymphom
Hodgkin's disease

ehemalige DDR/former GDR 1980

	Männer males	Frauen females
Anzahl neuer Fälle Number of new cases	222	210
Altersstand. Inz. rate/100.000 Age-adj. inc. rate/100.000	2.5	1.8
Geschlechtsverhältnis Sex ratio of the rates		1.4
Anzahl der Todesfälle Number of deaths	146	113
Altersstand. Mort. rate/100.000 Age-adj. mort. rate/100.000	1.6	0.8

Altersstand. Inz.rate
Age-adj. inc.rate

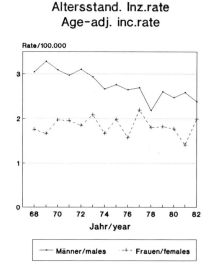

Altersspez. Inzidenzrate
Age-spec. incidence rate
ehemalige DDR/former GDR 1978-82

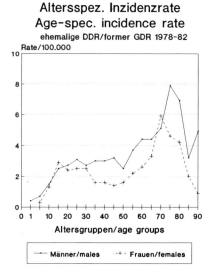

Rel. 5-Jahre-Überlebens-Rate
Five year relative survival rate

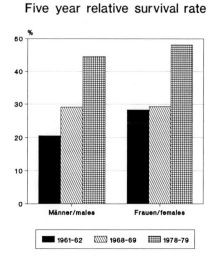

Männer

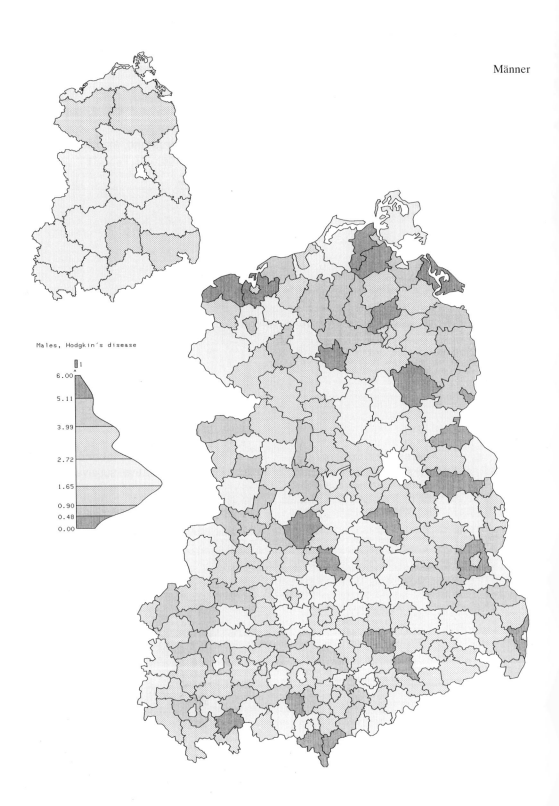

Males, Hodgkin's disease

Frauen

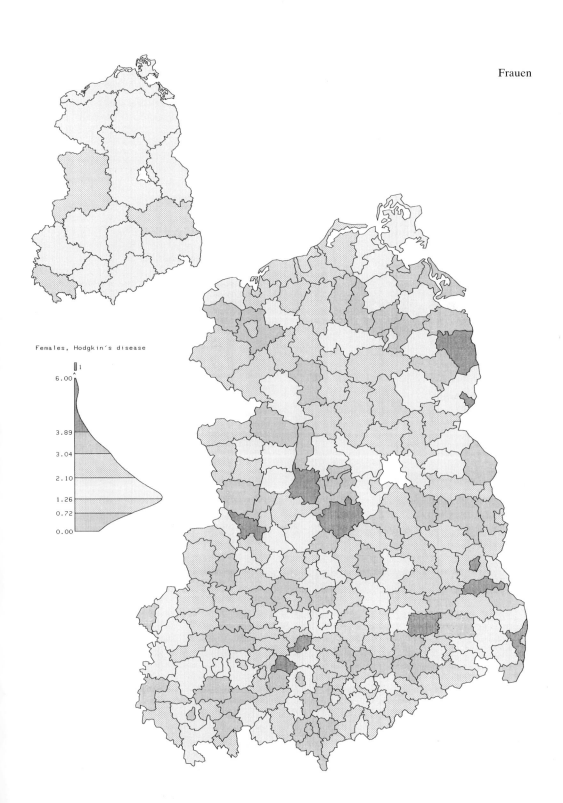

Females, Hodgkin's disease

Males, Hodgkin's disease

0100 Rostock

0101	L	Bad Doberan	1	0.8	0.8−	0.78	192
0103	L	Ribnitz-Damgarten .	4	2.5	2.5	1.35	86
0105	L	Greifswald	1	1.6	0.6−−	0.61	202
0106	L	Grevesmühlen	1	1.0	0.4−−	0.37	210
0107	L	Grimmen	0				
0108	L	Rostock	3	3.4	2.7	1.56	73
0109	L	Stralsund	0				
0110	L	Wismar	5	6.2	5.3	2.45	8
0111	L	Wolgast	10	7.0	6.0	2.02	2
0112	L	Rügen	4	2.0	2.3	1.25	96
0131	S	Rostock	14	2.5	2.7	0.79	73
0132	S	Stralsund	2	1.1	1.1	0.79	177
0133	S	Wismar	4	2.9	2.7	1.37	73
0134	S	Greifswald	3	2.1	1.7	0.98	136
		Rostock	52	2.5	2.3	0.34	

0200 Schwerin

0201	L	Bützow	2	2.8	3.3	2.45	57
0202	L	Gadebusch	1	1.7	1.3	1.26	164
0203	L	Güstrow	6	3.6	4.0	1.70	29
0204	L	Hagenow	5	2.9	2.4	1.12	93
0205	L	Ludwigslust	4	2.8	1.3	0.72	164
0206	L	Lübz	2	2.4	2.1	1.47	107
0207	L	Parchim	5	5.2	4.1	1.91	27
0208	L	Perleberg	7	3.8	2.7	1.06	73
0209	L	Schwerin	2	2.4	2.2	1.54	101
0210	L	Sternberg	1	1.7	2.0	1.97	115
0231	S	Schwerin	15	5.3	5.0	1.35	14
		Schwerin	50	3.6	3.2	0.47	

0300 Neubrandenburg

0301	L	Altentreptow	0				
0302	L	Anklam	3	3.0	3.1	1.97	60
0303	L	Demmin	2	1.7	1.5	1.11	152
0304	L	Malchin	4	4.1	4.9	2.56	15
0305	L	Neubrandenburg ...	1	1.5	1.3	1.27	164
0306	L	Neustrelitz	5	3.7	3.6	1.67	44
0307	L	Pasewalk	6	5.5	4.2	1.75	22
0308	L	Prenzlau	5	4.6	4.2	1.90	22
0309	L	Röbel/Müritz	0				
0310	L	Strasburg	2	3.1	1.6	1.15	143
0311	L	Templin	5	6.1	5.6	2.53	4
0312	L	Teterow	1	1.3	0.5−−	0.50	207
0313	L	Ueckermünde	1	0.8	0.7−−	0.70	198
0314	L	Waren	6	4.7	4.7	1.95	18
0331	S	Neubrandenburg ...	6	3.2	3.4	1.45	55
		Neubrandenburg ...	47	3.1	3.0	0.45	

0400 Potsdam

0401	L	Belzig	1	1.2	1.7	1.69	136
0402	L	Brandenburg	2	2.2	0.9	0.65	184
0403	L	Gransee	2	1.9	1.8	1.33	128
0405	L	Jüterbog	2	2.3	1.9	1.32	121
0407	L	Königs Wusterhausen	7	3.4	3.5	1.38	50
0408	L	Kyritz	1	1.2	1.0	0.95	181
0409	L	Luckenwalde	6	5.7	5.6	2.45	4
0410	L	Nauen	8	4.2	3.6	1.41	44
0411	L	Neuruppin	3	2.0	1.7	1.00	136
0412	L	Potsdam	8	3.4	3.3	1.23	57
0413	L	Pritzwalk	1	1.3	1.1	1.09	177
0414	L	Oranienburg	7	2.3	1.9	0.71	121
0415	L	Rathenow	2	1.3	1.2	0.87	170
0416	L	Wittstock	1	1.9	1.8	1.81	128
0417	L	Zossen	3	1.7	1.6	0.93	143
0431	S	Brandenburg/Havel .	5	2.2	2.1	1.01	107
0432	S	Potsdam	13	4.3	3.6	1.04	44
		Potsdam	72	2.7	2.5	0.31	

0500 Frankfurt

0501	L	Angermünde	5	5.6	5.1	2.34	11
0502	L	Beeskow	3	3.5	2.5	1.49	86
0503	L	Bernau	3	1.7	1.2	0.69	170
0504	L	Eberswalde	5	2.6	2.1	0.98	107
0505	L	Bad Freienwalde ...	0				
0506	L	Eisenhüttenstadt ...	2	3.9	3.0	2.09	61
0507	L	Fürstenwalde	17	7.0	5.4+	1.37	7
0508	L	Seelow	2	2.0	2.0	1.44	115
0509	L	Strausberg	7	3.3	2.8	1.08	68
0531	S	Frankfurt/Oder ...	2	1.1	0.9−−	0.62	184
0532	S	Eisenhüttenstadt ...	3	2.5	2.2	1.28	101
0533	S	Schwedt (Oder)	1	0.7	0.5−−	0.46	207
		Frankfurt	50	3.0	2.5	0.36	

0600 Cottbus

0601	L	Bad Liebenwerda ..	3	2.3	2.1	1.20	107
0602	L	Calau	1	0.7	0.6−−	0.58	202
0603	L	Cottbus	0				
0605	L	Finsterwalde	1	0.8	0.6−−	0.65	202
0606	L	Forst	2	2.1	1.9	1.34	121
0607	L	Guben	5	4.4	4.2	2.05	22
0608	L	Hoyerswerda	15	5.4	4.5	1.18	21
0609	L	Lübben	1	1.3	1.4	1.39	160
0610	L	Luckau	3	4.1	3.7	2.15	40
0611	L	Senftenberg	14	5.0	4.2	1.22	22
0612	L	Spremberg	3	2.9	2.2	1.27	101
0613	L	Weißwasser	7	5.1	4.0	1.54	29
0614	L	Herzberg	3	3.3	2.6	1.53	80
0615	L	Jessen	1	1.3	1.1	1.10	177
0631	S	Cottbus	4	1.5	1.5	0.79	152
		Cottbus	63	3.0	2.6	0.34	

0700 Magdeburg

0701	L	Burg	4	2.6	2.3	1.25	96
0703	L	Gradelegen	1	1.6	0.8−	0.83	192
0704	L	Genthin	1	1.1	0.7−	0.75	198
0705	L	Halberstadt	5	2.3	2.0	0.88	115
0706	L	Haldensleben	3	2.1	1.9	1.08	121
0707	L	Havelberg	3	5.8	4.9	2.83	15
0708	L	Kalbe/Milde	1	2.2	2.1	2.14	107
0709	L	Klötze	1	1.4	1.4	1.45	160
0710	L	Wolmirstedt	1	0.9	0.9	0.87	184
0711	L	Oschersleben	5	4.6	4.6	2.12	19
0712	L	Osterburg	2	1.9	1.5	1.05	152
0713	L	Salzwedel	1	1.0	0.9	0.86	184
0714	L	Schönebeck	2	1.0	0.6−−	0.48	202
0716	L	Staßfurt	5	2.9	2.3	1.05	96
0717	L	Stendal	4	2.2	2.0	1.02	115
0718	L	Tangerhütte	1	2.0	1.6	1.56	143
0719	L	Wanzleben	6	5.7	5.1	2.25	11
0720	L	Wernigerode	6	2.5	1.8	0.78	128
0721	L	Zerbst	0				
0732	S	Magdeburg	27	4.0	3.5	0.71	50
		Magdeburg	79	2.6	2.2	0.26	

Males, Hodgkin's disease

0800 Halle

0801	L Artern	3	2.2	1.7	1.01	136
0802	L Aschersleben	2	1.2	0.9−	0.64	184
0803	L Bernburg	3	1.6	1.2	0.72	170
0804	L Bitterfeld	8	2.6	2.1	0.76	107
0805	L Eisleben	7	3.8	3.0	1.17	61
0806	L Gräfenhainichen	5	5.3	5.3	2.48	8
0807	L Saalkreis	5	2.9	2.6	1.33	80
0808	L Hettstedt	3	2.2	1.6	0.91	143
0809	L Köthen	7	3.6	2.7	1.09	73
0810	L Nebra	1	1.4	1.2	1.22	170
0811	L Merseburg	9	2.8	2.6	0.89	80
0812	L Naumburg	6	4.4	4.6	2.04	19
0813	L Quedlinburg	3	1.4	1.5	0.88	152
0814	L Querfurt	3	3.8	3.5	2.01	50
0815	L Roßlau	3	3.5	3.3	1.89	57
0816	L Sangerhausen	2	1.0	0.9−−	0.62	184
0817	L Hohenmölsen	4	5.6	4.0	2.20	29
0818	L Weißenfels	4	2.5	1.7	0.89	136
0819	L Wittenberg	7	3.1	2.5	0.98	86
0820	L Zeitz	3	1.5	1.2−	0.67	170
0831	S Dessau	4	1.7	1.5	0.76	152
0832	S Halle/Saale	17	3.2	2.9	0.74	65
0833	S Halle-Neustadt	5	2.2	1.6	0.75	143
	Halle	114	2.6	2.3	0.23	

0900 Erfurt

0901	L Arnstadt	2	1.3	1.1	0.77	177
0902	L Apolda	3	2.6	2.8	1.65	68
0903	L Eisenach	6	2.2	1.8	0.77	128
0904	L Erfurt	1	0.9	0.9	0.87	184
0905	L Gotha	8	2.3	1.6	0.58	143
0906	L Heiligenstadt	3	3.0	2.8	1.65	68
0907	L Langensalza	1	0.9	0.7−	0.73	198
0908	L Worbis	1	0.6	0.5−	0.55	207
0909	L Mühlhausen	6	2.7	2.9	1.19	65
0910	L Nordhausen	5	1.9	1.6	0.74	143
0911	L Sömmerda	4	2.5	2.6	1.31	80
0912	L Sondershausen	1	0.8	0.6−−	0.60	202
0913	L Weimar	2	1.9	1.2	0.95	170
0931	S Weimar	3	2.0	1.5	0.88	152
0932	S Erfurt	13	2.6	2.4	0.67	93
	Erfurt	59	2.0	1.8−−	0.24	

1000 Gera

1001	L Eisenberg	5	6.3	4.0	1.88	29
1002	L Gera	4	2.7	2.8	1.42	68
1003	L Jena	1	1.2	1.0	1.04	181
1004	L Lobenstein	3	4.5	3.9	2.24	35
1005	L Pößneck	6	4.6	4.8	2.00	17
1006	L Rudolstadt	2	1.2	0.8−−	0.60	192
1007	L Saalfeld	3	2.1	2.0	1.14	115
1008	L Schleiz	3	3.9	2.0	1.24	115
1009	L Stadtroda	3	3.8	2.4	1.57	93
1010	L Zeulenroda	0				
1011	L Greiz	1	0.7	0.7−	0.72	198
1031	S Gera	7	2.4	2.2	0.87	101
1032	S Jena	9	3.7	3.5	1.20	50
	Gera	47	2.7	2.3	0.35	

1100 Suhl

1101	L Bad Salzungen	5	2.3	2.5	1.19	86
1102	L Hildburghausen	2	1.4	1.4	0.96	160
1103	L Ilmenau	5	3.1	2.6	1.22	80
1104	L Neuhaus am Renweg	5	5.6	5.1	2.30	11
1105	L Meiningen	3	1.8	1.6	0.93	143
1106	L Schmalkalden	6	3.9	3.6	1.49	44
1107	L Sonnenberg	2	1.4	1.3	0.93	164
1108	L Suhl	1	0.9	0.8−	0.78	192
1131	S Suhl	3	2.7	2.2	1.27	101
	Suhl	32	2.5	2.3	0.42	

1200 Dresden

1201	L Bautzen	13	4.4	3.8	1.09	37
1202	L Bischofswerda	5	3.1	2.6	1.25	80
1203	L Dippoldiswalde	5	4.6	3.5	1.62	50
1204	L Dresden	10	3.9	3.0	1.04	61
1205	L Freital	7	3.5	2.5	0.98	86
1206	L Görlitz	5	6.8	7.5	3.46	1
1207	L Großenhain	3	3.0	2.5	1.43	86
1208	L Kamenz	3	2.0	1.9	1.10	121
1210	L Löbau	11	4.7	4.0	1.23	29
1211	L Meißen	7	2.5	1.3	0.54	164
1212	L Niesky	2	2.1	1.3	1.00	164
1213	L Pirna	10	3.6	2.8	0.97	68
1214	L Riesa	8	3.3	2.9	1.04	65
1215	L Sebnitz	2	1.6	1.0	0.79	181
1216	L Zittau	10	4.6	4.2	1.34	22
1231	S Dresden	50	4.3	3.8+	0.57	37
1232	S Görlitz	4	2.2	1.9	0.95	121
	Dresden	155	3.7	3.2+	0.26	

1300 Leipzig

1301	L Altenburg	3	1.1	0.8−−	0.49	192
1302	L Borna	5	2.3	1.9	0.88	121
1303	L Delitzsch	3	2.4	1.8	1.09	128
1304	L Döbeln	14	6.4	5.2	1.47	10
1305	L Eilenburg	3	2.4	2.3	1.33	96
1306	L Geithain	3	3.4	3.8	2.20	37
1307	L Grimma	3	1.9	1.4	0.89	160
1308	L Leipzig	11	3.2	2.7	0.86	73
1309	L Oschatz	2	1.6	1.5	1.07	152
1310	L Schmölln	4	5.1	3.6	1.92	44
1311	L Torgau	4	3.0	2.7	1.37	73
1312	L Wurzen	3	2.5	1.8	1.13	128
1331	S Leipzig	53	4.2	3.7+	0.53	40
	Leipzig	111	3.4	2.9	0.29	

1400 Chemnitz

1401	L Annaberg	5	2.5	2.2	0.99	101
1402	L Aue	14	4.8	4.1	1.19	27
1403	L Auerbach	2	1.2	1.2	0.88	170
1404	L Brand-Erbisdorf	4	4.5	3.7	1.99	40
1405	L Chemnitz	5	2.0	2.1	0.93	107
1406	L Flöha	2	1.6	1.5	1.08	152
1407	L Freiberg	11	5.6	5.5	1.67	6
1408	L Glauchau	5	3.1	2.1	1.05	107
1409	L Stollberg	1	0.5	0.8−	0.84	192
1410	L Hainichen	5	3.1	3.0	1.34	61
1411	L Hohenstein-Ernstthal.	6	4.2	4.0	1.66	29
1412	L Marienberg	3	1.9	1.8	1.03	128
1413	L Oelsnitz	6	6.7	5.9	2.59	3
1414	L Plauen	1	1.8	1.8	1.81	128
1415	L Reichenbach	6	4.5	3.4	1.57	55
1416	L Rochlitz	5	4.1	3.9	1.87	35
1417	L Schwarzenberg	3	2.1	1.7	0.98	136
1418	L Klingenthal	0				
1419	L Werdau	8	4.6	3.7	1.36	40
1420	L Zschopau	2	1.5	0.9−	0.75	184
1421	L Zwickau	8	3.9	3.6	1.35	44
1431	S Chemnitz	19	2.6	2.3	0.55	96
1433	S Plauen	4	2.2	1.7	0.93	136
1435	S Zwickau	6	2.1	1.6	0.69	143
	Chemnitz	131	2.9	2.6	0.23	

1500 East Berlin

1500	East Berlin	72	2.7	2.5	0.31	86
	G.D.R. Total	1134	2.9	2.5	0.08	

Females, Hodgkin's disease

0100 Rostock

0101 L Bad Doberan	2	1.5	1.2	0.98	146
0103 L Ribnitz-Damgarten .	3	1.7	1.2	0.74	146
0105 L Greifswald	3	4.5	3.3	2.02	20
0106 L Grevesmühlen	2	1.8	1.5	1.19	116
0107 L Grimmen	2	2.2	1.6	1.29	107
0108 L Rostock	1	1.1	1.0	1.00	165
0109 L Stralsund	1	1.4	1.9	1.93	87
0110 L Wismar	3	3.6	3.0	1.84	33
0111 L Wolgast	2	1.3	0.5--	0.36	196
0112 L Rügen	5	2.3	1.5	0.75	116
0131 S Rostock	14	2.3	2.2	0.61	67
0132 S Stralsund	3	1.5	1.5	0.88	116
0133 S Wismar	4	2.7	2.1	1.10	75
0134 S Greifswald	1	0.6	0.8	0.79	180
Rostock	46	2.0	1.7	0.26	

0200 Schwerin

0201 L Bützow	1	1.3	1.2	1.16	146
0202 L Gadebusch	0				
0203 L Güstrow	8	4.3	2.5	1.00	54
0204 L Hagenow	5	2.6	2.9	1.28	39
0205 L Ludwigslust	8	4.9	2.8	1.22	41
0206 L Lübz	2	2.2	2.4	1.69	59
0207 L Parchim	1	1.0	1.0	1.02	165
0208 L Perleberg	6	2.9	1.5	0.75	116
0209 L Schwerin	0				
0210 L Sternberg	1	1.6	1.5	1.51	116
0231 S Schwerin	8	2.5	2.3	0.84	65
Schwerin	40	2.6	2.0	0.34	

0300 Neubrandenburg

0301 L Altentreptow	0				
0302 L Anklam	3	2.7	1.8	1.17	96
0303 L Demmin	3	2.4	1.4	0.88	126
0304 L Malchin	1	0.9	0.5-	0.51	196
0305 L Neubrandenburg ...	0				
0306 L Neustrelitz	2	1.4	1.0	0.76	165
0307 L Pasewalk	8	6.9	3.9	1.59	11
0308 L Prenzlau	5	4.3	3.6	1.70	15
0309 L Röbel/Müritz	1	2.1	2.6	2.62	48
0310 L Strasburg	2	3.0	1.4	1.12	126
0311 L Templin	4	4.5	1.4	0.73	126
0312 L Teterow	4	4.7	3.3	2.04	20
0313 L Ueckermünde	6	4.5	3.6	1.62	15
0314 L Waren	2	1.4	1.7	1.18	100
0331 S Neubrandenburg ...	4	2.0	1.9	0.94	87
Neubrandenburg ...	45	2.8	2.0	0.32	

0400 Potsdam

0401 L Belzig	4	4.5	4.8	2.40	5
0402 L Brandenburg	0				
0403 L Gransee	1	0.8	0.9	0.88	175
0405 L Jüterbog	4	4.0	2.8	1.69	41
0407 L Königs Wusterhausen	2	0.9	0.5--	0.42	196
0408 L Kyritz	2	2.2	0.9	0.68	175
0409 L Luckenwalde	6	4.9	3.2	1.46	25
0410 L Nauen	4	1.9	2.0	0.99	80
0411 L Neuruppin	3	1.8	1.3	0.82	138
0412 L Potsdam	7	2.7	1.8	0.78	96
0413 L Pritzwalk	0				
0414 L Oranienburg	7	2.1	2.2	0.84	67
0415 L Rathenow	3	1.8	1.3	0.85	138
0416 L Wittstock	2	3.3	3.0	2.13	33
0417 L Zossen	2	1.0	0.7	0.57	185
0431 S Brandenburg/Havel .	4	1.6	0.5--	0.29	196
0432 S Potsdam	5	1.4	1.1	0.57	160
Potsdam	56	1.9	1.5	0.22	

0500 Frankfurt

0501 L Angermünde	3	3.1	1.5	0.97	116
0502 L Beeskow	2	2.1	0.6--	0.42	190
0503 L Bernau	5	2.6	2.7	1.22	44
0504 L Eberswalde	3	1.4	1.2	0.71	146
0505 L Bad Freienwalde ...	2	2.0	1.5	1.13	116
0506 L Eisenhüttenstadt ...	0				
0507 L Fürstenwalde	5	1.8	1.0	0.55	165
0508 L Seelow	3	2.8	3.1	1.81	29
0509 L Strausberg	4	1.7	1.4	0.74	126
0531 S Frankfurt/Oder ...	5	2.4	2.2	1.01	67
0532 S Eisenhüttenstadt ...	2	1.6	1.0	0.68	165
0533 S Schwedt (Oder)	4	3.1	4.0	2.23	10
Frankfurt	38	2.1	1.6	0.29	

0600 Cottbus

0601 L Bad Liebenwerda ..	2	1.4	1.2	0.84	146
0602 L Calau	3	2.0	2.2	1.41	67
0603 L Cottbus	4	3.4	2.2	1.33	67
0605 L Finsterwalde	2	1.3	1.1	0.82	160
0606 L Forst	3	2.7	1.6	1.17	107
0607 L Guben	2	1.7	1.2	0.98	146
0608 L Hoyerswerda	11	3.7	2.9	0.89	39
0609 L Lübben	3	3.5	2.7	1.75	44
0610 L Luckau	1	1.2	1.1	1.11	160
0611 L Senftenberg	13	4.2	3.3	1.07	20
0612 L Spremberg	6	5.2	5.6	2.33	3
0613 L Weißwasser	8	5.5	3.7	1.45	14
0614 L Herzberg	3	3.0	1.7	1.10	100
0615 L Jessen	0				
0631 S Cottbus	15	5.1	4.1+	1.09	8
Cottbus	76	3.3	2.5+	0.32	

0700 Magdeburg

0701 L Burg	5	2.9	2.1	1.01	75
0703 L Gradelegen	2	2.9	2.2	1.84	67
0704 L Genthin	4	3.8	4.1	2.12	8
0705 L Halberstadt	7	2.8	3.0	1.22	33
0706 L Haldensleben	6	3.8	3.3	1.40	20
0707 L Havelberg	0				
0708 L Kalbe/Milde	1	2.0	1.4	1.37	126
0709 L Klötze	1	1.3	1.0	1.04	165
0710 L Wolmirstedt	5	4.3	3.2	1.52	25
0711 L Oschersleben	3	2.5	1.7	1.13	100
0712 L Osterburg	2	1.7	0.6--	0.45	190
0713 L Salzwedel	1	0.9	1.0	0.96	165
0714 L Schönebeck	5	2.1	1.3	0.64	138
0716 L Staßfurt	3	1.5	1.1	0.67	160
0717 L Stendal	4	2.0	1.9	0.98	87
0718 L Tangerhütte	1	1.8	1.9	1.92	87
0719 L Wanzleben	7	6.0	6.8	2.57	1
0720 L Wernigerode	5	1.8	1.2	0.60	146
0721 L Zerbst	2	1.9	2.0	1.46	80
0732 S Magdeburg	24	3.1	2.2	0.50	67
Magdeburg	88	2.6	2.1	0.25	

Females, Hodgkin's disease

0800	Halle					
0801	L Artern	2	1.4	0.6--	0.43	190
0802	L Aschersleben	4	2.2	2.0	1.07	80
0803	L Bernburg	6	2.7	1.6	0.70	107
0804	L Bitterfeld	7	2.0	1.6	0.66	107
0805	L Eisleben	2	1.0	0.6--	0.41	190
0806	L Gräfenhainichen	2	1.9	1.4	1.04	126
0807	L Saalkreis	1	0.5	0.5--	0.47	196
0808	L Hettstedt	1	0.7	0.8	0.78	180
0809	L Köthen	6	2.7	2.6	1.11	48
0810	L Nebra	2	2.5	1.2	0.91	146
0811	L Merseburg	8	2.3	1.7	0.67	100
0812	L Naumburg	4	2.6	2.4	1.22	59
0813	L Quedlinburg	1	0.4	0.5--	0.45	196
0814	L Querfurt	2	2.3	2.7	1.93	44
0815	L Roßlau	4	4.2	3.1	1.70	29
0816	L Sangerhausen	4	1.9	1.2	0.67	146
0817	L Hohenmölsen	6	7.5	5.4	2.59	4
0818	L Weißenfels	4	2.2	2.1	1.20	75
0819	L Wittenberg	4	1.5	1.1	0.60	160
0820	L Zeitz	3	1.3	1.4	0.78	126
0831	S Dessau	6	2.2	2.3	0.94	65
0832	S Halle/Saale	16	2.5	2.4	0.69	59
0833	S Halle-Neustadt	2	0.8	0.8	0.59	180
	Halle	97	2.0	1.6	0.18	

0900	Erfurt					
0901	L Arnstadt	2	1.1	0.6-	0.45	190
0902	L Apolda	3	2.2	2.5	1.43	54
0903	L Eisenach	5	1.6	1.9	0.85	87
0904	L Erfurt	2	1.6	1.5	1.09	116
0905	L Gotha	6	1.5	1.3	0.55	138
0906	L Heiligenstadt	4	3.6	3.1	1.65	29
0907	L Langensalza	4	3.3	3.0	1.65	33
0908	L Worbis	4	2.1	1.6	0.88	107
0909	L Mühlhausen	6	2.4	1.8	0.78	96
0910	L Nordhausen	9	3.1	2.5	0.91	54
0911	L Sömmerda	0				
0912	L Sondershausen	2	1.4	1.0	0.81	165
0913	L Weimar	2	1.7	1.9	1.36	87
0931	S Weimar	4	2.3	1.3	0.76	138
0932	S Erfurt	7	1.2	1.3	0.49	138
	Erfurt	60	1.8	1.6	0.22	

1000	Gera					
1001	L Eisenberg	5	5.5	4.4	2.18	6
1002	L Gera	6	3.7	1.9	1.02	87
1003	L Jena	3	3.2	2.6	1.59	48
1004	L Lobenstein	3	4.0	1.6	1.15	107
1005	L Pößneck	2	1.4	0.9	0.81	175
1006	L Rudolstadt	2	1.1	0.7	0.58	185
1007	L Saalfeld	4	2.5	1.6	0.95	107
1008	L Schleiz	3	3.4	2.8	1.70	41
1009	L Stadtroda	1	1.1	0.4--	0.43	205
1010	L Zeulenroda	2	1.9	1.4	1.02	126
1011	L Greiz	8	4.9	3.9	1.58	11
1031	S Gera	3	0.9	0.5--	0.34	196
1032	S Jena	9	3.3	2.5	0.87	54
	Gera	51	2.6	1.8	0.28	

1100	Suhl					
1101	L Bad Salzungen	2	0.9	0.6--	0.46	190
1102	L Hildburghausen	2	1.3	1.4	0.99	126
1103	L Ilmenau	4	2.2	1.2	0.67	146
1104	L Neuhaus am Renweg	0				
1105	L Meiningen	3	1.6	1.3	0.80	138
1106	L Schmalkalden	2	1.2	0.9	0.72	175
1107	L Sonnenberg	4	2.5	2.4	1.19	59
1108	L Suhl	3	2.4	1.5	1.02	116
1131	S Suhl	0				
	Suhl	20	1.4	1.1--	0.26	

1200	Dresden					
1201	L Bautzen	8	2.4	1.6	0.67	107
1202	L Bischofswerda	3	1.6	1.6	0.96	107
1203	L Dippoldiswalde	3	2.5	2.4	1.46	59
1204	L Dresden	5	1.6	1.2	0.59	146
1205	L Freital	4	1.7	0.5--	0.28	196
1206	L Görlitz	4	4.8	5.7	2.84	2
1207	L Großenhain	4	3.6	4.3	2.17	7
1208	L Kamenz	5	3.1	3.1	1.48	29
1210	L Löbau	7	2.6	2.0	0.87	80
1211	L Meißen	15	4.5	3.0	0.91	33
1212	L Niesky	3	2.9	2.1	1.32	75
1213	L Pirna	7	2.2	1.2	0.55	146
1214	L Riesa	6	2.3	1.7	0.73	100
1215	L Sebnitz	2	1.4	1.7	1.18	100
1216	L Zittau	11	4.3	3.9	1.33	11
1231	S Dresden	41	2.9	2.1	0.38	75
1232	S Görlitz	2	0.9	0.8	0.62	180
	Dresden	130	2.7	2.0	0.20	

1300	Leipzig					
1301	L Altenburg	3	1.0	1.0	0.57	165
1302	L Borna	2	0.8	0.7-	0.53	185
1303	L Delitzsch	1	0.7	0.2--	0.18	206
1304	L Döbeln	9	3.5	2.6	0.97	48
1305	L Eilenburg	4	2.9	2.2	1.15	67
1306	L Geithain	1	1.0	0.5--	0.49	196
1307	L Grimma	5	2.8	2.6	1.26	48
1308	L Leipzig	12	3.0	1.7	0.59	100
1309	L Oschatz	4	2.8	2.7	1.45	44
1310	L Schmölln	4	4.4	1.2	0.66	146
1311	L Torgau	3	2.1	2.0	1.14	80
1312	L Wurzen	4	2.8	3.5	1.77	18
1331	S Leipzig	44	2.9	1.8	0.33	96
	Leipzig	96	2.5	1.7	0.20	

1400	Chemnitz					
1401	L Annaberg	5	2.2	2.4	1.10	59
1402	L Aue	10	3.0	2.5	0.87	54
1403	L Auerbach	1	0.5	0.1--	0.13	207
1404	L Brand-Erbisdorf	4	4.1	3.0	1.71	33
1405	L Chemnitz	5	1.7	0.9	0.49	175
1406	L Flöha	3	2.1	1.9	1.13	87
1407	L Freiberg	10	4.5	3.2	1.25	25
1408	L Glauchau	3	1.6	1.0	0.68	165
1409	L Stollberg	5	2.2	1.4	0.75	126
1410	L Hainichen	5	2.7	3.5	1.55	18
1411	L Hohenstein-Ernstthal.	5	3.0	2.0	0.97	80
1412	L Marienberg	1	0.6	0.8	0.77	180
1413	L Oelsnitz	3	2.8	3.3	1.93	20
1414	L Plauen	4	6.3	3.2	1.77	25
1415	L Reichenbach	3	1.8	1.5	0.98	116
1416	L Rochlitz	1	0.7	0.7	0.65	185
1417	L Schwarzenberg	3	1.9	1.4	0.92	126
1418	L Klingenthal	2	2.0	2.6	1.84	48
1419	L Werdau	7	3.3	3.6	1.42	15
1420	L Zschopau	3	2.0	2.0	1.22	80
1421	L Zwickau	4	1.7	1.2	0.68	146
1431	S Chemnitz	14	1.6	1.4	0.40	126
1433	S Plauen	3	1.4	0.7-	0.53	185
1435	S Zwickau	5	1.5	1.3	0.65	138
	Chemnitz	109	2.1	1.7	0.19	

1500	East Berlin					
1500	East Berlin	69	2.2	1.9	0.25	87
	G.D.R. Total	1021	2.3	1.8	0.06	

6.25 Multiples Myelom

ICD9 203: Multiples Myelom und immunprolife-
rative Neubildungen (fortfolgend als
multiples Myelom bezeichnet)

Mit rund 350 Neuerkrankungen (0,7%) und 300 Todesfällen (0,9%) (Anteil in Prozent aller gemeldeten Fälle) belegten die multiplen Myelome in der
ehemaligen DDR im Jahre 1980 Rangplatz 25 bei
den Neuerkrankungen und 19 bei den Todesfällen
(Mortalitätszahlen von 1978) an bösartigen Neubildungen (zusammengefaßt für beide Geschlechter,
ICD9 140-208 ohne 173).

Risikofaktoren

Spätfolge nach Strahleneinwirkung, z.B. exzessiv
erhöht bei Radiologen sowie bei Überlebenden
nach Atombombenexplosion (Hiroshima, Nagasaki); berufliche Exposition: Chemiker, Beschäftigte in der Landwirtschaft, der Nahrungsmittel-
und Gummiindustrie, der Leder-, Erdöl- und Pla-
stikverarbeitung.

Inzidenz

Trend

International wird in vielen Ländern bei beiden Geschlechtern in gewissem Umfang ein Anstieg der Inzidenz beobachtet. In der ehemaligen DDR steigt
die Inzidenz bei Männern und Frauen deutlich an,
der Anstieg ist bei den Frauen stärker als bei den
Männern ausgeprägt (mittlerer jährlicher Anstieg
seit 1968: Männer 1,2%; Frauen 2,0%).

Geographische Verteilung

Weltweit die höchsten Inzidenzraten weisen
schwarze Männer (8,8) aus den USA (Alameda)
und schwarze Frauen (7,4) aus den USA (Connecticut) auf. Die höchsten Erkrankungsraten Europas
werden bei den Männern (4,3) aus Großbritannien
(Nord-Schottland) und bei den Frauen (3,2) aus der
Schweiz (Neuchâtel) gemeldet.

6.25 Multiple myeloma

ICD9 203: Multiple myeloma and immunoprolife-
rative neoplasms (hereafter termed
multiple myeloma)

With about 350 new cases (representing 0.7% of all
reported cancer cases) and 300 deaths (0.9% of all
cancer deaths), multiple myeloma in the former
GDR ranked twenty-fifth for incidence and nineteenth for mortality in 1980 among cancer sites
(ICD9 140-208 excluding 173) for both sexes combined.

Main risk factors

Late effects of irradiation, for instance among
radiologists and as a result of nuclear explosion.
Occupational exposure: chemists, workers in agriculture and foodstuff industries, rubber, leather,
oil and plastic industries.

Incidence

Trend

An increase in incidence rates is being observed
worldwide in both sexes. In the former GDR, incidence rates have been increasing considerably in
both males and females, the increase being sharper
in females than in males (mean annual increase
since 1968: males, 1.2%, females, 2.0%).

Geographical distribution

The highest reported world age-standardized annual
incidence rates occur among the black male population of Alameda, USA (8.8), and the black female
population of Connecticut, USA (7.4).
The highest rates in Europe are reported in North
Scotland, Great Britain for males (4.3), and in
Neuchâtel, Switzerland for females (3.2)

Die Erkrankungsraten der ehemaligen DDR finden sich bei den Männern (1,7) wie bei den Frauen (1,2) im unteren Drittel auf Rangplatz 39 in Europa gemeldeter Inzidenzraten.

Innerhalb der ehemaligen DDR finden wir die höchsten altersstandardisierten Inzidenzraten in den Kreisen:

Männer:

0709 Landkreis Klötze	5,7
0205 Landkreis Ludwigslust	5,1
1418 Landkreis Klingenthal	4,8
1414 Landkreis Plauen	4,4
0201 Landkreis Bützow	4,4

Frauen:

0707 Landkreis Havelberg	4,6
0416 Landkreis Wittstock	4,5
1003 Landkreis Zeulenroda	4,0
0833 Stadtkreis Halle-Neustadt	3,7
0718 Landkreis Tangerhütte	3,1

Räumliche Aggregation: Eine räumliche Aggregation von Kreisen gleicher oder ähnlich hoher Inzidenzraten läßt sich beim Mann nicht (D = 73,49), jedoch bei der Frau (D = 67,84) statistisch sichern.

Urbanisation als Risikofaktor: Die Inzidenz ist positiv mit der Urbanisation korreliert
(Männer r_s = 0,14, t = 2,16; Frauen r_s = 0,14, t = 2,04). Das *relative Risiko* der Bevölkerung, an einem Krebsleiden zu erkranken, ist in den Stadtkreisen im Vergleich mit den Landkreisen bei beiden Geschlechtern statistisch nicht signifikant erhöht. Das relative Risiko ($RR_{urban/rural}$) beträgt:

Männer: RR 0,99; 95 %-CI 0,85 - 1,14
Frauen: RR 1,13; 95 %-CI 0,99 - 1,29
Das Dänische Krebsregister kommt zu analogen Ergebnissen.

Alter und Geschlecht

Multiple Myelome wurden in der ehemaligen DDR zwischen 1978 und 1982 vor Vollendung des 20. Lebensjahres nicht gemeldet. Die Häufigkeit des multiplen Myeloms steigt bei den Männern oberhalb des 50. Lebensjahres steil an, erreicht ein breites Maximum in der Altersgruppe der 65 -

In the former GDR, cancer rates are in the lower third of the European range for both males (1.7, rank 39th) and females (1.2, rank 39th).

The highest age-standardized incidence rates in the former GDR occur in the following counties:

Males:

0709 Klötze	(rural)	5.7
0205 Ludwigslust	(rural)	5.1
1418 Klingenthal	(rural)	4.8
1414 Plauen	(rural)	4.4
0201 Bützow	(rural)	4.4

Females:

0707 Havelberg	(rural)	4.6
0416 Wittstock	(rural)	4.5
1003 Zeulenroda	(rural)	4.0
0833 Halle-Neustadt	(urban)	3.7
0718 Tangerhütte	(rural)	3.1

Spatial aggregation: Significant spatial aggregation was found for females (D = 67.84), but not for males (D = 73.49).

Urbanization as a risk factor: The incidence is positively correlated with urbanization in both sexes (males, r_s = 0.14, t = 2.16; females, r_s = 0.14, t = 2.04). The age-standardized incidence rates in both sexes are not higher in urban populations. The rate ratios are:
Males: RR 0.99; 95 % CI 0.85 - 1.14
Females: RR 1.13; 95 % CI 0.99 - 1.29
The Danish Cancer Registry obtained similar results.

Age and sex

Between 1978 and 1982, no multiple myelomas were reported in the former GDR before the age of 20. The frequency of multiple myelomas increases considerably in males over 50 years and reaches a broad peak in the age-group 65 - 79 years. The shape of the curve is similar for females, although the

79jährigen; ähnlich aber abgeschwächt verläuft die Kurve bei den Frauen.

International werden erhöhte Erkrankungsraten beim Mann beschrieben. Das Geschlechtsverhältnis von 1,4:1 in der ehemaligen DDR entspricht diesem Bild.

incidence rate for each age group is lower.

Higher incidence rates for multiple myeloma are reported for males worldwide. The sex ratio of 1.4:1 in the former GDR is compatible with this observation.

Histologie

histologische und/oder zytologische Sicherung
Männer:	*90,6%*
Frauen:	*88,5%*

Histology

histological and/or cytological confirmation
Males:	*90.6%*
Females:	*88.5%*

Relative 5-Jahre-Überlebensraten

Weltweit bewegen sich die Angaben bei Männern zwischen 8 - 13% und bei Frauen zwischen 6 - 11%. England und Wales geben für 1975 19% beim Manne und 16% bei den Frauen, Finnland für 1953 - 1974 16,2% bei den Männern und 14,3% bei den Frauen an. Die Raten sind bei beiden Geschlechtern in der ehemaligen DDR seit 1961 langsam angestiegen und lagen 1978 - 79 beim Manne bei 14,1% und bei der Frau bei 16,4%.

Five-year relative survival rates

The world survival rates for multiple myeloma vary between 8 and 13% for males and between 6 and 11% for females. In England and Wales in 1975, they were 19% for males and 16% for females; in Finland from 1953 - 74, the rates were 16.2% for males and 14.3% for females. In the former GDR, survival rates have been rising slowly since 1961 for both sexes and, in 1978 -79, they were 14.1% for males and 16.4% in females.

Mortalitätsvergleich mit den alten Bundesländern der Bundesrepublik Deutschland

Die altersstandardisierten Mortalitätsraten der ehemaligen DDR 1978 (Männer 1,3, Frauen 1,0) unterscheiden sich kaum von denen der alten Bundesländer der Bundesrepublik Deutschland 1979 - 81, (Männer 1,1, Frauen 0,7).

Mortality compared with the old Länder of the Federal Republic of Germany

The age-standardized mortality rates in the former GDR in 1978 (males 1.3, females 1.0) were approximately the same as those of the old Länder of the Federal Republic of Germany in 1979 - 81 (males 1.1, females 0.7).

Multiples Myelom
Multiple myeloma

ehemalige DDR/former GDR 1980	Männer males	Frauen females
Anzahl neuer Fälle Number of new cases	164	201
Altersstand. Inz. rate/100.000 Age-adj. inc. rate/100.000	1.7	1.2
Geschlechtsverhältnis Sex ratio of the rates		1.4
Anzahl der Todesfälle Number of deaths	137	171
Altersstand. Mort. rate/100.000 Age-adj. mort. rate/100.000	1.3	1.0

Sterbedaten von 1978
Mortality data from 1978

Altersstand. Inz.rate
Age-adj. inc.rate

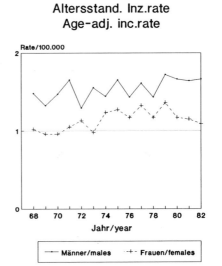

Altersspez. Inzidenzrate
Age-spec. incidence rate
ehemalige DDR/former GDR 1978-82

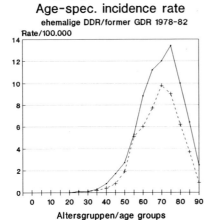

Rel. 5-Jahre-Überlebens-Rate
Five year relative survival rate

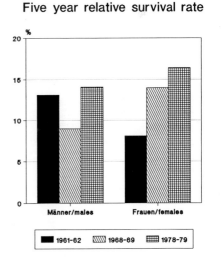

Männer

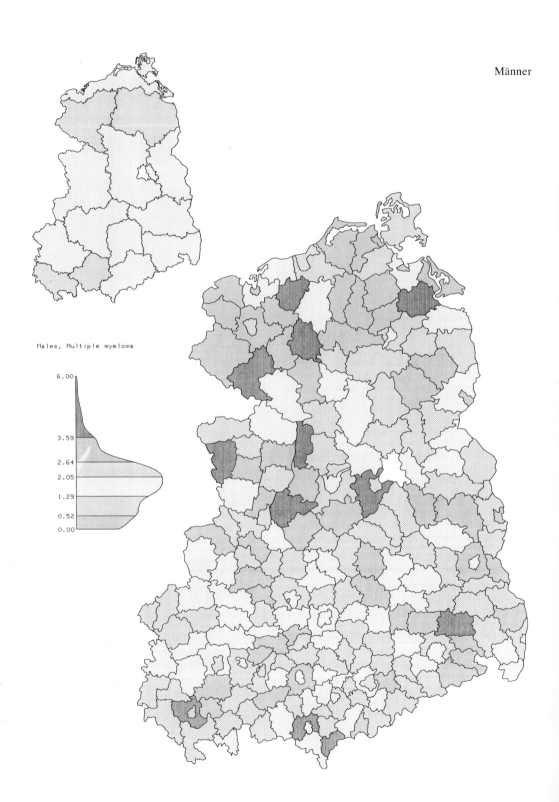

Males, Multiple myeloma

Frauen

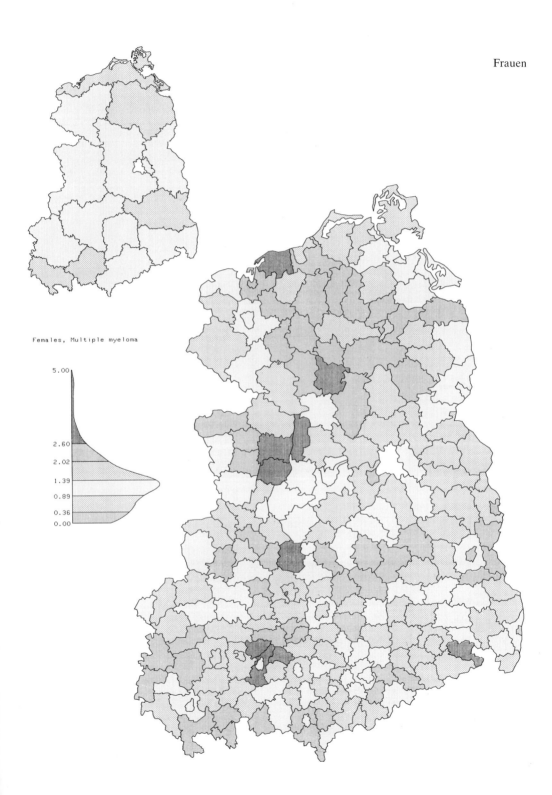

Females, Multiple myeloma

Males, Multiple myeloma

0100	Rostock					
0101 L	Bad Doberan	3	2.5	2.0	1.20	78
0103 L	Ribnitz-Damgarten .	0				
0105 L	Greifswald	2	3.2	2.0	1.48	78
0106 L	Grevesmühlen	1	1.0	0.4--	0.38	192
0107 L	Grimmen	1	1.2	2.2	2.18	65
0108 L	Rostock	3	3.4	2.3	1.43	55
0109 L	Stralsund	0				
0110 L	Wismar	1	1.2	1.6	1.61	111
0111 L	Wolgast	4	2.8	3.4	1.84	16
0112 L	Rügen	3	1.5	2.2	1.30	65
0131 S	Rostock	7	1.3	1.2	0.45	144
0132 S	Stralsund	6	3.4	2.9	1.21	25
0133 S	Wismar	4	2.9	3.0	1.64	23
0134 S	Greifswald	4	2.8	2.8	1.47	28
	Rostock	39	1.8	1.8	0.31	

0200	Schwerin					
0201 L	Bützow	4	5.6	4.4	2.30	4
0202 L	Gadebusch	0				
0203 L	Güstrow	3	1.8	1.9	1.21	92
0204 L	Hagenow	1	0.6	0.2--	0.23	198
0205 L	Ludwigslust	10	6.9	5.1	1.75	2
0206 L	Lübz	3	3.6	3.6	2.35	10
0207 L	Parchim	1	1.0	0.5--	0.45	185
0208 L	Perleberg	5	2.7	2.0	0.92	78
0209 L	Schwerin	1	1.2	0.5-	0.48	185
0210 L	Sternberg	0				
0231 S	Schwerin	8	2.8	2.5	0.91	39
	Schwerin	36	2.6	2.0	0.37	

0300	Neubrandenburg					
0301 L	Altentreptow	0				
0302 L	Anklam	3	3.0	3.6	2.16	10
0303 L	Demmin	0				
0304 L	Malchin	0				
0305 L	Neubrandenburg . . .	1	1.5	0.9	0.89	157
0306 L	Neustrelitz	2	1.5	2.2	1.63	65
0307 L	Pasewalk	1	0.9	1.1	1.08	149
0308 L	Prenzlau	4	3.7	2.7	1.39	30
0309 L	Röbel/Müritz	1	2.3	2.3	2.29	55
0310 L	Strasburg	2	3.1	2.1	1.58	73
0311 L	Templin	0				
0312 L	Teterow	0				
0313 L	Ueckermünde	2	1.6	1.7	1.20	105
0314 L	Waren	1	0.8	0.5-	0.51	185
0331 S	Neubrandenburg . . .	1	0.5	1.5	1.48	120
	Neubrandenburg . . .	18	1.2	1.2	0.30	

0400	Potsdam					
0401 L	Belzig	1	1.2	0.5--	0.47	185
0402 L	Brandenburg	1	1.1	0.8	0.77	164
0403 L	Gransee	2	1.9	2.3	1.73	55
0405 L	Jüterbog	1	1.1	0.6-	0.56	178
0407 L	Königs Wusterhausen	5	2.4	2.8	1.38	28
0408 L	Kyritz	1	1.2	0.7	0.66	172
0409 L	Luckenwalde	3	2.9	2.1	1.25	73
0410 L	Nauen	3	1.6	1.3	0.80	139
0411 L	Neuruppin	3	2.0	1.5	0.89	120
0412 L	Potsdam	11	4.7	4.2	1.34	6
0413 L	Pritzwalk	0				
0414 L	Oranienburg	8	2.6	2.3	0.90	55
0415 L	Rathenow	4	2.6	2.5	1.40	39
0416 L	Wittstock	1	1.9	1.4	1.42	133
0417 L	Zossen	5	2.8	2.5	1.20	39
0431 S	Brandenburg/Havel .	3	1.3	1.4	0.88	133
0432 S	Potsdam	6	2.0	2.1	0.92	73
	Potsdam	58	2.2	2.0	0.28	

0500	Frankfurt					
0501 L	Angermünde	2	2.2	1.9	1.35	92
0502 L	Beeskow	3	3.5	3.5	2.19	13
0503 L	Bernau	5	2.9	2.5	1.28	39
0504 L	Eberswalde	5	2.6	2.3	1.15	55
0505 L	Bad Freienwalde . . .	1	1.1	1.7	1.69	105
0506 L	Eisenhüttenstadt . . .	1	2.0	0.7	0.67	172
0507 L	Fürstenwalde	2	0.8	0.6--	0.42	178
0508 L	Seelow	1	1.0	0.6-	0.57	178
0509 L	Strausberg	4	1.9	1.6	0.88	111
0531 S	Frankfurt/Oder . . .	1	0.5	0.7	0.69	172
0532 S	Eisenhüttenstadt . . .	3	2.5	3.4	2.14	16
0533 S	Schwedt (Oder)	0				
	Frankfurt	28	1.7	1.7	0.34	

0600	Cottbus					
0601 L	Bad Liebenwerda . .	3	2.3	2.0	1.14	78
0602 L	Calau	2	1.4	1.2	0.89	144
0603 L	Cottbus	0				
0605 L	Finsterwalde	4	3.0	1.6	0.86	111
0606 L	Forst	0				
0607 L	Guben	2	1.8	0.9	0.65	157
0608 L	Hoyerswerda	6	2.2	2.2	0.93	65
0609 L	Lübben	1	1.3	1.3	1.31	139
0610 L	Luckau	1	1.4	2.1	2.10	73
0611 L	Senftenberg	4	1.4	1.0	0.58	156
0612 L	Spremberg	3	2.9	2.3	1.38	55
0613 L	Weißwasser	4	2.9	2.4	1.26	51
0614 L	Herzberg	1	1.1	1.6	1.58	111
0615 L	Jessen	1	1.3	0.4--	0.45	192
0631 S	Cottbus	6	2.2	2.0	0.84	78
	Cottbus	38	1.8	1.4	0.25	

0700	Magdeburg					
0701 L	Burg	6	3.9	3.7	1.61	9
0703 L	Gradelegen	0				
0704 L	Genthin	0				
0705 L	Halberstadt	7	3.2	3.1	1.23	22
0706 L	Haldensleben	3	2.1	1.6	0.96	111
0707 L	Havelberg	2	3.9	3.6	2.54	10
0708 L	Kalbe/Milde	1	2.2	0.7	0.75	172
0709 L	Klötze	4	5.6	5.7	3.01	1
0710 L	Wolmirstedt	0				
0711 L	Oschersleben	6	5.6	2.6	1.10	33
0712 L	Osterburg	3	2.8	1.7	1.00	105
0713 L	Salzwedel	4	4.1	2.5	1.30	39
0714 L	Schönebeck	4	1.9	1.6	0.81	111
0716 L	Staßfurt	1	0.6	0.4--	0.43	192
0717 L	Stendal	8	4.5	3.0	1.11	23
0718 L	Tangerhütte	1	2.0	0.6	0.64	178
0719 L	Wanzleben	2	1.9	1.1	0.82	149
0720 L	Wernigerode	5	2.1	1.5	0.74	120
0721 L	Zerbst	0				
0732 S	Magdeburg	21	3.1	2.2	0.50	65
	Magdeburg	78	2.6	1.9	0.23	

Males, Multiple myeloma

0800	Halle					
0801	L Artern	3	2.2	1.8	1.04	98
0802	L Aschersleben	7	4.3	2.5	0.97	39
0803	L Bernburg	2	1.0	0.8	0.59	164
0804	L Bitterfeld	6	2.0	2.0	0.83	78
0805	L Eisleben	9	4.9	2.9	1.05	25
0806	L Gräfenhainichen	3	3.2	1.8	1.03	98
0807	L Saalkreis	3	1.8	0.8	0.49	164
0808	L Hettstedt	1	0.7	0.3– –	0.27	196
0809	L Köthen	6	3.1	2.5	1.15	39
0810	L Nebra	1	1.4	1.3	1.34	139
0811	L Merseburg	9	2.8	2.0	0.70	78
0812	L Naumburg	2	1.5	0.5– –	0.36	185
0813	L Quedlinburg	5	2.4	1.5	0.68	120
0814	L Querfurt	1	1.3	1.2	1.19	144
0815	L Roßlau	2	2.3	2.5	1.82	39
0816	L Sangerhausen	5	2.6	1.9	0.95	92
0817	L Hohenmölsen	2	2.8	2.4	1.73	51
0818	L Weißenfels	6	3.7	2.6	1.18	33
0819	L Wittenberg	3	1.3	0.8	0.51	164
0820	L Zeitz	9	4.6	2.5	0.92	39
0831	S Dessau	5	2.1	1.5	0.78	120
0832	S Halle/Saale	15	2.8	2.0	0.56	78
0833	S Halle-Neustadt	4	1.7	3.3	1.84	19
	Halle	109	2.5	1.8	0.19	

0900	Erfurt					
0901	L Arnstadt	0				
0902	L Apolda	3	2.6	2.7	1.57	30
0903	L Eisenach	8	2.9	1.9	0.70	92
0904	L Erfurt	3	2.6	2.0	1.20	78
0905	L Gotha	10	2.9	1.8	0.58	98
0906	L Heiligenstadt	1	1.0	0.8	0.85	164
0907	L Langensalza	2	1.8	1.3	0.96	139
0908	L Worbis	4	2.3	2.4	1.27	51
0909	L Mühlhausen	4	1.8	1.1	0.58	149
0910	L Nordhausen	6	2.3	1.5	0.67	120
0911	L Sömmerda	2	1.2	1.5	1.07	120
0912	L Sondershausen	2	1.5	1.3	0.90	139
0913	L Weimar	1	0.9	0.6–	0.55	178
0931	S Weimar	3	2.0	1.6	1.00	111
0932	S Erfurt	3	0.6	0.6– –	0.36	178
	Erfurt	52	1.8	1.4	0.20	

1000	Gera					
1001	L Eisenberg	4	5.0	2.6	1.34	33
1002	L Gera	6	4.1	2.9	1.34	25
1003	L Jena	2	2.3	1.2	0.87	144
1004	L Lobenstein	1	1.5	0.5–	0.53	185
1005	L Pößneck	6	4.6	3.3	1.40	19
1006	L Rudolstadt	5	3.0	2.3	1.05	55
1007	L Saalfeld	4	2.8	2.6	1.36	33
1008	L Schleiz	2	2.6	2.0	1.44	78
1009	L Stadtroda	2	2.5	1.8	1.31	98
1010	L Zeulenroda	2	2.1	0.8	0.57	164
1011	L Greiz	4	2.9	1.4	0.73	133
1031	S Gera	6	2.1	2.0	0.90	78
1032	S Jena	6	2.5	2.3	1.02	55
	Gera	50	2.9	2.1	0.32	

1100	Suhl					
1101	L Bad Salzungen	7	3.2	2.5	1.00	39
1102	L Hildburghausen	7	4.9	2.5	1.03	39
1103	L Ilmenau	8	5.0	3.5	1.39	13
1104	L Neuhaus am Renweg	1	1.1	0.9	0.90	157
1105	L Meiningen	2	1.2	0.8	0.59	164
1106	L Schmalkalden	5	3.2	2.3	1.15	55
1107	L Sonnenberg	4	2.8	2.0	1.00	78
1108	L Suhl	5	4.5	3.8	1.81	8
1131	S Suhl	1	0.9	0.9	0.90	157
	Suhl	40	3.1	2.2	0.38	

1200	Dresden					
1201	L Bautzen	7	2.4	2.1	0.81	73
1202	L Bischofswerda	1	0.6	0.3– –	0.30	196
1203	L Dippoldiswalde	1	0.9	1.2	1.21	144
1204	L Dresden	5	1.9	1.1	0.55	149
1205	L Freital	5	2.5	1.8	0.91	98
1206	L Görlitz	3	4.1	2.6	1.62	33
1207	L Großenhain	0				
1208	L Kamenz	6	4.1	4.2	1.84	6
1210	L Löbau	5	2.1	1.4	0.69	133
1211	L Meißen	6	2.1	1.5	0.67	120
1212	L Niesky	5	5.3	3.4	1.65	16
1213	L Pirna	13	4.7	3.5	1.07	13
1214	L Riesa	0				
1215	L Sebnitz	1	0.8	0.4– –	0.42	192
1216	L Zittau	8	3.7	1.9	0.79	92
1231	S Dresden	28	2.4	2.0	0.40	78
1232	S Görlitz	4	2.2	1.8	1.00	98
	Dresden	98	2.3	1.8	0.20	

1300	Leipzig					
1301	L Altenburg	7	2.7	2.2	0.87	65
1302	L Borna	7	3.3	2.0	0.79	78
1303	L Delitzsch	2	1.6	1.1	0.82	149
1304	L Döbeln	2	0.9	0.5– –	0.41	185
1305	L Eilenburg	1	0.8	0.7	0.65	172
1306	L Geithain	1	1.1	0.6–	0.55	178
1307	L Grimma	3	1.9	2.2	1.29	65
1308	L Leipzig	8	2.3	1.5	0.59	120
1309	L Oschatz	2	1.6	1.5	1.19	120
1310	L Schmölln	3	3.8	1.4	0.81	133
1311	L Torgau	4	3.0	3.2	1.65	21
1312	L Wurzen	2	1.6	1.5	1.03	120
1331	S Leipzig	31	2.4	1.7	0.33	105
	Leipzig	73	2.2	1.6	0.20	

1400	Chemnitz					
1401	L Annaberg	3	1.5	1.1	0.66	149
1402	L Aue	6	2.1	1.7	0.71	105
1403	L Auerbach	3	1.8	0.9	0.58	157
1404	L Brand-Erbisdorf	4	4.5	2.4	1.28	51
1405	L Chemnitz	6	2.4	1.4	0.64	133
1406	L Flöha	4	3.2	2.7	1.49	30
1407	L Freiberg	8	4.0	2.6	1.06	33
1408	L Glauchau	3	1.9	1.7	1.01	105
1409	L Stollberg	4	2.0	0.9	0.46	157
1410	L Hainichen	2	1.2	0.8	0.56	164
1411	L Hohenstein-Ernstthal.	2	1.4	0.7–	0.52	172
1412	L Marienberg	5	3.2	2.3	1.15	55
1413	L Oelsnitz	3	3.3	1.6	1.10	111
1414	L Plauen	3	5.3	4.4	2.77	4
1415	L Reichenbach	6	4.5	2.5	1.17	39
1416	L Rochlitz	3	2.4	2.2	1.30	65
1417	L Schwarzenberg	0				
1418	L Klingenthal	5	6.1	4.8	2.22	3
1419	L Werdau	4	2.3	1.5	0.78	120
1420	L Zschopau	4	3.0	1.5	0.81	120
1421	L Zwickau	4	2.0	1.1	0.60	149
1431	S Chemnitz	10	1.4	0.9–	0.33	157
1433	S Plauen	5	2.8	1.8	0.91	98
1435	S Zwickau	8	2.8	1.9	0.74	92
	Chemnitz	105	2.4	1.5	0.17	

1500	East Berlin					
1500	East Berlin	50	1.9	1.6	0.24	111
	G.D.R. Total	872	2.2	1.7	0.06	

Females, Multiple myeloma

0100   Rostock

0101 L Bad Doberan	5	3.8	2.7	1.30	9
0103 L Ribnitz-Damgarten .	2	1.1	0.8	0.61	145
0105 L Greifswald	3	4.5	1.3	0.74	87
0106 L Grevesmühlen	1	0.9	0.9	0.90	136
0107 L Grimmen	1	1.1	1.2	1.21	101
0108 L Rostock	1	1.1	0.3−−	0.27	187
0109 L Stralsund	1	1.4	0.8	0.77	145
0110 L Wismar	2	2.4	2.1	1.52	25
0111 L Wolgast	2	1.3	1.2	0.85	101
0112 L Rügen	9	4.1	1.9	0.69	35
0131 S Rostock	12	2.0	1.4	0.44	70
0132 S Stralsund	4	2.1	1.3	0.67	87
0133 S Wismar	6	4.0	2.3	0.98	18
0134 S Greifswald	3	1.9	1.0	0.61	124
Rostock	52	2.3	1.4	0.22	

0200   Schwerin

0201 L Bützow	2	2.5	1.4	1.05	70
0202 L Gadebusch	1	1.5	0.7	0.75	152
0203 L Güstrow	9	4.9	2.5	0.92	12
0204 L Hagenow	6	3.2	1.4	0.62	70
0205 L Ludwigslust	3	1.8	1.0	0.62	124
0206 L Lübz	0				
0207 L Parchim	1	1.0	0.2−−	0.23	194
0208 L Perleberg	8	3.9	1.7	0.69	46
0209 L Schwerin	1	1.1	1.1	1.13	115
0210 L Sternberg	0				
0231 S Schwerin	8	2.5	1.2	0.44	101
Schwerin	39	2.5	1.2	0.22	

0300   Neubrandenburg

0301 L Altentreptow	0				
0302 L Anklam	2	1.8	1.1	0.79	115
0303 L Demmin	5	3.9	1.7	0.77	46
0304 L Malchin	4	3.8	2.2	1.26	20
0305 L Neubrandenburg . . .	0				
0306 L Neustrelitz	1	0.7	0.2−−	0.19	194
0307 L Pasewalk	3	2.6	1.0	0.62	124
0308 L Prenzlau	1	0.9	0.6	0.61	158
0309 L Röbel/Müritz	0				
0310 L Strasburg	2	3.0	1.6	1.20	53
0311 L Templin	1	1.1	0.3−−	0.30	187
0312 L Teterow	1	1.2	0.3−−	0.30	187
0313 L Ueckermünde	0				
0314 L Waren	2	1.4	0.6	0.36	169
0331 S Neubrandenburg . . .	3	1.5	1.7	0.96	46
Neubrandenburg . . .	25	1.5	0.8−−	0.17	

0400   Potsdam

0401 L Belzig	1	1.1	0.5	0.54	169
0402 L Brandenburg	2	2.0	1.0	0.71	124
0403 L Gransee	1	0.8	0.4	0.42	180
0405 L Jüterbog	4	4.0	1.4	0.72	70
0407 L Königs Wusterhausen	3	1.3	1.0	0.61	124
0408 L Kyritz	2	2.2	1.1	0.80	115
0409 L Luckenwalde	2	1.6	1.2	0.85	101
0410 L Nauen	2	0.9	0.6	0.49	158
0411 L Neuruppin	6	3.5	2.1	0.95	25
0412 L Potsdam	8	3.1	2.0	0.75	30
0413 L Pritzwalk	0				
0414 L Oranienburg	10	2.9	1.6	0.55	53
0415 L Rathenow	7	4.1	1.8	0.71	42
0416 L Wittstock	5	8.3	4.5	2.19	2
0417 L Zossen	1	0.5	0.4−	0.41	180
0431 S Brandenburg/Havel .	6	2.4	1.2	0.48	101
0432 S Potsdam	11	3.2	2.1	0.66	25
Potsdam	71	2.4	1.4	0.17	

0500   Frankfurt

0501 L Angermünde	3	3.1	0.9	0.54	136
0502 L Beeskow	2	2.1	1.4	1.12	70
0503 L Bernau	1	0.5	0.5	0.49	169
0504 L Eberswalde	4	1.9	1.4	0.74	70
0505 L Bad Freienwalde . . .	3	2.9	1.9	1.10	35
0506 L Eisenhüttenstadt . . .	1	1.8	0.6	0.57	158
0507 L Fürstenwalde	7	2.6	1.5	0.62	62
0508 L Seelow	1	0.9	0.5	0.54	169
0509 L Strausberg	3	1.3	0.5−	0.33	169
0531 S Frankfurt/Oder . . .	2	1.0	0.6	0.44	158
0532 S Eisenhüttenstadt . . .	3	2.4	2.4	1.49	15
0533 S Schwedt (Oder)	2	1.5	1.3	0.94	87
Frankfurt	32	1.8	1.0	0.20	

0600   Cottbus

0601 L Bad Liebenwerda . .	3	2.0	1.0	0.59	124
0602 L Calau	1	0.7	0.4−	0.37	180
0603 L Cottbus	3	2.6	1.2	0.78	101
0605 L Finsterwalde	2	1.3	0.5−	0.35	169
0606 L Forst	1	0.9	0.3−−	0.26	187
0607 L Guben	0				
0608 L Hoyerswerda	5	1.7	1.4	0.66	70
0609 L Lübben	2	2.3	1.4	1.00	70
0610 L Luckau	1	1.2	0.2−−	0.24	194
0611 L Senftenberg	8	2.6	1.3	0.47	87
0612 L Spremberg	4	3.5	2.0	1.11	30
0613 L Weißwasser	3	2.0	1.6	0.92	53
0614 L Herzberg	0				
0615 L Jessen	0				
0631 S Cottbus	0				
Cottbus	33	1.4	0.8−−	0.15	

0700   Magdeburg

0701 L Burg	5	2.9	1.2	0.57	101
0703 L Gradelegen	3	4.3	2.2	1.38	20
0704 L Genthin	3	2.8	1.3	0.83	87
0705 L Halberstadt	6	2.4	0.8	0.36	145
0706 L Haldensleben	3	1.9	1.0	0.64	124
0707 L Havelberg	4	7.0	4.6	2.67	1
0708 L Kalbe/Milde	0				
0709 L Klötze	1	1.3	1.0	1.04	124
0710 L Wolmirstedt	2	1.7	1.7	1.18	46
0711 L Oschersleben	3	2.5	0.5−	0.30	169
0712 L Osterburg	1	0.8	0.4	0.44	180
0713 L Salzwedel	0				
0714 L Schönebeck	3	1.3	0.5−	0.32	169
0716 L Staßfurt	0				
0717 L Stendal	13	6.4	3.1+	0.93	5
0718 L Tangerhütte	3	5.4	3.1	1.83	5
0719 L Wanzleben	4	3.4	1.8	0.99	42
0720 L Wernigerode	8	2.9	1.3	0.53	87
0721 L Zerbst	2	1.9	1.2	0.90	101
0732 S Magdeburg	18	2.3	1.4	0.36	70
Magdeburg	82	2.4	1.2	0.15	

Females, Multiple myeloma

0800	Halle					
0801	L Artern	3	2.0	1.3	0.86	87
0802	L Aschersleben	3	1.7	0.6	0.40	158
0803	L Bernburg	1	0.5	0.1--	0.11	200
0804	L Bitterfeld	7	2.0	1.1	0.49	115
0805	L Eisleben	8	3.9	2.2	0.83	20
0806	L Gräfenhainichen	0				
0807	L Saalkreis	6	3.2	1.9	0.84	35
0808	L Hettstedt	2	1.3	0.9	0.67	136
0809	L Köthen	14	6.4	2.8	0.85	8
0810	L Nebra	3	3.7	1.5	0.87	62
0811	L Merseburg	11	3.2	1.7	0.53	46
0812	L Naumburg	7	4.5	2.1	0.92	25
0813	L Quedlinburg	10	4.2	2.0	0.70	30
0814	L Querfurt	2	2.3	1.8	1.29	42
0815	L Roßlau	3	3.1	1.5	0.99	62
0816	L Sangerhausen	4	1.9	1.2	0.64	101
0817	L Hohenmölsen	1	1.3	0.2--	0.25	194
0818	L Weißenfels	0				
0819	L Wittenberg	4	1.5	1.1	0.58	115
0820	L Zeitz	7	3.1	1.4	0.60	70
0831	S Dessau	5	1.8	0.9	0.41	136
0832	S Halle/Saale	22	3.5	1.7	0.39	46
0833	S Halle-Neustadt	5	2.1	3.7	1.64	4
	Halle	128	2.6	1.4	0.13	

0900	Erfurt					
0901	L Arnstadt	2	1.1	0.6	0.45	158
0902	L Apolda	5	3.7	2.7	1.25	9
0903	L Eisenach	2	0.7	0.3--	0.28	187
0904	L Erfurt	1	0.8	0.7	0.72	152
0905	L Gotha	14	3.6	2.0	0.61	30
0906	L Heiligenstadt	4	3.6	1.2	0.66	101
0907	L Langensalza	1	0.8	0.3--	0.29	187
0908	L Worbis	3	1.5	0.7	0.39	152
0909	L Mühlhausen	8	3.2	1.4	0.55	70
0910	L Nordhausen	4	1.4	0.8	0.46	145
0911	L Sömmerda	2	1.1	0.6	0.42	158
0912	L Sondershausen	4	2.8	1.4	0.76	70
0913	L Weimar	4	3.4	1.9	1.11	35
0931	S Weimar	2	1.2	0.7	0.49	152
0932	S Erfurt	7	1.2	0.8	0.32	145
	Erfurt	63	1.9	1.1	0.15	

1000	Gera					
1001	L Eisenberg	6	6.6	3.1	1.34	5
1002	L Gera	7	4.3	1.6	0.73	53
1003	L Jena	8	8.4	4.0	1.56	3
1004	L Lobenstein	3	4.0	2.4	1.58	15
1005	L Pößneck	5	3.4	1.2	0.54	101
1006	L Rudolstadt	3	1.6	0.6	0.37	158
1007	L Saalfeld	5	3.2	1.5	0.72	62
1008	L Schleiz	2	2.3	1.3	0.94	87
1009	L Stadtroda	3	3.4	1.8	1.12	42
1010	L Zeulenroda	1	0.9	0.4	0.42	180
1011	L Greiz	4	2.5	1.1	0.66	115
1031	S Gera	6	1.8	0.9	0.42	136
1032	S Jena	6	2.2	1.3	0.59	87
	Gera	59	3.0	1.4	0.21	

1100	Suhl					
1101	L Bad Salzungen	2	0.9	0.2--	0.17	194
1102	L Hildburghausen	9	5.7	2.5	0.87	12
1103	L Ilmenau	8	4.4	1.9	0.73	35
1104	L Neuhaus am Renweg	6	5.8	2.0	0.90	30
1105	L Meiningen	7	3.8	1.9	0.75	35
1106	L Schmalkalden	4	2.3	1.4	0.72	70
1107	L Sonnenberg	7	4.3	2.2	0.94	20
1108	L Suhl	4	3.2	1.4	0.78	70
1131	S Suhl	2	1.6	1.1	0.81	115
	Suhl	49	3.4	1.6	0.24	

1200	Dresden					
1201	L Bautzen	10	3.0	1.5	0.51	62
1202	L Bischofswerda	3	1.6	1.2	0.74	101
1203	L Dippoldiswalde	3	2.5	1.5	0.95	62
1204	L Dresden	7	2.3	0.6-	0.28	158
1205	L Freital	8	3.4	1.6	0.63	53
1206	L Görlitz	3	3.6	1.3	0.78	87
1207	L Großenhain	3	2.7	1.7	0.99	46
1208	L Kamenz	3	1.8	1.1	0.73	115
1210	L Löbau	9	3.3	1.3	0.51	87
1211	L Meißen	5	1.5	0.8	0.38	145
1212	L Niesky	1	1.0	0.5	0.48	169
1213	L Pirna	12	3.8	1.6	0.54	53
1214	L Riesa	7	2.7	1.6	0.69	53
1215	L Sebnitz	7	4.9	2.7	1.24	9
1216	L Zittau	5	1.9	0.9	0.39	136
1231	S Dresden	43	3.0	1.5	0.26	62
1232	S Görlitz	12	5.4	2.3	0.70	18
	Dresden	141	2.9	1.4	0.13	

1300	Leipzig					
1301	L Altenburg	6	2.0	0.8	0.40	145
1302	L Borna	4	1.7	0.7	0.45	152
1303	L Delitzsch	2	1.4	0.5-	0.34	169
1304	L Döbeln	4	1.6	0.6	0.33	158
1305	L Eilenburg	0				
1306	L Geithain	3	3.1	1.3	0.82	87
1307	L Grimma	7	3.9	2.5	1.03	12
1308	L Leipzig	11	2.7	1.1	0.38	115
1309	L Oschatz	4	2.8	1.3	0.69	87
1310	L Schmölln	2	2.2	1.4	0.99	70
1311	L Torgau	5	3.5	2.4	1.12	15
1312	L Wurzen	6	4.3	1.6	0.74	53
1331	S Leipzig	41	2.7	1.4	0.25	70
	Leipzig	95	2.5	1.2	0.14	

1400	Chemnitz					
1401	L Annaberg	1	0.4	0.4-	0.38	180
1402	L Aue	10	3.0	1.6	0.56	53
1403	L Auerbach	8	4.0	2.2	0.84	20
1404	L Brand-Erbisdorf	1	1.0	0.2--	0.21	194
1405	L Chemnitz	8	2.7	0.9	0.39	136
1406	L Flöha	1	0.7	0.1--	0.13	200
1407	L Freiberg	3	1.3	0.4--	0.26	180
1408	L Glauchau	3	1.6	0.6	0.44	158
1409	L Stollberg	6	2.7	1.0	0.46	124
1410	L Hainichen	4	2.2	0.9	0.46	136
1411	L Hohenstein-Ernstthal	5	3.0	1.0	0.54	124
1412	L Marienberg	4	2.3	0.9	0.54	136
1413	L Oelsnitz	5	4.6	2.1	1.04	25
1414	L Plauen	1	1.6	0.3--	0.29	187
1415	L Reichenbach	3	1.8	0.7	0.42	152
1416	L Rochlitz	3	2.1	1.0	0.61	124
1417	L Schwarzenberg	2	1.3	0.5	0.41	169
1418	L Klingenthal	2	2.0	1.2	0.90	101
1419	L Werdau	7	3.3	1.5	0.64	62
1420	L Zschopau	0				
1421	L Zwickau	11	4.7	1.9	0.58	35
1431	S Chemnitz	25	2.9	1.4	0.31	70
1433	S Plauen	5	2.3	1.0	0.58	124
1435	S Zwickau	8	2.4	1.2	0.47	101
	Chemnitz	126	2.4	1.1	0.11	

1500	East Berlin					
1500	East Berlin	71	2.3	1.3	0.18	87
	G.D.R. Total	1066	2.4	1.2	0.04	

6.26 Leukämien

ICD9 204:	Lymphatische Leukämie
ICD9 205:	Myeloische Leukämie
ICD9 206:	Monozytenleukämie
ICD9 207:	Sonstige näher bezeichnete Formen der Leukämie
ICD9 208:	Leukämie n. n. bez. Zelltyps

ICD9 204 - 208: fortfolgend als Leukämien bezeichnet

Mit rund 1200 Neuerkrankungen (2,3 %) und 1100 Todesfällen (3,1 %) (Anteil in Prozent aller gemeldeten Fälle) belegten die Leukämien in der ehemaligen DDR im Jahre 1980 Rangplatz 14 bei den Neuerkrankungen und 10 bei den Todesfällen (Mortalitätszahlen von 1978) an bösartigen Neubildungen (zusammengefaßt für beide Geschlechter, ICD9 140-208 ohne 173).

Risikofaktoren

Nach Strahleneinwirkung bei Überlebenden nach Atombombenexplosion (Hiroshima, Nagasaki); berufliche Exposition: Beschäftigte in Landwirtschaft, Gummiindustrie; organische Lösungsmittel (Chemiker), Benzen (Maler), Röntgenstrahlen (Radiologen); Medikamente: Alkylantien, Chloramphenicol, Phenylbutazon; genetische Faktoren: familiäre Häufungen beobachtet.

Inzidenz

Trend

In der ehemaligen DDR fällt die Inzidenz bei den Männern ab und verhält sich bei den Frauen nahezu stabil (mittlere jährliche Veränderung seit 1968: Männer − 0,3 %; Frauen 0,0 %).

Geographische Verteilung

ICD 204:
Weltweit die höchsten Inzidenzraten weisen die Männer (6,5) in Kanada, Saskatchewan und die

6.26 The leukaemias

ICD9 204:	Lymphatic leukaemia
ICD9 205:	Myeloid leukaemia
ICD9 206:	Monocytic leukaemia
ICD9 207:	Other related forms of leukaemia
ICD9 208:	Leukaemia (not otherwise specified)

ICD9 204 - 208: hereafter termed leukaemia

With about 1200 new cases (representing 2.3 % of all reported cancer cases) and 1100 deaths (3.1 % of all cancer deaths), leukaemia in the former GDR ranked fourteenth for incidence in 1980 and tenth for mortality in 1978 among cancer sites (ICD9 140-208 excluding 173) for both sexes combined.

Main risk factors

Late effects of irradiation, as a result of nuclear explosion; workers in agriculture and the rubber industry and occupational exposure to organic solvents (chemists), benzene (painters) and ionizing radiation (radiologists); medicines: alkylating agents, chloramphenicol, phenylbutazone; genetic factors (familial aggregations have been observed).

Incidence

Trend

In the former GDR, incidence rates decreased in males and remained stable in females (mean annual changes since 1968: males, − 0.3 %; females, 0.0 %).

Geographical distribution

ICD 204:
The highest reported world age-standardized annual incidence rates for lymphatic leukaemia occur

Frauen (30,6) aus Israel, die in Afrika oder Asien geboren wurden, auf.

In Europa werden bei den Männern aus Frankreich, Isère (4,8) und bei den Frauen die höchsten Erkrankungsraten aus Italien, Parma gemeldet (3,8).

Die Erkrankungsraten der ehemaligen DDR finden sich bei den Männern (3,0) wie bei den Frauen (1,8) im unteren Drittel auf Rangplatz 36 beziehungsweise 33 in Europa gemeldeter Inzidenzraten.

ICD 205:

Weltweit die höchsten Inzidenzraten weisen die Männer (6,3) aus den USA/Hawaii-Hawaiianer und die Frauen (7,7) aus Neu-Seeland: (Polynesier) auf.

Die höchsten Erkrankungsraten Europas werden bei den Männern (4,4) aus Italien, Varese und bei den Frauen (3,7) aus der Schweiz/Basel sowie Italien, Varese gemeldet.

Die Erkrankungsraten der ehemaligen DDR finden sich bei den Männern (2,5) im unteren Drittel auf Rangplatz 33 beziehungsweise bei den Frauen (1,9) im mittleren Drittel auf Rangplatz 28 in Europa gemeldeter Inzidenzraten.

ICD 206:

Weltweit die höchsten Inzidenzraten weisen die Männer (1,3) aus den USA/Bay Area, Filipino und die Frauen (0,6) aus Israel (in Europa oder Amerika geboren) auf.

Die höchsten Erkrankungsraten Europas werden bei den Männern (0,7) und bei den Frauen (0,5) aus Jugoslawien (Slowenien) gemeldet.

Die Erkrankungsraten der ehemaligen DDR finden sich bei den Männern (0,1) im unteren Drittel auf Rangplatz 31 beziehungsweise bei den Frauen (0,1) im mittleren Drittel auf Rangplatz 24 in Europa gemeldeter Inzidenzraten.

ICD 207:

Weltweit die höchsten Inzidenzraten weisen Männer (2,5) und Frauen (1,7) aus China (Tianjin) auf.

Die höchsten Erkrankungsraten Europas werden bei den Männern (0,6) aus Rumänien (Cluj) und Frankreich (Bas-Rhin) und bei den Frauen (0,6) aus dem Saarland, Frankreich (Bas-Rhin) und Jugoslawien (Slowenien) gemeldet.

in males in Canada, Saskatchewan (6.5) and in females in Israel born in Africa or Asia (30.6).

The highest reported age-standardized annual incidence rates in Europe for lymphatic leukaemia occur in males in Isère, France (4.8) and in females in Parma, Italy (3.8).

In the former GDR, rates are in the lower third of the European range for males (3.0, rank 36th) and females (1.8, rank 33rd).

ICD 205:

Worldwide the highest reported world age-standardized annual incidence rates for myeloid leukaemia occur in native Hawaiian males in Hawaii, US (6.3) and in females in New Zealand (Pacific Polynesian Islanders) (7.7).

The highest rates in Europe are reported for males in Varese, Italy (4.4) and for females in Basel, Switzerland and Varese, Italy (3.7).

In the former GDR, cancer rates for males are situated in lower third range of a ranking of European incidence rates (2.5, rank 33rd); for females they are in the middle third (1.9, rank 28th).

ICD 206:

The highest reported world age-standardized annual incidence rates occur in males in US/Bay Area, Filipino, (1.3) and females in Israel, born in Europe or America (0.6).

The highest reported age-standardized annual incidence rates in Europe occur in males (0.7) and in females (0.5) in Yugoslavia (Slovenia).

In the former GDR, cancer rates for males are situated in lower third range of a ranking of European incidence rates (0.1, rank 31st); for females they are in the middle third (0.1, rank 24th).

ICD 207:

The highest reported world age-standardized annual incidence rates occur both in males (2.5) and in females (1.7) in China (Tianjin).

The highest reported age-standardized annual incidence rates in Europe occur for males (0.6) in Romania (Cluj) and France (Bas-Rhin) and for females (0.6) in FRG (Saarland), France (Bas-Rhin) and Yugoslavia (Slovenia).

Die Erkrankungsraten der ehemaligen DDR finden sich bei den Männern (0,1) und Frauen (0,1) im mittleren Drittel auf Rangplatz 26 beziehungsweise auf Rangplatz 20 in Europa gemeldeter Inzidenzraten.

ICD 208:

Weltweit die höchsten Inzidenzraten und damit auch die höchsten Raten Europas weisen die Männer (2,8) aus Island und die Frauen (4,8) aus der Schweiz (Neuchâtel) auf.

Die Erkrankungsraten der ehemaligen DDR finden sich bei den Männern (0,9) im mittleren Drittel auf Rangplatz 17 beziehungsweise bei den Frauen (0,7) im oberen Drittel auf Rangplatz 14 in Europa gemeldeter Inzidenzraten.

ICD 204 - 208:

Weltweit die höchsten Inzidenzraten weisen weiße Männer (11,7) aus den USA/Detroit und die Frauen (33,2) aus Israel (geboren in Afrika oder Asien) auf.

Die höchsten Erkrankungsraten Europas werden bei den Männern (9,9) und bei den Frauen (8,0) aus Italien, Varese gemeldet.

Die Erkrankungsraten der ehemaligen DDR finden sich bei den Männern (6,6) im unteren Drittel auf Rangplatz 35 beziehungsweise bei den Frauen (4,6) im mittleren Drittel auf Rangplatz 29 in Europa gemeldeter Inzidenzraten.

Innerhalb der ehemaligen DDR finden wir die höchsten altersstandardisierten Inzidenzraten in den Kreisen:

Männer
0331 Stadtkreis Neubrandenburg	17,1
1004 Landkreis Lobenstein	14,5
0134 Stadtkreis Greifswald	14,0
0205 Landkreis Ludwigslust	12,8
1312 Landkreis Wurzen	12,2

Frauen:
0304 Landkreis Malchin	10,5
0210 Landkreis Sternberg	9,4
0432 Stadtkreis Potsdam	8,8
1106 Landkreis Schmalkalden	8,5
0307 Landkreis Pasewalk	8,5

In the former GDR, rates are in the middle third range of reported European incidence rates for both males (0.1, 26th rank) and females (0.1, 20th rank).

ICD 208:

The highest reported age-standardized annual incidence rates in the world occur for males in Iceland (2.8) and for females in Switzerland (Neuchâtel) (4.8).

In the former GDR, cancer rates for males are situated in middle third range of a ranking of European incidence rates (0.9, 17th rank); for females they are in the upper third (0.7, 14th rank).

ICD 204 - 208:

The highest reported world age-standardized annual incidence rates occur in males in US (white, Detroit) (11.7) and in females in Israel (born in Africa or Asia) (33.2).

The highest reported age-standardized annual incidence rates in Europe occur both in males (9.9) and females (8.0) in Italy (Varese).

In the former GDR, cancer rates for males are situated in the lower third range of a ranking of European incidence rates (6.6, 35th rank); for females they are in the middle third (4.6, 29th rank).

The highest age-standardized incidence rates in the former GDR occur in the following counties:

Males:
0331 Neubrandenburg	(urban)	17.1
1004 Lobenstein	(rural)	14.5
0134 Greifswald	(urban)	14.0
0205 Ludwigslust	(rural)	12.8
1312 Wurzen	(rural)	12.2

Females:
0304 Malchin	(rural)	10.5
0210 Sternberg	(rural)	9.4
0432 Potsdam	(urban)	8.8
1106 Schmalkalden	(rural)	8.5
0307 Pasewalk	(rural)	8.5

Räumliche Aggregation: Eine räumliche Aggregation von Kreisen gleicher oder ähnlich hoher Inzidenzraten läßt sich beim Mann (D = 72,58) und bei der Frau (D = 73,36) statistisch nicht sichern.

Urbanisation als Risikofaktor: Die Inzidenz ist beim Manne positiv mit der Urbanisation korreliert (Männer $r_s = 0,18$, t = 2,73; Frauen $r_s = 0,05$, t = 0,77). Das *relative Risiko* der Bevölkerung, an einem Krebsleiden zu erkranken, ist in den Stadtkreisen im Vergleich mit den Landkreisen bei den Männern statistisch signifikant erhöht, nicht jedoch bei den Frauen.

Das relative Risiko ($RR_{urban/rural}$) beträgt:

    Männer: RR 1,16; 95%-CI 1,08 - 1,25

    Frauen: RR 0,99; 95%-CI 0,92 - 1,07

Das Dänische Krebsregister kommt zu analogen Ergebnissen.

Alter und Geschlecht

Leukämien traten in der ehemaligen DDR zwischen 1978 und 1982 bereits vor Vollendung des 1. Lebensjahres auf. Die altersspezifische Inzidenzkurve erreicht in der Gruppe der 1 - 4jährigen einen ersten Gipfel, verläuft dann sattelförmig bis zum 50. Lebensjahr um dann steil anzusteigen, ein breites Maximum wird erst in der Altersgruppe der über 70jährigen erreicht; ähnlich, aber abgeschwächt, verläuft die Kurve bei den Frauen, wobei das Maximum in der Gruppe der 75 - 79jährigen liegt.

International werden leicht erhöhte Erkrankungsraten beim Mann beschrieben. Das Geschlechtsverhältnis von 1,3 : 1 in der ehemaligen DDR entspricht diesem Bild.

Spatial aggregation: No significant spatial aggregation was found for males (D = 72.58) or females (D = 73.36).

Urbanization as a risk factor: The incidence is positively correlated with urbanization in males ($r_s = 0.18$, t = 2.73) and females $r_s = 0.05$, t = 0.77). The age-standardized incidence rates are significantly higher in urban populations for males, but not for females.

The rate ratios are:

    Males: RR 1.16; 95% CI 1.08 - 1.25

    Females: RR 0.99; 95% CI 0.92 - 1.07

The Danish Cancer Registry obtained similar results.

Age and sex

Between 1978 and 1982, leukaemia was reported in patients in the first year of life in the former GDR. The age-specific incidence rates reach a first peak in the age-group 1 - 4 years. The curve moves upwards strongly after 50 years and then reaches a broad maximum after 70 years of age. The curve is similar for females, but the incidence rate for each age-group is considerably lower and the peak is reached in the age-group 75 - 79 years.

World rates are reported as being slightly higher for males. The sex ratio of 1.3 : 1 in the former GDR reflects this observation.

Histologie

ehemalige DDR:
Männer: histologische und/oder
  zytologische Sicherung   96,6%

akute lymphatische Leukämie	8,2%
chronische lymphatische Leukämie	34,1%
akute myeloische Leukämie	17,6%
chronische myeloische Leukämie	20,8%
Monozytenleukämie	1,3%
akute Leukämie	
(nicht näher bezeichnet)	16,0%
sonstige Leukämien	2,0%

Frauen: histologische und/oder
  zytologische Sicherung   96,2%

akute lymphatische Leukämie	7,2%
chronische lymphatische Leukämie	28,0%
akute myeloische Leukämie	21,3%
chronische myeloische Leukämie	21,7%
Monozytenleukämie	2,1%
akute Leukämie	
(nicht näher bezeichnet)	18,1%
sonstige Leukämien	1,6%

Relative 5-Jahre-Überlebensraten

Weltweit bewegen sich die Angaben bei Männern und Frauen zwischen 0 - 1%. Finnland gibt Raten für 1953 - 1974 von 11,6% bei Männern und 13,1% bei Frauen an. Die Raten sind bei beiden Geschlechtern in der ehemaligen DDR seit 1961 langsam angestiegen und lagen 1978 - 79 beim Manne bei 19,9% und bei der Frau bei 20,6%.

Mortalitätsvergleich mit den alten Bundesländern der Bundesrepublik Deutschland

Die altersstandardisierten Mortalitätsraten der ehemaligen DDR für 1980 (Männer 5,8, Frauen 3,8) liegen geringfügig unter denen der alten Bundesländer der Bundesrepublik Deutschland von 1979 - 81 (Männer 6,1, Frauen 4,1).

Histology

Former GDR:
Males: histological and/or
  cytological confirmation   96.6%

Acute lymphatic leukaemia	8.2%
Chronic lymphatic leukaemia	34.1%
Acute myelogenous leukaemia	17.6%
Chronic myelogenous leukaemia	20.8%
Monocytic leukaemia	1.3%
Acute leukaemia	
(not otherwise specified)	16.0%
Other leukaemias	2.0%

Females: histological and/or
  cytological confirmation   96.2%

Acute lymphatic leukaemia	7.2%
Chronic lymphatic leukaemia	28.0%
Acute myelogenous leukaemia	21.3%
Chronic myelogenous leukaemia	21.7%
Monocytic leukaemia	2.1%
Acute leukaemia	
(not otherwise specified)	18.1%
Other leukaemias	1.6%

Five-year relative survival rates

The reported world survival rates for both males and females lie between 0% and 1%. In Finland from 1953 - 74, they were 11.6% for males and 13.1% for females. In the former GDR, they have slowly increased since 1961 in each sex; in 1978 - 79, survival rates were 19.9% for males and 20.6% in females.

Mortality compared with the old Länder of the Federal Republic of Germany

The age-standardized mortality rates in the former GDR in 1980 (males 5.8, females 3.8) are slightly lower than those of the old Länder of the Federal Republic of Germany in 1979 - 81 (males 6.1, females 4.1).

Leukämien
Leukaemia

ehemalige DDR/former GDR 1980

	Männer males	Frauen females
Anzahl neuer Fälle Number of new cases	572	642
Altersstand. Inz. rate/100.000 Age-adj. inc. rate/100.000	6.2	4.8
Geschlechtsverhältnis Sex ratio of the rates		1.3
Anzahl der Todesfälle Number of deaths	573	550
Altersstand. Mort. rate/100.000 Age-adj. mort. rate/100.000	5.8	3.8

Sterbedaten von 1978
Mortality data from 1978

Altersstand. Inz.rate
Age-adj. inc.rate

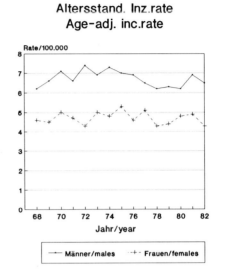

Altersspez. Inzidenzrate
Age-spec. incidence rate
ehemalige DDR/former GDR 1978-82

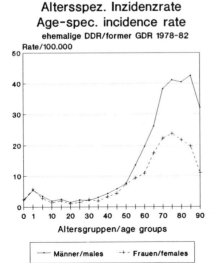

Rel. 5-Jahre-Überlebens-Rate
Five year relative survival rate

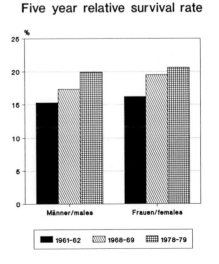

Männer

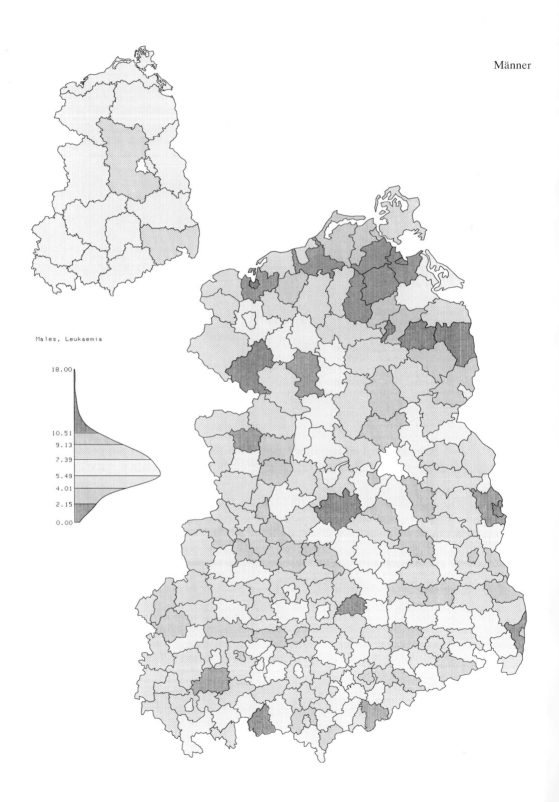

Males, Leukaemia

18.00

10.51
9.13
7.39

5.49

4.01

2.15

0.00

Frauen

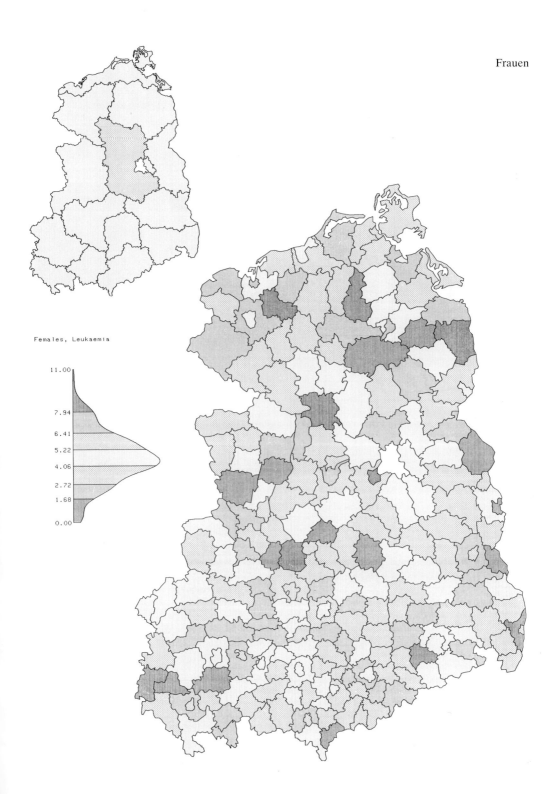

Females, Leukaemia

Males, Leukaemia

0100 Rostock

Code	Area					
0101 L	Bad Doberan	12	10.1	8.0	2.53	61
0103 L	Ribnitz-Damgarten .	6	3.8	3.9	1.66	189
0105 L	Greifswald	2	3.2	1.6−−	1.12	213
0106 L	Grevesmühlen	8	7.8	8.2	3.01	54
0107 L	Grimmen	1	1.2	1.2−−	1.18	215
0108 L	Rostock	3	3.4	1.9−−	1.10	210
0109 L	Stralsund	2	3.1	3.9	2.80	189
0110 L	Wismar	2	2.5	1.0−−	0.74	216
0111 L	Wolgast	10	7.0	7.3	2.46	80
0112 L	Rügen	18	8.8	8.9	2.25	36
0131 S	Rostock	30	5.4	5.4	1.07	144
0132 S	Stralsund	20	11.3	9.7	2.27	24
0133 S	Wismar	15	11.0	11.1	3.02	10
0134 S	Greifswald	20	13.8	14.0+	3.35	3
	Rostock	149	7.0	6.6	0.58	

0200 Schwerin

Code	Area					
0201 L	Bützow	1	1.4	2.2−	2.19	206
0202 L	Gadebusch	4	6.7	4.6	2.50	172
0203 L	Güstrow	11	6.6	5.3	1.75	149
0204 L	Hagenow	15	8.7	7.7	2.09	70
0205 L	Ludwigslust	23	15.9	12.8+	2.85	4
0206 L	Lübz	6	7.2	6.1	2.61	118
0207 L	Parchim	5	5.2	5.5	2.60	139
0208 L	Perleberg	9	4.9	4.6	1.75	172
0209 L	Schwerin	6	7.1	6.5	2.87	103
0210 L	Sternberg	3	5.2	5.0	2.89	161
0231 S	Schwerin	15	5.3	5.5	1.48	139
	Schwerin	98	7.0	6.3	0.68	

0300 Neubrandenburg

Code	Area					
0301 L	Altentreptow	1	1.7	2.9	2.91	201
0302 L	Anklam	8	8.0	7.1	2.73	90
0303 L	Demmin	5	4.4	2.1−−	1.00	209
0304 L	Malchin	3	3.1	1.8−−	1.13	211
0305 L	Neubrandenburg ...	2	3.0	2.2−−	1.72	206
0306 L	Neustrelitz	6	4.5	5.3	2.29	149
0307 L	Pasewalk	12	11.1	10.5	3.22	11
0308 L	Prenzlau	6	5.6	2.8−−	1.17	202
0309 L	Röbel/Müritz	2	4.6	5.7	4.14	131
0310 L	Strasburg	7	10.9	11.9	4.86	7
0311 L	Templin	9	11.0	8.3	2.94	48
0312 L	Teterow	6	7.6	8.2	3.54	54
0313 L	Ueckermünde	5	4.0	4.6	2.09	172
0314 L	Waren	7	5.5	5.1	1.96	158
0331 S	Neubrandenburg ...	20	10.6	17.1+	4.20	1
	Neubrandenburg ...	99	6.6	6.3	0.68	

0400 Potsdam

Code	Area					
0401 L	Belzig	12	14.8	11.7	3.85	8
0402 L	Brandenburg	8	8.8	8.3	3.22	48
0403 L	Gransee	6	5.6	3.8	1.62	192
0405 L	Jüterbog	9	10.2	7.5	2.96	74
0407 L	Königs Wusterhausen	23	11.2	9.7	2.27	24
0408 L	Kyritz	8	9.6	6.0	2.21	122
0409 L	Luckenwalde	14	13.4	9.9	3.08	20
0410 L	Nauen	18	9.4	8.5	2.14	43
0411 L	Neuruppin	10	6.6	4.8	1.67	169
0412 L	Potsdam	19	8.1	6.5	1.62	103
0413 L	Pritzwalk	2	2.5	1.0−−	0.71	216
0414 L	Oranienburg	38	12.4	10.8	1.80	15
0415 L	Rathenow	14	9.2	6.8	1.99	100
0416 L	Wittstock	2	3.7	5.8	4.09	127
0417 L	Zossen	16	8.9	7.4	2.00	77
0431 S	Brandenburg/Havel .	19	8.4	7.0	1.76	92
0432 S	Potsdam	26	8.6	9.4	1.93	28
	Potsdam	244	9.2	7.8	0.55	

0500 Frankfurt

Code	Area					
0501 L	Angermünde	5	5.6	3.8	1.87	192
0502 L	Beeskow	5	5.8	4.9	2.20	166
0503 L	Bernau	13	7.4	5.7	1.72	131
0504 L	Eberswalde	16	8.2	8.2	2.23	54
0505 L	Bad Freienwalde ...	7	7.6	6.1	2.53	118
0506 L	Eisenhüttenstadt ...	1	2.0	0.6−−	0.59	218
0507 L	Fürstenwalde	23	9.5	8.3	1.88	48
0508 L	Seelow	10	10.1	7.6	2.61	72
0509 L	Strausberg	16	7.5	8.5	2.29	43
0531 S	Frankfurt/Oder	15	8.0	6.9	1.85	97
0532 S	Eisenhüttenstadt ...	11	9.2	11.2	3.49	9
0533 S	Schwedt (Oder)	7	5.1	6.2	2.52	115
	Frankfurt	129	7.6	7.0	0.66	

0600 Cottbus

Code	Area					
0601 L	Bad Liebenwerda ..	6	4.6	3.8	1.68	192
0602 L	Calau	8	5.6	5.5	2.11	139
0603 L	Cottbus	10	9.2	5.0	1.76	161
0605 L	Finsterwalde	11	8.3	7.8	2.50	67
0606 L	Forst	5	5.3	2.6−−	1.27	203
0607 L	Guben	9	8.0	7.3	2.81	80
0608 L	Hoyerswerda	21	7.5	8.7	2.06	42
0609 L	Lübben	6	7.7	5.2	2.58	153
0610 L	Luckau	7	9.6	10.3	4.23	15
0611 L	Senftenberg	35	12.4	9.3	1.71	30
0612 L	Spremberg	6	5.8	4.6	2.14	172
0613 L	Weißwasser	14	10.2	10.3	2.94	15
0614 L	Herzberg	8	8.9	7.0	2.55	92
0615 L	Jessen	5	6.5	6.0	2.80	122
0631 S	Cottbus	23	8.6	9.8	2.15	22
	Cottbus	174	8.2	7.3	0.60	

0700 Magdeburg

Code	Area					
0701 L	Burg	15	9.8	6.4	1.75	107
0703 L	Gradelegen	6	9.5	5.8	2.54	127
0704 L	Genthin	7	7.4	4.5	1.82	177
0705 L	Halberstadt	12	5.5	4.0−	1.31	186
0706 L	Haldensleben	8	5.7	4.2	1.69	183
0707 L	Havelberg	4	7.8	7.2	3.86	85
0708 L	Kalbe/Milde	2				
0709 L	Klötze	7	9.8	5.0	2.04	161
0710 L	Wolmirstedt	6	5.6	5.4	2.30	144
0711 L	Oschersleben	11	10.2	8.3	2.68	48
0712 L	Osterburg	10	9.3	8.4	2.76	46
0713 L	Salzwedel	8	8.1	7.9	2.85	65
0714 L	Schönebeck	26	12.5	9.8	2.12	22
0716 L	Staßfurt	8	4.7	3.0−−	1.11	198
0717 L	Stendal	22	12.3	9.4	2.10	28
0718 L	Tangerhütte	6	11.9	10.1	4.86	18
0719 L	Wanzleben	8	7.6	8.8	3.43	39
0720 L	Wernigerode	22	9.1	8.0	1.83	61
0721 L	Zerbst	6	6.2	5.3	2.21	149
0732 S	Magdeburg	68	10.1	9.3+	1.19	30
	Magdeburg	260	8.7	7.2	0.48	

Males, Leukaemia

0800	Halle				
0801 L Artern	11	8.2	7.0	2.31	92
0802 L Aschersleben	17	10.5	10.4	2.73	14
0803 L Bernburg	6	3.1	2.5 – –	1.08	204
0804 L Bitterfeld	26	8.5	7.4	1.64	77
0805 L Eislcbcn	12	6.6	4.5	1.39	177
0806 L Gräfenhainichen	4	4.3	3.0 –	1.54	198
0807 L Saalkreis	15	8.8	8.1	2.19	58
0808 L Hettstedt	10	7.3	5.9	1.93	126
0809 L Köthen	13	6.7	3.9 –	1.15	189
0810 L Nebra	4	5.5	4.2	2.19	183
0811 L Merseburg	24	7.6	6.6	1.48	102
0812 L Naumburg	15	11.0	10.5	2.90	11
0813 L Quedlinburg	16	7.5	6.0	1.63	122
0814 L Querfurt	9	11.4	9.1	3.32	34
0815 L Roßlau	10	11.7	7.4	2.54	77
0816 L Sangerhausen	10	5.2	4.5	1.50	177
0817 L Hohenmölsen	5	7.0	3.5	1.76	196
0818 L Weißenfels	10	6.2	5.4	1.89	144
0819 L Wittenberg	16	7.1	5.8	1.55	127
0820 L Zeitz	25	12.8	8.9	1.91	36
0831 S Dessau	30	12.5	10.5	2.25	11
0832 S Halle/Saale	42	7.9	6.4	1.05	107
0833 S Halle-Neustadt	11	4.8	5.7	1.87	131
	Halle	341	7.9	6.6	0.39

0900	Erfurt				
0901 L Arnstadt	3	1.9	1.5 – –	0.94	214
0902 L Apolda	10	8.6	7.2	2.55	85
0903 L Eisenach	24	8.8	7.7	1.68	70
0904 L Erfurt	7	6.1	5.4	2.22	144
0905 L Gotha	27	7.8	5.5	1.11	139
0906 L Heiligenstadt	4	4.0	4.0	2.13	186
0907 L Langensalza	10	9.0	7.1	2.42	90
0908 L Worbis	6	3.4	3.0 – –	1.29	198
0909 L Mühlhausen	27	12.3	9.9	2.03	20
0910 L Nordhausen	27	10.2	7.8	1.62	67
0911 L Sömmerda	7	4.3	4.0	1.64	186
0912 L Sondershausen	9	6.8	5.0	1.87	161
0913 L Weimar	7	6.6	4.6	1.96	172
0931 S Weimar	8	5.5	3.5 –	1.37	196
0932 S Erfurt	27	5.5	5.6	1.15	136
	Erfurt	203	7.0	5.9 –	0.44

1000	Gera				
1001 L Eisenberg	8	10.0	8.9	3.60	36
1002 L Gera	14	9.5	4.8	1.40	169
1003 L Jena	6	7.0	7.3	3.20	80
1004 L Lobenstein	9	13.4	14.5	5.09	2
1005 L Pößneck	10	7.7	7.5	2.53	74
1006 L Rudolstadt	16	9.7	8.1	2.15	58
1007 L Saalfeld	12	8.4	6.3	1.98	113
1008 L Schleiz	7	9.1	6.4	2.65	107
1009 L Stadtroda	6	7.6	7.2	3.06	85
1010 L Zeulenroda	8	8.5	4.4	1.65	181
1011 L Greiz	12	8.8	7.8	2.46	67
1031 S Gera	22	7.6	5.7	1.33	131
1032 S Jena	14	5.8	5.7	1.64	131
	Gera	144	8.3	6.8	0.62

1100	Suhl				
1101 L Bad Salzungen	15	6.9	5.1	1.42	158
1102 L Hildburghausen	10	7.0	6.5	2.28	103
1103 L Ilmenau	10	6.3	5.1	1.79	158
1104 L Neuhaus am Renweg	8	9.0	7.3	2.62	80
1105 L Meiningen	16	9.6	8.4	2.20	46
1106 L Schmalkalden	10	6.5	4.5	1.61	177
1107 L Sonnenberg	10	7.0	7.6	2.69	72
1108 L Suhl	12	10.8	8.8	2.77	39
1131 S Suhl	9	8.0	7.2	2.50	85
	Suhl	100	7.7	6.5	0.70

1200	Dresden				
1201 L Bautzen	25	8.4	7.2	1.51	85
1202 L Bischofswerda	11	6.9	5.2	1.73	153
1203 L Dippoldiswalde	9	8.4	6.7	2.57	101
1204 L Dresden	32	12.4	8.1	1.60	58
1205 L Freital	15	7.4	4.8	1.42	169
1206 L Görlitz	9	12.3	12.0	4.38	6
1207 L Großenhain	9	9.1	6.5	2.27	103
1208 L Kamenz	13	8.9	6.9	2.09	97
1210 L Löbau	21	9.0	6.4	1.58	107
1211 L Meißen	33	11.6	9.3	1.73	30
1212 L Niesky	9	9.6	8.8	3.31	39
1213 L Pirna	31	11.2	9.2	1.84	33
1214 L Riesa	18	7.5	6.9	1.72	97
1215 L Sebnitz	10	7.9	6.1	1.98	118
1216 L Zittau	16	7.3	5.0	1.39	161
1231 S Dresden	130	11.1	8.2	0.80	54
1232 S Görlitz	20	10.9	10.0	2.45	19
	Dresden	411	9.8	7.6+	0.41

1300	Leipzig				
1301 L Altenburg	21	8.0	7.0	1.67	92
1302 L Borna	22	10.2	8.3	1.94	48
1303 L Delitzsch	12	9.5	7.5	2.32	74
1304 L Döbeln	25	11.4	8.3	1.83	48
1305 L Eilenburg	11	8.8	8.0	2.56	61
1306 L Geithain	4	4.6	4.2	2.43	183
1307 L Grimma	19	12.3	9.0	2.30	35
1308 L Leipzig	21	6.1	4.3 –	1.11	182
1309 L Oschatz	9	7.3	6.2	2.19	115
1310 L Schmölln	10	12.7	7.9	2.84	65
1311 L Torgau	14	10.6	7.3	2.07	80
1312 L Wurzen	18	14.7	12.2	3.17	5
1331 S Leipzig	102	8.0	6.2	0.68	115
	Leipzig	288	8.8	6.8	0.45

1400	Chemnitz				
1401 L Annaberg	5	2.5	1.8 – –	0.84	211
1402 L Aue	26	8.9	5.6	1.17	136
1403 L Auerbach	14	8.6	6.4	1.79	107
1404 L Brand-Erbisdorf	10	11.2	9.5	3.24	27
1405 L Chemnitz	16	6.5	5.3	1.54	149
1406 L Flöha	7	5.7	3.6 –	1.43	195
1407 L Freiberg	15	7.6	6.0	1.74	122
1408 L Glauchau	10	6.2	4.9	1.84	166
1409 L Stollberg	16	8.1	5.5	1.54	139
1410 L Hainichen	9	5.6	4.9	1.78	166
1411 L Hohenstein-Ernstthal.	12	8.4	5.6	1.74	136
1412 L Marienberg	13	8.4	5.2	1.71	153
1413 L Oelsnitz	10	11.1	6.3	2.32	113
1414 L Plauen	2	3.5	2.3 – –	1.70	205
1415 L Reichenbach	12	9.0	5.2	1.61	153
1416 L Rochlitz	7	5.7	6.1	2.49	118
1417 L Schwarzenberg	10	7.1	5.4	2.03	144
1418 L Klingenthal	3	3.7	2.2 – –	1.29	206
1419 L Werdau	18	10.4	8.5	2.40	43
1420 L Zschopau	10	7.5	5.8	2.08	127
1421 L Zwickau	18	8.9	6.4	1.69	107
1431 S Chemnitz	83	11.4	9.7+	1.19	24
1433 S Plauen	14	7.9	5.2	1.64	153
1435 S Zwickau	22	7.8	8.0	1.91	61
	Chemnitz	362	8.1	6.3	0.37

1500	East Berlin				
1500	East Berlin	217	8.2	7.0	0.52	92
	G.D.R. Total	3219	8.2	6.8	0.13

Females, Leukaemia

0100 Rostock

0101 L Bad Doberan	13	10.0	6.2	2.15	37
0103 L Ribnitz-Damgarten .	13	7.4	7.6	2.40	16
0105 L Greifswald	3	4.5	2.5	1.66	192
0106 L Grevesmühlen	4	3.6	2.7	1.39	186
0107 L Grimmen	5	5.5	5.9	2.84	49
0108 L Rostock	8	8.4	5.8	2.26	54
0109 L Stralsund	3	4.3	2.8	1.70	184
0110 L Wismar	4	4.8	4.1	2.39	134
0111 L Wolgast	5	3.2	2.9	1.36	180
0112 L Rügen	14	6.4	5.6	1.68	64
0131 S Rostock	34	5.7	5.1	0.96	82
0132 S Stralsund	13	6.7	6.1	1.96	43
0133 S Wismar	5	3.3	1.7−−	0.83	207
0134 S Greifswald	12	7.4	4.6	1.55	106
Rostock	136	5.9	4.8	0.47	

0200 Schwerin

0201 L Bützow	3	3.8	2.1	1.57	202
0202 L Gadebusch	3	4.6	3.6	2.14	160
0203 L Güstrow	11	6.0	4.0	1.33	145
0204 L Hagenow	7	3.7	2.3−	0.96	197
0205 L Ludwigslust	17	10.4	6.2	1.85	37
0206 L Lübz	3	3.3	3.5	2.45	165
0207 L Parchim	10	9.6	5.8	2.06	54
0208 L Perleberg	21	10.2	5.7	1.34	58
0209 L Schwerin	2	2.2	2.6	2.03	189
0210 L Sternberg	5	8.2	9.4	4.70	2
0231 S Schwerin	20	6.3	5.2	1.27	77
Schwerin	102	6.6	4.6	0.53	

0300 Neubrandenburg

0301 L Altentreptow	4	6.4	5.1	2.72	82
0302 L Anklam	10	9.1	5.7	1.96	58
0303 L Demmin	11	8.6	4.1	1.40	134
0304 L Malchin	15	14.2	10.5	3.00	1
0305 L Neubrandenburg . . .	5	7.0	4.8	2.19	97
0306 L Neustrelitz	3	2.0	0.8−−	0.45	212
0307 L Pasewalk	12	10.4	8.5	2.80	4
0308 L Prenzlau	10	8.6	4.2	1.49	128
0309 L Röbel/Müritz	2	4.3	3.9	3.09	149
0310 L Strasburg	1	1.5	1.3−	1.34	211
0311 L Templin	10	11.3	7.9	3.33	12
0312 L Teterow	3	3.5	2.7	2.07	186
0313 L Ueckermünde	3	2.3	2.5	1.60	192
0314 L Waren	5	3.6	3.2−−	1.00	199
0331 S Neubrandenburg . .	15	7.6	7.6	2.05	16
Neubrandenburg . . .	109	6.8	4.7	0.52	

0400 Potsdam

0401 L Belzig	6	6.8	4.9	2.80	92
0402 L Brandenburg	5	5.0	2.9	1.47	180
0403 L Gransee	7	5.9	3.4	1.44	167
0405 L Jüterbog	14	14.1	6.2	2.13	37
0407 L Königs Wusterhausen	16	7.0	4.4	1.35	115
0408 L Kyritz	12	13.0	8.4	3.06	6
0409 L Luckenwalde	8	6.6	3.9	1.58	149
0410 L Nauen	15	6.9	4.3	1.41	123
0411 L Neuruppin	10	5.9	5.0	1.97	86
0412 L Potsdam	21	8.0	5.3	1.30	71
0413 L Pritzwalk	5	5.7	4.5	2.41	111
0414 L Oranienburg	31	9.1	7.1	1.55	24
0415 L Rathenow	10	5.8	3.0	1.30	177
0416 L Wittstock	2	3.3	4.4	3.37	106
0417 L Zossen	13	6.6	4.4	1.36	115
0431 S Brandenburg/Havel .	23	9.2	6.7	1.73	29
0432 S Potsdam	40	11.5	8.8+	1.61	3
Potsdam	238	8.1	5.5	0.44	

0500 Frankfurt

0501 L Angermünde	8	8.4	3.6	1.49	160
0502 L Beeskow	7	7.4	6.0	2.73	47
0503 L Bernau	12	6.3	4.7	1.64	104
0504 L Eberswalde	15	6.9	5.9	1.78	49
0505 L Bad Freienwalde . . .	9	8.8	7.4	2.84	19
0506 L Eisenhüttenstadt . . .	7	12.6	5.0	2.21	86
0507 L Fürstenwalde	21	7.7	6.0	1.59	47
0508 L Seelow	5	4.7	1.5−−	0.68	210
0509 L Strausberg	10	4.3	4.1	1.50	134
0531 S Frankfurt/Oder . . .	14	6.7	5.8	1.71	54
0532 S Eisenhüttenstadt . . .	1	0.8	0.6−−	0.65	215
0533 S Schwedt (Oder)	4	3.1	4.3	2.31	123
Frankfurt	113	6.2	4.7	0.52	

0600 Cottbus

0601 L Bad Liebenwerda . .	12	8.2	5.3	1.88	71
0602 L Calau	8	5.2	3.4	1.29	167
0603 L Cottbus	12	10.3	7.8	2.74	13
0605 L Finsterwalde	11	7.3	4.2	1.44	128
0606 L Forst	2	1.8	0.4−−	0.31	216
0607 L Guben	14	12.1	6.2	1.94	37
0608 L Hoyerswerda	24	8.2	7.4	1.64	19
0609 L Lübben	6	7.0	5.6	2.61	64
0610 L Luckau	7	8.6	3.4	1.57	167
0611 L Senftenberg	23	7.4	4.4	1.10	115
0612 L Spremberg	5	4.3	2.6	1.24	189
0613 L Weißwasser	10	6.8	4.9	1.82	92
0614 L Herzberg	7	7.0	5.0	2.02	86
0615 L Jessen	1	1.2	0.4−−	0.38	216
0631 S Cottbus	13	4.4	3.6	1.11	160
Cottbus	155	6.7	4.6	0.43	

0700 Magdeburg

0701 L Burg	9	5.1	3.0	1.10	177
0703 L Gradelegen	8	11.5	5.2	2.07	77
0704 L Genthin	9	8.5	5.3	1.89	71
0705 L Halberstadt	22	8.9	4.7	1.18	104
0706 L Haldensleben	8	5.0	1.7−−	0.62	207
0707 L Havelberg	5	8.7	6.5	3.31	31
0708 L Kalbe/Milde	3	6.1	4.1	2.41	134
0709 L Klötze	5	6.3	5.5	3.15	69
0710 L Wolmirstedt	7	6.0	4.2	1.90	128
0711 L Oschersleben	14	11.6	6.9	2.09	26
0712 L Osterburg	10	8.4	4.6	1.70	106
0713 L Salzwedel	12	10.8	5.6	1.80	64
0714 L Schönebeck	20	8.6	3.5	0.91	165
0716 L Staßfurt	12	6.1	3.2	1.06	174
0717 L Stendal	24	11.9	7.5	1.76	18
0718 L Tangerhütte	0				
0719 L Wanzleben	5	4.3	2.0−	1.11	205
0720 L Wernigerode	22	8.0	6.2	1.59	37
0721 L Zerbst	7	6.5	5.0	2.04	86
0732 S Magdeburg	63	8.2	5.3	0.79	71
Magdeburg	265	7.9	4.7	0.35	

Females, Leukaemia

0800	Halle					
0801	L Artern	14	9.5	4.8	1.40	97
0802	L Aschersleben	8	4.4	2.5–	0.98	192
0803	L Bernburg	2	0.9	0.7– –	0.54	213
0804	L Bitterfeld	29	8.4	5.6	1.26	64
0805	L Eisleben	15	7.3	6.7	2.34	29
0806	L Gräfenhainichen . . .	4	3.8	5.2	2.98	77
0807	L Saalkreis	8	4.3	3.3	1.50	171
0808	L Hettstedt	11	7.4	4.6	1.57	106
0809	L Köthen	23	10.5	8.3	2.15	7
0810	L Nebra	7	8.6	7.4	2.96	19
0811	L Merseburg	19	5.5	4.8	1.31	97
0812	L Naumburg	10	6.4	2.5–	0.91	192
0813	L Quedlinburg	18	7.5	4.4	1.18	115
0814	L Querfurt	2	2.3	2.7	1.91	186
0815	L Roßlau	13	13.5	8.1	2.49	8
0816	L Sangerhausen	16	7.7	5.9	1.82	49
0817	L Hohenmölsen	7	8.8	6.3	2.65	35
0818	L Weißenfels	12	6.6	4.6	1.66	106
0819	L Wittenberg	15	5.8	3.8	1.08	155
0820	L Zeitz	17	7.6	4.4	1.40	115
0831	S Dessau	26	9.6	6.2	1.36	37
0832	S Halle/Saale	52	8.2	3.9	0.65	149
0833	S Halle-Neustadt	9	3.8	3.9	1.40	149
	Halle	337	6.9	4.7	0.31	

0900	Erfurt					
0901	L Arnstadt	1	0.6	0.7– –	0.65	213
0902	L Apolda	10	7.4	5.0	1.99	86
0903	L Eisenach	27	8.8	5.9	1.38	49
0904	L Erfurt	9	7.2	4.3	1.55	123
0905	L Gotha	26	6.7	4.5	1.04	111
0906	L Heiligenstadt	6	5.4	4.1	1.79	134
0907	L Langensalza	3	2.5	1.9–	1.19	206
0908	L Worbis	9	4.6	4.4	1.60	115
0909	L Mühlhausen	18	7.3	4.8	1.37	97
0910	L Nordhausen	19	6.4	5.1	1.30	82
0911	L Sömmerda	7	4.0	2.1–	0.89	202
0912	L Sondershausen	11	7.6	2.9	1.01	180
0913	L Weimar	4	3.4	2.2–	1.23	199
0931	S Weimar	5	2.9	3.0	1.71	177
0932	S Erfurt	28	5.0	4.9	1.07	92
	Erfurt	183	5.6	4.1	0.36	

1000	Gera					
1001	L Eisenberg	9	10.0	4.9	1.95	92
1002	L Gera	10	6.1	4.1	1.49	134
1003	L Jena	5	5.3	4.3	2.35	123
1004	L Lobenstein	8	10.6	6.1	2.46	43
1005	L Pößneck	11	7.5	3.8	1.24	155
1006	L Rudolstadt	12	6.5	5.1	1.68	82
1007	L Saalfeld	11	6.9	3.4	1.11	167
1008	L Schleiz	7	8.0	6.1	2.78	43
1009	L Stadtroda	5	5.7	3.9	1.82	149
1010	L Zeulenroda	5	4.7	4.5	2.08	111
1011	L Greiz	10	6.1	3.6	1.32	160
1031	S Gera	22	6.6	4.2	1.03	128
1032	S Jena	15	5.4	4.8	1.43	97
	Gera	130	6.6	4.4	0.46	

1100	Suhl					
1101	L Bad Salzungen	21	9.0	8.1	1.96	8
1102	L Hildburghausen . . .	14	8.8	4.8	1.48	97
1103	L Ilmenau	9	4.9	3.7	1.38	157
1104	L Neuhaus am Renweg .	6	5.8	2.1– –	1.03	202
1105	L Meiningen	10	5.4	3.7	1.28	157
1106	L Schmalkalden	19	11.1	8.5	2.45	4
1107	L Sonnenberg	7	4.3	2.3–	1.02	197
1108	L Suhl	5	4.0	1.7– –	0.88	207
1131	S Suhl	9	7.3	5.9	2.16	49
	Suhl	100	6.9	4.8	0.57	

1200	Dresden					
1201	L Bautzen	29	8.6	5.7	1.28	58
1202	L Bischofswerda	13	7.1	4.4	1.61	115
1203	L Dippoldiswalde	11	9.1	4.1	1.60	134
1204	L Dresden	32	10.3	5.2	1.07	77
1205	L Freital	27	11.6	8.0	1.97	10
1206	L Görlitz	13	15.6	8.0	2.59	10
1207	L Großenhain	10	9.0	7.0	2.88	25
1208	L Kamenz	16	9.8	5.8	1.71	54
1210	L Löbau	21	7.8	6.1	1.58	43
1211	L Meißen	33	9.9	6.8	1.52	28
1212	L Niesky	6	5.8	3.6	1.77	160
1213	L Pirna	23	7.2	4.1	0.99	134
1214	L Riesa	16	6.1	4.1	1.20	134
1215	L Sebnitz	13	9.1	6.5	2.25	31
1216	L Zittau	19	7.3	3.9	1.12	149
1231	S Dresden	116	8.2	4.4	0.53	115
1232	S Görlitz	20	9.0	5.7	1.73	58
	Dresden	418	8.6	5.2	0.32	

1300	Leipzig					
1301	L Altenburg	13	4.4	3.3	0.97	171
1302	L Borna	25	10.5	7.2	1.72	23
1303	L Delitzsch	6	4.3	2.4	1.45	196
1304	L Döbeln	20	7.8	4.0	1.11	145
1305	L Eilenburg	7	5.1	5.2	2.24	77
1306	L Geithain	10	10.2	7.4	3.12	19
1307	L Grimma	16	9.0	5.7	1.78	58
1308	L Leipzig	36	8.9	5.3	1.01	71
1309	L Oschatz	11	7.8	5.3	1.85	71
1310	L Schmölln	8	8.8	4.0	1.64	145
1311	L Torgau	11	7.6	4.2	1.33	128
1312	L Wurzen	18	12.8	7.7	2.49	15
1331	S Leipzig	101	6.6	4.1	0.51	134
	Leipzig	282	7.4	4.7	0.35	

1400	Chemnitz					
1401	L Annaberg	18	7.9	5.4	1.50	70
1402	L Aue	30	9.0	5.7	1.39	58
1403	L Auerbach	12	6.0	2.9	1.00	180
1404	L Brand-Erbisdorf . . .	5	5.1	2.8	1.45	184
1405	L Chemnitz	32	10.7	6.9	1.94	26
1406	L Flöha	11	7.6	3.1	1.13	176
1407	L Freiberg	22	9.8	5.6	1.41	64
1408	L Glauchau	15	7.8	4.0	1.58	145
1409	L Stollberg	24	10.6	6.4	1.78	34
1410	L Hainichen	10	5.4	3.3	1.40	171
1411	L Hohenstein-Ernstthal.	10	5.9	2.2– –	0.84	199
1412	L Marienberg	19	10.8	7.8	2.15	13
1413	L Oelsnitz	8	7.4	4.3	1.98	123
1414	L Plauen	4	6.3	6.5	3.71	31
1415	L Reichenbach	10	6.1	4.5	1.89	111
1416	L Rochlitz	10	7.1	4.8	1.72	97
1417	L Schwarzenberg	12	7.7	6.3	2.05	35
1418	L Klingenthal	1	1.0	0.2– –	0.16	218
1419	L Werdau	14	6.7	4.1	1.58	134
1420	L Zschopau	7	4.6	2.6	1.16	189
1421	L Zwickau	19	8.1	3.7	0.90	157
1431	S Chemnitz	65	7.6	5.0	0.77	86
1433	S Plauen	9	4.2	3.2	1.27	174
1435	S Zwickau	24	7.3	4.2	0.99	128
	Chemnitz	391	7.5	4.6	0.30	

1500	East Berlin					
1500	East Berlin	235	7.6	4.9	0.38	92
	G.D.R. Total	3194	7.2	4.8	0.10	

7. Karten für Krebserkrankungen: weitere Tumorlokalisationen in Schwarz-Weiß-Darstellung

7. Other Tumour Sites (Cancer Maps in Black and White)

Lippe ICD9 140
Zunge ICD9 141
Speicheldrüse ICD9 142
Zahnfleisch ICD9 143
Mundboden ICD9 144
Rachenring ICD9 146
Nasenrachenraum ICD9 147
Hypopharynx ICD9 148
Nasenhöhlen, Mittelohr und
Nebenhöhlen ICD9 160
Knochen ICD9 170
Bindegewebe und sonstige
Weichteilgewebe ICD9 171
Plazenta ICD9 181
Penis und sonstige männliche
Genitalorgane ICD9 187
Auge ICD9 190
Ungenau bezeichnete
Lokalisationen ICD9 195-199

Lip ICD9 140
Tongue ICD9 141
Salivary gland ICD9 142
Gums ICD9 143
Mouth ICD9 144
Oropharynx ICD9 146
Nasopharynx ICD9 147
Hypopharynx ICD9 148
Nose, sinuses, etc. ICD9 160
Bone ICD9 170
Connective tissue ICD9 171
Placenta ICD9 181
Penis and other male genital organs . . . ICD9 187
Eye ICD9 190
Uncertain site ICD9 195-199

Karten in Schwarz-Weiß-Darstellung wurden zu ausgewählten Einzellokalisationen ICD9 140-208 für beide Geschlechter erstellt. Bei der Schwarz-Weiß-Darstellung wurden die Inzidenzraten, altersstandardisiert auf die Weltbevölkerung (30), auf 6-8 äquidistante Klassen aufgeteilt.

Maps in black and white were produced for both sexes and for selected ICD9 localizations covered by rubrics 140-208. For the black-and-white presentation, the incidence rates age-standardized on the world population (30) were placed in six to eight equal classes.

Males, Lip

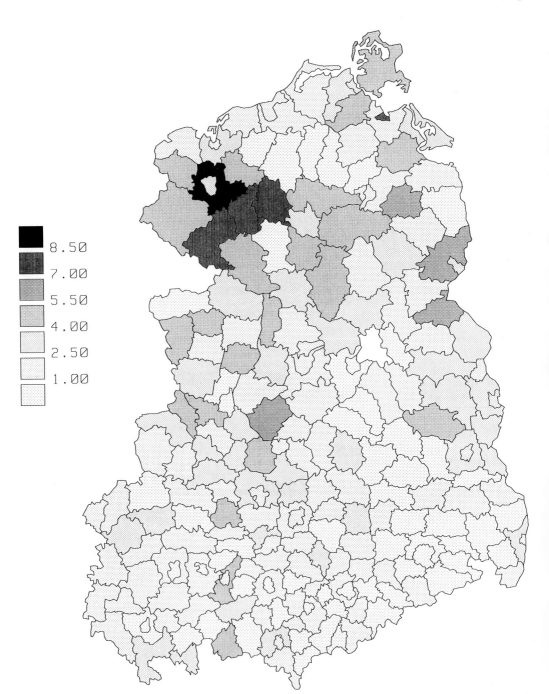

8.50
7.00
5.50
4.00
2.50
1.00

Females, Lip

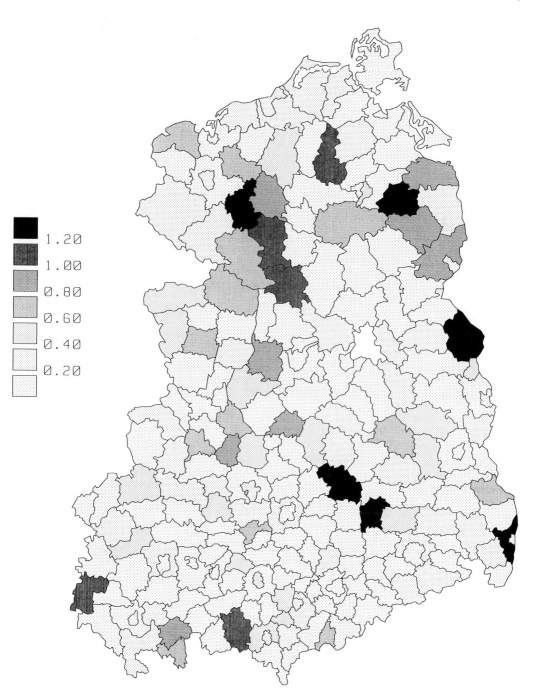

Males, Lip

0100 Rostock

Code		Name					
0101	L	Bad Doberan	3	2.5	1.6	0.96	120
0103	L	Ribnitz-Damgarten	6	3.8	2.3	1.02	76
0105	L	Greifswald	1	1.6	1.9	1.89	96
0106	L	Grevesmühlen	1	1.0	1.1	1.07	148
0107	L	Grimmen	4	4.8	4.1	2.08	29
0108	L	Rostock	1	1.1	2.3	2.27	76
0109	L	Stralsund	4	6.1	3.6	1.98	37
0110	L	Wismar	2	2.5	2.6	1.91	67
0111	L	Wolgast	3	2.1	3.0	1.78	52
0112	L	Rügen	14	6.9	4.9+	1.35	18
0131	S	Rostock	8	1.4	1.8	0.67	106
0132	S	Stralsund	6	3.4	3.4	1.43	39
0133	S	Wismar	1	0.7	0.4--	0.36	193
0134	S	Greifswald	9	6.2	7.9+	2.78	3
		Rostock	63	3.0	2.7++	0.37	

0200 Schwerin

Code		Name					
0201	L	Bützow	0				
0202	L	Gadebusch	3	5.0	4.2	2.90	27
0203	L	Güstrow	1	0.6	0.5-	0.52	185
0204	L	Hagenow	11	6.4	5.3+	1.83	11
0205	L	Ludwigslust	12	8.3	7.7+	2.40	4
0206	L	Lübz	7	8.4	7.2	3.01	5
0207	L	Parchim	11	11.5	8.1+	2.78	2
0208	L	Perleberg	12	6.5	4.6+	1.40	21
0209	L	Schwerin	10	11.8	10.8+	3.62	1
0210	L	Sternberg	4	7.0	4.7	2.41	20
0231	S	Schwerin	8	2.8	3.0	1.14	52
		Schwerin	79	5.6	4.8++	0.59	

0300 Neubrandenburg

Code		Name					
0301	L	Altentreptow	0				
0302	L	Anklam	6	6.0	4.1	1.81	29
0303	L	Demmin	3	2.6	2.4	1.39	74
0304	L	Malchin	0				
0305	L	Neubrandenburg	1	1.5	1.8	1.77	106
0306	L	Neustrelitz	9	6.7	4.4	1.53	25
0307	L	Pasewalk	1	0.9	0.3--	0.34	198
0308	L	Prenzlau	2	1.9	1.7	1.21	114
0309	L	Röbel/Müritz	2	4.6	3.3	2.47	44
0310	L	Strasburg	4	6.2	6.7	3.70	6
0311	L	Templin	4	4.9	3.4	1.76	39
0312	L	Teterow	0				
0313	L	Ueckermünde	3	2.4	1.8	1.08	106
0314	L	Waren	7	5.5	4.2	1.66	27
0331	S	Neubrandenburg	1	0.5	1.6	1.55	120
		Neubrandenburg	43	2.9	2.4	0.39	

0400 Potsdam

Code		Name					
0401	L	Belzig	2	2.5	1.5	1.13	128
0402	L	Brandenburg	4	4.4	1.9	1.00	96
0403	L	Gransee	3	2.8	1.0	0.60	154
0405	L	Jüterbog	1	1.1	0.4--	0.40	193
0407	L	Königs Wusterhausen	4	2.0	1.9	1.03	96
0408	L	Kyritz	6	7.2	3.4	1.50	39
0409	L	Luckenwalde	0				
0410	L	Nauen	5	2.6	2.6	1.16	67
0411	L	Neuruppin	9	5.9	5.4	1.97	10
0412	L	Potsdam	2	0.9	0.4--	0.27	193
0413	L	Pritzwalk	0				
0414	L	Oranienburg	9	2.9	2.7	1.00	62
0415	L	Rathenow	4	2.6	2.1	1.04	86
0416	L	Wittstock	2	3.7	4.6	3.38	21
0417	L	Zossen	7	3.9	2.0	0.77	91
0431	S	Brandenburg/Havel	6	2.7	2.1	0.94	86
0432	S	Potsdam	2	0.7	0.4--	0.26	193
		Potsdam	66	2.5	1.8	0.25	

0500 Frankfurt

Code		Name					
0501	L	Angermünde	7	7.9	6.0	2.54	9
0502	L	Beeskow	6	7.0	3.9	1.67	32
0503	L	Bernau	4	2.3	1.4	0.77	136
0504	L	Eberswalde	5	2.6	2.3	1.13	76
0505	L	Bad Freienwalde	8	8.7	6.2+	2.28	8
0506	L	Eisenhüttenstadt	3	5.9	3.3	2.28	44
0507	L	Fürstenwalde	9	3.7	2.7	0.93	62
0508	L	Seelow	5	5.1	3.7	1.73	34
0509	L	Strausberg	4	1.9	1.5	0.75	128
0531	S	Frankfurt/Oder	4	2.1	2.1	1.05	86
0532	S	Eisenhüttenstadt	3	2.5	3.0	1.78	52
0533	S	Schwedt (Oder)	2	1.5	3.0	2.11	52
		Frankfurt	60	3.6	2.8++	0.39	

0600 Cottbus

Code		Name					
0601	L	Bad Liebenwerda	0				
0602	L	Calau	1	0.7	0.5-	0.51	185
0603	L	Cottbus	5	4.6	3.2	1.62	47
0605	L	Finsterwalde	2	1.5	0.5--	0.37	185
0606	L	Forst	4	4.3	3.3	1.69	44
0607	L	Guben	5	4.4	2.9	1.34	59
0608	L	Hoyerswerda	4	1.4	1.4	0.71	136
0609	L	Lübben	4	5.1	4.4	2.18	25
0610	L	Luckau	0				
0611	L	Senftenberg	8	2.8	1.8	0.65	106
0612	L	Spremberg	1	1.0	0.9	0.87	159
0613	L	Weißwasser	3	2.2	2.3	1.35	76
0614	L	Herzberg	0				
0615	L	Jessen	3	3.9	3.0	1.76	52
0631	S	Cottbus	5	1.9	2.5	1.24	71
		Cottbus	45	2.1	1.7	0.27	

0700 Magdeburg

Code		Name					
0701	L	Burg	3	2.0	1.3	0.81	140
0703	L	Gradelegen	1	1.6	2.2	2.17	85
0704	L	Genthin	5	5.3	2.6	1.21	67
0705	L	Halberstadt	12	5.5	3.0	0.93	52
0706	L	Haldensleben	8	5.7	3.7	1.36	34
0707	L	Havelberg	3	5.8	4.6	2.81	21
0708	L	Kalbe/Milde	3	6.7	5.0	3.10	15
0709	L	Klötze	6	8.4	5.1	2.42	14
0710	L	Wolmirstedt	2	1.9	0.9	0.66	159
0711	L	Oschersleben	8	7.4	4.9	1.79	18
0712	L	Osterburg	3	2.8	2.6	1.68	67
0713	L	Salzwedel	1	1.0	0.8	0.81	190
0714	L	Schönebeck	11	5.3	3.4	1.07	39
0716	L	Staßfurt	7	4.1	2.1	0.83	86
0717	L	Stendal	5	2.8	2.0	0.93	91
0718	L	Tangerhütte	3	6.0	5.0	2.92	15
0719	L	Wanzleben	8	7.6	5.0	1.96	15
0720	L	Wernigerode	4	1.7	1.4	0.74	136
0721	L	Zerbst	9	9.2	6.7+	2.35	6
0732	S	Magdeburg	8	1.2	0.7--	0.27	176
		Magdeburg	110	3.7	2.5++	0.25	

Males, Lip

0800	Halle				
0801 L Artern	1	0.7	0.3--	0.30	198
0802 L Aschersleben	7	4.3	2.8	1.17	61
0803 L Bernburg	10	5.2	3.9	1.35	32
0804 L Bitterfeld	12	3.9	3.0	0.90	52
0805 L Eisleben	7	3.8	2.4	0.99	74
0806 L Gräfenhainichen ...	3	3.2	2.0	1.22	91
0807 L Saalkreis	7	4.1	3.1	1.21	50
0808 L Hettstedt	7	5.1	3.7	1.44	34
0809 L Köthen	13	6.7	5.3+	1.55	11
0810 L Nebra	2	2.7	1.9	1.41	96
0811 L Merseburg	6	1.9	1.2	0.54	147
0812 L Naumburg	2	1.5	0.9	0.69	159
0813 L Quedlinburg	3	1.4	1.3	0.78	140
0814 L Querfurt	5	6.3	4.1	1.92	29
0815 L Roßlau	5	5.8	2.3	1.04	76
0816 L Sangerhausen	5	2.6	1.7	0.81	114
0817 L Hohenmölsen	3	4.2	1.7	1.01	114
0818 L Weißenfels	6	3.7	2.7	1.19	62
0819 L Wittenberg	7	3.1	1.9	0.80	96
0820 L Zeitz	6	3.1	1.6	0.68	120
0831 S Dessau	7	2.9	1.6	0.64	120
0832 S Halle/Saale	9	1.7	1.3	0.43	140
0833 S Halle-Neustadt	2	0.9	1.8	1.30	106
Halle	135	3.1	2.2+	0.20	

0900	Erfurt				
0901 L Arnstadt	3	1.9	1.1	0.64	148
0902 L Apolda	1	0.9	0.5--	0.46	185
0903 L Eisenach	7	2.6	1.8	0.70	106
0904 L Erfurt	2	1.7	1.7	1.29	114
0905 L Gotha	8	2.3	1.1	0.42	148
0906 L Heiligenstadt	2	2.0	1.8	1.26	106
0907 L Langensalza	3	2.7	2.3	1.46	76
0908 L Worbis	2	1.1	1.0	0.78	154
0909 L Mühlhausen	8	3.6	3.1	1.16	50
0910 L Nordhausen	3	1.1	0.6--	0.35	180
0911 L Sömmerda	2	1.2	1.3	0.90	140
0912 L Sondershausen	4	3.0	2.5	1.37	71
0913 L Weimar	2	1.9	1.5	1.11	128
0931 S Weimar	1	0.7	0.6	0.65	180
0932 S Erfurt	3	0.6	0.8-	0.45	170
Erfurt	51	1.7	1.4	0.20	

1000	Gera				
1001 L Eisenberg	2	2.5	1.5	1.06	128
1002 L Gera	4	2.7	2.3	1.26	76
1003 L Jena	6	7.0	4.6	1.97	21
1004 L Lobenstein	5	7.4	5.2	2.35	13
1005 L Pößneck	7	5.4	3.6	1.46	37
1006 L Rudolstadt	4	2.4	2.0	1.09	91
1007 L Saalfeld	1	0.7	0.6-	0.56	180
1008 L Schleiz	1	1.3	0.6	0.65	180
1009 L Stadtroda	0				
1010 L Zeulenroda	2	2.1	1.3	1.02	140
1011 L Greiz	2	1.5	0.9	0.69	159
1031 S Gera	0				
1032 S Jena	5	2.1	1.6	0.74	120
Gera	39	2.2	1.6	0.27	

1100	Suhl				
1101 L Bad Salzungen	5	2.3	1.7	0.81	114
1102 L Hildburghausen ...	5	3.5	2.9	1.41	59
1103 L Ilmenau	6	3.8	2.3	1.01	76
1104 L Neuhaus am Renweg .	2	2.2	0.9	0.66	159
1105 L Meiningen	3	1.8	1.0	0.60	154
1106 L Schmalkalden	5	3.2	2.1	1.03	86
1107 L Sonnenberg	9	6.3	3.4	1.33	39
1108 L Suhl	0				
1131 S Suhl	1	0.9	0.9	0.90	159
Suhl	36	2.8	1.8	0.33	

1200	Dresden				
1201 L Bautzen	1	0.3	0.2--	0.19	201
1202 L Bischofswerda	1	0.6	0.8	0.82	170
1203 L Dippoldiswalde	4	3.7	2.3	1.38	76
1204 L Dresden	3	1.2	0.8-	0.46	170
1205 L Freital	1	0.5	0.5--	0.45	185
1206 L Görlitz	3	4.1	2.7	1.61	62
1207 L Großenhain	0				
1208 L Kamenz	2	1.4	0.9	0.64	159
1210 L Löbau	3	1.3	0.9	0.54	159
1211 L Meißen	3	1.1	0.5--	0.30	185
1212 L Niesky	0				
1213 L Pirna	1	0.4	0.3--	0.27	198
1214 L Riesa	6	2.5	1.6	0.69	120
1215 L Sebnitz	2	1.6	0.9	0.70	159
1216 L Zittau	5	2.3	1.5	0.73	128
1231 S Dresden	7	0.6	0.5--	0.19	185
1232 S Görlitz	3	1.6	0.9	0.52	159
Dresden	45	1.1	0.7--	0.12	

1300	Leipzig				
1301 L Altenburg	8	3.1	1.9	0.68	96
1302 L Borna	4	1.9	1.5	0.82	128
1303 L Delitzsch	6	4.8	3.2	1.38	47
1304 L Döbeln	6	2.7	1.7	0.76	114
1305 L Eilenburg	2	1.6	1.4	0.99	136
1306 L Geithain	4	4.6	2.5	1.37	71
1307 L Grimma	0				
1308 L Leipzig	9	2.6	1.5	0.56	128
1309 L Oschatz	5	4.1	3.2	1.48	47
1310 L Schmölln	1	1.3	0.4--	0.38	193
1311 L Torgau	4	3.0	1.9	1.03	96
1312 L Wurzen	2	1.6	1.1	0.80	148
1331 S Leipzig	16	1.3	1.0--	0.27	154
Leipzig	67	2.1	1.4	0.19	

1400	Chemnitz				
1401 L Annaberg	4	2.0	1.3	0.67	140
1402 L Aue	4	1.4	0.8	0.50	170
1403 L Auerbach	3	1.8	0.7--	0.39	176
1404 L Brand-Erbisdorf ...	0				
1405 L Chemnitz	3	1.2	1.1	0.62	148
1406 L Flöha	0				
1407 L Freiberg	6	3.0	2.0	0.95	91
1408 L Glauchau	5	3.1	1.9	0.92	96
1409 L Stollberg	2	1.0	0.7	0.53	176
1410 L Hainichen	5	3.1	1.8	0.86	106
1411 L Hohenstein-Ernstthal.	1	0.7	0.2--	0.20	201
1412 L Marienberg	3	1.9	0.7--	0.42	176
1413 L Oelsnitz	3	3.3	1.9	1.28	96
1414 L Plauen	2	3.5	2.7	1.93	62
1415 L Reichenbach	4	3.0	1.6	0.82	120
1416 L Rochlitz	3	2.4	1.1	0.72	148
1417 L Schwarzenberg	3	2.1	0.8-	0.46	170
1418 L Klingenthal	2	2.4	0.6-	0.46	180
1419 L Werdau	4	2.3	1.9	0.98	96
1420 L Zschopau	2	1.5	1.6	1.15	120
1421 L Zwickau	8	3.9	1.5	0.57	128
1431 S Chemnitz	6	0.8	0.5--	0.24	185
1433 S Plauen	3	1.7	1.3	0.77	140
1435 S Zwickau	3	1.1	0.9	0.52	159
Chemnitz	79	1.8	1.1--	0.13	

1500	East Berlin				
1500	East Berlin	36	1.4	1.0--	0.17	154

| | G.D.R. Total .... | 954 | 2.4 | 1.7 | 0.06 | |

Females, Lip

0100	Rostock					
0101	L Bad Doberan	1	0.8	0.2	0.20	80
0103	L Ribnitz-Damgarten .	1	0.6	0.3	0.29	63
0105	L Greifswald	0				
0106	L Grevesmühlen	1	0.9	0.6	0.60	31
0107	L Grimmen	0				
0108	L Rostock	1	1.1	0.2	0.24	80
0109	L Stralsund	1	1.4	0.3	0.33	63
0110	L Wismar	0				
0111	L Wolgast	0				
0112	L Rügen	0				
0131	S Rostock	3	0.5	0.3	0.18	63
0132	S Stralsund	1	0.5	0.1	0.15	105
0133	S Wismar	0				
0134	S Greifswald	0				
	Rostock	9	0.4	0.2	0.07	

0200	Schwerin					
0201	L Bützow	0				
0202	L Gadebusch	0				
0203	L Güstrow	1	0.5	0.4	0.42	45
0204	L Hagenow	2	1.1	0.3	0.25	63
0205	L Ludwigslust	2	1.2	0.4	0.26	45
0206	L Lübz	2	2.2	0.9	0.68	14
0207	L Parchim	4	3.8	1.8	0.97	2
0208	L Perleberg	4	1.9	0.7	0.36	22
0209	L Schwerin	0				
0210	L Sternberg	1	1.6	0.7	0.75	22
0231	S Schwerin	2	0.6	0.4	0.30	45
	Schwerin	18	1.2	0.5+	0.14	

0300	Neubrandenburg					
0301	L Altentreptow	0				
0302	L Anklam	0				
0303	L Demmin	1	0.8	0.3	0.27	63
0304	L Malchin	2	1.9	1.1	0.88	7
0305	L Neubrandenburg . . .	0				
0306	L Neustrelitz	2	1.4	0.7	0.53	22
0307	L Pasewalk	1	0.9	0.2	0.21	80
0308	L Prenzlau	1	0.9	0.9	0.90	14
0309	L Röbel/Müritz	0				
0310	L Strasburg	2	3.0	2.2	1.72	1
0311	L Templin	0				
0312	L Teterow	0				
0313	L Ueckermünde	2	1.5	0.9	0.69	14
0314	L Waren	0				
0331	S Neubrandenburg . . .	1	0.5	0.6	0.59	31
	Neubrandenburg . . .	12	0.7	0.5	0.15	

0400	Potsdam					
0401	L Belzig	0				
0402	L Brandenburg	0				
0403	L Gransee	0				
0405	L Jüterbog	1	1.0	0.3	0.31	63
0407	L Königs Wusterhausen	1	0.4	0.2	0.24	80
0408	L Kyritz	2	2.2	1.1	0.80	7
0409	L Luckenwalde	0				
0410	L Nauen	1	0.5	0.4	0.39	45
0411	L Neuruppin	1	0.6	0.1	0.13	105
0412	L Potsdam	0				
0413	L Pritzwalk	1	1.1	1.1	1.12	7
0414	L Oranienburg	1	0.3	0.1	0.13	105
0415	L Rathenow	0				
0416	L Wittstock	0				
0417	L Zossen	1	0.5	0.1	0.12	105
0431	S Brandenburg/Havel .	1	0.4	0.1	0.09	105
0432	S Potsdam	1	0.3	0.2	0.18	80
	Potsdam	11	0.4	0.2	0.06	

0500	Frankfurt					
0501	L Angermünde	2	2.1	0.9	0.67	14
0502	L Beeskow	0				
0503	L Bernau	0				
0504	L Eberswalde	0				
0505	L Bad Freienwalde . . .	0				
0506	L Eisenhüttenstadt . . .	0				
0507	L Fürstenwalde	1	0.4	0.1−	0.07	105
0508	L Seelow	2	1.9	1.4	1.02	4
0509	L Strausberg	2	0.9	0.2	0.15	80
0531	S Frankfurt/Oder . . .	2	1.0	0.5	0.34	38
0532	S Eisenhüttenstadt . . .	0				
0533	S Schwedt (Oder) . . .	0				
	Frankfurt	9	0.5	0.2	0.09	

0600	Cottbus					
0601	L Bad Liebenwerda . .	0				
0602	L Calau	1	0.7	0.4	0.45	45
0603	L Cottbus	1	0.9	0.2	0.17	80
0605	L Finsterwalde	1	0.7	0.2	0.22	80
0606	L Forst	0				
0607	L Guben	1	0.9	0.3	0.33	63
0608	L Hoyerswerda	0				
0609	L Lübben	1	1.2	0.4	0.40	45
0610	L Luckau	2	2.4	0.6	0.47	31
0611	L Senftenberg	1	0.3	0.1	0.12	105
0612	L Spremberg	0				
0613	L Weißwasser	1	0.7	0.7	0.73	22
0614	L Herzberg	0				
0615	L Jessen	1	1.2	0.4	0.38	45
0631	S Cottbus	1	0.3	0.1	0.09	105
	Cottbus	11	0.5	0.2	0.06	

0700	Magdeburg					
0701	L Burg	2	1.1	0.6	0.42	31
0703	L Gradelegen	1	1.4	0.7	0.67	22
0704	L Genthin	1	0.9	1.0	0.98	11
0705	L Halberstadt	2	0.8	0.2	0.17	80
0706	L Haldensleben	0				
0707	L Havelberg	0				
0708	L Kalbe/Milde	0				
0709	L Klötze	1	1.3	0.6	0.56	31
0710	L Wolmirstedt	0				
0711	L Oschersleben	0				
0712	L Osterburg	1	0.8	0.7	0.72	22
0713	L Salzwedel	1	0.9	0.5	0.46	38
0714	L Schönebeck	5	2.1	0.8	0.35	20
0716	L Staßfurt	0				
0717	L Stendal	0				
0718	L Tangerhütte	1	1.8	0.4	0.36	45
0719	L Wanzleben	1	0.9	0.2	0.17	80
0720	L Wernigerode	1	0.4	0.1−	0.08	105
0721	L Zerbst	0				
0732	S Magdeburg	2	0.3	0.1−−	0.05	105
	Magdeburg	19	0.6	0.2	0.06	

Females, Lip

0800 Halle

Code	Name					
0801	L Artern	0				
0802	L Aschersleben	2	1.1	0.7	0.57	22
0803	L Bernburg	4	1.8	0.9	0.51	14
0804	L Bitterfeld	0				
0805	L Eisleben	1	0.5	0.4	0.36	45
0806	L Gräfenhainichen	0				
0807	L Saalkreis	0				
0808	L Hettstedt	0				
0809	L Köthen	3	1.4	0.4	0.25	45
0810	L Nebra	0				
0811	L Merseburg	4	1.2	0.4	0.20	45
0812	L Naumburg	0				
0813	L Quedlinburg	2	0.8	0.3	0.20	63
0814	L Querfurt	2	2.3	0.5	0.39	38
0815	L Roßlau	1	1.0	1.0	0.99	11
0816	L Sangerhausen	1	0.5	0.2	0.21	80
0817	L Hohenmölsen	0				
0818	L Weißenfels	2	1.1	0.7	0.52	22
0819	L Wittenberg	2	0.8	0.5	0.39	38
0820	L Zeitz	0				
0831	S Dessau	0				
0832	S Halle/Saale	4	0.6	0.3	0.17	63
0833	S Halle-Neustadt	1	0.4	0.7	0.66	22
	Halle	29	0.6	0.3	0.06	

0900 Erfurt

Code	Name					
0901	L Arnstadt	0				
0902	L Apolda	0				
0903	L Eisenach	0				
0904	L Erfurt	1	0.8	0.3	0.30	63
0905	L Gotha	1	0.3	0.1−	0.06	105
0906	L Heiligenstadt	0				
0907	L Langensalza	1	0.8	0.5	0.51	38
0908	L Worbis	0				
0909	L Mühlhausen	1	0.4	0.3	0.33	63
0910	L Nordhausen	2	0.7	0.5	0.39	38
0911	L Sömmerda	0				
0912	L Sondershausen	0				
0913	L Weimar	0				
0931	S Weimar	0				
0932	S Erfurt	2	0.4	0.1	0.09	105
	Erfurt	8	0.2	0.1−	0.05	

1000 Gera

Code	Name					
1001	L Eisenberg	2	2.2	0.6	0.41	31
1002	L Gera	1	0.6	0.1	0.13	105
1003	L Jena	0				
1004	L Lobenstein	0				
1005	L Pößneck	0				
1006	L Rudolstadt	0				
1007	L Saalfeld	0				
1008	L Schleiz	1	1.1	1.1	1.09	7
1009	L Stadtroda	0				
1010	L Zeulenroda	1	0.9	0.2	0.17	80
1011	L Greiz	1	0.6	0.1	0.10	105
1031	S Gera	3	0.9	0.4	0.29	45
1032	S Jena	1	0.4	0.2	0.16	80
	Gera	10	0.5	0.2	0.08	

1100 Suhl

Code	Name					
1101	L Bad Salzungen	4	1.7	1.0	0.57	11
1102	L Hildburghausen	1	0.6	0.3	0.33	63
1103	L Ilmenau	2	1.1	0.4	0.30	45
1104	L Neuhaus am Renweg	1	1.0	0.9	0.88	14
1105	L Meiningen	1	0.5	0.2	0.16	80
1106	L Schmalkalden	1	0.6	0.1	0.14	105
1107	L Sonnenberg	2	1.2	0.8	0.57	20
1108	L Suhl	0				
1131	S Suhl	0				
	Suhl	12	0.8	0.4	0.14	

1200 Dresden

Code	Name					
1201	L Bautzen	2	0.6	0.3	0.27	63
1202	L Bischofswerda	1	0.5	0.1	0.10	105
1203	L Dippoldiswalde	1	0.8	0.4	0.38	45
1204	L Dresden	1	0.3	0.2	0.20	80
1205	L Freital	1	0.4	0.1	0.11	105
1206	L Görlitz	2	2.4	1.8	1.31	2
1207	L Großenhain	1	0.9	0.4	0.44	45
1208	L Kamenz	1	0.6	0.3	0.26	63
1210	L Löbau	3	1.1	0.2	0.15	80
1211	L Meißen	0				
1212	L Niesky	1	1.0	0.2	0.18	80
1213	L Pirna	2	0.6	0.3	0.21	63
1214	L Riesa	5	1.9	1.3	0.64	5
1215	L Sebnitz	0				
1216	L Zittau	2	0.8	0.2	0.13	80
1231	S Dresden	3	0.2	0.1	0.09	105
1232	S Görlitz	1	0.4	0.1	0.14	105
	Dresden	27	0.6	0.3	0.06	

1300 Leipzig

Code	Name					
1301	L Altenburg	1	0.3	0.1−	0.08	105
1302	L Borna	1	0.4	0.1	0.09	105
1303	L Delitzsch	1	0.7	0.2	0.15	80
1304	L Döbeln	2	0.8	0.1	0.11	105
1305	L Eilenburg	0				
1306	L Geithain	0				
1307	L Grimma	0				
1308	L Leipzig	2	0.5	0.3	0.23	63
1309	L Oschatz	0				
1310	L Schmölln	0				
1311	L Torgau	3	2.1	1.2	0.78	6
1312	L Wurzen	0				
1331	S Leipzig	3	0.2	0.2	0.11	80
	Leipzig	13	0.3	0.2	0.06	

1400 Chemnitz

Code	Name					
1401	L Annaberg	0				
1402	L Aue	0				
1403	L Auerbach	1	0.5	0.1	0.09	105
1404	L Brand-Erbisdorf	0				
1405	L Chemnitz	0				
1406	L Flöha	0				
1407	L Freiberg	0				
1408	L Glauchau	1	0.5	0.1	0.09	105
1409	L Stollberg	1	0.4	0.1	0.08	105
1410	L Hainichen	0				
1411	L Hohenstein-Ernstthal.	0				
1412	L Marienberg	0				
1413	L Oelsnitz	1	0.9	0.2	0.15	80
1414	L Plauen	1	1.6	0.4	0.43	45
1415	L Reichenbach	1	0.6	0.5	0.49	38
1416	L Rochlitz	1	0.7	0.2	0.21	80
1417	L Schwarzenberg	1	0.6	0.6	0.60	31
1418	L Klingenthal	1	1.0	0.2	0.16	80
1419	L Werdau	3	1.4	0.4	0.26	45
1420	L Zschopau	0				
1421	L Zwickau	2	0.8	0.2	0.19	80
1431	S Chemnitz	2	0.2	0.1−	0.06	105
1433	S Plauen	4	1.8	0.3	0.16	63
1435	S Zwickau	4	1.2	0.4	0.20	45
	Chemnitz	24	0.5	0.1−−	0.03	

1500 East Berlin

Code	Name					
1500	East Berlin	12	0.4	0.2	0.07	80
	G.D.R. Total	224	0.5	0.2	0.02	

Males, Tongue

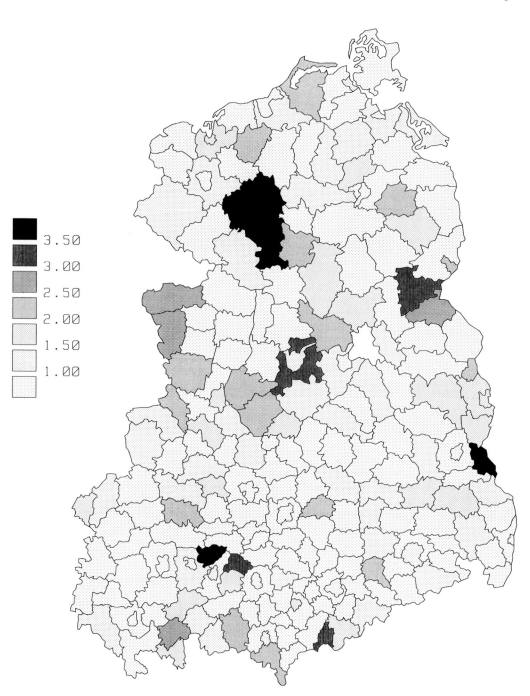

	3.50
	3.00
	2.50
	2.00
	1.50
	1.00

Females, Tongue

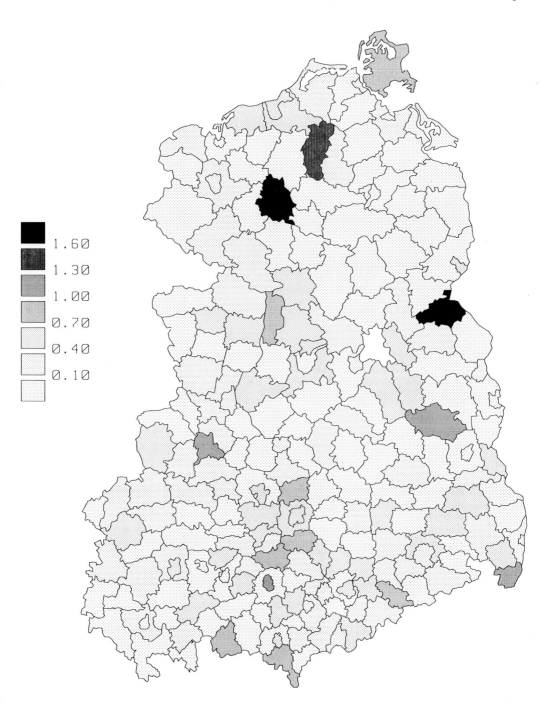

Males, Tongue

0100	Rostock					
0101 L	Bad Doberan	0				
0103 L	Ribnitz-Damgarten .	4	2.5	2.2	1.12	20
0105 L	Greifswald	1	1.6	1.3	1.35	66
0106 L	Grevesmühlen	0				
0107 L	Grimmen	0				
0108 L	Rostock	1	1.1	1.0	1.03	88
0109 L	Stralsund	0				
0110 L	Wismar	2	2.5	1.8	1.28	36
0111 L	Wolgast	1	0.7	1.2	1.16	72
0112 L	Rügen	1	0.5	0.6	0.57	134
0131 S	Rostock	5	0.9	0.8	0.39	110
0132 S	Stralsund	3	1.7	1.4	0.85	54
0133 S	Wismar	3	2.2	2.0	1.29	28
0134 S	Greifswald	0				
	Rostock	21	1.0	0.9	0.21	

0200	Schwerin					
0201 L	Bützow	1	1.4	2.3	2.27	17
0202 L	Gadebusch	0				
0203 L	Güstrow	0				
0204 L	Hagenow	3	1.7	1.4	0.84	54
0205 L	Ludwigslust	1	0.7	0.5	0.53	145
0206 L	Lübz	3	3.6	3.6	2.09	4
0207 L	Parchim	4	4.2	3.9	2.00	2
0208 L	Perleberg	2	1.1	1.2	0.87	72
0209 L	Schwerin	1	1.2	1.1	1.06	80
0210 L	Sternberg	0				
0231 S	Schwerin	1	0.4	0.5	0.45	145
	Schwerin	16	1.1	1.1	0.30	

0300	Neubrandenburg					
0301 L	Altentreptow	1	1.7	1.6	1.65	46
0302 L	Anklam	1	1.0	1.0	0.95	88
0303 L	Demmin	2	1.7	1.5	1.05	50
0304 L	Malchin	1	1.0	1.0	1.03	88
0305 L	Neubrandenburg . . .	0				
0306 L	Neustrelitz	0				
0307 L	Pasewalk	1	0.9	0.7	0.70	122
0308 L	Prenzlau	2	1.9	1.9	1.35	31
0309 L	Röbel/Müritz	0				
0310 L	Strasburg	2	3.1	2.2	1.55	20
0311 L	Templin	0				
0312 L	Teterow	0				
0313 L	Ueckermünde	1	0.8	0.6	0.61	134
0314 L	Waren	2	1.6	1.4	1.02	54
0331 S	Neubrandenburg . . .	1	0.5	0.4	0.37	152
	Neubrandenburg . . .	14	0.9	0.8	0.23	

0400	Potsdam					
0401 L	Belzig	1	1.2	1.1	1.05	80
0402 L	Brandenburg	3	3.3	3.1	1.87	8
0403 L	Gransee	1	0.9	0.7	0.69	122
0405 L	Jüterbog	2	2.3	1.4	1.00	54
0407 L	Königs Wusterhausen	0				
0408 L	Kyritz	0				
0409 L	Luckenwalde	1	1.0	0.9	0.86	102
0410 L	Nauen	5	2.6	2.2	0.99	20
0411 L	Neuruppin	4	2.6	1.9	1.01	31
0412 L	Potsdam	3	1.3	1.4	0.87	54
0413 L	Pritzwalk	3	3.8	3.6	2.06	4
0414 L	Oranienburg	7	2.3	1.8	0.77	36
0415 L	Rathenow	1	0.7	0.4	0.43	152
0416 L	Wittstock	1	1.9	2.1	2.07	24
0417 L	Zossen	3	1.7	1.4	0.82	54
0431 S	Brandenburg/Havel .	3	1.3	1.2	0.70	72
0432 S	Potsdam	3	1.0	1.0	0.56	88
	Potsdam	41	1.6	1.3	0.22	

0500	Frankfurt					
0501 L	Angermünde	1	1.1	0.9	0.94	102
0502 L	Beeskow	1	1.2	1.9	1.86	31
0503 L	Bernau	1	0.6	0.3−	0.32	157
0504 L	Eberswalde	6	3.1	3.0	1.31	9
0505 L	Bad Freienwalde . . .	2	2.2	2.6	1.92	13
0506 L	Eisenhüttenstadt . . .	1	2.0	1.6	1.61	46
0507 L	Fürstenwalde	3	1.2	1.0	0.59	88
0508 L	Seelow	2	2.0	1.0	0.70	88
0509 L	Strausberg	2	0.9	0.9	0.62	102
0531 S	Frankfurt/Oder . . .	4	2.1	2.0	1.04	28
0532 S	Eisenhüttenstadt . . .	1	0.8	1.8	1.77	36
0533 S	Schwedt (Oder) . . .	1	0.7	2.0	2.02	28
	Frankfurt	25	1.5	1.5	0.32	

0600	Cottbus					
0601 L	Bad Liebenwerda . .	2	1.5	1.4	1.01	54
0602 L	Calau	1	0.7	1.2	1.20	72
0603 L	Cottbus	0				
0605 L	Finsterwalde	1	0.8	0.7	0.68	122
0606 L	Forst	4	4.3	5.0	2.64	1
0607 L	Guben	2	1.8	1.5	1.08	50
0608 L	Hoyerswerda	4	1.4	1.6	0.90	46
0609 L	Lübben	0				
0610 L	Luckau	0				
0611 L	Senftenberg	7	2.5	1.9	0.77	31
0612 L	Spremberg	1	1.0	0.9	0.90	102
0613 L	Weißwasser	2	1.5	1.3	1.00	66
0614 L	Herzberg	0				
0615 L	Jessen	1	1.3	0.7	0.71	122
0631 S	Cottbus	1	0.4	0.3	0.34	157
	Cottbus	26	1.2	1.2	0.25	

0700	Magdeburg					
0701 L	Burg	4	2.6	2.4	1.31	16
0703 L	Gradelegen	0				
0704 L	Genthin	0				
0705 L	Halberstadt	6	2.8	1.3	0.54	66
0706 L	Haldensleben	3	2.1	2.2	1.28	20
0707 L	Havelberg	0				
0708 L	Kalbe/Milde	0				
0709 L	Klötze	2	2.8	2.7	1.92	12
0710 L	Wolmirstedt	0				
0711 L	Oschersleben	2	1.9	2.1	1.49	24
0712 L	Osterburg	0				
0713 L	Salzwedel	3	3.1	3.0	1.71	9
0714 L	Schönebeck	3	1.4	1.4	0.83	54
0716 L	Staßfurt	4	2.3	1.8	0.92	36
0717 L	Stendal	2	1.1	0.7	0.52	122
0718 L	Tangerhütte	0				
0719 L	Wanzleben	1	1.0	0.4	0.39	152
0720 L	Wernigerode	4	1.7	1.4	0.76	54
0721 L	Zerbst	2	2.1	2.1	1.67	24
0732 S	Magdeburg	13	1.9	1.8	0.50	36
	Magdeburg	49	1.6	1.4+	0.21	

Males, Tongue

0800	Halle					
0801	L Artern	3	2.2	2.1	1.21	24
0802	L Aschersleben	0				
0803	L Bernburg	2	1.0	0.8	0.60	110
0804	L Bitterfeld	3	1.0	0.8	0.46	110
0805	L Eisleben	4	2.2	1.7	0.87	45
0806	L Gräfenhainichen . . .	0				
0807	L Saalkreis	1	0.6	0.5	0.50	145
0808	L Hettstedt	2	1.5	1.4	1.04	54
0809	L Köthen	3	1.5	1.2	0.69	72
0810	L Nebra	0				
0811	L Merseburg	0				
0812	L Naumburg	1	0.7	0.7	0.68	122
0813	L Quedlinburg	2	0.9	0.8	0.58	110
0814	L Querfurt	0				
0815	L Roßlau	2	2.3	1.6	1.21	46
0816	L Sangerhausen	3	1.6	1.3	0.77	66
0817	L Hohenmölsen	0				
0818	L Weißenfels	1	0.6	0.5	0.50	145
0819	L Wittenberg	2	0.9	0.8	0.57	110
0820	L Zeitz	0				
0831	S Dessau	1	0.4	0.3−	0.28	157
0832	S Halle/Saale	5	0.9	0.7	0.31	122
0833	S Halle-Neustadt	0				
	Halle	35	0.8	0.7−−	0.11	

0900	Erfurt					
0901	L Arnstadt	0				
0902	L Apolda	5	4.3	3.7	1.75	3
0903	L Eisenach	3	1.1	0.8	0.46	110
0904	L Erfurt	0				
0905	L Gotha	1	0.3	0.3−−	0.27	157
0906	L Heiligenstadt	2	2.0	1.5	1.12	50
0907	L Langensalza	0				
0908	L Worbis	2	1.1	1.2	0.86	72
0909	L Mühlhausen	2	0.9	0.8	0.60	110
0910	L Nordhausen	0				
0911	L Sömmerda	1	0.6	0.6	0.64	134
0912	L Sondershausen	0				
0913	L Weimar	2	1.9	1.1	0.86	80
0931	S Weimar	1	0.7	0.6	0.65	134
0932	S Erfurt	4	0.8	0.8	0.42	110
	Erfurt	23	0.8	0.7−	0.14	

1000	Gera					
1001	L Eisenberg	2	2.5	3.2	2.26	6
1002	L Gera	0				
1003	L Jena	0				
1004	L Lobenstein	1	1.5	1.1	1.10	80
1005	L Pößneck	1	0.8	0.6	0.60	134
1006	L Rudolstadt	4	2.4	1.8	0.95	36
1007	L Saalfeld	1	0.7	1.0	1.00	88
1008	L Schleiz	2	2.6	2.3	1.74	17
1009	L Stadtroda	2	2.5	1.8	1.31	36
1010	L Zeulenroda	1	1.1	0.7	0.74	122
1011	L Greiz	1	0.7	0.6	0.64	134
1031	S Gera	4	1.4	1.3	0.70	66
1032	S Jena	3	1.2	1.2	0.72	72
	Gera	22	1.3	1.2	0.26	

1100	Suhl					
1101	L Bad Salzungen	3	1.4	1.0	0.57	88
1102	L Hildburghausen . . .	1	0.7	0.6	0.57	134
1103	L Ilmenau	1	0.6	0.6	0.59	134
1104	L Neuhaus am Renweg .	3	3.4	2.8	1.82	11
1105	L Meiningen	2	1.2	1.0	0.73	88
1106	L Schmalkalden	2	1.3	0.7	0.50	122
1107	L Sonnenberg	4	2.8	1.9	0.96	31
1108	L Suhl	1	0.9	0.9	0.89	102
1131	S Suhl	1	0.9	0.7	0.70	122
	Suhl	18	1.4	1.1	0.26	

1200	Dresden					
1201	L Bautzen	3	1.0	1.1	0.65	80
1202	L Bischofswerda	1	0.6	0.3−	0.30	157
1203	L Dippoldiswalde	1	0.9	0.3−	0.28	157
1204	L Dresden	1	0.4	0.1−−	0.11	165
1205	L Freital	1	0.5	0.5	0.50	145
1206	L Görlitz	0				
1207	L Großenhain	1	1.0	0.8	0.82	110
1208	L Kamenz	2	1.4	1.0	0.76	88
1210	L Löbau	1	0.4	0.1−−	0.13	165
1211	L Meißen	5	1.8	1.0	0.52	88
1212	L Niesky	1	1.1	0.4	0.35	152
1213	L Pirna	4	1.4	1.0	0.52	88
1214	L Riesa	3	1.3	1.5	0.88	50
1215	L Sebnitz	0				
1216	L Zittau	0				
1231	S Dresden	17	1.4	1.1	0.29	80
1232	S Görlitz	3	1.6	1.3	0.82	66
	Dresden	44	1.1	0.8	0.13	

1300	Leipzig					
1301	L Altenburg	2	0.8	0.7	0.50	122
1302	L Borna	3	1.4	1.0	0.61	88
1303	L Delitzsch	0				
1304	L Döbeln	2	0.9	0.6	0.41	134
1305	L Eilenburg	0				
1306	L Geithain	1	1.1	0.9	0.93	102
1307	L Grimma	0				
1308	L Leipzig	2	0.6	0.2−−	0.15	164
1309	L Oschatz	0				
1310	L Schmölln	1	1.3	1.0	1.02	88
1311	L Torgau	1	0.8	1.1	1.14	80
1312	L Wurzen	4	3.3	2.5	1.33	14
1331	S Leipzig	13	1.0	0.9	0.25	102
	Leipzig	29	0.9	0.7−	0.14	

1400	Chemnitz					
1401	L Annaberg	4	2.0	1.8	0.94	36
1402	L Aue	3	1.0	0.8	0.48	110
1403	L Auerbach	1	0.6	0.5	0.47	145
1404	L Brand-Erbisdorf . . .	0				
1405	L Chemnitz	1	0.4	0.4	0.44	152
1406	L Flöha	0				
1407	L Freiberg	4	2.0	2.3	1.18	17
1408	L Glauchau	1	0.6	0.3−	0.27	157
1409	L Stollberg	1	0.5	0.6	0.56	134
1410	L Hainichen	2	1.2	0.7	0.56	122
1411	L Hohenstein-Ernstthal.	2	1.4	0.8	0.59	110
1412	L Marienberg	2	1.3	1.4	1.00	54
1413	L Oelsnitz	3	3.3	2.5	1.50	14
1414	L Plauen	1	1.8	0.5	0.46	145
1415	L Reichenbach	1	0.7	0.9	0.87	102
1416	L Rochlitz	1	0.8	0.6	0.63	134
1417	L Schwarzenberg	5	3.6	3.2	1.51	6
1418	L Klingenthal	0				
1419	L Werdau	2	1.2	0.8	0.58	110
1420	L Zschopau	0				
1421	L Zwickau	0				
1431	S Chemnitz	14	1.9	1.4	0.40	54
1433	S Plauen	2	1.1	1.1	0.76	80
1435	S Zwickau	7	2.5	1.8	0.72	36
	Chemnitz	57	1.3	1.0	0.14	

1500	East Berlin					
1500	East Berlin	32	1.2	1.2	0.22	72
	G.D.R. Total	452	1.2	1.0	0.05	

Females, Tongue

0100	Rostock					
0101	L Bad Doberan	1	0.8	0.6	0.55	20
0103	L Ribnitz-Damgarten .	1	0.6	0.2	0.22	83
0105	L Greifswald	1	1.5	0.3	0.34	59
0106	L Grevesmühlen	1	0.9	0.2	0.24	83
0107	L Grimmen	0				
0108	L Rostock	1	1.1	0.4	0.42	41
0109	L Stralsund	0				
0110	L Wismar	0				
0111	L Wolgast	0				
0112	L Rügen	2	0.9	0.9	0.63	9
0131	S Rostock	5	0.8	0.4	0.21	41
0132	S Stralsund	1	0.5	0.2	0.25	83
0133	S Wismar	0				
0134	S Greifswald	0				
	Rostock	13	0.6	0.3	0.09	

0200	Schwerin					
0201	L Bützow	0				
0202	L Gadebusch	0				
0203	L Güstrow	0				
0204	L Hagenow	0				
0205	L Ludwigslust	1	0.6	0.1	0.12	107
0206	L Lübz	1	1.1	1.7	1.68	2
0207	L Parchim	0				
0208	L Perleberg	1	0.5	0.1	0.10	107
0209	L Schwerin	1	1.1	0.3	0.28	59
0210	L Sternberg	0				
0231	S Schwerin	2	0.6	0.2	0.12	83
	Schwerin	6	0.4	0.2	0.09	

0300	Neubrandenburg					
0301	L Altentreptow	0				
0302	L Anklam	0				
0303	L Demmin	0				
0304	L Malchin	1	0.9	0.2	0.24	83
0305	L Neubrandenburg . . .	0				
0306	L Neustrelitz	0				
0307	L Pasewalk	0				
0308	L Prenzlau	0				
0309	L Röbel/Müritz	0				
0310	L Strasburg	0				
0311	L Templin	0				
0312	L Teterow	2	2.4	1.4	1.16	3
0313	L Ueckermünde	0				
0314	L Waren	0				
0331	S Neubrandenburg . . .	0				
	Neubrandenburg . . .	3	0.2	0.1−	0.07	

0400	Potsdam					
0401	L Belzig	0				
0402	L Brandenburg	1	1.0	0.4	0.42	41
0403	L Gransee	0				
0405	L Jüterbog	1	1.0	0.3	0.31	59
0407	L Königs Wusterhausen	2	0.9	0.4	0.33	41
0408	L Kyritz	1	1.1	0.6	0.57	20
0409	L Luckenwalde	0				
0410	L Nauen	1	0.5	0.2	0.17	83
0411	L Neuruppin	0				
0412	L Potsdam	0				
0413	L Pritzwalk	0				
0414	L Oranienburg	0				
0415	L Rathenow	1	0.6	0.6	0.59	20
0416	L Wittstock	0				
0417	L Zossen	2	1.0	0.7	0.52	14
0431	S Brandenburg/Havel .	0				
0432	S Potsdam	1	0.3	0.3	0.28	59
	Potsdam	10	0.3	0.2	0.07	

0500	Frankfurt					
0501	L Angermünde	0				
0502	L Beeskow	0				
0503	L Bernau	1	0.5	0.2	0.18	83
0504	L Eberswalde	0				
0505	L Bad Freienwalde . . .	2	2.0	1.8	1.27	1
0506	L Eisenhüttenstadt . . .	0				
0507	L Fürstenwalde	0				
0508	L Seelow	0				
0509	L Strausberg	1	0.4	0.3	0.27	59
0531	S Frankfurt/Oder . . .	1	0.5	0.3	0.25	59
0532	S Eisenhüttenstadt . . .	0				
0533	S Schwedt (Oder) . . .	1	0.8	0.6	0.56	20
	Frankfurt	6	0.3	0.2	0.10	

0600	Cottbus					
0601	L Bad Liebenwerda . .	0				
0602	L Calau	0				
0603	L Cottbus	0				
0605	L Finsterwalde	1	0.7	0.3	0.32	59
0606	L Forst	1	0.9	0.4	0.42	41
0607	L Guben	0				
0608	L Hoyerswerda	1	0.3	0.5	0.45	29
0609	L Lübben	1	1.2	1.2	1.22	4
0610	L Luckau	0				
0611	L Senftenberg	0				
0612	L Spremberg	1	0.9	0.3	0.30	59
0613	L Weißwasser	0				
0614	L Herzberg	0				
0615	L Jessen	0				
0631	S Cottbus	0				
	Cottbus	5	0.2	0.2	0.08	

0700	Magdeburg					
0701	L Burg	2	1.1	0.5	0.38	29
0703	L Gradelegen	0				
0704	L Genthin	0				
0705	L Halberstadt	0				
0706	L Haldensleben	1	0.6	0.3	0.31	59
0707	L Havelberg	1	1.7	0.9	0.91	9
0708	L Kalbe/Milde	1	2.0	0.5	0.47	29
0709	L Klötze	0				
0710	L Wolmirstedt	1	0.9	0.3	0.31	59
0711	L Oschersleben	0				
0712	L Osterburg	1	0.8	0.3	0.32	59
0713	L Salzwedel	0				
0714	L Schönebeck	0				
0716	L Staßfurt	1	0.5	0.2	0.18	83
0717	L Stendal	1	0.5	0.5	0.48	29
0718	L Tangerhütte	0				
0719	L Wanzleben	1	0.9	0.3	0.29	59
0720	L Wernigerode	2	0.7	0.4	0.30	41
0721	L Zerbst	0				
0732	S Magdeburg	4	0.5	0.1−	0.06	107
	Magdeburg	16	0.5	0.2	0.05	

Females, Tongue

0800 Halle

0801 L Artern	0				
0802 L Ascherleben	3	1.7	1.1	0.74	7
0803 L Bernburg	1	0.5	0.1	0.09	107
0804 L Bitterfeld	2	0.6	0.3	0.24	59
0805 L Eisleben	1	0.5	0.2	0.19	83
0806 L Gräfenhainichen	0				
0807 L Saalkreis	0				
0808 L Hettstedt	1	0.7	0.2	0.16	83
0809 L Köthen	1	0.5	0.1	0.09	107
0810 L Nebra	0				
0811 L Merseburg	3	0.9	0.7	0.42	14
0812 L Naumburg	1	0.6	0.3	0.31	59
0813 L Quedlinburg	1	0.4	0.1	0.14	107
0814 L Querfurt	0				
0815 L Roßlau	0				
0816 L Sangerhausen	1	0.5	0.2	0.21	83
0817 L Hohenmölsen	1	1.3	0.2	0.24	83
0818 L Weißenfels	1	0.5	0.6	0.56	20
0819 L Wittenberg	1	0.4	0.3	0.32	59
0820 L Zeitz	4	1.8	0.8	0.48	11
0831 S Dessau	1	0.4	0.1	0.13	107
0832 S Halle/Saale	5	0.8	0.5	0.26	29
0833 S Halle-Neustadt	0				
Halle	28	0.6	0.3	0.07	

0900 Erfurt

0901 L Arnstadt	0				
0902 L Apolda	1	0.7	0.7	0.66	14
0903 L Eisenach	1	0.3	0.2	0.16	83
0904 L Erfurt	1	0.8	0.2	0.21	83
0905 L Gotha	1	0.3	0.2	0.23	83
0906 L Heiligenstadt	0				
0907 L Langensalza	0				
0908 L Worbis	1	0.5	0.2	0.22	83
0909 L Mühlhausen	4	1.6	0.5	0.29	29
0910 L Nordhausen	1	0.3	0.2	0.18	83
0911 L Sömmerda	0				
0912 L Sondershausen	1	0.7	0.2	0.17	83
0913 L Weimar	0				
0931 S Weimar	1	0.6	0.4	0.38	41
0932 S Erfurt	3	0.5	0.5	0.28	29
Erfurt	15	0.5	0.3	0.07	

1000 Gera

1001 L Eisenberg	1	1.1	0.4	0.35	41
1002 L Gera	0				
1003 L Jena	0				
1004 L Lobenstein	1	1.3	0.8	0.76	11
1005 L Pößneck	0				
1006 L Rudolstadt	1	0.5	0.5	0.53	29
1007 L Saalfeld	0				
1008 L Schleiz	0				
1009 L Stadtroda	1	1.1	0.6	0.64	20
1010 L Zeulenroda	0				
1011 L Greiz	1	0.6	0.6	0.56	20
1031 S Gera	5	1.5	1.2	0.54	4
1032 S Jena	0				
Gera	10	0.5	0.4	0.12	

1100 Suhl

1101 L Bad Salzungen	0				
1102 L Hildburghausen	0				
1103 L Ilmenau	0				
1104 L Neuhaus am Renweg	1	1.0	0.2	0.18	83
1105 L Meiningen	0				
1106 L Schmalkalden	0				
1107 L Sonnenberg	0				
1108 L Suhl	1	0.8	0.3	0.25	59
1131 S Suhl	0				
Suhl	2	0.1	0.0--	0.03	

1200 Dresden

1201 L Bautzen	2	0.6	0.3	0.21	59
1202 L Bischofswerda	0				
1203 L Dippoldiswalde	0				
1204 L Dresden	2	0.6	0.5	0.39	29
1205 L Freital	1	0.4	0.1	0.14	107
1206 L Görlitz	0				
1207 L Großenhain	0				
1208 L Kamenz	1	0.6	0.5	0.51	29
1210 L Löbau	2	0.7	0.4	0.34	41
1211 L Meißen	2	0.6	0.3	0.27	59
1212 L Niesky	0				
1213 L Pirna	4	1.3	0.3	0.14	59
1214 L Riesa	1	0.4	0.4	0.41	41
1215 L Sebnitz	0				
1216 L Zittau	5	1.9	1.2	0.68	4
1231 S Dresden	3	0.2	0.1	0.08	107
1232 S Görlitz	2	0.9	0.2	0.12	83
Dresden	25	0.5	0.3	0.07	

1300 Leipzig

1301 L Altenburg	1	0.3	0.2	0.17	83
1302 L Borna	2	0.8	0.8	0.56	11
1303 L Delitzsch	1	0.7	0.7	0.71	14
1304 L Döbeln	0				
1305 L Eilenburg	0				
1306 L Geithain	2	2.0	0.6	0.40	20
1307 L Grimma	0				
1308 L Leipzig	3	0.7	0.4	0.26	41
1309 L Oschatz	1	0.7	0.4	0.35	41
1310 L Schmölln	0				
1311 L Torgau	0				
1312 L Wurzen	0				
1331 S Leipzig	15	1.0	0.5	0.15	29
Leipzig	25	0.7	0.4	0.08	

1400 Chemnitz

1401 L Annaberg	1	0.4	0.4	0.43	41
1402 L Aue	2	0.6	0.3	0.18	59
1403 L Auerbach	1	0.5	0.2	0.19	83
1404 L Brand-Erbisdorf	1	1.0	1.0	0.98	8
1405 L Chemnitz	0				
1406 L Flöha	1	0.7	0.4	0.41	41
1407 L Freiberg	1	0.4	0.4	0.39	41
1408 L Glauchau	1	0.5	0.2	0.23	83
1409 L Stollberg	0				
1410 L Hainichen	2	1.1	0.4	0.30	41
1411 L Hohenstein-Ernstthal.	1	0.6	0.3	0.25	59
1412 L Marienberg	1	0.6	0.1	0.12	107
1413 L Oelsnitz	1	0.9	0.7	0.73	14
1414 L Plauen	0				
1415 L Reichenbach	0				
1416 L Rochlitz	1	0.7	0.6	0.61	20
1417 L Schwarzenberg	1	0.6	0.3	0.33	59
1418 L Klingenthal	0				
1419 L Werdau	2	1.0	0.5	0.41	29
1420 L Zschopau	1	0.7	0.2	0.20	83
1421 L Zwickau	1	0.4	0.3	0.33	59
1431 S Chemnitz	8	0.9	0.4	0.17	41
1433 S Plauen	2	0.9	0.7	0.53	14
1435 S Zwickau	1	0.3	0.3	0.31	59
Chemnitz	30	0.6	0.3	0.06	

1500 East Berlin

1500 East Berlin	25	0.8	0.4	0.09	41
G.D.R. Total	219	0.5	0.3	0.02	

Males, Salivary gland

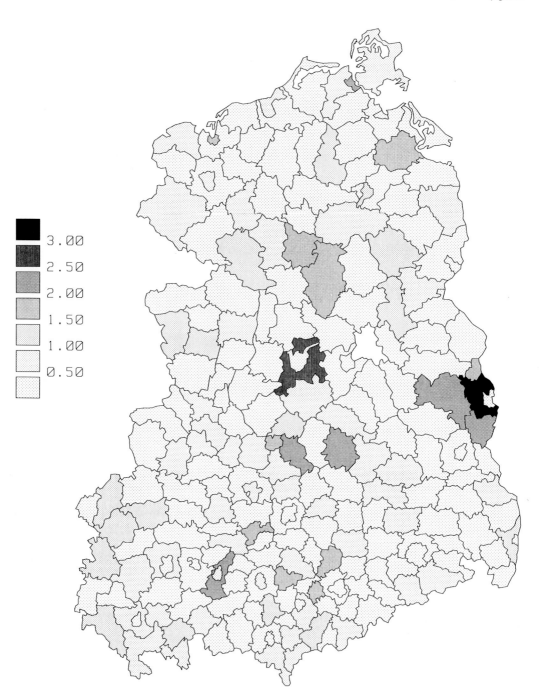

3.00
2.50
2.00
1.50
1.00
0.50

Females, Salivary gland

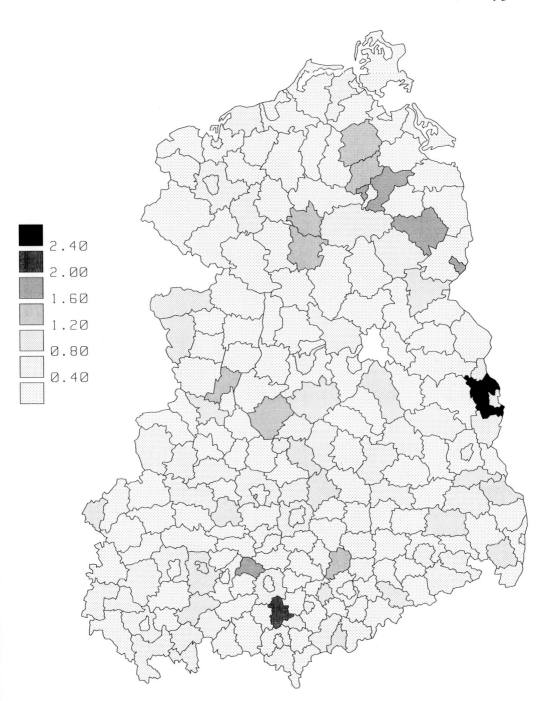

Males, Salivary gland

0100	Rostock					
0101 L	Bad Doberan	0				
0103 L	Ribnitz-Damgarten .	1	0.6	0.2	0.25	128
0105 L	Greifswald	0				
0106 L	Grevesmühlen	1	1.0	0.6	0.59	70
0107 L	Grimmen	0				
0108 L	Rostock	0				
0109 L	Stralsund	1	1.5	0.9	0.88	41
0110 L	Wismar	0				
0111 L	Wolgast	0				
0112 L	Rügen	1	0.5	0.5	0.50	75
0131 S	Rostock	4	0.7	0.8	0.45	50
0132 S	Stralsund	4	2.3	2.1	1.10	7
0133 S	Wismar	3	2.2	1.8	1.10	9
0134 S	Greifswald	0				
	Rostock	15	0.7	0.6	0.17	

0200	Schwerin					
0201 L	Bützow	0				
0202 L	Gadebusch	0				
0203 L	Güstrow	0				
0204 L	Hagenow	1	0.6	0.5	0.53	75
0205 L	Ludwigslust	1	0.7	0.4	0.39	93
0206 L	Lübz	0				
0207 L	Parchim	1	1.0	1.0	0.96	34
0208 L	Perleberg	3	1.6	1.3	0.79	22
0209 L	Schwerin	0				
0210 L	Sternberg	0				
0231 S	Schwerin	2	0.7	0.8	0.56	50
	Schwerin	8	0.6	0.5	0.18	

0300	Neubrandenburg					
0301 L	Altentreptow	0				
0302 L	Anklam	1	1.0	1.7	1.67	14
0303 L	Demmin	1	0.9	0.3	0.32	112
0304 L	Malchin	1	1.0	1.3	1.29	22
0305 L	Neubrandenburg . . .	0				
0306 L	Neustrelitz	1	0.7	0.7	0.73	59
0307 L	Pasewalk	1	0.9	0.9	0.92	41
0308 L	Prenzlau	0				
0309 L	Röbel/Müritz	0				
0310 L	Strasburg	0				
0311 L	Templin	1	1.2	1.2	1.23	27
0312 L	Teterow	0				
0313 L	Ueckermünde	1	0.8	0.4	0.37	93
0314 L	Waren	0				
0331 S	Neubrandenburg . . .	2	1.1	1.0	0.75	34
	Neubrandenburg . . .	9	0.6	0.6	0.21	

0400	Potsdam					
0401 L	Belzig	1	1.2	0.9	0.94	41
0402 L	Brandenburg	3	3.3	2.9	1.71	2
0403 L	Gransee	0				
0405 L	Jüterbog	1	1.1	0.8	0.77	50
0407 L	Königs Wusterhausen	1	0.5	0.3	0.31	112
0408 L	Kyritz	1	1.2	0.5	0.46	75
0409 L	Luckenwalde	0				
0410 L	Nauen	1	0.5	0.3	0.29	112
0411 L	Neuruppin	2	1.3	1.6	1.20	17
0412 L	Potsdam	2	0.9	0.5	0.34	75
0413 L	Pritzwalk	1	1.3	0.5	0.50	75
0414 L	Oranienburg	2	0.7	0.4	0.31	93
0415 L	Rathenow	1	0.7	0.4	0.36	93
0416 L	Wittstock	1	1.9	1.7	1.66	14
0417 L	Zossen	0				
0431 S	Brandenburg/Havel .	1	0.4	0.3	0.28	112
0432 S	Potsdam	1	0.3	0.4	0.43	93
	Potsdam	19	0.7	0.6	0.14	

0500	Frankfurt					
501 L	Angermünde	0				
0502 L	Beeskow	3	3.5	2.4	1.46	4
0503 L	Bernau	3	1.7	1.4	0.89	20
0504 L	Eberswalde	1	0.5	0.5	0.50	75
0505 L	Bad Freienwalde . . .	0				
0506 L	Eisenhüttenstadt . . .	2	3.9	4.3	3.17	1
0507 L	Fürstenwalde	1	0.4	0.4	0.38	93
0508 L	Seelow	0				
0509 L	Strausberg	0				
0531 S	Frankfurt/Oder	4	2.1	1.8	0.88	9
0532 S	Eisenhüttenstadt . . .	0				
0533 S	Schwedt (Oder) . . .	0				
	Frankfurt	14	0.8	0.8	0.22	

0600	Cottbus					
0601 L	Bad Liebenwerda . .	1	0.8	0.7	0.72	59
0602 L	Calau	0				
0603 L	Cottbus	0				
0605 L	Finsterwalde	1	0.8	0.8	0.82	50
0606 L	Forst	0				
0607 L	Guben	2	1.8	2.2	1.54	6
0608 L	Hoyerswerda	1	0.4	0.4	0.42	93
0609 L	Lübben	0				
0610 L	Luckau	0				
0611 L	Senftenberg	2	0.7	0.5	0.35	75
0612 L	Spremberg	0				
0613 L	Weißwasser	2	1.5	0.9	0.64	41
0614 L	Herzberg	1	1.1	0.8	0.85	50
0615 L	Jessen	2	2.6	2.3	1.88	5
0631 S	Cottbus	1	0.4	0.3	0.34	112
	Cottbus	13	0.6	0.5	0.16	

0700	Magdeburg					
0701 L	Burg	0				
0703 L	Gradelegen	1	1.6	1.5	1.48	18
0704 L	Genthin	0				
0705 L	Halberstadt	1	0.5	0.4	0.43	93
0706 L	Haldensleben	0				
0707 L	Havelberg	0				
0708 L	Kalbe/Milde	0				
0709 L	Klötze	1	1.4	1.3	1.27	22
0710 L	Wolmirstedt	0				
0711 L	Oschersleben	0				
0712 L	Osterburg	0				
0713 L	Salzwedel	0				
0714 L	Schönebeck	1	0.5	0.4	0.44	93
0716 L	Staßfurt	1	0.6	0.7	0.74	59
0717 L	Stendal	2	1.1	0.8	0.57	50
0718 L	Tangerhütte	0				
0719 L	Wanzleben	1	1.0	0.9	0.90	41
0720 L	Wernigerode	1	0.4	0.4	0.38	93
0721 L	Zerbst	1	1.0	0.4	0.38	93
0732 S	Magdeburg	1	0.1	0.1--	0.12	136
	Magdeburg	11	0.4	0.3	0.10	

Males, Salivary gland

0800 Halle

Code		Count				
0801	L Artern	0				
0802	L Aschersleben	1	0.6	0.5	0.52	75
0803	L Bernburg	2	1.0	0.9	0.71	41
0804	L Bitterfeld	2	0.7	0.5	0.38	75
0805	L Eisleben	1	0.5	0.2	0.24	128
0806	L Gräfenhainichen	2	2.1	2.5	1.81	3
0807	L Saalkreis	0				
0808	L Hettstedt	0				
0809	L Köthen	2	1.0	0.7	0.51	59
0810	L Nebra	0				
0811	L Merseburg	0				
0812	L Naumburg	1	0.7	0.7	0.73	59
0813	L Quedlinburg	2	0.9	0.8	0.54	50
0814	L Querfurt	1	1.3	0.7	0.69	59
0815	L Roßlau	1	1.2	1.3	1.34	22
0816	L Sangerhausen	0				
0817	L Hohenmölsen	0				
0818	L Weißenfels	5	3.1	1.8	0.89	9
0819	L Wittenberg	0				
0820	L Zeitz	1	0.5	0.5	0.46	75
0831	S Dessau	6	2.5	1.7	0.75	14
0832	S Halle/Saale	4	0.8	0.5	0.30	75
0833	S Halle-Neustadt	0				
	Halle	31	0.7	0.5	0.10	

0900 Erfurt

Code		Count				
0901	L Arnstadt	0				
0902	L Apolda	0				
0903	L Eisenach	6	2.2	1.3	0.58	22
0904	L Erfurt	1	0.9	0.8	0.79	50
0905	L Gotha	3	0.9	0.9	0.51	41
0906	L Heiligenstadt	0				
0907	L Langensalza	0				
0908	L Worbis	2	1.1	1.1	0.79	32
0909	L Mühlhausen	3	1.4	1.2	0.70	27
0910	L Nordhausen	1	0.4	0.3	0.27	112
0911	L Sömmerda	0				
0912	L Sondershausen	1	0.8	1.0	1.03	34
0913	L Weimar	1	0.9	0.4	0.36	93
0931	S Weimar	0				
0932	S Erfurt	2	0.4	0.4	0.33	93
	Erfurt	20	0.7	0.6	0.14	

1000 Gera

Code		Count				
1001	L Eisenberg	0				
1002	L Gera	1	0.7	0.2	0.24	128
1003	L Jena	2	2.3	2.0	1.41	8
1004	L Lobenstein	0				
1005	L Pößneck	0				
1006	L Rudolstadt	1	0.6	0.5	0.48	75
1007	L Saalfeld	1	0.7	0.6	0.56	70
1008	L Schleiz	0				
1009	L Stadtroda	0				
1010	L Zeulenroda	1	1.1	0.3	0.32	112
1011	L Greiz	2	1.5	1.2	0.86	27
1031	S Gera	2	0.7	0.7	0.52	59
1032	S Jena	1	0.4	0.5	0.52	75
	Gera	11	0.6	0.5	0.15	

1100 Suhl

Code		Count				
1101	L Bad Salzungen	0				
1102	L Hildburghausen	2	1.4	1.0	0.74	34
1103	L Ilmenau	3	1.9	1.0	0.64	34
1104	L Neuhaus am Renweg	2	2.2	1.2	0.91	27
1105	L Meiningen	2	1.2	1.1	0.78	32
1106	L Schmalkalden	0				
1107	L Sonneberg	1	0.7	0.6	0.58	70
1108	L Suhl	1	0.9	0.6	0.58	70
1131	S Suhl	0				
	Suhl	11	0.8	0.6	0.19	

1200 Dresden

Code		Count				
1201	L Bautzen	0				
1202	L Bischofswerda	1	0.6	0.2	0.20	128
1203	L Dippoldiswalde	1	0.9	0.7	0.69	59
1204	L Dresden	2	0.8	0.4	0.30	93
1205	L Freital	2	1.0	0.3	0.23	112
1206	L Görlitz	1	1.4	1.4	1.36	20
1207	L Großenhain	1	1.0	0.9	0.89	41
1208	L Kamenz	0				
1210	L Löbau	1	0.4	0.3	0.32	112
1211	L Meißen	2	0.7	0.4	0.30	93
1212	L Niesky	0				
1213	L Pirna	3	1.1	0.7	0.46	59
1214	L Riesa	0				
1215	L Sebnitz	1	0.8	0.4	0.42	93
1216	L Zittau	1	0.5	0.1−	0.13	136
1231	S Dresden	4	0.3	0.3	0.15	112
1232	S Görlitz	1	0.5	0.4	0.38	93
	Dresden	21	0.5	0.3−	0.08	

1300 Leipzig

Code		Count				
1301	L Altenburg	2	0.8	0.5	0.36	75
1302	L Borna	1	0.5	0.3	0.35	112
1303	L Delitzsch	1	0.8	0.7	0.73	59
1304	L Döbeln	3	1.4	0.8	0.51	50
1305	L Eilenburg	0				
1306	L Geithain	0				
1307	L Grimma	1	0.6	0.2	0.22	128
1308	L Leipzig	1	0.3	0.1−−	0.08	136
1309	L Oschatz	0				
1310	L Schmölln	1	1.3	1.5	1.54	18
1311	L Torgau	1	0.8	0.3	0.31	112
1312	L Wurzen	2	1.6	1.0	0.71	34
1331	S Leipzig	6	0.5	0.3	0.13	112
	Leipzig	19	0.6	0.4	0.10	

1400 Chemnitz

Code		Count				
1401	L Annaberg	2	1.0	0.7	0.47	59
1402	L Aue	4	1.4	1.2	0.66	27
1403	L Auerbach	1	0.6	0.6	0.61	70
1404	L Brand-Erbisdorf	1	1.1	0.4	0.35	93
1405	L Chemnitz	2	0.8	0.5	0.35	75
1406	L Flöha	0				
1407	L Freiberg	1	0.5	0.5	0.48	75
1408	L Glauchau	0				
1409	L Stollberg	1	0.5	0.3	0.34	112
1410	L Hainichen	1	0.6	0.5	0.48	75
1411	L Hohenstein-Ernstthal	4	2.8	1.8	0.96	9
1412	L Marienberg	1	0.6	0.3	0.31	112
1413	L Oelsnitz	2	2.2	1.0	0.75	34
1414	L Plauen	0				
1415	L Reichenbach	1	0.7	0.2	0.19	128
1416	L Rochlitz	4	3.3	1.8	0.93	9
1417	L Schwarzenberg	1	0.7	0.4	0.40	93
1418	L Klingenthal	1	1.2	0.9	0.86	41
1419	L Werdau	1	0.6	0.2−	0.16	128
1420	L Zschopau	0				
1421	L Zwickau	2	1.0	0.5	0.42	75
1431	S Chemnitz	2	0.3	0.2−	0.12	128
1433	S Plauen	0				
1435	S Zwickau	0				
	Chemnitz	32	0.7	0.4	0.09	

1500 East Berlin

Code		Count				
1500	East Berlin	10	0.4	0.3−	0.09	112
	G.D.R. Total	244	0.6	0.5	0.03	

Females, Salivary gland

0100 Rostock

0101 L Bad Doberan	1	0.8	0.4	0.43	74
0103 L Ribnitz-Damgarten .	1	0.6	0.2	0.22	109
0105 L Greifswald	0				
0106 L Grevesmühlen	0				
0107 L Grimmen	0				
0108 L Rostock	0				
0109 L Stralsund	1	1.4	0.5	0.51	61
0110 L Wismar	0				
0111 L Wolgast	0				
0112 L Rügen	1	0.5	0.1	0.14	130
0131 S Rostock	2	0.3	0.3	0.20	90
0132 S Stralsund	0				
0133 S Wismar	1	0.7	0.7	0.68	42
0134 S Greifswald	1	0.6	0.3	0.34	90
Rostock	8	0.3	0.2	0.08	

0200 Schwerin

0201 L Bützow	0				
0202 L Gadebusch	0				
0203 L Güstrow	0				
0204 L Hagenow	1	0.5	0.1	0.14	130
0205 L Ludwigslust	0				
0206 L Lübz	0				
0207 L Parchim	1	1.0	0.5	0.54	61
0208 L Perleberg	1	0.5	0.3	0.32	90
0209 L Schwerin	2	2.2	0.7	0.50	42
0210 L Sternberg	0				
0231 S Schwerin	2	0.6	0.4	0.30	74
Schwerin	7	0.5	0.2	0.09	

0300 Neubrandenburg

0301 L Altentreptow	1	1.6	1.4	1.41	10
0302 L Anklam	0				
0303 L Demmin	3	2.4	1.6	1.02	6
0304 L Malchin	1	0.9	0.3	0.26	90
0305 L Neubrandenburg . . .	1	1.4	1.6	1.65	6
0306 L Neustrelitz	1	0.7	0.7	0.65	42
0307 L Pasewalk	0				
0308 L Prenzlau	3	2.6	2.0	1.20	3
0309 L Röbel/Müritz	1	2.1	1.3	1.33	11
0310 L Strasburg	0				
0311 L Templin	1	1.1	0.4	0.45	74
0312 L Teterow	0				
0313 L Ueckermünde	0				
0314 L Waren	0				
0331 S Neubrandenburg . . .	1	0.5	0.3	0.34	90
Neubrandenburg . . .	13	0.8	0.6	0.17	

0400 Potsdam

0401 L Belzig	1	1.1	1.0	0.95	17
0402 L Brandenburg	0				
0403 L Gransee	0				
0405 L Jüterbog	0				
0407 L Königs Wusterhausen	0				
0408 L Kyritz	0				
0409 L Luckenwalde	0				
0410 L Nauen	2	0.9	0.7	0.49	42
0411 L Neuruppin	1	0.6	0.2	0.21	109
0412 L Potsdam	0				
0413 L Pritzwalk	0				
0414 L Oranienburg	1	0.3	0.1 − −	0.06	130
0415 L Rathenow	1	0.6	0.1	0.15	130
0416 L Wittstock	1	1.7	1.5	1.46	9
0417 L Zossen	2	1.0	1.0	0.71	17
0431 S Brandenburg/Havel .	2	0.8	0.6	0.45	51
0432 S Potsdam	0				
Potsdam	11	0.4	0.3	0.08	

0500 Frankfurt

0501 L Angermünde	1	1.0	0.2	0.21	109
0502 L Beeskow	1	1.1	0.2	0.24	109
0503 L Bernau	0				
0504 L Eberswalde	2	0.9	0.8	0.60	26
0505 L Bad Freienwalde . . .	0				
0506 L Eisenhüttenstadt . . .	2	3.6	2.7	2.42	1
0507 L Fürstenwalde	0				
0508 L Seelow	1	0.9	0.2	0.23	109
0509 L Strausberg	1	0.4	0.2	0.16	109
0531 S Frankfurt/Oder . . .	2	1.0	0.5	0.36	61
0532 S Eisenhüttenstadt . . .	1	0.8	0.4	0.42	74
0533 S Schwedt (Oder) . . .	1	0.8	1.7	1.75	4
Frankfurt	12	0.7	0.4	0.12	

0600 Cottbus

0601 L Bad Liebenwerda . .	2	1.4	0.4	0.32	74
0602 L Calau	0				
0603 L Cottbus	1	0.9	0.2	0.17	109
0605 L Finsterwalde	0				
0606 L Forst	1	0.9	0.3	0.26	90
0607 L Guben	1	0.9	0.8	0.76	26
0608 L Hoyerswerda	2	0.7	0.5	0.34	61
0609 L Lübben	1	1.2	0.6	0.63	51
0610 L Luckau	1	1.2	0.8	0.76	26
0611 L Senftenberg	1	0.3	0.3	0.29	90
0612 L Spremberg	1	0.9	0.8	0.85	26
0613 L Weißwasser	1	0.7	0.8	0.85	26
0614 L Herzberg	2	2.0	0.7	0.50	42
0615 L Jessen	0				
0631 S Cottbus	2	0.7	0.6	0.45	51
Cottbus	16	0.7	0.4	0.12	

0700 Magdeburg

0701 L Burg	1	0.6	0.3	0.30	90
0703 L Gradelegen	0				
0704 L Genthin	0				
0705 L Halberstadt	1	0.4	0.3	0.34	90
0706 L Haldensleben	1	0.6	0.3	0.26	90
0707 L Havelberg	0				
0708 L Kalbe/Milde	0				
0709 L Klötze	1	1.3	1.0	1.04	17
0710 L Wolmirstedt	2	1.7	1.2	0.88	13
0711 L Oschersleben	0				
0712 L Osterburg	0				
0713 L Salzwedel	1	0.9	0.8	0.81	26
0714 L Schönebeck	1	0.4	0.4	0.38	74
0716 L Staßfurt	0				
0717 L Stendal	0				
0718 L Tangerhütte	1	1.8	0.4	0.39	74
0719 L Wanzleben	1	0.9	1.0	1.01	17
0720 L Wernigerode	5	1.8	0.6	0.26	51
0721 L Zerbst	2	1.9	1.2	0.93	13
0732 S Magdeburg	2	0.3	0.1 −	0.09	130
Magdeburg	19	0.6	0.3	0.08	

Females, Salivary gland

0800	**Halle**				
0801 L Artern	0				
0802 L Aschersleben	1	0.6	0.3	0.28	90
0803 L Bernburg	3	1.4	0.4	0.21	74
0804 L Bitterfeld	0				
0805 L Eisleben	1	0.5	0.1--	0.09	130
0806 L Gräfenhainichen	1	1.0	0.8	0.80	26
0807 L Saalkreis	2	1.1	0.6	0.50	51
0808 L Hettstedt	2	1.3	0.6	0.43	51
0809 L Köthen	0				
0810 L Nebra	0				
0811 L Merseburg	1	0.3	0.1	0.15	130
0812 L Naumburg	0				
0813 L Quedlinburg	1	0.4	0.4	0.43	74
0814 L Querfurt	1	1.2	1.1	1.09	15
0815 L Roßlau	1	1.0	0.5	0.47	61
0816 L Sangerhausen	1	0.5	0.5	0.46	61
0817 L Hohenmölsen	0				
0818 L Weißenfels	0				
0819 L Wittenberg	3	1.2	0.8	0.49	26
0820 L Zeitz	0				
0831 S Dessau	3	1.1	0.6	0.38	51
0832 S Halle/Saale	2	0.3	0.3	0.19	90
0833 S Halle-Neustadt	3	1.3	1.6	0.95	6
Halle	26	0.5	0.3	0.07	
0900	**Erfurt**				
0901 L Arnstadt	0				
0902 L Apolda	1	0.7	0.2	0.16	109
0903 L Eisenach	3	1.0	0.4	0.23	74
0904 L Erfurt	1	0.8	0.5	0.52	61
0905 L Gotha	3	0.8	0.4	0.28	74
0906 L Heiligenstadt	1	0.9	0.8	0.84	26
0907 L Langensalza	1	0.8	0.2	0.18	109
0908 L Worbis	0				
0909 L Mühlhausen	0				
0910 L Nordhausen	1	0.3	0.2	0.17	109
0911 L Sömmerda	1	0.6	0.2	0.24	109
0912 L Sondershausen	0				
0913 L Weimar	2	1.7	0.9	0.65	23
0931 S Weimar	2	1.2	0.8	0.62	26
0932 S Erfurt	0				
Erfurt	16	0.5	0.3	0.07	
1000	**Gera**				
1001 L Eisenberg	2	2.2	1.7	1.28	4
1002 L Gera	4	2.4	0.5	0.26	61
1003 L Jena	0				
1004 L Lobenstein	0				
1005 L Pößneck	0				
1006 L Rudolstadt	2	1.1	1.1	0.80	15
1007 L Saalfeld	2	1.3	0.6	0.44	51
1008 L Schleiz	0				
1009 L Stadtroda	0				
1010 L Zeulenroda	0				
1011 L Greiz	2	1.2	2.1	1.56	2
1031 S Gera	1	0.3	0.1--	0.07	130
1032 S Jena	0				
Gera	13	0.7	0.4	0.15	
1100	**Suhl**				
1101 L Bad Salzungen	2	0.9	0.8	0.54	26
1102 L Hildburghausen	1	0.6	0.6	0.61	51
1103 L Ilmenau	1	0.5	0.1	0.12	130
1104 L Neuhaus am Renweg	1	1.0	0.7	0.75	42
1105 L Meiningen	0				
1106 L Schmalkalden	2	1.2	0.8	0.56	26
1107 L Sonnenberg	1	0.6	0.5	0.48	61
1108 L Suhl	1	0.8	0.7	0.67	42
1131 S Suhl	0				
Suhl	9	0.6	0.5	0.16	

1200	**Dresden**				
1201 L Bautzen	1	0.3	0.2	0.24	109
1202 L Bischofswerda	1	0.5	0.3	0.34	90
1203 L Dippoldiswalde	1	0.8	0.2	0.18	109
1204 L Dresden	2	0.6	0.2	0.16	109
1205 L Freital	0				
1206 L Görlitz	0				
1207 L Großenhain	0				
1208 L Kamenz	2	1.2	1.0	0.74	17
1210 L Löbau	5	1.8	0.8	0.49	26
1211 L Meißen	3	0.9	0.4	0.27	74
1212 L Niesky	0				
1213 L Pirna	3	0.9	0.5	0.31	61
1214 L Riesa	1	0.4	0.1-	0.10	130
1215 L Sebnitz	2	1.4	0.5	0.35	61
1216 L Zittau	3	1.2	0.3	0.18	90
1231 S Dresden	11	0.8	0.6	0.21	51
1232 S Görlitz	0				
Dresden	35	0.7	0.4	0.08	
1300	**Leipzig**				
1301 L Altenburg	1	0.3	0.4	0.36	74
1302 L Borna	1	0.4	0.1-	0.10	130
1303 L Delitzsch	1	0.7	0.7	0.66	42
1304 L Döbeln	2	0.8	0.2	0.14	109
1305 L Eilenburg	2	1.5	1.0	0.77	17
1306 L Geithain	1	1.0	0.2	0.21	109
1307 L Grimma	0				
1308 L Leipzig	4	1.0	0.5	0.26	61
1309 L Oschatz	1	0.7	0.2	0.24	109
1310 L Schmölln	0				
1311 L Torgau	0				
1312 L Wurzen	0				
1331 S Leipzig	15	1.0	0.5	0.16	61
Leipzig	28	0.7	0.4	0.08	
1400	**Chemnitz**				
1401 L Annaberg	2	0.9	0.3	0.22	90
1402 L Aue	3	0.9	0.7	0.44	42
1403 L Auerbach	1	0.5	0.1--	0.09	130
1404 L Brand-Erbisdorf	2	2.0	0.9	0.65	23
1405 L Chemnitz	1	0.3	0.3	0.34	90
1406 L Flöha	0				
1407 L Freiberg	1	0.4	0.4	0.37	74
1408 L Glauchau	2	1.0	0.2	0.13	109
1409 L Stollberg	0				
1410 L Hainichen	1	0.5	0.2	0.16	109
1411 L Hohenstein-Ernstthal.	2	1.2	0.8	0.64	26
1412 L Marienberg	1	0.6	0.3	0.27	90
1413 L Oelsnitz	1	0.9	0.2	0.15	109
1414 L Plauen	0				
1415 L Reichenbach	4	2.4	0.8	0.41	26
1416 L Rochlitz	3	2.1	1.3	0.80	11
1417 L Schwarzenberg	3	1.9	0.9	0.55	23
1418 L Klingenthal	1	1.0	0.2	0.16	109
1419 L Werdau	0				
1420 L Zschopau	0				
1421 L Zwickau	3	1.3	0.4	0.26	74
1431 S Chemnitz	7	0.8	0.3	0.13	90
1433 S Plauen	1	0.5	0.3	0.31	90
1435 S Zwickau	4	1.2	0.8	0.41	26
Chemnitz	43	0.8	0.4	0.07	
1500	**East Berlin**				
1500 East Berlin	20	0.6	0.4	0.10	74
G.D.R. Total	276	0.6	0.3	0.02	

Males, Gums

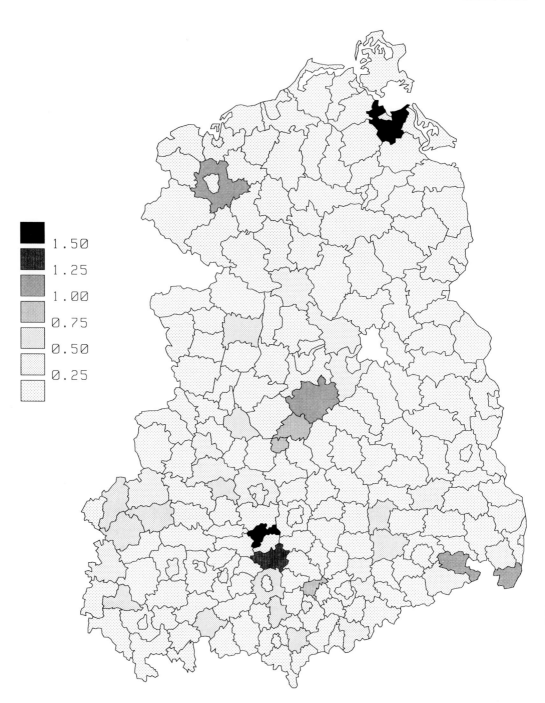

Females, Gums

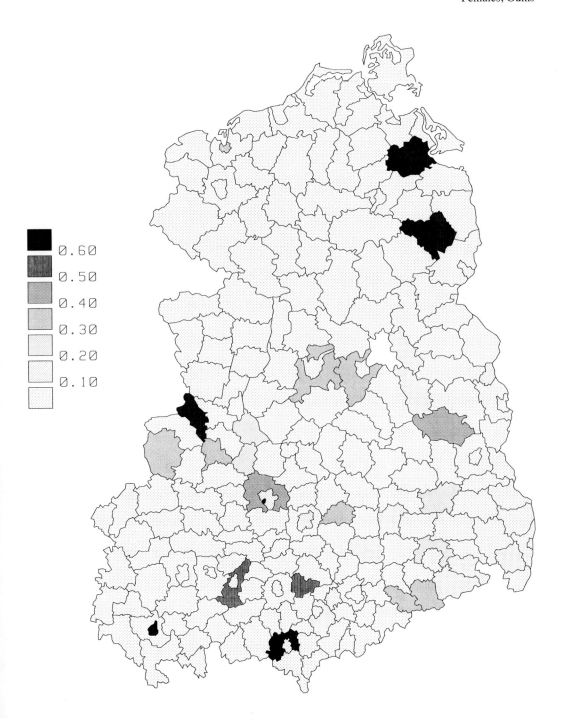

Males, Gums

0100 Rostock

Code	Name					
0101 L	Bad Doberan	0				
0103 L	Ribnitz-Damgarten	0				
0105 L	Greifswald	1	1.6	3.2	3.15	1
0106 L	Grevesmühlen	0				
0107 L	Grimmen	0				
0108 L	Rostock	0				
0109 L	Stralsund	0				
0110 L	Wismar	0				
0111 L	Wolgast	0				
0112 L	Rügen	0				
0131 S	Rostock	0				
0132 S	Stralsund	0				
0133 S	Wismar	0				
0134 S	Greifswald	0				
	Rostock	1	0.0	0.1	0.09	

0200 Schwerin

Code	Name					
0201 L	Bützow	0				
0202 L	Gadebusch	0				
0203 L	Güstrow	0				
0204 L	Hagenow	0				
0205 L	Ludwigslust	0				
0206 L	Lübz	0				
0207 L	Parchim	0				
0208 L	Perleberg	0				
0209 L	Schwerin	1	1.2	1.1	1.12	4
0210 L	Sternberg	0				
0231 S	Schwerin	0				
	Schwerin	1	0.1	0.1	0.07	

0300 Neubrandenburg

Code	Name					
0301 L	Altentreptow	0				
0302 L	Anklam	0				
0303 L	Demmin	0				
0304 L	Malchin	0				
0305 L	Neubrandenburg	0				
0306 L	Neustrelitz	0				
0307 L	Pasewalk	0				
0308 L	Prenzlau	0				
0309 L	Röbel/Müritz	0				
0310 L	Strasburg	0				
0311 L	Templin	0				
0312 L	Teterow	0				
0313 L	Ueckermünde	0				
0314 L	Waren	0				
0331 S	Neubrandenburg	0				
	Neubrandenburg	0				

0400 Potsdam

Code	Name					
0401 L	Belzig	1	1.2	1.0	1.05	6
0402 L	Brandenburg	0				
0403 L	Gransee	0				
0405 L	Jüterbog	0				
0407 L	Königs Wusterhausen	1	0.5	0.2	0.20	41
0408 L	Kyritz	1	1.2	0.5	0.46	21
0409 L	Luckenwalde	0				
0410 L	Nauen	1	0.5	0.4	0.44	29
0411 L	Neuruppin	0				
0412 L	Potsdam	1	0.4	0.4	0.37	29
0413 L	Pritzwalk	0				
0414 L	Oranienburg	0				
0415 L	Rathenow	0				
0416 L	Wittstock	0				
0417 L	Zossen	0				
0431 S	Brandenburg/Havel	0				
0432 S	Potsdam	0				
	Potsdam	5	0.2	0.1	0.06	

0500 Frankfurt

Code	Name					
0501 L	Angermünde	0				
0502 L	Beeskow	0				
0503 L	Bernau	0				
0504 L	Eberswalde	0				
0505 L	Bad Freienwalde	0				
0506 L	Eisenhüttenstadt	0				
0507 L	Fürstenwalde	1	0.4	0.2	0.24	41
0508 L	Seelow	0				
0509 L	Strausberg	0				
0531 S	Frankfurt/Oder	0				
0532 S	Eisenhüttenstadt	0				
0533 S	Schwedt (Oder)	0				
	Frankfurt	1	0.1	0.0 – –	0.04	

0600 Cottbus

Code	Name					
0601 L	Bad Liebenwerda	0				
0602 L	Calau	0				
0603 L	Cottbus	0				
0605 L	Finsterwalde	0				
0606 L	Forst	0				
0607 L	Guben	0				
0608 L	Hoyerswerda	0				
0609 L	Lübben	0				
0610 L	Luckau	0				
0611 L	Senftenberg	1	0.4	0.3	0.31	36
0612 L	Spremberg	0				
0613 L	Weißwasser	0				
0614 L	Herzberg	0				
0615 L	Jessen	0				
0631 S	Cottbus	0				
	Cottbus	1	0.0	0.0 – –	0.04	

0700 Magdeburg

Code	Name					
0701 L	Burg	0				
0703 L	Gradelegen	0				
0704 L	Genthin	0				
0705 L	Halberstadt	0				
0706 L	Haldensleben	0				
0707 L	Havelberg	0				
0708 L	Kalbe/Milde	0				
0709 L	Klötze	0				
0710 L	Wolmirstedt	0				
0711 L	Oschersleben	0				
0712 L	Osterburg	0				
0713 L	Salzwedel	0				
0714 L	Schönebeck	1	0.5	0.7	0.66	11
0716 L	Staßfurt	0				
0717 L	Stendal	1	0.6	0.6	0.60	13
0718 L	Tangerhütte	0				
0719 L	Wanzleben	0				
0720 L	Wernigerode	1	0.4	0.2	0.17	41
0721 L	Zerbst	0				
0732 S	Magdeburg	0	.			
	Magdeburg	3	0.1	0.1	0.06	

Males, Gums

0800	Halle				
0801 L Artern	0				
0802 L Aschersleben	1	0.6	0.5	0.46	21
0803 L Bernburg	0				
0804 L Bitterfeld	1	0.3	0.2	0.17	41
0805 L Eisleben	1	0.5	0.6	0.62	13
0806 L Gräfenhainichen	0				
0807 L Saalkreis	1	0.6	0.5	0.48	21
0808 L Hettstedt	1	0.7	0.4	0.38	29
0809 L Köthen	0				
0810 L Nebra	0				
0811 L Merseburg	0				
0812 L Naumburg	0				
0813 L Quedlinburg	0				
0814 L Querfurt	0				
0815 L Roßlau	1	1.2	0.8	0.78	10
0816 L Sangerhausen	1	0.5	0.2	0.22	41
0817 L Hohenmölsen	0				
0818 L Weißenfels	2	1.2	1.6	1.10	2
0819 L Wittenberg	1	0.4	0.2	0.17	41
0820 L Zeitz	2	1.0	1.3	0.99	3
0831 S Dessau	2	0.8	0.9	0.68	8
0832 S Halle/Saale	3	0.6	0.4	0.23	29
0833 S Halle-Neustadt	0				
Halle	17	0.4	0.3+	0.09	

0900	Erfurt				
0901 L Arnstadt	1	0.6	0.2	0.24	41
0902 L Apolda	0				
0903 L Eisenach	1	0.4	0.3	0.35	36
0904 L Erfurt	0				
0905 L Gotha	0				
0906 L Heiligenstadt	0				
0907 L Langensalza	0				
0908 L Worbis	1	0.6	0.5	0.53	21
0909 L Mühlhausen	2	0.9	0.7	0.48	11
0910 L Nordhausen	1	0.4	0.3	0.34	36
0911 L Sömmerda	0				
0912 L Sondershausen	1	0.8	0.6	0.65	13
0913 L Weimar	0				
0931 S Weimar	0				
0932 S Erfurt	2	0.4	0.4	0.28	29
Erfurt	9	0.3	0.2	0.08	

1000	Gera				
1001 L Eisenberg	0				
1002 L Gera	1	0.7	0.6	0.57	13
1003 L Jena	0				
1004 L Lobenstein	0				
1005 L Pößneck	0				
1006 L Rudolstadt	0				
1007 L Saalfeld	1	0.7	0.6	0.63	13
1008 L Schleiz	0				
1009 L Stadtroda	0				
1010 L Zeulenroda	0				
1011 L Greiz	1	0.7	0.5	0.51	21
1031 S Gera	0				
1032 S Jena	0				
Gera	3	0.2	0.2	0.09	

1100	Suhl				
1101 L Bad Salzungen	1	0.5	0.2	0.19	41
1102 L Hildburghausen	0				
1103 L Ilmenau	0				
1104 L Neuhaus am Renweg	0				
1105 L Meiningen	0				
1106 L Schmalkalden	1	0.6	0.6	0.56	13
1107 L Sonnenberg	0				
1108 L Suhl	0				
1131 S Suhl	0				
Suhl	2	0.2	0.1	0.07	

1200	Dresden				
1201 L Bautzen	0				
1202 L Bischofswerda	0				
1203 L Dippoldiswalde	0				
1204 L Dresden	0				
1205 L Freital	0				
1206 L Görlitz	0				
1207 L Großenhain	0				
1208 L Kamenz	0				
1210 L Löbau	1	0.4	0.4	0.39	29
1211 L Meißen	2	0.7	0.6	0.39	13
1212 L Niesky	0				
1213 L Pirna	1	0.4	0.3	0.26	36
1214 L Riesa	2	0.8	0.6	0.39	13
1215 L Sebnitz	1	0.8	1.0	1.04	6
1216 L Zittau	3	1.4	1.1	0.74	4
1231 S Dresden	1	0.1	0.1	0.09	55
1232 S Görlitz	0				
Dresden	11	0.3	0.2	0.07	

1300	Leipzig				
1301 L Altenburg	0				
1302 L Borna	0				
1303 L Delitzsch	0				
1304 L Döbeln	0				
1305 L Eilenburg	0				
1306 L Geithain	0				
1307 L Grimma	0				
1308 L Leipzig	0				
1309 L Oschatz	0				
1310 L Schmölln	0				
1311 L Torgau	0				
1312 L Wurzen	0				
1331 S Leipzig	3	0.2	0.2	0.14	41
Leipzig	3	0.1	0.1	0.05	

1400	Chemnitz				
1401 L Annaberg	1	0.5	0.4	0.39	29
1402 L Aue	0				
1403 L Auerbach	1	0.6	0.5	0.54	21
1404 L Brand-Erbisdorf	0				
1405 L Chemnitz	0				
1406 L Flöha	1	0.8	0.3	0.35	36
1407 L Freiberg	1	0.5	0.2	0.17	41
1408 L Glauchau	3	1.9	0.9	0.54	8
1409 L Stollberg	0				
1410 L Hainichen	1	0.6	0.5	0.48	21
1411 L Hohenstein-Ernstthal.	1	0.7	0.2	0.20	41
1412 L Marienberg	0				
1413 L Oelsnitz	0				
1414 L Plauen	0				
1415 L Reichenbach	0				
1416 L Rochlitz	1	0.8	0.2	0.24	41
1417 L Schwarzenberg	0				
1418 L Klingenthal	0				
1419 L Werdau	0				
1420 L Zschopau	0				
1421 L Zwickau	0				
1431 S Chemnitz	3	0.4	0.2	0.14	41
1433 S Plauen	0				
1435 S Zwickau	2	0.7	0.5	0.35	21
Chemnitz	15	0.3	0.2	0.05	

1500	East Berlin				
1500 East Berlin	6	0.2	0.2	0.09	41
G.D.R. Total	78	0.2	0.2	0.02	

Females, Gums

0100 Rostock

0101 L Bad Doberan	0				
0103 L Ribnitz-Damgarten .	0				
0105 L Greifswald	0				
0106 L Grevesmühlen	0				
0107 L Grimmen	0				
0108 L Rostock	0				
0109 L Stralsund	0				
0110 L Wismar	0				
0111 L Wolgast	0				
0112 L Rügen	0				
0131 S Rostock	0				
0132 S Stralsund	0				
0133 S Wismar	1	0.7	0.3	0.30	16
0134 S Greifswald	0				
Rostock	1	0.0	0.0	0.02	

0200 Schwerin

0201 L Bützow	0				
0202 L Gadebusch	0				
0203 L Güstrow	0				
0204 L Hagenow	0				
0205 L Ludwigslust	0				
0206 L Lübz	0				
0207 L Parchim	0				
0208 L Perleberg	0				
0209 L Schwerin	0				
0210 L Sternberg	0				
0231 S Schwerin	0				
Schwerin	0				

0300 Neubrandenburg

0301 L Altentreptow	0				
0302 L Anklam	1	0.9	0.6	0.64	4
0303 L Demmin	0				
0304 L Malchin	0				
0305 L Neubrandenburg . . .	0				
0306 L Neustrelitz	0				
0307 L Pasewalk	0				
0308 L Prenzlau	2	1.7	1.4	1.10	1
0309 L Röbel/Müritz	0				
0310 L Strasburg	0				
0311 L Templin	0				
0312 L Teterow	0				
0313 L Ueckermünde	0				
0314 L Waren	0				
0331 S Neubrandenburg . . .	0				
Neubrandenburg . . .	3	0.2	0.2	0.09	

0400 Potsdam

0401 L Belzig	0				
0402 L Brandenburg	1	1.0	0.3	0.32	16
0403 L Gransee	0				
0405 L Jüterbog	0				
0407 L Königs Wusterhausen	1	0.4	0.1	0.11	28
0408 L Kyritz	0				
0409 L Luckenwalde	0				
0410 L Nauen	0				
0411 L Neuruppin	0				
0412 L Potsdam	1	0.4	0.4	0.39	10
0413 L Pritzwalk	0				
0414 L Oranienburg	0				
0415 L Rathenow	0				
0416 L Wittstock	0				
0417 L Zossen	0				
0431 S Brandenburg/Havel .	0				
0432 S Potsdam	1	0.3	0.1	0.08	28
Potsdam	4	0.1	0.1	0.04	

0500 Frankfurt

0501 L Angermünde	0				
0502 L Beeskow	0				
0503 L Bernau	0				
0504 L Eberswalde	0				
0505 L Bad Freienwalde . . .	0				
0506 L Eisenhüttenstadt . . .	0				
0507 L Fürstenwalde	1	0.4	0.1	0.09	28
0508 L Seelow	0				
0509 L Strausberg	0				
0531 S Frankfurt/Oder . . .	1	0.5	0.2	0.15	20
0532 S Eisenhüttenstadt . . .	0				
0533 S Schwedt (Oder) . . .	0				
Frankfurt	2	0.1	0.0	0.02	

0600 Cottbus

0601 L Bad Liebenwerda . .	0				
0602 L Calau	0				
0603 L Cottbus	0				
0605 L Finsterwalde	0				
0606 L Forst	0				
0607 L Guben	0				
0608 L Hoyerswerda	0				
0609 L Lübben	1	1.2	0.4	0.40	10
0610 L Luckau	0				
0611 L Senftenberg	1	0.3	0.2	0.21	20
0612 L Spremberg	0				
0613 L Weißwasser	0				
0614 L Herzberg	0				
0615 L Jessen	0				
0631 S Cottbus	0				
Cottbus	2	0.1	0.0	0.04	

0700 Magdeburg

0701 L Burg	0				
0703 L Gradelegen	0				
0704 L Genthin	0				
0705 L Halberstadt	0				
0706 L Haldensleben	0				
0707 L Havelberg	0				
0708 L Kalbe/Milde	0				
0709 L Klötze	0				
0710 L Wolmirstedt	0				
0711 L Oschersleben	2	1.7	0.6	0.46	4
0712 L Osterburg	0				
0713 L Salzwedel	0				
0714 L Schönebeck	1	0.4	0.2	0.21	20
0716 L Staßfurt	0				
0717 L Stendal	0				
0718 L Tangerhütte	0				
0719 L Wanzleben	0				
0720 L Wernigerode	1	0.4	0.4	0.36	10
0721 L Zerbst	0				
0732 S Magdeburg	1	0.1	0.0	0.03	38
Magdeburg	5	0.1	0.1	0.04	

Females, Gums

0800	Halle					
0801	L Artern	0				
0802	L Aschersleben	1	0.6	0.3	0.32	16
0803	L Bernburg	1	0.5	0.2	0.23	20
0804	L Bitterfeld	0				
0805	L Eislcbcn	0				
0806	L Gräfenhainichen	0				
0807	L Saalkreis	1	0.5	0.5	0.47	7
0808	L Hettstedt	0				
0809	L Köthen	0				
0810	L Nebra	0				
0811	L Merseburg	0				
0812	L Naumburg	0				
0813	L Quedlinburg	0				
0814	L Querfurt	0				
0815	L Roßlau	0				
0816	L Sangerhausen	0				
0817	L Hohenmölsen	0				
0818	L Weißenfels	0				
0819	L Wittenberg	0				
0820	L Zeitz	0				
0831	S Dessau	0				
0832	S Halle/Saale	1	0.2	0.1	0.13	28
0833	S Halle-Neustadt	1	0.4	1.3	1.28	2
	Halle	5	0.1	0.1	0.03	

0900	Erfurt					
0901	L Arnstadt	0				
0902	L Apolda	0				
0903	L Eisenach	0				
0904	L Erfurt	0				
0905	L Gotha	0				
0906	L Heiligenstadt	0				
0907	L Langensalza	0				
0908	L Worbis	0				
0909	L Mühlhausen	0				
0910	L Nordhausen	0				
0911	L Sömmerda	0				
0912	L Sondershausen	0				
0913	L Weimar	0				
0931	S Weimar	0				
0932	S Erfurt	0				
	Erfurt	0				

1000	Gera					
1001	L Eisenberg	0				
1002	L Gera	0				
1003	L Jena	1	1.1	0.5	0.55	7
1004	L Lobenstein	0				
1005	L Pößneck	0				
1006	L Rudolstadt	0				
1007	L Saalfeld	0				
1008	L Schleiz	0				
1009	L Stadtroda	0				
1010	L Zeulenroda	0				
1011	L Greiz	0				
1031	S Gera	0				
1032	S Jena	0				
	Gera	1	0.1	0.0	0.03	

1100	Suhl					
1101	L Bad Salzungen	0				
1102	L Hildburghausen	0				
1103	L Ilmenau	0				
1104	L Neuhaus am Renweg	0				
1105	L Meiningen	0				
1106	L Schmalkalden	0				
1107	L Sonnenberg	0				
1108	L Suhl	0				
1131	S Suhl	1	0.8	0.6	0.64	4
	Suhl	1	0.1	0.1	0.08	

1200	Dresden					
1201	L Bautzen	0				
1202	L Bischofswerda	0				
1203	L Dippoldiswalde	1	0.8	0.4	0.38	10
1204	L Dresden	1	0.3	0.3	0.28	16
1205	L Freital	0				
1206	L Görlitz	0				
1207	L Großenhain	0				
1208	L Kamenz	0				
1210	L Löbau	1	0.4	0.2	0.18	20
1211	L Meißen	0				
1212	L Niesky	0				
1213	L Pirna	1	0.3	0.1	0.15	28
1214	L Riesa	1	0.4	0.2	0.19	20
1215	L Sebnitz	1	0.7	0.2	0.16	20
1216	L Zittau	0				
1231	S Dresden	1	0.1	0.0	0.05	38
1232	S Görlitz	0				
	Dresden	7	0.1	0.1	0.03	

1300	Leipzig					
1301	L Altenburg	1	0.3	0.1	0.07	28
1302	L Borna	0				
1303	L Delitzsch	0				
1304	L Döbeln	1	0.4	0.1	0.11	28
1305	L Eilenburg	0				
1306	L Geithain	0				
1307	L Grimma	0				
1308	L Leipzig	0				
1309	L Oschatz	0				
1310	L Schmölln	1	1.1	0.5	0.50	7
1311	L Torgau	0				
1312	L Wurzen	1	0.7	0.4	0.35	10
1331	S Leipzig	4	0.3	0.1	0.06	28
	Leipzig	8	0.2	0.1	0.03	

1400	Chemnitz					
1401	L Annaberg	0				
1402	L Aue	0				
1403	L Auerbach	0				
1404	L Brand-Erbisdorf	1	1.0	0.4	0.36	10
1405	L Chemnitz	0				
1406	L Flöha	0				
1407	L Freiberg	0				
1408	L Glauchau	0				
1409	L Stollberg	0				
1410	L Hainichen	0				
1411	L Hohenstein-Ernstthal	1	0.6	0.2	0.17	20
1412	L Marienberg	0				
1413	L Oelsnitz	0				
1414	L Plauen	1	1.6	0.7	0.69	3
1415	L Reichenbach	0				
1416	L Rochlitz	0				
1417	L Schwarzenberg	0				
1418	L Klingenthal	0				
1419	L Werdau	0				
1420	L Zschopau	0				
1421	L Zwickau	1	0.4	0.1	0.11	28
1431	S Chemnitz	0				
1433	S Plauen	0				
1435	S Zwickau	0				
	Chemnitz	4	0.1	0.0−	0.01	

1500	East Berlin					
1500	East Berlin	7	0.2	0.1	0.04	28
	G.D.R. Total	50	0.1	0.1	0.01	

Males, Mouth

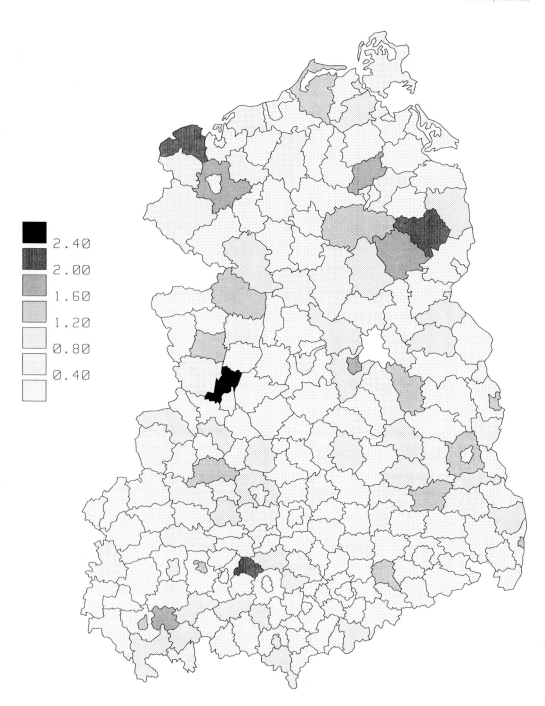

Females, Mouth

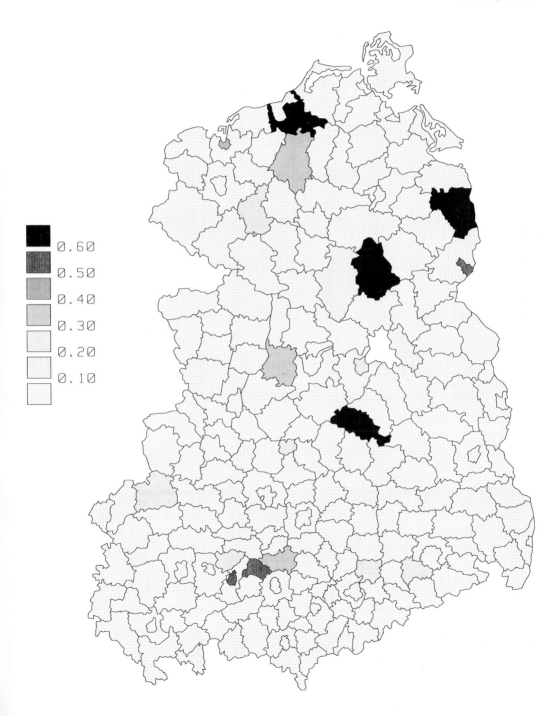

Males, Mouth

0100 Rostock

0101 L Bad Doberan	1	0.8	0.8	0.78	49
0103 L Ribnitz-Damgarten .	2	1.3	1.5	1.13	10
0105 L Greifswald	0				
0106 L Grevesmühlen	2	2.0	2.1	1.64	4
0107 L Grimmen	1	1.2	1.0	0.98	29
0108 L Rostock	0				
0109 L Stralsund	0				
0110 L Wismar	0				
0111 L Wolgast	0				
0112 L Rügen	2	1.0	0.7	0.51	58
0131 S Rostock	1	0.2	0.1−	0.13	112
0132 S Stralsund	2	1.1	1.0	0.70	29
0133 S Wismar	0				
0134 S Greifswald	0				
Rostock	11	0.5	0.5	0.17	

0200 Schwerin

0201 L Bützow	0				
0202 L Gadebusch	1	1.7	0.7	0.66	58
0203 L Güstrow	1	0.6	0.4	0.43	94
0204 L Hagenow	1	0.6	0.5	0.53	82
0205 L Ludwigslust	0				
0206 L Lübz	0				
0207 L Parchim	0				
0208 L Perleberg	2	1.1	0.9	0.61	38
0209 L Schwerin	1	1.2	1.9	1.87	5
0210 L Sternberg	1	1.7	0.8	0.78	49
0231 S Schwerin	1	0.4	0.4	0.37	94
Schwerin	8	0.6	0.5	0.19	

0300 Neubrandenburg

0301 L Altentreptow	1	1.7	1.6	1.65	8
0302 L Anklam	0				
0303 L Demmin	0				
0304 L Malchin	0				
0305 L Neubrandenburg . . .	1	1.5	0.5	0.55	82
0306 L Neustrelitz	2	1.5	1.3	0.95	18
0307 L Pasewalk	1	0.9	0.9	0.88	38
0308 L Prenzlau	3	2.8	2.3	1.32	2
0309 L Röbel/Müritz	0				
0310 L Strasburg	0				
0311 L Templin	2	2.4	1.8	1.30	7
0312 L Teterow	0				
0313 L Ueckermünde	0				
0314 L Waren	0				
0331 S Neubrandenburg . . .	0				
Neubrandenburg . . .	10	0.7	0.6	0.18	

0400 Potsdam

0401 L Belzig	0				
0402 L Brandenburg	0				
0403 L Gransee	1	0.9	0.8	0.81	49
0405 L Jüterbog	1	1.1	0.4	0.40	94
0407 L Königs Wusterhausen	3	1.5	1.2	0.73	22
0408 L Kyritz	1	1.2	0.7	0.66	58
0409 L Luckenwalde	0				
0410 L Nauen	3	1.6	0.9	0.55	38
0411 L Neuruppin	1	0.7	0.5	0.50	82
0412 L Potsdam	3	1.3	0.9	0.53	38
0413 L Pritzwalk	0				
0414 L Oranienburg	1	0.3	0.6	0.55	71
0415 L Rathenow	0				
0416 L Wittstock	0				
0417 L Zossen	1	0.6	0.7	0.66	58
0431 S Brandenburg/Havel .	1	0.4	0.5	0.53	82
0432 S Potsdam	4	1.3	1.6	0.80	8
Potsdam	20	0.8	0.7	0.15	

0500 Frankfurt

0501 L Angermünde	0				
0502 L Beeskow	0				
0503 L Bernau	0				
0504 L Eberswalde	0				
0505 L Bad Freienwalde . . .	1	1.1	1.1	1.08	25
0506 L Eisenhüttenstadt . . .	0				
0507 L Fürstenwalde	0				
0508 L Seelow	0				
0509 L Strausberg	1	0.5	0.8	0.84	49
0531 S Frankfurt/Oder . . .	1	0.5	0.4	0.44	94
0532 S Eisenhüttenstadt . . .	2	1.7	1.3	0.95	18
0533 S Schwedt (Oder) . . .	1	0.7	0.5	0.46	82
Frankfurt	6	0.4	0.4	0.16	

0600 Cottbus

0601 L Bad Liebenwerda . .	1	0.8	0.7	0.72	58
0602 L Calau	1	0.7	0.7	0.70	58
0603 L Cottbus	2	1.8	1.5	1.04	10
0605 L Finsterwalde	1	0.8	1.1	1.05	25
0606 L Forst	0				
0607 L Guben	1	0.9	0.6	0.62	71
0608 L Hoyerswerda	2	0.7	0.6	0.43	71
0609 L Lübben	0				
0610 L Luckau	1	1.4	1.1	1.09	25
0611 L Senftenberg	4	1.4	1.4	0.73	14
0612 L Spremberg	1	1.0	0.9	0.90	38
0613 L Weißwasser	0				
0614 L Herzberg	0				
0615 L Jessen	1	1.3	1.0	0.96	29
0631 S Cottbus	0				
Cottbus	15	0.7	0.7	0.19	

0700 Magdeburg

0701 L Burg	0				
0703 L Gradelegen	1	1.6	1.3	1.26	18
0704 L Genthin	0				
0705 L Halberstadt	2	0.9	0.9	0.60	38
0706 L Haldensleben	1	0.7	0.5	0.55	82
0707 L Havelberg	0				
0708 L Kalbe/Milde	0				
0709 L Klötze	0				
0710 L Wolmirstedt	3	2.8	2.5	1.47	1
0711 L Oschersleben	0				
0712 L Osterburg	1	0.9	1.4	1.39	14
0713 L Salzwedel	0				
0714 L Schönebeck	0				
0716 L Staßfurt	2	1.2	1.0	0.74	29
0717 L Stendal	1	0.6	0.6	0.60	71
0718 L Tangerhütte	0				
0719 L Wanzleben	0				
0720 L Wernigerode	1	0.4	0.5	0.52	82
0721 L Zerbst	0				
0732 S Magdeburg	1	0.1	0.1−−	0.10	112
Magdeburg	13	0.4	0.4	0.12	

Males, Mouth

0800 Halle

0801 L Artern	0				
0802 L Aschersleben	0				
0803 L Bernburg	1	0.5	0.3	0.28	99
0804 L Bitterfeld	1	0.3	0.3	0.28	99
0805 L Eisleben	2	1.1	0.7	0.49	58
0806 L Gräfenhainichen . . .	0				
0807 L Saalkreis	2	1.2	1.0	0.74	29
0808 L Hettstedt	2	1.5	1.3	0.97	18
0809 L Köthen	2	1.0	0.9	0.61	38
0810 L Nebra	0				
0811 L Merseburg	2	0.6	0.7	0.48	58
0812 L Naumburg	0				
0813 L Quedlinburg	1	0.5	0.6	0.60	71
0814 L Querfurt	1	1.3	1.2	1.19	22
0815 L Roßlau	0				
0816 L Sangerhausen	1	0.5	0.5	0.46	82
0817 L Hohenmölsen	0				
0818 L Weißenfels	1	0.6	0.5	0.54	82
0819 L Wittenberg	2	0.9	0.7	0.54	58
0820 L Zeitz	2	1.0	1.0	0.76	29
0831 S Dessau	0				
0832 S Halle/Saale	3	0.6	0.6	0.33	71
0833 S Halle-Neustadt	1	0.4	0.7	0.72	58
Halle	24	0.6	0.5	0.11	

0900 Erfurt

0901 L Arnstadt	1	0.6	0.6	0.55	71
0902 L Apolda	0				
0903 L Eisenach	3	1.1	0.8	0.46	49
0904 L Erfurt	0				
0905 L Gotha	1	0.3	0.3	0.27	99
0906 L Heiligenstadt	0				
0907 L Langensalza	0				
0908 L Worbis	0				
0909 L Mühlhausen	0				
0910 L Nordhausen	0				
0911 L Sömmerda	1	0.6	0.5	0.50	82
0912 L Sondershausen	0				
0913 L Weimar	0				
0931 S Weimar	2	1.4	1.4	1.06	14
0932 S Erfurt	3	0.6	0.8	0.48	49
Erfurt	11	0.4	0.4	0.12	

1000 Gera

1001 L Eisenberg	2	2.5	2.3	1.63	2
1002 L Gera	1	0.7	0.2	0.21	108
1003 L Jena	0				
1004 L Lobenstein	0				
1005 L Pößneck	2	1.5	0.9	0.65	38
1006 L Rudolstadt	2	1.2	0.9	0.62	38
1007 L Saalfeld	0				
1008 L Schleiz	0				
1009 L Stadtroda	0				
1010 L Zeulenroda	1	1.1	0.9	0.94	38
1011 L Greiz	1	0.7	0.3	0.33	99
1031 S Gera	0				
1032 S Jena	0				
Gera	9	0.5	0.4	0.13	

1100 Suhl

1101 L Bad Salzungen	1	0.5	0.4	0.39	94
1102 L Hildburghausen . . .	2	1.4	1.2	0.84	22
1103 L Ilmenau	4	2.5	1.9	0.99	5
1104 L Neuhaus am Renweg .	1	1.1	0.8	0.82	49
1105 L Meiningen	0				
1106 L Schmalkalden	0				
1107 L Sonneberg	1	0.7	0.6	0.62	71
1108 L Suhl	0				
1131 S Suhl	1	0.9	1.5	1.49	10
Suhl	10	0.8	0.7	0.22	

1200 Dresden

1201 L Bautzen	0				
1202 L Bischofswerda	1	0.6	0.2	0.20	108
1203 L Dippoldiswalde	1	0.9	0.7	0.69	58
1204 L Dresden	0				
1205 L Freital	0				
1206 L Görlitz	0				
1207 L Großenhain	0				
1208 L Kamenz	0				
1210 L Löbau	0				
1211 L Meißen	0				
1212 L Niesky	1	1.1	1.1	1.10	25
1213 L Pirna	1	0.4	0.2	0.17	108
1214 L Riesa	2	0.8	0.6	0.42	71
1215 L Sebnitz	0				
1216 L Zittau	0				
1231 S Dresden	5	0.4	0.3	0.15	99
1232 S Görlitz	4	2.2	1.5	0.79	10
Dresden	15	0.4	0.2 – –	0.06	

1300 Leipzig

1301 L Altenburg	2	0.8	0.7	0.52	58
1302 L Borna	0				
1303 L Delitzsch	0				
1304 L Döbeln	2	0.9	0.6	0.45	71
1305 L Eilenburg	1	0.8	0.7	0.65	58
1306 L Geithain	0				
1307 L Grimma	1	0.6	0.5	0.51	82
1308 L Leipzig	1	0.3	0.3	0.25	99
1309 L Oschatz	0				
1310 L Schmölln	1	1.3	1.0	1.03	29
1311 L Torgau	0				
1312 L Wurzen	0				
1331 S Leipzig	4	0.3	0.3	0.15	99
Leipzig	12	0.4	0.3	0.09	

1400 Chemnitz

1401 L Annaberg	2	1.0	1.0	0.69	29
1402 L Aue	1	0.3	0.1 – –	0.12	112
1403 L Auerbach	0				
1404 L Brand-Erbisdorf . . .	0				
1405 L Chemnitz	1	0.4	0.3	0.32	99
1406 L Flöha	0				
1407 L Freiberg	3	1.5	1.4	0.79	14
1408 L Glauchau	0				
1409 L Stollberg	1	0.5	0.6	0.56	71
1410 L Hainichen	0				
1411 L Hohenstein-Ernstthal .	1	0.7	0.8	0.78	49
1412 L Marienberg	0				
1413 L Oelsnitz	1	1.1	1.0	1.01	29
1414 L Plauen	0				
1415 L Reichenbach	0				
1416 L Rochlitz	0				
1417 L Schwarzenberg	0				
1418 L Klingenthal	0				
1419 L Werdau	1	0.6	0.5	0.47	82
1420 L Zschopau	0				
1421 L Zwickau	0				
1431 S Chemnitz	2	0.3	0.3	0.23	99
1433 S Plauen	2	1.1	0.9	0.68	38
1435 S Zwickau	1	0.4	0.2	0.18	108
Chemnitz	16	0.4	0.3	0.08	

1500 East Berlin

1500 East Berlin	23	0.9	0.8+	0.17	49
G.D.R. Total	203	0.5	0.5	0.03	

Females, Mouth

0100	**Rostock**					
0101 L	Bad Doberan	0				
0103 L	Ribnitz-Damgarten .	0				
0105 L	Greifswald	0				
0106 L	Grevesmühlen	0				
0107 L	Grimmen	0				
0108 L	Rostock	1	1.1	1.2	1.16	1
0109 L	Stralsund	0				
0110 L	Wismar	0				
0111 L	Wolgast	0				
0112 L	Rügen	0				
0131 S	Rostock	0				
0132 S	Stralsund	0				
0133 S	Wismar	1	0.7	0.5	0.47	6
0134 S	Greifswald	0				
	Rostock	2	0.1	0.1	0.05	

0200	**Schwerin**					
0201 L	Bützow	0				
0202 L	Gadebusch	0				
0203 L	Güstrow	1	0.5	0.3	0.30	9
0204 L	Hagenow	0				
0205 L	Ludwigslust	0				
0206 L	Lübz	0				
0207 L	Parchim	1	1.0	0.2	0.23	16
0208 L	Perleberg	0				
0209 L	Schwerin	0				
0210 L	Sternberg	0				
0231 S	Schwerin	0				
	Schwerin	2	0.1	0.1	0.04	

0300	**Neubrandenburg**					
0301 L	Altentreptow	0				
0302 L	Anklam	0				
0303 L	Demmin	0				
0304 L	Malchin	0				
0305 L	Neubrandenburg ...	0				
0306 L	Neustrelitz	0				
0307 L	Pasewalk	1	0.9	0.7	0.73	3
0308 L	Prenzlau	0				
0309 L	Röbel/Müritz	0				
0310 L	Strasburg	0				
0311 L	Templin	0				
0312 L	Teterow	0				
0313 L	Ueckermünde	0				
0314 L	Waren	0				
0331 S	Neubrandenburg ...	0				
	Neubrandenburg ...	1	0.1	0.1	0.05	

0400	**Potsdam**					
0401 L	Belzig	0				
0402 L	Brandenburg	0				
0403 L	Gransee	1	0.8	0.7	0.72	3
0405 L	Jüterbog	1	1.0	0.8	0.83	2
0407 L	Königs Wusterhausen	0				
0408 L	Kyritz	0				
0409 L	Luckenwalde	0				
0410 L	Nauen	0				
0411 L	Neuruppin	1	0.6	0.1	0.14	22
0412 L	Potsdam	0				
0413 L	Pritzwalk	0				
0414 L	Oranienburg	0				
0415 L	Rathenow	0				
0416 L	Wittstock	0				
0417 L	Zossen	0				
0431 S	Brandenburg/Havel .	0				
0432 S	Potsdam	2	0.6	0.3	0.22	9
	Potsdam	5	0.2	0.1	0.05	

0500	**Frankfurt**					
0501 L	Angermünde	0				
0502 L	Beeskow	0				
0503 L	Bernau	0				
0504 L	Eberswalde	0				
0505 L	Bad Freienwalde ...	0				
0506 L	Eisenhüttenstadt ...	0				
0507 L	Fürstenwalde	1	0.4	0.1	0.09	22
0508 L	Seelow	0				
0509 L	Strausberg	0				
0531 S	Frankfurt/Oder ...	0				
0532 S	Eisenhüttenstadt ...	0				
0533 S	Schwedt (Oder) ...	1	0.8	0.5	0.51	6
	Frankfurt	2	0.1	0.0	0.02	

0600	**Cottbus**					
0601 L	Bad Liebenwerda ..	0				
0602 L	Calau	0				
0603 L	Cottbus	0				
0605 L	Finsterwalde	0				
0606 L	Forst	0				
0607 L	Guben	0				
0608 L	Hoyerswerda	0				
0609 L	Lübben	0				
0610 L	Luckau	0				
0611 L	Senftenberg	0				
0612 L	Spremberg	0				
0613 L	Weißwasser	0				
0614 L	Herzberg	0				
0615 L	Jessen	0				
0631 S	Cottbus	0				
	Cottbus	0				

0700	**Magdeburg**					
0701 L	Burg	0				
0703 L	Gradelegen	0				
0704 L	Genthin	1	0.9	0.3	0.32	9
0705 L	Halberstadt	0				
0706 L	Haldensleben	0				
0707 L	Havelberg	0				
0708 L	Kalbe/Milde	0				
0709 L	Klötze	0				
0710 L	Wolmirstedt	0				
0711 L	Oschersleben	0				
0712 L	Osterburg	0				
0713 L	Salzwedel	0				
0714 L	Schönebeck	0				
0716 L	Staßfurt	0				
0717 L	Stendal	0				
0718 L	Tangerhütte	0				
0719 L	Wanzleben	0				
0720 L	Wernigerode	0				
0721 L	Zerbst	0				
0732 S	Magdeburg	0				
	Magdeburg	1	0.0	0.0--	0.01	

Females, Mouth

0800	Halle					
0801	L Artern	0				
0802	L Aschersleben	0				
0803	L Bernburg	0				
0804	L Bitterfeld	0				
0805	L Eisleben	0				
0806	L Gräfenhainichen . . .	0				
0807	L Saalkreis	0				
0808	L Hettstedt	0				
0809	L Köthen	0				
0810	L Nebra	0				
0811	L Merseburg	0				
0812	L Naumburg	0				
0813	L Quedlinburg	0				
0814	L Querfurt	0				
0815	L Roßlau	0				
0816	L Sangerhausen	0				
0817	L Hohenmölsen	0				
0818	L Weißenfels	0				
0819	L Wittenberg	0				
0820	L Zeitz	1	0.4	0.3	0.33	9
0831	S Dessau	2	0.7	0.3	0.21	9
0832	S Halle/Saale	0				
0833	S Halle-Neustadt	0				
	Halle	3	0.1	0.0	0.02	

0900	Erfurt					
0901	L Arnstadt	0				
0902	L Apolda	1	0.7	0.3	0.25	9
0903	L Eisenach	0				
0904	L Erfurt	0				
0905	L Gotha	0				
0906	L Heiligenstadt	0				
0907	L Langensalza	0				
0908	L Worbis	0				
0909	L Mühlhausen	0				
0910	L Nordhausen	1	0.3	0.2	0.22	16
0911	L Sömmerda	0				
0912	L Sondershausen	0				
0913	L Weimar	0				
0931	S Weimar	0				
0932	S Erfurt	1	0.2	0.1	0.13	22
	Erfurt	3	0.1	0.1	0.03	

1000	Gera					
1001	L Eisenberg	1	1.1	0.6	0.56	5
1002	L Gera	0				
1003	L Jena	0				
1004	L Lobenstein	0				
1005	L Pößneck	0				
1006	L Rudolstadt	0				
1007	L Saalfeld	0				
1008	L Schleiz	0				
1009	L Stadtroda	0				
1010	L Zeulenroda	0				
1011	L Greiz	0				
1031	S Gera	0				
1032	S Jena	2	0.7	0.5	0.36	6
	Gera	3	0.2	0.1	0.05	

1100	Suhl					
1101	L Bad Salzungen	0				
1102	L Hildburghausen . . .	0				
1103	L Ilmenau	0				
1104	L Neuhaus am Renweg .	0				
1105	L Meiningen	0				
1106	L Schmalkalden	0				
1107	L Sonnenberg	1	0.6	0.2	0.19	16
1108	L Suhl	0				
1131	S Suhl	0				
	Suhl	1	0.1	0.0	0.02	

1200	Dresden					
1201	L Bautzen	0				
1202	L Bischofswerda	0				
1203	L Dippoldiswalde	0				
1204	L Dresden	1	0.3	0.0	0.05	26
1205	L Freital	2	0.9	0.3	0.19	9
1206	L Görlitz	0				
1207	L Großenhain	0				
1208	L Kamenz	0				
1210	L Löbau	0				
1211	L Meißen	0				
1212	L Niesky	0				
1213	L Pirna	0				
1214	L Riesa	0				
1215	L Sebnitz	0				
1216	L Zittau	0				
1231	S Dresden	0				
1232	S Görlitz	0				
	Dresden	3	0.1	0.0−	0.01	

1300	Leipzig					
1301	L Altenburg	0				
1302	L Borna	0				
1303	L Delitzsch	0				
1304	L Döbeln	0				
1305	L Eilenburg	0				
1306	L Geithain	0				
1307	L Grimma	0				
1308	L Leipzig	0				
1309	L Oschatz	0				
1310	L Schmölln	0				
1311	L Torgau	0				
1312	L Wurzen	0				
1331	S Leipzig	1	0.1	0.0	0.04	26
	Leipzig	1	0.0	0.0	0.02	

1400	Chemnitz					
1401	L Annaberg	0				
1402	L Aue	0				
1403	L Auerbach	0				
1404	L Brand-Erbisdorf . . .	0				
1405	L Chemnitz	0				
1406	L Flöha	0				
1407	L Freiberg	0				
1408	L Glauchau	0				
1409	L Stollberg	0				
1410	L Hainichen	1	0.5	0.2	0.25	16
1411	L Hohenstein-Ernstthal.	0				
1412	L Marienberg	0				
1413	L Oelsnitz	0				
1414	L Plauen	0				
1415	L Reichenbach	0				
1416	L Rochlitz	0				
1417	L Schwarzenberg	0				
1418	L Klingenthal	0				
1419	L Werdau	0				
1420	L Zschopau	0				
1421	L Zwickau	0				
1431	S Chemnitz	2	0.2	0.1	0.09	22
1433	S Plauen	0				
1435	S Zwickau	1	0.3	0.2	0.18	16
	Chemnitz	4	0.1	0.0	0.02	

1500	East Berlin					
1500	East Berlin	8	0.3	0.2	0.06	16
	G.D.R. Total	39	0.1	0.0	0.01	

Males, Oropharynx

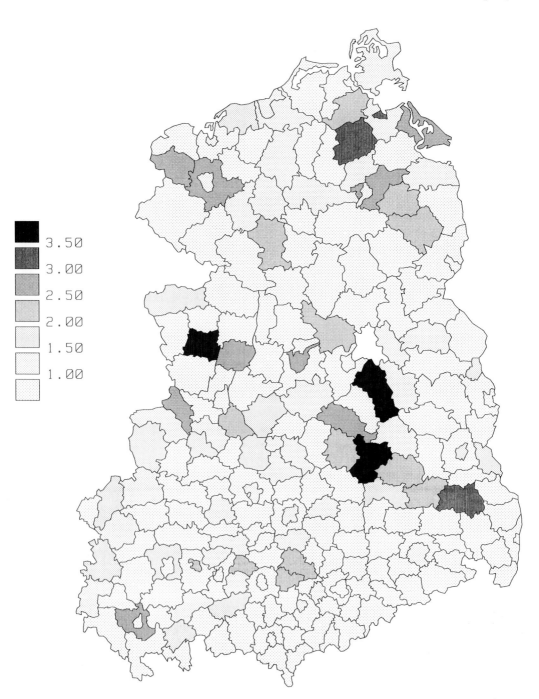

Females, Oropharynx

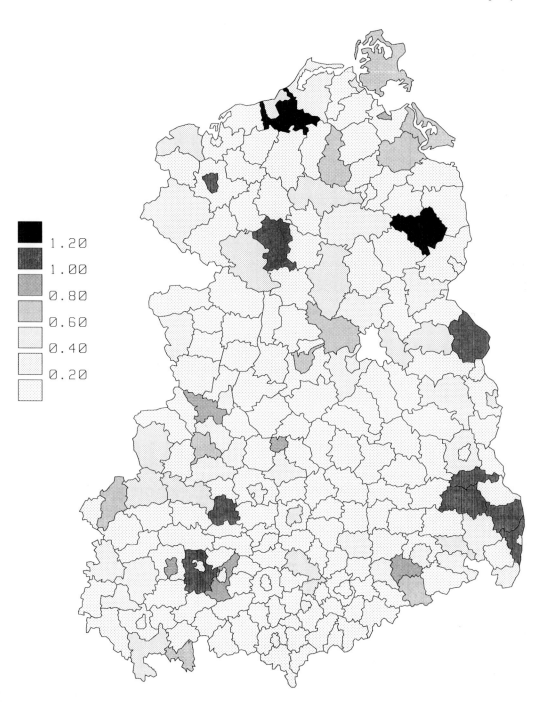

Males, Oropharynx

0100	Rostock					
0101	L Bad Doberan	2	1.7	1.6	1.12	38
0103	L Ribnitz-Damgarten .	1	0.6	0.7	0.74	104
0105	L Greifswald	1	1.6	1.2	1.21	56
0106	L Grevesmühlen	1	1.0	0.9	0.95	87
0107	L Grimmen	2	2.4	2.4	1.67	17
0108	L Rostock	1	1.1	1.2	1.19	56
0109	L Stralsund	0				
0110	L Wismar	0				
0111	L Wolgast	3	2.1	2.5	1.52	14
0112	L Rügen	2	1.0	1.3	1.02	51
0131	S Rostock	6	1.1	1.3	0.55	51
0132	S Stralsund	1	0.6	0.4	0.44	138
0133	S Wismar	2	1.5	1.3	0.93	51
0134	S Greifswald	4	2.8	3.4	1.74	4
	Rostock	26	1.2	1.3	0.27	

0200	Schwerin					
0201	L Bützow	0				
0202	L Gadebusch	1	1.7	2.7	2.70	9
0203	L Güstrow	2	1.2	1.1	0.78	63
0204	L Hagenow	1	0.6	0.6	0.61	115
0205	L Ludwigslust	1	0.7	0.7	0.68	104
0206	L Lübz	1	1.2	1.1	1.11	63
0207	L Parchim	1	1.0	1.0	1.05	78
0208	L Perleberg	1	0.5	0.5	0.50	129
0209	L Schwerin	2	2.4	3.0	2.18	7
0210	L Sternberg	0				
0231	S Schwerin	4	1.4	1.3	0.65	51
	Schwerin	14	1.0	1.0	0.28	

0300	Neubrandenburg					
0301	L Altentreptow	2	3.5	1.3	0.95	51
0302	L Anklam	1	1.0	0.8	0.82	94
0303	L Demmin	4	3.5	3.3	1.66	5
0304	L Malchin	1	1.0	0.9	0.93	87
0305	L Neubrandenburg . . .	3	4.4	2.7	1.60	9
0306	L Neustrelitz	0				
0307	L Pasewalk	0				
0308	L Prenzlau	3	2.8	2.4	1.40	17
0309	L Röbel/Müritz	0				
0310	L Strasburg	2	3.1	2.3	1.66	19
0311	L Templin	0				
0312	L Teterow	0				
0313	L Ueckermünde	2	1.6	1.2	0.90	56
0314	L Waren	2	1.6	1.5	1.07	41
0331	S Neubrandenburg . . .	2	1.1	1.0	0.74	78
	Neubrandenburg . . .	22	1.5	1.2	0.27	

0400	Potsdam					
0401	L Belzig	1	1.2	1.1	1.05	63
0402	L Brandenburg	0				
0403	L Gransee	1	0.9	0.3	0.34	146
0405	L Jüterbog	3	3.4	2.9	1.68	8
0407	L Königs Wusterhausen	3	1.5	1.1	0.67	63
0408	L Kyritz	0				
0409	L Luckenwalde	1	1.0	0.9	0.95	87
0410	L Nauen	4	2.1	2.3	1.18	19
0411	L Neuruppin	1	0.7	0.6	0.61	115
0412	L Potsdam	2	0.9	0.7	0.54	104
0413	L Pritzwalk	2	2.5	2.3	1.64	19
0414	L Oranienburg	2	0.7	0.4	0.32	138
0415	L Rathenow	1	0.7	0.4	0.43	138
0416	L Wittstock	0				
0417	L Zossen	6	3.3	3.6	1.55	2
0431	S Brandenburg/Havel .	7	3.1	2.6	1.08	11
0432	S Potsdam	2	0.7	0.8	0.64	94
	Potsdam	36	1.4	1.2	0.21	

0500	Frankfurt					
0501	L Angermünde	0				
0502	L Beeskow	0				
0503	L Bernau	0				
0504	L Eberswalde	1	0.5	0.5	0.48	129
0505	L Bad Freienwalde . . .	0				
0506	L Eisenhüttenstadt . . .	0				
0507	L Fürstenwalde	3	1.2	0.8	0.48	94
0508	L Seelow	2	2.0	1.0	0.71	78
0509	L Strausberg	3	1.4	1.1	0.65	63
0531	S Frankfurt/Oder . . .	2	1.1	1.5	1.19	41
0532	S Eisenhüttenstadt . . .	0				
0533	S Schwedt (Oder) . . .	0				
	Frankfurt	11	0.7	0.5−	0.18	

0600	Cottbus					
0601	L Bad Liebenwerda . .	3	2.3	1.9	1.11	31
0602	L Calau	0				
0603	L Cottbus	0				
0605	L Finsterwalde	3	2.3	2.5	1.45	14
0606	L Forst	2	2.1	2.0	1.68	28
0607	L Guben	0				
0608	L Hoyerswerda	7	2.5	3.1	1.29	6
0609	L Lübben	0				
0610	L Luckau	1	1.4	1.1	1.09	63
0611	L Senftenberg	8	2.8	2.1	0.81	26
0612	L Spremberg	0				
0613	L Weißwasser	0				
0614	L Herzberg	4	4.5	3.6	1.81	2
0615	L Jessen	2	2.6	2.3	1.66	19
0631	S Cottbus	3	1.1	1.7	1.00	37
	Cottbus	33	1.6	1.5+	0.28	

0700	Magdeburg					
0701	L Burg	1	0.7	0.5	0.55	129
0703	L Gradelegen	3	4.7	4.4	2.56	1
0704	L Genthin	0				
0705	L Halberstadt	3	1.4	1.4	0.84	47
0706	L Haldensleben	2	1.4	0.9	0.69	87
0707	L Havelberg	0				
0708	L Kalbe/Milde	0				
0709	L Klötze	0				
0710	L Wolmirstedt	1	0.9	0.9	0.90	87
0711	L Oschersleben	3	2.8	2.6	1.54	11
0712	L Osterburg	0				
0713	L Salzwedel	2	2.0	2.0	1.40	28
0714	L Schönebeck	5	2.4	2.0	0.91	28
0716	L Staßfurt	3	1.7	1.5	0.94	41
0717	L Stendal	1	0.6	0.3−	0.26	146
0718	L Tangerhütte	2	4.0	2.5	1.85	14
0719	L Wanzleben	1	1.0	0.7	0.74	104
0720	L Wernigerode	5	2.1	1.6	0.74	38
0721	L Zerbst	2	2.1	1.8	1.27	34
0732	S Magdeburg	4	0.6	0.6	0.32	115
	Magdeburg	38	1.3	1.1	0.18	

Males, Oropharynx

0800	Halle					
0801	L Artern	0				
0802	L Aschersleben	2	1.2	1.5	1.08	41
0803	L Bernburg	1	0.5	0.5	0.46	129
0804	L Bitterfeld	4	1.3	1.1	0.61	63
0805	L Eisleben	0				
0806	L Gräfenhainichen . . .	2	2.1	1.0	0.73	78
0807	L Saalkreis	1	0.6	0.2−−	0.20	149
0808	L Hettstedt	2	1.5	0.9	0.67	87
0809	L Köthen	4	2.1	1.8	0.98	34
0810	L Nebra	0				
0811	L Merseburg	3	0.9	0.6	0.37	115
0812	L Naumburg	2	1.5	1.4	0.97	47
0813	L Quedlinburg	1	0.5	0.2−−	0.25	149
0814	L Querfurt	2	2.5	1.1	0.83	63
0815	L Roßlau	0				
0816	L Sangerhausen	2	1.0	0.9	0.62	87
0817	L Hohenmölsen	0				
0818	L Weißenfels	0				
0819	L Wittenberg	0				
0820	L Zeitz	2	1.0	0.6	0.47	115
0831	S Dessau	3	1.2	1.1	0.63	63
0832	S Halle/Saale	9	1.7	1.1	0.39	63
0833	S Halle-Neustadt	2	0.9	1.2	0.83	56
	Halle	42	1.0	0.7	0.12	

0900	Erfurt					
0901	L Arnstadt	1	0.6	0.5	0.50	129
0902	L Apolda	2	1.7	1.1	0.84	63
0903	L Eisenach	6	2.2	1.6	0.68	38
0904	L Erfurt	3	2.6	1.8	1.10	34
0905	L Gotha	4	1.2	0.7	0.38	104
0906	L Heiligenstadt	0				
0907	L Langensalza	0				
0908	L Worbis	3	1.7	1.9	1.18	31
0909	L Mühlhausen	3	1.4	1.1	0.65	63
0910	L Nordhausen	4	1.5	1.1	0.58	63
0911	L Sömmerda	1	0.6	0.4	0.37	138
0912	L Sondershausen	1	0.8	0.7	0.69	104
0913	L Weimar	0				
0931	S Weimar	3	2.0	2.3	1.32	19
0932	S Erfurt	3	0.6	0.7	0.41	104
	Erfurt	34	1.2	1.0	0.17	

1000	Gera					
1001	L Eisenberg	2	2.5	2.1	1.48	26
1002	L Gera	0				
1003	L Jena	0				
1004	L Lobenstein	0				
1005	L Pößneck	3	2.3	1.9	1.11	31
1006	L Rudolstadt	2	1.2	1.0	0.72	78
1007	L Saalfeld	0				
1008	L Schleiz	0				
1009	L Stadtroda	1	1.3	1.2	1.22	56
1010	L Zeulenroda	0				
1011	L Greiz	0				
1031	S Gera	3	1.0	0.8	0.48	94
1032	S Jena	2	0.8	0.8	0.58	94
	Gera	13	0.7	0.6	0.17	

1100	Suhl					
1101	L Bad Salzungen	3	1.4	1.1	0.66	63
1102	L Hildburghausen . . .	0				
1103	L Ilmenau	2	1.3	0.8	0.66	94
1104	L Neuhaus am Renweg .	2	2.2	1.5	1.13	41
1105	L Meiningen	0				
1106	L Schmalkalden	1	0.6	0.8	0.85	94
1107	L Sonnenberg	1	0.7	0.6	0.58	115
1108	L Suhl	4	3.6	2.6	1.47	11
1131	S Suhl	0				
	Suhl	13	1.0	0.8	0.25	

1200	Dresden					
1201	L Bautzen	2	0.7	0.5	0.33	129
1202	L Bischofswerda	0				
1203	L Dippoldiswalde	1	0.9	0.4	0.43	138
1204	L Dresden	2	0.8	0.4	0.36	138
1205	L Freital	0				
1206	L Görlitz	0				
1207	L Großenhain	0				
1208	L Kamenz	1	0.7	0.6	0.59	115
1210	L Löbau	1	0.4	0.3	0.32	146
1211	L Meißen	2	0.7	0.6	0.46	115
1212	L Niesky	0				
1213	L Pirna	2	0.7	0.7	0.54	104
1214	L Riesa	0				
1215	L Sebnitz	0				
1216	L Zittau	2	0.9	0.6	0.45	115
1231	S Dresden	21	1.8	1.4	0.33	47
1232	S Görlitz	0				
	Dresden	34	0.8	0.6−−	0.11	

1300	Leipzig					
1301	L Altenburg	6	2.3	2.2	0.90	25
1302	L Borna	2	0.9	1.0	0.74	78
1303	L Delitzsch	1	0.8	0.7	0.73	104
1304	L Döbeln	1	0.5	0.4	0.42	138
1305	L Eilenburg	0				
1306	L Geithain	1	1.1	1.0	0.99	78
1307	L Grimma	1	0.6	0.6	0.59	115
1308	L Leipzig	5	1.5	0.8	0.39	94
1309	L Oschatz	1	0.8	0.8	0.79	94
1310	L Schmölln	2	2.5	2.3	1.66	19
1311	L Torgau	1	0.8	0.5	0.45	129
1312	L Wurzen	2	1.6	1.1	0.83	63
1331	S Leipzig	19	1.5	1.2	0.28	56
	Leipzig	42	1.3	1.0	0.16	

1400	Chemnitz					
1401	L Annaberg	2	1.0	0.6	0.42	115
1402	L Aue	2	0.7	0.6	0.43	115
1403	L Auerbach	1	0.6	0.2−−	0.16	149
1404	L Brand-Erbisdorf . . .	0				
1405	L Chemnitz	1	0.4	0.1−−	0.15	152
1406	L Flöha	0				
1407	L Freiberg	2	1.0	0.6	0.48	115
1408	L Glauchau	0				
1409	L Stollberg	2	1.0	0.7	0.58	104
1410	L Hainichen	1	0.6	0.5	0.54	129
1411	L Hohenstein-Ernstthal.	2	1.4	1.2	0.91	56
1412	L Marienberg	2	1.3	1.0	0.69	78
1413	L Oelsnitz	0				
1414	L Plauen	0				
1415	L Reichenbach	0				
1416	L Rochlitz	0				
1417	L Schwarzenberg	2	1.4	1.0	0.71	78
1418	L Klingenthal	0				
1419	L Werdau	1	0.6	0.4	0.45	138
1420	L Zschopau	1	0.8	0.6	0.57	115
1421	L Zwickau	2	1.0	0.7	0.57	104
1431	S Chemnitz	8	1.1	0.8	0.32	94
1433	S Plauen	1	0.6	0.5	0.55	129
1435	S Zwickau	6	2.1	1.4	0.59	47
	Chemnitz	36	0.8	0.6−−	0.10	

1500	East Berlin					
1500	East Berlin	47	1.8	1.5+	0.23	41
	G.D.R. Total	441	1.1	0.9	0.05	

Females, Oropharynx

0100	Rostock					
0101 L	Bad Doberan	0				
0103 L	Ribnitz-Damgarten .	2	1.1	0.3	0.21	51
0105 L	Greifswald	0				
0106 L	Grevesmühlen	1	0.9	0.5	0.47	29
0107 L	Grimmen	0				
0108 L	Rostock	1	1.1	1.2	1.21	2
0109 L	Stralsund	0				
0110 L	Wismar	0				
0111 L	Wolgast	1	0.6	0.7	0.67	18
0112 L	Rügen	2	0.9	0.6	0.47	24
0131 S	Rostock	4	0.7	0.5	0.25	29
0132 S	Stralsund	1	0.5	0.4	0.44	38
0133 S	Wismar	0				
0134 S	Greifswald	2	1.2	0.9	0.64	15
	Rostock	14	0.6	0.4	0.12	

0200	Schwerin					
0201 L	Bützow	0				
0202 L	Gadebusch	0				
0203 L	Güstrow	0				
0204 L	Hagenow	1	0.5	0.4	0.35	38
0205 L	Ludwigslust	0				
0206 L	Lübz	0				
0207 L	Parchim	0				
0208 L	Perleberg	3	1.5	0.6	0.33	24
0209 L	Schwerin	0				
0210 L	Sternberg	0				
0231 S	Schwerin	3	0.9	1.1	0.61	3
	Schwerin	7	0.5	0.3	0.13	

0300	Neubrandenburg					
0301 L	Altentreptow	0				
0302 L	Anklam	1	0.9	0.6	0.64	24
0303 L	Demmin	0				
0304 L	Malchin	2	1.9	0.6	0.45	24
0305 L	Neubrandenburg . . .	0				
0306 L	Neustrelitz	1	0.7	0.3	0.26	51
0307 L	Pasewalk	0				
0308 L	Prenzlau	3	2.6	1.5	0.90	1
0309 L	Röbel/Müritz	0				
0310 L	Strasburg	0				
0311 L	Templin	0				
0312 L	Teterow	0				
0313 L	Ueckermünde	0				
0314 L	Waren	2	1.4	0.4	0.30	38
0331 S	Neubrandenburg . . .	0				
	Neubrandenburg . . .	9	0.6	0.3	0.10	

0400	Potsdam					
0401 L	Belzig	0				
0402 L	Brandenburg	0				
0403 L	Gransee	0				
0405 L	Jüterbog	0				
0407 L	Königs Wusterhausen .	0				
0408 L	Kyritz	0				
0409 L	Luckenwalde	0				
0410 L	Nauen	2	0.9	0.7	0.52	18
0411 L	Neuruppin	1	0.6	0.5	0.51	29
0412 L	Potsdam	2	0.8	0.2	0.18	67
0413 L	Pritzwalk	1	1.1	1.1	1.15	3
0414 L	Oranienburg	2	0.6	0.2	0.16	67
0415 L	Rathenow	0				
0416 L	Wittstock	0				
0417 L	Zossen	0				
0431 S	Brandenburg/Havel .	3	1.2	0.7	0.40	18
0432 S	Potsdam	1	0.3	0.3	0.32	51
	Potsdam	12	0.4	0.3	0.08	

0500	Frankfurt					
0501 L	Angermünde	0				
0502 L	Beeskow	1	1.1	0.2	0.24	67
0503 L	Bernau	0				
0504 L	Eberswalde	1	0.5	0.3	0.26	51
0505 L	Bad Freienwalde . . .	0				
0506 L	Eisenhüttenstadt . . .	0				
0507 L	Fürstenwalde	0				
0508 L	Seelow	1	0.9	1.1	1.15	3
0509 L	Strausberg	1	0.4	0.5	0.49	29
0531 S	Frankfurt/Oder . . .	0				
0532 S	Eisenhüttenstadt . . .	1	0.8	0.5	0.53	29
0533 S	Schwedt (Oder) . . .	0				
	Frankfurt . . . . S	5	0.3	0.2	0.09	

0600	Cottbus					
0601 L	Bad Liebenwerda . .	0				
0602 L	Calau	1	0.7	0.2	0.19	67
0603 L	Cottbus	1	0.9	0.3	0.29	51
0605 L	Finsterwalde	0				
0606 L	Forst	0				
0607 L	Guben	0				
0608 L	Hoyerswerda	3	1.0	1.0	0.60	10
0609 L	Lübben	0				
0610 L	Luckau	0				
0611 L	Senftenberg	0				
0612 L	Spremberg	2	1.7	1.0	0.88	10
0613 L	Weißwasser	0				
0614 L	Herzberg	0				
0615 L	Jessen	0				
0631 S	Cottbus	1	0.3	0.2	0.18	67
	Cottbus	8	0.3	0.2	0.08	

0700	Magdeburg					
0701 L	Burg	0				
0703 L	Gradelegen	0				
0704 L	Genthin	0				
0705 L	Halberstadt	0				
0706 L	Haldensleben	0				
0707 L	Havelberg	0				
0708 L	Kalbe/Milde	0				
0709 L	Klötze	1	1.3	0.3	0.30	51
0710 L	Wolmirstedt	0				
0711 L	Oschersleben	0				
0712 L	Osterburg	0				
0713 L	Salzwedel	0				
0714 L	Schönebeck	1	0.4	0.1	0.10	82
0716 L	Staßfurt	1	0.5	0.3	0.31	51
0717 L	Stendal	0				
0718 L	Tangerhütte	0				
0719 L	Wanzleben	2	1.7	1.0	0.79	10
0720 L	Wernigerode	2	0.7	0.4	0.35	38
0721 L	Zerbst	0				
0732 S	Magdeburg	3	0.4	0.2	0.14	67
	Magdeburg	10	0.3	0.2	0.05	

Females, Oropharynx

0800 Halle

0801 L Artern	0				
0802 L Aschersleben	2	1.1	0.6	0.50	24
0803 L Bernburg	1	0.5	0.4	0.36	38
0804 L Bitterfeld	2	0.6	0.4	0.28	38
0805 L Eisleben	1	0.5	0.2	0.15	67
0806 L Gräfenhainichen	0				
0807 L Saalkreis	1	0.5	0.2	0.18	67
0808 L Hettstedt	1	0.7	0.3	0.33	51
0809 L Köthen	0				
0810 L Nebra	0				
0811 L Merseburg	1	0.3	0.1--	0.06	82
0812 L Naumburg	0				
0813 L Quedlinburg	0				
0814 L Querfurt	1	1.2	1.1	1.09	3
0815 L Roßlau	0				
0816 L Sangerhausen	1	0.5	0.5	0.46	29
0817 L Hohenmölsen	0				
0818 L Weißenfels	0				
0819 L Wittenberg	1	0.4	0.1	0.10	82
0820 L Zeitz	0				
0831 S Dessau	3	1.1	0.9	0.54	15
0832 S Halle/Saale	4	0.6	0.4	0.22	38
0833 S Halle-Neustadt	0				
Halle	19	0.4	0.2	0.06	

0900 Erfurt

0901 L Arnstadt	0				
0902 L Apolda	0				
0903 L Eisenach	1	0.3	0.3	0.27	51
0904 L Erfurt	0				
0905 L Gotha	2	0.5	0.3	0.25	51
0906 L Heiligenstadt	0				
0907 L Langensalza	0				
0908 L Worbis	2	1.0	0.7	0.52	18
0909 L Mühlhausen	0				
0910 L Nordhausen	2	0.7	0.4	0.30	38
0911 L Sömmerda	0				
0912 L Sondershausen	0				
0913 L Weimar	2	1.7	1.1	0.94	3
0931 S Weimar	0				
0932 S Erfurt	7	1.2	0.8	0.33	17
Erfurt	16	0.5	0.3	0.09	

1000 Gera

1001 L Eisenberg	0				
1002 L Gera	0				
1003 L Jena	1	1.1	1.0	0.96	10
1004 L Lobenstein	0				
1005 L Pößneck	0				
1006 L Rudolstadt	0				
1007 L Saalfeld	0				
1008 L Schleiz	0				
1009 L Stadtroda	0				
1010 L Zeulenroda	0				
1011 L Greiz	0				
1031 S Gera	1	0.3	0.1	0.08	82
1032 S Jena	2	0.7	0.3	0.24	51
Gera	4	0.2	0.1--	0.05	

1100 Suhl

1101 L Bad Salzungen	0				
1102 L Hildburghausen	1	0.6	0.5	0.54	29
1103 L Ilmenau	0				
1104 L Neuhaus am Renweg	0				
1105 L Meiningen	0				
1106 L Schmalkalden	1	0.6	0.4	0.35	38
1107 L Sonneberg	3	1.8	0.7	0.42	18
1108 L Suhl	1	0.8	0.2	0.18	67
1131 S Suhl	0				
Suhl	6	0.4	0.2	0.09	

1200 Dresden

1201 L Bautzen	2	0.6	0.2	0.19	67
1202 L Bischofswerda	1	0.5	0.4	0.44	38
1203 L Dippoldiswalde	1	0.8	0.7	0.68	18
1204 L Dresden	0				
1205 L Freital	2	0.9	1.0	0.86	10
1206 L Görlitz	1	1.2	1.1	1.07	3
1207 L Großenhain	0				
1208 L Kamenz	1	0.6	0.1	0.14	82
1210 L Löbau	0				
1211 L Meißen	1	0.3	0.1	0.09	82
1212 L Niesky	2	1.9	1.1	0.93	3
1213 L Pirna	1	0.3	0.1	0.15	82
1214 L Riesa	0				
1215 L Sebnitz	1	0.7	0.3	0.35	51
1216 L Zittau	1	0.4	0.3	0.33	51
1231 S Dresden	8	0.6	0.3	0.11	51
1232 S Görlitz	2	0.9	0.2	0.17	67
Dresden	24	0.5	0.3	0.07	

1300 Leipzig

1301 L Altenburg	4	1.3	0.4	0.23	38
1302 L Borna	1	0.4	0.1	0.15	82
1303 L Delitzsch	0				
1304 L Döbeln	1	0.4	0.3	0.31	51
1305 L Eilenburg	0				
1306 L Geithain	0				
1307 L Grimma	0				
1308 L Leipzig	1	0.2	0.1-	0.07	82
1309 L Oschatz	0				
1310 L Schmölln	0				
1311 L Torgau	1	0.7	0.2	0.17	67
1312 L Wurzen	0				
1331 S Leipzig	13	0.8	0.4	0.13	38
Leipzig	21	0.6	0.2	0.06	

1400 Chemnitz

1401 L Annaberg	0				
1402 L Aue	1	0.3	0.2	0.18	67
1403 L Auerbach	0				
1404 L Brand-Erbisdorf	0				
1405 L Chemnitz	1	0.3	0.1--	0.06	82
1406 L Flöha	0				
1407 L Freiberg	1	0.4	0.2	0.23	67
1408 L Glauchau	2	1.0	0.5	0.44	29
1409 L Stollberg	0				
1410 L Hainichen	2	1.1	0.2	0.13	67
1411 L Hohenstein-Ernstthal.	0				
1412 L Marienberg	0				
1413 L Oelsnitz	0				
1414 L Plauen	0				
1415 L Reichenbach	0				
1416 L Rochlitz	0				
1417 L Schwarzenberg	0				
1418 L Klingenthal	0				
1419 L Werdau	0				
1420 L Zschopau	0				
1421 L Zwickau	0				
1431 S Chemnitz	3	0.3	0.1	0.08	82
1433 S Plauen	1	0.5	0.4	0.39	38
1435 S Zwickau	1	0.3	0.3	0.26	51
Chemnitz	12	0.2	0.1--	0.03	

1500 East Berlin

1500 East Berlin	22	0.7	0.5+	0.12	29
G.D.R. Total	189	0.4	0.2	0.02	

Males, Nasopharynx

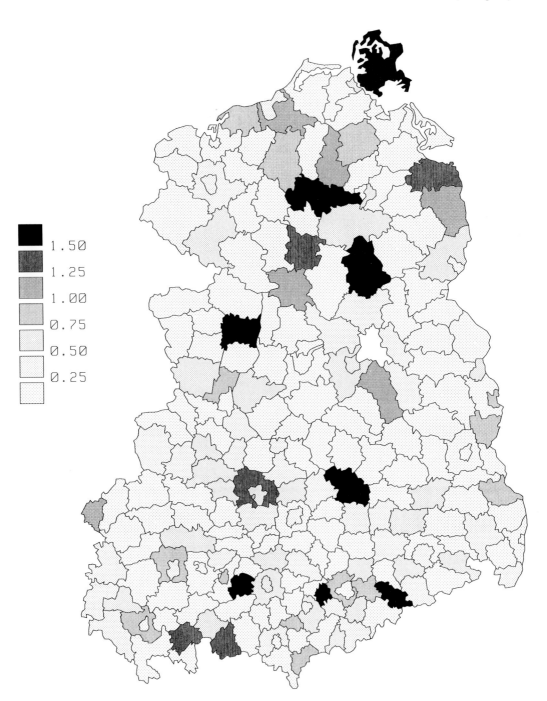

Females, Nasopharynx

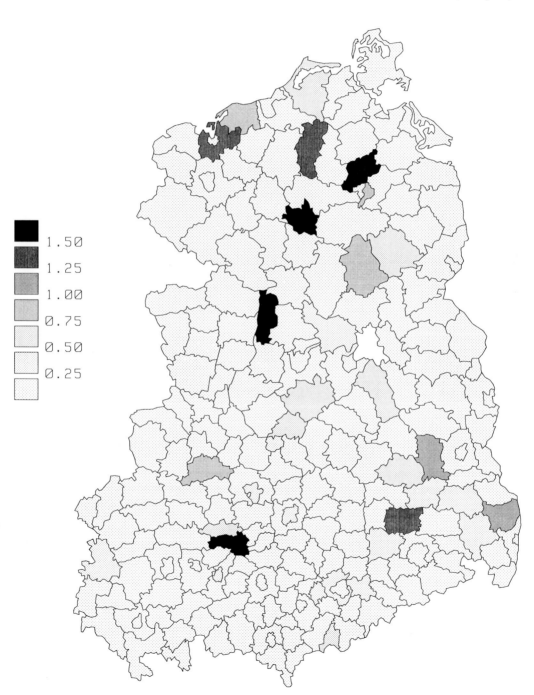

Males, Nasopharynx

0100 Rostock

0101 L Bad Doberan	1	0.8	1.0	0.99	16
0103 L Ribnitz-Damgarten	0				
0105 L Greifswald	0				
0106 L Grevesmühlen	0				
0107 L Grimmen	0				
0108 L Rostock	1	1.1	1.2	1.16	14
0109 L Stralsund	0				
0110 L Wismar	0				
0111 L Wolgast	0				
0112 L Rügen	3	1.5	1.8	1.15	6
0131 S Rostock	2	0.4	0.3	0.21	85
0132 S Stralsund	1	0.6	0.5	0.53	55
0133 S Wismar	0				
0134 S Greifswald	0				
Rostock	8	0.4	0.4	0.15	

0200 Schwerin

0201 L Bützow	0				
0202 L Gadebusch	0				
0203 L Güstrow	2	1.2	0.8	0.57	28
0204 L Hagenow	1	0.6	0.2	0.23	97
0205 L Ludwigslust	1	0.7	0.5	0.53	55
0206 L Lübz	0				
0207 L Parchim	0				
0208 L Perleberg	0				
0209 L Schwerin	1	1.2	0.4	0.44	71
0210 L Sternberg	0				
0231 S Schwerin	1	0.4	0.4	0.43	71
Schwerin	6	0.4	0.3	0.12	

0300 Neubrandenburg

0301 L Altentreptow	0				
0302 L Anklam	0				
0303 L Demmin	1	0.9	0.9	0.90	23
0304 L Malchin	1	1.0	1.0	1.03	16
0305 L Neubrandenburg	0				
0306 L Neustrelitz	1	0.7	0.6	0.64	41
0307 L Pasewalk	1	0.9	1.0	1.04	16
0308 L Prenzlau	0				
0309 L Röbel/Müritz	0				
0310 L Strasburg	0				
0311 L Templin	0				
0312 L Teterow	0				
0313 L Ueckermünde	2	1.6	1.4	1.02	10
0314 L Waren	3	2.3	2.0	1.19	4
0331 S Neubrandenburg	1	0.5	0.5	0.50	55
Neubrandenburg	10	0.7	0.6	0.19	

0400 Potsdam

0401 L Belzig	0				
0402 L Brandenburg	0				
0403 L Gransee	2	1.9	2.3	1.71	2
0405 L Jüterbog	0				
0407 L Königs Wusterhausen	1	0.5	0.4	0.39	71
0408 L Kyritz	1	1.2	1.1	1.09	15
0409 L Luckenwalde	0				
0410 L Nauen	1	0.5	0.3	0.29	85
0411 L Neuruppin	0				
0412 L Potsdam	2	0.9	0.7	0.54	35
0413 L Pritzwalk	0				
0414 L Oranienburg	1	0.3	0.3	0.30	85
0415 L Rathenow	0				
0416 L Wittstock	1	1.9	1.4	1.42	10
0417 L Zossen	2	1.1	1.0	0.74	16
0431 S Brandenburg/Havel	0				
0432 S Potsdam	1	0.3	0.6	0.59	41
Potsdam	12	0.5	0.4	0.13	

0500 Frankfurt

0501 L Angermünde	1	1.1	0.6	0.61	41
0502 L Beeskow	0				
0503 L Bernau	0				
0504 L Eberswalde	0				
0505 L Bad Freienwalde	0				
0506 L Eisenhüttenstadt	0				
0507 L Fürstenwalde	0				
0508 L Seelow	0				
0509 L Strausberg	0				
0531 S Frankfurt/Oder	1	0.5	0.7	0.69	35
0532 S Eisenhüttenstadt	1	0.8	1.0	0.99	16
0533 S Schwedt (Oder)	0				
Frankfurt	3	0.2	0.2	0.10	

0600 Cottbus

0601 L Bad Liebenwerda	0				
0602 L Calau	0				
0603 L Cottbus	0				
0605 L Finsterwalde	0				
0606 L Forst	0				
0607 L Guben	1	0.9	0.8	0.85	28
0608 L Hoyerswerda	1	0.4	0.2	0.24	97
0609 L Lübben	0				
0610 L Luckau	0				
0611 L Senftenberg	2	0.7	0.5	0.37	55
0612 L Spremberg	0				
0613 L Weißwasser	1	0.7	0.9	0.91	23
0614 L Herzberg	0				
0615 L Jessen	0				
0631 S Cottbus	0				
Cottbus	5	0.2	0.2	0.09	

0700 Magdeburg

0701 L Burg	1	0.7	0.5	0.55	55
0703 L Gradelegen	0				
0704 L Genthin	0				
0705 L Halberstadt	0				
0706 L Haldensleben	1	0.7	0.6	0.64	41
0707 L Havelberg	0				
0708 L Kalbe/Milde	0				
0709 L Klötze	0				
0710 L Wolmirstedt	1	0.9	0.8	0.79	28
0711 L Oschersleben	0				
0712 L Osterburg	0				
0713 L Salzwedel	0				
0714 L Schönebeck	1	0.5	0.4	0.42	71
0716 L Staßfurt	0				
0717 L Stendal	3	1.7	1.8	1.08	6
0718 L Tangerhütte	0				
0719 L Wanzleben	0				
0720 L Wernigerode	1	0.4	0.5	0.46	55
0721 L Zerbst	0				
0732 S Magdeburg	2	0.3	0.2	0.16	97
Magdeburg	10	0.3	0.3	0.10	

Males, Nasopharynx

0800   Halle

0801 L Artern	0				
0802 L Aschersleben	1	0.6	0.6	0.62	41
0803 L Bernburg	1	0.5	0.5	0.47	55
0804 L Bitterfeld	2	0.7	0.3	0.24	85
0805 L Eisleben	1	0.5	0.6	0.59	41
0806 L Gräfenhainichen	0				
0807 L Saalkreis	2	1.2	1.4	1.01	10
0808 L Hettstedt	1	0.7	0.6	0.62	41
0809 L Köthen	1	0.5	0.2	0.19	97
0810 L Nebra	0				
0811 L Merseburg	2	0.6	0.4	0.29	71
0812 L Naumburg	0				
0813 L Quedlinburg	1	0.5	0.4	0.40	71
0814 L Querfurt	0				
0815 L Roßlau	0				
0816 L Sangerhausen	0				
0817 L Hohenmölsen	0				
0818 L Weißenfels	0				
0819 L Wittenberg	0				
0820 L Zeitz	1	0.5	0.6	0.63	41
0831 S Dessau	1	0.4	0.4	0.42	71
0832 S Halle/Saale	4	0.8	0.6	0.31	41
0833 S Halle-Neustadt	2	0.9	0.8	0.66	28
Halle	20	0.5	0.4	0.09	

0900   Erfurt

0901 L Arnstadt	0				
0902 L Apolda	1	0.9	0.3	0.32	85
0903 L Eisenach	2	0.7	0.3	0.23	85
0904 L Erfurt	1	0.9	0.8	0.79	28
0905 L Gotha	0				
0906 L Heiligenstadt	1	1.0	1.0	1.00	16
0907 L Langensalza	0				
0908 L Worbis	0				
0909 L Mühlhausen	0				
0910 L Nordhausen	0				
0911 L Sömmerda	1	0.6	0.6	0.64	41
0912 L Sondershausen	0				
0913 L Weimar	0				
0931 S Weimar	0				
0932 S Erfurt	2	0.4	0.3	0.24	85
Erfurt	8	0.3	0.2	0.07	

1000   Gera

1001 L Eisenberg	0				
1002 L Gera	1	0.7	0.7	0.68	35
1003 L Jena	0				
1004 L Lobenstein	1	1.5	1.3	1.29	13
1005 L Pößneck	0				
1006 L Rudolstadt	0				
1007 L Saalfeld	1	0.7	0.6	0.64	41
1008 L Schleiz	0				
1009 L Stadtroda	2	2.5	2.4	1.73	1
1010 L Zeulenroda	0				
1011 L Greiz	0				
1031 S Gera	2	0.7	0.7	0.49	35
1032 S Jena	3	1.2	0.9	0.53	23
Gera	10	0.6	0.5	0.16	

1100   Suhl

1101 L Bad Salzungen	1	0.5	0.4	0.41	71
1102 L Hildburghausen	0				
1103 L Ilmenau	0				
1104 L Neuhaus am Renweg	2	2.2	1.5	1.07	9
1105 L Meiningen	1	0.6	0.5	0.46	55
1106 L Schmalkalden	1	0.6	0.6	0.59	41
1107 L Sonnenberg	0				
1108 L Suhl	1	0.9	0.8	0.78	28
1131 S Suhl	0				
Suhl	6	0.5	0.4	0.16	

1200   Dresden

1201 L Bautzen	2	0.7	0.5	0.36	55
1202 L Bischofswerda	0				
1203 L Dippoldiswalde	1	0.9	0.4	0.43	71
1204 L Dresden	0				
1205 L Freital	2	1.0	0.5	0.39	55
1206 L Görlitz	0				
1207 L Großenhain	1	1.0	0.5	0.54	55
1208 L Kamenz	0				
1210 L Löbau	0				
1211 L Meißen	1	0.4	0.5	0.46	55
1212 L Niesky	0				
1213 L Pirna	0				
1214 L Riesa	1	0.4	0.4	0.40	71
1215 L Sebnitz	1	0.8	0.7	0.69	35
1216 L Zittau	1	0.5	0.3	0.33	85
1231 S Dresden	3	0.3	0.3	0.16	85
1232 S Görlitz	0				
Dresden	13	0.3	0.3	0.07	

1300   Leipzig

1301 L Altenburg	1	0.4	0.3	0.30	85
1302 L Borna	0				
1303 L Delitzsch	1	0.8	0.7	0.70	35
1304 L Döbeln	0				
1305 L Eilenburg	1	0.8	0.3	0.33	85
1306 L Geithain	0				
1307 L Grimma	0				
1308 L Leipzig	1	0.3	0.1−	0.11	103
1309 L Oschatz	1	0.8	0.4	0.43	71
1310 L Schmölln	0				
1311 L Torgau	2	1.5	1.8	1.32	6
1312 L Wurzen	0				
1331 S Leipzig	5	0.4	0.3	0.15	85
Leipzig	12	0.4	0.3	0.09	

1400   Chemnitz

1401 L Annaberg	1	0.5	0.4	0.39	71
1402 L Aue	1	0.3	0.2	0.24	97
1403 L Auerbach	0				
1404 L Brand-Erbisdorf	2	2.2	2.1	1.47	3
1405 L Chemnitz	3	1.2	1.0	0.59	16
1406 L Flöha	1	0.8	0.8	0.82	28
1407 L Freiberg	0				
1408 L Glauchau	0				
1409 L Stollberg	2	1.0	0.5	0.37	55
1410 L Hainichen	1	0.6	0.5	0.54	55
1411 L Hohenstein-Ernstthal.	2	1.4	2.0	1.45	4
1412 L Marienberg	0				
1413 L Oelsnitz	0				
1414 L Plauen	1	1.8	0.5	0.46	55
1415 L Reichenbach	1	0.7	0.9	0.87	23
1416 L Rochlitz	0				
1417 L Schwarzenberg	1	0.7	0.6	0.60	41
1418 L Klingenthal	1	1.2	0.9	0.86	23
1419 L Werdau	0				
1420 L Zschopau	1	0.8	0.6	0.58	41
1421 L Zwickau	1	0.5	0.5	0.50	55
1431 S Chemnitz	1	0.1	0.2	0.19	97
1433 S Plauen	0				
1435 S Zwickau	2	0.7	0.4	0.32	71
Chemnitz	22	0.5	0.4	0.10	

1500   East Berlin

1500 East Berlin	10	0.4	0.4	0.12	71
G.D.R. Total	155	0.4	0.3	0.03	

Females, Nasopharynx

0100 Rostock

0101 L Bad Doberan	. . . . .	1	0.8	0.8	0.76	11
0103 L Ribnitz-Damgarten	.	1	0.6	0.7	0.73	14
0105 L Greifswald	. . . .	0				
0106 L Grevesmühlen	. . . .	0				
0107 L Grimmen	. . . .	0				
0108 L Rostock	. . . .	0				
0109 L Stralsund	. . . .	0				
0110 L Wismar	. . . .	1	1.2	1.4	1.36	5
0111 L Wolgast	. . . .	0				
0112 L Rügen	. . . .	0				
0131 S Rostock	. . . .	1	0.2	0.1	0.12	43
0132 S Stralsund	. . . .	0				
0133 S Wismar	. . . .	0				
0134 S Greifswald	. . . .	0				
Rostock	. . . .	4	0.2	0.2	0.08	

0200 Schwerin

0201 L Bützow	. . . .	0				
0202 L Gadebusch	. . . .	0				
0203 L Güstrow	. . . .	1	0.5	0.2	0.22	35
0204 L Hagenow	. . . .	0				
0205 L Ludwigslust	. . . . . .	0				
0206 L Lübz	. . . .	0				
0207 L Parchim	. . . .	0				
0208 L Perleberg	. . . .	0				
0209 L Schwerin	. . . .	0				
0210 L Sternberg	. . . .	0				
0231 S Schwerin	. . . .	0				
Schwerin	. . . .	1	0.1	0.0--	0.03	

0300 Neubrandenburg

0301 L Altentreptow	. . . . .	1	1.6	2.2	2.19	3
0302 L Anklam	. . . .	0				
0303 L Demmin	. . . .	0				
0304 L Malchin	. . . .	0				
0305 L Neubrandenburg	. . .	0				
0306 L Neustrelitz	. . . .	0				
0307 L Pasewalk	. . . .	0				
0308 L Prenzlau	. . . .	0				
0309 L Röbel/Müritz	. . . . .	1	2.1	2.6	2.62	1
0310 L Strasburg	. . . .	0				
0311 L Templin	. . . .	2	2.3	0.7	0.53	14
0312 L Teterow	. . . .	1	1.2	1.4	1.41	5
0313 L Ueckermünde	. . . . .	0				
0314 L Waren	. . . .	0				
0331 S Neubrandenburg	. . .	2	1.0	1.0	0.70	10
Neubrandenburg	. . .	7	0.4	0.4	0.15	

0400 Potsdam

0401 L Belzig	. . . .	1	1.1	0.5	0.54	19
0402 L Brandenburg	. . . . .	0				
0403 L Gransee	. . . .	1	0.8	0.8	0.80	11
0405 L Jüterbog	. . . .	0				
0407 L Königs Wusterhausen		0				
0408 L Kyritz	. . . .	0				
0409 L Luckenwalde	. . . . .	0				
0410 L Nauen	. . . .	1	0.5	0.4	0.39	23
0411 L Neuruppin	. . . .	0				
0412 L Potsdam	. . . .	0				
0413 L Pritzwalk	. . . .	0				
0414 L Oranienburg	. . . . . .	0				
0415 L Rathenow	. . . .	0				
0416 L Wittstock	. . . .	0				
0417 L Zossen	. . . .	1	0.5	0.5	0.53	19
0431 S Brandenburg/Havel	.	1	0.4	0.2	0.22	35
0432 S Potsdam	. . . .	0				
Potsdam	. . . .	5	0.2	0.1	0.06	

0500 Frankfurt

0501 L Angermünde	. . . . .	0				
0502 L Beeskow	. . . .	0				
0503 L Bernau	. . . .	0				
0504 L Eberswalde	. . . . . .	0				
0505 L Bad Freienwalde	. . .	0				
0506 L Eisenhüttenstadt	. . .	0				
0507 L Fürstenwalde	. . . . .	0				
0508 L Seelow	. . . .	0				
0509 L Strausberg	. . . .	1	0.4	0.1	0.09	43
0531 S Frankfurt/Oder	. . .	1	0.5	0.1	0.13	43
0532 S Eisenhüttenstadt	. . .	0				
0533 S Schwedt (Oder)	. . .	0				
Frankfurt	. . . .	2	0.1	0.0--	0.02	

0600 Cottbus

0601 L Bad Liebenwerda	. .	0				
0602 L Calau	. . . .	2	1.3	1.2	0.87	8
0603 L Cottbus	. . . .	0				
0605 L Finsterwalde	. . . . .	1	0.7	0.7	0.72	14
0606 L Forst	. . . .	0				
0607 L Guben	. . . .	0				
0608 L Hoyerswerda	. . . . .	1	0.3	0.5	0.45	19
0609 L Lübben	. . . .	0				
0610 L Luckau	. . . .	0				
0611 L Senftenberg	. . . . . .	2	0.6	0.3	0.28	26
0612 L Spremberg	. . . .	0				
0613 L Weißwasser	. . . . . .	0				
0614 L Herzberg	. . . .	0				
0615 L Jessen	. . . .	0				
0631 S Cottbus	. . . .	0				
Cottbus	. . . .	6	0.3	0.2	0.10	

0700 Magdeburg

0701 L Burg	. . . .	0				
0703 L Gradelegen	. . . . . .	0				
0704 L Genthin	. . . .	0				
0705 L Halberstadt	. . . . . .	1	0.4	0.2	0.21	35
0706 L Haldensleben	. . . . .	0				
0707 L Havelberg	. . . .	2	3.5	2.3	1.78	2
0708 L Kalbe/Milde	. . . . . .	0				
0709 L Klötze	. . . .	0				
0710 L Wolmirstedt	. . . . . .	0				
0711 L Oschersleben	. . . . .	0				
0712 L Osterburg	. . . .	0				
0713 L Salzwedel	. . . .	0				
0714 L Schönebeck	. . . . . .	0				
0716 L Staßfurt	. . . .	0				
0717 L Stendal	. . . .	0				
0718 L Tangerhütte	. . . . . .	0				
0719 L Wanzleben	. . . .	0				
0720 L Wernigerode	. . . . .	1	0.4	0.2	0.20	35
0721 L Zerbst	. . . .	0				
0732 S Magdeburg	. . . . . .	0				
Magdeburg	. . . . . .	4	0.1	0.1	0.04	

Females, Nasopharynx

0800 Halle

Code						
0801 L Artern	0					
0802 L Aschersleben	0					
0803 L Bernburg	0					
0804 L Bitterfeld	0					
0805 L Eisleben	0					
0806 L Gräfenhainichen	0					
0807 L Saalkreis	0					
0808 L Hettstedt	1	0.7	0.8	0.76	11	
0809 L Köthen	1	0.5	0.2	0.22	35	
0810 L Nebra	1	1.2	0.7	0.66	14	
0811 L Merseburg	0					
0812 L Naumburg	2	1.3	1.5	1.10	4	
0813 L Quedlinburg	0					
0814 L Querfurt	0					
0815 L Roßlau	1	1.0	0.5	0.52	19	
0816 L Sangerhausen	0					
0817 L Hohenmölsen	0					
0818 L Weißenfels	0					
0819 L Wittenberg	0					
0820 L Zeitz	0					
0831 S Dessau	1	0.4	0.3	0.30	26	
0832 S Halle/Saale	2	0.3	0.3	0.25	26	
0833 S Halle-Neustadt	0					
Halle	9	0.2	0.2	0.06		

0900 Erfurt

Code						
0901 L Arnstadt	0					
0902 L Apolda	0					
0903 L Eisenach	1	0.3	0.3	0.34	26	
0904 L Erfurt	0					
0905 L Gotha	0					
0906 L Heiligenstadt	0					
0907 L Langensalza	0					
0908 L Worbis	0					
0909 L Mühlhausen	0					
0910 L Nordhausen	0					
0911 L Sömmerda	0					
0912 L Sondershausen	0					
0913 L Weimar	0					
0931 S Weimar	0					
0932 S Erfurt	2	0.4	0.2	0.12	35	
Erfurt	3	0.1	0.1	0.04		

1000 Gera

Code						
1001 L Eisenberg	0					
1002 L Gera	1	0.6	0.1	0.13	43	
1003 L Jena	0					
1004 L Lobenstein	0					
1005 L Pößneck	0					
1006 L Rudolstadt	0					
1007 L Saalfeld	0					
1008 L Schleiz	0					
1009 L Stadtroda	0					
1010 L Zeulenroda	0					
1011 L Greiz	0					
1031 S Gera	1	0.3	0.2	0.20	35	
1032 S Jena	1	0.4	0.3	0.30	26	
Gera	3	0.2	0.1	0.05		

1100 Suhl

Code						
1101 L Bad Salzungen	0					
1102 L Hildburghausen	0					
1103 L Ilmenau	0					
1104 L Neuhaus am Renweg	0					
1105 L Meiningen	0					
1106 L Schmalkalden	0					
1107 L Sonneberg	0					
1108 L Suhl	0					
1131 S Suhl	0					
Suhl	0					

1200 Dresden

Code						
1201 L Bautzen	1	0.3	0.3	0.31	26	
1202 L Bischofswerda	0					
1203 L Dippoldiswalde	0					
1204 L Dresden	1	0.3	0.1	0.10	43	
1205 L Freital	1	0.4	0.1	0.11	43	
1206 L Görlitz	0					
1207 L Großenhain	2	1.8	1.4	1.15	5	
1208 L Kamenz	0					
1210 L Löbau	0					
1211 L Meißen	1	0.3	0.3	0.27	26	
1212 L Niesky	1	1.0	1.1	1.13	9	
1213 L Pirna	0					
1214 L Riesa	0					
1215 L Sebnitz	0					
1216 L Zittau	0					
1231 S Dresden	3	0.2	0.1	0.09	43	
1232 S Görlitz	0					
Dresden	10	0.2	0.1	0.05		

1300 Leipzig

Code						
1301 L Altenburg	0					
1302 L Borna	0					
1303 L Delitzsch	0					
1304 L Döbeln	0					
1305 L Eilenburg	0					
1306 L Geithain	0					
1307 L Grimma	0					
1308 L Leipzig	1	0.2	0.0	0.05	52	
1309 L Oschatz	0					
1310 L Schmölln	0					
1311 L Torgau	0					
1312 L Wurzen	0					
1331 S Leipzig	8	0.5	0.4	0.14	23	
Leipzig	9	0.2	0.2	0.06		

1400 Chemnitz

Code						
1401 L Annaberg	1	0.4	0.2	0.20	35	
1402 L Aue	0					
1403 L Auerbach	0					
1404 L Brand-Erbisdorf	0					
1405 L Chemnitz	2	0.7	0.3	0.27	26	
1406 L Flöha	1	0.7	0.4	0.41	23	
1407 L Freiberg	0					
1408 L Glauchau	0					
1409 L Stollberg	0					
1410 L Hainichen	0					
1411 L Hohenstein-Ernstthal	1	0.6	0.3	0.25	26	
1412 L Marienberg	0					
1413 L Oelsnitz	0					
1414 L Plauen	0					
1415 L Reichenbach	0					
1416 L Rochlitz	0					
1417 L Schwarzenberg	1	0.6	0.6	0.59	18	
1418 L Klingenthal	0					
1419 L Werdau	0					
1420 L Zschopau	0					
1421 L Zwickau	0					
1431 S Chemnitz	1	0.1	0.1	0.08	43	
1433 S Plauen	0					
1435 S Zwickau	0					
Chemnitz	7	0.1	0.1	0.03		

1500 East Berlin

Code						
1500 East Berlin	5	0.2	0.1	0.07	43	
G.D.R. Total	75	0.2	0.1	0.02		

Males, Hypopharynx

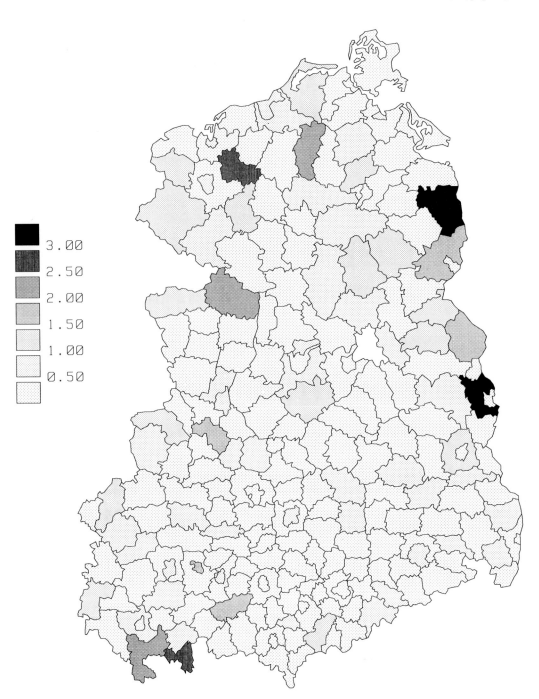

Females, Hypopharynx

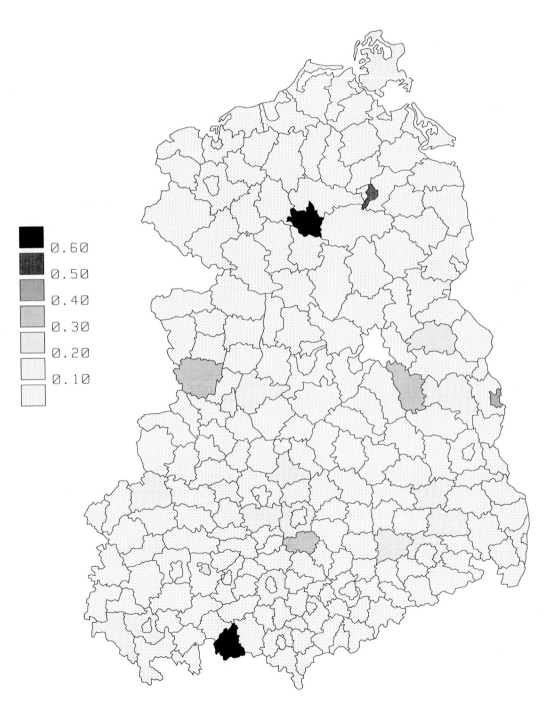

Males, Hypopharynx

0100 Rostock

Code		Name	N				
0101	L	Bad Doberan	0				
0103	L	Ribnitz-Damgarten .	3	1.9	1.5	0.87	10
0105	L	Greifswald	0				
0106	L	Grevesmühlen	0				
0107	L	Grimmen	0				
0108	L	Rostock	1	1.1	0.7	0.70	47
0109	L	Stralsund	0				
0110	L	Wismar	0				
0111	L	Wolgast	0				
0112	L	Rügen	1	0.5	0.3	0.25	87
0131	S	Rostock	5	0.9	0.8	0.34	39
0132	S	Stralsund	1	0.6	0.5	0.46	65
0133	S	Wismar	1	0.7	0.6	0.65	55
0134	S	Greifswald	1	0.7	0.6	0.55	55
		Rostock	13	0.6	0.5	0.14	

0200 Schwerin

Code		Name	N				
0201	L	Bützow	0				
0202	L	Gadebusch	1	1.7	1.3	1.26	17
0203	L	Güstrow	1	0.6	0.4	0.37	77
0204	L	Hagenow	2	1.2	1.1	0.80	20
0205	L	Ludwigslust	2	1.4	1.0	0.76	25
0206	L	Lübz	0				
0207	L	Parchim	1	1.0	1.0	1.04	25
0208	L	Perleberg	1	0.5	0.2	0.22	105
0209	L	Schwerin	0				
0210	L	Sternberg	1	1.7	3.0	2.95	3
0231	S	Schwerin	2	0.7	0.9	0.64	31
		Schwerin	11	0.8	0.7	0.23	

0300 Neubrandenburg

Code		Name	N				
0301	L	Altentreptow	1	1.7	1.0	1.02	25
0302	L	Anklam	1	1.0	0.4	0.37	77
0303	L	Demmin	1	0.9	0.7	0.74	47
0304	L	Malchin	0				
0305	L	Neubrandenburg	0				
0306	L	Neustrelitz	1	0.7	0.6	0.64	55
0307	L	Pasewalk	4	3.7	3.1	1.58	2
0308	L	Prenzlau	0				
0309	L	Röbel/Müritz	0				
0310	L	Strasburg	0				
0311	L	Templin	1	1.2	1.1	1.06	20
0312	L	Teterow	1	1.3	2.2	2.24	7
0313	L	Ueckermünde	0				
0314	L	Waren	1	0.8	0.7	0.71	47
0331	S	Neubrandenburg	0				
		Neubrandenburg	11	0.7	0.7	0.22	

0400 Potsdam

Code		Name	N				
0401	L	Belzig	1	1.2	1.1	1.05	20
0402	L	Brandenburg	1	1.1	0.9	0.93	31
0403	L	Gransee	1	0.9	1.0	1.00	25
0405	L	Jüterbog	0				
0407	L	Königs Wusterhausen	1	0.5	0.4	0.42	77
0408	L	Kyritz	0				
0409	L	Luckenwalde	1	1.0	0.3	0.33	87
0410	L	Nauen	1	0.5	0.4	0.44	77
0411	L	Neuruppin	1	0.7	0.7	0.71	47
0412	L	Potsdam	0				
0413	L	Pritzwalk	0				
0414	L	Oranienburg	3	1.0	0.8	0.50	39
0415	L	Rathenow	0				
0416	L	Wittstock	0				
0417	L	Zossen	1	0.6	0.4	0.37	77
0431	S	Brandenburg/Havel .	0				
0432	S	Potsdam	1	0.3	0.3	0.34	87
		Potsdam	12	0.5	0.4	0.12	

0500 Frankfurt

Code		Name	N				
0501	L	Angermünde	2	2.2	1.5	1.09	10
0502	L	Beeskow	1	1.2	1.0	0.99	25
0503	L	Bernau	0				
0504	L	Eberswalde	1	0.5	0.2	0.24	105
0505	L	Bad Freienwalde	1	1.1	1.1	1.08	20
0506	L	Eisenhüttenstadt	2	3.9	3.3	2.36	1
0507	L	Fürstenwalde	1	0.4	0.4	0.38	77
0508	L	Seelow	2	2.0	1.9	1.37	8
0509	L	Strausberg	2	0.9	1.3	0.94	17
0531	S	Frankfurt/Oder	1	0.5	0.5	0.49	65
0532	S	Eisenhüttenstadt	0				
0533	S	Schwedt (Oder)	0				
		Frankfurt	13	0.8	0.8	0.22	

0600 Cottbus

Code		Name	N				
0601	L	Bad Liebenwerda ..	0				
0602	L	Calau	0				
0603	L	Cottbus	2	1.8	1.4	0.97	14
0605	L	Finsterwalde	1	0.8	0.7	0.72	47
0606	L	Forst	0				
0607	L	Guben	0				
0608	L	Hoyerswerda	0				
0609	L	Lübben	0				
0610	L	Luckau	0				
0611	L	Senftenberg	2	0.7	0.5	0.38	65
0612	L	Spremberg	1	1.0	0.9	0.90	31
0613	L	Weißwasser	1	0.7	0.5	0.49	65
0614	L	Herzberg	0				
0615	L	Jessen	0				
0631	S	Cottbus	0				
		Cottbus	7	0.3	0.3	0.11	

0700 Magdeburg

Code		Name	N				
0701	L	Burg	1	0.7	0.5	0.48	65
0703	L	Gradelegen	0				
0704	L	Genthin	0				
0705	L	Halberstadt	3	1.4	1.0	0.62	25
0706	L	Haldensleben	0				
0707	L	Havelberg	0				
0708	L	Kalbe/Milde	0				
0709	L	Klötze	0				
0710	L	Wolmirstedt	1	0.9	0.8	0.79	39
0711	L	Oschersleben	0				
0712	L	Osterburg	2	1.9	2.3	1.64	5
0713	L	Salzwedel	2	2.0	1.4	1.06	14
0714	L	Schönebeck	0				
0716	L	Staßfurt	3	1.7	1.5	0.87	10
0717	L	Stendal	1	0.6	0.3	0.33	87
0718	L	Tangerhütte	0				
0719	L	Wanzleben	0				
0720	L	Wernigerode	2	0.8	0.6	0.44	55
0721	L	Zerbst	0				
0732	S	Magdeburg	4	0.6	0.5	0.26	65
		Magdeburg	19	0.6	0.5	0.12	

Males, Hypopharynx

0800	Halle					
0801	L Artern	1	0.7	0.7	0.66	47
0802	L Aschersleben	0				
0803	L Bernburg	2	1.0	0.9	0.65	31
0804	L Bitterfeld	0				
0805	L Eisleben	1	0.5	0.2	0.24	105
0806	L Gräfenhainichen	0				
0807	L Saalkreis	1	0.6	0.5	0.48	65
0808	L Hettstedt	1	0.7	0.3	0.26	87
0809	L Köthen	1	0.5	0.6	0.57	55
0810	L Nebra	1	1.4	0.8	0.75	39
0811	L Merseburg	2	0.6	0.2	0.17	105
0812	L Naumburg	0				
0813	L Quedlinburg	1	0.5	0.4	0.35	77
0814	L Querfurt	0				
0815	L Roßlau	0				
0816	L Sangerhausen	0				
0817	L Hohenmölsen	0				
0818	L Weißenfels	0				
0819	L Wittenberg	0				
0820	L Zeitz	0				
0831	S Dessau	0				
0832	S Halle/Saale	2	0.4	0.3	0.19	87
0833	S Halle-Neustadt	0				
	Halle	13	0.3	0.2−−	0.06	

0900	Erfurt					
0901	L Arnstadt	1	0.6	0.5	0.50	65
0902	L Apolda	0				
0903	L Eisenach	2	0.7	0.3	0.24	87
0904	L Erfurt	1	0.9	0.3	0.33	87
0905	L Gotha	2	0.6	0.4	0.31	77
0906	L Heiligenstadt	0				
0907	L Langensalza	1	0.9	0.8	0.83	39
0908	L Worbis	3	1.7	1.4	0.88	14
0909	L Mühlhausen	2	0.9	0.6	0.45	55
0910	L Nordhausen	1	0.4	0.3	0.32	87
0911	L Sömmerda	0				
0912	L Sondershausen	0				
0913	L Weimar	0				
0931	S Weimar	3	2.0	1.6	0.93	9
0932	S Erfurt	3	0.6	0.6	0.39	55
	Erfurt	19	0.7	0.5	0.12	

1000	Gera					
1001	L Eisenberg	0				
1002	L Gera	0				
1003	L Jena	0				
1004	L Lobenstein	0				
1005	L Pößneck	2	1.5	1.5	1.19	10
1006	L Rudolstadt	0				
1007	L Saalfeld	0				
1008	L Schleiz	0				
1009	L Stadtroda	0				
1010	L Zeulenroda	0				
1011	L Greiz	0				
1031	S Gera	1	0.3	0.3	0.32	87
1032	S Jena	2	0.8	0.8	0.57	39
	Gera	5	0.3	0.3	0.12	

1100	Suhl					
1101	L Bad Salzungen	3	1.4	1.2	0.69	19
1102	L Hildburghausen	4	2.8	2.3	1.16	5
1103	L Ilmenau	1	0.6	0.3	0.33	87
1104	L Neuhaus am Renweg	1	1.1	0.9	0.90	31
1105	L Meiningen	0				
1106	L Schmalkalden	1	0.6	0.3	0.32	87
1107	L Sonnenberg	4	2.8	2.7	1.40	4
1108	L Suhl	1	0.9	0.8	0.80	39
1131	S Suhl	0				
	Suhl	15	1.2	1.0+	0.26	

1200	Dresden					
1201	L Bautzen	0				
1202	L Bischofswerda	1	0.6	0.6	0.56	55
1203	L Dippoldiswalde	0				
1204	L Dresden	1	0.4	0.3	0.28	87
1205	L Freital	0				
1206	L Görlitz	0				
1207	L Großenhain	0				
1208	L Kamenz	0				
1210	L Löbau	1	0.4	0.5	0.55	65
1211	L Meißen	1	0.4	0.2	0.16	105
1212	L Niesky	1	1.1	0.9	0.87	31
1213	L Pirna	0				
1214	L Riesa	1	0.4	0.3	0.26	87
1215	L Sebnitz	0				
1216	L Zittau	1	0.5	0.4	0.36	77
1231	S Dresden	10	0.9	0.8	0.26	39
1232	S Görlitz	0				
	Dresden	17	0.4	0.3	0.09	

1300	Leipzig					
1301	L Altenburg	2	0.8	0.5	0.36	65
1302	L Borna	0				
1303	L Delitzsch	0				
1304	L Döbeln	0				
1305	L Eilenburg	1	0.8	0.5	0.47	65
1306	L Geithain	0				
1307	L Grimma	0				
1308	L Leipzig	0				
1309	L Oschatz	1	0.8	0.6	0.60	55
1310	L Schmölln	0				
1311	L Torgau	1	0.8	0.7	0.73	47
1312	L Wurzen	0				
1331	S Leipzig	13	1.0	0.9	0.25	31
	Leipzig	18	0.6	0.4	0.11	

1400	Chemnitz					
1401	L Annaberg	0				
1402	L Aue	4	1.4	1.1	0.60	20
1403	L Auerbach	1	0.6	0.3	0.25	87
1404	L Brand-Erbisdorf	1	1.1	0.9	0.94	31
1405	L Chemnitz	2	0.8	0.3	0.21	87
1406	L Flöha	0				
1407	L Freiberg	0				
1408	L Glauchau	0				
1409	L Stollberg	1	0.5	0.1	0.15	110
1410	L Hainichen	0				
1411	L Hohenstein-Ernstthal.	0				
1412	L Marienberg	1	0.6	0.5	0.53	65
1413	L Oelsnitz	0				
1414	L Plauen	0				
1415	L Reichenbach	1	0.7	0.6	0.63	55
1416	L Rochlitz	0				
1417	L Schwarzenberg	1	0.7	0.4	0.40	77
1418	L Klingenthal	0				
1419	L Werdau	0				
1420	L Zschopau	0				
1421	L Zwickau	1	0.5	0.3	0.33	87
1431	S Chemnitz	0				
1433	S Plauen	0				
1435	S Zwickau	1	0.4	0.3	0.29	87
	Chemnitz	14	0.3	0.2−−	0.06	

1500	East Berlin					
1500	East Berlin	22	0.8	0.7	0.17	47
	G.D.R. Total	209	0.5	0.4	0.03	

Females, Hypopharynx

0100　Rostock

0101 L Bad Doberan	0				
0103 L Ribnitz-Damgarten	0				
0105 L Greifswald	0				
0106 L Grevesmühlen	0				
0107 L Grimmen	0				
0108 L Rostock	0				
0109 L Stralsund	0				
0110 L Wismar	0				
0111 L Wolgast	0				
0112 L Rügen	1	0.5	0.1	0.14	17
0131 S Rostock	0				
0132 S Stralsund	0				
0133 S Wismar	1	0.7	0.2	0.19	10
0134 S Greifswald	0				
Rostock	2	0.1	0.0	0.02	

0200　Schwerin

0201 L Bützow	0	
0202 L Gadebusch	0	
0203 L Güstrow	0	
0204 L Hagenow	0	
0205 L Ludwigslust	0	
0206 L Lübz	0	
0207 L Parchim	0	
0208 L Perleberg	0	
0209 L Schwerin	0	
0210 L Sternberg	0	
0231 S Schwerin	0	
Schwerin	0	

0300　Neubrandenburg

0301 L Altentreptow	0				
0302 L Anklam	0				
0303 L Demmin	0				
0304 L Malchin	0				
0305 L Neubrandenburg	0				
0306 L Neustrelitz	0				
0307 L Pasewalk	0				
0308 L Prenzlau	0				
0309 L Röbel/Müritz	1	2.1	0.9	0.91	2
0310 L Strasburg	0				
0311 L Templin	0				
0312 L Teterow	0				
0313 L Ueckermünde	0				
0314 L Waren	0				
0331 S Neubrandenburg	1	0.5	0.6	0.59	3
Neubrandenburg	2	0.1	0.1	0.06	

0400　Potsdam

0401 L Belzig	0				
0402 L Brandenburg	0				
0403 L Gransee	0				
0405 L Jüterbog	0				
0407 L Königs Wusterhausen	1	0.4	0.4	0.38	4
0408 L Kyritz	0				
0409 L Luckenwalde	0				
0410 L Nauen	0				
0411 L Neuruppin	0				
0412 L Potsdam	0				
0413 L Pritzwalk	0				
0414 L Oranienburg	0				
0415 L Rathenow	0				
0416 L Wittstock	0				
0417 L Zossen	0				
0431 S Brandenburg/Havel	0				
0432 S Potsdam	0				
Potsdam	1	0.0	0.0	0.03	

0500　Frankfurt

0501 L Angermünde	0				
0502 L Beeskow	1	1.1	0.2	0.19	10
0503 L Bernau	0				
0504 L Eberswalde	0				
0505 L Bad Freienwalde	0				
0506 L Eisenhüttenstadt	0				
0507 L Fürstenwalde	0				
0508 L Seelow	0				
0509 L Strausberg	1	0.4	0.3	0.27	7
0531 S Frankfurt/Oder	0				
0532 S Eisenhüttenstadt	1	0.8	0.4	0.40	4
0533 S Schwedt (Oder)	0				
Frankfurt	3	0.2	0.1	0.04	

0600　Cottbus

0601 L Bad Liebenwerda	0				
0602 L Calau	0				
0603 L Cottbus	0				
0605 L Finsterwalde	0				
0606 L Forst	0				
0607 L Guben	0				
0608 L Hoyerswerda	0				
0609 L Lübben	0				
0610 L Luckau	0				
0611 L Senftenberg	1	0.3	0.1	0.12	17
0612 L Spremberg	0				
0613 L Weißwasser	0				
0614 L Herzberg	0				
0615 L Jessen	0				
0631 S Cottbus	0				
Cottbus	1	0.0	0.0	0.02	

0700　Magdeburg

0701 L Burg	1	0.6	0.1	0.13	17
0703 L Gradelegen	0				
0704 L Genthin	0				
0705 L Halberstadt	0				
0706 L Haldensleben	2	1.3	0.3	0.23	7
0707 L Havelberg	0				
0708 L Kalbe/Milde	0				
0709 L Klötze	0				
0710 L Wolmirstedt	0				
0711 L Oschersleben	0				
0712 L Osterburg	0				
0713 L Salzwedel	0				
0714 L Schönebeck	0				
0716 L Staßfurt	0				
0717 L Stendal	0				
0718 L Tangerhütte	0				
0719 L Wanzleben	0				
0720 L Wernigerode	0				
0721 L Zerbst	0				
0732 S Magdeburg	2	0.3	0.2	0.14	10
Magdeburg	5	0.1	0.1	0.03	

Females, Hypopharynx

0800	Halle					
0801	L Artern	0				
0802	L Aschersleben	0				
0803	L Bernburg	0				
0804	L Bitterfeld	1	0.3	0.1	0.14	17
0805	L Eisleben	0				
0806	L Gräfenhainichen	0				
0807	L Saalkreis	0				
0808	L Hettstedt	0				
0809	L Köthen	0				
0810	L Nebra	0				
0811	L Merseburg	1	0.3	0.1	0.11	17
0812	L Naumburg	0				
0813	L Quedlinburg	0				
0814	L Querfurt	0				
0815	L Roßlau	0				
0816	L Sangerhausen	0				
0817	L Hohenmölsen	0				
0818	L Weißenfels	0				
0819	L Wittenberg	0				
0820	L Zeitz	0				
0831	S Dessau	0				
0832	S Halle/Saale	1	0.2	0.1	0.08	17
0833	S Halle-Neustadt	0				
	Halle	3	0.1	0.0	0.02	

0900	Erfurt					
0901	L Arnstadt	0				
0902	L Apolda	0				
0903	L Eisenach	0				
0904	L Erfurt	0				
0905	L Gotha	0				
0906	L Heiligenstadt	0				
0907	L Langensalza	0				
0908	L Worbis	0				
0909	L Mühlhausen	0				
0910	L Nordhausen	1	0.3	0.2	0.18	10
0911	L Sömmerda	0				
0912	L Sondershausen	0				
0913	L Weimar	0				
0931	S Weimar	1	0.6	0.2	0.23	10
0932	S Erfurt	0				
	Erfurt	2	0.1	0.0	0.02	

1000	Gera					
1001	L Eisenberg	0				
1002	L Gera	1	0.6	0.2	0.19	10
1003	L Jena	0				
1004	L Lobenstein	1	1.3	1.5	1.53	1
1005	L Pößneck	0				
1006	L Rudolstadt	0				
1007	L Saalfeld	0				
1008	L Schleiz	0				
1009	L Stadtroda	0				
1010	L Zeulenroda	0				
1011	L Greiz	0				
1031	S Gera	0				
1032	S Jena	0				
	Gera	2	0.1	0.1	0.06	

1100	Suhl					
1101	L Bad Salzungen	0				
1102	L Hildburghausen	0				
1103	L Ilmenau	0				
1104	L Neuhaus am Renweg	0				
1105	L Meiningen	1	0.5	0.1	0.14	17
1106	L Schmalkalden	0				
1107	L Sonnenberg	0				
1108	L Suhl	1	0.8	0.2	0.18	10
1131	S Suhl	0				
	Suhl	2	0.1	0.0	0.02	

1200	Dresden					
1201	L Bautzen	0				
1202	L Bischofswerda	0				
1203	L Dippoldiswalde	0				
1204	L Dresden	1	0.3	0.1	0.15	17
1205	L Freital	0				
1206	L Görlitz	0				
1207	L Großenhain	0				
1208	L Kamenz	1	0.6	0.1	0.13	17
1210	L Löbau	0				
1211	L Meißen	1	0.3	0.3	0.27	7
1212	L Niesky	0				
1213	L Pirna	0				
1214	L Riesa	0				
1215	L Sebnitz	0				
1216	L Zittau	0				
1231	S Dresden	0				
1232	S Görlitz	0				
	Dresden	3	0.1	0.0	0.02	

1300	Leipzig					
1301	L Altenburg	0				
1302	L Borna	1	0.4	0.4	0.36	4
1303	L Delitzsch	0				
1304	L Döbeln	0				
1305	L Eilenburg	0				
1306	L Geithain	0				
1307	L Grimma	0				
1308	L Leipzig	1	0.2	0.1	0.10	17
1309	L Oschatz	0				
1310	L Schmölln	0				
1311	L Torgau	0				
1312	L Wurzen	0				
1331	S Leipzig	0				
	Leipzig	2	0.1	0.0	0.03	

1400	Chemnitz					
1401	L Annaberg	0				
1402	L Aue	0				
1403	L Auerbach	0				
1404	L Brand-Erbisdorf	0				
1405	L Chemnitz	0				
1406	L Flöha	0				
1407	L Freiberg	0				
1408	L Glauchau	0				
1409	L Stollberg	0				
1410	L Hainichen	0				
1411	L Hohenstein-Ernstthal.	0				
1412	L Marienberg	0				
1413	L Oelsnitz	0				
1414	L Plauen	0				
1415	L Reichenbach	0				
1416	L Rochlitz	0				
1417	L Schwarzenberg	0				
1418	L Klingenthal	0				
1419	L Werdau	0				
1420	L Zschopau	0				
1421	L Zwickau	0				
1431	S Chemnitz	0				
1433	S Plauen	0				
1435	S Zwickau	0				
	Chemnitz	0				

1500	East Berlin					
1500	East Berlin	2	0.1	0.1	0.04	17
	G.D.R. Total	30	0.1	0.0	0.01	

Males, Nose, sinuses, etc.

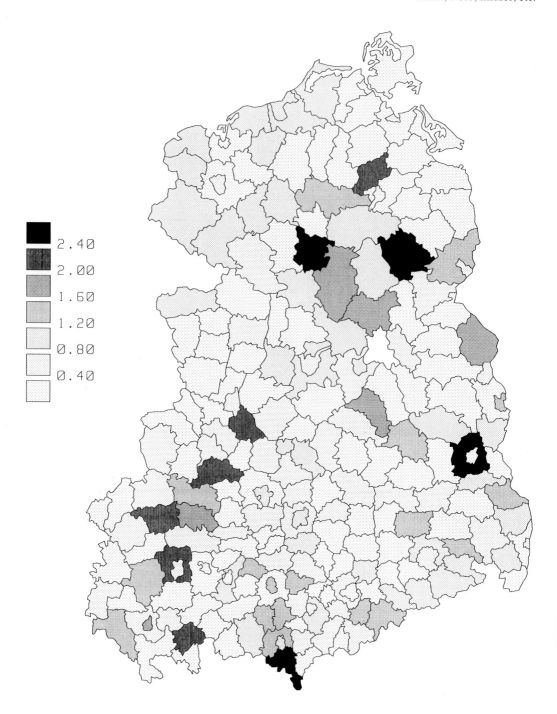

Females, Nose, sinuses, etc.

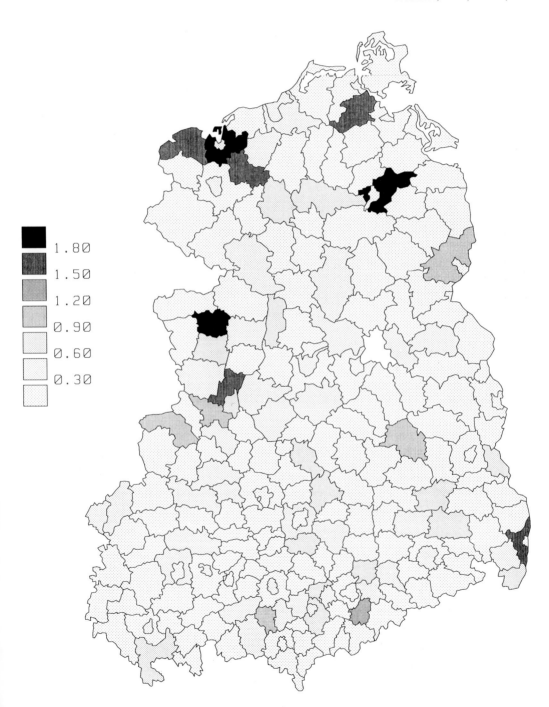

Males, Nose, sinuses, etc.

0100   Rostock

0101 L Bad Doberan	1	0.8	0.8	0.81	64
0103 L Ribnitz-Damgarten .	1	0.6	1.0	1.03	48
0105 L Greifswald	0				
0106 L Grevesmühlen	1	1.0	0.8	0.84	64
0107 L Grimmen	0				
0108 L Rostock	1	1.1	1.0	1.03	48
0109 L Stralsund	0				
0110 L Wismar	0				
0111 L Wolgast	1	0.7	0.3	0.30	128
0112 L Rügen	1	0.5	0.4	0.36	113
0131 S Rostock	4	0.7	0.8	0.45	64
0132 S Stralsund	0				
0133 S Wismar	1	0.7	0.4	0.36	113
0134 S Greifswald	1	0.7	0.7	0.69	80
Rostock	12	0.6	0.5	0.17	

0200   Schwerin

0201 L Bützow	1	1.4	0.8	0.83	64
0202 L Gadebusch	1	1.7	0.9	0.89	55
0203 L Güstrow	0				
0204 L Hagenow	3	1.7	1.1	0.69	37
0205 L Ludwigslust	2	1.4	1.1	0.79	37
0206 L Lübz	1	1.2	0.9	0.92	55
0207 L Parchim	1	1.0	1.0	1.04	48
0208 L Perleberg	1	0.5	0.4	0.43	113
0209 L Schwerin	0				
0210 L Sternberg	0				
0231 S Schwerin	2	0.7	0.7	0.48	80
Schwerin	12	0.9	0.6	0.19	

0300   Neubrandenburg

0301 L Altentreptow	2	3.5	2.3	1.61	6
0302 L Anklam	0				
0303 L Demmin	0				
0304 L Malchin	0				
0305 L Neubrandenburg . . .	0				
0306 L Neustrelitz	2	1.5	0.9	0.63	55
0307 L Pasewalk	1	0.9	0.4	0.38	113
0308 L Prenzlau	1	0.9	0.4	0.38	113
0309 L Röbel/Müritz	0				
0310 L Strasburg	0				
0311 L Templin	3	3.7	3.6	2.33	1
0312 L Teterow	0				
0313 L Ueckermünde	0				
0314 L Waren	2	1.6	1.5	1.10	17
0331 S Neubrandenburg . . .	0				
Neubrandenburg . . .	11	0.7	0.6	0.19	

0400   Potsdam

0401 L Belzig	0				
0402 L Brandenburg	2	2.2	0.9	0.63	55
0403 L Gransee	1	0.9	0.9	0.89	55
0405 L Jüterbog	1	1.1	0.4	0.40	113
0407 L Königs Wusterhausen	1	0.5	0.2-	0.20	140
0408 L Kyritz	1	1.2	1.2	1.15	33
0409 L Luckenwalde	2	1.9	1.6	1.16	14
0410 L Nauen	4	2.1	1.1	0.60	37
0411 L Neuruppin	3	2.0	1.8	1.07	11
0412 L Potsdam	2	0.9	0.6	0.43	90
0413 L Pritzwalk	0				
0414 L Oranienburg	5	1.6	1.7	0.85	13
0415 L Rathenow	1	0.7	0.4	0.36	113
0416 L Wittstock	1	1.9	2.9	2.94	2
0417 L Zossen	1	0.6	0.3	0.32	128
0431 S Brandenburg/Havel .	2	0.9	0.6	0.44	90
0432 S Potsdam	4	1.3	1.1	0.57	37
Potsdam	31	1.2	0.9	0.18	

0500   Frankfurt

0501 L Angermünde	2	2.2	1.5	1.12	17
0502 L Beeskow	0				
0503 L Bernau	0				
0504 L Eberswalde	1	0.5	0.6	0.58	90
0505 L Bad Freienwalde . . .	0				
0506 L Eisenhüttenstadt . . .	0				
0507 L Fürstenwalde	1	0.4	0.2--	0.16	140
0508 L Seelow	1	1.0	1.6	1.62	14
0509 L Strausberg	1	0.5	0.2	0.22	140
0531 S Frankfurt/Oder . . .	1	0.5	0.6	0.58	90
0532 S Eisenhüttenstadt . . .	1	0.8	1.3	1.31	29
0533 S Schwedt (Oder) . . .	1	0.7	0.5	0.46	104
Frankfurt	9	0.5	0.5	0.18	

0600   Cottbus

0601 L Bad Liebenwerda . .	1	0.8	0.7	0.72	80
0602 L Calau	0				
0603 L Cottbus	3	2.7	2.4	1.40	4
0605 L Finsterwalde	0				
0606 L Forst	0				
0607 L Guben	1	0.9	1.1	1.11	37
0608 L Hoyerswerda	1	0.4	0.3	0.31	128
0609 L Lübben	1	1.3	1.1	1.10	37
0610 L Luckau	1	1.4	1.4	1.44	22
0611 L Senftenberg	2	0.7	0.7	0.54	80
0612 L Spremberg	1	1.0	0.8	0.81	64
0613 L Weißwasser	2	1.5	1.4	1.04	22
0614 L Herzberg	0				
0615 L Jessen	0				
0631 S Cottbus	1	0.4	0.3	0.25	128
Cottbus	14	0.7	0.6	0.17	

0700   Magdeburg

0701 L Burg	1	0.7	0.2	0.24	140
0703 L Gradelegen	0				
0704 L Genthin	1	1.1	1.1	1.11	37
0705 L Halberstadt	0				
0706 L Haldensleben	1	0.7	0.3	0.34	128
0707 L Havelberg	0				
0708 L Kalbe/Milde	0				
0709 L Klötze	0				
0710 L Wolmirstedt	0				
0711 L Oschersleben	0				
0712 L Osterburg	0				
0713 L Salzwedel	1	1.0	1.0	0.98	48
0714 L Schönebeck	5	2.4	2.2	1.00	7
0716 L Staßfurt	1	0.6	0.4	0.43	113
0717 L Stendal	1	0.6	0.6	0.58	90
0718 L Tangerhütte	0				
0719 L Wanzleben	1	1.0	0.4	0.36	113
0720 L Wernigerode	2	0.8	0.6	0.41	90
0721 L Zerbst	1	1.0	0.5	0.52	104
0732 S Magdeburg	6	0.9	0.8	0.35	64
Magdeburg	21	0.7	0.5	0.13	

Males, Nose, sinuses, etc.

0800	Halle				
0801 L Artern	3	2.2	1.6	0.99	14
0802 L Aschersleben	1	0.6	0.6	0.56	90
0803 L Bernburg	0				
0804 L Bitterfeld	2	0.7	0.5	0.34	104
0805 L Eisleben	1	0.5	0.2-	0.18	140
0806 L Gräfenhainichen	1	1.1	0.9	0.89	55
0807 L Saalkreis	0				
0808 L Hettstedt	4	2.9	2.1	1.08	9
0809 L Köthen	2	1.0	0.4	0.32	113
0810 L Nebra	1	1.4	0.8	0.75	64
0811 L Merseburg	2	0.6	0.5	0.36	104
0812 L Naumburg	0				
0813 L Quedlinburg	0				
0814 L Querfurt	0				
0815 L Roßlau	0				
0816 L Sangerhausen	3	1.6	1.2	0.80	33
0817 L Hohenmölsen	0				
0818 L Weißenfels	0				
0819 L Wittenberg	1	0.4	0.4	0.45	113
0820 L Zeitz	2	1.0	0.4	0.29	113
0831 S Dessau	4	1.7	1.1	0.59	37
0832 S Halle/Saale	6	1.1	0.8	0.34	64
0833 S Halle-Neustadt	0				
Halle	33	0.8	0.5	0.10	

0900	Erfurt				
0901 L Arnstadt	0				
0902 L Apolda	0				
0903 L Eisenach	1	0.4	0.3	0.31	128
0904 L Erfurt	2	1.7	2.0	1.47	10
0905 L Gotha	5	1.4	1.2	0.56	33
0906 L Heiligenstadt	0				
0907 L Langensalza	0				
0908 L Worbis	0				
0909 L Mühlhausen	2	0.9	0.5	0.39	104
0910 L Nordhausen	2	0.8	0.7	0.47	80
0911 L Sömmerda	1	0.6	0.5	0.50	104
0912 L Sondershausen	3	2.3	2.4	1.39	4
0913 L Weimar	0				
0931 S Weimar	1	0.7	0.3	0.29	128
0932 S Erfurt	3	0.6	0.6	0.35	90
Erfurt	20	0.7	0.6	0.14	

1000	Gera				
1001 L Eisenberg	1	1.3	1.3	1.25	29
1002 L Gera	0				
1003 L Jena	1	1.2	1.1	1.08	37
1004 L Lobenstein	0				
1005 L Pößneck	0				
1006 L Rudolstadt	0				
1007 L Saalfeld	0				
1008 L Schleiz	1	1.3	0.9	0.91	55
1009 L Stadtroda	0				
1010 L Zeulenroda	2	2.1	1.3	1.02	29
1011 L Greiz	2	1.5	1.4	1.02	22
1031 S Gera	5	1.7	1.3	0.59	29
1032 S Jena	0				
Gera	12	0.7	0.6	0.17	

1100	Suhl				
1101 L Bad Salzungen	2	0.9	0.8	0.56	64
1102 L Hildburghausen	0				
1103 L Ilmenau	1	0.6	0.6	0.59	90
1104 L Neuhaus am Renweg	2	2.2	2.2	1.56	7
1105 L Meiningen	2	1.2	1.4	1.03	22
1106 L Schmalkalden	0				
1107 L Sonnenberg	0				
1108 L Suhl	1	0.9	0.8	0.78	64
1131 S Suhl	2	1.8	1.8	1.29	11
Suhl	10	0.8	0.7	0.23	

1200	Dresden				
1201 L Bautzen	2	0.7	0.4	0.34	113
1202 L Bischofswerda	2	1.3	1.4	0.98	22
1203 L Dippoldiswalde	1	0.9	0.8	0.82	64
1204 L Dresden	4	1.6	1.1	0.57	37
1205 L Freital	0				
1206 L Görlitz	0				
1207 L Großenhain	1	1.0	1.5	1.54	17
1208 L Kamenz	0				
1210 L Löbau	3	1.3	0.9	0.50	55
1211 L Meißen	2	0.7	0.3	0.20	128
1212 L Niesky	1	1.1	1.0	1.00	48
1213 L Pirna	4	1.4	1.1	0.61	37
1214 L Riesa	1	0.4	0.4	0.36	113
1215 L Sebnitz	1	0.8	1.0	1.04	48
1216 L Zittau	1	0.5	0.3	0.30	128
1231 S Dresden	12	1.0	0.7	0.21	80
1232 S Görlitz	1	0.5	0.5	0.50	104
Dresden	36	0.9	0.6	0.12	

1300	Leipzig				
1301 L Altenburg	2	0.8	0.5	0.39	104
1302 L Borna	2	0.9	0.8	0.60	64
1303 L Delitzsch	1	0.8	0.7	0.70	80
1304 L Döbeln	1	0.5	0.2-	0.20	140
1305 L Eilenburg	0				
1306 L Geithain	0				
1307 L Grimma	0				
1308 L Leipzig	3	0.9	0.8	0.49	64
1309 L Oschatz	0				
1310 L Schmölln	1	1.3	1.5	1.54	17
1311 L Torgau	1	0.8	0.5	0.45	104
1312 L Wurzen	1	0.8	0.7	0.73	80
1331 S Leipzig	12	0.9	0.8	0.26	64
Leipzig	24	0.7	0.6	0.14	

1400	Chemnitz				
1401 L Annaberg	2	1.0	0.7	0.52	80
1402 L Aue	4	1.4	0.6	0.32	90
1403 L Auerbach	2	1.2	0.6	0.45	90
1404 L Brand-Erbisdorf	2	2.2	0.9	0.64	55
1405 L Chemnitz	4	1.6	0.8	0.41	64
1406 L Flöha	1	0.8	0.3	0.35	128
1407 L Freiberg	2	1.0	0.3	0.25	128
1408 L Glauchau	1	0.6	0.2-	0.18	140
1409 L Stollberg	1	0.5	0.6	0.56	90
1410 L Hainichen	2	1.2	0.8	0.62	64
1411 L Hohenstein-Ernstthal.	2	1.4	0.4	0.28	113
1412 L Marienberg	4	2.6	1.4	0.74	22
1413 L Oelsnitz	2	2.2	2.9	2.14	2
1414 L Plauen	1	1.8	1.5	1.54	17
1415 L Reichenbach	0				
1416 L Rochlitz	0				
1417 L Schwarzenberg	0				
1418 L Klingenthal	0				
1419 L Werdau	2	1.2	0.6	0.48	90
1420 L Zschopau	3	2.3	1.4	0.86	22
1421 L Zwickau	1	0.5	1.0	0.98	48
1431 S Chemnitz	4	0.6	0.3-	0.16	128
1433 S Plauen	3	1.7	1.2	0.70	33
1435 S Zwickau	2	0.7	0.6	0.39	90
Chemnitz	45	1.0	0.6	0.11	

1500	East Berlin				
1500 East Berlin	22	0.8	0.7	0.15	80
G.D.R. Total	312	0.8	0.6	0.04	

Females, Nose, sinuses, etc.

0100	**Rostock**					
0101	L Bad Doberan	0				
0103	L Ribnitz-Damgarten .	1	0.6	0.2	0.22	80
0105	L Greifswald	0				
0106	L Grevesmühlen	2	1.8	1.6	1.14	4
0107	L Grimmen	2	2.2	1.5	1.19	5
0108	L Rostock	1	1.1	0.4	0.42	50
0109	L Stralsund	0				
0110	L Wismar	1	1.2	2.0	1.99	1
0111	L Wolgast	0				
0112	L Rügen	0				
0131	S Rostock	3	0.5	0.4	0.26	50
0132	S Stralsund	0				
0133	S Wismar	1	0.7	0.4	0.40	50
0134	S Greifswald	0				
	Rostock	11	0.5	0.4	0.13	

0200	**Schwerin**					
0201	L Bützow	1	1.3	0.3	0.32	65
0202	L Gadebusch	0				
0203	L Güstrow	0				
0204	L Hagenow	0				
0205	L Ludwigslust	1	0.6	0.1	0.14	106
0206	L Lübz	1	1.1	0.6	0.62	27
0207	L Parchim	0				
0208	L Perleberg	1	0.5	0.3	0.32	65
0209	L Schwerin	0				
0210	L Sternberg	1	1.6	1.5	1.52	5
0231	S Schwerin	2	0.6	0.4	0.28	50
	Schwerin	7	0.5	0.2	0.10	

0300	**Neubrandenburg**					
0301	L Altentreptow	0				
0302	L Anklam	0				
0303	L Demmin	0				
0304	L Malchin	0				
0305	L Neubrandenburg . . .	2	2.8	1.9	1.41	2
0306	L Neustrelitz	0				
0307	L Pasewalk	1	0.9	0.2	0.18	80
0308	L Prenzlau	0				
0309	L Röbel/Müritz	0				
0310	L Strasburg	0				
0311	L Templin	0				
0312	L Teterow	0				
0313	L Ueckermünde	0				
0314	L Waren	2	1.4	0.6	0.47	27
0331	S Neubrandenburg . . .	0				
	Neubrandenburg . . .	5	0.3	0.2	0.08	

0400	**Potsdam**					
0401	L Belzig	1	1.1	0.5	0.54	37
0402	L Brandenburg	0				
0403	L Gransee	0				
0405	L Jüterbog	1	1.0	0.2	0.23	80
0407	L Königs Wusterhausen	1	0.4	0.2	0.15	80
0408	L Kyritz	1	1.1	0.3	0.26	65
0409	L Luckenwalde	0				
0410	L Nauen	2	0.9	0.4	0.27	50
0411	L Neuruppin	1	0.6	0.4	0.43	50
0412	L Potsdam	0				
0413	L Pritzwalk	0				
0414	L Oranienburg	2	0.6	0.2	0.17	80
0415	L Rathenow	1	0.6	0.1	0.15	106
0416	L Wittstock	0				
0417	L Zossen	0				
0431	S Brandenburg/Havel .	2	0.8	0.5	0.36	37
0432	S Potsdam	0				
	Potsdam	12	0.4	0.2	0.05	

0500	**Frankfurt**					
0501	L Angermünde	1	1.0	0.9	0.92	13
0502	L Beeskow	0				
0503	L Bernau	1	0.5	0.1	0.12	106
0504	L Eberswalde	0				
0505	L Bad Freienwalde . . .	0				
0506	L Eisenhüttenstadt . . .	0				
0507	L Fürstenwalde	1	0.4	0.2	0.21	80
0508	L Seelow	0				
0509	L Strausberg	1	0.4	0.4	0.37	50
0531	S Frankfurt/Oder	0				
0532	S Eisenhüttenstadt . . .	0				
0533	S Schwedt (Oder) . . .	0				
	Frankfurt	4	0.2	0.2	0.08	

0600	**Cottbus**					
0601	L Bad Liebenwerda . .	0				
0602	L Calau	0				
0603	L Cottbus	0				
0605	L Finsterwalde	0				
0606	L Forst	2	1.8	0.7	0.49	22
0607	L Guben	1	0.9	0.2	0.19	80
0608	L Hoyerswerda	0				
0609	L Lübben	0				
0610	L Luckau	1	1.2	1.0	1.02	11
0611	L Senftenberg	4	1.3	0.8	0.41	17
0612	L Spremberg	0				
0613	L Weißwasser	0				
0614	L Herzberg	0				
0615	L Jessen	1	1.2	0.3	0.25	65
0631	S Cottbus	0				
	Cottbus	9	0.4	0.2	0.08	

0700	**Magdeburg**					
0701	L Burg	1	0.6	0.6	0.59	27
0703	L Gradelegen	1	1.4	0.7	0.67	22
0704	L Genthin	0				
0705	L Halberstadt	3	1.2	1.2	0.89	10
0706	L Haldensleben	1	0.6	0.5	0.51	37
0707	L Havelberg	1	1.7	0.6	0.64	27
0708	L Kalbe/Milde	1	2.0	1.9	1.91	2
0709	L Klötze	0				
0710	L Wolmirstedt	2	1.7	1.5	1.08	5
0711	L Oschersleben	1	0.8	0.3	0.27	65
0712	L Osterburg	0				
0713	L Salzwedel	1	0.9	0.2	0.21	80
0714	L Schönebeck	0				
0716	L Staßfurt	2	1.0	0.5	0.45	37
0717	L Stendal	1	0.5	0.4	0.37	50
0718	L Tangerhütte	0				
0719	L Wanzleben	1	0.9	0.9	0.94	13
0720	L Wernigerode	1	0.4	0.1	0.13	106
0721	L Zerbst	1	0.9	0.5	0.45	37
0732	S Magdeburg	9	1.2	0.8	0.30	17
	Magdeburg	27	0.8	0.6+	0.12	

Females, Nose, sinuses, etc.

0800	Halle					
0801	L Artern	0				
0802	L Aschersleben	0				
0803	L Bernburg	1	0.5	0.1	0.09	106
0804	L Bitterfeld	1	0.3	0.1--	0.07	106
0805	L Eisleben	1	0.5	0.4	0.36	50
0806	L Gräfenhainichen	1	1.0	0.9	0.89	13
0807	L Saalkreis	0				
0808	L Hettstedt	1	0.7	0.6	0.57	27
0809	L Köthen	0				
0810	L Nebra	0				
0811	L Merseburg	1	0.3	0.3	0.26	65
0812	L Naumburg	0				
0813	L Quedlinburg	1	0.4	0.1	0.14	106
0814	L Querfurt	0				
0815	L Roßlau	0				
0816	L Sangerhausen	1	0.5	0.5	0.46	37
0817	L Hohenmölsen	1	1.3	0.2	0.25	80
0818	L Weißenfels	0				
0819	L Wittenberg	1	0.4	0.2	0.19	80
0820	L Zeitz	0				
0831	S Dessau	0				
0832	S Halle/Saale	4	0.6	0.2	0.10	80
0833	S Halle-Neustadt	0				
	Halle	14	0.3	0.1--	0.05	

0900	Erfurt					
0901	L Arnstadt	1	0.6	0.1	0.13	106
0902	L Apolda	1	0.7	0.2	0.16	80
0903	L Eisenach	0				
0904	L Erfurt	1	0.8	0.4	0.40	50
0905	L Gotha	3	0.8	0.3	0.17	65
0906	L Heiligenstadt	1	0.9	0.5	0.49	37
0907	L Langensalza	0				
0908	L Worbis	1	0.5	0.5	0.47	37
0909	L Mühlhausen	1	0.4	0.1	0.14	106
0910	L Nordhausen	1	0.3	0.3	0.28	65
0911	L Sömmerda	1	0.6	0.3	0.30	65
0912	L Sondershausen	0				
0913	L Weimar	0				
0931	S Weimar	1	0.6	0.3	0.31	65
0932	S Erfurt	1	0.2	0.0--	0.05	119
	Erfurt	13	0.4	0.2	0.06	

1000	Gera					
1001	L Eisenberg	0				
1002	L Gera	1	0.6	0.2	0.19	80
1003	L Jena	0				
1004	L Lobenstein	0				
1005	L Pößneck	1	0.7	0.4	0.44	50
1006	L Rudolstadt	0				
1007	L Saalfeld	0				
1008	L Schleiz	1	1.1	0.5	0.54	37
1009	L Stadtroda	0				
1010	L Zeulenroda	1	0.9	1.0	0.97	11
1011	L Greiz	1	0.6	0.6	0.56	27
1031	S Gera	2	0.6	0.4	0.32	50
1032	S Jena	1	0.4	0.2	0.18	80
	Gera	8	0.4	0.3	0.10	

1100	Suhl					
1101	L Bad Salzungen	0				
1102	L Hildburghausen	2	1.3	0.7	0.54	22
1103	L Ilmenau	0				
1104	L Neuhaus am Renweg	1	1.0	0.2	0.18	80
1105	L Meiningen	0				
1106	L Schmalkalden	0				
1107	L Sonnenberg	0				
1108	L Suhl	1	0.8	0.3	0.25	65
1131	S Suhl	2	1.6	0.5	0.36	37
	Suhl	6	0.4	0.1	0.07	

1200	Dresden					
1201	L Bautzen	0				
1202	L Bischofswerda	0				
1203	L Dippoldiswalde	0				
1204	L Dresden	2	0.6	0.2	0.13	80
1205	L Freital	0				
1206	L Görlitz	2	2.4	1.5	1.06	5
1207	L Großenhain	1	0.9	0.6	0.58	27
1208	L Kamenz	2	1.2	0.8	0.61	17
1210	L Löbau	1	0.4	0.4	0.38	50
1211	L Meißen	2	0.6	0.2	0.12	80
1212	L Niesky	0				
1213	L Pirna	1	0.3	0.1--	0.06	106
1214	L Riesa	2	0.8	0.2	0.14	80
1215	L Sebnitz	1	0.7	0.2	0.16	80
1216	L Zittau	3	1.2	0.8	0.53	17
1231	S Dresden	12	0.9	0.6	0.19	27
1232	S Görlitz	1	0.4	0.1	0.14	106
	Dresden	30	0.6	0.3	0.07	

1300	Leipzig					
1301	L Altenburg	1	0.3	0.2	0.20	80
1302	L Borna	2	0.8	0.7	0.53	22
1303	L Delitzsch	0				
1304	L Döbeln	1	0.4	0.2	0.23	80
1305	L Eilenburg	3	2.2	0.7	0.44	22
1306	L Geithain	1	1.0	0.2	0.21	80
1307	L Grimma	2	1.1	0.3	0.22	65
1308	L Leipzig	3	0.7	0.5	0.27	37
1309	L Oschatz	1	0.7	0.2	0.24	80
1310	L Schmölln	0				
1311	L Torgau	0				
1312	L Wurzen	1	0.7	0.2	0.22	80
1331	S Leipzig	10	0.6	0.3	0.11	65
	Leipzig	25	0.7	0.3	0.07	

1400	Chemnitz					
1401	L Annaberg	1	0.4	0.2	0.20	80
1402	L Aue	0				
1403	L Auerbach	0				
1404	L Brand-Erbisdorf	0				
1405	L Chemnitz	0				
1406	L Flöha	1	0.7	0.6	0.58	27
1407	L Freiberg	1	0.4	0.4	0.37	50
1408	L Glauchau	1	0.5	0.6	0.63	27
1409	L Stollberg	0				
1410	L Hainichen	2	1.1	0.9	0.73	13
1411	L Hohenstein-Ernstthal.	1	0.6	0.5	0.46	37
1412	L Marienberg	0				
1413	L Oelsnitz	0				
1414	L Plauen	0				
1415	L Reichenbach	1	0.6	0.2	0.25	80
1416	L Rochlitz	0				
1417	L Schwarzenberg	0				
1418	L Klingenthal	1	1.0	0.3	0.26	65
1419	L Werdau	2	1.0	0.4	0.25	50
1420	L Zschopau	1	0.7	1.3	1.28	9
1421	L Zwickau	4	1.7	0.8	0.55	17
1431	S Chemnitz	3	0.3	0.1-	0.07	106
1433	S Plauen	1	0.5	0.1	0.15	106
1435	S Zwickau	4	1.2	0.5	0.30	37
	Chemnitz	24	0.5	0.3	0.07	

1500	East Berlin					
1500	East Berlin	18	0.6	0.3	0.09	65
	G.D.R. Total	213	0.5	0.3	0.02	

Males, Bone

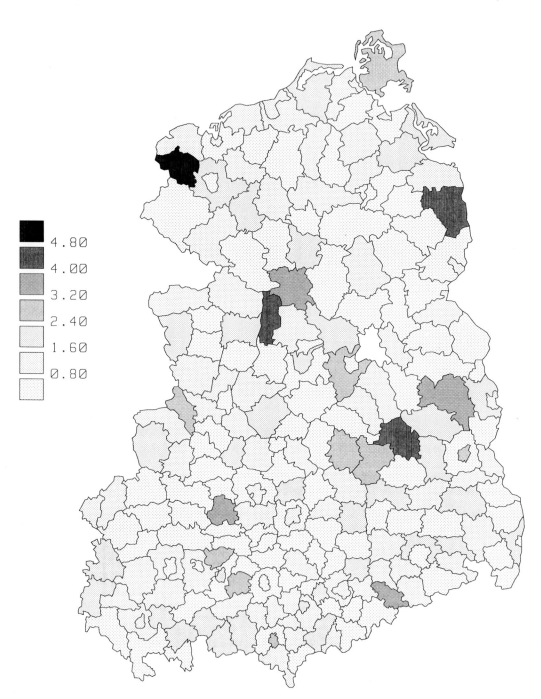

4.80
4.00
3.20
2.40
1.60
0.80

Females, Bone

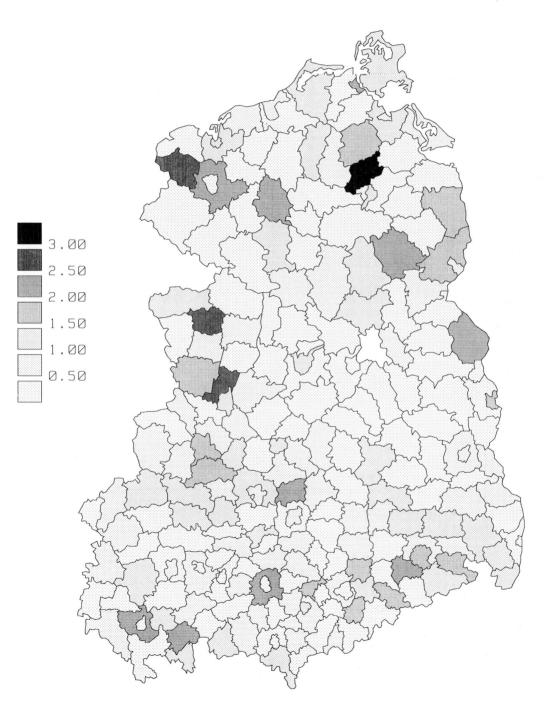

Males, Bone

0100	Rostock					
0101 L Bad Doberan	2	1.7	1.5	1.10	55
0103 L Ribnitz-Damgarten .	3	1.9	1.7	1.02	41
0105 L Greifswald	0				
0106 L Grevesmühlen	1	1.0	1.0	1.04	97
0107 L Grimmen	0				
0108 L Rostock	1	1.1	0.9	0.87	108
0109 L Stralsund	1	1.5	1.4	1.38	65
0110 L Wismar	0				
0111 L Wolgast	2	1.4	1.6	1.20	49
0112 L Rügen	6	2.9	2.9	1.21	9
0131 S Rostock	7	1.3	1.2	0.44	83
0132 S Stralsund	2	1.1	1.1	0.76	88
0133 S Wismar	2	1.5	1.3	0.91	80
0134 S Greifswald	2	1.4	1.4	0.99	65
Rostock	29	1.4	1.3	0.25	

0200	Schwerin					
0201 L Bützow	0				
0202 L Gadebusch	3	5.0	5.3	3.27	1
0203 L Güstrow	0				
0204 L Hagenow	1	0.6	0.3−	0.34	160
0205 L Ludwigslust	2	1.4	1.3	0.93	80
0206 L Lübz	1	1.2	0.9	0.91	108
0207 L Parchim	2	2.1	1.7	1.23	41
0208 L Perleberg	0				
0209 L Schwerin	2	2.4	2.0	1.41	29
0210 L Sternberg	1	1.7	1.5	1.45	55
0231 S Schwerin	1	0.4	0.7	0.70	128
Schwerin	13	0.9	0.9	0.26	

0300	Neubrandenburg					
0301 L Altentreptow	1	1.7	1.2	1.25	83
0302 L Anklam	2	2.0	2.1	1.47	26
0303 L Demmin	1	0.9	1.5	1.50	55
0304 L Malchin	0				
0305 L Neubrandenburg . . .	1	1.5	0.6	0.56	133
0306 L Neustrelitz	1	0.7	0.6	0.61	133
0307 L Pasewalk	4	3.7	4.4	2.33	4
0308 L Prenzlau	0				
0309 L Röbel/Müritz	0				
0310 L Strasburg	0				
0311 L Templin	0				
0312 L Teterow	1	1.3	1.1	1.05	88
0313 L Ueckermünde	2	1.6	1.5	1.07	55
0314 L Waren	2	1.6	1.4	1.01	65
0331 S Neubrandenburg . . .	1	0.5	0.5	0.54	142
Neubrandenburg . . .	16	1.1	1.1	0.28	

0400	Potsdam					
0401 L Belzig	0				
0402 L Brandenburg	1	1.1	0.5	0.52	142
0403 L Gransee	1	0.9	1.0	1.02	97
0405 L Jüterbog	0				
0407 L Königs Wusterhausen	1	0.5	0.3−−	0.27	160
0408 L Kyritz	2	2.4	3.3	2.47	8
0409 L Luckenwalde	1	1.0	0.9	0.86	108
0410 L Nauen	5	2.6	2.0	0.89	29
0411 L Neuruppin	1	0.7	0.4	0.38	153
0412 L Potsdam	6	2.6	2.5	1.07	17
0413 L Pritzwalk	0				
0414 L Oranienburg	2	0.7	0.5	0.36	142
0415 L Rathenow	2	1.3	1.4	0.99	65
0416 L Wittstock	1	1.9	2.0	2.02	29
0417 L Zossen	2	1.1	0.8	0.59	118
0431 S Brandenburg/Havel .	4	1.8	1.9	0.99	34
0432 S Potsdam	2	0.7	0.5	0.39	142
Potsdam	31	1.2	1.1	0.20	

0500	Frankfurt					
0501 L Angermünde	0				
0502 L Beeskow	2	2.3	3.7	2.62	6
0503 L Bernau	1	0.6	0.6	0.59	133
0504 L Eberswalde	0				
0505 L Bad Freienwalde . . .	1	1.1	1.0	0.97	97
0506 L Eisenhüttenstadt . . .	1	2.0	1.9	1.86	34
0507 L Fürstenwalde	1	0.4	0.4	0.37	153
0508 L Seelow	0				
0509 L Strausberg	1	0.5	0.5	0.48	142
0531 S Frankfurt/Oder . . .	1	0.5	0.4	0.44	153
0532 S Eisenhüttenstadt . . .	2	1.7	1.4	0.98	65
0533 S Schwedt (Oder) . . .	2	1.5	1.4	1.02	65
Frankfurt	12	0.7	0.8	0.23	

0600	Cottbus					
0601 L Bad Liebenwerda . .	3	2.3	1.9	1.12	34
0602 L Calau	2	1.4	1.8	1.31	38
0603 L Cottbus	0				
0605 L Finsterwalde	1	0.8	0.7	0.68	128
0606 L Forst	1	1.1	1.1	1.05	88
0607 L Guben	0				
0608 L Hoyerswerda	6	2.2	1.9	0.80	34
0609 L Lübben	2	2.6	1.7	1.31	41
0610 L Luckau	3	4.1	4.7	2.84	2
0611 L Senftenberg	3	1.1	0.9	0.51	108
0612 L Spremberg	1	1.0	1.1	1.11	88
0613 L Weißwasser	0				
0614 L Herzberg	2	2.2	2.8	1.99	10
0615 L Jessen	2	2.6	2.6	1.87	14
0631 S Cottbus	6	2.2	2.7	1.17	11
Cottbus	32	1.5	1.5	0.28	

0700	Magdeburg					
0701 L Burg	2	1.3	0.9	0.67	108
0703 L Gradelegen	0				
0704 L Genthin	0				
0705 L Halberstadt	4	1.8	1.4	0.72	65
0706 L Haldensleben	2	1.4	1.4	1.01	65
0707 L Havelberg	2	3.9	4.5	3.29	3
0708 L Kalbe/Milde	0				
0709 L Klötze	2	2.8	1.7	1.32	41
0710 L Wolmirstedt	2	1.9	1.5	1.11	55
0711 L Oschersleben	3	2.8	2.6	1.52	14
0712 L Osterburg	1	0.9	1.1	1.09	88
0713 L Salzwedel	2	2.0	1.4	1.08	65
0714 L Schönebeck	1	0.5	1.0	0.96	97
0716 L Staßfurt	1	0.6	0.6	0.58	133
0717 L Stendal	4	2.2	1.7	0.88	41
0718 L Tangerhütte	0				
0719 L Wanzleben	2	1.9	1.4	1.04	65
0720 L Wernigerode	4	1.7	1.7	0.91	41
0721 L Zerbst	2	2.1	2.1	1.69	26
0732 S Magdeburg	6	0.9	0.8	0.33	118
Magdeburg	40	1.3	1.2	0.20	

Males, Bone

0800	**Halle**					
0801 L	Artern	1	0.7	0.7	0.73	128
0802 L	Aschersleben	1	0.6	0.3 − −	0.27	160
0803 L	Bernburg	4	2.1	1.6	0.84	49
0804 L	Bitterfeld	2	0.7	0.5	0.41	142
0805 L	Eisleben	1	0.5	0.7	0.68	128
0806 L	Gräfenhainichen	1	1.1	1.2	1.21	83
0807 L	Saalkreis	0				
0808 L	Hettstedt	0				
0809 L	Köthen	2	1.0	0.9	0.73	108
0810 L	Nebra	0				
0811 L	Merseburg	3	0.9	1.0	0.59	97
0812 L	Naumburg	0				
0813 L	Quedlinburg	2	0.9	0.9	0.65	108
0814 L	Querfurt	3	3.8	3.5	2.04	7
0815 L	Roßlau	0				
0816 L	Sangerhausen	0				
0817 L	Hohenmölsen	0				
0818 L	Weißenfels	1	0.6	0.3 −	0.31	160
0819 L	Wittenberg	2	0.9	0.8	0.57	118
0820 L	Zeitz	1	0.5	0.5	0.52	142
0831 S	Dessau	1	0.4	0.2 − −	0.15	166
0832 S	Halle/Saale	8	1.5	1.1	0.42	88
0833 S	Halle-Neustadt	2	0.9	0.8	0.54	118
	Halle	35	0.8	0.7 −	0.13	
0900	**Erfurt**					
0901 L	Arnstadt	2	1.3	1.1	0.80	88
0902 L	Apolda	3	2.6	2.6	1.53	14
0903 L	Eisenach	7	2.6	2.3	0.88	19
0904 L	Erfurt	1	0.9	1.0	0.97	97
0905 L	Gotha	3	0.9	0.9	0.54	108
0906 L	Heiligenstadt	1	1.0	0.8	0.84	118
0907 L	Langensalza	0				
0908 L	Worbis	2	1.1	0.8	0.60	118
0909 L	Mühlhausen	2	0.9	0.6	0.43	133
0910 L	Nordhausen	0				
0911 L	Sömmerda	0				
0912 L	Sondershausen	0				
0913 L	Weimar	1	0.9	1.0	1.01	97
0931 S	Weimar	0				
0932 S	Erfurt	2	0.4	0.4 −	0.26	153
	Erfurt	24	0.8	0.7	0.16	
1000	**Gera**					
1001 L	Eisenberg	0				
1002 L	Gera	1	0.7	0.3 −	0.32	160
1003 L	Jena	0				
1004 L	Lobenstein	2	3.0	2.3	1.88	19
1005 L	Pößneck	1	0.8	1.1	1.11	88
1006 L	Rudolstadt	0				
1007 L	Saalfeld	3	2.1	1.6	0.94	49
1008 L	Schleiz	2	2.6	2.2	1.54	21
1009 L	Stadtroda	2	2.5	2.7	1.90	11
1010 L	Zeulenroda	2	2.1	1.2	0.88	83
1011 L	Greiz	1	0.7	1.2	1.24	83
1031 S	Gera	2	0.7	0.5	0.35	142
1032 S	Jena	4	1.7	1.8	0.89	38
	Gera	20	1.2	1.0	0.24	
1100	**Suhl**					
1101 L	Bad Salzungen	4	1.8	1.6	0.82	49
1102 L	Hildburghausen	0				
1103 L	Ilmenau	3	1.9	2.0	1.23	29
1104 L	Neuhaus am Renweg	2	2.2	2.0	1.42	29
1105 L	Meiningen	1	0.6	0.5	0.53	142
1106 L	Schmalkalden	2	1.3	1.0	0.83	97
1107 L	Sonnenberg	0				
1108 L	Suhl	1	0.9	1.0	1.03	97
1131 S	Suhl	1	0.9	0.9	0.90	108
	Suhl	14	1.1	1.0	0.27	

1200	**Dresden**					
1201 L	Bautzen	5	1.7	1.5	0.68	55
1202 L	Bischofswerda	4	2.5	2.2	1.18	21
1203 L	Dippoldiswalde	1	0.9	0.8	0.82	118
1204 L	Dresden	7	2.7	2.2	0.89	21
1205 L	Freital	4	2.0	1.4	0.72	65
1206 L	Görlitz	2	2.7	1.7	1.28	41
1207 L	Großenhain	0				
1208 L	Kamenz	1	0.7	0.8	0.78	118
1210 L	Löbau	1	0.4	0.4	0.43	153
1211 L	Meißen	4	1.4	1.4	0.74	65
1212 L	Niesky	0				
1213 L	Pirna	2	0.7	0.6	0.45	133
1214 L	Riesa	1	0.4	0.4	0.44	153
1215 L	Sebnitz	1	0.8	0.8	0.81	118
1216 L	Zittau	0				
1231 S	Dresden	10	0.9	0.6	0.23	133
1232 S	Görlitz	1	0.5	0.3 −	0.29	160
	Dresden	44	1.1	0.9	0.14	
1300	**Leipzig**					
1301 L	Altenburg	4	1.5	1.5	0.75	55
1302 L	Borna	1	0.5	0.5	0.54	142
1303 L	Delitzsch	3	2.4	2.2	1.25	21
1304 L	Döbeln	0				
1305 L	Eilenburg	0				
1306 L	Geithain	0				
1307 L	Grimma	1	0.6	0.6	0.62	133
1308 L	Leipzig	2	0.6	0.4 −	0.27	153
1309 L	Oschatz	2	1.6	1.7	1.20	41
1310 L	Schmölln	0				
1311 L	Torgau	2	1.5	1.3	0.96	80
1312 L	Wurzen	1	0.8	1.0	0.98	97
1331 S	Leipzig	10	0.8	0.9	0.29	108
	Leipzig	26	0.8	0.8	0.16	
1400	**Chemnitz**					
1401 L	Annaberg	1	0.5	0.5	0.50	142
1402 L	Aue	8	2.7	2.2	0.84	21
1403 L	Auerbach	2	1.2	1.4	1.02	65
1404 L	Brand-Erbisdorf	4	4.5	3.9	2.15	5
1405 L	Chemnitz	4	1.6	1.5	0.77	55
1406 L	Flöha	2	1.6	1.4	1.00	65
1407 L	Freiberg	2	1.0	0.8	0.58	118
1408 L	Glauchau	1	0.6	0.6	0.60	133
1409 L	Stollberg	1	0.5	0.1 − −	0.15	167
1410 L	Hainichen	4	2.5	2.1	1.18	26
1411 L	Hohenstein-Ernstthal.	2	1.4	1.8	1.39	38
1412 L	Marienberg	2	1.3	0.7	0.52	128
1413 L	Oelsnitz	1	1.1	1.1	1.10	88
1414 L	Plauen	0				
1415 L	Reichenbach	3	2.2	1.6	1.05	49
1416 L	Rochlitz	0				
1417 L	Schwarzenberg	2	1.4	1.6	1.12	49
1418 L	Klingenthal	0				
1419 L	Werdau	3	1.7	1.5	0.91	55
1420 L	Zschopau	0				
1421 L	Zwickau	2	1.0	1.4	1.05	65
1431 S	Chemnitz	12	1.7	1.5	0.45	55
1433 S	Plauen	5	2.8	2.7	1.21	11
1435 S	Zwickau	6	2.1	2.4	0.98	18
	Chemnitz	67	1.5	1.4 +	0.18	
1500	**East Berlin**					
1500	East Berlin	28	1.1	1.0	0.19	97
	G.D.R. Total	431	1.1	1.0	0.05	

Females, Bone

0100   Rostock

0101 L Bad Doberan	1	0.8	0.8	0.78	82
0103 L Ribnitz-Damgarten .	3	1.7	1.2	0.76	40
0105 L Greifswald	2	3.0	1.1	0.76	47
0106 L Grevesmühlen	0				
0107 L Grimmen	0				
0108 L Rostock	0				
0109 L Stralsund	0				
0110 L Wismar	1	1.2	1.1	1.13	47
0111 L Wolgast	2	1.3	0.9	0.71	68
0112 L Rügen	3	1.4	1.2	0.71	40
0131 S Rostock	5	0.8	0.9	0.38	68
0132 S Stralsund	3	1.5	2.0	1.20	13
0133 S Wismar	2	1.3	1.1	0.81	47
0134 S Greifswald	1	0.6	0.5	0.54	115
Rostock	23	1.0	0.9	0.20	

0200   Schwerin

0201 L Bützow	0				
0202 L Gadebusch	2	3.1	2.8	2.00	2
0203 L Güstrow	1	0.5	0.3	0.30	132
0204 L Hagenow	1	0.5	0.1 − −	0.14	146
0205 L Ludwigslust	1	0.6	0.1 − −	0.12	146
0206 L Lübz	2	2.2	2.1	1.49	10
0207 L Parchim	0				
0208 L Perleberg	0				
0209 L Schwerin	2	2.2	2.4	1.73	5
0210 L Sternberg	0				
0231 S Schwerin	1	0.3	0.4	0.39	124
Schwerin	10	0.6	0.5	0.19	

0300   Neubrandenburg

0301 L Altentreptow	2	3.2	4.1	3.02	1
0302 L Anklam	1	0.9	0.5	0.47	115
0303 L Demmin	1	0.8	1.6	1.55	22
0304 L Malchin	1	0.9	0.9	0.94	68
0305 L Neubrandenburg ...	0				
0306 L Neustrelitz	0				
0307 L Pasewalk	2	1.7	1.7	1.22	19
0308 L Prenzlau	0				
0309 L Röbel/Müritz	0				
0310 L Strasburg	1	1.5	0.4	0.37	124
0311 L Templin	2	2.3	2.0	1.42	13
0312 L Teterow	1	1.2	1.4	1.41	30
0313 L Ueckermünde	0				
0314 L Waren	0				
0331 S Neubrandenburg ...	2	1.0	1.4	1.05	30
Neubrandenburg ...	13	0.8	0.8	0.23	

0400   Potsdam

0401 L Belzig	0				
0402 L Brandenburg	0				
0403 L Gransee	1	0.8	1.1	1.09	47
0405 L Jüterbog	0				
0407 L Königs Wusterhausen	0				
0408 L Kyritz	2	2.2	0.6	0.46	102
0409 L Luckenwalde	0				
0410 L Nauen	1	0.5	0.2 − −	0.17	137
0411 L Neuruppin	2	1.2	0.9	0.67	68
0412 L Potsdam	1	0.4	0.5	0.47	115
0413 L Pritzwalk	1	1.1	1.4	1.41	30
0414 L Oranienburg	4	1.2	1.1	0.59	47
0415 L Rathenow	0				
0416 L Wittstock	0				
0417 L Zossen	0				
0431 S Brandenburg/Havel .	3	1.2	1.3	0.75	37
0432 S Potsdam	1	0.3	0.3	0.27	132
Potsdam	16	0.5	0.5	0.13	

0500   Frankfurt

0501 L Angermünde	2	2.1	1.6	1.16	22
0502 L Beeskow	0				
0503 L Bernau	0				
0504 L Eberswalde	3	1.4	0.9	0.57	68
0505 L Bad Freienwalde ...	0				
0506 L Eisenhüttenstadt ...	0				
0507 L Fürstenwalde	0				
0508 L Seelow	2	1.9	2.2	1.55	8
0509 L Strausberg	0				
0531 S Frankfurt/Oder	0				
0532 S Eisenhüttenstadt ...	2	1.6	1.5	1.09	27
0533 S Schwedt (Oder) ...	1	0.8	0.7	0.73	91
Frankfurt	10	0.5	0.5	0.16	

0600   Cottbus

0601 L Bad Liebenwerda ..	2	1.4	1.4	0.99	30
0602 L Calau	0				
0603 L Cottbus	1	0.9	0.8	0.78	82
0605 L Finsterwalde	0				
0606 L Forst	1	0.9	1.0	0.99	59
0607 L Guben	0				
0608 L Hoyerswerda	3	1.0	0.9	0.54	68
0609 L Lübben	0				
0610 L Luckau	0				
0611 L Senftenberg	2	0.6	0.4	0.27	124
0612 L Spremberg	1	0.9	0.2 −	0.20	137
0613 L Weißwasser	1	0.7	0.8	0.78	82
0614 L Herzberg	2	2.0	1.5	1.16	22
0615 L Jessen	1	1.2	0.2 −	0.23	137
0631 S Cottbus	4	1.4	0.9	0.49	68
Cottbus	18	0.8	0.6	0.15	

0700   Magdeburg

0701 L Burg	2	1.1	0.8	0.57	82
0703 L Gradelegen	1	1.4	0.7	0.67	91
0704 L Genthin	0				
0705 L Halberstadt	2	0.8	0.3	0.27	132
0706 L Haldensleben	2	1.3	1.9	1.42	16
0707 L Havelberg	0				
0708 L Kalbe/Milde	1	2.0	2.6	2.60	3
0709 L Klötze	0				
0710 L Wolmirstedt	2	1.7	2.5	1.79	4
0711 L Oschersleben	2	1.7	0.7	0.53	91
0712 L Osterburg	0				
0713 L Salzwedel	1	0.9	1.2	1.18	40
0714 L Schönebeck	2	0.9	0.7	0.56	91
0716 L Staßfurt	2	1.0	0.8	0.61	82
0717 L Stendal	2	1.0	0.6	0.55	102
0718 L Tangerhütte	0				
0719 L Wanzleben	1	0.9	0.3	0.29	132
0720 L Wernigerode	2	0.7	0.8	0.68	82
0721 L Zerbst	0				
0732 S Magdeburg	10	1.3	1.4	0.51	30
Magdeburg	32	1.0	0.9	0.18	

Females, Bone

0800	Halle					
0801	L Artern	1	0.7	1.2	1.22	40
0802	L Aschersleben	4	2.2	1.8	1.00	17
0803	L Bernburg	3	1.4	1.1	0.72	47
0804	L Bitterfeld	3	0.9	0.7	0.47	91
0805	L Eisleben	1	0.5	0.7	0.73	91
0806	L Gräfenhainichen	1	1.0	0.5	0.51	115
0807	L Saalkreis	2	1.1	1.3	1.07	37
0808	L Hettstedt	2	1.3	2.0	1.44	13
0809	L Köthen	0				
0810	L Nebra	0				
0811	L Merseburg	0				
0812	L Naumburg	1	0.6	0.7	0.73	91
0813	L Quedlinburg	1	0.4	0.5	0.52	115
0814	L Querfurt	1	1.2	1.4	1.37	30
0815	L Roßlau	0				
0816	L Sangerhausen	2	1.0	1.0	0.72	59
0817	L Hohenmölsen	0				
0818	L Weißenfels	2	1.1	1.1	0.83	47
0819	L Wittenberg	2	0.8	0.9	0.66	68
0820	L Zeitz	1	0.4	0.7	0.65	91
0831	S Dessau	4	1.5	1.1	0.62	47
0832	S Halle/Saale	4	0.6	0.6	0.35	102
0833	S Halle-Neustadt	0				
	Halle	35	0.7	0.7	0.14	

0900	Erfurt					
0901	L Arnstadt	0				
0902	L Apolda	1	0.7	0.3	0.25	132
0903	L Eisenach	3	1.0	0.6	0.33	102
0904	L Erfurt	0				
0905	L Gotha	5	1.3	1.1	0.52	47
0906	L Heiligenstadt	0				
0907	L Langensalza	0				
0908	L Worbis	1	0.5	0.6	0.61	102
0909	L Mühlhausen	2	0.8	0.6	0.55	102
0910	L Nordhausen	4	1.4	1.5	0.75	27
0911	L Sömmerda	0				
0912	L Sondershausen	0				
0913	L Weimar	1	0.9	0.9	0.94	68
0931	S Weimar	0				
0932	S Erfurt	7	1.2	0.9	0.38	68
	Erfurt	24	0.7	0.6	0.13	

1000	Gera					
1001	L Eisenberg	0				
1002	L Gera	3	1.8	2.2	1.47	8
1003	L Jena	0				
1004	L Lobenstein	1	1.3	1.1	1.07	47
1005	L Pößneck	1	0.7	0.2−	0.23	137
1006	L Rudolstadt	2	1.1	0.6	0.41	102
1007	L Saalfeld	0				
1008	L Schleiz	1	1.1	0.7	0.66	91
1009	L Stadtroda	1	1.1	0.6	0.64	102
1010	L Zeulenroda	1	0.9	0.8	0.81	82
1011	L Greiz	0				
1031	S Gera	1	0.3	0.2−	0.20	137
1032	S Jena	1	0.4	0.5	0.45	115
	Gera	12	0.6	0.5	0.16	

1100	Suhl					
1101	L Bad Salzungen	1	0.4	0.2−−	0.17	137
1102	L Hildburghausen	0				
1103	L Ilmenau	3	1.6	1.4	1.01	30
1104	L Neuhaus am Renweg	1	1.0	2.4	2.44	5
1105	L Meiningen	1	0.5	0.6	0.60	102
1106	L Schmalkalden	0				
1107	L Sonnenberg	2	1.2	1.1	0.81	47
1108	L Suhl	3	2.4	2.1	1.36	10
1131	S Suhl	0				
	Suhl	11	0.8	0.7	0.26	

1200	Dresden					
1201	L Bautzen	4	1.2	1.0	0.57	59
1202	L Bischofswerda	2	1.1	0.9	0.71	68
1203	L Dippoldiswalde	1	0.8	0.4	0.38	124
1204	L Dresden	2	0.6	0.9	0.75	68
1205	L Freital	6	2.6	2.3	1.04	7
1206	L Görlitz	1	1.2	0.4	0.38	124
1207	L Großenhain	2	1.8	1.2	0.89	40
1208	L Kamenz	3	1.8	1.0	0.65	59
1210	L Löbau	4	1.5	1.2	0.70	40
1211	L Meißen	2	0.6	0.4	0.29	124
1212	L Niesky	0				
1213	L Pirna	3	0.9	1.1	0.64	47
1214	L Riesa	2	0.8	0.6	0.46	102
1215	L Sebnitz	3	2.1	1.8	1.04	17
1216	L Zittau	6	2.3	1.3	0.72	37
1231	S Dresden	21	1.5	1.6+	0.38	22
1232	S Görlitz	1	0.4	0.4	0.40	124
	Dresden	63	1.3	1.1++	0.16	

1300	Leipzig					
1301	L Altenburg	2	0.7	0.7	0.53	91
1302	L Borna	2	0.8	0.8	0.60	82
1303	L Delitzsch	3	2.1	2.1	1.23	10
1304	L Döbeln	3	1.2	0.9	0.55	68
1305	L Eilenburg	1	0.7	0.7	0.72	91
1306	L Geithain	0				
1307	L Grimma	1	0.6	0.5	0.47	115
1308	L Leipzig	3	0.7	0.4	0.26	124
1309	L Oschatz	2	1.4	1.0	0.73	59
1310	L Schmölln	0				
1311	L Torgau	0				
1312	L Wurzen	0				
1331	S Leipzig	19	1.2	1.0	0.26	59
	Leipzig	36	0.9	0.8	0.14	

1400	Chemnitz					
1401	L Annaberg	1	0.4	0.5	0.46	115
1402	L Aue	0				
1403	L Auerbach	2	1.0	1.0	0.68	59
1404	L Brand-Erbisdorf	2	2.0	1.7	1.52	19
1405	L Chemnitz	4	1.3	0.9	0.55	68
1406	L Flöha	2	1.4	1.0	0.91	59
1407	L Freiberg	1	0.4	0.2−−	0.16	137
1408	L Glauchau	4	2.1	1.7	0.97	19
1409	L Stollberg	2	0.9	0.2−−	0.16	137
1410	L Hainichen	4	2.2	1.6	0.93	22
1411	L Hohenstein-Ernstthal	0				
1412	L Marienberg	1	0.6	0.1−−	0.12	146
1413	L Oelsnitz	2	1.8	1.2	1.05	40
1414	L Plauen	0				
1415	L Reichenbach	2	1.2	0.8	0.67	82
1416	L Rochlitz	0				
1417	L Schwarzenberg	1	0.6	0.6	0.62	102
1418	L Klingenthal	0				
1419	L Werdau	2	1.0	0.6	0.48	102
1420	L Zschopau	2	1.3	1.6	1.17	22
1421	L Zwickau	2	0.8	0.6	0.46	102
1431	S Chemnitz	1	0.1	0.1−−	0.08	146
1433	S Plauen	2	0.9	0.2−−	0.11	137
1435	S Zwickau	4	1.2	1.0	0.53	59
	Chemnitz	41	0.8	0.6	0.10	

1500	East Berlin					
1500	East Berlin	19	0.6	0.5	0.14	115
	G.D.R. Total	363	0.8	0.7	0.04	

Males, Connective tissue

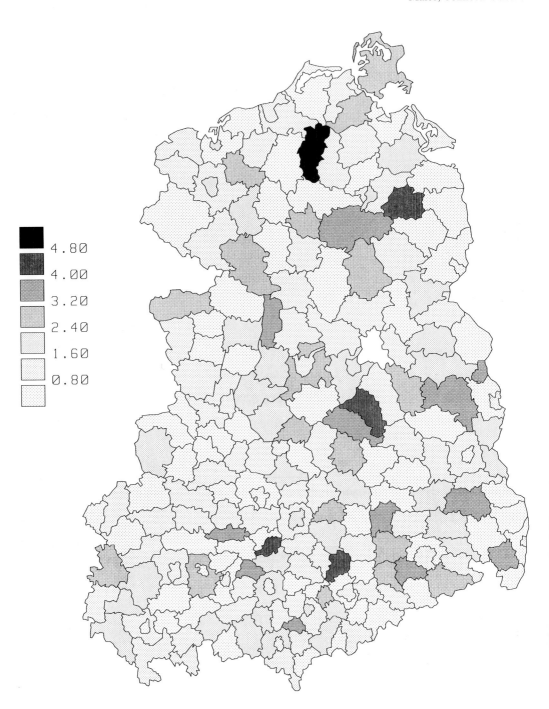

Females, Connective tissue

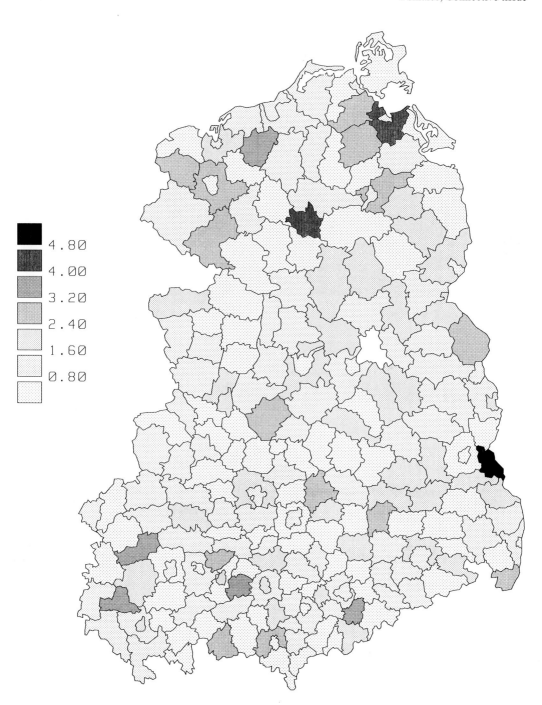

Males, Connective tissue

0100	Rostock						
0101	L Bad Doberan	1	0.8	0.4-		0.39	178
0103	L Ribnitz-Damgarten .	1	0.6	0.7		0.67	153
0105	L Greifswald	0					
0106	L Grevesmühlen	2	2.0	1.3		1.04	91
0107	L Grimmen	3	3.6	2.7		1.62	26
0108	L Rostock	1	1.1	1.1		1.11	119
0109	L Stralsund	1	1.5	1.2		1.21	104
0110	L Wismar	0					
0111	L Wolgast	1	0.7	1.2		1.16	104
0112	L Rügen	6	2.9	2.8		1.18	23
0131	S Rostock	6	1.1	1.2		0.51	104
0132	S Stralsund	2	1.1	1.3		0.98	91
0133	S Wismar	3	2.2	1.6		0.95	69
0134	S Greifswald	1	0.7	0.6		0.55	161
	Rostock	28	1.3	1.2		0.25	

0200	Schwerin						
0201	L Bützow	1	1.4	1.3		1.31	91
0202	L Gadebusch	1	1.7	0.9		0.89	137
0203	L Güstrow	2	1.2	0.6		0.46	161
0204	L Hagenow	0					
0205	L Ludwigslust	2	1.4	0.9		0.67	137
0206	L Lübz	0					
0207	L Parchim	1	1.0	1.8		1.78	57
0208	L Perleberg	6	3.3	2.5		1.04	31
0209	L Schwerin	1	1.2	1.3		1.35	91
0210	L Sternberg	2	3.5	3.1		2.20	18
0231	S Schwerin	5	1.8	1.8		0.81	57
	Schwerin	21	1.5	1.3		0.31	

0300	Neubrandenburg						
0301	L Altentreptow	0					
0302	L Anklam	2	2.0	1.8		1.26	57
0303	L Demmin	2	1.7	1.3		0.94	91
0304	L Malchin	2	2.1	1.5		1.03	76
0305	L Neubrandenburg . . .	1	1.5	1.3		1.29	91
0306	L Neustrelitz	5	3.7	3.3		1.50	14
0307	L Pasewalk	1	0.9	0.5		0.54	173
0308	L Prenzlau	1	0.9	0.4--		0.38	178
0309	L Röbel/Müritz	1	2.3	2.5		2.50	31
0310	L Strasburg	2	3.1	4.2		3.00	4
0311	L Templin	1	1.2	1.4		1.39	81
0312	L Teterow	4	5.1	6.3		3.31	1
0313	L Ueckermünde	1	0.8	0.6		0.61	161
0314	L Waren	1	0.8	0.7		0.71	153
0331	S Neubrandenburg . . .	4	2.1	2.2		1.09	38
	Neubrandenburg . . .	28	1.9	1.8		0.36	

0400	Potsdam						
0401	L Belzig	0					
0402	L Brandenburg	3	3.3	2.8		1.67	23
0403	L Gransee	3	2.8	2.9		1.86	19
0405	L Jüterbog	4	4.5	3.4		1.76	11
0407	L Königs Wusterhausen	7	3.4	2.5		0.98	31
0408	L Kyritz	1	1.2	1.0		1.05	128
0409	L Luckenwalde	5	4.8	4.3		2.01	3
0410	L Nauen	4	2.1	1.2		0.65	104
0411	L Neuruppin	1	0.7	0.6		0.61	161
0412	L Potsdam	4	1.7	1.7		0.89	65
0413	L Pritzwalk	1	0.8	0.6		0.60	161
0414	L Oranienburg	4	1.3	1.2		0.62	104
0415	L Rathenow	3	2.0	1.5		0.90	76
0416	L Wittstock	1	1.9	1.2		1.17	104
0417	L Zossen	4	2.2	1.4		0.72	81
0431	S Brandenburg/Havel .	3	1.3	0.9		0.52	137
0432	S Potsdam	5	1.7	1.8		0.85	57
	Potsdam	53	2.0	1.7		0.25	

0500	Frankfurt						
0501	L Angermünde	0					
0502	L Beeskow	4	4.7	3.8		2.00	6
0503	L Bernau	1	0.6	0.7		0.68	153
0504	L Eberswalde	5	2.6	2.1		0.96	42
0505	L Bad Freienwalde . . .	1	1.1	1.0		0.96	128
0506	L Eisenhüttenstadt . . .	0					
0507	L Fürstenwalde	4	1.6	1.8		0.93	57
0508	L Seelow	1	1.0	0.4-		0.40	178
0509	L Strausberg	5	2.3	2.0		0.89	48
0531	S Frankfurt/Oder . . .	6	3.2	3.6		1.60	8
0532	S Eisenhüttenstadt . . .	2	1.7	1.5		1.03	76
0533	S Schwedt (Oder) . . .	0					
	Frankfurt	29	1.7	1.6		0.31	

0600	Cottbus						
0601	L Bad Liebenwerda . .	1	0.8	0.4-		0.39	178
0602	L Calau	2	1.4	1.1		0.75	119
0603	L Cottbus	2	1.8	1.2		0.85	104
0605	L Finsterwalde	0					
0606	L Forst	2	2.1	1.7		1.24	65
0607	L Guben	2	1.8	2.1		1.59	42
0608	L Hoyerswerda	9	3.2	3.4		1.23	11
0609	L Lübben	0					
0610	L Luckau	1	1.4	1.1		1.09	119
0611	L Senftenberg	5	1.8	1.9		0.91	52
0612	L Spremberg	1	1.0	0.9		0.87	137
0613	L Weißwasser	0					
0614	L Herzberg	0					
0615	L Jessen	2	2.6	2.9		2.28	19
0631	S Cottbus	2	0.7	0.6		0.43	161
	Cottbus	29	1.4	1.2		0.25	

0700	Magdeburg						
0701	L Burg	2	1.3	1.6		1.18	69
0703	L Gradelegen	0					
0704	L Genthin	2	2.1	2.1		1.45	42
0705	L Halberstadt	2	0.9	0.6		0.43	161
0706	L Haldensleben	3	2.1	1.2		0.75	104
0707	L Havelberg	2	3.9	3.3		2.35	14
0708	L Kalbe/Milde	0					
0709	L Klötze . . . . .`	1	1.4	1.3		1.26	91
0710	L Wolmirstedt	2	1.9	1.3		0.95	91
0711	L Oschersleben	0					
0712	L Osterburg	0					
0713	L Salzwedel	3	3.1	2.4		1.63	34
0714	L Schönebeck	2	1.0	0.8		0.57	148
0716	L Staßfurt	2	1.2	0.5-		0.37	173
0717	L Stendal	4	2.2	2.0		1.01	48
0718	L Tangerhütte	0					
0719	L Wanzleben	2	1.9	1.2		0.89	104
0720	L Wernigerode	5	2.1	1.8		0.92	57
0721	L Zerbst	2	2.1	1.9		1.31	52
0732	S Magdeburg	10	1.5	1.3		0.44	91
	Magdeburg	44	1.5	1.2		0.19	

Males, Connective tissue

0800 Halle

Code	Name					
0801	L Artern	2	1.5	1.0	0.75	128
0802	L Aschersleben	1	0.6	0.6	0.62	161
0803	L Bernburg	4	2.1	1.4	0.72	81
0804	L Bitterfeld	5	1.6	1.6	0.79	69
0805	L Eisleben	2	1.1	0.7	0.54	153
0806	L Gräfenhainichen	1	1.1	0.4-	0.41	178
0807	L Saalkreis	2	1.2	0.8	0.58	148
0808	L Hettstedt	3	2.2	1.6	0.92	69
0809	L Köthen	4	2.1	1.4	0.74	81
0810	L Nebra	2	2.7	3.3	2.36	14
0811	L Merseburg	4	1.3	1.4	0.77	81
0812	L Naumburg	1	0.7	0.7	0.70	153
0813	L Quedlinburg	2	0.9	0.6	0.43	161
0814	L Querfurt	1	1.3	1.1	1.07	119
0815	L Roßlau	2	2.3	2.7	1.93	26
0816	L Sangerhausen	3	1.6	1.2	0.70	104
0817	L Hohenmölsen	3	4.2	4.0	2.39	5
0818	L Weißenfels	0				
0819	L Wittenberg	5	2.2	1.4	0.70	81
0820	L Zeitz	6	3.1	2.2	0.91	38
0831	S Dessau	3	1.2	1.3	0.76	91
0832	S Halle/Saale	6	1.1	0.8	0.33	148
0833	S Halle-Neustadt	5	2.2	2.4	1.19	34
	Halle	67	1.6	1.3	0.16	

0900 Erfurt

Code	Name					
0901	L Arnstadt	1	0.6	0.2--	0.24	186
0902	L Apolda	0				
0903	L Eisenach	9	3.3	2.7	0.95	26
0904	L Erfurt	2	1.7	0.9	0.64	137
0905	L Gotha	7	2.0	1.8	0.76	57
0906	L Heiligenstadt	1	1.0	0.5	0.50	173
0907	L Langensalza	2	1.8	1.4	1.07	81
0908	L Worbis	3	1.7	1.2	0.71	104
0909	L Mühlhausen	0				
0910	L Nordhausen	1	0.4	0.1--	0.14	190
0911	L Sömmerda	0				
0912	L Sondershausen	2	1.5	1.2	0.87	104
0913	L Weimar	3	2.8	2.7	1.66	26
0931	S Weimar	1	0.7	0.6	0.63	161
0932	S Erfurt	7	1.4	1.2	0.47	104
	Erfurt	39	1.3	1.1	0.18	

1000 Gera

Code	Name					
1001	L Eisenberg	2	2.5	3.6	2.59	8
1002	L Gera	3	2.0	2.0	1.17	48
1003	L Jena	0				
1004	L Lobenstein	0				
1005	L Pößneck	2	1.5	1.0	0.73	128
1006	R Rudolstadt	2	1.2	0.7	0.54	153
1007	L Saalfeld	2	1.4	1.6	1.18	69
1008	L Schleiz	2	2.6	2.2	1.53	38
1009	L Stadtroda	1	1.3	1.1	1.11	119
1010	L Zeulenroda	3	3.2	2.0	1.26	48
1011	L Greiz	3	2.2	1.6	0.99	69
1031	S Gera	4	1.4	1.1	0.59	119
1032	S Jena	2	0.8	0.9	0.65	137
	Gera	26	1.5	1.3	0.27	

1100 Suhl

Code	Name					
1101	L Bad Salzungen	3	1.4	1.2	0.71	104
1102	L Hildburghausen	2	1.4	0.9	0.64	137
1103	L Ilmenau	1	0.6	0.2--	0.22	186
1104	L Neuhaus am Renweg	2	2.2	1.2	0.92	104
1105	L Meiningen	4	2.4	1.9	0.97	52
1106	L Schmalkalden	5	3.2	2.3	1.08	37
1107	L Sonnenberg	1	0.7	1.4	1.39	81
1108	L Suhl	1	0.9	0.9	0.93	137
1131	S Suhl	0				
	Suhl	19	1.5	1.2	0.28	

1200 Dresden

Code	Name					
1201	L Bautzen	3	1.0	0.6-	0.35	161
1202	L Bischofswerda	4	2.5	1.7	0.89	65
1203	L Dippoldiswalde	1	0.9	0.4-	0.43	178
1204	L Dresden	2	0.8	0.5-	0.38	173
1205	L Freital	9	4.4	3.4	1.23	11
1206	L Görlitz	0				
1207	L Großenhain	1	1.0	0.9	0.91	137
1208	L Kamenz	3	2.0	2.1	1.25	42
1210	L Löbau	9	3.9	3.5	1.28	10
1211	L Meißen	10	3.5	2.9	1.00	19
1212	L Niesky	0				
1213	L Pirna	9	3.2	2.9	1.06	19
1214	L Riesa	9	3.8	3.3	1.14	14
1215	L Sebnitz	2	1.6	1.3	0.91	91
1216	L Zittau	1	0.5	0.2-	0.21	186
1231	S Dresden	14	1.2	0.8-	0.24	148
1232	S Görlitz	4	2.2	1.5	0.78	76
	Dresden	81	1.9	1.5	0.18	

1300 Leipzig

Code	Name					
1301	L Altenburg	3	1.1	0.9	0.56	137
1302	L Borna	3	1.4	1.3	0.73	91
1303	L Delitzsch	2	1.6	1.0	0.76	128
1304	L Döbeln	4	1.8	1.0	0.57	128
1305	L Eilenburg	2	1.6	1.4	1.02	81
1306	L Geithain	1	1.1	0.9	0.93	137
1307	L Grimma	3	1.9	1.9	1.27	52
1308	L Leipzig	8	2.3	1.5	0.59	76
1309	L Oschatz	1	0.8	0.3--	0.27	184
1310	L Schmölln	0				
1311	L Torgau	3	2.3	1.9	1.13	52
1312	L Wurzen	4	3.3	2.4	1.25	34
1331	S Leipzig	31	2.4	2.1	0.41	42
	Leipzig	65	2.0	1.6	0.22	

1400 Chemnitz

Code	Name					
1401	L Annaberg	2	1.0	1.1	0.77	119
1402	L Aue	8	2.7	2.1	0.79	42
1403	L Auerbach	3	1.8	1.1	0.69	119
1404	L Brand-Erbisdorf	1	1.1	1.0	0.97	128
1405	L Chemnitz	5	2.0	0.7	0.38	153
1406	L Flöha	1	0.8	1.0	0.99	128
1407	L Freiberg	7	3.5	2.8	1.12	23
1408	L Glauchau	1	0.6	0.6	0.57	161
1409	L Stollberg	5	2.5	1.8	0.90	57
1410	L Hainichen	1	0.6	0.2--	0.19	186
1411	L Hohenstein-Ernstthal	3	2.1	2.6	1.61	30
1412	L Marienberg	1	0.6	0.5	0.53	173
1413	L Oelsnitz	1	1.1	1.0	1.01	128
1414	L Plauen	2	3.5	2.2	1.64	38
1415	L Reichenbach	4	3.0	3.7	2.02	7
1416	L Rochlitz	6	4.9	4.5	2.07	2
1417	L Schwarzenberg	1	0.7	0.3--	0.26	184
1418	L Klingenthal	0				
1419	L Werdau	2	1.2	1.1	0.81	119
1420	L Zschopau	1	0.8	0.7	0.71	153
1421	L Zwickau	2	1.0	0.8	0.62	148
1431	S Chemnitz	14	1.9	1.4	0.41	81
1433	S Plauen	4	2.2	1.6	0.81	69
1435	S Zwickau	5	1.8	1.7	0.84	65
	Chemnitz	80	1.8	1.4	0.18	

1500 East Berlin

Code	Name					
1500	East Berlin	36	1.4	1.3	0.24	91
	G.D.R. Total	645	1.6	1.4	0.06	

Females, Connective tissue

0100   Rostock

0101 L Bad Doberan	2	1.5	1.6	1.11	57
0103 L Ribnitz-Damgarten .	2	1.1	0.9	0.65	121
0105 L Greifswald	2	3.0	4.1	3.01	3
0106 L Grevesmühlen	1	0.9	0.6	0.60	156
0107 L Grimmen	3	3.3	2.5	1.45	18
0108 L Rostock	1	1.1	0.9	0.94	121
0109 L Stralsund	0				
0110 L Wismar	2	2.4	1.7	1.27	49
0111 L Wolgast	2	1.3	0.4 - -	0.30	171
0112 L Rügen	1	0.5	0.4 -	0.40	171
0131 S Rostock	9	1.5	1.5	0.54	63
0132 S Stralsund	2	1.0	1.0	0.71	109
0133 S Wismar	4	2.7	1.5	0.81	63
0134 S Greifswald	3	1.9	1.4	0.83	72
Rostock	34	1.5	1.2	0.23	

0200   Schwerin

0201 L Bützow	2	2.5	3.8	2.75	4
0202 L Gadebusch	1	1.5	2.9	2.92	13
0203 L Güstrow	3	1.6	1.4	0.85	72
0204 L Hagenow	3	1.6	1.2	0.75	92
0205 L Ludwigslust	5	3.1	2.7	1.39	15
0206 L Lübz	0				
0207 L Parchim	1	1.0	0.8	0.85	129
0208 L Perleberg	3	1.5	0.8	0.49	129
0209 L Schwerin	2	2.2	2.7	2.08	15
0210 L Sternberg	0				
0231 S Schwerin	3	0.9	0.6	0.35	156
Schwerin	23	1.5	1.4	0.32	

0300   Neubrandenburg

0301 L Altentreptow	0				
0302 L Anklam	2	1.8	1.3	0.92	88
0303 L Demmin	4	3.1	2.9	1.79	13
0304 L Malchin	0				
0305 L Neubrandenburg . . .	1	1.4	2.6	2.57	17
0306 L Neustrelitz	2	1.4	0.8	0.55	129
0307 L Pasewalk	0				
0308 L Prenzlau	2	1.7	1.8	1.31	44
0309 L Röbel/Müritz	2	4.3	4.6	4.11	2
0310 L Strasburg	1	1.5	1.9	1.87	38
0311 L Templin	0				
0312 L Teterow	1	1.2	0.8	0.81	129
0313 L Ueckermünde	1	0.8	0.7	0.71	145
0314 L Waren	2	1.4	0.8	0.63	129
0331 S Neubrandenburg . . .	2	1.0	1.0	0.73	109
Neubrandenburg . . .	20	1.2	1.1	0.27	

0400   Potsdam

0401 L Belzig	2	2.3	1.1	0.80	100
0402 L Brandenburg	2	2.0	2.1	1.51	32
0403 L Gransee	3	2.5	1.9	1.27	38
0405 L Jüterbog	3	3.0	2.4	1.45	22
0407 L Königs Wusterhausen	4	1.8	1.6	0.85	57
0408 L Kyritz	1	1.1	1.3	1.28	88
0409 L Luckenwalde	2	1.6	0.5	0.37	164
0410 L Nauen	3	1.4	1.8	1.12	44
0411 L Neuruppin	5	3.0	1.6	0.82	57
0412 L Potsdam	4	1.5	1.4	0.91	72
0413 L Pritzwalk	0				
0414 L Oranienburg	4	1.2	1.0	0.50	109
0415 L Rathenow	2	1.2	1.0	0.74	109
0416 L Wittstock	1	1.7	0.6	0.62	156
0417 L Zossen	5	2.5	2.2	1.23	25
0431 S Brandenburg/Havel .	1	0.4	0.4	0.43	171
0432 S Potsdam	1	0.3	0.2 - -	0.24	193
Potsdam	43	1.5	1.2	0.20	

0500   Frankfurt

0501 L Angermünde	3	3.1	1.8	1.04	44
0502 L Beeskow	1	1.1	1.1	1.06	100
0503 L Bernau	5	2.6	1.7	0.83	49
0504 L Eberswalde	4	1.9	1.2	0.62	92
0505 L Bad Freienwalde . . .	2	2.0	2.2	1.54	25
0506 L Eisenhüttenstadt . . .	1	1.8	1.5	1.53	63
0507 L Fürstenwalde	7	2.6	1.4	0.60	72
0508 L Seelow	2	1.9	2.5	1.89	18
0509 L Strausberg	3	1.3	1.4	0.84	72
0531 S Frankfurt/Oder . . .	3	1.4	1.4	0.89	72
0532 S Eisenhüttenstadt . . .	3	2.4	1.9	1.12	38
0533 S Schwedt (Oder) . . .	0				
Frankfurt	34	1.9	1.5	0.28	

0600   Cottbus

0601 L Bad Liebenwerda . .	5	3.4	2.2	1.13	25
0602 L Calau	4	2.6	1.8	1.00	44
0603 L Cottbus	1	0.9	0.4	0.43	171
0605 L Finsterwalde	4	2.7	1.9	1.01	38
0606 L Forst	4	3.7	5.8	3.07	1
0607 L Guben	1	0.9	0.8	0.75	129
0608 L Hoyerswerda	2	0.7	0.7	0.56	145
0609 L Lübben	2	2.3	0.9	0.67	121
0610 L Luckau	1	1.2	1.1	1.11	100
0611 L Senftenberg	8	2.6	2.2	0.90	25
0612 L Spremberg	2	1.7	1.7	1.21	49
0613 L Weißwasser	3	2.0	2.0	1.15	34
0614 L Herzberg	2	2.0	0.5	0.40	164
0615 L Jessen	0				
0631 S Cottbus	3	1.0	0.6	0.39	156
Cottbus	42	1.8	1.5	0.26	

0700   Magdeburg

0701 L Burg	3	1.7	1.5	0.86	63
0703 L Gradelegen	1	1.4	0.9	0.94	121
0704 L Genthin	1	0.9	0.8	0.84	129
0705 L Halberstadt	2	0.8	0.5	0.37	164
0706 L Haldensleben	3	1.9	1.5	0.97	63
0707 L Havelberg	2	3.5	0.8	0.57	129
0708 L Kalbe/Milde	0				
0709 L Klötze	2	2.5	1.1	0.84	100
0710 L Wolmirstedt	2	1.7	2.2	1.60	25
0711 L Oschersleben	3	2.5	0.9	0.56	121
0712 L Osterburg	1	0.8	0.7	0.75	145
0713 L Salzwedel	3	2.7	2.2	1.34	25
0714 L Schönebeck	2	0.9	0.3 - -	0.21	187
0716 L Staßfurt	2	1.0	0.7	0.51	145
0717 L Stendal	1	0.5	0.4	0.43	171
0718 L Tangerhütte	0				
0719 L Wanzleben	0				
0720 L Wernigerode	5	1.8	1.4	0.64	72
0721 L Zerbst	3	2.8	3.0	2.15	9
0732 S Magdeburg	16	2.1	1.7	0.47	49
Magdeburg	52	1.5	1.2	0.19	

Females, Connective tissue

0800   Halle

0801 L Artern	3	2.0	1.7	1.04	49
0802 L Aschersleben	4	2.2	1.4	0.84	72
0803 L Bernburg	1	0.5	0.2--	0.15	193
0804 L Bitterfeld	6	1.7	1.4	0.60	72
0805 L Eisleben	3	1.5	0.7	0.55	145
0806 L Gräfenhainichen ...	0				
0807 L Saalkreis	4	2.1	1.7	0.84	49
0808 L Hettstedt	1	0.7	0.4-	0.40	171
0809 L Köthen	3	1.4	0.7	0.44	145
0810 L Nebra	1	1.2	0.3--	0.32	187
0811 L Merseburg	4	1.2	1.0	0.54	109
0812 L Naumburg	3	1.9	1.5	0.89	63
0813 L Quedlinburg	3	1.2	1.4	1.00	72
0814 L Querfurt	1	1.2	1.1	1.11	100
0815 L Roßlau	2	2.1	1.1	0.88	100
0816 L Sangerhausen	3	1.4	1.0	0.56	109
0817 L Hohenmölsen	1	1.3	1.0	1.05	109
0818 L Weißenfels	1	0.5	0.3--	0.32	187
0819 L Wittenberg	2	0.8	0.2--	0.16	193
0820 L Zeitz	7	3.1	2.3	1.23	24
0831 S Dessau	2	0.7	0.4-	0.35	171
0832 S Halle/Saale	13	2.1	1.2	0.37	92
0833 S Halle-Neustadt	1	0.4	0.7	0.66	145
Halle	69	1.4	1.0	0.13	

0900   Erfurt

0901 L Arnstadt	1	0.6	0.2--	0.20	193
0902 L Apolda	4	3.0	3.0	1.80	9
0903 L Eisenach	3	1.0	0.4--	0.23	171
0904 L Erfurt	1	0.8	0.4-	0.40	171
0905 L Gotha	8	2.1	1.9	0.67	38
0906 L Heiligenstadt	1	0.9	0.8	0.82	109
0907 L Langensalza	6	4.9	3.7	1.68	5
0908 L Worbis	1	0.5	0.8	0.75	129
0909 L Mühlhausen	3	1.2	0.8	0.45	129
0910 L Nordhausen	4	1.4	0.8	0.48	129
0911 L Sömmerda	5	2.8	1.4	0.68	72
0912 L Sondershausen	3	2.1	1.4	0.88	72
0913 L Weimar	2	1.7	1.2	0.97	92
0931 S Weimar	3	1.8	0.6	0.39	156
0932 S Erfurt	10	1.8	1.1	0.37	100
Erfurt	55	1.7	1.1	0.18	

1000   Gera

1001 L Eisenberg	1	1.1	0.3--	0.25	187
1002 L Gera	3	1.8	1.0	0.62	109
1003 L Jena	1	1.1	0.7	0.70	145
1004 L Lobenstein	1	1.3	2.5	2.49	18
1005 L Pößneck	2	1.4	0.9	0.71	121
1006 L Rudolstadt	4	2.2	1.4	0.77	72
1007 L Saalfeld	1	0.6	0.2--	0.16	193
1008 L Schleiz	0				
1009 L Stadtroda	4	4.6	3.2	1.73	8
1010 L Zeulenroda	0				
1011 L Greiz	6	3.7	2.1	1.04	32
1031 S Gera	7	2.1	1.9	0.82	38
1032 S Jena	7	2.5	2.0	0.91	34
Gera	37	1.9	1.4	0.27	

1100   Suhl

1101 L Bad Salzungen	3	1.3	1.0	0.63	109
1102 L Hildburghausen ...	3	1.9	1.2	0.72	92
1103 L Ilmenau	3	1.6	0.6	0.38	156
1104 L Neuhaus am Renweg .	1	1.0	0.4	0.45	171
1105 L Meiningen	2	1.1	1.2	0.84	92
1106 L Schmalkalden	5	2.9	3.6	1.69	6
1107 L Sonnenberg	2	1.2	0.7	0.52	145
1108 L Suhl	2	1.6	0.8	0.66	129
1131 S Suhl	3	2.4	2.2	1.33	25
Suhl	24	1.7	1.3	0.30	

1200   Dresden

1201 L Bautzen	8	2.4	1.5	0.68	63
1202 L Bischofswerda	2	1.1	0.4-	0.30	171
1203 L Dippoldiswalde	2	1.6	1.4	1.07	72
1204 L Dresden	9	2.9	2.0	0.77	34
1205 L Freital	5	2.1	1.3	0.65	88
1206 L Görlitz	2	2.4	1.0	0.78	109
1207 L Großenhain	0				
1208 L Kamenz	2	1.2	0.3--	0.18	187
1210 L Löbau	3	1.1	0.6	0.37	156
1211 L Meißen	5	1.5	0.8	0.47	129
1212 L Niesky	3	2.9	1.2	0.82	92
1213 L Pirna	2	0.6	0.5	0.40	164
1214 L Riesa	9	3.4	2.5	0.99	18
1215 L Sebnitz	2	1.4	1.7	1.23	49
1216 L Zittau	6	2.3	3.0	1.39	9
1231 S Dresden	19	1.3	0.9	0.24	121
1232 S Görlitz	3	1.3	0.4--	0.27	171
Dresden	82	1.7	1.1	0.15	

1300   Leipzig

1301 L Altenburg	5	1.7	1.4	0.68	72
1302 L Borna	3	1.3	0.3--	0.20	187
1303 L Delitzsch	2	1.4	0.7	0.49	145
1304 L Döbeln	5	1.9	1.6	0.94	57
1305 L Eilenburg	5	3.7	3.0	1.63	9
1306 L Geithain	1	1.0	0.8	0.84	129
1307 L Grimma	2	1.1	0.6	0.48	156
1308 L Leipzig	4	1.0	0.4--	0.22	171
1309 L Oschatz	1	0.7	0.4-	0.35	171
1310 L Schmölln	0				
1311 L Torgau	2	1.4	1.4	0.98	72
1312 L Wurzen	2	1.4	1.7	1.22	49
1331 S Leipzig	37	2.4	1.5	0.27	63
Leipzig	69	1.8	1.2	0.17	

1400   Chemnitz

1401 L Annaberg	7	3.1	1.8	0.78	44
1402 L Aue	4	1.2	0.5--	0.23	164
1403 L Auerbach	5	2.5	1.3	0.76	88
1404 L Brand-Erbisdorf ...	2	2.0	1.1	0.95	100
1405 L Chemnitz	8	2.7	1.6	0.75	57
1406 L Flöha	1	0.7	0.2--	0.20	193
1407 L Freiberg	3	1.3	1.0	0.60	109
1408 L Glauchau	2	1.0	0.5	0.44	164
1409 L Stollberg	4	1.8	1.6	1.07	57
1410 L Hainichen	1	0.5	0.5	0.49	164
1411 L Hohenstein-Ernstthal.	4	2.4	2.0	1.07	34
1412 L Marienberg	3	1.7	0.7	0.42	145
1413 L Oelsnitz	1	0.9	0.4-	0.36	171
1414 L Plauen	2	3.1	2.4	2.04	22
1415 L Reichenbach	4	2.4	1.1	0.66	100
1416 L Rochlitz	1	0.7	0.2--	0.21	193
1417 L Schwarzenberg	0				
1418 L Klingenthal	1	1.0	0.8	0.79	129
1419 L Werdau	4	1.9	1.2	0.67	92
1420 L Zschopau	5	3.3	3.3	1.54	7
1421 L Zwickau	6	2.5	0.9	0.43	121
1431 S Chemnitz	13	1.5	1.0	0.34	109
1433 S Plauen	3	1.4	0.4--	0.22	171
1435 S Zwickau	0				
Chemnitz	84	1.6	1.0	0.13	

1500   East Berlin

1500 East Berlin	58	1.9	1.5	0.24	63
G.D.R. Total	726	1.6	1.2	0.05	

Placenta

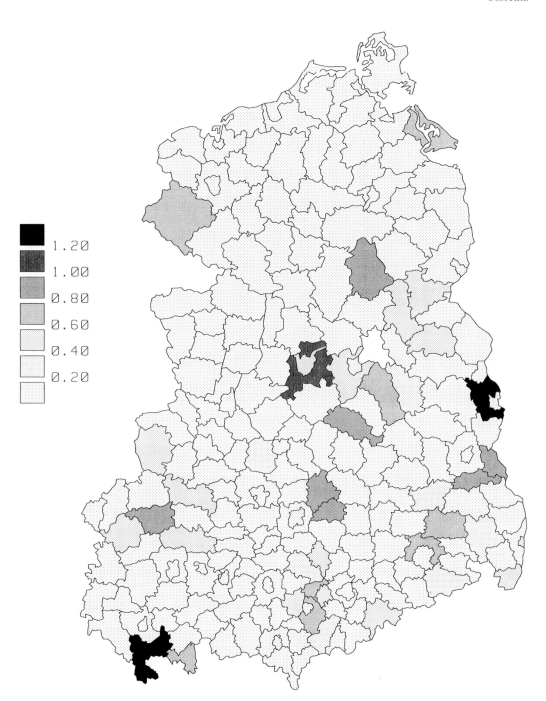

Placenta

0100	Rostock					
0101	L Bad Doberan	0				
0103	L Ribnitz-Damgarten .	0				
0105	L Greifswald	0				
0106	L Grevesmühlen	0				
0107	L Grimmen	0				
0108	L Rostock	0				
0109	L Stralsund	0				
0110	L Wismar	0				
0111	L Wolgast	1	0.6	0.6	0.62	15
0112	L Rügen	0				
0131	S Rostock	0				
0132	S Stralsund	0				
0133	S Wismar	0				
0134	S Greifswald	0				
	Rostock	1	0.0	0.0−	0.04	

0200	Schwerin					
0201	L Bützow	0				
0202	L Gadebusch	0				
0203	L Güstrow	0				
0204	L Hagenow	1	0.5	0.6	0.62	15
0205	L Ludwigslust	0				
0206	L Lübz	0				
0207	L Parchim	0				
0208	L Perleberg	0				
0209	L Schwerin	0				
0210	L Sternberg	0				
0231	S Schwerin	0				
	Schwerin	1	0.1	0.1	0.07	

0300	Neubrandenburg					
0301	L Altentreptow	0				
0302	L Anklam	0				
0303	L Demmin	0				
0304	L Malchin	0				
0305	L Neubrandenburg . . .	0				
0306	L Neustrelitz	0				
0307	L Pasewalk	0				
0308	L Prenzlau	0				
0309	L Röbel/Müritz	0				
0310	L Strasburg	0				
0311	L Templin	0				
0312	L Teterow	0				
0313	L Ueckermünde	0				
0314	L Waren	0				
0331	S Neubrandenburg . . .	0				
	Neubrandenburg . . .	0				

0400	Potsdam					
0401	L Belzig	0				
0402	L Brandenburg	1	1.0	1.0	1.03	3
0403	L Gransee	1	0.8	0.9	0.88	5
0405	L Jüterbog	1	1.0	0.8	0.82	7
0407	L Königs Wusterhausen	1	0.4	0.4	0.38	30
0408	L Kyritz	0				
0409	L Luckenwalde	0				
0410	L Nauen	0				
0411	L Neuruppin	0				
0412	L Potsdam	1	0.4	0.5	0.46	24
0413	L Pritzwalk	0				
0414	L Oranienburg	0				
0415	L Rathenow	0				
0416	L Wittstock	0				
0417	L Zossen	1	0.5	0.6	0.60	15
0431	S Brandenburg/Havel .	1	0.4	0.4	0.42	30
0432	S Potsdam	1	0.3	0.3	0.28	38
	Potsdam	8	0.3	0.3	0.10	

0500	Frankfurt					
0501	L Angermünde	0				
0502	L Beeskow	0				
0503	L Bernau	1	0.5	0.6	0.57	15
0504	L Eberswalde	1	0.5	0.6	0.55	15
0505	L Bad Freienwalde . . .	0				
0506	L Eisenhüttenstadt . . .	1	1.8	2.4	2.39	1
0507	L Fürstenwalde	0				
0508	L Seelow	0				
0509	L Strausberg	1	0.4	0.5	0.54	24
0531	S Frankfurt/Oder . . .	0				
0532	S Eisenhüttenstadt . . .	0				
0533	S Schwedt (Oder) . . .	0				
	Frankfurt	4	0.2	0.2	0.12	

0600	Cottbus					
0601	L Bad Liebenwerda . .	0				
0602	L Calau	0				
0603	L Cottbus	0				
0605	L Finsterwalde	0				
0606	L Forst	1	0.9	1.0	0.99	3
0607	L Guben	0				
0608	L Hoyerswerda	0				
0609	L Lübben	0				
0610	L Luckau	0				
0611	L Senftenberg	1	0.3	0.3	0.26	38
0612	L Spremberg	1	0.9	0.8	0.85	7
0613	L Weißwasser	0				
0614	L Herzberg	0				
0615	L Jessen	0				
0631	S Cottbus	0				
	Cottbus	3	0.1	0.1	0.07	

0700	Magdeburg					
0701	L Burg	0				
0703	L Gradelegen	0				
0704	L Genthin	0				
0705	L Halberstadt	0				
0706	L Haldensleben	0				
0707	L Havelberg	0				
0708	L Kalbe/Milde	0				
0709	L Klötze	0				
0710	L Wolmirstedt	0				
0711	L Oschersleben	0				
0712	L Osterburg	0				
0713	L Salzwedel	0				
0714	L Schönebeck	0				
0716	L Staßfurt	0				
0717	L Stendal	0				
0718	L Tangerhütte	0				
0719	L Wanzleben	0				
0720	L Wernigerode	1	0.4	0.4	0.40	30
0721	L Zerbst	0				
0732	S Magdeburg	1	0.1	0.1	0.14	46
	Magdeburg	2	0.1	0.1	0.05	

Placenta

0800 Halle

0801 L Artern	0				
0802 L Aschersleben	0				
0803 L Bernburg	0				
0804 L Bitterfeld	0				
0805 L Eisleben	0				
0806 L Gräfenhainichen	0				
0807 L Saalkreis	0				
0808 L Hettstedt	0				
0809 L Köthen	1	0.5	0.4	0.37	30
0810 L Nebra	0				
0811 L Merseburg	0				
0812 L Naumburg	0				
0813 L Quedlinburg	0				
0814 L Querfurt	0				
0815 L Roßlau	0				
0816 L Sangerhausen	1	0.5	0.5	0.53	24
0817 L Hohenmölsen	0				
0818 L Weißenfels	0				
0819 L Wittenberg	0				
0820 L Zeitz	0				
0831 S Dessau	0				
0832 S Halle/Saale	0				
0833 S Halle-Neustadt	0				
Halle	2	0.0	0.0--	0.03	

0900 Erfurt

0901 L Arnstadt	0				
0902 L Apolda	0				
0903 L Eisenach	0				
0904 L Erfurt	0				
0905 L Gotha	0				
0906 L Heiligenstadt	0				
0907 L Langensalza	0				
0908 L Worbis	0				
0909 L Mühlhausen	1	0.4	0.4	0.41	30
0910 L Nordhausen	0				
0911 L Sömmerda	1	0.6	0.6	0.59	15
0912 L Sondershausen	1	0.7	0.8	0.80	7
0913 L Weimar	0				
0931 S Weimar	0				
0932 S Erfurt	0				
Erfurt	3	0.1	0.1	0.06	

1000 Gera

1001 L Eisenberg	0				
1002 L Gera	0				
1003 L Jena	0				
1004 L Lobenstein	0				
1005 L Pößneck	0				
1006 L Rudolstadt	0				
1007 L Saalfeld	0				
1008 L Schleiz	0				
1009 L Stadtroda	0				
1010 L Zeulenroda	0				
1011 L Greiz	0				
1031 S Gera	0				
1032 S Jena	0				
Gera	0				

1100 Suhl

1101 L Bad Salzungen	0				
1102 L Hildburghausen	2	1.3	1.4	0.98	2
1103 L Ilmenau	0				
1104 L Neuhaus am Renweg	0				
1105 L Meiningen	0				
1106 L Schmalkalden	0				
1107 L Sonnenberg	1	0.6	0.7	0.70	11
1108 L Suhl	0				
1131 S Suhl	0				
Suhl	3	0.2	0.2	0.13	

1200 Dresden

1201 L Bautzen	1	0.3	0.3	0.32	38
1202 L Bischofswerda	0				
1203 L Dippoldiswalde	0				
1204 L Dresden	2	0.6	0.7	0.52	11
1205 L Freital	0				
1206 L Görlitz	0				
1207 L Großenhain	0				
1208 L Kamenz	1	0.6	0.7	0.65	11
1210 L Löbau	0				
1211 L Meißen	0				
1212 L Niesky	0				
1213 L Pirna	1	0.3	0.4	0.36	30
1214 L Riesa	0				
1215 L Sebnitz	0				
1216 L Zittau	1	0.4	0.5	0.50	24
1231 S Dresden	2	0.1	0.2	0.12	43
1232 S Görlitz	1	0.4	0.5	0.54	24
Dresden	9	0.2	0.2	0.07	

1300 Leipzig

1301 L Altenburg	1	0.3	0.3	0.32	38
1302 L Borna	0				
1303 L Delitzsch	0				
1304 L Döbeln	0				
1305 L Eilenburg	1	0.7	0.9	0.90	5
1306 L Geithain	1	1.0	0.5	0.49	24
1307 L Grimma	0				
1308 L Leipzig	0				
1309 L Oschatz	0				
1310 L Schmölln	0				
1311 L Torgau	0				
1312 L Wurzen	1	0.7	0.8	0.81	7
1331 S Leipzig	3	0.2	0.2	0.12	43
Leipzig	7	0.2	0.2	0.07	

1400 Chemnitz

1401 L Annaberg	0				
1402 L Aue	1	0.3	0.3	0.34	38
1403 L Auerbach	0				
1404 L Brand-Erbisdorf	0				
1405 L Chemnitz	0				
1406 L Flöha	0				
1407 L Freiberg	0				
1408 L Glauchau	1	0.5	0.7	0.66	11
1409 L Stollberg	0				
1410 L Hainichen	0				
1411 L Hohenstein-Ernstthal.	1	0.6	0.6	0.59	15
1412 L Marienberg	1	0.6	0.4	0.44	30
1413 L Oelsnitz	0				
1414 L Plauen	0				
1415 L Reichenbach	0				
1416 L Rochlitz	0				
1417 L Schwarzenberg	0				
1418 L Klingenthal	0				
1419 L Werdau	1	0.5	0.6	0.59	15
1420 L Zschopau	0				
1421 L Zwickau	1	0.4	0.6	0.62	15
1431 S Chemnitz	1	0.1	0.1	0.11	46
1433 S Plauen	1	0.5	0.4	0.39	30
1435 S Zwickau	0				
Chemnitz	8	0.2	0.2	0.06	

1500 East Berlin

1500 East Berlin	6	0.2	0.2	0.08	43
G.D.R. Total	57	0.1	0.1	0.02	

Penis and other male genital organs

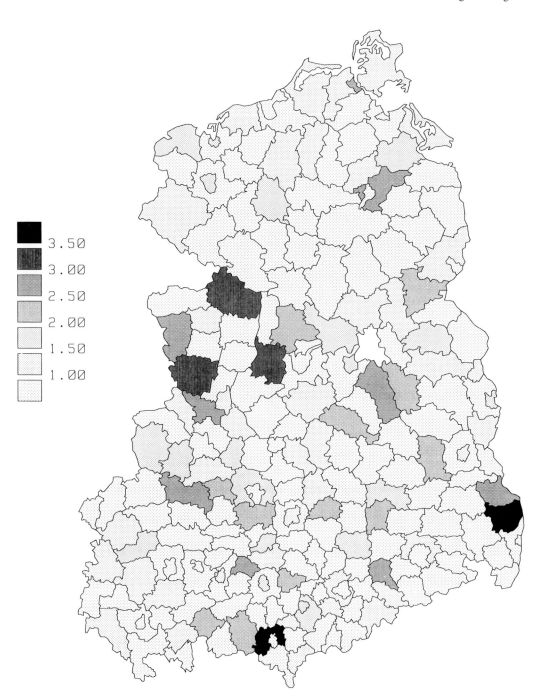

Penis and other male genital organs

0100 Rostock

Code	Name					
0101 L	Bad Doberan	2	1.7	1.0	0.74	76
0103 L	Ribnitz-Damgarten .	1	0.6	1.0	1.03	76
0105 L	Greifswald	0				
0106 L	Grevesmühlen	2	2.0	1.5	1.12	43
0107 L	Grimmen	1	1.2	0.5	0.54	135
0108 L	Rostock	0				
0109 L	Stralsund	1	1.5	1.3	1.26	54
0110 L	Wismar	0				
0111 L	Wolgast	2	1.4	1.0	0.76	76
0112 L	Rügen	2	1.0	1.1	0.80	66
0131 S	Rostock	1	0.2	0.1--	0.13	166
0132 S	Stralsund	6	3.4	2.7	1.12	9
0133 S	Wismar	3	2.2	1.7	0.99	35
0134 S	Greifswald	1	0.7	0.9	0.87	98
	Rostock	22	1.0	0.9	0.20	

0200 Schwerin

Code	Name					
0201 L	Bützow	0				
0202 L	Gadebusch	0				
0203 L	Güstrow	3	1.8	1.4	0.82	48
0204 L	Hagenow	3	1.7	1.0	0.62	76
0205 L	Ludwigslust	1	0.7	0.4	0.39	147
0206 L	Lübz	2	2.4	1.6	1.21	37
0207 L	Parchim	0				
0208 L	Perleberg	3	1.6	0.7	0.42	114
0209 L	Schwerin	0				
0210 L	Sternberg	0				
0231 S	Schwerin	5	1.8	1.7	0.78	35
	Schwerin	17	1.2	0.9	0.22	

0300 Neubrandenburg

Code	Name					
0301 L	Altentreptow	1	1.7	1.0	1.02	76
0302 L	Anklam	2	2.0	1.8	1.26	30
0303 L	Demmin	1	0.9	0.7	0.74	114
0304 L	Malchin	0				
0305 L	Neubrandenburg ...	3	4.4	2.5	1.64	13
0306 L	Neustrelitz	0				
0307 L	Pasewalk	1	0.9	0.3	0.34	158
0308 L	Prenzlau	2	1.9	0.8	0.56	107
0309 L	Röbel/Müritz	0				
0310 L	Strasburg	0				
0311 L	Templin	0				
0312 L	Teterow	1	1.3	1.0	1.05	76
0313 L	Ueckermünde	0				
0314 L	Waren	0				
0331 S	Neubrandenburg ...	1	0.5	0.8	0.83	107
	Neubrandenburg ...	12	0.8	0.6-	0.17	

0400 Potsdam

Code	Name					
0401 L	Belzig	2	2.5	1.0	0.74	76
0402 L	Brandenburg	0				
0403 L	Gransee	0				
0405 L	Jüterbog	3	3.4	2.4	1.40	16
0407 L	Königs Wusterhausen	6	2.9	2.2	0.94	21
0408 L	Kyritz	0				
0409 L	Luckenwalde	1	1.0	0.5	0.49	135
0410 L	Nauen	3	1.6	1.5	0.98	43
0411 L	Neuruppin	0				
0412 L	Potsdam	3	1.3	0.7	0.44	114
0413 L	Pritzwalk	0				
0414 L	Oranienburg	5	1.6	1.0	0.51	76
0415 L	Rathenow	5	3.3	2.4	1.15	16
0416 L	Wittstock	0				
0417 L	Zossen	6	3.3	2.8	1.21	7
0431 S	Brandenburg/Havel .	2	0.9	0.6	0.45	124
0432 S	Potsdam	7	2.3	1.9	0.82	28
	Potsdam	43	1.6	1.2	0.20	

0500 Frankfurt

Code	Name					
0501 L	Angermünde	1	1.1	1.1	1.05	66
0502 L	Beeskow	0				
0503 L	Bernau	3	1.7	1.0	0.63	76
0504 L	Eberswalde	6	3.1	2.2	0.96	21
0505 L	Bad Freienwalde ...	0				
0506 L	Eisenhüttenstadt ...	0				
0507 L	Fürstenwalde	4	1.6	1.1	0.59	66
0508 L	Seelow	1	1.0	1.0	0.98	76
0509 L	Strausberg	4	1.9	1.8	1.04	30
0531 S	Frankfurt/Oder ...	2	1.1	1.3	0.91	54
0532 S	Eisenhüttenstadt ...	2	1.7	2.0	1.47	26
0533 S	Schwedt (Oder) ...	0				
	Frankfurt	23	1.4	1.2	0.26	

0600 Cottbus

Code	Name					
0601 L	Bad Liebenwerda ..	5	3.8	1.6	0.73	37
0602 L	Calau	3	2.1	2.2	1.26	21
0603 L	Cottbus	2	1.8	0.6	0.41	124
0605 L	Finsterwalde	0				
0606 L	Forst	2	2.1	0.8	0.61	107
0607 L	Guben	2	1.8	1.1	0.82	66
0608 L	Hoyerswerda	1	0.4	0.3-	0.31	158
0609 L	Lübben	1	1.3	0.5	0.48	135
0610 L	Luckau	0				
0611 L	Senftenberg	4	1.4	1.0	0.52	76
0612 L	Spremberg	1	1.0	0.9	0.90	98
0613 L	Weißwasser	4	2.9	2.9	1.71	6
0614 L	Herzberg	1	1.1	0.4	0.39	147
0615 L	Jessen	0				
0631 S	Cottbus	3	1.1	1.4	0.84	48
	Cottbus	29	1.4	1.0	0.20	

0700 Magdeburg

Code	Name					
0701 L	Burg	1	0.7	0.6	0.64	124
0703 L	Gradelegen	0				
0704 L	Genthin	4	4.2	3.3	1.85	3
0705 L	Halberstadt	1	0.5	0.4	0.42	147
0706 L	Haldensleben	6	4.2	3.1	1.34	4
0707 L	Havelberg	0				
0708 L	Kalbe/Milde	1	2.2	1.2	1.16	62
0709 L	Klötze	2	2.8	2.5	1.79	13
0710 L	Wolmirstedt	1	0.9	0.4	0.41	147
0711 L	Oschersleben	2	1.9	1.2	0.93	62
0712 L	Osterburg	3	2.8	3.0	1.80	5
0713 L	Salzwedel	1	1.0	0.4	0.41	147
0714 L	Schönebeck	3	1.4	1.1	0.64	66
0716 L	Staßfurt	0				
0717 L	Stendal	1	0.6	0.6	0.60	124
0718 L	Tangerhütte	1	2.0	1.0	0.99	76
0719 L	Wanzleben	4	3.8	2.8	1.43	7
0720 L	Wernigerode	5	2.1	1.6	0.72	37
0721 L	Zerbst	1	1.0	1.0	0.96	76
0732 S	Magdeburg	7	1.0	1.1	0.42	66
	Magdeburg	44	1.5	1.2	0.19	

Penis and other male genital organs

0800	**Halle**				
0801 L Artern	0				
0802 L Aschersleben	1	0.6	0.6	0.58	124
0803 L Bernburg	4	2.1	1.5	0.76	43
0804 L Bitterfeld	4	1.3	1.0	0.50	76
0805 L Eisleben	7	3.8	2.1	0.87	24
0806 L Gräfenhainichen	2	2.1	1.0	0.72	76
0807 L Saalkreis	4	2.4	1.9	0.97	28
0808 L Hettstedt	2	1.5	1.4	1.04	48
0809 L Köthen	2	1.0	0.7	0.53	114
0810 L Nebra	0				
0811 L Merseburg	10	3.2	2.3	0.81	19
0812 L Naumburg	2	1.5	0.8	0.60	107
0813 L Quedlinburg	5	2.4	1.8	0.83	30
0814 L Querfurt	0				
0815 L Roßlau	1	1.2	0.6	0.55	124
0816 L Sangerhausen	6	3.1	2.7	1.15	9
0817 L Hohenmölsen	2	2.8	1.8	1.41	30
0818 L Weißenfels	1	0.6	0.5	0.54	135
0819 L Wittenberg	3	1.3	1.0	0.58	76
0820 L Zeitz	5	2.6	1.4	0.69	48
0831 S Dessau	0				
0832 S Halle/Saale	6	1.1	0.8	0.34	107
0833 S Halle-Neustadt	1	0.4	0.7	0.72	114
Halle	68	1.6	1.2	0.15	
0900	**Erfurt**				
0901 L Arnstadt	2	1.3	1.2	0.82	62
0902 L Apolda	1	0.9	0.7	0.74	114
0903 L Eisenach	5	1.8	1.3	0.59	54
0904 L Erfurt	1	0.9	0.4	0.45	147
0905 L Gotha	6	1.7	1.0	0.44	76
0906 L Heiligenstadt	0				
0907 L Langensalza	2	1.8	1.5	1.25	43
0908 L Worbis	2	1.1	1.0	0.75	76
0909 L Mühlhausen	4	1.8	1.4	0.70	48
0910 L Nordhausen	3	1.1	0.7	0.42	114
0911 L Sömmerda	1	0.6	0.5	0.49	135
0912 L Sondershausen	1	0.8	0.7	0.68	114
0913 L Weimar	1	0.9	0.9	0.88	98
0931 S Weimar	2	1.4	0.6	0.41	124
0932 S Erfurt	6	1.2	1.0	0.40	76
Erfurt	37	1.3	0.9	0.16	
1000	**Gera**				
1001 L Eisenberg	2	2.5	2.6	1.91	12
1002 L Gera	0				
1003 L Jena	0				
1004 L Lobenstein	0				
1005 L Pößneck	0				
1006 L Rudolstadt	2	1.2	0.5	0.33	135
1007 L Saalfeld	4	2.8	2.0	1.01	26
1008 L Schleiz	3	3.9	2.4	1.48	16
1009 L Stadtroda	0				
1010 L Zeulenroda	1	1.1	0.5	0.48	135
1011 L Greiz	1	0.7	0.5	0.51	135
1031 S Gera	5	1.7	1.6	0.74	37
1032 S Jena	3	1.2	1.5	0.90	43
Gera	21	1.2	1.0	0.22	
1100	**Suhl**				
1101 L Bad Salzungen	2	0.9	0.7	0.51	114
1102 L Hildburghausen	0				
1103 L Ilmenau	0				
1104 L Neuhaus am Renweg	1	1.1	1.1	1.10	66
1105 L Meiningen	2	1.2	1.2	0.93	62
1106 L Schmalkalden	2	1.3	0.6	0.46	124
1107 L Sonnenberg	0				
1108 L Suhl	1	0.9	0.3−	0.30	158
1131 S Suhl	0				
Suhl	8	0.6	0.4−−	0.17	
1200	**Dresden**				
1201 L Bautzen	4	1.4	0.9	0.48	98
1202 L Bischofswerda	4	2.5	0.9	0.46	98
1203 L Dippoldiswalde	0				
1204 L Dresden	6	2.3	1.3	0.62	54
1205 L Freital	3	1.5	0.9	0.65	98
1206 L Görlitz	0				
1207 L Großenhain	1	1.0	0.3−	0.31	158
1208 L Kamenz	1	0.7	0.4	0.37	147
1210 L Löbau	2	0.9	0.3−−	0.19	158
1211 L Meißen	2	0.7	0.4	0.30	147
1212 L Niesky	4	4.3	3.9	2.32	2
1213 L Pirna	1	0.4	0.3−	0.27	158
1214 L Riesa	7	2.9	2.5	1.04	13
1215 L Sebnitz	0				
1216 L Zittau	3	1.4	0.9	0.55	98
1231 S Dresden	16	1.4	0.9	0.27	98
1232 S Görlitz	3	1.6	1.0	0.63	76
Dresden	57	1.4	0.9	0.14	
1300	**Leipzig**				
1301 L Altenburg	1	0.4	0.4	0.37	147
1302 L Borna	2	0.9	0.5	0.38	135
1303 L Delitzsch	0				
1304 L Döbeln	5	2.3	1.6	0.74	37
1305 L Eilenburg	2	1.6	1.3	0.98	54
1306 L Geithain	1	1.1	0.9	0.87	98
1307 L Grimma	1	0.6	0.8	0.85	107
1308 L Leipzig	1	0.3	0.2−	0.18	164
1309 L Oschatz	1	0.8	0.6	0.60	124
1310 L Schmölln	2	2.5	2.1	1.65	24
1311 L Torgau	1	0.8	0.5	0.45	135
1312 L Wurzen	4	3.3	2.3	1.19	19
1331 S Leipzig	23	1.8	1.3	0.29	54
Leipzig	44	1.3	1.0	0.16	
1400	**Chemnitz**				
1401 L Annaberg	4	2.0	0.8	0.38	107
1402 L Aue	1	0.3	0.1−−	0.12	166
1403 L Auerbach	1	0.6	0.5	0.49	135
1404 L Brand-Erbisdorf	1	1.1	1.1	1.10	66
1405 L Chemnitz	5	2.0	1.1	0.51	66
1406 L Flöha	0				
1407 L Freiberg	6	3.0	2.7	1.26	9
1408 L Glauchau	0				
1409 L Stollberg	3	1.5	1.3	0.75	54
1410 L Hainichen	0				
1411 L Hohenstein-Ernstthal.	2	1.4	0.5	0.37	135
1412 L Marienberg	3	1.9	1.4	0.90	48
1413 L Oelsnitz	2	2.2	1.0	0.75	76
1414 L Plauen	3	5.3	4.1	2.38	1
1415 L Reichenbach	3	2.2	1.3	0.81	54
1416 L Rochlitz	1	0.8	0.4	0.37	147
1417 L Schwarzenberg	2	1.4	1.0	0.75	76
1418 L Klingenthal	1	1.2	1.1	1.12	66
1419 L Werdau	1	0.6	0.2−	0.24	164
1420 L Zschopau	2	1.5	0.6	0.43	124
1421 L Zwickau	6	3.0	1.8	0.81	30
1431 S Chemnitz	5	0.7	0.4−	0.17	147
1433 S Plauen	1	0.6	0.6	0.55	124
1435 S Zwickau	6	2.1	1.6	0.68	37
Chemnitz	59	1.3	0.9	0.12	
1500	**East Berlin**				
1500 East Berlin	23	0.9	0.7	0.17	114
G.D.R. Total	507	1.3	0.9	0.05	

Males, Eye

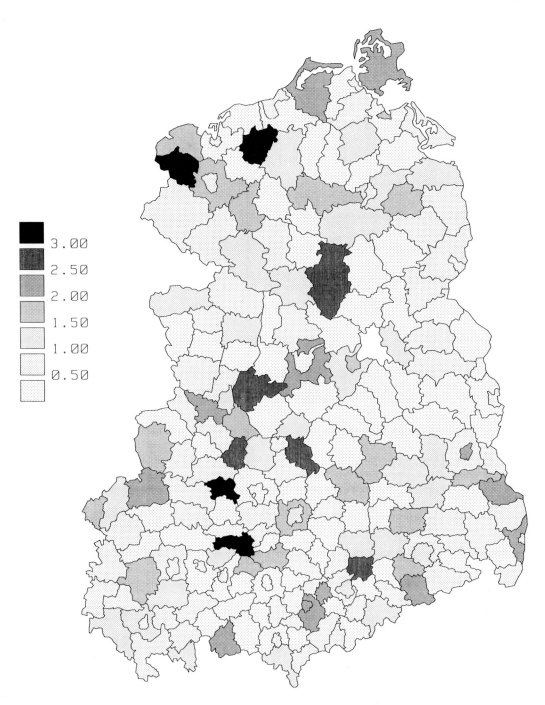

3.00
2.50
2.00
1.50
1.00
0.50

Females, Eye

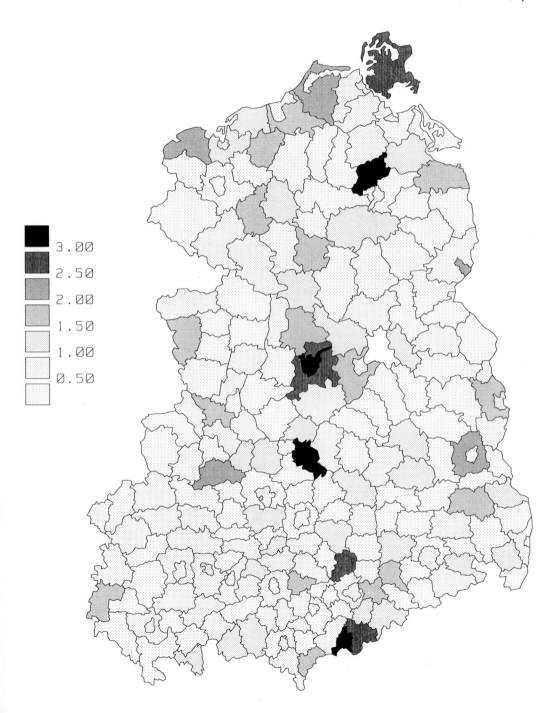

Males, Eye

0100	Rostock					
0101	L Bad Doberan	0				
0103	L Ribnitz-Damgarten .	3	1.9	2.1	1.27	18
0105	L Greifswald	0				
0106	L Grevesmühlen	1	1.0	1.5	1.53	40
0107	L Grimmen	1	1.2	0.8	0.80	85
0108	L Rostock	0				
0109	L Stralsund	0				
0110	L Wismar	0				
0111	L Wolgast	1	0.7	0.7	0.71	94
0112	L Rügen	5	2.5	2.2	1.02	14
0131	S Rostock	6	1.1	0.9	0.41	74
0132	S Stralsund	0				
0133	S Wismar	1	0.7	0.6	0.63	109
0134	S Greifswald	1	0.7	1.6	1.55	36
	Rostock	19	0.9	0.9	0.23	

0200	Schwerin					
0201	L Bützow	2	2.8	3.3	2.46	2
0202	L Gadebusch	2	3.3	3.3	2.32	2
0203	L Güstrow	2	1.2	1.1	0.81	63
0204	L Hagenow	2	1.2	0.6	0.41	109
0205	L Ludwigslust	1	0.7	0.7	0.72	94
0206	L Lübz	0				
0207	L Parchim	2	2.1	1.9	1.37	25
0208	L Perleberg	3	1.6	1.3	0.82	49
0209	L Schwerin	1	1.2	1.9	1.87	25
0210	L Sternberg	0				
0231	S Schwerin	2	0.7	0.7	0.53	94
	Schwerin	17	1.2	1.1	0.29	

0300	Neubrandenburg					
0301	L Altentreptow	0				
0302	L Anklam	1	1.0	0.4	0.37	146
0303	L Demmin	1	0.9	1.4	1.44	43
0304	L Malchin	0				
0305	L Neubrandenburg . . .	1	1.5	1.2	1.21	53
0306	L Neustrelitz	2	1.5	1.1	0.79	63
0307	L Pasewalk	1	0.9	0.7	0.70	94
0308	L Prenzlau	1	0.9	0.8	0.76	85
0309	L Röbel/Müritz	0				
0310	L Strasburg	2	3.1	1.8	1.31	28
0311	L Templin	0				
0312	L Teterow	0				
0313	L Ueckermünde	2	1.6	1.3	0.97	49
0314	L Waren	2	1.6	1.8	1.46	28
0331	S Neubrandenburg . . .	1	0.5	0.6	0.60	109
	Neubrandenburg . . .	14	0.9	0.9	0.26	

0400	Potsdam					
0401	L Belzig	0				
0402	L Brandenburg	2	2.2	2.1	1.50	18
0403	L Gransee	0				
0405	L Jüterbog	0				
0407	L Königs Wusterhausen	0				
0408	L Kyritz	1	1.2	1.0	1.05	71
0409	L Luckenwalde	1	1.0	0.4	0.40	146
0410	L Nauen	1	0.5	0.4	0.44	146
0411	L Neuruppin	4	2.6	3.0	1.54	5
0412	L Potsdam	2	0.9	1.2	0.87	53
0413	L Pritzwalk	1	1.3	0.5	0.50	128
0414	L Oranienburg	1	0.3	0.3−	0.26	157
0415	L Rathenow	1	0.7	0.7	0.69	94
0416	L Wittstock	0				
0417	L Zossen	0				
0431	S Brandenburg/Havel .	1	0.4	0.4	0.39	146
0432	S Potsdam	5	1.7	1.8	0.81	28
	Potsdam	20	0.8	0.7	0.17	

0500	Frankfurt					
0501	L Angermünde	1	1.1	0.9	0.94	74
0502	L Beeskow	0				
0503	L Bernau	0				
0504	L Eberswalde	1	0.5	0.6	0.58	109
0505	L Bad Freienwalde . . .	0				
0506	L Eisenhüttenstadt . . .	0				
0507	L Fürstenwalde	2	0.8	0.6	0.44	109
0508	L Seelow	1	1.0	0.4	0.40	146
0509	L Strausberg	3	1.4	0.9	0.53	74
0531	S Frankfurt/Oder . . .	1	0.5	0.4	0.44	146
0532	S Eisenhüttenstadt . . .	1	0.8	0.6	0.63	109
0533	S Schwedt (Oder) . . .	0				
	Frankfurt	10	0.6	0.5−−	0.15	

0600	Cottbus					
0601	L Bad Liebenwerda . .	0				
0602	L Calau	2	1.4	1.2	0.86	53
0603	L Cottbus	1	0.9	0.8	0.78	85
0605	L Finsterwalde	2	1.5	1.4	0.97	43
0606	L Forst	1	1.1	1.0	0.96	71
0607	L Guben	1	0.9	0.5	0.46	128
0608	L Hoyerswerda	1	0.4	0.3	0.33	157
0609	L Lübben	0				
0610	L Luckau	1	1.4	0.5	0.46	128
0611	L Senftenberg	4	1.4	1.5	0.78	40
0612	L Spremberg	3	2.9	1.6	1.00	36
0613	L Weißwasser	2	1.5	2.3	1.67	11
0614	L Herzberg	2	2.2	2.0	1.63	21
0615	L Jessen	0				
0631	S Cottbus	3	1.1	2.0	1.20	21
	Cottbus	23	1.1	1.1	0.24	

0700	Magdeburg					
0701	L Burg	4	2.6	3.0	1.62	5
0703	L Gradelegen	0				
0704	L Genthin	0				
0705	L Halberstadt	1	0.5	0.4	0.41	146
0706	L Haldensleben	2	1.4	0.6	0.43	109
0707	L Havelberg	0				
0708	L Kalbe/Milde	1	2.2	0.7	0.75	94
0709	L Klötze	0				
0710	L Wolmirstedt	1	0.9	0.9	0.92	74
0711	L Oschersleben	1	0.9	0.9	0.88	74
0712	L Osterburg	1	0.9	0.9	0.87	74
0713	L Salzwedel	2	2.0	1.2	0.91	53
0714	L Schönebeck	3	1.4	1.8	1.18	28
0716	L Staßfurt	1	0.6	0.5	0.52	128
0717	L Stendal	3	1.7	1.4	0.94	43
0718	L Tangerhütte	0				
0719	L Wanzleben	3	2.9	2.0	1.25	21
0720	L Wernigerode	5	2.1	1.6	0.72	36
0721	L Zerbst	0				
0732	S Magdeburg	9	1.3	1.2	0.42	53
	Magdeburg	37	1.2	1.1	0.19	

Males, Eye

0800	Halle					
0801	L Artern	1	0.7	0.7	0.66	94
0802	L Aschersleben	1	0.6	0.3−	0.31	157
0803	L Bernburg	5	2.6	2.6	1.18	8
0804	L Bitterfeld	3	1.0	0.6	0 39	109
0805	L Eisleben	4	2.2	3.3	1.74	2
0806	L Gräfenhainichen	2	2.1	2.5	1.82	9
0807	L Saalkreis	1	0.6	0.4	0.42	146
0808	L Hettstedt	1	0.7	0.6	0.64	109
0809	L Köthen	2	1.0	1.3	0.99	49
0810	L Nebra	0				
0811	L Merseburg	4	1.3	1.0	0.51	71
0812	L Naumburg	3	2.2	3.4	1.99	1
0813	L Quedlinburg	2	0.9	0.5	0.40	128
0814	L Querfurt	0				
0815	L Roßlau	1	1.2	1.1	1.07	63
0816	L Sangerhausen	2	1.0	0.5	0.39	128
0817	L Hohenmölsen	0				
0818	L Weißenfels	1	0.6	0.5	0.54	128
0819	L Wittenberg	1	0.4	0.2−−	0.17	164
0820	L Zeitz	5	2.6	1.9	0.86	25
0831	S Dessau	1	0.4	0.5	0.50	128
0832	S Halle/Saale	4	0.8	0.5	0.26	128
0833	S Halle-Neustadt	1	0.4	0.6	0.59	109
	Halle	45	1.0	1.0	0.15	

0900	Erfurt					
0901	L Arnstadt	2	1.3	1.1	0.78	63
0902	L Apolda	2	1.7	1.2	0.87	53
0903	L Eisenach	2	0.7	0.6	0.42	109
0904	L Erfurt	1	0.9	0.8	0.79	85
0905	L Gotha	7	2.0	1.7	0.68	34
0906	L Heiligenstadt	2	2.0	1.8	1.30	28
0907	L Langensalza	0				
0908	L Worbis	2	1.1	1.3	0.95	49
0909	L Mühlhausen	1	0.5	0.6	0.64	109
0910	L Nordhausen	5	1.9	2.1	1.01	18
0911	L Sömmerda	0				
0912	L Sondershausen	0				
0913	L Weimar	0				
0931	S Weimar	1	0.7	0.5	0.53	128
0932	S Erfurt	4	0.8	0.7	0.34	94
	Erfurt	29	1.0	0.9	0.18	

1000	Gera					
1001	L Eisenberg	1	1.3	1.6	1.59	36
1002	L Gera	0				
1003	L Jena	0				
1004	L Lobenstein	1	1.5	2.4	2.39	10
1005	L Pößneck	0				
1006	L Rudolstadt	1	0.6	0.5	0.51	128
1007	L Saalfeld	0				
1008	L Schleiz	0				
1009	L Stadtroda	0				
1010	L Zeulenroda	1	1.1	0.3	0.32	157
1011	L Greiz	1	0.7	0.8	0.77	85
1031	S Gera	1	0.3	0.3	0.32	157
1032	S Jena	1	0.4	0.5	0.52	128
	Gera	7	0.4	0.4−−	0.16	

1100	Suhl					
1101	L Bad Salzungen	3	1.4	0.7	0.42	94
1102	L Hildburghausen	1	0.7	0.6	0.59	109
1103	L Ilmenau	1	0.6	0.6	0.56	109
1104	L Neuhaus am Renweg	1	1.1	0.5	0.52	128
1105	L Meiningen	2	1.2	1.1	0.76	63
1106	L Schmalkalden	1	0.6	0.6	0.56	109
1107	L Sonneberg	1	0.7	1.4	1.39	43
1108	L Suhl	2	1.8	1.4	1.17	43
1131	S Suhl	1	0.9	0.9	0.93	74
	Suhl	13	1.0	0.8	0.26	

1200	Dresden					
1201	L Bautzen	3	1.0	0.9	0.49	74
1202	L Bischofswerda	2	1.3	0.6	0.43	109
1203	L Dippoldiswalde	4	3.7	2.2	1.17	14
1204	L Dresden	2	0.8	0.8	0.58	85
1205	L Freital	4	2.0	1.5	0.83	40
1206	L Görlitz	3	4.1	2.3	1.46	11
1207	L Großenhain	2	2.0	2.0	1.39	21
1208	L Kamenz	1	0.7	0.6	0.59	109
1210	L Löbau	2	0.9	0.5	0.35	128
1211	L Meißen	4	1.4	1.2	0.66	53
1212	L Niesky	2	2.1	0.9	0.67	74
1213	L Pirna	3	1.1	0.7	0.42	94
1214	L Riesa	1	0.4	0.3	0.33	157
1215	L Sebnitz	0				
1216	L Zittau	2	0.9	0.8	0.60	85
1231	S Dresden	22	1.9	1.4	0.31	43
1232	S Görlitz	1	0.5	0.8	0.76	85
	Dresden	58	1.4	1.0	0.15	

1300	Leipzig					
1301	L Altenburg	3	1.1	0.7	0.44	94
1302	L Borna	1	0.5	0.2−−	0.24	164
1303	L Delitzsch	1	0.8	0.4	0.43	146
1304	L Döbeln	2	0.9	1.2	0.90	53
1305	L Eilenburg	1	0.8	0.3	0.33	157
1306	L Geithain	0				
1307	L Grimma	1	0.6	0.2−−	0.21	164
1308	L Leipzig	9	2.6	1.7	0.58	34
1309	L Oschatz	0				
1310	L Schmölln	0				
1311	L Torgau	2	1.5	1.8	1.33	28
1312	L Wurzen	1	0.8	0.7	0.73	94
1331	S Leipzig	15	1.2	1.1	0.31	63
	Leipzig	36	1.1	0.9	0.17	

1400	Chemnitz					
1401	L Annaberg	0				
1402	L Aue	2	0.7	0.5	0.39	128
1403	L Auerbach	1	0.6	0.4	0.45	146
1404	L Brand-Erbisdorf	2	2.2	0.9	0.66	74
1405	L Chemnitz	4	1.6	0.8	0.43	85
1406	L Flöha	0				
1407	L Freiberg	1	0.5	0.5	0.48	128
1408	L Glauchau	1	0.6	0.5	0.54	128
1409	L Stollberg	1	0.5	0.4	0.39	146
1410	L Hainichen	4	2.5	3.0	1.57	5
1411	L Hohenstein-Ernstthal	4	2.8	2.2	1.08	14
1412	L Marienberg	3	1.9	1.2	0.76	53
1413	L Oelsnitz	2	2.2	1.1	0.90	63
1414	L Plauen	0				
1415	L Reichenbach	1	0.7	0.7	0.70	94
1416	L Rochlitz	1	0.8	0.6	0.64	109
1417	L Schwarzenberg	1	0.7	0.7	0.71	94
1418	L Klingenthal	1	1.2	0.9	0.86	74
1419	L Werdau	2	1.2	0.5	0.41	128
1420	L Zschopau	1	0.8	0.7	0.71	94
1421	L Zwickau	5	2.5	2.3	1.05	11
1431	S Chemnitz	9	1.2	1.1	0.40	63
1433	S Plauen	1	0.6	0.6	0.55	109
1435	S Zwickau	4	1.4	2.2	1.13	14
	Chemnitz	51	1.1	1.0	0.15	

1500	East Berlin					
1500	East Berlin	34	1.3	1.2	0.21	53
	G.D.R. Total	413	1.1	0.9	0.05	

Females, Eye

0100		Rostock					
0101	L	Bad Doberan	2	1.5	1.0	0.81	54
0103	L	Ribnitz-Damgarten	5	2.8	2.3	1.12	9
0105	L	Greifswald	0				
0106	L	Grevesmühlen	3	2.7	2.1	1.25	12
0107	L	Grimmen	1	1.1	1.0	0.99	54
0108	L	Rostock	1	1.1	1.7	1.73	18
0109	L	Stralsund	1	1.4	0.5	0.51	107
0110	L	Wismar	1	1.2	1.2	1.25	41
0111	L	Wolgast	0				
0112	L	Rügen	6	2.8	2.6	1.17	6
0131	S	Rostock	4	0.7	0.4	0.20	122
0132	S	Stralsund	1	0.5	0.2	0.25	144
0133	S	Wismar	0				
0134	S	Greifswald	1	0.6	0.3	0.34	132
		Rostock	26	1.1	0.9	0.20	

0200		Schwerin					
0201	L	Bützow	2	2.5	1.9	1.43	15
0202	L	Gadebusch	0				
0203	L	Güstrow	1	0.5	0.2–	0.22	144
0204	L	Hagenow	1	0.5	0.4	0.45	122
0205	L	Ludwigslust	2	1.2	0.9	0.63	63
0206	L	Lübz	1	1.1	1.0	1.04	54
0207	L	Parchim	2	1.9	1.6	1.22	23
0208	L	Perleberg	3	1.5	0.9	0.58	63
0209	L	Schwerin	0				
0210	L	Sternberg	0				
0231	S	Schwerin	1	0.3	0.2–	0.23	144
		Schwerin	13	0.8	0.6	0.18	

0300		Neubrandenburg					
0301	L	Altentreptow	3	4.8	3.5	2.13	3
0302	L	Anklam	2	1.8	1.3	0.92	38
0303	L	Demmin	1	0.8	0.7	0.75	84
0304	L	Malchin	0				
0305	L	Neubrandenburg	0				
0306	L	Neustrelitz	2	1.4	1.1	0.84	46
0307	L	Pasewalk	0				
0308	L	Prenzlau	0				
0309	L	Röbel/Müritz	0				
0310	L	Strasburg	0				
0311	L	Templin	0				
0312	L	Teterow	0				
0313	L	Ueckermünde	3	2.3	2.0	1.13	14
0314	L	Waren	1	0.7	0.2–	0.21	144
0331	S	Neubrandenburg	1	0.5	0.3	0.34	132
		Neubrandenburg	13	0.8	0.6	0.17	

0400		Potsdam					
0401	L	Belzig	1	1.1	0.5	0.54	107
0402	L	Brandenburg	2	2.0	2.6	1.85	6
0403	L	Gransee	0				
0405	L	Jüterbog	0				
0407	L	Königs Wusterhausen	1	0.4	0.1––	0.11	158
0408	L	Kyritz	2	2.2	1.4	1.08	33
0409	L	Luckenwalde	0				
0410	L	Nauen	4	1.9	1.1	0.58	46
0411	L	Neuruppin	0				
0412	L	Potsdam	4	1.5	1.7	0.97	18
0413	L	Pritzwalk	0				
0414	L	Oranienburg	2	0.6	0.5	0.37	107
0415	L	Rathenow	3	1.8	1.6	0.94	23
0416	L	Wittstock	2	3.3	1.9	1.52	15
0417	L	Zossen	1	0.5	0.3	0.30	132
0431	S	Brandenburg/Havel	11	4.4	4.6+	1.66	2
0432	S	Potsdam	2	0.6	0.5	0.37	107
		Potsdam	35	1.2	1.0	0.20	

0500		Frankfurt					
0501	L	Angermünde	0				
0502	L	Beeskow	0				
0503	L	Bernau	1	0.5	0.2––	0.18	144
0504	L	Eberswalde	0				
0505	L	Bad Freienwalde	0				
0506	L	Eisenhüttenstadt	1	1.8	1.7	1.70	18
0507	L	Fürstenwalde	1	0.4	0.1––	0.13	158
0508	L	Seelow	0				
0509	L	Strausberg	2	0.9	0.8	0.54	75
0531	S	Frankfurt/Oder	1	0.5	0.5	0.51	107
0532	S	Eisenhüttenstadt	2	1.6	1.4	1.01	33
0533	S	Schwedt (Oder)	2	1.5	2.3	1.62	9
		Frankfurt	10	0.5	0.4	0.15	

0600		Cottbus					
0601	L	Bad Liebenwerda	0				
0602	L	Calau	0				
0603	L	Cottbus	2	1.7	2.2	1.80	11
0605	L	Finsterwalde	2	1.3	1.0	0.78	54
0606	L	Forst	0				
0607	L	Guben	1	0.9	1.0	0.96	54
0608	L	Hoyerswerda	4	1.4	1.5	0.80	27
0609	L	Lübben	0				
0610	L	Luckau	1	1.2	1.1	1.11	46
0611	L	Senftenberg	2	0.6	0.4	0.35	122
0612	L	Spremberg	1	0.9	0.5	0.45	107
0613	L	Weißwasser	2	1.4	1.5	1.12	27
0614	L	Herzberg	1	1.0	0.5	0.51	107
0615	L	Jessen	0				
0631	S	Cottbus	0				
		Cottbus	16	0.7	0.7	0.18	

0700		Magdeburg					
0701	L	Burg	1	0.6	0.2–	0.20	144
0703	L	Gradelegen	0				
0704	L	Genthin	0				
0705	L	Halberstadt	0				
0706	L	Haldensleben	0				
0707	L	Havelberg	1	1.7	0.9	0.91	63
0708	L	Kalbe/Milde	0				
0709	L	Klötze	1	1.3	1.5	1.53	27
0710	L	Wolmirstedt	1	0.9	0.6	0.60	96
0711	L	Oschersleben	1	0.8	0.5	0.50	107
0712	L	Osterburg	0				
0713	L	Salzwedel	1	0.9	0.8	0.84	75
0714	L	Schönebeck	2	0.9	1.0	0.86	54
0716	L	Staßfurt	4	2.0	1.0	0.50	54
0717	L	Stendal	1	0.5	0.5	0.48	107
0718	L	Tangerhütte	1	1.8	0.9	0.86	63
0719	L	Wanzleben	2	1.7	1.7	1.23	18
0720	L	Wernigerode	1	0.4	0.3	0.34	132
0721	L	Zerbst	0				
0732	S	Magdeburg	6	0.8	0.6	0.26	96
		Magdeburg	23	0.7	0.5	0.12	

Females, Eye

0800	Halle					
0801	L Artern	1	0.7	0.6	0.56	96
0802	L Aschersleben	0				
0803	L Bernburg	1	0.5	1.1	1.06	46
0804	L Bitterfeld	1	0.3	0.1−−	0.07	158
0805	L Eisleben	1	0.5	0.2−	0.23	144
0806	L Gräfenhainichen ...	4	3.8	4.7	2.49	1
0807	L Saalkreis	1	0.5	0.3	0.26	132
0808	L Hettstedt	5	3.3	2.1	0.98	12
0809	L Köthen	2	0.9	1.4	1.07	33
0810	L Nebra	1	1.2	0.3	0.32	132
0811	L Merseburg	7	2.0	1.4	0.53	33
0812	L Naumburg	2	1.3	0.5	0.39	107
0813	L Quedlinburg	1	0.4	0.1−−	0.14	158
0814	L Querfurt	0				
0815	L Roßlau	2	2.1	1.5	1.06	27
0816	L Sangerhausen	1	0.5	0.4	0.40	122
0817	L Hohenmölsen	1	1.3	1.5	1.45	27
0818	L Weißenfels	0				
0819	L Wittenberg	3	1.2	0.6	0.38	96
0820	L Zeitz	3	1.3	0.8	0.46	75
0831	S Dessau	2	0.7	0.2−−	0.12	144
0832	S Halle/Saale	7	1.1	0.7	0.27	84
0833	S Halle-Neustadt	0				
	Halle	46	0.9	0.7	0.12	

0900	Erfurt					
0901	L Arnstadt	2	1.1	0.9	0.69	63
0902	L Apolda	0				
0903	L Eisenach	4	1.3	0.8	0.45	75
0904	L Erfurt	1	0.8	0.7	0.72	84
0905	L Gotha	1	0.3	0.2−−	0.16	144
0906	L Heiligenstadt	1	0.9	0.6	0.60	96
0907	L Langensalza	0				
0908	L Worbis	1	0.5	0.2−−	0.15	144
0909	L Mühlhausen	4	1.6	0.8	0.42	75
0910	L Nordhausen	3	1.0	0.6	0.39	96
0911	L Sömmerda	2	1.1	0.7	0.56	84
0912	L Sondershausen	1	0.7	0.6	0.64	96
0913	L Weimar	1	0.9	0.9	0.92	63
0931	S Weimar	3	1.8	1.3	0.78	38
0932	S Erfurt	5	0.9	0.8	0.43	75
	Erfurt	29	0.9	0.6	0.13	

1000	Gera					
1001	L Eisenberg	2	2.2	1.4	1.22	33
1002	L Gera	2	1.2	0.9	0.62	63
1003	L Jena	1	1.1	0.7	0.70	84
1004	L Lobenstein	1	1.3	1.3	1.33	38
1005	L Pößneck	0				
1006	L Rudolstadt	3	1.6	0.9	0.60	63
1007	L Saalfeld	3	1.9	0.5	0.32	107
1008	L Schleiz	2	2.3	1.2	0.94	41
1009	L Stadtroda	2	2.3	0.7	0.53	84
1010	L Zeulenroda	4	3.7	0.9	0.52	63
1011	L Greiz	1	0.6	0.6	0.63	96
1031	S Gera	0				
1032	S Jena	3	1.1	0.7	0.42	84
	Gera	24	1.2	0.6	0.15	

1100	Suhl					
1101	L Bad Salzungen	4	1.7	1.6	0.95	23
1102	L Hildburghausen ...	1	0.6	0.3	0.33	132
1103	L Ilmenau	1	0.5	0.2−−	0.18	144
1104	L Neuhaus am Renweg .	0				
1105	L Meiningen	2	1.1	0.5	0.35	107
1106	L Schmalkalden	1	0.6	0.5	0.49	107
1107	L Sonneberg	3	1.8	1.2	0.73	41
1108	L Suhl	1	0.8	0.6	0.64	96
1131	S Suhl	1	0.8	0.9	0.90	63
	Suhl	14	1.0	0.7	0.22	

1200	Dresden					
1201	L Bautzen	2	0.6	0.3	0.25	132
1202	L Bischofswerda	1	0.5	0.3	0.25	132
1203	L Dippoldiswalde	0				
1204	L Dresden	2	0.6	0.4	0.29	122
1205	L Freital	2	0.9	0.4	0.25	122
1206	L Görlitz	2	2.4	0.9	0.68	63
1207	L Großenhain	1	0.9	0.3	0.31	132
1208	L Kamenz	2	1.2	0.7	0.50	84
1210	L Löbau	2	0.7	1.1	0.88	46
1211	L Meißen	3	0.9	1.1	0.70	46
1212	L Niesky	0				
1213	L Pirna	4	1.3	0.7	0.43	84
1214	L Riesa	0				
1215	L Sebnitz	3	2.1	1.0	0.61	54
1216	L Zittau	0				
1231	S Dresden	11	0.8	0.6	0.23	96
1232	S Görlitz	1	0.4	0.2−	0.21	144
	Dresden	36	0.7	0.5	0.11	

1300	Leipzig					
1301	L Altenburg	3	1.0	0.8	0.45	75
1302	L Borna	3	1.3	0.7	0.46	84
1303	L Delitzsch	1	0.7	0.4	0.44	122
1304	L Döbeln	1	0.4	0.1−−	0.11	158
1305	L Eilenburg	1	0.7	0.4	0.41	122
1306	L Geithain	0				
1307	L Grimma	3	1.7	1.2	0.83	41
1308	L Leipzig	2	0.5	0.3	0.22	132
1309	L Oschatz	1	0.7	0.8	0.78	75
1310	L Schmölln	3	3.3	1.7	1.06	18
1311	L Torgau	2	1.4	1.2	0.87	41
1312	L Wurzen	0				
1331	S Leipzig	18	1.2	0.8	0.24	75
	Leipzig	38	1.0	0.7	0.13	

1400	Chemnitz					
1401	L Annaberg	6	2.6	2.7	1.32	5
1402	L Aue	3	0.9	0.7	0.39	84
1403	L Auerbach	0				
1404	L Brand-Erbisdorf ...	0				
1405	L Chemnitz	2	0.7	0.1−−	0.10	158
1406	L Flöha	2	1.4	1.5	1.09	27
1407	L Freiberg	5	2.2	1.8	0.97	17
1408	L Glauchau	2	1.0	0.2−−	0.17	144
1409	L Stollberg	1	0.4	0.4	0.44	122
1410	L Hainichen	1	0.5	0.3	0.32	132
1411	L Hohenstein-Ernstthal.	2	1.2	0.5	0.37	107
1412	L Marienberg	2	1.1	1.1	0.82	46
1413	L Oelsnitz	3	2.8	0.9	0.57	63
1414	L Plauen	0				
1415	L Reichenbach	1	0.6	0.2−−	0.15	144
1416	L Rochlitz	3	2.1	2.6	1.75	6
1417	L Schwarzenberg ...	5	3.2	3.0	1.53	4
1418	L Klingenthal	2	2.0	1.6	1.16	23
1419	L Werdau	3	1.4	0.5	0.31	107
1420	L Zschopau	2	1.3	1.1	0.78	46
1421	L Zwickau	0				
1431	S Chemnitz	9	1.0	0.6	0.22	96
1433	S Plauen	3	1.4	0.7	0.47	84
1435	S Zwickau	2	0.6	0.4	0.30	122
	Chemnitz	59	1.1	0.8	0.13	

1500	East Berlin					
1500	East Berlin	41	1.3	1.0	0.17	54
	G.D.R. Total	423	1.0	0.7	0.04	

Males, Uncertain Site

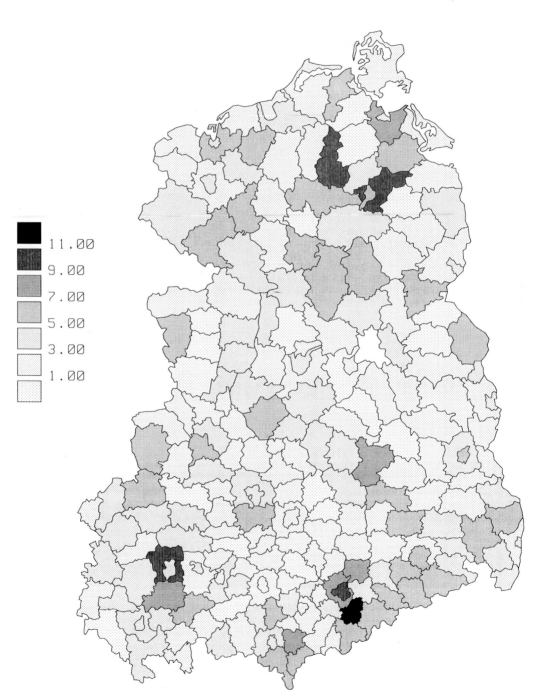

Females, Uncertain Site

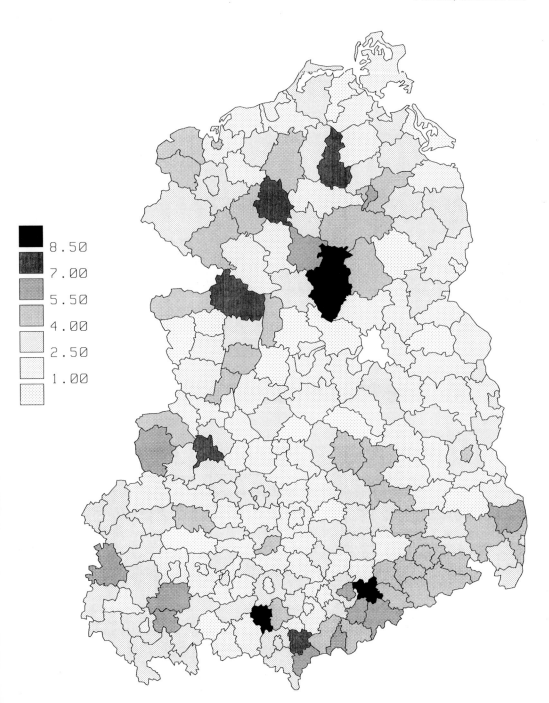

Males, Uncertain Site

0100　Rostock

0101 L Bad Doberan	1	0.8	1.5	1.48	179
0103 L Ribnitz-Damgarten .	3	1.9	1.3– –	0.80	186
0105 L Greifswald	5	8.0	7.2	3.83	10
0106 L Grevesmühlen	3	2.9	2.6	1.55	126
0107 L Grimmen	1	1.2	0.8– –	0.80	204
0108 L Rostock	3	3.4	3.8	2.24	74
0109 L Stralsund	3	4.6	6.1	3.63	25
0110 L Wismar	5	6.2	5.7	2.95	28
0111 L Wolgast	4	2.8	2.0	1.03	153
0112 L Rügen	4	2.0	1.7–	0.89	168
0131 S Rostock	9	1.6	1.6– –	0.56	171
0132 S Stralsund	2	1.1	1.5	1.12	179
0133 S Wismar	5	3.7	3.1	1.54	99
0134 S Greifswald	2	1.4	1.6	1.11	171
Rostock	50	2.4	2.3–	0.35	

0200　Schwerin

0201 L Bützow	4	5.6	6.6	3.56	19
0202 L Gadebusch	2	3.3	2.2	1.71	144
0203 L Güstrow	4	2.4	1.3– –	0.67	186
0204 L Hagenow	10	5.8	4.9	1.66	49
0205 L Ludwigslust	11	7.6	6.0	1.98	27
0206 L Lübz	2	2.4	2.5	1.79	135
0207 L Parchim	8	8.4	6.9	2.56	12
0208 L Perleberg	7	3.8	3.2	1.28	95
0209 L Schwerin	1	1.2	1.9	1.87	157
0210 L Sternberg	3	5.2	3.5	2.26	84
0231 S Schwerin	10	3.6	3.4	1.17	87
Schwerin	62	4.4	3.8	0.53	

0300　Neubrandenburg

0301 L Altentreptow	2	3.5	3.2	2.25	95
0302 L Anklam	7	7.0	5.1	1.96	42
0303 L Demmin	1	0.9	0.3– –	0.32	212
0304 L Malchin	12	12.3	9.5+	2.90	4
0305 L Neubrandenburg . . .	7	10.3	10.8	4.15	2
0306 L Neustrelitz	8	6.0	4.7	1.91	55
0307 L Pasewalk	3	2.8	3.4	2.11	87
0308 L Prenzlau	4	3.7	2.7	1.70	119
0309 L Röbel/Müritz	0				
0310 L Strasburg	0				
0311 L Templin	1	1.2	1.0–	1.00	198
0312 L Teterow	2	2.5	1.6	1.12	171
0313 L Ueckermünde	4	3.2	2.9	1.44	113
0314 L Waren	9	7.0	5.5	1.88	31
0331 S Neubrandenburg . . .	7	3.7	5.1	2.15	42
Neubrandenburg . . .	67	4.5	3.8	0.50	

0400　Potsdam

0401 L Belzig	5	6.2	4.0	1.91	70
0402 L Brandenburg	3	3.3	1.2– –	0.72	190
0403 L Gransee	8	7.5	6.8	2.57	14
0405 L Jüterbog	2	2.3	2.6	1.88	126
0407 L Königs Wusterhausen	5	2.4	1.8–	0.86	161
0408 L Kyritz	4	4.8	3.1	1.62	99
0409 L Luckenwalde	0				
0410 L Nauen	3	1.6	1.1– –	0.66	194
0411 L Neuruppin	14	9.2	5.5	1.56	31
0412 L Potsdam	3	1.3	0.9– –	0.55	200
0413 L Pritzwalk	2	2.5	2.3	1.65	141
0414 L Oranienburg	13	4.2	3.3	1.04	92
0415 L Rathenow	2	1.3	0.9– –	0.66	200
0416 L Wittstock	4	7.4	5.4	3.26	35
0417 L Zossen	5	2.8	2.7	1.35	119
0431 S Brandenburg/Havel .	11	4.9	3.7	1.16	79
0432 S Potsdam	4	1.3	1.1– –	0.53	194
Potsdam	88	3.3	2.5– –	0.29	

0500　Frankfurt

0501 L Angermünde	1	1.1	1.1–	1.05	194
0502 L Beeskow	3	3.5	2.4	1.45	138
0503 L Bernau	5	2.9	1.5– –	0.75	179
0504 L Eberswalde	15	7.7	6.8	1.92	14
0505 L Bad Freienwalde . . .	1	1.1	0.8– –	0.82	204
0506 L Eisenhüttenstadt . . .	2	3.9	2.5	1.81	135
0507 L Fürstenwalde	4	1.6	1.2– –	0.60	190
0508 L Seelow	6	6.1	6.2	2.79	23
0509 L Strausberg	2	0.9	0.6– –	0.47	208
0531 S Frankfurt/Oder . . .	8	4.2	3.8	1.42	74
0532 S Eisenhüttenstadt . . .	5	4.2	4.0	1.89	70
0533 S Schwedt (Oder) . . .	2	1.5	4.1	3.04	67
Frankfurt	54	3.2	2.8	0.41	

0600　Cottbus

0601 L Bad Liebenwerda . .	8	6.1	5.4	2.09	35
0602 L Calau	3	2.1	2.7	1.58	119
0603 L Cottbus	7	6.4	4.5	1.89	59
0605 L Finsterwalde	3	2.3	2.0	1.29	153
0606 L Forst	3	3.2	1.7	1.13	168
0607 L Guben	2	1.8	1.4	1.08	184
0608 L Hoyerswerda	5	1.8	1.9	0.96	157
0609 L Lübben	2	2.6	2.6	1.86	126
0610 L Luckau	1	1.4	0.7– –	0.72	206
0611 L Senftenberg	7	2.5	2.0	0.81	153
0612 L Spremberg	3	2.9	1.3– –	0.76	186
0613 L Weißwasser	4	2.9	3.1	1.77	99
0614 L Herzberg	10	11.1	8.1	2.66	6
0615 L Jessen	5	6.5	4.8	2.19	52
0631 S Cottbus	17	6.3	6.9	1.79	12
Cottbus	80	3.8	3.3	0.40	

0700　Magdeburg

0701 L Burg	5	3.3	3.1	1.47	99
0703 L Gradelegen	0				
0704 L Genthin	4	4.2	2.6	1.40	126
0705 L Halberstadt	7	3.2	2.4	1.03	138
0706 L Haldensleben	2	1.4	0.7– –	0.49	206
0707 L Havelberg	2	3.9	3.1	2.28	99
0708 L Kalbe/Milde	0				
0709 L Klötze	5	7.0	5.2	2.59	39
0710 L Wolmirstedt	7	6.6	4.7	1.85	55
0711 L Oschersleben	4	3.7	2.7	1.38	119
0712 L Osterburg	5	4.6	2.3	1.03	141
0713 L Salzwedel	2	2.0	1.9	1.54	157
0714 L Schönebeck	7	3.4	1.9–	0.73	157
0716 L Staßfurt	10	5.8	3.6	1.23	83
0717 L Stendal	8	4.5	3.4	1.24	87
0718 L Tangerhütte	3	6.0	4.3	2.53	63
0719 L Wanzleben	3	2.9	3.0	1.81	106
0720 L Wernigerode	14	5.8	5.0	1.42	45
0721 L Zerbst	4	4.1	5.3	2.79	38
0732 S Magdeburg	18	2.7	2.1– –	0.53	148
Magdeburg	110	3.7	2.8–	0.29	

Males, Uncertain Site

0800	**Halle**				
0801 L Artern	5	3.7	3.1	1.50	99
0802 L Aschersleben	15	9.3	6.7	1.86	17
0803 L Bernburg	6	3.1	1.8−	0.78	161
0804 L Bitterfeld	11	3.6	2.2	0.70	144
0805 L Eisleben	5	2.7	1.6−	0.78	171
0806 L Gräfenhainichen	3	3.2	2.7	1.58	119
0807 L Saalkreis	9	5.3	3.7	1.33	79
0808 L Hettstedt	10	7.3	4.2	1.40	65
0809 L Köthen	8	4.1	2.7	1.07	119
0810 L Nebra	4	5.5	2.6	1.32	126
0811 L Merseburg	21	6.6	5.0	1.14	45
0812 L Naumburg	1	0.7	0.4−−	0.38	209
0813 L Quedlinburg	6	2.8	2.6	1.09	126
0814 L Querfurt	2	2.5	2.1	1.49	148
0815 L Roßlau	4	4.7	3.8	2.00	74
0816 L Sangerhausen	2	1.0	0.9−−	0.73	200
0817 L Hohenmölsen	1	1.4	1.1−	1.08	194
0818 L Weißenfels	5	3.1	1.8−	0.83	161
0819 L Wittenberg	9	4.0	3.2	1.16	95
0820 L Zeitz	4	2.0	1.4−−	0.81	184
0831 S Dessau	9	3.7	2.8	1.07	115
0832 S Halle/Saale	38	7.2	4.7	0.84	55
0833 S Halle-Neustadt	4	1.7	3.8	1.96	74
	Halle	182	4.2	3.0−	0.24

0900	**Erfurt**				
0901 L Arnstadt	15	9.5	7.8+	2.13	8
0902 L Apolda	3	2.6	2.8	1.70	115
0903 L Eisenach	11	4.0	3.0	0.97	106
0904 L Erfurt	12	10.4	9.6+	3.00	3
0905 L Gotha	25	7.2	5.0	1.05	45
0906 L Heiligenstadt	4	4.0	2.6	1.31	126
0907 L Langensalza	1	0.9	1.2	1.20	190
0908 L Worbis	5	2.9	3.0	1.52	106
0909 L Mühlhausen	12	5.5	3.5	1.08	84
0910 L Nordhausen	22	8.3	6.2	1.42	23
0911 L Sömmerda	5	3.1	3.1	1.46	99
0912 L Sondershausen	6	4.5	3.0	1.32	106
0913 L Weimar	2	1.9	1.2−	0.95	190
0931 S Weimar	6	4.1	3.3	1.42	92
0932 S Erfurt	21	4.3	3.5	0.78	84
	Erfurt	150	5.1	4.1	0.36

1000	**Gera**				
1001 L Eisenberg	3	3.8	2.6	1.60	126
1002 L Gera	7	4.8	2.5	1.02	135
1003 L Jena	3	3.5	3.3	1.88	92
1004 L Lobenstein	3	4.5	4.5	2.74	59
1005 L Pößneck	1	0.8	0.4−−	0.41	209
1006 L Rudolstadt	10	6.1	5.2	1.70	39
1007 L Saalfeld	1	0.7	1.0−	1.00	198
1008 L Schleiz	3	3.9	2.7	1.80	119
1009 L Stadtroda	5	6.3	4.4	2.05	61
1010 L Zeulenroda	4	4.3	3.9	2.00	72
1011 L Greiz	16	11.8	6.7	1.84	17
1031 S Gera	9	3.1	2.1	0.76	148
1032 S Jena	4	1.7	1.5−	0.79	179
	Gera	69	4.0	3.0	0.39

1100	**Suhl**				
1101 L Bad Salzungen	7	3.2	2.8	1.12	115
1102 L Hildburghausen	7	4.9	3.7	1.45	79
1103 L Ilmenau	7	4.4	3.7	1.52	79
1104 L Neuhaus am Renweg	3	3.4	2.1	1.25	148
1105 L Meiningen	2	1.2	0.9−−	0.64	200
1106 L Schmalkalden	11	7.1	4.6	1.52	58
1107 L Sonneberg	4	2.8	1.7−	0.90	168
1108 L Suhl	7	6.3	4.3	1.70	63
1131 S Suhl	5	4.4	4.1	1.88	67
	Suhl	53	4.1	3.1	0.45

1200	**Dresden**				
1201 L Bautzen	24	8.1	6.3+	1.39	22
1202 L Bischofswerda	8	5.0	3.0	1.23	106
1203 L Dippoldiswalde	11	10.2	6.5	2.11	20
1204 L Dresden	9	3.5	2.4	0.87	138
1205 L Freital	24	11.9	6.5+	1.47	20
1206 L Görlitz	2	2.7	1.8	1.29	161
1207 L Großenhain	9	9.1	5.5	1.95	31
1208 L Kamenz	10	6.8	5.0	1.78	45
1210 L Löbau	13	5.6	4.2	1.22	65
1211 L Meißen	12	4.2	2.9	0.89	113
1212 L Niesky	7	7.5	5.2	2.26	39
1213 L Pirna	25	9.0	5.1	1.11	42
1214 L Riesa	6	2.5	1.8−	0.77	161
1215 L Sebnitz	7	5.5	4.1	1.58	67
1216 L Zittau	9	4.1	3.2	1.14	95
1231 S Dresden	131	11.2	6.8++	0.68	14
1232 S Görlitz	14	7.6	4.4	1.26	61
	Dresden	321	7.7	4.9++	0.30

1300	**Leipzig**				
1301 L Altenburg	1	0.4	0.3−−	0.34	212
1302 L Borna	6	2.8	2.6	1.12	126
1303 L Delitzsch	4	3.2	2.2	1.16	144
1304 L Döbeln	7	3.2	2.8	1.14	115
1305 L Eilenburg	1	0.8	0.3−−	0.33	212
1306 L Geithain	2	2.3	1.3−	1.05	186
1307 L Grimma	5	3.2	1.6−	0.79	171
1308 L Leipzig	10	2.9	2.2	0.76	144
1309 L Oschatz	3	2.4	1.6	1.00	171
1310 L Schmölln	3	3.8	1.6−	0.92	171
1311 L Torgau	6	4.5	3.8	1.69	74
1312 L Wurzen	1	0.8	0.4−−	0.37	209
1331 S Leipzig	35	2.8	2.1−−	0.38	148
	Leipzig	84	2.6	1.9−−	0.23

1400	**Chemnitz**				
1401 L Annaberg	17	8.6	5.4	1.43	35
1402 L Aue	14	4.8	3.0	0.87	106
1403 L Auerbach	23	14.1	7.5+	1.82	9
1404 L Brand-Erbisdorf	9	10.1	5.5	2.00	31
1405 L Chemnitz	34	13.7	8.0++	1.58	7
1406 L Flöha	10	8.1	4.8	1.70	52
1407 L Freiberg	12	6.1	3.4	1.10	87
1408 L Glauchau	8	5.0	3.0	1.22	106
1409 L Stollberg	19	9.6	4.8	1.20	52
1410 L Hainichen	16	10.0	7.1	1.94	11
1411 L Hohenstein-Ernstthal	5	3.5	1.6−	0.77	171
1412 L Marienberg	14	9.1	5.1	1.74	28
1413 L Oelsnitz	11	12.2	6.1	2.22	25
1414 L Plauen	2	3.5	3.4	2.48	87
1415 L Reichenbach	7	5.2	2.3	0.98	141
1416 L Rochlitz	4	3.3	1.8	1.12	161
1417 L Schwarzenberg	6	4.3	2.0	0.89	153
1418 L Klingenthal	6	7.3	5.7	2.52	28
1419 L Werdau	12	6.9	4.9	1.52	49
1420 L Zschopau	27	20.3	12.3++	2.57	1
1421 L Zwickau	5	2.5	1.5−	0.74	179
1431 S Chemnitz	105	14.5	9.1++	0.98	5
1433 S Plauen	13	7.3	4.9	1.49	49
1435 S Zwickau	5	1.8	1.8−−	0.90	161
	Chemnitz	384	8.6	5.2++	0.30

1500	**East Berlin**				
1500	East Berlin	126	4.8	3.9	0.38	72
	G.D.R. Total	1880	4.8	3.5	0.09

Females, Uncertain Site

0100 Rostock

Code		Name					
0101	L	Bad Doberan	3	2.3	1.5	0.96	178
0103	L	Ribnitz-Damgarten	7	4.0	2.6	1.07	112
0105	L	Greifswald	3	4.5	3.5	2.09	69
0106	L	Grevesmühlen	7	6.3	4.4	1.79	43
0107	L	Grimmen	4	4.4	2.4	1.26	129
0108	L	Rostock	3	3.2	2.1	1.30	150
0109	L	Stralsund	1	1.4	0.3--	0.33	217
0110	L	Wismar	4	4.8	1.8	0.90	160
0111	L	Wolgast	2	1.3	1.0--	0.74	202
0112	L	Rügen	6	2.8	1.8	0.82	160
0131	S	Rostock	20	3.3	2.3	0.53	136
0132	S	Stralsund	4	2.1	1.1--	0.60	196
0133	S	Wismar	12	8.0	4.5	1.36	41
0134	S	Greifswald	3	1.9	1.5	0.87	178
		Rostock	79	3.4	2.2--	0.26	

0200 Schwerin

Code		Name					
0201	L	Bützow	7	8.9	3.7	1.42	64
0202	L	Gadebusch	6	9.2	4.1	1.96	53
0203	L	Güstrow	13	7.1	4.2	1.25	50
0204	L	Hagenow	15	7.9	3.1	0.82	86
0205	L	Ludwigslust	14	8.6	4.4	1.31	43
0206	L	Lübz	13	14.5	8.3+	2.58	5
0207	L	Parchim	10	9.6	5.3	1.80	23
0208	L	Perleberg	9	4.4	2.4	0.87	129
0209	L	Schwerin	4	4.5	2.6	1.46	112
0210	L	Sternberg	3	4.9	2.3	1.54	136
0231	S	Schwerin	13	4.1	2.5	0.76	120
		Schwerin	107	6.9	3.7	0.39	

0300 Neubrandenburg

Code		Name					
0301	L	Altentreptow	5	8.0	3.9	1.79	58
0302	L	Anklam	5	4.6	2.7	1.41	108
0303	L	Demmin	3	2.4	1.5	0.92	178
0304	L	Malchin	20	19.0	8.4+	2.07	4
0305	L	Neubrandenburg	5	7.0	4.3	2.16	48
0306	L	Neustrelitz	12	8.1	4.2	1.35	50
0307	L	Pasewalk	5	4.3	2.5	1.40	120
0308	L	Prenzlau	5	4.3	2.7	1.36	108
0309	L	Röbel/Müritz	4	8.6	3.9	2.07	58
0310	L	Strasburg	5	7.4	4.0	1.90	56
0311	L	Templin	2	2.3	0.7--	0.53	207
0312	L	Teterow	5	5.9	3.8	1.86	62
0313	L	Ueckermünde	3	2.3	1.8	1.15	160
0314	L	Waren	3	2.2	1.1--	0.67	196
0331	S	Neubrandenburg	11	5.6	5.7	1.89	18
		Neubrandenburg	93	5.8	3.3	0.39	

0400 Potsdam

Code		Name					
0401	L	Belzig	3	3.4	1.7	1.09	170
0402	L	Brandenburg	4	4.0	1.9	1.08	156
0403	L	Gransee	9	7.6	4.6	1.70	39
0405	L	Jüterbog	2	2.0	0.5--	0.37	215
0407	L	Königs Wusterhausen	4	1.8	1.1--	0.60	196
0408	L	Kyritz	7	7.6	2.8	1.10	102
0409	L	Luckenwalde	3	2.5	1.1--	0.66	196
0410	L	Nauen	5	2.3	1.0--	0.54	202
0411	L	Neuruppin	29	17.1	9.6++	1.99	1
0412	L	Potsdam	9	3.4	1.1--	0.40	196
0413	L	Pritzwalk	4	4.6	2.5	1.27	120
0414	L	Oranienburg	11	3.2	1.7-	0.60	170
0415	L	Rathenow	2	1.2	0.6--	0.44	213
0416	L	Wittstock	8	13.3	6.2	2.53	11
0417	L	Zossen	9	4.6	2.6	0.99	112
0431	S	Brandenburg/Havel	10	4.0	1.9	0.72	156
0432	S	Potsdam	10	2.9	1.6--	0.56	175
		Potsdam	129	4.4	2.2--	0.22	

0500 Frankfurt

Code		Name					
0501	L	Angermünde	3	3.1	2.0	1.21	153
0502	L	Beeskow	7	7.4	2.2	0.89	146
0503	L	Bernau	9	4.7	1.4--	0.50	186
0504	L	Eberswalde	8	3.7	2.7	1.04	108
0505	L	Bad Freienwalde	2	2.0	1.2--	0.87	193
0506	L	Eisenhüttenstadt	4	7.2	1.8	0.94	160
0507	L	Fürstenwalde	13	4.8	1.8-	0.60	160
0508	L	Seelow	3	2.8	1.5	0.98	178
0509	L	Strausberg	4	1.7	0.5--	0.24	215
0531	S	Frankfurt/Oder	14	6.7	3.1	0.91	86
0532	S	Eisenhüttenstadt	5	4.1	3.4	1.55	71
0533	S	Schwedt (Oder)	1	0.8	0.8--	0.75	206
		Frankfurt	73	4.0	1.9--	0.26	

0600 Cottbus

Code		Name					
0601	L	Bad Liebenwerda	14	9.5	4.8	1.41	34
0602	L	Calau	5	3.3	2.1	1.00	150
0603	L	Cottbus	10	8.6	3.7	1.36	64
0605	L	Finsterwalde	5	3.3	1.6	0.79	175
0606	L	Forst	6	5.5	2.5	1.30	120
0607	L	Guben	8	6.9	3.4	1.47	71
0608	L	Hoyerswerda	5	1.7	0.7--	0.34	204
0609	L	Lübben	10	11.6	3.0	0.99	92
0610	L	Luckau	4	4.9	2.4	1.35	129
0611	L	Senftenberg	12	3.8	1.5--	0.49	178
0612	L	Spremberg	7	6.1	2.5	1.14	120
0613	L	Weißwasser	4	2.7	1.3-	0.69	190
0614	L	Herzberg	9	9.0	4.4	1.50	43
0615	L	Jessen	5	5.9	4.1	1.94	53
0631	S	Cottbus	18	6.1	5.2	1.31	27
		Cottbus	122	5.3	2.8	0.28	

0700 Magdeburg

Code		Name					
0701	L	Burg	6	3.4	1.1--	0.46	196
0703	L	Gradelegen	2	2.9	1.9	1.50	156
0704	L	Genthin	2	1.9	0.6--	0.46	213
0705	L	Halberstadt	24	9.7	5.5	1.25	20
0706	L	Haldensleben	3	1.9	1.5	1.03	178
0707	L	Havelberg	6	10.5	4.5	2.14	41
0708	L	Kalbe/Milde	1	2.0	0.7--	0.66	207
0709	L	Klötze	0				
0710	L	Wolmirstedt	10	8.6	5.1	1.75	28
0711	L	Oschersleben	7	5.8	2.0	0.88	153
0712	L	Osterburg	16	13.4	7.5+	2.18	8
0713	L	Salzwedel	7	6.3	5.1	2.04	28
0714	L	Schönebeck	9	3.8	2.5	1.07	120
0716	L	Staßfurt	11	5.6	3.4	1.11	71
0717	L	Stendal	14	6.9	3.3	1.00	82
0718	L	Tangerhütte	6	10.8	4.3	2.14	48
0719	L	Wanzleben	2	1.7	1.4	0.98	186
0720	L	Wernigerode	30	10.9	5.9+	1.22	14
0721	L	Zerbst	7	6.5	2.5	1.10	120
0732	S	Magdeburg	23	3.0	1.8--	0.42	160
		Magdeburg	186	5.5	3.0	0.26	

Females, Uncertain Site

0800	Halle					
0801	L Artern	11	7.5	4.6	1.50	39
0802	L Aschersleben	33	18.2	7.7++	1.47	6
0803	L Bernburg	8	3.7	1.9	0.73	156
0804	L Bitterfeld	14	4.0	1.7--	0.49	170
0805	L Eisleben	11	5.4	2.6	0.93	112
0806	L Gräfenhainichen	5	4.8	2.5	1.21	120
0807	L Saalkreis	15	8.0	3.7	1.05	64
0808	L Hettstedt	11	7.4	3.4	1.15	71
0809	L Köthen	11	5.0	2.3	0.78	136
0810	L Nebra	6	7.4	2.6	1.09	112
0811	L Merseburg	18	5.2	2.3	0.58	136
0812	L Naumburg	8	5.1	1.6-	0.60	175
0813	L Quedlinburg	14	5.8	2.6	0.78	112
0814	L Querfurt	2	2.3	1.3	0.94	190
0815	L Roßlau	2	2.1	0.7--	0.52	207
0816	L Sangerhausen	4	1.9	1.0--	0.56	202
0817	L Hohenmölsen	7	8.8	4.7	1.93	37
0818	L Weißenfels	8	4.4	2.9	1.06	98
0819	L Wittenberg	20	7.7	4.0	1.00	56
0820	L Zeitz	9	4.0	1.7-	0.64	170
0831	S Dessau	8	3.0	1.4--	0.57	186
0832	S Halle/Saale	49	7.7	3.1	0.51	86
0833	S Halle-Neustadt	6	2.5	4.1	1.72	53
	Halle	280	5.8	2.7	0.18	

0900	Erfurt					
0901	L Arnstadt	18	10.1	6.8	1.91	9
0902	L Apolda	9	6.7	3.6	1.44	67
0903	L Eisenach	34	11.1	6.1+	1.20	12
0904	L Erfurt	7	5.6	2.2	0.87	146
0905	L Gotha	20	5.2	2.8	0.69	102
0906	L Heiligenstadt	6	5.4	2.8	1.18	102
0907	L Langensalza	11	9.0	3.0	0.93	92
0908	L Worbis	15	7.7	3.4	0.96	71
0909	L Mühlhausen	13	5.3	2.8	0.92	102
0910	L Nordhausen	18	6.1	2.4	0.61	129
0911	L Sömmerda	3	1.7	0.7--	0.44	207
0912	L Sondershausen	11	7.6	3.4	1.14	71
0913	L Weimar	5	4.3	2.1	1.13	150
0931	S Weimar	4	2.3	1.3-	0.71	190
0932	S Erfurt	26	4.6	2.3	0.48	136
	Erfurt	200	6.1	3.1	0.25	

1000	Gera					
1001	L Eisenberg	5	5.5	3.4	1.74	71
1002	L Gera	11	6.7	3.2	1.09	85
1003	L Jena	1	1.1	1.0-	1.00	202
1004	L Lobenstein	3	4.0	2.4	1.46	129
1005	L Pößneck	8	5.5	3.5	1.39	69
1006	L Rudolstadt	11	6.0	3.0	1.00	92
1007	L Saalfeld	0				
1008	L Schleiz	4	4.6	1.8	1.08	160
1009	L Stadtroda	3	3.4	2.3	1.42	136
1010	L Zeulenroda	22	20.5	8.9++	2.17	2
1011	L Greiz	19	11.7	5.1	1.34	28
1031	S Gera	17	5.1	2.2	0.58	146
1032	S Jena	15	5.4	3.3	0.91	82
	Gera	119	6.1	3.1	0.32	

1100	Suhl					
1101	L Bad Salzungen	13	5.6	3.4	1.02	71
1102	L Hildburghausen	9	5.7	2.5	0.87	120
1103	L Ilmenau	24	13.1	5.9+	1.41	14
1104	L Neuhaus am Renweg	8	7.8	3.3	1.24	82
1105	L Meiningen	10	5.4	2.6	0.93	112
1106	L Schmalkalden	9	5.3	2.3	0.81	136
1107	L Sonneberg	12	7.4	3.6	1.14	67
1108	L Suhl	8	6.3	3.4	1.35	71
1131	S Suhl	5	4.0	1.8	0.80	160
	Suhl	98	6.8	3.3	0.37	

1200	Dresden					
1201	L Bautzen	34	10.1	4.4	0.87	43
1202	L Bischofswerda	10	5.5	2.6	0.98	112
1203	L Dippoldiswalde	16	13.2	4.7	1.32	37
1204	L Dresden	33	10.6	4.9	0.99	32
1205	L Freital	33	14.1	5.0	1.03	31
1206	L Görlitz	9	10.8	4.2	1.71	50
1207	L Großenhain	10	9.0	4.8	1.75	34
1208	L Kamenz	12	7.4	3.9	1.24	58
1210	L Löbau	19	7.0	2.8	0.74	102
1211	L Meißen	18	5.4	1.8--	0.48	160
1212	L Niesky	13	12.6	6.1	1.86	12
1213	L Pirna	44	13.8	5.3+	0.93	23
1214	L Riesa	14	5.3	3.1	0.90	86
1215	L Sebnitz	13	9.1	4.8	1.47	34
1216	L Zittau	15	5.8	2.8	0.83	102
1231	S Dresden	227	16.1	5.5++	0.44	20
1232	S Görlitz	17	7.6	3.0	0.87	92
	Dresden	537	11.0	4.3++	0.22	

1300	Leipzig					
1301	L Altenburg	8	2.7	1.2--	0.51	193
1302	L Borna	4	1.7	1.7	0.95	170
1303	L Delitzsch	3	2.1	2.2	1.53	146
1304	L Döbeln	13	5.1	3.1	0.99	86
1305	L Eilenburg	6	4.4	2.0	0.96	153
1306	L Geithain	3	3.1	3.0	1.73	92
1307	L Grimma	11	6.2	3.8	1.30	62
1308	L Leipzig	15	3.7	1.2--	0.35	193
1309	L Oschatz	7	5.0	3.0	1.26	92
1310	L Schmölln	3	3.3	3.1	1.82	86
1311	L Torgau	7	4.8	3.4	1.43	71
1312	L Wurzen	3	2.1	0.7--	0.44	207
1331	S Leipzig	57	3.7	1.8--	0.28	160
	Leipzig	140	3.7	2.0--	0.20	

1400	Chemnitz					
1401	L Annaberg	27	11.8	5.3	1.18	23
1402	L Aue	32	9.6	4.9	1.00	32
1403	L Auerbach	42	21.0	7.6++	1.39	7
1404	L Brand-Erbisdorf	9	9.1	4.4	1.57	43
1405	L Chemnitz	27	9.0	2.7	0.67	98
1406	L Flöha	27	18.7	8.7++	1.86	3
1407	L Freiberg	27	12.0	5.3	1.20	23
1408	L Glauchau	12	6.3	2.4	0.81	129
1409	L Stollberg	14	6.2	2.9	0.91	98
1410	L Hainichen	5	2.7	1.5-	0.78	178
1411	L Hohenstein-Ernstthal.	11	6.5	2.3	0.79	136
1412	L Marienberg	23	13.1	5.9+	1.39	14
1413	L Oelsnitz	13	12.0	3.9	1.30	58
1414	L Plauen	7	10.9	2.7	1.07	108
1415	L Reichenbach	10	6.1	2.3	0.82	136
1416	L Rochlitz	7	5.0	1.5-	0.62	178
1417	L Schwarzenberg	18	11.6	6.3+	1.62	10
1418	L Klingenthal	12	12.1	5.5	1.80	20
1419	L Werdau	14	6.7	2.9	0.87	98
1420	L Zschopau	23	15.3	5.8+	1.37	17
1421	L Zwickau	13	5.5	2.3	0.73	136
1431	S Chemnitz	106	12.4	5.6++	0.62	19
1433	S Plauen	14	6.5	3.4	1.08	71
1435	S Zwickau	11	3.3	1.4--	0.46	186
	Chemnitz	504	9.7	4.1++	0.21	

1500	East Berlin					
1500	East Berlin	151	4.9	2.4--	0.23	129
	G.D.R. Total	2818	6.3	3.1	0.07	

Literaturverzeichnis / References

1. Becker, N., Frenzel-Beyme R., Wagner, G.:
    Krebsatlas der Bundesrepublik Deutschland,
    2. Aufl. Springer-Verlag Berlin Heidelberg New York Tokio 1984

2. Bourke, G. J. (eds.):
    The Epidemiology of Cancer
    Groom Helm, The Charles-Press, Publishers
    London & Sydney & Philadelphia 1983

3. Carstensen, B., Jensen, O. M.:
    Atlas of Cancer Incidence in Denmark 1970-79
    Norhaven A/S, Viborg, Dänemark 1986

4. Das Gesundheitswesen der Deutschen Demokratischen Republik,
    Hrsg.: Institut für Sozialhygiene und Organisation des Gesundheitsschutzes, Berlin 1965 ff

5. Doll, R., Muir, C., Waterhouse, J. (eds.):
    Cancer Incidence in Five Continents, Volume II
    International Union against Cancer
    Springer-Verlag Berlin-Heidelberg-New York 1970

6. Erste Durchführungsbestimmung zur Verordnung über die Meldung von Geschwulsterkrankungen
    vom 20. 10. 1952,
    Gesetzblatt der Deutschen Demokratischen Republik Nr. 154 vom 5. November 1952, S. 1124

7. Giles, G. G.:
    Victorian Cancer Registry 1983 Statistical Report
    Melbourne, Victoria/Australia 1987

8. Glattre, E., Finne, T. E., Olesen, O., Langmark, F.:
    Atlas over Kreftinsidens i Norge 1970-79
    Oslo 1987

9. Haas, J. F., Rahu, M., Staneczek, W.:
    Time trends in cancer incidence in the German Democratic Republic 1968-1981
    Neoplasma 33, 129-139, 1985

10. Hakama, M.:
    Estimating the expectation of the life in cancer survival studies with incomplete information.
    J Chron Dis 1977, 585-597

11. Hakulinen, T., Pukkala, E., Hakama, M., Lehtonen, M., Saxen, E., Teppo, L.:
    Survival of cancer patients in Finland in 1953-1974
    Annals of clinical research, Vol. 13 Suppl. 31
    Helsinki 1981

12. Hirayama, T., Waterhouse, J. A. H., Fraumeni, J. F. Jr.:
    Cancer Risks by Site.
    UICC Technical Report Series – Volume 41, Geneva 1980

13. Hoffmeister, H. (Hrsg.):
    Bevölkerungsbezogene Krebsregister in der Bundesrepublik Deutschland.
    MMV Medizin Verlag, München 1987

14. Internationale Statistische Klassifikation der Krankheiten, Verletzungen und Todesursachen (IKK) der
    Weltgesundheitsorganisation (WHO) 9. Revision 1975
    Ministerium für Gesundheitswesen der Deutschen Demokratischen Republik (Hrsg.)
    Verlag Volk und Gesundheit Berlin 1978

15. Kemp, I., Boyle, P., Smans, M., Muir, C. (eds.):
    Atlas of Cancer in Scotland 1975-1980
    IARC scientific publications No 72, Lyon 1985

16. Kurihara, M., Aoki, K., Tominaga, S. (eds.):
    Cancer Mortality Statistics in the World
    University of Nagoya Press, Nagoya, Japan 1984

17. Levi, F., Maisonneuve, P., Filiberti, R., La Veccia, C., Boyle, P.:
    Cancer Incidence and Mortality in Europe.
    Sozial- und Präventivmedizin, Supplementum 2, 1989

18. Mehnert, W. H.; Staneczek, W.:
    Geschwulsterkrankungen
    in: Tellkamp, F.; Hellmund, W. (Hrsg.):
    Ärztliche Meldepflichten in der DDR
    Verlag Volk und Gesundheit, Berlin 1986, 75-97

19. Möhner, M.:
    A Global Rank Test for Geographical Clusters of Disease.
    Biometrical Journal 33 (1991) 3, 317-323

20. Muir, C., Waterhouse, J., Mack, T., Whelan, S., in collaboration with Smans, M., Casset, F. (eds):
    Cancer Incidence in Five Continents, Volume V,
    International Agency for Research on Cancer
    IARC Scientific Publications No. 88,
    Lyon 1987

21. Office of Population Censuses & Surveys
    Cancer Statistics: Survival, 1971-1975,
    Series MB1, No. 9., London, HMSO, 1982

22. Pukkala, E., Gustavsson, N., Teppo, L.:
    Atlas of Cancer Incidence in Finland 1953-1982,
    Cancer Society of Finland publication No 37,
    Helsinki 1987

23. Richtlinie zur frühzeitigen Erkennung von Geschwulstkrankheiten und zur Betreuung von Geschwulst-
    kranken vom 21. 12. 1986,
    Verfügungen und Mitteilungen des Ministeriums für Gesundheitswesen Nr. 2 vom 25. Februar 1987

24. Schön, D., Bertz, J., Hoffmeister, H. (Hrsg.):
    Bevölkerungsbezogene Krebsregister in der Bundesrepublik Deutschland – Band 2.
    MMV Medizin Verlag, München 1989

25. Schottenfeld, D., Fraumeni, J. F. (eds.):
    Cancer epidemiology and prevention.
    Saunders, Philadelphia, 1982

26. Staatliche Zentralverwaltung für Statistik (Hrsg.)
    Statistisches Jahrbuch der Deutschen Demokratischen Republik, 1955 ff. - 1986.
    Staatsverlag der Deutschen Demokratischen Republik
    Berlin 1955 ff. - 1986.

27. Taro Yamane:
    Statistics – An Introductory Analysis,
    Harper and Row, 1967, page 467

28. Verordnung über die Meldung von Geschwulsterkrankungen vom 24. 07. 1952,
    Gesetzblatt der Deutschen Demokratischen Republik Nr. 103 vom 1. August 1952, S. 632

29. Verordnung zur Verbesserung der Behandlung von Geschwulsterkrankungen vom 17. 05. 1956,
    Gesetzblatt der Deutschen Demokratischen Republik Nr. 54 vom 16. Juni 1956, S. 477

30. Waterhouse, J., Muir, C., Correa, P., Powell, J. (eds.):
    Cancer Incidence in Five Continents, Volume III
    IARC Scientific Publications No 15
    International Agency for Research on Cancer
    Lyon 1976

31. Waterhouse, J., Muir, C., Shanmugaratnam, K., Powell, J. (eds.):
    Cancer Incidence in Five Continents, Volume IV
    IARC Scientific Publications No 42
    International Agency for Research on Cancer
    Lyon 1982

Anhang/Annex

ICD	Sex	Stadt/Urban	Land/Rural	RR	95%-CI
Vergleich von Stadt- und Landkreisen der ehemaligen DDR bezüglich ihrer altersstandardisierten Inzidenzen (1978-1982) Comparison of age-standardized incidence in urban and rural areas in the former GDR (1978-1982)					
150	f	0.59	0.54	1.08	0.90 - 1.29
	m	3.04	3.17	0.96	0.86 - 1.07
151	f	12.33	12.60	0.98	0.94 - 1.02
	m	24.97	25.88	0.96	0.93 - 1.00
153	f	13.64	10.78	1.27	1.22 - 1.32*
	m	14.27	10.86	1.31	1.25 - 1.38*
154	f	10.59	9.88	1.07	1.03 - 1.12*
	m	14.81	14.00	1.06	1.01 - 1.11*
155	f	1.85	1.28	1.45	1.29 - 1.62*
	m	5.66	2.97	1.91	1.74 - 2.09*
156	f	7.58	7.25	1.05	1.00 - 1.10
	m	4.36	3.38	1.29	1.18 - 1.42*
157	f	4.50	3.99	1.13	1.05 - 1.21*
	m	7.64	7.10	1.08	1.00 - 1.15
161	f	0.32	0.26	1.24	0.93 - 1.64
	m	5.04	5.44	0.93	0.85 - 1.01
162	f	8.07	4.99	1.62	1.53 - 1.71*
	m	62.64	59.56	1.05	1.03 - 1.08*
172	f	3.86	3.52	1.10	1.00 - 1.20
	m	3.50	2.70	1.30	1.16 - 1.45*
174	f	47.61	39.25	1.21	1.18 - 1.24*
180	f	27.90	23.24	1.20	1.16 - 1.24*
182	f	14.26	13.85	1.03	0.99 - 1.07
183	f	12.77	12.03	1.06	1.01 - 1.11*
184	f	2.65	2.62	1.01	0.93 - 1.10
185	m	23.61	19.46	1.21	1.17 - 1.26*
186	m	6.81	4.99	1.36	1.26 - 1.48*
188	f	2.54	1.97	1.29	1.18 - 1.41*
	m	12.86	11.60	1.11	1.05 - 1.17*
189	f	4.92	4.23	1.16	1.08 - 1.25*
	m	10.33	8.36	1.23	1.16 - 1.32*
191	f	3.02	3.08	0.98	0.88 - 1.09
	m	4.68	4.09	1.15	1.04 - 1.27*
193	f	2.59	2.37	1.09	0.98 - 1.22
	m	1.29	1.04	1.24	1.03 - 1.49*
200/202	f	3.77	3.03	1.24	1.14 - 1.35*
	m	5.49	5.08	1.08	0.99 - 1.18
201	f	1.82	1.84	0.99	0.87 - 1.13
	m	2.76	2.43	1.14	1.00 - 1.29
203	f	1.34	1.18	1.13	0.99 - 1.29
	m	1.70	1.72	0.99	0.85 - 1.14
204-208	f	4.72	4.77	0.99	0.92 - 1.07
	m	7.63	6.57	1.16	1.08 - 1.25*
140-208	f	219.07	192.64	1.14	1.13 - 1.15*
	m	267.31	241.24	1.11	1.10 - 1.12*

Als Basis dienten die 219 Kreise der ehemaligen DDR (die Stadtkreise Berlins wurden dabei als ein Kreis betrachtet). Es wurden dabei die Stadtkreise den Landkreisen gegenübergestellt. Als Stadtkreise gelten alle Kreise mit einer Bevölkerungsdichte von mehr als 500 Einwohnern/km^2. Der Anteil der Bevölkerung in den 28 Stadtkreisen an der Gesamtbevölkerung betrug bei den Männern 30,94% und bei den Frauen 31,54%.

The 219 rural/urban areas of the former GDR were taken as a basis (Berlin boroughs were considered as a single area). Urban areas were compared with rural areas. All areas with a population density above 500 inhabitants/km^2 were considered as urban areas. The population of the 28 urban areas accounted for a share of the total population of 30.94% for males and 31.54% for females.